BIOLOGISCHE DATEN FÜR DEN KINDERARZT

ERSTER BAND

BIOLOGISCHE DATEN FÜR DEN KINDERARZT

GRUNDZÜGE EINER BIOLOGIE DES KINDESALTERS

ZWEITE AUFLAGE

NEUBEARBEITET VON

A. ADAM · J. BECKER · W. BOLT · W. BRENNER · J. BROCK
K. GAEDE · R. GARSCHE · H. HUNGERLAND · K. KLINKE
H. U. KÖTTGEN · W. KÜNZER · W. LENZ · L. LUDWIG · H. OPITZ
A. PEIPER · H. PLÜCKTHUN · E. PÜSCHEL · B. DE RUDDER
L. SAUER · K.-H. SCHÄFER · K. SCHREIER · J. STRÖDER
H. STUTTE · E. THOMAS · H. WEICKER · J. WOLFF

HERAUSGEGEBEN VON

PROFESSOR DR. MED. JOACHIM BROCK

ÄRZTLICHER DIREKTOR DES KINDERKRANKENHAUSES
ROTHENBURGSORT IN HAMBURG

ERSTER BAND

MIT 78 TEXTABBILDUNGEN

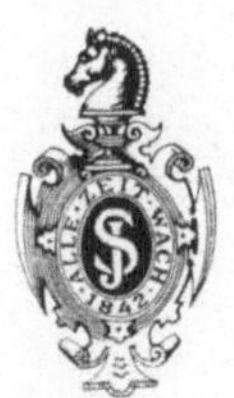

SPRINGER-VERLAG

BERLIN · GÖTTINGEN · HEIDELBERG

1954

ISBN 978-3-642-85783-6   ISBN 978-3-642-85782-9 (eBook)
DOI 10.1007/ 978-3-642-85782-9

BRÜHLSCHE UNIVERSITÄTSDRUCKEREI GIESSEN

Vorwort zur zweiten Auflage.

Über 20 Jahre sind seit Erscheinen des 1. Bandes der Erstauflage dieses Werkes (vom Herausgeber noch allein verfaßt) vergangen. Als sich die Bearbeitung einer Neuauflage als notwendig herausstellte, wurde es dem Unterzeichneten von verschiedenen Seiten nahegelegt, einige der früher von ihm verfaßten Kapitel wieder zu übernehmen. Der Werdegang der 2. Auflage hat meiner Ablehnung dieser Wünsche Recht gegeben. Die ungeheuren Fortschritte der medizinisch-biologischen Forschung machten es notwendig, das ganze Stoffgebiet unter 25 Spezialisten aufzuteilen (5 davon schon an den 1934 und 1939 erschienenen Bänden 2 und 3 der Erstauflage beteiligt gewesen). Aber gerade dies erforderte bei nicht wenigen der Manuskripte eine, nach außen nicht in Erscheinung tretende, Mitarbeit des Herausgebers, welche weit über die bei der Erstauflage hinausging. Dies aus mannigfaltigen Gründen, nicht zuletzt aber, um zu erreichen, daß die betr. Kapitel nicht nur für Spezialisten verständlich sind, sondern auch für den vielseitigen interessierten „Normalleser“, der sich gerade gewisse spezialistische Kenntnisse erst aneignen will. Ich möchte den betr. Autoren an dieser Stelle herzlich dafür danken, daß sie für die Hartnäckigkeit des Herausgebers in diesem ihm so wichtig erscheinenden Punkte im allgemeinen volles Verständnis gehabt haben.

Die Neuauflage bringt aber auch eine *Erweiterung des Stoffgebietes*. Einbezogen wurde erstmalig (in verschiedenen Kapiteln, besonders natürlich in dem „Innere Sekretion“) die Pubertät, welche durch die Entwicklungsbeschleunigung ja sowieso zum größten Teil in die Zeitspanne bis zum 14. Geburtstag vorverlegt ist. Ferner wurden Liquor (und Liquorräume), dem Kapitel „Nervensystem“ angefügt, ausführlicher behandelt. Ganz neu aufgenommen wurde das Elektrencephalogramm. Gerade für dieses ist es ja nicht nur theoretisch ungeheuer interessant, sondern ebenso praktisch-klinisch wichtig, vom frühesten Beginn der Wachstumsperiode an und für ihre ganze Dauer Normalwerte zu erhalten. Neu eingefügt wurde ferner (dies auf Vorschlag von E. Thomas) ein Kapitel „Hypothalamus und vegetatives Nervensystem“, was der immensen Bedeutung dieses Gebietes sicher entspricht. Und schließlich: Eine „Biologie des Kindesalters“ würde heute einen Torso darstellen, wenn man die Psychologie aussparen würde. Diese ist daher (einschließlich der psychologischen Tests) in dieser Neuauflage durch einen berufenen Sachkenner dargestellt.

Für den Nichtkenner der Erstauflage sei schließlich noch folgendes gesagt. Der Haupttitel des Werkes wurde beibehalten, weil es unter diesem seinen Weg gemacht hat. Es bringt eine Fülle von „Daten“, die allgemeine und Erwachsenen-Physiologie betreffend, die „für den Kinderarzt" (übrigens nicht nur für diesen) zu wissen wichtig sind. Aber dies im Rahmen einer Darstellung, welche sich um Erkenntnis der Zusammenhänge bemüht (insofern ist die Bezeichnung „Daten" also eigentlich zu eng, wie schon in den Kritiken der Erstauflage hervorgehoben wurde). Auf diesem Hintergrund wird abgehandelt die normale Biologie des Kindesalters. Und auch hiermit wendet sich das Werk nicht nur an den Kinderarzt, sondern überhaupt an alle Ärzte, welche mit Kindern zu tun haben, wie Geburtshelfer, Fürsorgeärzte und viele andere, an Sozialhygieniker und medizinische Theoretiker. Sie alle müssen die normale Biologie des Kindesalters kennen. Einmal, um in der Wachstumsperiode zwischen normal und abnorm unterscheiden zu können. Sodann ist eine biologische Anthropologie (selbst eine aufs Medizinische beschränkte) nur möglich, wenn man den gesamten Lebenslauf zwischen Geburt und natürlichem Tod umgreift und in seiner Aufeinanderfolge zu verstehen sucht. Dieser großen Aufgabe will dieses Buch zu seinem Teil dienen, in dem es die biologischen — auch anatomische, in erster Linie aber die physiologischen — Besonderheiten der Wachstumsperiode im Vergleich zum „Erwachsenen"-Alter nach dem Stande unserer heutigen Kenntnis darstellt.

Hamburg 27   J. BROCK.
Kinderkrankenhaus Rothenburgsort
(Herbst 1953)

Inhaltsverzeichnis.

Erstes Kapitel.

Anhang zum dritten Kapitel.

Die für das Blut wichtigsten Mineralien und ihr Stoffwechsel.

Inhaltsverzeichnis.   XIII

Siebentes Kapitel.

Wachstum: Körpergewicht und Körperlänge. Proportionen. Habitus.

Von

WIDUKIND LENZ, Hamburg-Eppendorf.

Unter Wachstum versteht man die Selbstvervielfältigung der lebenden Substanz durch Einverleibung von Nahrung. Da nicht alle Gewebe und Organe mit derselben Geschwindigkeit wachsen, geht alles Wachstum mit Formwandel einher. Begrifflich können wir den Formwandel oder die Differenzierung der quantitativen Zunahme der lebenden Substanz gegenüberstellen, im tatsächlichen Wachstum ist aber beides unlösbar miteinander verbunden. Die Untersuchungen mit Isotopen haben uns gelehrt, daß *die lebende Substanz in einem ständigen lebhaften Umbau begriffen* ist, wobei jedes Eiweißmolekül durchschnittlich etwa viermal im Jahre erneuert wird (BORSOOK). Im Erwachsenenalter ist ein dynamisches Gleichgewicht zwischen Anbau und Abbau erreicht, im Kindesalter dagegen überwiegt der Anbau, immer aber geht daneben ein lebhafter Abbau von Körpersubstanz vonstatten. Das Wachstum der Organismen ist also grundsätzlich verschieden von dem Bau eines Hauses, bei dem zum unveränderlichen Bestand neues Material zugefügt wird.

Für die praktischen Gesichtspunkte des Arztes, der das wachsende Kind zu beurteilen hat, *ist Wachstum gleichbedeutend mit der Entwicklung von Länge, Gewicht und Proportionen.* Die Entwicklung des Gewichtes hängt mit von Änderungen des Wasserbestandes und der Fettspeicher ab, die man nur bedingt zur lebenden Substanz zu rechnen pflegt.

A. Entwicklung von der Befruchtung bis zum 1. Lebensjahr.

I. Fetale Entwicklung.

Zu Beginn der fetalen Entwicklung sind auseinanderzuhalten:

1. Ovulation = Austritt eines reifen Eies aus dem Follikel. Der Follikelsprung erfolgt meist in der Mitte zwischen zwei Menstruationen, am häufigsten 14—15 Tage vor der nächsten Menstruation.

2. Imprägnation = Befruchtung des Eies durch ein Spermatozoon. Da das Ei nur wenige Stunden nach der Ovulation befruchtbar bleibt, und da auch die Spermatozoen nach 30 Std. post coitum ihre Befruchtungsfähigkeit verlieren, fällt die Imprägnation praktisch mit dem Ovulationstermin zusammen.

Die geschilderte zeitliche Folge von Menstruation, Ovulation und Imprägnation entspricht den Vorstellungen von KNAUS, die nach den ausgedehnten Erfahrungen von LATZ als recht zuverlässig gelten können.

Demgegenüber weist HOSEMANN auf die außerordentliche Schwankung der Regelabstände hin, die eine Bestimmung des Ovulationstermins häufig illusorisch mache. HOSEMANN sah ein Sammelmaterial von 2000 Fällen durch, in denen kurzfristiger Kriegsurlaub des Ehemannes gestattete, den Zeugungstermin genau festzustellen. HOSEMANN kam dabei zu der Ansicht, daß an jedem Tag des Zyklus Konzeption eintreten *könne*. Manche Autoren rechnen neben den termingemäßen Spontanovulationen noch mit zusätzlichen Ovulationen, die durch Coitus oder psychische Einflüsse ausgelöst werden sollen. Neuerdings kommt jedoch DÖRING, der den Ovulationstermin mit Hilfe von Temperaturmessungen bestimmte, wieder zu einer vollen Bestätigung der KNAUSschen Theorie.

3. Implantation (Nidation) = Einnistung des befruchteten Eies in die durch Einwirkung des Gelbkörperhormons präparierte Uterusschleimhaut. Das befruchtete Ei erreicht den Uterus am 3. Tage. Am 6. Tage hat es sich zu einem Blastocyten mit drei Geweben entwickelt und beginnt mit der Erosion des Endometriums. Etwa am 11. Tage nach der Befruchtung kann der implantierte Blastocyt mütterliches Blut aufnehmen. Damit beginnt nach einer Periode der Differenzierung ohne Massenwachstum das eigentliche Größenwachstum des Embryo (MENKIN und ROCK). Die Größenentwicklung in den ersten Wochen geht aus der folgenden Tabelle hervor.

Tabelle 1. *Größenwachstum früher menschlicher Embryonen. (Berechnet aus den von* HAMILTON, BOYD *und* MOSSMAN *zusammengestellten Fällen der Weltliteratur, ergänzt durch Daten von* STREETER, HERTIG *und* ROCK.*)*

Ovulationsalter in Tagen		Längster Durchmesser in mm
	Reifes Ei, unbefruchtet	0,11—0,14
?	Zweizellenstadium	0,10
4,5	Blastula von etwa 60 Zellen	0,13
9—10		0,12
11—12		0,16
13—14		0,22
15—16		0,28
17—18		0,84
19—20		1,26
21		2,00
31—32		7—8
37 ± 1		14—16

Das *Gewicht des reifen menschlichen Eies* kann man mit *0,0015 mg* annehmen.

Die weitere fetale Längen- und Gewichtsentwicklung ist aus der folgenden Tabelle ersichtlich.

Tabelle 2. *Fetales Wachstum (nach* STREETER; SCAMMON *und* CALKINS*).*

Alter post menstruationem	Länge	Längenzunahme pro 4 Wochen		Länge nach der HAASEschen Regel	Formalingewicht	Gewichtszunahme pro 4 Wochen	
Wochen	cm	cm	%	cm	g	g	%
8				4	1,1		
12	7,0			9	14,2	13,1	1190
16	15,5	8,5	122	16	108	93,8	660
20	22,7	7,2	46	25	316	208	192
24	29,2	6,5	29	30	630	314	99
28	35,0	5,8	20	35	1045	415	66
32	40,4	5,4	15	40	1680	635	61
36	45,4	5,0	12	45	2478	798	47
40	50,2	4,8	11	50	3405	927[1]	37

Eine brauchbare Annäherung für die Längenentwicklung liefert die HAASEsche Regel, nach der bis zum 5. Lunarmonat die Länge des Fetus in Zentimeter der ins Quadrat erhobenen Monatszahl entspricht, danach aber der mit 5 multiplizierten Monatszahl.

II. Neugeborener.

1. Schwangerschaftsdauer.

Bei der Schwierigkeit der Feststellung des Zeitpunktes der Befruchtung rechnet man praktisch die Schwangerschaftsdauer vom 1. Tage der letzten Regel an: Schwangerschaftsdauer post menstruationem (p. m.). Sie beträgt nach HOSEMANN 281—282 Tage mit einer mittleren quadratischen Abweichung von ± 11 Tagen. Da die Häufigkeitsverteilung der Schwangerschaftsdauer nur geringfügig von einer GAUSSschen Normalkurve abweicht, besagt eine mittlere quadratische Abweichung von ± 11 Tagen, daß rund $^2/_3$ aller Schwangerschaften zwischen 270 und 291 Tage dauern, während rund $^1/_3$ länger oder kürzer dauert. Bei Material, von dem weniger streng als in dem HOSEMANNschen alle Neugeborenen mit Unreifezeichen ausgesondert wurden, ist die Streuung der Schwangerschaftsdauer größer (KARN: 278 ± 16,3 Tage, GIBSON und McKEOWN: 280,8 ± 15,26 Tage). ANDERSON, BROWN und LYON fanden für Weiße eine mittlere Schwangerschaftsdauer von 279 ± 21 Tagen, für Neger von 274 ± 21 Tagen.

---

[1] Die absolute Gewichtszunahme des Fetus ist nach diesen Zahlen, die auf Wägungen an insgesamt nur 704 ausgewählten, in Formalin fixierten Feten von der 8. bis zur 40. Schwangerschaftswoche beruhen, am größten im letzten Schwangerschaftsmonat. Dies widerspricht den umfangreichen Statistiken über die Abhängigkeit des Geburtsgewichtes von der Schwangerschaftsdauer, die übereinstimmend zeigen, daß die absolute Gewichtszunahme im letzten Schwangerschaftsmonat bereits wesentlich geringer als im vorletzten ist (WAALER; HOSEMANN; McKEOWN und GIBSON). Siehe auch S. 9.

Beträgt die *Schwangerschaftsdauer p. m.* durchschnittlich *280 Tage*, so ist bei einem Konzeptionsoptimum am 15. Tage vor der nächsten Regelblutung die durchschnittliche *Schwangerschaftsdauer post conceptionem 267 Tage.* Bei 10 von BESOLD mitgeteilten Fällen, in denen das Datum der Empfängnis durch Kurzurlaub des Mannes während des Krieges bekannt war, betrug die Schwangerschaftsdauer post conceptionem jedoch 268—274 Tage (Extreme 251 und 294 Tage), und an einem gleichartigen größeren Material der Berliner Frauenklinik wurde sie mit 274,6 Tagen berechnet (NOACK). Die vom Bürgerlichen Gesetzbuch für die Tragzeit eines lebensfähigen Kindes gezogenen Grenzen — nach § 1717 gilt als Empfängniszeit die Zeit vom 181.—302. Tage von der Geburt des Kindes an rückwärts gerechnet — sind jedenfalls, vor allem nach oben, zu eng. KIRCHHOFF hat zwei gut beglaubigte Fälle mit Schwangerschaftsdauern von 320 und 321 Tagen post conceptionem veröffentlicht. Sowohl für ungewöhnlich kurze als auch für ungewöhnlich lange Schwangerschaftsdauer scheint die erbliche Veranlagung der Mutter eine wichtige Rolle zu spielen.

2. Häufigkeitsverteilung von Geburtsgewicht und -länge.

Die Häufigkeit der verschiedenen Körperlängen und Gewichte der Neugeborenen entspricht in gewisser Annäherung einer Normalkurve. Für die meisten praktischen und theoretischen Zwecke genügt daher die Angabe des Mittelwertes (M) und der mittleren quadratischen Abweichung (σ), um ein Material von Neugeborenen bezüglich Länge und Gewicht erschöpfend zu charakterisieren. ANDERSON, BROWN und LYON haben für männliche Neugeborene weißer Rasse in den Vereinigten Staaten ein durchschnittliches Geburtsgewicht von 3350 g mit einer mittleren quadratischen Abweichung von 600 g gefunden. Innerhalb der einfachen mittleren quadratischen Abweichung vom Mittelwert, in diesem Falle also zwischen 2750 und 3950 g, liegen rund $^2/_3$ aller Fälle. Ausführlicher kann man die Häufigkeitsverteilung tabellarisch oder graphisch (etwa als Häufigkeitskurve, wie ANDERSON, BROWN und LYON, oder als Prozentsummenkurve, wie DUNHAM, JENSS und CHRISTIE) darstellen. Die folgenden beiden Tabellen mögen die Häufigkeit der verschiedenen Geburtsgewichte und -längen zeigen.

Tabelle 3. *Häufigkeitsverteilung von Geburtsgewichten. St. Hedwigs-Frauenklinik in Mannheim, 1937. Zwillinge, Frühgeburten unter 2000 g, ernährungsgestörte und kranke Neugeborene ausgeschlossen (nach* FINK*).*

Gewichtsklasse in g	%	Gewichtsklasse in g	%
Unter 2250	0,6	3250—3499	**20,6**
2250—2499	2,5	3500—3749	17,1
2500—2749	4,7	3750—3999	12,2
2750—2999	10,9	4000—4249	5,9
3000—3249	**21,8**	4250—4499	3,4
		Über 4500	0,3

Tabelle 4. *Häufigkeitsverteilung von Neugeborenen-Längen (19 608 Geburten der Frankfurter Universitäts-Frauenklinik, 1926—1949, nach* FÖLLMER *und* KÖNNINGER).

Länge in cm	%	Länge in cm	%	Länge in cm	%
30—31	0,025	44—45	2,01	53	7,62
32—33	0,25	46—47	6,09	54	3,28
34—35	0,33	48	9,14	55	1,32
36—37	0,41	49	12,95	56	0,67
38—39	0,58	50	**22,10**	57	0,12
40—41	0,68	51	17,50	58	0,04
42—43	1,02	52	13,95		

3. Beziehungen zwischen Schwangerschaftsdauer und Länge und Gewicht des Neugeborenen.

Vergleicht man *die durchschnittliche Schwangerschaftsdauer von Neugeborenen verschiedener Körperlänge*, so *zeigt* diese *bis zu einer Körperlänge von etwa 50 cm einen ziemlich steilen, dann aber zunehmend flacheren Anstieg.* Vergleicht man andererseits *die durchschnittlichen Körperlängen von Neugeborenen verschiedener Schwangerschaftsdauer,* so *zeigen diese nur bis zu einer Schwangerschaftsdauer von 43—44 Wochen eine Zunahme, dann sogar eine gewisse Abnahme* (Abb. 1.). Die Beziehung zwischen Körperlänge und Schwangerschaftsdauer ist demnach eine korrelative, sie läßt sich nicht durch eine umkehrbare („unzerreißbare") Funktion darstellen. So haben etwa Neugeborene von 46 cm Länge eine Schwangerschaftsdauer von durchschnittlich 36 Wochen; Neugeborene, die 36 Wochen getragen worden

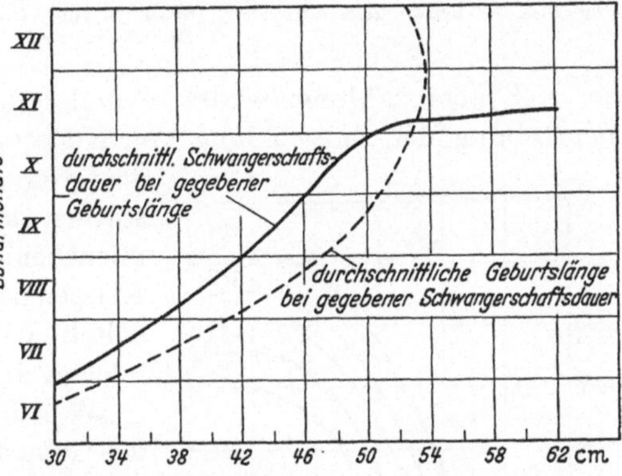

Abb. 1. Beziehungen zwischen Schwangerschaftsdauer und Geburtslänge (Regressionslinien). Geburten der Göttinger Frauenklinik 1926—46. (Nach HOSEMANN 1949.) Die ungewöhnlich hohen Werte erklären sich dadurch, daß in Göttingen die Neugeborenen an *einem* Fuße hängend gemessen werden.

sind, sind aber durchschnittlich nicht etwa 46 cm, sondern 51 cm lang, und eine durchschnittliche Länge von 46 cm wird bereits von Neugeborenen mit der Schwangerschaftsdauer von 31 Wochen erreicht. Für den mit statistischen Begriffen und speziell mit der Korrelationsstatistik weniger Vertrauten mag dies zunächst verblüffend erscheinen. Man braucht sich aber nur klarzumachen, daß eine Gruppe von Neugeborenen, die *alle* die Körperlänge von 46 cm haben, aber nach verschiedener Schwangerschaftsdauer geboren sind, keineswegs identisch sein kann

mit einer Gruppe von Neugeborenen, die alle dieselbe Schwangerschaftsdauer und wohl *durchschnittlich* eine Körperlänge von 46 cm haben, in

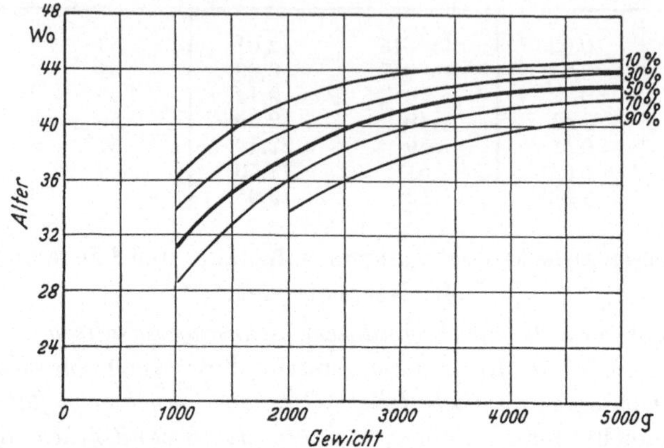

Abb. 2. Häufigkeitsverteilung der Schwangerschaftsdauer bei verschiedenem Geburtsgewicht.
90% = 90% aller Geburten haben eine Schwangerschaftsdauer, die länger ist, als dieser Linie entspricht. 50% = mediane Schwangerschaftsdauer, d. h. 50% aller Fälle haben eine längere, 50%
eine kürzere Schwangerschaftsdauer. Geburten der Göttinger Frauenklinik 1926—46, nach
HOSEMANN, 1949.

der sich aber zahlreiche kürzere und längere Kinder finden. Für die
Beurteilung der Entwicklung von Körpergröße und Gewicht auch in
späteren Jahren ist das Verständnis solcher korrelativer Zusammenhänge unentbehrlich. Durchschnittswerte und Klassengrößen sind streng auseinander-zuhalten, ihre Verwechslung öffnet zahlreichen Irrtümern Tür und Tor.

Wie die Körperlänge, so steht auch das Geburtsgewicht mit der Schwanger-schaftsdauer in nicht umkehrbarem kor-relativem Zusammenhang. *Die durch-schnittliche Schwangerschaftsdauer von Neugeborenen mit verschiedenem Geburts-gewicht nimmt zunächst sehr steil mit dem Gewicht zu, die Zunahme wird flacher bei 2500 g und sehr gering bei 3500 g* (Abb. 2). *Das durchschnittliche Geburts-gewicht von Kindern mit verschiedener Schwangerschaftsdauer nimmt mit dieser steil zu bis zu einer Schwangerschafts-dauer von etwa 280 Tagen, danach zuneh-mend flacher, und schließlich nimmt es bei*

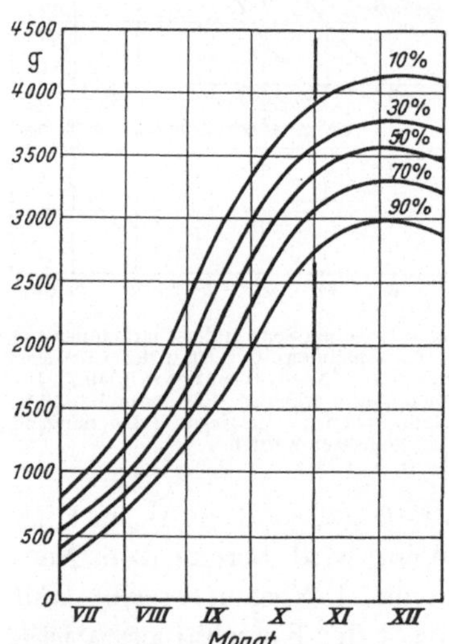

Abb. 3. Häufigkeitsverteilung der Geburtsgewichte bei verschiedener Schwangerschaftsdauer. 10% = 10% aller Geburten haben ein über dieser Linie liegendes
Geburtsgewicht. 50% = medianes Geburtsgewicht. Geburten der Göttinger Frauenklinik 1926—46 (nach HOSEMANN, 1949).

einer Schwangerschaftsdauer über 310 Tage wieder etwas ab (Abb. 3). HOSEMANN hat für diese Gewichtsabnahme übertragener Kinder in recht einleuchtender Weise eine Wasserverarmung verantwortlich

Tabelle 5. *Durchschnittliche Schwangerschaftsdauer von Neugeborenen mit verschiedener Geburtslänge (nach ZANGEMEISTER).*

Länge des Neugeborenen cm	Durchschnittliche Schwangerschaftsdauer Tage	Länge des Neugeborenen cm	Durchschnittliche Schwangerschaftsdauer Tage
46	262	52	281
47	268	53	285
48	273	54	287
49	278	55	289
50	278	56	286
51	282	57	290

gemacht, die sich auch klinisch oft durch das schrumplige Aussehen und den starken Durst der übertragenen Früchte verrät.

HOSEMANN deutet die mittlere Kurve der Abb. 3 und die gestrichelte Linie der Abb. 1, welche die Zunahme der medianen Geburtsmaße mit der Schwangerschaftsdauer darstellen, als Wachstumskurven und meint, das durchschnittliche Wachstum des Fetus folge diesem zunächst steilen und um den durchschnittlichen Geburtstermin zunehmend flacher werdenden Verlauf, schließlich trete sogar eine Gewichtsverminderung und ein Kürzerwerden der Früchte ein. Nun hat DAISER in einer kritischen Auseinandersetzung mit den HOSEMANNschen Arbeiten ausgeführt, daß diese Deutung nicht zwingend sei. Wenn wir nämlich

Tabelle 6. *Medianes Geburtsgewicht und mediane Geburtslänge bei Neugeborenen verschiedener Schwangerschaftsdauer (nach HOSEMANN).*

Schwangerschaftsdauer Wochen	Geburtsgewicht g	Geburtslänge cm
23.—24.	575	31,7
25.—26.	760	34,3
27.—28.	900	38,6
29.—30.	1460	42,3
31.—32.	1770	44,9
33.—34.	2240	48,3
35.—36.	2733	50,4
37.—38.	3061	52,1
39.—40.	3291	52,9
41.—42.	3463	53,7
43.—44.	3530	54,3
45.—46.	3509	53,7
47.—48.	3600	53,4
49.—50.	3400	53,5

annehmen, daß die Größe des Kindes einen Einfluß auf den Geburtstermin hat, in dem Sinne, daß rasch wachsende Feten durchschnittlich früher, langsam wachsende durchschnittlich später geboren werden, so würde daraus folgen, daß die Linie der Medianwerte von Geburtsgewicht und Länge in systematischer Weise von der unbekannten Kurve des wirklichen durchschnittlichen intrauterinen Wachstums abweicht. Die Abflachung

Tabelle 7. *Mediane Schwangerschaftsdauer bei Neugeborenen von verschiedenem Geburtsgewicht (nach* HOSEMANN*).*

Geburtsgewicht	Mediane Schwangerschaftsdauer	Geburtsgewicht	Mediane Schwangerschaftsdauer
g	Wochen	g	Wochen
400— 999	26,1	3000—3199	39,9
1000—1199	29,8	3200—3399	40,2
1200—1399	30,7	3400—3599	40,5
1400—1599	31,1	3600—3799	40,7
1600—1799	33,2	3800—3999	40,8
1800—1999	35,3	4000—4199	40,9
2000—2199	36,6	4200—4399	41,0
2200—2399	38,0	4400—4599	41,1
2400—2599	38,7	4600—4799	41,2
2600—2799	39,3	4800—4999	41,1
2800—2999	39,7	5000 und mehr	41,1

(Unter dem Medianwert versteht man den Wert, welcher die Zahl der Fälle in zwei gleiche Hälften teilt, so daß unterhalb und oberhalb des Medianwertes je 50% der Fälle liegen. Der Medianwert ist dem durchschnittlichen Wert oder Mittelwert als Normalwert überlegen, da er unabhängig von den extremen Einzelwerten ist. Medianwert und Mittelwert fallen bei symmetrischer Verteilung zusammen.)

und schließliche Senkung der Linie könnte unter dieser Voraussetzung vor allem dadurch zustande kommen, daß von den übertragenen Kindern viele besonders langsam wachsen. So bestechend dieser Einwand ist, so ist doch seine Voraussetzung, daß nämlich frühzeitig entwickelte Früchte verfrüht und verspätet entwickelte Früchte zu spät geboren werden, nicht bewiesen. Sie ist auch nicht direkt zu beweisen; indirekt spricht jedoch stark dagegen, daß die Schwangerschaftsdauer der leichteren Erstgeborenen nicht länger als die der schwereren Spätgeborenen und die der leichteren weiblichen Neugeborenen nicht länger als die der schwereren männlichen ist (S. 13). Wir sind deshalb doch wohl berechtigt, mit HOSEMANN in den

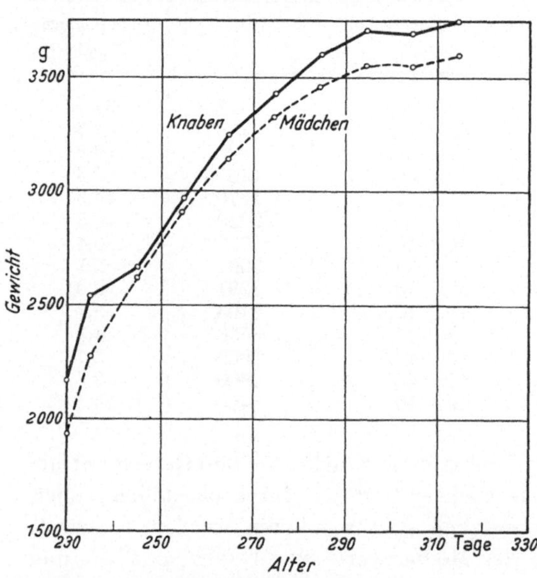

Abb. 4. *Durchschnittliches* Geburtsgewicht männlicher und weiblicher Neugeborener verschiedener Schwangerschaftsdauer. Geburten aus Oslo 1919—30 (nach WAALER, 1933).

Kurven der Medianwerte ein ziemlich getreues Abbild des durchschnittlichen intrauterinen Wachstums zu sehen. Die absolute Massenzunahme des Fetus steigt also bis zu einem Maximum im vorletzten Lunarmonat vor dem durchschnittlichen Geburtstermin ständig an, im letzten Monat wird sie aber schon deutlich geringer, um bei längerer Schwangerschaftsdauer immer kleiner zu werden. Und zwar beträgt der Gewichtszuwachs im 8., 9. und 10. Lunarmonat durchschnittlich etwa 700, 1000 und 500 g.

Bisher haben wir nur die medianen bzw. durchschnittlichen Werte betrachtet. Tatsächlich besteht aber bei gleicher Schwangerschaftsdauer noch eine erhebliche Streuung von Länge und Gewicht der Neugeborenen (Abb. 3, Tab. 8), und bei gleichem Geburtsgewicht noch eine

Tabelle 8. *Körperlänge und Gewicht von Neugeborenen mit verschiedener Schwangerschaftsdauer (schwedische Neugeborene 1938—1939, nach* BROMAN, DAHLBERG *und* LICHTENSTEIN*).*

Schwanger-schaftsdauer	Körperlänge (cm)				Gewicht (g)			
	Knaben		Mädchen		Knaben		Mädchen	
Tage	M	σ	M	σ	M	σ	M	σ
Unter 271	48,5	4,1	47,7	2,7	3000	810	2900	630
271—280	50,8	2,1	49,7	2,3	3500	510	3300	590
281—290	51,2	1,8	50,6	1,6	3800	520	3500	410
Über 290	51,4	3,0	50,4	2,0	3700	450	3400	490

(M = Mittelwert; σ = mittlere quadratische Abweichung, diese ist hier, wie auch sonst häufig bei Wachstumsdaten, nicht ein reines Maß der Streuung infolge der individuellen Variabilität, sonder zusätzlich bedingt durch die Zusammenfassung ungleicher Altersstufen in einer etwas breiten Altersklasse.)

erhebliche Streuung der Schwangerschaftsdauer (Abb. 2). *Hieraus folgt, daß eine genaue Altersbestimmung von Feten aus Länge und Gewicht unmöglich ist.*

Die Korrelation zwischen Schwangerschaftsdauer und Geburtsgewicht ist keine sehr hohe, LENNÉR berechnete den Korrelationskoeffizienten für die beiden Größen bei einem Material von 39315 Mädchen mit $r = +0,47 \pm 0,00$; etwas höher war die Korrelation zwischen Geburtslänge und Schwangerschaftsdauer am gleichen Material, nämlich $+0,53 \pm 0,00$.

Zum Verständnis des Korrelationskoeffizienten sei hier bemerkt, daß dieser kein Maß dafür ist, wie stark und wie regelmäßig ein bestimmter Faktor einwirkt, sondern lediglich dafür, wie häufig ein Faktor gleichsinnig mit dem der beeinflußten Größe variiert. Dies hängt aber eben nicht nur von dem einen untersuchten Faktor ab, sondern gleichzeitig von sämtlichen anderen Faktoren, die diese Größe beeinflussen. So nimmt wohl in jedem einzelnen Falle das fetale Gewicht mit der Schwangerschaftsdauer zu, abgesehen von den Fällen, die längere Zeit übertragen werden, dennoch kann man im Einzelfalle aus der Schwangerschaftsdauer nur eine sehr unsichere Prognose für das Geburtsgewicht stellen, da Geschlecht des Kindes,

Erbanlagen, Geburtennummer und andere Faktoren ebenfalls das Geburtsgewicht beeinflussen. Wäre das Geburtsgewicht ausschließlich von der Schwangerschaftsdauer abhängig, so daß einer bestimmten Schwangerschaftsdauer immer Kinder von gleichem Gewicht entsprechen würden, so wäre der Korrelationskoeffizient gleich + 1, einerlei, ob das Geburtsgewicht mit der Schwangerschaftsdauer sehr stark oder nur ganz wenig zunehmen würde. Korrelationskoeffizienten von der Größenordnung der für Schwangerschaftsdauer, Geburtsgewicht und Geburtslänge angeführten (+ 0,5) zeigen einen deutlichen Zusammenhang, von dem es aber doch häufige Ausnahmen gibt. Hängt eine Größe von zahlreichen voneinander unabhängigen Faktoren ab, so kann die Korrelation zwischen dieser Größe und jedem einzelnen dieser Faktoren nicht sehr hoch sein, selbst dann nicht, wenn jeder dieser Faktoren in jedem einzelnen Falle eine deutliche Wirkung ausübt. In solchen Fällen gestattet oft die Methode der partiellen Korrelationskoeffizienten eine weitere Aufklärung der Wirksamkeit der einzelnen Faktoren.

4. Faktoren, welche Geburtsgewicht und -länge des Neugeborenen beeinflussen.

Die angegebenen Mittelwerte und Verteilungskurven können keine allgemeine Gültigkeit beanspruchen, sie sind von verschiedenen Umständen abhängig, von denen im folgenden die wichtigsten besprochen werden sollen.

a) Zahl der vorausgegangenen Geburten.

Die Durchschnittswerte von Geburtsgewicht und -länge sind am geringsten bei Erstgeburten und nehmen mit jeder folgenden Geburt zu (Tab. 9).

Wenn man nur die Durchschnittswerte der verschiedenen Geburtennummern miteinander vergleicht, so erscheint der Zusammenhang sehr deutlich; jedoch ist die Streuung um diese Durchschnittswerte so groß, daß die Korrelation zwischen Geburtsgewicht und Geburtennummer nur gering ist. HARRIS berechnete für Knabengeburten einen Korrelationskoeffizienten von +0,21, für Mädchengeburten von +0,14 zwischen Geburtsgewicht und Geburtennummer.

Tabelle 9. *Beziehung zwischen Geburtennummer und Geburtsgewicht. (3000 Fälle der Marburger Frauenklinik, nach* AHLFELD*).*

Geburten-nummer	g	cm
1	3128	50,5
2	3286	50,8
3	3388	50,6
4	3460	51,3
5	3560	52,5

Wenn man bei einem beliebigen Geburtenmaterial die Erstgeborenen mit den Zweitgeborenen, Drittgeborenen usw. vergleicht, so erhält man aus einem besonderen Grunde noch ein unvollkommenes Bild von der Zunahme des Geburtsgewichtes mit der Geburtennummer. Das Geburtsgewicht ist nämlich, wie wir weiter unten sehen werden (S. 21), von der sozialen Lage abhängig; da aber bei der ärmeren Bevölkerung im allgemeinen die Kinderzahlen höher und infolgedessen mehr hohe Geburtsnummern vorhanden sind, enthält ein nur nach Geburtennummern geordnetes Material bei den höheren Geburtennummern relativ mehr Kinder aus armem Milieu. *Richtigen Aufschluß über die durchschnittliche Zunahme des Geburtsgewichtes mit der Geburtennummer gibt nur ein Vergleich von Geschwistern.* Einen solchen zeigt Tab. 10.

Tabelle 10. *Geburtslängen und Geburtsgewichte bei Geschwisterpaaren.*
(Göttinger Frauenklinik, 1921—1935, nach Lotz*).*

Anzahl	Geburtennummer	M g	Differenz I g	Differenz II g	M cm
430	1	3325			51,9
	2	3501	176	165	52,7
202	2	3455			52,0
	3	3552	97	40	52,9
66	3	3476			52,3
	4	3627	151	97	53,6

Hierbei ist dem durchschnittlichen Unterschied zwischen Geschwisterpaaren (Differenz I) der durchschnittliche Unterschied gegenübergestellt, den man erhält, wenn man sämtliche Erstgeborenen mit sämtlichen Zweitgeborenen, sämtliche Zweitgeborenen mit sämtlichen Drittgeborenen usw. vergleicht (Differenz II). Man sieht daraus, daß der wirkliche Anstieg des Geburtsgewichtes mit der Geburtennummer höher sein kann, als der Anstieg, den man ohne Berücksichtigung der Zusammenhänge zwischen Geburtsgewicht, Kinderzahl und sozialer Lage allein aus dem Vergleich der Geburtsgewichte verschiedener Geburtennummern erhält.

b) Alter der Mutter.

Das durchschnittliche Geburtsgewicht steigt nur scheinbar mit dem Alter der Mutter an. Gliedert man nämlich das Material nach dem Alter der Mutter und gleichzeitig nach der Geburtennummer auf, so zeigt sich, daß die Beziehung zwischen mütterlichem Alter und Geburtsgewicht allein darauf beruht, daß unter den älteren Müttern mehr mit höheren Geburtennummern sind:

Tabelle 11. *Durchschnittliches Geburtsgewicht, Alter der Mutter und Geburtennummer*
(nach McKeown *und* Gibson*).*

Geburten- nummer	Alter der Mutter in Jahren						
	Bis 22	23—24	25—26	27—29	30—34	35 und darüber	Alle Alters- stufen
I	3250	3250	3270	3230	3260	3230	3250
II	3230	3370	3380	3430	3410	3370	3380
III	3490	3410	3450	3420	3500	3490	3465
IV und darüber	—	3380	3380	3390	3490	3500	3465
Alle Geburten- nummern . .	3270	3300	3350	3360	3420	3430	3360

Manche Autoren haben auch bei Erstgeburten einen geringen Anstieg des Geburtsgewichtes mit dem Alter der Mutter, und zwar etwa bis zum 30. Lebensjahr, gefunden, aber hier ist das Alter als solches wohl nicht entscheidend. Da nämlich das Heiratsalter der Mütter und damit das Alter bei der ersten Geburt mit der sozialen Lage ansteigt, und da in günstigerem sozialem Milieu geborene Kinder schwerer als in ärmerem Milieu geborene sind, ist eine gewisse Zunahme des durchschnittlichen Geburtsgewichtes der erstgeborenen Kinder mit dem Alter der Mutter auch dann zu erwarten, wenn das Alter als solches keine Rolle spielt. In dem sozial recht einheitlichen schwedischen Material von LENNÉR ergab sich für die Korrelation zwischen Geburtsgewicht erstgeborener Kinder und Alter der Mutter $r = -0{,}063$, also kein nachweisbarer Zusammenhang. Immerhin wäre es möglich, daß bei ganz jungen, noch nicht ausgereiften Müttern auch das Kind nicht zu seiner vollen Entwicklung kommt. In diesem Sinne könnten die folgenden Zahlen von CALKINS gedeutet werden, die das Geburtsgewicht auch für Mütter unter 16 Jahren angeben:

Tabelle 12. *Alter der Mutter und durchschnittliches Geburtsgewicht. Erstgeburten, Geburtshilfliche Klinik Kansas City.*

Alter der Mutter	Unter 16	16—29	30—34	35 und darüber
Geburtsgewicht	3005	3153	3168	3149

Allerdings beweisen auch diese Zahlen nicht den Einfluß des Alters. Die ganz jungen Mütter sind vorwiegend uneheliche Mütter aus sehr schlechten sozialen Verhältnissen, in den Vereinigten Staaten darüber hinaus noch großenteils Farbige. MARCHETTI und MENAKER fanden bei 634 Geburten von Müttern zwischen 12 und 16 Jahren, von denen nur 15% verheiratet und nur 7% Weiße waren, ein durchschnittliches Geburtsgewicht von immerhin 3145 g. Ein von ESCOMEL beschriebenes peruanisches Mädchen mit Pubertas praecox wurde im Alter von 5 Jahren und 7 Monaten durch Kaiserschnitt von einem 2940 g schweren männlichen Kind entbunden. Die Mutter wog zu der Zeit 28,5 kg.

c) Geschlecht.

Im Durchschnitt sind Knaben bei der Geburt etwa 130 g schwerer als Mädchen, jedoch ist die mittlere quadratische Abweichung des Geburtsgewichtes für jedes der beiden Geschlechter etwa 4 mal so groß wie die Differenz der Mittelwerte, d. h. die Verteilungskurven der Geburtsgewichte für die beiden Geschlechter überschneiden sich weitgehend (Tab. 13).

Tabelle 13. *Geburtsgewicht und Geschlecht. (Englische Kinder, 1922—1925, nach MARTIN.)*

Geburten-nummer	Geburtsgewicht in g			
	Knaben		Mädchen	
	M	σ	M	σ
I	3250	±508	3135	±503
II	3440	±535	3280	±526

Recht bemerkenswert ist die Tatsache, daß nicht nur das durchschnittliche Geburtsgewicht, sondern auch das „optimale" Geburtsgewicht, d. h. das Gewicht, bei dem die perinatale Sterblichkeit ein Minimum hat, für die Mädchen rund 120 g tiefer liegt als für die Knaben (BAUMGARTNER, PESSIN, WEGMAN und PARKER).

Die *Geschlechtsunterschiede in der Geburtslänge* scheinen auf den ersten Blick kleiner zu sein als die im Geburtsgewicht, nämlich 1,4% gegenüber 3,8%. Wenn man aber die Tatsache berücksichtigt, daß das Gewicht mit der 3. Potenz der Länge zunimmt, so zeigt sich, daß der Gewichtsunterschied zwischen Knaben und Mädchen recht genau dem entspricht, den man auf Grund ihres Längenunterschiedes zu erwarten hat.

Tabelle 14. *Geschlechtsunterschiede in Länge und Gewicht (schwedische Neugeborene, 1911—1920, nur in der 40. Schwangerschaftswoche geborene Kinder, nach* LINDERS*).*

	Gewicht		Länge	
	M	m	M	m
Knaben	3480	0,01	50,9	0,02
Mädchen	3350	0,005	50,2	0,02
Differenz	130 (= 3,8%)		0,7 (= 1,4%)	

Die Schwangerschaftsdauer wird vom Geschlecht des Kindes ebensowenig wie von der Geburtennummer beeinflußt:

Tabelle 15. *Schwangerschaftsdauer, Geburtennummer und Geschlecht des Kindes (nach* MARTIN*).*

Geburten-nummer	Schwangerschaftsdauer in Tagen			
	Knaben		Mädchen	
	M	m	M	m
I	277,7	0,48	278,0	0,70
II	278,6	0,64	278,0	0,48
III	278,3	0,72	278,7	0,74

Wenn die schwereren Knaben nicht eher als die leichteren Mädchen, und die schwereren Nachgeborenen nicht eher als die leichteren Erstgeborenen zur Welt kommen, so folgt daraus, daß die Größe des Kindes keinen wesentlichen Einfluß auf den Eintritt der Geburt haben kann. ZANGEMEISTER fand allerdings die Schwangerschaftsdauer bei Mädchen etwas länger als bei Knaben, doch hat dies rein methodisch-statistische Gründe. Er berücksichtigte nämlich nur reife Neugeborene von 48—52 cm Länge, vernachlässigte also bei seiner Berechnung die kleineren. Da Mädchen aber durchschnittlich kleiner als Knaben sind, vernachlässigte er mehr Mädchen als Knaben, und da die Neugeborenen unter 48 cm natürlich vorwiegend solche mit kurzer Schwangerschaftsdauer sind, schaltete er mehr Mädchen mit kurzer Schwangerschaftsdauer aus; als Resultat ergab sich eine längere durchschnittliche Schwangerschaftsdauer für die Mädchen. Mit anderen Worten: Mädchen brauchen durchschnittlich etwas länger bis zu einer Länge von 48 cm. Wenn man die Schwangerschaftsdauer von Knaben und Mädchen ohne eine derartige Vorauslese des Materials vergleicht, so ergibt sich kein Geschlechtsunterschied (HOSEMANN; LENNÉR; MARTIN).

d) Einfluß der Erbanlagen des Kindes auf das Geburtsgewicht. Beziehungen zwischen Gewicht und Größe der Eltern und Geburtsmaßen des Kindes.

Erstaunlicherweise haben wir bis heute kaum sichere Beweise dafür, daß Erbanlagen des Kindes, abgesehen von denen, welche das Geschlecht bestimmen, einen nennenswerten Einfluß auf das Geburtsgewicht ausüben. Dies hat vorwiegend methodische Gründe. Die Zwillingsmethode, die sonst stets schlüssige Auskunft darüber gibt, ob für eine bestimmte Eigenschaft Erbanlagen von Bedeutung sind, versagt im Falle des Geburtsgewichtes. Die Geburtsgewichte eineiiger Zwillinge weichen nämlich durchschnittlich stärker voneinander ab als die Geburtsgewichte zweieiiger Zwillinge. So berichtet v. VERSCHUER von einem durchschnittlichen Unterschied von 341 g bei 353 eineiigen Zwillingspaaren und von 309 g bei 1089 zweieiigen Zwillingspaaren. Die Ursache dieses eigentümlichen Verhaltens sind offenbar die besonderen intrauterinen Ernährungsbedingungen der eineiigen Zwillinge, die häufig eine gemeinsame Placenta haben, deren Blutgefäße sehr ungleich auf die beiden Zwillinge verteilt sein können. Für die ziemlich hohe Korrelation zwischen den Geburtsgewichten von Geschwistern, für die DONALD an einem Material von 3000 Kindern einen Korrelationskoeffizienten von $+0,5$ berechnete, kommt außer den gemeinsamen Erbanlagen der Geschwister auch ihre gemeinsame intrauterine Umwelt als Erklärung in Frage.

Die entscheidende *Bedeutung des mütterlichen Organismus für das Geburtsgewicht* war bereits aus der Tatsache bekannt, daß bei reziproken Kreuzungen zwischen Pferden und Ponies nicht die Erbanlagen des Fohlens, sondern die Rasse des Muttertieres ausschlaggebend für das Geburtsgewicht ist (HAMMOND). Doch ließ sich zunächst die Möglichkeit nicht ausschließen, daß das Eiplasma, das das Fohlen ja von seiner Mutter erhält, hierfür verantwortlich sei. Letztere Möglichkeit konnte erst durch die Versuche OLE VENGEs, der Kaninchenrassen verschiedener Größe miteinander kreuzte und die befruchteten Eier Muttertieren verschiedener Rasse implantierte, widerlegt werden. Auch in diesen Versuchen ergab sich eindeutig, daß nicht die Erbanlagen des Fetus, sondern vor allem der mütterliche Organismus entscheidend für das Geburtsgewicht ist, und daß das Plasma bedeutungslos ist. Die folgenden Angaben über Korrelationen zwischen Größe, Gewicht und Beckenmaßen der Mutter und Geburtsgewicht des Kindes können im gleichen Sinne wie die angeführten Tierversuche gedeutet werden.

Tabelle 16. *Korrelationskoeffizienten zwischen mütterlichem und kindlichem Gewicht bei finnischen Kindern (nach* SILLMANN-LÖNNROTH*).*

Erstgeborene Knaben	$r = +0,443 \pm 0,057$
Erstgeborene Mädchen	$r = +0,495 \pm 0,060$

Interessant ist dabei, daß auch Veränderungen im Gewicht der Mutter zwischen aufeinanderfolgenden Geburten meist mit Unterschieden im Gewicht der Neugeborenen einhergehen. Frauen, die von einer Schwangerschaft zur folgenden an Gewicht zunehmen, haben in der Mehrzahl der Fälle in den späteren Schwangerschaften auch schwerere Kinder, während die Geburtsgewichte bei Frauen, die in späteren Schwangerschaften leichter als in früheren waren, häufig geringer werden

(FALKENSTEIN). Die durchschnittliche Zunahme des Geburtsgewichtes mit der Geburtennummer hängt wohl teilweise damit zusammen, daß die Mütter im Durchschnitt von Schwangerschaft zu Schwangerschaft schwerer werden. Es handelt sich hierbei vermutlich um eine Umstimmung der endokrinen Stoffwechselregulation, die den Fettansatz bei Mutter und Kind begünstigt. *Die Unterschiede im Gewicht der Neugeborenen beruhen ja zu beträchtlichem Teil auf Unterschieden im Fettgehalt.* Analysen an verstorbenen Neugeborenen verschiedenen Gewichtes haben ergeben, daß Neugeborene von 3500 g den absoluten Mengen nach etwa ein Drittel mehr Eiweiß, aber über doppelt soviel Fett enthalten als solche von 2500 g. Neugeborene von 4500 g enthalten wiederum etwa ein Drittel mehr Eiweiß und über doppelt so viel Fett als solche von 3500 g (McCANCE und WIDDOWSON). Neugeborene von 3000 g Gewicht enthalten etwa gleiche absolute Mengen von Fett und Eiweiß, während Neugeborene von 4500 g über doppelt so viel Fett wie Eiweiß enthalten. Bei Fettleibigkeit der Mutter ist auch das Neugeborene häufig übermäßig schwer, insbesondere bei den Fettsuchtformen, die erstmalig während einer Schwangerschaft aufgetreten sind und sich mit jeder folgenden Schwangerschaft verstärkt haben (SHELDON).

Nicht nur das Körpergewicht, sondern auch andere, weniger von Umwelteinflüssen abhängige mütterliche Merkmale stehen mit dem Geburtsgewicht in Korrelation. So fanden THOMS und GODFRIES, die die Größe des Beckeneingangs röntgenographisch bestimmten, eine Korrelation zwischen dieser Größe und dem kindlichen Geburtsgewicht von + 0,22. BOKELMANN und DIESTERBECK fanden bei verschiedenen Beckengrößen folgende Verteilung der Geburtsgewichte:

Tabelle 17. *Geburtsgewichte und Beckengröße der Mutter (10737 Geburten, Berlin, 1924—1939).*

	Geburtsgewichte in g			
	Unter 2500	2500—2999	3000—4000	über 4000
Allgemein verengtes Becken	7,4%	22,1%	66,7%	3,2%
Normales Becken . . .	7,1%	10,4%	75,7%	6,7%
Großes Becken	2,5%	7,3%	70,1%	20,1%

Sehr deutliche Beziehungen bestehen auch zwischen der Körperhöhe der Mutter und dem Geburtsgewicht (Tab. 18).

Tabelle 18. *Körperhöhe der Mutter und durchschnittliches Geburtsgewicht, Debrecen, Ungarn (Nach KONTSEK 1940).*

Körperhöhe der Mutter	Knaben		Mädchen	
	n	M	n	M
cm		g		g
143—146	29	3198	26	3042
147—150	74	3347	89	3128
151—154	84	3376	80	3255
155—158	97	3414	104	3287
159—162	117	3430	106	3330
163—166	58	3553	39	3398
167—170	22	3618	31	3411

Von besonderer Wichtigkeit für die Frage, ob die Korrelation zwischen Gewicht und Größe der Mutter und Gewicht und Größe des Neugeborenen auf nichterblichen Einflüssen des mütterlichen Organismus auf das Kind oder auf gemeinsamen Erbanlagen von Mutter und Kind beruhen, sind die Untersuchungen, die neben den Korrelationen zwischen mütterlichen und kindlichen Maßen auch die zwischen väterlichen und kindlichen Maßen ermittelt haben. Leider sind sie spärlich und widerspruchsvoll (Tab. 19).

Tabelle 19. *Korrelationskoeffizienten von elterlichen und kindlichen Maßen.*

	Nach RITALA		BURKE et al.		LENNÉR	
	r	m	r	m	r	m
Vater und Kind:						
Gewicht	+0,04	±0,08	—	—	+0,22	±0,04
Länge	+0,11	±0,076	+0,28	±0,08	+0,21	±0,04
Mutter und Kind:						
Gewicht	+0,60	±0,061	—	—	+0,19	±0,04
Länge	+0,34	±0,074	+0,27	±0,08	+0,20	±0,04

In dem Material von RITALA ist die Korrelation zwischen väterlichen und kindlichen Maßen sehr niedrig und statistisch nicht gesichert, während die Korrelation zwischen mütterlichen und kindlichen Maßen ziemlich hoch und gut gesichert ist. Da das Kind aber von beiden Eltern gleichviele Erbanlagen hat, müßte man nach diesen Zahlen annehmen, daß der nichterbliche mütterliche Einfluß auf den Organismus entscheidender für die Geburtsmaße des Kindes ist als dessen Erbanlagen. Auf der anderen Seite fanden aber LENNÉR und BURKE, HARDING und STUART gleich hohe Korrelationen zwischen Vater und Kind wie zwischen Mutter und Kind, was für eine ganz überwiegende Bedeutung des Erbeinflusses spricht. Weitere Untersuchungen zur Klärung dieser schwer verständlichen Diskrepanz wären sehr erwünscht.

e) Placenta und endokrine Einflüsse.

Mit steigendem Gewicht der Placenta nimmt das durchschnittliche Geburtsgewicht zu (HOSEMANN; Literatur bei KNAUS). Dow und TORPIN fanden bei 145 ausgetragenen Kindern einen Korrelationskoeffizienten zwischen Geburtsgewicht und Placentagewicht von +0,42 ± 0,069. Daß hierbei Placenta- und Geburtsgewicht nicht etwa nur unabhängig voneinander von übergeordneten Einwirkungen des mütterlichen Organismus beeinflußt werden, sondern daß auch *eine direkte ursächliche Beziehung* zwischen Placenta und fetaler Entwicklung besteht, geht aus den Befunden bei eineiigen Zwillingen hervor, bei denen die ungleiche Beteiligung am Placentarkreislauf häufig zu starken Unterschieden im Geburtsgewicht führt. KNAUS fand bei 34 Zwillingspaaren mit völlig getrennten Placenten in jedem Fall das höhere Geburtsgewicht bei dem Zwilling mit der schwereren Placenta; und zwar waren *die Unterschiede des Geburtsgewichtes denen des Placentargewichtes etwa proportional.* Die Placenta hat die Fähigkeit, die Konzentration der Aminosäuren aktiv zu erhöhen, sie liefert damit eine der wichtigsten Voraussetzungen für das lebhafte fetale Wachstum. Pathologische Störungen der Placenta, etwa bei der Toxämie, sind eine häufige Ursache fetaler Unterentwicklung.

Das Wachstum des Feten steht anscheinend auch unter hormonalen Einflüssen. Vor allem hat man hier an das Wachstumshormon gedacht, das von den meisten Autoren für das gesteigerte Wachstum der Feten diabetischer Mütter verantwortlich gemacht wird. G. SMITH und O. W. SMITH sahen nach Behandlung mit Stilboestrol bei normalen Schwangeren eine Zunahme der Länge, des Gewichtes und des Reifegrades der Neugeborenen im Vergleich zu unbehandelten Kontrollen. Mit hormonalen Einflüssen hängt auch wohl die Beziehung zwischen der Menstruationsdauer der Mütter und dem durchschnittlichen Gewicht der Neugeborenen zusammen (Tab. 20).

Tabelle 20. *Menstruationsdauer der Mutter und durchschnittliches Geburtsgewicht (nach* KOROMPAI*).*

	Menstruationsdauer in Tagen			
	1—2	3—6	7—8	Länger als 8
Geburtsgewicht in g .	3161	3246	3338	3278
Mittlerer Fehler . . .	25,6	3,0	11,4	20,7

SILLMANN-LÖNNROTH berechnete den Korrelationskoeffizienten zwischen der Menstruationsdauer der Mutter und dem Gewicht der Neugeborenen für Knaben mit $+ 0,29 \pm 0,058$ und für Mädchen mit $+ 0,31 \pm 0,060$.

f) Stoffwechsel.

Das Geburtsgewicht ist bemerkenswert unabhängig von Schwankungen des Blutzuckers (WOODS) und des Grundumsatzes (MENGERT) im normalen Bereich. Von pädiatrischem Interesse ist die positive Korrelation zwischen dem Hämoglobingehalt der roten Blutkörperchen der Mutter und dem Geburtsgewicht ($r = +0,23$, nach HOBSON, LEWIS und WOODMAN), weil Kinder mit unterdurchschnittlichem Geburtsgewicht besonders häufig an Anämie erkranken.

g) Ernährung der Mutter.

Die ausgedehnten Erfahrungen der beiden Weltkriege und der anschließenden Hungerjahre haben gezeigt, daß ausgesprochene Unterernährung das durchschnittliche Geburtsgewicht der Neugeborenen deutlich senkt (BUDDE; DEAN; FINK; GIESE und KAYSER; UMLAND). SOLTH und ABT haben die zeitlichen Veränderungen des durchschnittlichen Geburtsgewichtes von insgesamt über 200000 Geburten der Frauenkliniken in Basel, Berlin, Marburg und Würzburg in Kurvenform dargestellt; dabei zeigt sich bemerkenswerterweise auch an dem Baseler Material eine Senkung in beiden Kriegen. Die Tatsache, daß die Ernährungseinschränkungen in der

Schweiz weniger einschneidend waren und nach Kriegsende rascher wieder aufgehoben werden konnten, spiegelt sich auch an der Kurve des durchschnittlichen Geburtsgewichtes der Baseler Frauenklinik wieder: in beiden Kriegen ist die Senkung flacher und die Rückkehr zu den Vorkriegswerten erfolgt einige Jahre früher. Wenn Unterernährung auch das durchschnittliche Gewicht der Neugeborenen senkt, so können doch selbst bei den schwersten Hungerkatastrophen, wie etwa *während der Belagerung von Leningrad im Jahre 1942*, als *das Durchschnittsgewicht der Neugeborenen um mehr als 500 g* vermindert war, immer noch *vereinzelte* Kinder mit Geburtsgewichten über 3500 g, ja sogar über 4000 g geboren werden (ANTONOV). Auch SMITH sah in Rotterdam in den Hungerjahren 1943—44 zwar ein Absinken des medianen Geburtsgewichtes um 240 g im Vergleich zu den Jahren 1938—39, in Einzelfällen brachten aber sogar Mütter, die in der zweiten Schwangerschaftshälfte an Gewicht verloren hatten, Kinder von 3500 g und mehr zur Welt.

Tabelle 21. *Durchschnittliches Geburtsgewicht im Zweiten Weltkriege und in den folgenden Jahren.*

Jahr	Erfurt (UMLAND)	Reutlingen (SCHAIBLE)
1938	3318	3393
1939	3328	3407
1940	3313	3444
1941	3297	3418
1942	3312	3400
1943	3279	3325
1944	3227	3345
1945	3110	3158
1946	3115	3145
1947		3179
1948		3282

Einige Untersucher haben eine Verlängerung der durchschnittlichen Schwangerschaftsdauer im Kriege angenommen. Offenbar sind sie einem statistischen Trugschluß zum Opfer gefallen. Wenn man nämlich nur die Schwangerschaftsdauer reifer Kinder über 2500 g berücksichtigt, so scheidet man in der Kriegszeit, in der untergewichtige Kinder häufiger als in normalen Zeiten sind, mehr Kinder als „Frühgeburten" aus dem Material aus. Diese Kinder sind aber vorwiegend solche mit kürzerer Schwangerschaftsdauer, das restliche „normale" Material zeigt infolgedessen im Durchschnitt eine etwas längere Schwangerschaftsdauer. *Es hat also im Kriege nicht die durchschnittliche Schwangerschaftsdauer zugenommen, jedoch brauchen die Kinder im Kriege etwas länger, bis sie ein Gewicht von 2500 g erreichen.* Bei Geburtenmaterial, das nicht willkürlich durch Ausschalten der Kinder unter 2500 g beschnitten ist, berechnet sich für Kriegszeiten dieselbe Schwangerschaftsdauer wie für Friedenszeiten (HOSEMANN).

Ob auch die in normalen Zeiten vorkommenden Unterschiede in der mütterlichen Ernährung einen Einfluß auf das Geburtsgewicht ausüben, ist eine umstrittene Frage. Die viel zitierten Zahlen von BURKE, HARDING und STUART, die in diesem Sinne zu sprechen scheinen, zeigen einen außerordentlich starken Einfluß des Eiweißgehaltes der mütterlichen Kost auf Geburtsgewicht und Geburtslänge, widersprechen aber derart den Erfahrungen aller anderen Autoren, daß man nur annehmen kann, daß ihnen ein systematischer Fehler zugrundeliegt. SONTAG und WINES fanden in ähnlichen, kritischer vorgenommenen Untersuchungen eine bedeutend niedrigere positive Korrelation zwischen Eiweißverzehr der Mutter und Gewicht und Länge der Neugeborenen.

h) Rasse.

Die folgende Zusammenstellung soll den Einfluß der Rasse auf die Maße der Neugeborenen zeigen:

Tabelle 22. *Geburtsgewicht und Länge erstgeborener Kinder verschiedener Rassen.*

Filipinos	Manila	2780 g	49,0 cm
Chinesen	Peiping 1922—29	2860 „	—
Italiener	Bologna	3040 „	49,1 „
Engländer	London	3120 „	51,9 „
Chilenen	Concepcion	3139 „	49,3 „
Franzosen	Paris 1874—78	3210 „	49,0 „
Deutsche	Würzburg 1903—12	3240 „	50,4 „
Norweger	Oslo 1920—31	3450 „	50,7 „

In der Tabelle sind nur Erstgeborene aufgeführt, um den Einfluß der bei den verschiedenen Völkern sehr unterschiedlichen Geburtenziffern auszuschalten. *Man sieht, daß die rassischen Unterschiede in der Körperlänge bei den Neugeborenen viel geringer sind als bei den Erwachsenen.* Deutlicher sind die *Gewichtsunterschiede.* Freilich ist nicht zu entscheiden, wie weit hierfür Unterschiede in den Lebensbedingungen, insbesondere in der Ernährung, verantwortlich sind. Daß *unter gleichen Umweltbedingungen auch die Geburtsmaße verschiedener Rassen ziemlich gleich* werden, zeigt die folgende Aufstellung:

Tabelle 23. *Maße von in New York geborenen Kindern verschiedener rassischer Herkunft, aber etwa gleicher sozialer Schicht (nach* H. BAKWIN *und* R. M. BAKWIN *1934).*

	Nordeuropäer		Mitteleuropäer		Südeuropäer		Juden	
	M	m	M	m	M	m	M	m
Länge cm	50,0	0,9	49,7	1,3	49,5	1,0	49,8	1,6
Gewicht g	3365	23	3356	30	3285	23	3382	43

Auf der anderen Seite ist *bei Auswanderergruppen in einer neuen Umwelt das Geburtsgewicht meist deutlich verschieden von dem der in der Heimat verbliebenen Angehörigen der gleichen Rasse* (Engländer in Australien, Italiener in Nordafrika, Japaner und Chinesen in den Vereinigten Staaten).

GOLDSTEIN (1947) fand zwischen den Geburtsgewichten von mexikanischen Kindern in Guanajato und denen von Kindern mexikanischer Auswanderer in Texas, die unter besseren Lebensbedingungen lebten, die folgenden Unterschiede:

Tabelle 24. *Geburtsgewichte mexikanischer Kinder in Mexiko und den USA.*

	Knaben		Mädchen	
	M	σ	M	σ
San Antonio (USA)	3379	446	3261	490
Guanajato (Mexiko)	3122	370	2980	330

Wenn Neugeborene *süd*europäischer Rasse in Argentinien und Uruguay, den wohlhabendsten Ländern Südamerikas mit dem größten Fleischverzehr, erheblich höhere Geburtsgewichte haben als in der südeuropäischen Heimat oder in dem sehr viel ärmeren Chile, so sind dafür wohl Umweltmomente verantwortlich zu machen. Nach CARAVIAS wiegen neugeborene Knaben in Buenos Aires durchschnittlich 3441 g, neugeborene Mädchen 3323 g, und aus Uruguay berichten GUERRA, JAUREGUY und PORTILLO ein durchschnittliches Geburtsgewicht von 3560 g für Knaben und von 3405 g für Mädchen. Als ziemlich sicher kann dagegen gelten, daß das niedrigere durchschnittliche Geburtsgewicht der amerikanischen Neger im Vergleich zu dem der weißen Amerikaner nicht nur durch die ungünstigere soziale Lage der Schwarzen, sondern durch rassische Anlagen bedingt ist. Dafür spricht, daß die Negerkinder zwar leichter, aber reifer zur Welt kommen als gleich lang getragene weiße Kinder. Dies zeigt sich sowohl an der fortgeschritteneren Entwicklung ihrer Knochenkerne als auch an ihrer Vitalität. Das „optimale Geburtsgewicht", d. h. das Gewicht, bei dem die Summe der fetalen und der Neugeborenensterblichkeit ein Minimum ist, liegt nämlich bei Negerkindern etwa 160 g niedriger als bei weißen Kindern (BAUMGARTNER, PESSIN, WEGMAN und PARKER).

i) Jahreszeit.

Verschiedentlich, und zwar vorwiegend in Not- und Hungerzeiten, wurden geringe jahreszeitliche Schwankungen des durchschnittlichen Geburtsgewichtes festgestellt, doch folgen diese keiner festen Regel. Teils lag das Maximum im Frühjahr und Sommer, teils im Herbst und Winter. *Die meisten Autoren haben jahreszeitliche Schwankungen des Geburtsgewichtes überhaupt vermißt.* Gegen einen echten Jahresrhythmus sprechen die folgenden Zahlen aus Nordschweden, wo trotz einer Schwankung der Tageslänge von 4 Std. im Winter bis zu 20 Std. im Sommer kein eindeutiger Jahresrhythmus des Geburtsgewichtes besteht:

Tabelle 25. *Geburtsgewicht und Tageslänge in Nordschweden*
(nach KAIJSER und FRÄNKEL).

	Jan.	Feb.	März	April	Mai	Juni	Juli	Aug.	Sept.	Okt.	Nov.	Dez.
Geburtsgewicht	3,40	3,41	3,44	3,44	3,44	3,41	3,36	3,41	3,46	3,43	3,45	3,44
Tageslänge in Stunden	4	7	10	13	17	20	20	18	14	11	8	5

Wie so häufig in der menschlichen Biologie ergibt auch hier das nähere Studium anstatt des vermuteten einfachen biologischen Zusammenhanges sehr komplexe soziologische Bedingungen. So mögen die an manchen Orten beobachteten jahreszeitlichen Schwankungen des Geburtsgewichtes auf jahreszeitlichen Unterschieden in der Ernährung, in der Belastung der Mütter durch körperliche Arbeit oder im Prozentsatz der Erstgeburten (die Heiraten zeigen in vielen Ländern und bei manchen sozialen Schichten ausgesprochene jahreszeitliche Häufungen) beruhen.

k) Soziale Lage. Arbeit. Stadt und Land.

Soziale Lage. Bei gehobener sozialer Lage der Eltern sind Geburtsgewicht und die übrigen Maße des Kindes durchschnittlich größer als bei den ärmeren Bevölkerungsschichten. Dabei besteht kein Unterschied in den Proportionen, da alle Maße in gleicher Weise bei den Kindern der Armen zurückbleiben (BAKWIN und BAKWIN). Die Größenunterschiede sind um so bemerkenswerter, als infolge der bei den wirtschaftlich bessergestellten Schichten verbreiteteren Geburtenbeschränkung bei diesen der Prozentsatz der durchschnittlich leichteren ersten und zweiten Kinder höher ist als bei der ärmeren Bevölkerung. Um den Einfluß der sozialen Lage auf das Geburtsgewicht, unabhängig von der verschiedenen Kinderzahl der sozialen Schichten, festzustellen, ist es erforderlich, jeweils nur die Erst-, Zweit-, Drittgeborenen usw. verschiedener sozialer Schichten miteinander zu vergleichen. Die folgende Tabelle nach GIBSON und McKEOWN zeigt, wie der Einfluß der sozialen Lage auf das Geburtsgewicht in Erscheinung tritt, wenn man die Geburtennummer berücksichtigt.

Die durchschnittliche Schwangerschaftsdauer zeigte dabei in den beiden Gruppen keinen

Tabelle 26. *Abhängigkeit des durchschnittlichen Geburtsgewichtes vom Wohlstand der Wohngegend (Birmingham 1947).*

Geburtennummer	Ärmste Wohngegend	Wohlhabendere Bezirke
1	3210	3270
2	3360	3400
3	3470	3470
4 und mehr	3440	3510
Alle Geburten	3350	3380

Unterschied (ärmste Wohngegend: 280,76 Tage, wohlhabendere Gegend: 280,68 Tage). Einen Vergleich der Häufigkeitsverteilung der verschiedenen Geburtsgewichtsklassen bei verschiedenen sozialen Schichten gibt die folgende Tabelle nach DOUGLAS:

Tabelle 27. *Geburtsgewicht erstgeborener Kinder in zwei sozialen Klassen (nur Mütter von 21—25 Jahren).*

Soziale Klasse	Bis 2500 %	2500—2950 %	2950—3400 %	Über 3400 %
Freie Berufe	1,6	14,8	38,3	45,3
Handarbeiter	8,1	20,3	36,8	34,8

(Bei den Neugeborenen älterer Mütter zeigten sich keine derartigen sozialen Unterschiede in den Geburtsgewichten.)

Am Zustandekommen der sozialen Unterschiede der Geburtsgewichte sind offenbar manche der bereits diskutierten Faktoren beteiligt. So sind die Durchschnittswerte von Körperhöhe, Gewicht und Beckenmaßen und das Placentagewicht bei den Müttern in besserer sozialer Lage höher.

BAIRD studierte an umfangreichem Material aus Aberdeen die Beziehungen zwischen sozialer Lage, Körperhöhe der Mutter und Geburtsgewicht. Er fand kleine Frauen unter 155 cm Körperhöhe bei der ärmeren Bevölkerung mehrfach so häufig wie bei der wohlhabenden. Innerhalb der ärmeren Bevölkerung machten die kleinen Frauen, beurteilt nach Vitalität, Haut- und Zahnfleischbeschaffenheit, einen sehr viel weniger gesunden Eindruck als die größeren. BAIRD *schließt hieraus, daß die Frauen der ärmeren Bevölkerung meist weniger infolge ihrer erblichen Anlagen als infolge mangelhafter Ernährung während ihrer Wachstumsjahre klein geblieben sind.* Das durchschnittliche Geburtsgewicht der Kinder von Müttern unter 155 cm Körperhöhe war dabei um 340 g geringer als das der Kinder von Müttern über 162,5 cm.

Arbeit. Eine weitere Teilursache der unterschiedlichen Geburtsgewichte der verschiedenen sozialen Schichten ist offenbar die verschiedene Belastung der Mütter durch *körperliche Arbeit* während der Schwangerschaft. KIRCHHOFF fand bei 300 Frauen, die während der Schwangerschaft keine körperliche Arbeit getan hatten, ein durchschnittliches Geburtsgewicht von 3522 g, bei 300 Frauen, die bis zum Tage ihrer Niederkunft gearbeitet hatten, von 3293 g; dabei wurden nur „ausgetragene" Kinder berücksichtigt. Hier wäre allerdings der Einwand zu erheben, daß die beiden Gruppen vermutlich auch in anderer Hinsicht als der Arbeit unterschiedlich waren, da Frauen, die während der ganzen Schwangerschaft arbeiten müssen, natürlich vorwiegend aus ungünstigen sozialen Verhältnissen stammen. Dieser Einwand trifft nicht zu für den Vergleich der Neugeborenenmaße lediger Nichthausschwangerer und lediger Hausschwangerer, der zeigt, daß die Kinder der höchstens leicht beschäftigten Hausschwangeren länger und schwerer sind. Wenn hierbei auch eine Verkürzung der Schwangerschaftsdauer durch angestrengte körperliche Arbeit beteiligt sein mag, die nach ZANGEMEISTER durchschnittlich 3—4 Tage ausmacht, so bestehen doch auch bei gleicher Schwangerschaftsdauer noch Unterschiede zwischen den Kindern der Hausschwangeren und der Nichthausschwangeren, wie die folgende Tabelle nach PELLER und BASS zeigt:

Tabelle 28. *Neugeborenenmaße bei bekannter Schwangerschaftsdauer. Nur Kinder lediger Mütter.*

| Schwangerschaftsdauer | Nichthausschwangere | | Hausschwangere | |
Tage	cm	g	cm	g
260—269	49,1	3028	49,3	3115
270—279	49,5	3167	49,9	3258
280—289	50,1	3268	50,7	3347
290—299	50,6	3326	51,5	3548

Stadt und Land. NICOLAEFF fand in der Ukraine bei Bäuerinnen niedrigere Geburtsgewichte als bei städtischen Arbeiterinnen und Intellektuellen.

Die meisten Untersucher haben jedoch *praktisch keinen Unterschied im Geburtsgewicht zwischen Kindern städtischer und ländlicher Mütter feststellen können* (KAINER; LØVSET; TYBUSSEK). Die Geburtsgewichte der ländlichen Bevölkerung Dänemarks (nach HANSEN Erstgeborene 3460 g, Mehrgeborene 3700 g) und Schleswig-Holsteins (nach TYBUSSEK Erstgeborene in Kiel entbundener ländlicher Mütter 3445 g, Mehrgeborene 3581 g) liegen sogar recht hoch; einerseits sind hierfür wohl rassische Faktoren, andererseits der Wohlstand der bäuerlichen Bevölkerung verantwortlich.

Tabelle 29. *Geburtsgewichte und soziale Lage (nach* NICOLAEFF, *1928).*

Soziale Gruppe	Knaben g	Mädchen g
Bauern	3207	3148
Tagelöhner	3310	3187
Spezialarbeiter . . .	3362	3259
Intellektuelle	3389	3299

1) Zeitliche Wandlungen des Geburtsgewichtes.

Etwa seit der Mitte des vergangenen Jahrhunderts ist das durchschnittliche Geburtsgewicht bei Klinikentbindungen in zahlreichen Ländern deutlich angestiegen, und zwar an manchen Orten um mehrere Hundert Gramm. Hierüber liegen eindrucksvolle Statistiken u. a. aus Basel, Berlin, Budapest, Helsinki, Kiel, Kopenhagen, Leipzig, Marburg, Perugia, Prag, Siena, Stockholm und Würzburg vor. Dieser Zunahme des Durchschnittsgewichts scheint eine solche der Länge durchaus zu entsprechen. Da jedoch einer Gewichtszunahme von 200 g um die Zeit des Geburtstermins beim individuellen Wachstum nur eine Längenzunahme von noch nicht 1 cm entspricht, und da die Messung der Länge bei Neugeborenen mit erheblichen Fehlern behaftet ist, sind die Angaben über eine säkulare Zunahme der Geburtslänge weniger zuverlässig und eindeutig. MAIER fand in Tübingen bei erstgeborenen Knaben von 1899/1904 bis 1930/1931 eine Zunahme von 49,5 auf 50,3 cm, bei erstgeborenen Mädchen im gleichen Zeitraum von 49,4 auf 50,1.

LÜÜS hat das Material der Stockholmer Gebäranstalt aus den Jahren 1850—60 mit dem aus den Jahren 1935—40 verglichen und dabei gesondert Erst-, Zweit- und Drittgeburten einander gegenübergestellt. Dies ist deshalb wichtig, weil bei dem allgemeinen Geburtenrückgang der Anteil der Erstgeburten zugenommen hat,

Tabelle 30. *Durchschnittliches Geburtsgewicht ehelich geborener Kinder in Stockholm (in Gramm).*

	1850—1860		1935—1945	
	Knaben	Mädchen	Knaben	Mädchen
Erstgeborene	3100	3079	3408	3470
Zweitgeborene	3197	3091	3702	3537
Drittgeborene	3362	3302	3833	3633

wodurch sich unter sonst gleichbleibenden Bedingungen das durchschnittliche Geburtsgewicht sogar etwas hätte verringern müssen, da die Erstgeborenen ja leichter als die Nachgeborenen sind.

Die schwedischen Kinder wiegen also heute bei der Geburt über 10% mehr als vor 85 Jahren. Die Schwangerschaftsdauer scheint dabei in den letzten 100 Jahren konstant geblieben zu sein. REID fand 1850 eine Schwangerschaftsdauer von 281,4 Tagen, KARN 1947 von 280,3 Tagen. Teilweise ist die Zunahme des Geburtsgewichtes wohl nur dadurch vorgetäuscht, daß in der Ära vor SEMMELWEIS Hausentbindungen noch durchaus die Regel waren, und nur die ärmsten Mütter oder solche mit Erkrankungen während der Gravidität gezwungen waren, in den damaligen Gebäranstalten zu entbinden, während heute die Mehrzahl aller Mütter in der Klinik gebären. In dem Material von LÜÜS waren 1850—60 Frauen von Ingenieuren, Rechtsanwälten, Ärzten usw. überhaupt noch nicht repräsentiert, während sie 1935—45 ein Fünftel des Materials ausmachten. Doch fand LÜÜS auch bei unehelichen Müttern, welche großenteils den untersten sozialen Schichten angehörten, eine Zunahme des durchschnittlichen Geburtsgewichtes von 200—300 g in 85 Jahren.

Die wesentlichen Ursachen der Zunahme der Geburtsgewichte in den letzten 100 Jahren dürften in der besseren Ernährung der Mütter, nicht nur während der Gravidität, sondern während ihrer ganzen Wachstumszeit, in der allgemeinen Verbesserung der Hygiene und in vermehrter körperlicher Schonung während der Schwangerschaft zu suchen sein.

5. Die unterentwickelten Neugeborenen („Frühgeburten").

a) Definition.

Eine Grenze zwischen „normal" und „untermaßig" kann nur willkürlich gezogen und konventionell festgelegt werden, sie schneidet von der annähernd normalen Verteilungskurve der Geburtsgewichte bzw. Geburtslängen einen Teil ab. In dem 1948 herausgegebenen Handbuch der internationalen statistischen Klassifikation von Krankheiten (deutsche Ausgabe 1950) heißt es: „Für die Zwecke dieses Verzeichnisses gilt als „unreifes Kind" eine Lebendgeburt mit einem Geburtsgewicht von 2500 g oder weniger, oder wenn es als „unreif" bezeichnet ist. In einigen Ländern aber wird dieses Merkmal nicht Verwendung finden können. Falls das Gewicht nicht angegeben ist, kann jede Lebendgeburt bei einer Schwangerschaftsdauer von weniger als 37 Wochen oder bei dem Vermerk „Frühgeburt" für die Zwecke dieses Verzeichnisses als einem unreifen Kinde entsprechend angesehen werden." Man kann geteilter Meinung darüber sein, ob es zweckmäßig ist, für verschiedenes Geburtenmaterial mit verschiedener Verteilungskurve die Grenze an der gleichen Stelle zu ziehen. Aus Bengalen berichtete LANE (1903) ein mittleres Geburtsgewicht von 2479 g für männliche und von 2461 für weibliche Neugeborene. Hier würde also bei der üblichen Festsetzung der Grenze auf 2500 g über die Hälfte der Kinder als Frühgeburten klassifiziert werden müssen. Andererseits ist es bei dem hohen durchschnittlichen Geburtsgewicht der schwedischen Kinder verständlich, daß die offizielle

schwedische Statistik die Grenze zwischen einem unreifen und einem
reifen Kinde bei 2700 g und 47 cm Länge gezogen hat.

Die Bezeichnung „Frühgeburt" für Kinder mit einem Geburtsgewicht
unter 2500 g ist in ihrem wörtlichen Sinne eigentlich unzutreffend, wie
aus den Ausführungen auf S. 9 über die starke Streuung der Schwangerschaftsdauer bei gegebenem Geburtsgewicht klar hervorgeht. Sicher gibt
es ebensowohl ausgetragene Kinder, welche unreif sind, wie zu früh geborene, welche jede Unreife vermissen lassen. Da die Bezeichnung
„Frühgeburt" aber aus dem medizinischen Sprachgebrauch kaum mehr
auszumerzen sein wird, mag man sie gelten lassen in dem Sinne: in An-
sehung ihres Reifegrades zu früh Geborene. Eindeutiger ist der anglo-
amerikanische Ausdruck "premature".

Neben einem Mindestgewicht von 2500 g und einer Mindestgröße
von 48 cm (oder 47 cm) werden die folgenden Reifezeichen angeführt:
Schulterumfang größer als Kopfumfang, relative Kopfhöhe 25, relativer
Brustumfang 65—70, subcutanes Fettpolster prall, Haut glatt gespannt,
hellrot (nicht hochrot!), Comedonen- und Milienbildung auf die Nase beschränkt, Kopfhaare wenigstens 2 cm lang, nur noch Reste der Lanugo-
behaarung an Schultern, Oberarmen und oberem Rücken, Nägel decken
oder überragen die Fingerkuppen, die großen Labien verdecken die kleinen, Hoden im Skrotum, Nasen- und Ohrenknorpel hart. Von allen
Autoren wird auf das schwankende Verhalten vieler sog. Reifezeichen hingewiesen. Nicht alle Kinder unter 2500 g oder unter 48 cm bieten auch
sonstige Zeichen der Unreife. Die röntgenologische Untersuchung der
Knochenkerne der Neugeborenen hat im ganzen enttäuscht; sie gibt weder
über die Schwangerschaftsdauer noch über den allgemeinen Reifezustand
sicheren Aufschluß, dazu ist die individuelle Streuung im Auftreten der
Knochenkerne viel zu groß. Immerhin kann die Beachtung der Knochenkernentwicklung zusätzlich zu anderen Reifezeichen von Wert sein
(DIERKS; MÜLLER und BALBI; STAMPEL und TSCHERNE).

b) Häufigkeit und Ätiologie.

Die Häufigkeit der „Frühgeburt" ist nach Rasse, sozialer Schicht und
Geburtenziffer sehr verschieden (Tab. 31). Sie *beträgt bei Hausentbindungen im allgemeinen 5%*, bei Klinikentbindungen 10%.

Bemerkenswert ist, daß die Frühgeburten bei den Negern eine geringere Sterblichkeit als bei den Weißen haben (PLATTNER, GERBER und
STEIN, 1949); dies dürfte damit zusammenhängen, daß Neger-Neugebo-
rene überhaupt reifer als gleichschwere weiße Neugeborene zu sein pflegen
(S. 20). Die „Frühgeburt" ist also bei Weißen und Negern nicht gleich
zu bewerten. Die Neugeborenensterblichkeit von 2500 g schweren weißen
Kindern ist über doppelt so hoch wie die von gleichschweren Negerkindern,
aber gleich hoch wie die von 2320 g schweren Negerkindern (PECKHAM).

Tabelle 31. *Prozentsatz der Geburten unter 2500 g.*

	%
New Haven, USA, 1928—32 (nach DUNHAM, JENSS und CHRISTIE):	
weiße Knaben	6,1
weiße Mädchen	6,2
Negerknaben	8,1
Negermädchen	13,8
Padua, 1937—46 (nach CIRILLO und SCILLA):	
eheliche Geburten	9,2
uneheliche Geburten	15,7
Birmingham, 1947 (nach McKEOWN und GIBSON):	
Erstgeburten	7,0
Zweitgeburten	5,6
Drittgeburten	4,9
Viert- und spätere Geburten	6,2

Die sozialen Unterschiede in der Frühgeburtenhäufigkeit dürften zu großem Teil durch die unterschiedliche Arbeitsbelastung der Mütter während der Schwangerschaft zu erklären sein. Über die Häufigkeit der Frühgeburt nach verschieden langer Ruhezeit vor der Entbindung orientiert die folgende Tabelle von KIRCHHOFF:

Tabelle 32. *Häufigkeit der Frühgeburten in Abhängigkeit von der Ruhezeit der Mutter vor der Entbindung. Geburten der Univ.-Frauenklinik Leipzig (nach KIRCHHOFF 1948).*

Ruhezeit vor der Entbindung	Frühgeburten %	Ruhezeit vor der Entbindung	Frühgeburten %
Über 90 Tage	10,3	Bis 40 Tage	13,4
Bis 90 „	7,6	„ 30 „	20,3
„ 80 „	6,5	„ 20 „	28,3
„ 70 „	7,6	„ 10 „	36,0
„ 60 „	7,4	Kein Ruhetag	26,0
„ 50 „	10,3		

Hieraus würde hervorgehen, daß für das Vermeiden einer Frühgeburt eine Schonung der Schwangeren in den letzten 7 Wochen vor dem zu erwartenden Geburtstermin wichtig ist. In der Gravidität berufstätige Frauen hatten in 15% Frühgeburten (Fabrikarbeiterinnen in 17,2%, Hausangestellte in 14,5%, im Gastwirtsgewerbe beschäftigte Frauen in 11,8%, Frauen ohne Beruf in 10,5%). Weiter sind *Erkrankungen der Mutter* von Bedeutung. Nach BROWN, LYON und ANDERSON kam es bei 5% der gesunden Mütter, aber bei 12% der während der Schwangerschaft kranken Mütter zu Frühgeburten. *Auch die Ernährung scheint eine Rolle zu spielen.* EBBS, TISDALL und SCOTT fanden bei mangelhaft ernährten Müttern 8% Frühgeburten, konnten aber bei einer vergleichbaren Gruppe diesen Wert auf 2,2% herabdrücken, indem sie den Schwangeren täglich zusätzlich Eiweiß, Fett, Obst, Vitaminkonzentrate und Eisen gaben. Bei einer Vergleichsgruppe von wirklich gut ernährten Müttern betrug die Frühgeborenenhäufigkeit 3%. Ganz ähnliche

Ergebnisse erzielte Utheim-Toverud in Norwegen (2—2,5% Frühgeburten). In Leipzig fand Lax vor dem Kriege unter 4571 Fällen 10% Frühgeburten, in den Jahren 1945—46 waren es unter 2188 Fällen 16%; in Hamburg war der Prozentsatz allerdings von 6,4 im Jahre 1939 nur auf 7,1 im Jahre 1945 angestiegen (Mayer).

Mit gewissem Vorbehalt gebe ich eine Tabelle über die „Ätiologie" der Frühgeburt nach Ylppö wieder:

Tabelle 33. *Ätiologie der Frühgeburt (nach* Ylppö*).*

	%
Allgemeinerkrankungen der Mutter (Lues allein 3,9%)	12,2
Lokale Krankheiten oder Anomalien der Geburtswege	4,5
Trauma	4,5
Habituelle familiäre Frühgeburt	0,6
Mehrlingsschwangerschaft	20,9
Unbekannte Ursachen	55,2

Streng genommen gibt eine solche Aufstellung nur die Häufigkeit verschiedener Komplikationen bei Frühgeburten wieder, ohne daß damit bewiesen werden kann, daß die vorliegende Komplikation wirklich für die Frühgeburt verantwortlich ist. Andererseits faßt die Gruppe „unbekannte Ursachen" die Fälle zusammen, bei denen zwar im Einzelfall eine spezielle Ursache nicht zu entdecken ist, für die wir aber dennoch eine Anzahl statistisch greifbarer Ursachen wahrscheinlich machen können. An dieser Gruppe sind nämlich ganz bevorzugt uneheliche und sozial schlechtgestellte Mütter beteiligt (Baird; Schultze); häufig sind diese Mütter von kleinem Wuchs oder sie zeigen Symptome endokriner Funktionsschwäche der Ovarien (Effkemann und Irmer; Kirchhoff).

c) Mehrlingsschwangerschaft.

Für die Häufigkeit von Mehrlingsgeburten hat Hellin die folgende Faustregel angegeben:

Zwillinge kommen einmal vor auf 88 Geburten (85,2),

Drillinge kommen einmal vor auf $88^2 = $ 7744 Geburten (7628),

Vierlinge kommen einmal vor auf $88^3 = 681472$ Geburten (670734).

Die eingeklammerten empirischen Zahlen nach Wehefritz stimmen recht gut mit der Hellinschen Regel überein.

Rund ein Viertel aller Zwillinge sind eineiig, d. h. durch Spaltung eines befruchteten Eies entstanden, die restlichen drei Viertel sind zweieiig, d. h. aus zwei von verschiedenen Spermatozoen befruchteten Eiern hervorgegangen (Polyovulation). Eineiige Zwillinge haben alle Erbanlagen gemeinsam und sind daher immer gleichgeschlechtlich, während zweieiige Zwillinge nur in demselben Umfang gemeinsame Erbanlagen haben, wie auch sonst Geschwister, und daher ebenso häufig gleich- wie verschiedengeschlechtlich sind. Auf Grund dieser Tatsache läßt sich bei einem

hinreichend großen, unausgelesenen Material mit Hilfe einer von WEIN-
BERG angegebenen Formel der Prozentsatz der eineiigen und zweieiigen
Zwillinge aus dem Verhältnis der ungleichgeschlechtlichen zu den gleich-
geschlechtlichen Zwillingen berechnen. Aus den Nachgeburtsteilen kann
dann eine sichere Diagnose der Eineiigkeit gestellt werden, wenn ein ge-
meinsames Chorion vorhanden ist. Doch haben rund 30% aller eineiigen
Zwillinge getrennte Chorien und Amnien, wie es bei zweieiigen Zwillingen
immer der Fall ist (STEINER). Bei getrennten Eihäuten kann daher die
Frage, ob eineiige oder zweieiige Zwillinge vorliegen, nur durch den erb-
biologischen Ähnlichkeitsvergleich entschieden werden. Während *die*

Tabelle 34. *Häufigkeit von Zwillingsgeburten nach Alter der Mutter (England und
Wales 1938—1945, nach* STOCK*) und nach Geburtennummer (Staat New York 1936
bis 1937, nach* YERUSHALMY *und* SHEERAR*).*

Alter der Mutter	Auf 1000 Entbindungen		Geburtennummer	Auf 1000 Entbindungen	
	EZ	ZZ		EZ	ZZ
Unter 20	3,0	3,3	1	3,8	4,0
20—24	3,2	5,3	2	4,6	6,0
25—29	3,3	7,9	3	4,8	7,6
30—34	3,5	10,8	4	4,5	9,1
35—39	3,9	12,8	5	3,9	9,9
40—44	3,6	9,5	6 und mehr	4,8	12,6
45 u. mehr	4,3	2,6			

EZ = eineiige Zwillinge, ZZ = Zweieiige Zwillinge.

*Häufigkeit der eineiigen Zwillinge vom Alter der Mutter und von der Ge-
burtennummer praktisch unabhängig* ist, nimmt die Häufigkeit der zweieiigen Zwillinge mit dem Alter der Mutter und mit der Geburtennummer
zu (Tab. 34).

Nach der einleuchtenden Vorstellung von DAHLBERG liegen der Neigung zur Polyovulation, also zur Entstehung zweieiiger Zwillinge, hormonale Besonderheiten zugrunde.

Der Anstieg der Häufigkeiten von Zwillingsgeburten mit der Geburtennummer
beruht nicht nur, wie früher angenommen wurde, darauf, daß unter den höheren
Geburtennummern mehr ältere Mütter sind, sondern er zeigt sich auch, wenn das
Alter der Mutter berücksichtigt wird, wie die folgende Tabelle zeigt (nach McARTHUR).

Tabelle 35. *Häufigkeit von Mehrlingsgeburten nach Geburtennummer und Alter der
Mutter. Italien 1948 und 1949. Auf 1000 Geburten.*

Alter der Mutter	Geburtennummer						
	1.	2.	3.	4.	5.	6.	7.
21—24	8,4	8,3	10,0	10,9	18,1	19,4	—
25—29	10,6	10,6	12,2	12,9	14,8	17,5	15,8
30—34	13,8	13,6	15,8	17,4	17,6	20,8	21,5
35—39	16,2	15,0	18,4	19,4	20.9	19,3	21,9

Lediglich die australische Statistik zeigt keinen Unterschied in der Zwillingshäufigkeit zwischen Erstgeburten und späteren Geburten bei gleichem Alter der Mutter. Übrigens steigt die Zwillingshäufigkeit, wie aus den Statistiken Dänemarks, Englands, Frankreichs und Australiens hervorgeht, nur bis zu einem Maximum bei einem mütterlichen Alter zwischen 35 und 40 Jahren und sinkt danach wieder deutlich ab.

Besondere Erbanlagen scheinen, entgegen einer verbreiteten Ansicht, höchstens eine untergeordnete Rolle für das Zustandekommen einer Zwillingsschwangerschaft zu spielen und können keineswegs als conditio sine qua non angesehen werden (F. LENZ). Die Fälle von familiärer Häufung von Zwillingsgeburten, die jedem Geburtshelfer bekannt sind, kommen tatsächlich nicht wesentlich häufiger vor, als dies bei rein zufälliger Verteilung zu erwarten wäre. Und zwar kommen unter Geschwistern von zweieiigen Zwillingen (nicht dagegen unter denen von eineiigen) Zwillinge etwa doppelt so häufig wie in der Durchschnittsbevölkerung vor (WEINBERG), und unter den Neffen und Nichten von Vätern und Müttern zweieiiger Zwillinge (jedoch nicht unter denen eineiiger Zwillinge) ist ebenfalls die Zwillingshäufigkeit auf das Doppelte erhöht (GREULICH). Dies erklärt sich jedoch teilweise durch die Abhängigkeit der Zwillingshäufigkeit vom Alter der Mutter und von der Geburtennummer. Sippen mit gehäuften Zwillingsgeburten sind vorwiegend Sippen mit späten Ehen und großen Kinderzahlen. DAHLBERG hat gefunden, daß Mütter, die bereits einmal zweieiige Zwillinge geboren haben, in 4,55 % der *folgenden* Geburten wieder Zwillinge haben, während bei Müttern eineiiger

Tabelle 36. *Zwillingshäufigkeit in verschiedenen Ländern (nach* GREULICH*).*

Land	Zwillingsgeburten in % der Geburten	Lebendgeborene auf 1000 Einwohner
Dänemark	1,59	20,8
Finnland	1,52	25,2
Niederlande	1,34	25,7
Polen	1,34	**34,7**
Deutschland	1,25	22,1
Bulgarien	1,23	**39,0**
Kanada	1,19	**27,4**
Ungarn	1,19	**29,4**
Italien	1,16	**29,7**
Vereinigte Staaten .	1,15	22,5
Frankreich	1,13	19,3
Spanien	0,80	29,8
Griechenland	0,76	
Brasilien	0,68	
Kolumbien	0,40	

Zwillinge die Aussicht, daß spätere Geburten ebenfalls Zwillingsgeburten sind, praktisch nicht erhöht ist gegenüber der Durchschnittsbevölkerung. Diese Zahlen sind nützlich für die praktische Prognose, lassen jedoch keine Entscheidung der theoretischen Frage nach der Erbbedingtheit von Zwillingsgeburten zu.

Im allgemeinen ist die Zwillingshäufigkeit auf dem Lande etwas größer als in den Städten. Auch dieser Unterschied betrifft nur die zweieiigen Zwillinge, und er scheint ausreichend erklärt zu sein durch Unterschiede in der Kinderzahl und in der Alterszusammensetzung der Gebärenden in Stadt und Land. Eine eigentümliche Tatsache ist, daß die Häufigkeit der zweieiigen Zwillinge in nördlichen Ländern höher als in südlichen ist, und daß auch innerhalb der Länder gleichsinnige Unterschiede zwischen Norden und Süden bestehen. Sichere Anhaltspunkte für einen Einfluß der Rasse auf die Häufigkeit von Zwillingsgeburten ergeben sich hieraus jedoch nicht, da auch die geographischen Unterschiede offenbar vorwiegend durch das verschiedene Alter der Mütter bei der Geburt und durch die verschiedenen Kinderzahlen in den einzelnen Ländern bedingt sind. In nördlichen Ländern liegt das Heiratsalter meist wesentlich höher als in südlichen, hierdurch muß aber die Zwillingshäufigkeit steigen. Andererseits haben Länder mit hoher Geburtenziffer auch dann eine relativ hohe Zwillingshäufigkeit, wenn das durchschnittliche Heiratsalter niedrig liegt, dies gilt für Polen, Bulgarien, Ungarn und Italien.

Mit der Abnahme der Geburtenziffer in den letzten 100 Jahren ist die Zwillingshäufigkeit deutlich abgesunken:

Tabelle 37. *Zwillingshäufigkeit in Schweden.*

Jahre	Zwillingsgeburten in % aller Geburten	Lebendgeborene auf 1000 Einwohner
1791—1800	1,73	33,3
1831—1840	1,48	31,5
1881—1890	1,42	29,1
1931—1940	1,36	17,5

Das durchschnittliche Geburtsgewicht der zweieiigen Zwillinge ist höher als das der eineiigen. SCHATZ, der allerdings nur den nicht ganz zuverlässigen Eihautbefund der Gruppierung zugrundelegte, fand 2587 g für erstere, 2434 g für letztere. Die wesentliche Ursache für diesen Unterschied dürfte darin zu suchen sein, daß zweieiige Zwillinge häufiger höhere Geburtennummern haben, besteht doch eine deutliche Korrelation zwischen Geburtsgewicht und Geburtennummer (s. S. 10). Übrigens sind keineswegs alle Zwillinge „Frühgeburten", vielmehr wogen nach YERUSHALMY und SHEERAR von den eineiigen nur 37,5% und von den ungleichgeschlechtlichen zweieiigen nur 24,5% unter 2500 g. Die durchschnittliche Dauer der Zwillingsschwangerschaft beträgt nach POTTER und CRUNDEN 256 Tage, ist also um rund 24 Tage gegenüber der Norm verkürzt. Es liegt nahe, hierfür mechanische Momente verantwortlich zu machen. Im physiologischen Bereich scheint zwar die Größe der Frucht keinen Einfluß auf den Geburtstermin zu haben, es wäre jedoch denkbar, daß bei Zwillingen, deren kombiniertes Gewicht ja wesentlich aus dem normalen Streuungsbereich herauszufallen pflegt, die Sache anders liegt. Andererseits muß man aber auch an die Möglichkeit denken, daß die bei Zwillingsschwangerschaften so häufige Toxämie zur vorzeitigen

Ausstoßung der Früchte führt. Die verkürzte Schwangerschaftsdauer ist übrigens nicht die Hauptursache des niedrigen Geburtsgewichtes der Zwillinge. Zwillingskinder sind auch deutlich leichter und kleiner als nach gleicher Schwangerschaftsdauer zur Welt kommende „Einlinge“, wie die folgende Tabelle nach STEHLE zeigt:

Tabelle 38. *Geburtsgewichte und -längen von Zwillingskindern im Vergleich zu Einlingskindern.*

Schwanger-schaftsdauer Wochen	Einlingskinder (Nach AHLFELD)		Zwillingskinder (Freiburg 1911—1936)	
	g	cm	g	cm
28	1635	40,4	1018	37,1
30	1868	42,0	1450	39,6
32	2107	43,4	1555	41,3
34	2424	46,1	1919	43,4
36	2806	48,3	2271	46,4
38	3016	49,9	2518	48,0
40	3168	50,5	2670	49,0
42	—	—	2624	49,6

Auch wenn die Zwillingsgeburt zum regelrechten Termin erfolgt, stehen die Früchte in der Länge und noch mehr im Gewicht im allgemeinen hinter normalen Neugeborenen zurück. Von 150 im 10. Lunarmonat geborenen männlichen Zwillingskindern, die durchschnittlich ein Geburtsgewicht von 2782 g und eine Länge von 48,8 cm hatten, waren nur 18,7% über 3000 g schwer und nur 34% über 50 cm lang, von 162 weiblichen Zwillingskindern mit einem Durchschnittsgewicht von 2536 g und einer Durchschnittslänge von 47,9 cm waren 16% über 3000 g schwer und 28,4% über 50 cm lang (STEHLE). Für die schlechtere Entwicklung der Zwillingskinder muß man wohl den Platzmangel im Uterus verantwortlich machen, der die Entwicklung der Placenta, des Ernährungsorgans der Frucht, beeinträchtigt (s. S. 16f.).

d) Weitere Entwicklung der Frühgeburten.

Da die spezifische Wachstumsgeschwindigkeit im Laufe der Entwicklung ständig sinkt (s. S. 39), ist es ganz natürlich, daß die Frühgeburten anfangs rascher als ausgetragene Kinder wachsen. *Oft sieht man daher, daß Frühgeburten im 1. Lebensjahr ihr Geburtsgewicht nicht nur verdreifachen, wie normale Kinder, sondern sogar mehr als vervierfachen. In den absoluten Maßen bleiben die Frühgeburten freilich trotzdem hinter ausgetragenen Kindern zurück*, und zwar nicht nur, wenn man das Alter vom Geburtstermin ab rechnet, sondern *auch, wenn man das Konzeptionsalter zugrundelegt* (s. Tab. 39).

CÉCILE ASHER sah bei Frühgeburten nicht selten Gewichtszunahmen von wöchentlich etwa 225 g, was ungefähr dem fetalen Gewichtswachstum in den letzten 4 Wochen vor der Geburt entspricht. Sie meint, daß dies rasche Wachstum nur bei tatsächlich zu früh geborenen Kindern beobachtet wird, nicht jedoch bei Kindern, die zwar dem Gewicht nach als „Frühgeburten" klassifiziert werden, die aber zum normalen Termin geboren sind. Letztere nehmen nach der Geburt nur langsam zu, sie behalten also auch nach der Geburt das langsame Wachstumstempo bei.

Daß die Beeinträchtigung des intrauterinen Wachstums sich noch viele Jahre später an Körperhöhe und Gewicht zeigen kann, beweisen die Erfahrungen bei *eineiigen Zwillingen*. Bei diesen *bleibt in der Regel der bei der Geburt kleinere Partner auch in späteren Jahren dauernd kleiner*

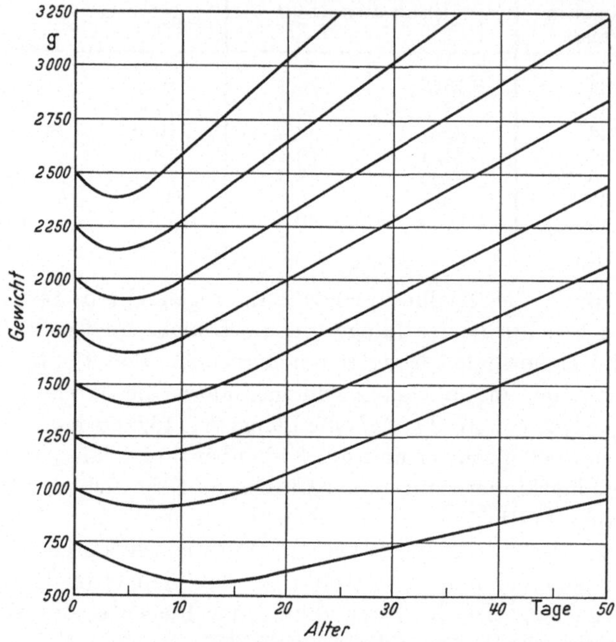

Abb. 5. Normen für das Gewichtswachstum von Frühgeborenen in den ersten 7 Lebenswochen (nach DANCIS, O'CONNELL und HOLT).

(BRANDER; LANGE; OREL; WEITZ). So beschrieb SUNDE eineiige Zwillingsschwestern, die bei der Geburt 3400 und 1400 g gewogen hatten und bei denen im Alter von 7 Jahren noch ein Längenunterschied von 7 cm und ein Gewichtsunterschied von 4,3 kg bestand. Bei einem von OREL beschriebenen eineiigen Zwillingspaar betrug der Gewichtsunterschied bei der Geburt 880 g, mit 5 Jahren 4,9 kg, der Längenunterschied betrug bei der Geburt 11 cm und mit 9 Jahren 9,8 cm. *Im allgemeinen erreichen Kinder mit einem Geburtsgewicht von 1500 g etwa mit 6 Jahren, solche von 2000 g mit 3—4 Jahren annähernd den normalen Durchschnitt der Körperhöhe und des Gewichtes* (YLPPÖ). ILLINGWORTH, HARVEY und GIN, die das Längen- und Gewichtswachstum von Kindern verschiedener Geburtsgewichtsklassen bis zum 13. Lebensjahr verfolgt haben, fanden allerdings die Kinder mit Geburtsgewichten unter 2495 g während dieser ganzen Periode im Durchschnitt recht deutlich in Länge und Gewicht zurück hinter Kindern mit höheren Geburtsgewichten. Auch CAPPER fand noch bis zum 15. Lebensjahr Entwicklungsrückstände der Frühgeburten.

Diese Befunde beweisen allerdings noch nicht, daß die vorzeitige Ausstoßung das spätere Wachstum nachhaltig beeinträchtigt. DRILLIEN fand nämlich bei Kleinkindern aus Edinburgh zwar auch ein Parallelgehen von Geburtsgewicht und späterer Längen- und Gewichtsentwicklung. Im Vergleich zum Gesamtmaterial schien insbesondere die Entwicklung der Frühgeburten gehemmt. Wurden die Frühgeburten jedoch mit ihren normalgewichtig geborenen Geschwistern verglichen, so ergab sich kein nennenswerter Unterschied im Wachstum. DRILLIEN schließt hieraus, daß die spätere Entwicklung der Frühgeburten nicht durch die vorzeitige Ausstoßung, sondern durch dieselben ungünstigen Milieufaktoren beeinträchtigt wird, die bereits zur Frühgeburt geführt haben.

Jedenfalls wächst die große Mehrzahl aller Frühgeborenen zu normalen Erwachsenen heran; und es mag ein Trost für besorgte Eltern untermaßiger Kinder sein, zu erfahren, daß VOLTAIRE, NEWTON und CHURCHILL als Frühgeburten zur Welt kamen.

Einen Anhalt dafür, was man als Gewichtswachstum bei sorgfältig gehaltenen Frühgeborenen in den ersten 7 Lebenswochen erwarten kann, gibt die Abb. 5. Über das weitere Gewichtswachstum der Frühgeborenen orientiert die Tabelle 39.

Tabelle 39. *Gewichtswachstum von Frühgeborenen bis zum Abschluß des 2. Lebensjahres.* (Nach MÖLLER.)

Geburtsgewicht	Gewicht im Alter von		
	6 Monaten	1 Jahr	2 Jahren
g	g	g	g
1500—1699	5821	8614	9459
1700—1899	6299	8737	11208
1900—2099	6592	9442	11938
2100—2299	6736	9427	12094
2300—2499	6950	9522	12141

6. Die überentwickelten Neugeborenen („Riesenkinder“).

Die Neugeborenensterblichkeit zeigt nach einem Minimum, dessen Lage HOSEMANN mittels einer parabelförmigen Annäherungsfunktion bei 3464 g und 53,8 cm[1] bestimmte, mit steigender Geburtslänge und steigendem Gewicht eine sehr deutliche Zunahme. In ihrem späteren Längen- und Gewichtswachstum sind die überentwickelten Neugeborenen Kindern mit normalem Geburtsgewicht überlegen. Nach den Zahlen von ILLINGWORTH, HARVEY und SHAN-YAH GIN sind Kinder mit Geburtsgewichten über 4337 g bis zum 9. Lebensjahr Kindern mit Geburtsgewichten zwischen 3238 und 3351 g um 2—3 cm in der durchschnittlichen Länge und um 1—2 kg im durchschnittlichen Gewicht voraus. In den folgenden Jahren bestehen in der Länge keine regelmäßigen Unterschiede mehr, wohl

---

[1] An einem Fuße hängend gemessen.

aber noch im Gewicht. Andererseits sind auch Kinder mit Adiposo-Gigantismus häufig bereits überentwickelt zur Welt gekommen (Moss-BERG). Schütz fand unter 29 solchen Fällen alle außer 5 zwischen 3500 und 6500 g schwer bei der Geburt, durchschnittlich 4400 g.

In der Ätiologie der überentwickelten Kinder spielt mütterliche Fettsucht eine bedeutsame Rolle (s. S. 15). Auch andere endokrine Faktoren sind vermutlich beteiligt. Dafür spricht die Häufigkeit des Diabetes, dann aber auch die häufig sehr früh einsetzende und starke Milchsekretion bei diesen Müttern (Sheldon), sowie die Beobachtung von Forssell, daß Brustdrüsenentwicklung und Hexenmilchsekretion bei überentwickelten Kindern besonders früh und stark auftreten.

III. Gewichtswachstum im ersten Lebensjahr.

Die Intensität des Gewichts- und Längenwachstums und die Richtung des Formwandels entspricht in den ersten Lebensmonaten noch weitgehend den Verhältnissen des fetalen Wachstums (s. Abb. 8, S. 40 und Tab. 50, S. 50). Von Lange hat daher für das Längenwachstum und Scammon für das Gewichtswachstum ausgeführt, daß die körperliche Entwicklung im 1. Lebensjahr noch ganz den Charakter des fetalen Wachstums hat. Portmann spricht geradezu von einer „physiologischen Frühgeburt" des Menschen und führt verschiedene Gründe dafür an, daß der Mensch erst etwa 1 Jahr nach der Geburt ein Entwicklungsstadium erreicht, das andere hochorganisierte Säugetiere bereits zur Zeit der Geburt verwirklicht haben, worin das Prinzip der „Retardierung in der Stammesgeschichte" zum Ausdruck kommt. Aus diesem Grunde, sowie aus dem weiteren, daß das Wachstum im 1. Lebensjahr noch in gewissem Umfange vom Geburtsgewicht abhängig ist, erscheint es gerechtfertigt, das Wachstum im 1. Lebensjahr im Zusammenhang mit dem fetalen Wachstum abzuhandeln.

Die initiale Gewichtsabnahme. In den ersten 3—5 Tagen nach der Geburt sinkt das Gewicht regelmäßig ab. Diese *physiologische*

Tabelle 40. *Durchschnittliche Gewichtsabnahme in den ersten Lebenstagen und anschließende Zunahme bis zum 9. Tag. Englische Kinder vorwiegend armer Bevölkerung.* (Nach Martin.)

Geburtsgewicht	Gewichtsabnahme bis zum Minimum		Gewichtszunahme vom Minimum bis zum 9. Tage	
g	g		g	
	♂	♀	♂	♀
2268—2722	222	200	72	118
2722—3175	249	240	104	104
3175—3629	281	272	109	118
3629—4082	308	304	104	113
4082—4536	345	340	127	122

Gewichtsabnahme ist etwa proportional dem Geburtsgewicht und macht gewöhnlich 6—8% desselben aus. Dies geht aus Tabelle 40 hervor.

Bei Frühgeburten ist die prozentuale Gewichtsabnahme etwas größer als bei ausgetragenen Neugeborenen, und zwar um so größer, je unreifer die Frühgeborenen sind. Offenbar hängt dies damit zusammen, daß die jüngeren Frühgeborenen noch wasserreicher sind und oft in den ersten Tagen schlecht trinken. Entsprechend ist auch die Abhängigkeit der relativen Gewichtsabnahme vom Alter post menstruationem viel deutlicher als die vom Geburtsgewicht (MÖLLER).

Der Wiederanstieg des Gewichtes erfolgt im allgemeinen langsamer als sein Absturz, so daß erst 10—14 Tage nach der Geburt das Geburtsgewicht wieder erreicht ist. Dieser Tempounterschied ist verständlich, da der Absturz vorwiegend durch Wasserverlust, der Anstieg mehr durch echte Zunahme bedingt ist.

Die Häufigkeit von Abweichungen von der durchschnittlichen Gewichtsabnahme zeigt Tabelle 41.

Ob die Gewichtsabnahme weniger oder mehr beträgt als im Durchschnitt, ob sie langsamer oder rascher wieder ausgeglichen wird, hängt weitgehend von der Menge der in den ersten Lebenstagen getrunkenen Flüssigkeit ab. Wie denn überhaupt die physiologische Gewichtsabnahme darauf beruht, daß die Flüssigkeitsaufnahme von der Flüssigkeitsabgabe durch Atmung, Perspiratio, Nieren und Darm (Meconium) solange übertroffen wird, bis die mütterliche Brust voll funktioniert. Durch reichliches Angebot von Colostrum, Milch, Zuckerlösung oder Tee gelingt es, die initiale Gewichtsabnahme nahezu oder ganz zu vermeiden. Die klinische Erfahrung spricht allerdings dafür, daß ein solches forciertes Vorgehen — abgesehen vielleicht von Frühgeburten — für das Kind kaum günstig ist. Umgekehrt drohen bei zu langem Zuwarten bei unzureichender Milchmenge der Mutter zu starke Gewichtsabnahmen mit der Gefahr der Exsiccose.

Tabelle 41. *Häufigkeitsverteilung des relativen Gewichtsverlustes bei* **6155** *Neugeborenen, Gießen* **1923—1937**. (Nach RUSCH.)

Gewichtsabnahme in % des Geburtsgewichtes	Prozentuale Häufigkeit
1,0— 2,9	1,34
3,0— 4,9	9,93
5,0— 6,9	32,57
7,0— 8,9	34,75
9,0—10,9	16,00
11,0—12,9	4,07
13,0 und mehr	1,29

Mittelwert 7,31

Weiteres Gewichtswachstum. Das weitere Gewichtswachstum des Säuglings verläuft nach Tabelle 42.

Im Durchschnitt wird das Geburtsgewicht in den ersten 5 Monaten etwa verdoppelt, bis zum Ende des 1. Lebensjahres verdreifacht. Bei Kindern mit unterdurchschnittlichem Geburtsgewicht tritt die Verdoppelung jedoch früher ein, bei Kindern mit überdurchschnittlichem Geburtsgewicht später.

Tabelle 42. *Gewichtswachstum schwedischer Kinder verschiedener Geburtsgewichts-klassen.* (Nach v. SYDOW.)

Ende des	Knaben Geburtsgewicht in kg			Mädchen Geburtsgewicht in kg		
	2,5—3,0	3,0—3,5	3,5—4,0	2,5—3,0	3,0—3,5	3,5—4,0
1. Monats	3,7	4,0	4,3	3,4	3,8	4,1
2. „	4,7	4,9	5,2	4,4	4,7	4,9
3. „	**5,5**	5,8	6,1	5,1	5,5	5,8
4. „	6,2	**6,5**	6,8	5,8	6,1	6,4
5. „	6,8	7,2	7,4	6,4	**6,7**	7,0
6. „	7,4	7,7	7,9	6,9	7,3	**7,5**
7. „	8,0	8,2	8,4	7,4	7,8	8,0
8. „	8,4	8,6	8,8	7,8	8,3	8,5
9. „	8,8	9,0	9,2	8,3	8,6	8,9
10. „	9,2	9,4	9,6	8,6	8,9	9,3
11. „	9,6	9,8	10,0	8,9	9,3	9,6
12. „	9,9	10,1	10,4	9,2	9,6	9,9

(Zur Ausgleichung zufälliger Unregelmäßigkeiten geglättete Zahlen; *die fett-gedruckten Zahlen entsprechen etwa dem verdoppelten Geburtsgewicht.*)

Die Gewichtszunahmen erreichen nach Abklingen der perinatalen Wachstumshemmung etwa im Alter von 2—4 Wochen ein Maximum, danach werden sie rasch geringer, wie es die folgende Tabelle zeigt.

Tabelle 43. *Gewichtszunahme im ersten Lebensjahr (in Gramm).*

Alter	pro Tag	pro Woche	pro Monat
0— 3 Monate	25	172	750
3— 6 „	21	144	630
6— 9 „	15	103	450
9—12 „	11	78	340

(Die der Tabelle zugrundeliegenden Zahlen sind Durchnittswerte von bemerkenswert gut übereinstimmenden Daten gesunder und gut ernährter Kinder europäischer Herkunft in Nord- und Mitteleuropa, den Vereinigten Staaten, Südamerika, Australien und Neuseeland),

B. Postfetales Wachstum.

I. Zeitlicher Verlauf des Gewichts- und Längenwachstums.

1. Grundbegriffe des Wachstums.

Wir können das Wachstum als Bewegungsvorgang auffassen und an diesem unterscheiden: Entfernung von Null, Geschwindigkeit und Beschleunigung. Diese drei Aspekte des Wachstums lassen sich in drei Kurven darstellen, die in bestimmter Beziehung zueinander stehen. *Eine einfache Kurve der ,,Entfernung" erhalten wir, wenn wir auf der Ordinate eine wachsende Größe* (Körperhöhe, Gewicht oder ein anderes Maß) *und auf der Abscisse die Zeit eintragen* (Abb. 6,a). Die Steilheit dieser Kurve zeigt uns die Wachstumsgeschwindigkeit an. *Eine Kurve der Wachstumsgeschwindigkeit erhalten wir, wenn wir auf der Ordinate den Zuwachs in der Zeiteinheit und auf der Abscisse die Zeit eintragen* (Abb. 6, b). Wo die einfache Wachstumskurve am steilsten ansteigt, hat die Geschwindigkeitskurve ein Maximum, wo die Wachstumskurve sich der Horizontalen nähert, nähert sich die Kurve der Wachstumsgeschwindigkeit der Null-Linie. Die Steilheit der Wachstumsgeschwindigkeitskurve ist ein Maß für die Wachstumsbeschleunigung („Acceleration"). *Eine Kurve der Wachstumsbeschleunigung können wir zeichnen, indem wir auf der Ordinate die Zunahme oder Abnahme der Wachstumsgeschwindigkeit in der Zeiteinheit und auf der Abscisse die Zeit eintragen* (Abb. 6, c). Wo die Kurve der Wachstumsgeschwindigkeit am steilsten ansteigt, hat die Kurve der Wachstumsbeschleunigung ein Maximum, wo die Wachstumsgeschwindigkeit ihr Maximum erreicht hat, wird die Wachstumsbeschleunigung gleich Null, und wo die Wachstumsgeschwindigkeit am steilsten abnimmt, hat die Wachstumsbeschleunigung ein im negativen Bereich liegendes Minimum (Abb. 6, c).

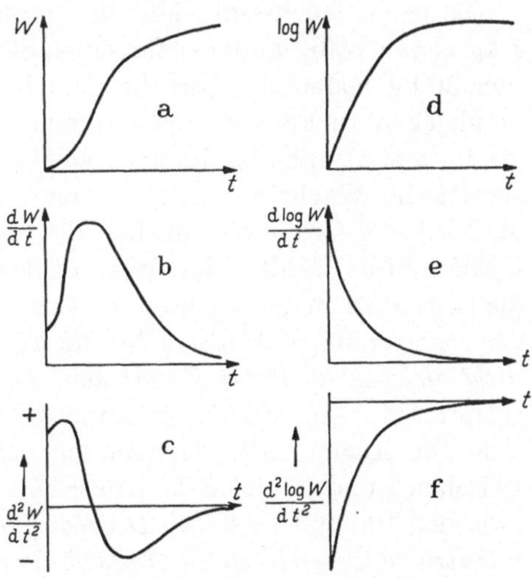

Abb. 6. Kurven des Wachstums *(a)*, der Wachstumsgeschwindigkeit *(b)*, der Wachstumsbeschleunigung *(c)*, des spezifischen Wachstums *(d)*, der spezifischen Wachstumsgeschwindigkeit *(e)*, der spezifischen Wachstumsbeschleunigung *(f)*. Auf der Abscisse jeweils die Zeit in linearem Maßstab, auf der Ordinate die gemessene Größe W *(a)*, der Zuwachs dieser Größe in der Zeiteinheit *(b)* und die Veränderung des Zuwachses mit der Zeit *(c)*. Bei *d, e* und *f* die Größe W in logarithmischem Maßstab (bzw. was dasselbe ist, der Logarithmus der Größe W in linearem Maßstab). (Nach MEDAWAR, 1945.)

Wenn man eine mathematische Annäherungsfunktion für eine einfache Wachstumskurve aufstellt, so kann man aus dieser die Gleichung der Wachstumsgeschwindigkeit durch einfaches Differenzieren, als „1. Ableitung" gewinnen. Aus der Gleichung der Wachstumsgeschwindigkeit läßt sich durch nochmaliges Differenzieren die 2. Ableitung, das ist die Gleichung der Wachstumsbeschleunigung, erhalten. Die Wachstumsbeschleunigung oder „Acceleration" ist von theoretischem Interesse für die mathematische Analyse des Wachstumsvorgangs, für die praktische Beurteilung des Wachstums von Kindern können aber bisher nur die „Entfernung" und die Geschwindigkeit nutzbar gemacht werden.

Die drei Kurven des Wachstums, der Wachstumsgeschwindigkeit und der Wachstumsbeschleunigung sind auf absoluten Maßen aufgebaut. Da aber die absoluten Maße von geringerem theoretischem Interesse als die relativen sind, ist es für theoretische Untersuchungen nützlich, Wachstumskurven zu konstruieren, denen das relative oder „spezifische Wachstum" zugrundeliegt. Ich folge hier RICHARDS und KAVANAGH und ziehe die Bezeichnung „spezifisches Wachstum" vor, weil die Bezeichnung „relatives Wachstum", wenn sie auch dem unmittelbaren Wortsinne nach verständlicher wäre, seit den Untersuchungen HUXLEYs gewöhnlich in abweichendem Sinne gebraucht wird. Und zwar versteht man unter relativem Wachstum das Wachstum eines Teiles im Verhältnis zum Wachstum des ganzen Organismus, unter spezifischem Wachstum dagegen den Zuwachs einer Größe im Verhältnis zu dieser Größe selbst. Der Ausdruck ist also analog zu den Bezeichnungen „spezifisches Gewicht", „spezifische Drehung" usw. zu verstehen, bei denen ebenfalls von dem absoluten Betrag abstrahiert wird.

Es ist einleuchtend, daß die absolute Zunahme des Gewichtes um 1 kg etwas völlig anderes für einen Säugling von 3 kg, als für ein Kind von 30 kg bedeutet. Um die Zunahme in beiden Fällen miteinander vergleichen zu können, rechnet man sie auf spezifische Zunahme um, die im ersten Falle $^1/_3$, im zweiten $^1/_{30}$ betragen würde. Kurven für das spezifische Wachstum zeichnet man am einfachsten, indem man den Maßstab der Ordinate, auf dem die wachsende Größe eingetragen wird, logarithmisch wählt, oder, was auf dasselbe herauskommt, indem man die Logarithmen der wachsenden Größe in linearem Maßstab aufzeichnet. *Der logarithmische Maßstab hat die Eigenschaft, daß gleich lange Strecken nicht gleichen absoluten Zunahmen, sondern gleichen relativen Zunahmen entsprechen.* Am einfachsten kann man sich das klarmachen, wenn man sich vor Augen hält, daß im logarithmischen Maßstab der Abstand zwischen 1 und 10 gleich dem zwischen 10 und 100 und ebenso gleich dem zwischen 100 und 1000 ist. *Der logarithmische Maßstab ist also im Gegensatz zum additiven linearen Maßstab ein multiplikativer.* Wenn ein Organismus etwa in jedem Jahr um 10% der zu Beginn dieses Jahres erreichten Körperhöhe wachsen würde, so würde eine einfache Wachstumskurve im linearen Maßstab eine gekrümmte Kurve sein, eine Wachstumskurve im logarithmischen Maßstab jedoch eine Gerade. *In gewissem Sinne ist das Wesen des Wachstums* aber *Selbstvervielfältigung, und daher* ist *die graphische Darstellung in logarithmischem Maßstab, welche die Zunahme auf die jeweils erreichte Größe bezieht, adäquater als die Darstellung im linearen Maßstab.* Strenggenommen gilt dies freilich nur für das Wachstum von Bakterien- oder Zellkulturen, in denen das Gesamtwachstum aus der Vermehrung aller einzelnen Elemente resultiert, während das praktisch ausschließlich in den Epiphysenlinien der langen Röhrenknochen lokalisierte Längenwachstum des Menschen eher additiven als multiplikativen Charakter hat.

Eine allgemeine Kurve des spezifischen Wachstums ist in Abb. 6, d, dargestellt. Auch von ihr können die 1. und 2. Ableitung, nämlich die Kurven der spezifischen Wachstumsgeschwindigkeit und der spezifischen Wachstumsbeschleunigung gewonnen werden. Diese Kurven zeigen nun einen einfacheren und klareren Verlauf als Kurven mit linearem Maßstab der Ordinate.

Die Kurve des spezifischen Wachstums ist zu Beginn am steilsten und wird zunehmend flacher, bis sie in eine Parallele zur Abszisse übergeht. Entsprechend hat die Kurve der spezifischen Wachstums*geschwindigkeit* ihr Maximum am Anfang, sie sinkt zuerst sehr steil, dann immer langsamer ab, bis sie auf Null ankommt. Vorübergehend steigt sie allerdings noch einmal während der Pubertät an. Die spezifische Wachstums*beschleunigung* ist während des ganzen Wachstums, abgesehen von der weiter unten besprochenen Pubertätsbeschleunigung, negativ, da die spezifische Wachstumsgeschwindigkeit während des Wachstums laufend abnimmt (Abb. 6, d, e, f).

HUXLEY hat gezeigt, daß die Größe eines Teiles, der mit anderer Geschwindigkeit als der Gesamtorganismus wächst, im allgemeinen zur Größe des gesamten Organismus eine konstante Beziehung beibehält, die durch die Gleichung $y = b\,x^{\alpha}$ ausgedrückt werden kann. Darin bezeichnet y die Größe des ganzen Organismus, x die Größe des Teils, und b und α sind Konstanten. Wenn man diese Gleichung ("formula of constant differential growth-ratio") logarithmiert, so nimmt sie die Form $\log y = \log b + \log x$ an, die durch eine Gerade dargestellt werden kann. Da die Logarithmen dem spezifischen Wachstum entsprechen, würde sich also eine einfache lineare Beziehung zwischen dem spezifischen Wachstum von Teil und gesamtem Organismus ergeben. So interessante Ergebnisse die Analyse des ontogenetischen und phylogenetischen Formwandels mit Hilfe dieser Formel geliefert hat, so beschränkt ist doch ihre Geltung für das menschliche Wachstum. Die Ergebnisse der teils enthusiastischen (TWIESSELMANN; ALCOBÉ), teils kritischen (SHEPHERD, SHOLL und VIZOSO; TANNER) Autoren lassen erkennen, daß man sich von weiterem Studium des menschlichen Wachstums mit der HUXLEYschen Allometrieformel nicht viel versprechen kann.

2. Wachstumskurven beim Menschen.

Beispiele *einfacher* Wachstumskurven beim Menschen gaben die Abb. 1—4 (S. 5, 6 u. 8) für das fetale und gibt sie nachstehende Abb. 7 für das postfetale Wachstum. Wenn man auf einer Kurve das fetale und postnatale Wachstum im gleichen Maßstab zeichnen könnte, so wäre diese nicht vom einfachen S-förmigen Typus der schematischen Abb. 6, a, sondern sie würde von diesem abweichen durch die perinatale Wachstumshemmung (s. S. 34 f.) und durch die Pubertätsbeschleunigung des Wachstums (s. unten S. 43 ff.), die diesen Grundtypus modifizieren. Von besonderem Interesse ist der Verlauf des *spezifischen* Wachstums von Körperlänge und Gewicht, wie er in Abb. 8 unter Zugrundelegung der von BROCK zusammengestellten und in Tab. 44 wiedergegebenen Daten in logarithmischem Maßstab graphisch dargestellt ist. Diese Kurve entspricht dem schematischen Typus der Abb. 6, d; sie zeigt, daß die spezifische Wachstumsgeschwindigkeit, die in der Steilheit der Kurve zum Ausdruck kommt, in der frühesten embryonalen Zeit weitaus am größten ist und im postfetalen Leben mehr und mehr abnimmt. *Vom befruchteten Ei*, dessen Gewicht mit rund 0,0015 mg veranschlagt werden kann, *bis*

*zu einem Geburtsgewicht von 3300 g ist eine 22 milliardenfache Massen-
zunahme erforderlich, dagegen ist die Selbstvervielfältigung von einem Geburtsgewicht von 3300 g bis zu einem Erwachsenengewicht von 66 kg nur noch eine 20 fache (Abb. 8).*

Wenn wir den absoluten Zuwachs der Körperlänge und des Körpergewichts auf der Ordinate und die Zeit auf der Abszisse eintragen, so erhalten wir Wachstumsgeschwindigkeitskurven vom Typus der Abb. 6, b. Die Wachstumsgeschwindigkeit der Körperlänge hat ein erstes Maximum im 4. Lunarmonat, die des Körpergewichts im 9. Lunarmonat. Dies beruht jedoch nicht etwa darauf, daß zuerst das Längenwachstum und später das Gewichtswachstum besonders stark ist, sondern einfach darauf, daß das Gewicht mit der 3. Potenz der Länge wächst. Das Maximum der 3. Potenz der Längenzunahme fällt nämlich sehr gut mit dem Maximum des Gewichtswachstums zusammen. Hätten wir den Maßstab der Ordinate logarithmisch gewählt und damit den Zuwachs nicht absolut, sondern proportional zur jeweils erreichten Körperlänge

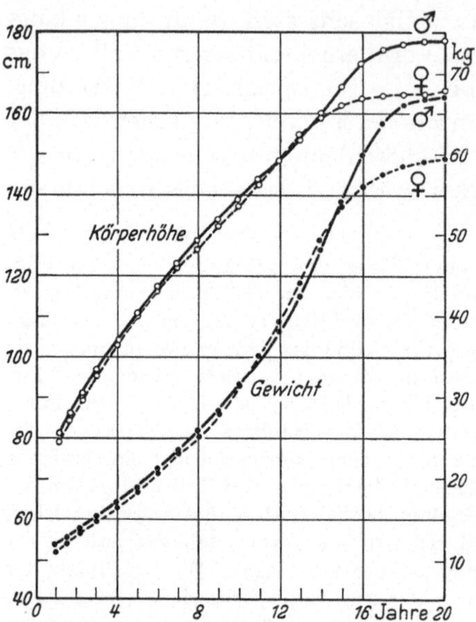

Abb. 7. Wachstum der Körperhöhe und des Gewichtes schwedischer Knaben und Mädchen. Nach den Zahlen von BROMAN, DAHLBERG und LICHTENSTEIN.

dargestellt, so wäre das Maximum verschwunden, und wir hätten eine Kurve vom Typus der Abb. 6, e, erhalten. Die spezifische Wachstumsgeschwindigkeit nimmt also schon von einem sehr frühen embryonalen Stadium an ständig ab.

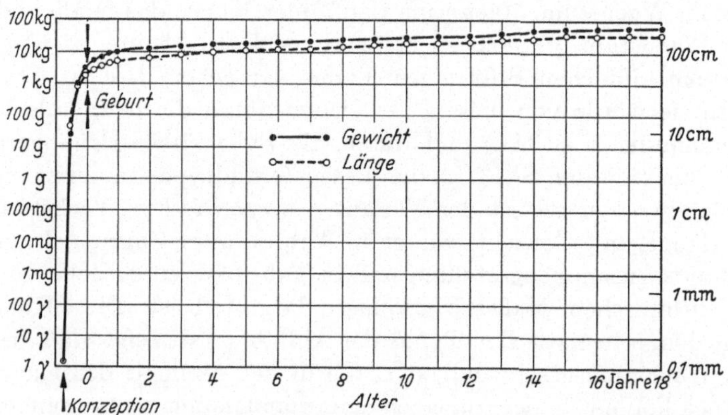

Abb. 8. Spezifisches Wachstum der Körperlänge und des Gewichtes. Logarithmischer Maßstab der Ordinate. Ausgezogene Linie: Gewicht; gestrichelte Linie: Körperhöhe. Gezeichnet nach den in Tab. 44 aufgeführten Zahlen (entspricht dem Kurventyp Abb. 6 d, S. 37).

Tabelle 44. *Wachstum, absolute Wachstumsgeschwindigkeit und spezifische (prozentuale) Wachstumsgeschwindigkeit der Körperlänge und des Gewichtes des Menschen von der Befruchtung bis zu vollendeter Reife* (modifiziert nach BROCK).

Alter	Körper-länge	Zunahme der Körperlänge		Körpergewicht	Zunahme des Körpergewichtes	
	cm	cm	%	g	g	%
Fetale Periode:						
Konzeption	0,012	—	—	0,0000015	—	—
1. Quartal	12	12	100000	26	26	1735000000
2. „	36	24	200	930	904	347
3. „	50	14	39	3300	2370	255
Von der Konzeption bis zur Geburt:		50	416000		3300	$2,2 \times 10^{11}$
	cm	cm	%	kg	kg	%
Postfetale Periode:						
1. Quartal	60	10	20	5,3	2,0	60
2. „	66	6	10	7,2	1,9	40
3. „	71	5	8	8,8	1,6	20
4. „	75	4	5	10,0	1,2	15
1. Lebensj.	75	25	50	10,0	6,6	200
2. „	84	9	12	12,8	2,8	28
3. „	91	7	8	15,8	3,0	23
4. „	98	7	7	17,0	1,2	6
5. „	104	6	6	18,7	1,7	10
6. „	109	5	5	20,2	1,5	8
7. „	116	7	6	22,1	1,9	9
8. „	121	5	4	24,7	2,6	12
9. „	126	5	4	27,2	2,5	10
10. „	130	4	3	30,2	3,0	11
11. „	135	5	4	32,5	2,3	8
12. „	139	4	3	37,5	5,0	15
13. „	148	9	6	42,0	4,5	12
14 „	153	5	3	51,7	9.0	21
15. „	165	12	8	53,9	1,9	4
16. „	167	2	1	59,5	5,6	10
17. „	169	1	1	62,3	2,8	5
18. „	170	1	1	62,9	0,6	1
19. „	170	0	0	64,5	1,6	3
20. „	170	0	0	65,0	0,5	1

(Die Zunahme ist jeweils in Prozent der Körperhöhe und des Gewichtes zu dem Zeitpunkt berechnet, von dem an die Zunahme gerechnet wird. Für die Zahlen über die fetale Entwicklung sind Angaben von STREETER und SCAMMON und CALKINS benutzt. Der postfetalen Entwicklung sind einige sehr ähnliche Geschwister-Individualkurven männlichen Geschlechtes von GUTTMANN zugrundegelegt.)

Das maximale spezifische Wachstum erfolgt allerdings nicht zu Beginn der Entwicklung, d. h. unmittelbar nach der Befruchtung, sondern erst kurz nach der Implantation des befruchteten Eies, da ja bis zur Implantation kein Massenwachstum stattfindet. Eine weitere Abweichung der Kurve der menschlichen Wachstumsgeschwindigkeit von der schematischen Verhältnissen der Abb. 6, b und e ist durch die Pubertätsbeschleunigung des menschlichen Wachstums bedingt, die in ähnlicher Weise nur bei den anthropoiden Affen, nicht dagegen bei anderen Säugetieren bekannt ist. Die Pubertätsbeschleunigung wird wegen ihrer Wichtigkeit im folgenden Abschnitt eingehend besprochen. Hier sei nur bemerkt, daß die Beschleunigung des Längenwachstums zwar mit der Präpubertät einsetzt, daß aber eine Beschleunigung des Gewichtswachstums nach einem Minimum im 4. Lebensjahr bereits mit dem 5. Lebensjahr beginnt und allmählich in die Pubertätsbeschleunigung übergeht.

So wertvoll die kurvenmäßige Darstellung des Wachstums für den Zweck ist, die komplizierten Verhältnisse übersichtlich zu machen, so beschränkt ist der praktische und auch theoretische Gewinn, den mathematische Annäherungsfunktionen für empirische Wachstumskurven bringen. Eine biologische Deutung der in solchen Funktionen enthaltenen Konstanten ist nicht möglich. Günstigstenfalls bringen derartige Formeln komplizierte empirische Kurven auf einen knappen mathematischen Ausdruck. Alle Versuche, einen tieferen Sinn hinter diesem mathematischen Ausdruck zu sehen, gehören ins Gebiet der Zahlenmystik und nicht der Wissenschaft. Besonders empfohlen seien in diesem Zusammenhang die nüchternen und kritischen Ausführungen von RICHARDS und KAVANAGH, von MEDAWAR und von WADDINGTON.

3. Individuelle Wachstumsgeschwindigkeit.

Wenn man das Wachstum eines individuellen Kindes verfolgt, so findet man fast stets, daß es nicht den glatten Verlauf der Wachstumskurven zeigt, die aus Durchschnittswerten gewonnen wurden, sondern daß es gewissermaßen ruckweise erfolgt. Kollektivkurven der Wachstumsgeschwindigkeit sind glatt, Individualkurven oszillieren unregelmäßig. Aus diesem Grunde ist es sehr wichtig, die Variabilität der Wachstumsgeschwindigkeit zu kennen. Diese läßt sich nur durch „Längsschnitt-Untersuchungen" feststellen, die an *denselben* Kindern in gleichmäßigen zeitlichen Abständen vorgenommen werden. Aus den folgenden Tabellen ist die große Variabilität des Gewichtszuwachses und die wesentlich geringere, aber immer noch bedeutende Variabilität des Körperhöhenzuwachses ersichtlich.

Die mittlere quadratische Abweichung des Gewichtszuwachses beträgt danach in den ersten Lebensjahren rund 50% desselben, während die mittlere quadratische Abweichung des Längenwachstums rund 20% beträgt. In der Präpubertät, und zwar bei Mädchen mit dem 11. Lebensjahr, bei Knaben mit dem 12., steigt die Variabilität des

Zuwachses von Gewicht und Körperhöhe deutlich an, weil jetzt ein Teil der Kinder bereits die Pubertätsbeschleunigung des Wachstums erfährt.

Tabelle 45. *Gewichts- und Längenzuwachs von der Geburt bis zum 6. Lebensjahr, Mittelwerte und mittlere quadratische Abweichung. (Nach* ROBINOW, 1942.*)*

Altersintervall in Monaten	Gewichtszunahme in kg		Körperhöhenzunahme in cm	
	M	σ	M	σ
0— 1	{0,6	0,29	{3,8	0,84
1— 3	3,9 {1,5	0,51	16,3 {6,1	1,37
3— 6	{1,8	0,51	{6,4	1,30
6— 9	2,4 {1,4	0,48	8,7 {4,6	1,12
9—12	{1,0	0,54	{4,1	1,07
12—18	1,4	0,57	6,6	1,17
18—24	1,2	0,45	5,6	1,12
24—30	1,0	0,54	4,8	0,97
30—36	1,0	0,40	4,3	0,99
36—42	1,0	0,45	3,8	0,81
42—48	1,0	0,51	3,6	0,76
48—54	1,1	0,57	3,6	0,84
54—60	1,0	0,45	3,3	0,66
60—66	1,1	0,57	3,6	0,71
66—72	1,2	0,74	3,3	0,66

(Um das progressive Sinken der Wachstumsgeschwindigkeit deutlich zu machen, das infolge der verschiedenen Altersintervalle in der ersten Spalte nicht eindrucksvoll in Erscheinung tritt, sind vor den Klammern auch für das 1. Lebensjahr die Zahlen für den halbjährlichen Zuwachs angegeben.)

Tabelle 46. *Gewichts- und Längenzuwachs vom 6. bis zum 13. Lebensjahr, Mittelwerte und mittlere quadratische Abweichung.* (Gewicht: PALMER, KAWAKAMI und REED; Länge: PALMER und REED.)

Altersintervall	Knaben				Mädchen			
	Gewicht in kg		Körperhöhe in cm		Gewicht in kg		Körperhöhe in cm	
Jahre	M	σ	M	σ	M	σ	M	σ
6— 7	2,2	0,85	6,1	1,42	2,1	0,75	5,8	1,24
7— 8	2,4	0,82	5,6	1,37	2,2	0,92	5,6	1,50
8— 9	2,5	0,92	5,6	1,27	2,5	1,04	5,6	1,32
9—10	2,7	0,97	5,1	1,14	2,8	1,26	5,3	1,32
10—11	2,9	1,16	5,1	1,17	3,4	1,48	5,8	1,60
11—12	3,4	1,50	5,1	1,37	4,5	1,77	6,4	1,78
12—13	4,1	1,87	5,6	1,96	5,1	1,94	6,6	1,91
13—14	5,2	2,14	6,6	2,51	5,4	1,88	5,1	2,03

4. Zusammenhänge zwischen Wachstum und geschlechtlicher Reifung.

Schon während der fetalen Wachstumsperiode sind die Knaben den Mädchen im Durchschnitt voraus. Einen geringen Vorsprung bewahren die Knaben etwa bis zum 11. Lebensjahr, dann werden sie von den

Mädchen überholt, bei denen sich jetzt die Pubertätsbeschleunigung des Wachstums bemerkbar macht. Die Geschwindigkeit des Längenwachstums, die seit dem Fetalleben ständig abgenommen hatte, steigt bei Mädchen nach einem Minimum zwischen 9 und 10 Jahren wieder an und erreicht mit 12—13 Jahren ein Maximum. Bei Knaben liegt das Minimum zwischen 11 und 12 Jahren, ein Maximum der Wachstumsgeschwindigkeit wird bei ihnen mit 14—15 Jahren erreicht. Nach dem Pubertätsmaximum nimmt die Wachstumsgeschwindigkeit rasch ab, und zwar wiederum bei Mädchen etwa 2 Jahre früher, als bei Knaben, so daß um das 13.—14. Lebensjahr die Knaben die Mädchen wieder in der Größe überholen. Da die maximale Wachstumsgeschwindigkeit in den Pubertätsjahren bei Knaben größer als bei Mädchen ist (9—10 cm gegenüber 7—8 cm pro Jahr), und da das Wachstum bei ihnen, entsprechend der etwa 2 Jahre später eintretenden Pubertät, auch etwa 2 Jahre länger dauert, ergibt sich für das Reifealter eine Überlegenheit des männlichen Geschlechtes in der Körperhöhe von rund 12 cm. Die Geschwindigkeit des Gewichtswachstums zeigt in den Pubertätsjahren einen ähnlichen Verlauf wie die des

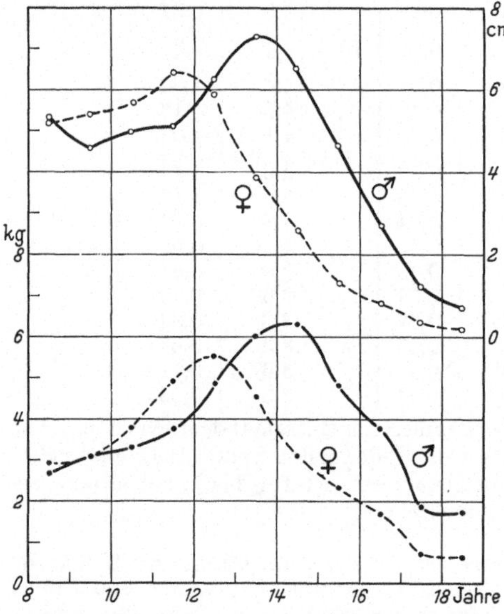

Abb. 9. *Jährlicher Zuwachs* der Körperhöhe (oben) und des Gewichtes (unten) bei Gymnasiasten aus Oslo. Dieselben Kinder wurden vom 7. bis zum 19. Lebensjahr jährlich gemessen (Kurve nach den Zahlen von KIIL, 1941, gezeichnet). Kurventyp Abb. 6, b (S. 37).

Längenwachstums (s. jedoch S. 42 oben), nur erreicht das Gewichtswachstum $^1/_2$—1 Jahr später sein Maximum. Nach erreichter Reife ist der Jüngling durchschnittlich 10 kg schwerer als das Mädchen. Den Verlauf des Wachstums und der Wachstumsgeschwindigkeit von Körperhöhe und Gewicht während der Pubertät geben in übersichtlicher Weise die Abb. 7 (S. 40) und die obenstehende Abb. 9 wieder.

Eine Kurve der Wachstumsgeschwindigkeit, die wie die der Abb. 7 aus Durchschnittswerten von zahlreichen Individuen konstruiert ist, gibt kein zutreffendes Bild von dem für das Einzelindividuum typischen Wachstumsverlauf, da die Pubertät, und damit die Wachstumsbeschleunigung, bei den verschiedenen Individuen zu verschiedener Zeit eintritt. *Eine Kollektivkurve der Wachstumsgeschwindkeit führt daher zu einer*

Verwischung der relativ schmalen Gipfel der individuellen Wachstumsgeschwindigkeitskurven, aus denen sie zusammengesetzt ist. So gibt die nach den Durchschnittszahlen von KIIL konstruierte Kurve ein maximales jährliches Längenwachstum für Knaben im 13. Lebensjahre von 7,3 cm an. *Wenn man* aber *das maximale Längenwachstum derselben Knaben,* ohne Rücksicht darauf, in welchem Lebensjahr es stattfindet, *betrachtet, so ergibt sich durchschnittlich 9,5 cm mit einer mittleren quadratischen Abweichung von 1,41 cm* (für Mädchen 7,6 cm ± 1,19 cm). Die verhältnismäßig weite Streuung der *Zeit* des maximalen Längenwachstums geht aus der nebenstehenden Tabelle nach SHUTTLEWORTH hervor.

Tabelle 47. *Alter des maximalen Längenwachstums bei 174 Mädchen.*

Alter in Jahren	%
$10^1/_4$—$10^3/_4$	3,4
$10^3/_4$—$11^1/_4$	7,5
$11^1/_4$—$11^3/_4$	15,0
$11^3/_4$—$12^1/_4$	19,6
$12^1/_4$—$12^3/_4$	21,2
$12^3/_4$—$13^1/_4$	16,1
$13^1/_4$—$13^3/_4$	13,4
$13^3/_4$—$14^1/_4$	4,0
$14^1/_4$—$14^3/_4$	2,9

Für Knaben ist die Altersverteilung des Pubertätsmaximums der Wachstumsgeschwindigkeit ganz ähnlich, nur ist die ganze Kurve um rund 2 Jahre nach rechts verschoben.

Die Wachstumsbeschleunigung steht in sehr enger Abhängigkeit von der sexuellen Entwicklung. RICHEY fand 12jährige Mädchen, die vor ihrem 13. Geburtstag menstruiert waren, durchschnittlich 11 cm länger und 11 kg schwerer als 12jährige Mädchen, die erst nach ihrem 13. Geburtstag menstruiert waren, und nach DIMOCK sind präpubescente 14jährige Knaben 11,7 cm kleiner und 10,2 kg leichter als gleichalte postpubescente Knaben. *Nach der Pubertät gleichen sich die Unterschiede im Längenwachstum zwischen früh- und spätreifenden Kindern wieder aus,* wie die Tabelle 48 zeigt. Entsprechendes ergibt sich aus den von SHUTTLEWORTH berechneten Korrelationskoeffizienten zwischen Körperhöhe und Menarchealter (Tab. 49).

Tabelle 48. *Körperhöhe von Mädchen mit verschiedenem Menarchealter.* (Nach RICHEY, 1937.)

Alter in Jahren	Menarche	
	vor 13 Jahren	nach 13 Jahren
6	119	113
7	123	118
8	130	124
9	135	128
10	**142**	**134**
11	148	138
12	155	144
13	160	152
14	162	157
15	**163**	**162**
16	163	163
17	163	163

Danach ist also während der Pubertätsperiode die Körperhöhe um so größer, je geringer das Menarchealter ist (daher negative Korrelation), während sich diese Beziehung später umkehrt, so daß im Erwachsenenalter die Korrelation zwischen

Körperhöhe und Menarche sogar schwach positiv wird (nach HAAS +0,092 ±0,031, nach VITELES +0,09 ±0,043). D. h. die spätreifenden Mädchen werden im Endresultat sogar eine Spur größer als die frühreifenden. Eine entsprechende positive Korrelation fand KIIL zwischen dem Alter des maximalen Längenwachstums und der endgültigen Körperhöhe bei Knaben (+0,111 ±0,085) und Mädchen (+0,068 ±0,095). Die niedrige Korrelation zeigt, daß der Zusammenhang keineswegs ein regelmäßiger ist.

Tabelle 49. *Korrelation zwischen Körperhöhe und Menarchealter.*

Körperhöhe im Alter von (in Jahren)	r
8,0	—0,308
8,5	—0,299
11,5	—0,522
12,0	—0,500
17,5	+0,136
18,0	+0,148

Es bestehen, wie die Tab. 48 zeigt und wie ELLIS auch für Knaben bestätigen konnte, *die positiven Beziehungen zwischen Körperhöhe und späterer Frühreife mindestens schon seit dem 6. Lebensjahr.* Man darf daher offenbar die Korrelation zwischen geschlechtlicher Reife und Körperhöhe nicht einseitig in dem Sinne auffassen, daß die Frühreife die Ursache des stärkeren Wachstums sei, sondern man kann mit gleichem Recht sagen, daß die bessere körperliche Entwicklung zu früherer Reife führt, *oder* daß beides von übergeordneten (endokrinen ?) Ursachen abhängig ist.

Die zeitlichen Beziehungen zwischen maximaler Wachstumsgeschwindigkeit und geschlechtlicher Reife gehen aus der Abb. 10 hervor. *Bei Mädchen mit Menarche im 11. Lebensjahr liegt das Maximum der Wachstumsgeschwindigkeit zwischen dem 10. und 11., bei Menarche mit 15 Jahren zwischen 12,5 und 13,5 Jahren. Der Beginn der Pubertätsacceleration des Längenwachstums pflegt 2,5—3,5 Jahre vor der Menarche zu erfolgen. Das Maximum wird 0—1 Jahr vor der Menarche erreicht.* Das maximale Gewichtswachstum erfolgt etwa 3 Monate vor der Menarche. *Je später die Pubertät eintritt, um so kleiner ist der Gipfel der Wachstumsgeschwindigkeit* (= Zuwachs in der Zeiteinheit). *(11 cm pro Jahr bei frühreifenden, 8 cm bei spätreifenden Knaben; 9,5 cm bei frühreifenden, 7 cm bei spätreifenden Mädchen; nach* SHUTTLEWORTH.*)* Abb. 10.

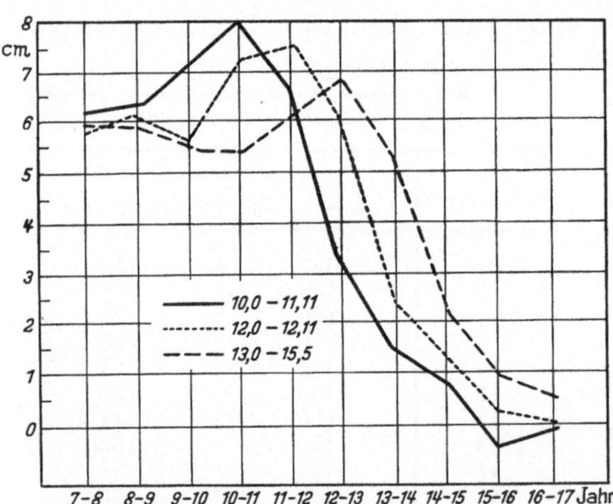

Abb. 10. Durchschnittliche *jährliche* Körperhöhen-*Zunahme* von Mädchen mit verschiedenem Menarchealter (11,11 = 11 Jahre 11 Monate). (Nach SIMMONS und GREULICH, 1943.) Kurventyp Abb. 6, b (S. 37).

Individuelle Unterschiede in der somatischen Pubertätsentwicklung gehen Hand in Hand mit Unterschieden in der *Funktion der endokrinen Drüsen*, wie sie durch Bestimmung der Ausscheidung des gonadotropen Hormons und der 17-Ketosteroide, oder mehr indirekt durch den Kreatininstoffwechsel erfaßt werden können. Bei Mädchen erscheint mit 11 Jahren, bei Knaben mit 13 Jahren erstmalig gonadotropes Hormon in nachweisbaren Mengen im Urin (DORFMAN, GREULICH und SOLOMON). Bei sexuell und körperlich vorzeitig entwickelten Kindern, die noch in den Bereich der Norm fallen, ist die Ausscheidung von 17-Ketosteroiden und Kreatinin erhöht, bei Kindern, die im Wachstum und in der Entwicklung verzögert sind, werden meist ungewöhnlich niedrige Werte gefunden (NATHANSON, MILLER, TOWNE und AUB; TALBOT, BUTLER, BERMAN, RODRIGUEZ und McLACHLAN; NATHANSON und AUB). Der Pubertätsschuß des Wachstums scheint vorwiegend von den androgenen Wirkstoffen der Hoden und der Nebennieren abhängig zu sein, die Längenwachstum, Eiweißansatz, Muskelbildung und Ossifikation fördern. Die weiblichen Geschlechtshormone haben höchstens einen ganz geringen Einfluß auf das Wachstum. Hierdurch erklären sich vielleicht die Unterschiede im Pubertätswachstum zwischen Knaben und Mädchen.

II. Beziehungen zwischen Körpergewicht und Körperhöhe.

1. Indices. Logarithmische Darstellung. Wachstumsperioden.

Indices. Zum besseren Verständnis der mit dem Wachstum wechselnden Beziehungen zwischen Körperhöhe und Gewicht ist es zweckmäßig, zunächst von einfachen gedachten Modellen auszugehen, um dann zu fragen, wie weit die tatsächlichen Verhältnisse diesen Modellen entsprechen. Wir wollen folgende *Denk*möglichkeiten betrachten:

1. Der Körper wächst in allen Dimensionen mit derselben spezifischen Geschwindigkeit, d. h. er behält stets die gleiche geometrische Gestalt und ändert nur seine Größe („isometrisches Wachstum"). Bei einem solchen Wachstum würden aus Neugeborenen nicht normale Erwachsene, sondern Riesenbabies werden. Das Gewicht würde mit der 3. Potenz der Körperhöhe zunehmen, und daher würden Indices, welche das Gewicht mit der 3. Potenz der Körperhöhe, oder die Kubikwurzel aus dem Gewicht mit der Körperhöhe in Beziehung setzen, während des ganzen Wachstums konstant bleiben. Solche Indices sind der ROHRERsche $P/L^3 \cdot 100$ und der LIVIsche $100 \sqrt[3]{P/L}$.

2. Der Körper wächst rascher in die Länge als in die Breite. Hierbei ändert sich die Gestalt, der Körper wird schlanker, der ROHRER-Index nimmt ab. Wenn dabei das Gewichtswachstum proportional dem Quadrat des Längenwachstums wäre, so würde der KAUPsche Index P/L^2 ($P =$ Gewicht; $L =$ Länge) alterskonstant bleiben.

3. Der Organismus wächst nur in die Länge, behält aber dabei stets denselben Querschnitt. Bei einem solchen extrem einseitigen Längenwachstum würde das Verhältnis von Gewicht zu Körperhöhe (P/L, QUETELETscher Index) konstant bleiben.

Wenn wir die Indices, die diesen drei verschiedenen theoretischen Wachstumstypen entsprechen, bei empirischem Material bestimmen und für die verschiedenen Altersstufen tabellarisch zusammenstellen, so können wir aus den Veränderungen bzw. dem Konstantbleiben der verschiedenen Indices erkennen, welchem der beschriebenen Typen das tatsächliche Wachstum in den einzelnen Altersstufen am nächsten kommt. Dies ist in der folgenden Tabelle geschehen:

Tabelle 50. *Veränderungen der Gewichts-Längen-Indices mit dem Alter.*

Alter	Knaben			Mädchen P/L^3	Autor und Land
	P/L^3 (ROHRER) $100 \cdot$ g/cm^3	P/L^2 (KAUP) g/cm^2	P/L (QUETELET) g/cm		
28—29 Wochen	2,20	0,85	33		KJÖLSETH
32—33 p. m.	2,40	1,08	48		Norwegen
36	2,50	1,21	59		
40	2,64	1,34	68		
Geburt	2,60	1,34	69		GUERRA,
3 Monate	2,75	1,64	98		JAUREGUY und
6 „	2,64	1,75	116		PORTILLO
9 „	2,50	1,79	128		Uruguay
12 „	2,40	1,80	135		
24 „	2,01	1,73	149		
3 Jahre	1,69	1,62	157		BROMAN, DAHL-
5 „	1,41	1,56	172		BERG und
7 „	1,25	1,55	191		LICHTENSTEIN, Schweden
9 „	1,20	1,60	215	1,20	KIIL,
11 „	1,18	1,70	244	1,17	Norwegen
13 „	1,18	1,82	283	1,19	
15 „	1,17	1,97	332	1,23	
17 „	1.18	2,08	367	1,27	
19 „	1,21	2,15	383	1,29	
Erwachsene	1,30			1,43	

(ROHRER-Index für die schwedischen Knaben: Durchschnittswert der individuell berechneten Indices; übrige Indices aus Durchschnittswerten berechnet.)

Im einzelnen können wir aus dieser Tabelle folgendes ablesen: Vom 7. Schwangerschaftsmonat bis zum 3. postfetalen Monat überwiegt das Gewichtswachstum. Dies hängt offenbar damit zusammen, daß das Gewichtswachstum in diesem Alter zu beträchtlichem Teil auf einer Zunahme des Fettpolsters beruht. Bis zum 5. Lebensmonat bleibt dann das Gewichtswachstum etwa proportional der 3. Potenz des Längenwachstums, bis zu Anfang des 2. Lebensjahres ist es nur noch proportional der 2. Potenz, und von da bis zum 3. Lebensjahr überwiegt das Längenwachstum noch stärker, so daß sich der Gestaltwandel vorübergehend dem 3. Typ des extrem einseitigen Längenwachstums nähert.

Vom 3. bis zum 9. Lebensjahr wird das Gewichtswachstum wieder dem Quadrat des Längenwachstums proportional, und vom 9. Lebensjahr an wächst der Körper in allen Dimensionen mit annähernd derselben Geschwindigkeit. Nach der Pubertät übertrifft das Breitenwachstum wieder ein wenig das Längenwachstum. Der ROHRER-Index wird, wie seit dem 3. Lebensmonat nicht mehr, wieder größer. Auch diesmal handelt es sich wohl vorwiegend um die Wirkung des Fettansatzes. Entsprechend ist auch beim weiblichen Geschlecht der Anstieg des ROHRER-Indexes nach der Pubertät wesentlich stärker als beim männlichen.

VON PFAUNDLER hat nachdrücklich betont, daß nur solche Indices arithmetisch einwandfrei seien, die Größen gleicher Dimension zueinander in Beziehung setzen, wie der ROHRER-Index oder der diesem proportionale LIVI-Index. Nur solche Indices sind, unabhängig von der absoluten Größe, ein Maß für die Körperform, d. h. Individuen geometrisch ähnlicher Gestalt aber verschiedener Größe haben denselben LIVI- und ROHRER-Index. Die Indices von QUETELET und KAUP dagegen verändern sich bei gleicher geometrischer Gestalt mit der Körpergröße, so daß verschieden große aber gleichzeitig verschieden gebaute Individuen den gleichen QUETELET- bzw. KAUP-Index haben können. Als Index für den individuellen Habitus oder für den Ernährungszustand ist aber auch der ROHRER-Index, wenigstens im Kindesalter, nicht brauchbar. Der ROHRER-Index nimmt mit dem Alter ab, infolgedessen erscheinen Kinder, die in Körperhöhe und Gewicht um einen Jahreszuwachs voraus sind, als relativ schlankwüchsig, sie haben den schlankeren Körperbau der 1 Jahr älteren Kinder früher erreicht. Daraus darf man keineswegs auf eine weniger kräftige Konstitution schließen. Umgekehrt erscheinen in Körperhöhe und Gewicht um einen Jahreszuwachs zurückgebliebene Kinder als besonders kräftig oder gar besser ernährt, wenn man den ROHRER-Index als Maß des Ernährungszustandes nimmt. Einer der verbreitetsten Irrtümer in der Wachstumsliteratur, die Vorstellung vom einseitig präcipitierten Längenwachstum der Kinder der Wohlhabenden, verdankt, wie der Mathematiker BERNSTEIN erstmalig erkannt hat, diesem Umstand seine Entstehung (s. auch S..75).

Der KAUPsche Index hat den Vorteil, daß er während des Wachstums vom 4.—9. Lebensjahr annähernd alterskonstant bleibt. Als Maß der Körperform ist er aber aus den angegebenen Gründen ungeeignet. Sämtliche Indices, die Körperhöhe und Gewicht in Beziehung zueinander setzen, sind außer von der Entwicklungsstufe vom individuellen Körperbau und vom Ernährungszustand abhängig. Sie können daher kein reines Maß irgendeines dieser drei Faktoren sein. Deshalb hat sich auch die Unbrauchbarkeit der Indexmethode für die Beurteilung des Ernährungszustandes nach dem Zweiten Weltkrieg ebenso wie nach dem Ersten gezeigt. Auch der

PIRQUETsche Index $\dfrac{\sqrt{10 \cdot P}}{\text{Sitzhöhe}}$ („Pelidisi“), der wenigstens den Vorteil hat, daß er recht alterskonstant ist, hat nicht das gehalten, was man sich von ihm versprochen hat. Ähnlich steht es mit dem Tuxfordschen Index, einem durch einen Altersfaktor auf 1 reduzierten Queteletschen Index. Bezüglich der Bedeutung der Indices für die Körperbauforschung sei besonders auf die kritischen Ausführungen von Schlegel verwiesen.

Logarithmische Darstellung. Recht anschaulich lassen sich die Beziehungen zwischen Gewichts- und Längenwachstum in logarithmischem Maßstab darstellen. Wenn wir in doppelt logarithmischem Maßstab das Gewicht auf der Abszisse und die Körperhöhe auf der Ordinate eintragen, so erhalten wir eine Kurve, deren Steilheit das Verhältnis der spezifischen Wachstumsgeschwindigkeiten von Länge und Gewicht ausdrückt. Die drei gedachten Modelle des Wachstums werden in doppelt logarithmischem Maßstab als drei Gerade dargestellt, die sich durch ihren Neigungswinkel unterscheiden (Abb. 11). Vergleichen wir die aus den empirischen Durchschnittszahlen der Länge und des Gewichtes gebildete Kurve mit diesen drei Geraden, so sehen wir, daß die Steilheit der Kurve vom 2.—3. Lebensjahr fast derjenigen der Geraden gleichkommt, die dem ausschließlichen Längenwachstum entspricht; vom 3. bis zum 10. Lebensjahr geht die Kurve annähernd der Geraden parallel, die ein dem Quadrat des Längenwachstums proportionales Gewichtswachstum darstellt; und nach dem 10. Lebensjahr verläuft die Kurve ungefähr parallel der Geraden des isometrischen Wachstums. Doch sind die Übergänge durchaus fließend, so daß es nicht statthaft erscheint, Wachstumsperioden von einander abzutrennen.

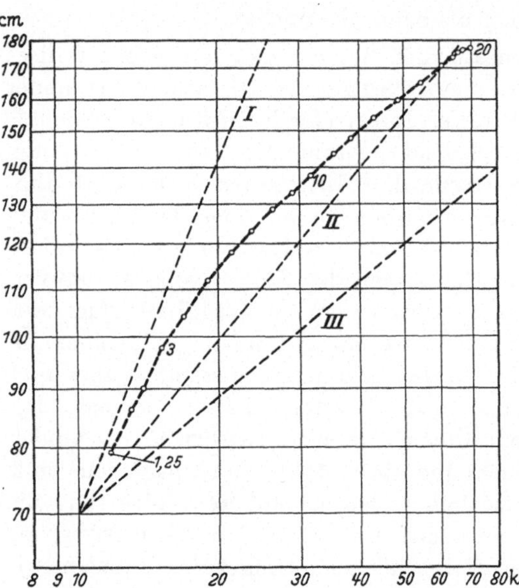

Abb. 11. Körperhöhe und Gewicht vom 2. bis zum 20. Lebensjahr bei schwedischen Knaben. Die drei gestrichelten Geraden stellen die auf S. 47 erörterten theoretischen Wachstumstypen dar. *I* = Wachstum nur in die Länge, *II* = Gewichtswachstum proportional dem Quadrat des Längenwachstums, *III* = Gewichtswachstum proportional der 3. Potenz des Längenwachstums. Zugrunde liegende Zahlen nach Broman, Dahlberg und Lichtenstein. Erläuterung im Text. Zahlen neben der Kurve = Alter in Jahren.

Wachstumsperioden. Stratz hat das kindliche Wachstum nach dem Vorwiegen von Längen- oder Gewichtswachstum in verschiedene Perioden einteilen wollen, von denen er folgende unterschied:

1. Periode der ersten Fülle . . . . von 1—4 Jahren,
2. Periode der ersten Streckung . . . . von 5—7 Jahren,

3. Periode der zweiten Fülle . . . . von 8—10 Jahren,
4. Periode der zweiten Streckung . . . . von 11—15 Jahren,
5. Periode der dritten Fülle oder Reifung . . . . von 15—20 Jahren.

Obwohl PFAUNDLER und SCHLESINGER mit guten Gründen diesem Schematismus widersprochen haben, erfreuen sich die STRATZschen Perioden immer noch einer gewissen Beliebtheit. Wenn man mit PFAUNDLER unter Streckung nicht eine erreichte Körperform, sondern die Wandlung dieser Körperform mit dem Wachstum versteht, dann beginnt eine „erste Streckung" bereits nach dem 3. Lebensmonat. Im 2. und 3. Lebensjahr erreicht diese Streckung ihr Maximum und geht danach in eine ziemlich stetige Streckung über, die erst um das 10. Lebensjahr von einer Periode reinen Größenwachstums ohne wesentliche Gestaltänderung abgelöst wird. Die „zweite Fülle" ist weder an Durchschnittszahlen noch an Einzelbeobachtungen als regelmäßiges Ereignis nachzuweisen. ZELLER *hat* vor allem die „erste Streckung" *als „ersten Gestaltwandel des Kindes"* in zahlreichen Beobachtungen messend verfolgt und bildlich *den Übergang von der mehr rundlichen Kleinkindform zur schlankeren Schulkindform eindrucksvoll dargestellt.* Auch ZELLERs schönes Material gibt keinen Anhalt dafür, daß sich dieser „erste Gestaltwandel" als besondere Stufe aus dem kontinuierlichen Gestaltwandel während des Wachstums herauslösen läßt.

2. Normtabellen.

Die verbreitetste Methode zur Beurteilung von Größe und Gewicht eines Kindes ist der Vergleich mit Tabellen, welche für jedes Alter Durchschnittsgröße und -gewicht angeben. In Deutschland wurden hierfür am meisten die von KORNFELD modifizierte Tabelle von CAMERER und PIRQUET und die von ADAM verwandt. Hier sei eine entsprechende Tabelle wiedergegeben, die für den Gebrauch der Universitäts-Kinderklinik Hamburg-Eppendorf zusammengestellt wurde. Man kann an Hand solcher Tabellen feststellen, wieviel ein Kind von den Durchschnittsmaßen seines Alters abweicht und dies in Zentimeter und Kilogramm, oder zweckmäßiger in Jahreszuwachsen der Körperhöhe und des Gewichtes angeben. Wenn ein Knabe von genau 9 Jahren beispielsweise 140,5 cm groß und 30,2 kg schwer ist, so sehen wir auf der Tabelle, daß er um + 8,8 cm und + 2,6 kg vom Durchschnitt abweicht, das sind von der durchschnittlichen Körperhöhe 6,3 % und vom durchschnittlichen Gewicht 9,4 %. Diese Zahlen sagen uns noch nichts darüber aus, ob der Vorsprung im Gewicht mit dem Vorsprung in der Körperhöhe in Einklang steht. Um dies zu erkennen, sehen wir auf der Tabelle nach, welchem Alter die Durchschnittswerte von 140,5 cm und 30,2 kg zugeordnet sind, und wir finden dabei, daß in unserem Falle das Längenwachstum um 2 Jahre, das Gewichtswachstum aber nur um 1 Jahr voraus ist. Das Gewichtswachstum hat also mit der Längenentwicklung nicht Schritt gehalten.

Zu dem gleichen Ergebnis hätte uns die übliche Feststellung des sog. „Längensollgewichtes" geführt. Dieses wird ermittelt, indem man auf der Tabelle das Durchschnittsgewicht *der* Altersklasse aufsucht, deren Durchschnittslänge der tatsächlichen Länge des Kindes entspricht, und dies Durchschnittsgewicht mit dem tatsächlichen Gewicht vergleicht. In unserem Falle ergibt sich dabei ein Defizit des „Längensollgewichtes" von 2,4 kg. Dies Verfahren ist insofern nicht ganz einwandfrei,

Tabelle 51. *Wachstumstabelle zusammengestellt nach Messungen an über 300000 Hamburger Kindern in den Jahren 1927, 1933, 1947 und 1950.*

Mitte der Altersklasse		Knaben		Mädchen	
Jahre	Monate	cm	kg	cm	kg
Geburt		51,0	3,4	50,0	3,3
	1	53,5	4,1	52,6	4,0
	2	57,4	5,0	56,4	4,8
	3	60,4	5,8	59,4	5,5
	4	62,5	6,5	61,5	6,2
	5	64,5	7,1	63,5	6,8
	6	66,4	7,7	65,4	7,3
	7	68,2	8,2	67,2	7,8
	8	69,9	8,7	68,9	8,3
	9	71,4	9,1	70,4	8,7
	10	72,8	9,5	71,8	9,1
	11	74,0	9,8	73,0	9,5
	12	75,0	10,1	74,0	9,8
1	3	77,8	10,9	76,8	10,6
1	6	80,5	11,6	79,5	11,3
1	9	83,1	12,2	82,1	11,9
2	0	85,5	12,6	84,5	12,3
2	3	87,8	13,0	86,8	12,7
2	6	90,0	13,4	89,0	13,0
2	9	92,2	13,7	91,2	13,4
3	0	94,3	14,1	93,3	13,8
3	3	96,3	14,6	95,3	14,3
3	6	98,2	15,1	97,2	14,8
3	9	100,0	15,6	99,4	15,3
4	0	101,8	16,1	101,2	15,8
4	3	103,6	16,6	103,0	16,3
4	6	105,4	17,1	104,8	16,8
4	9	107,1	17,6	106,5	17,3
5	0	108,8	18,1	108,2	17,8
5	3	110,5	18,6	109,9	18,3
5	6	112,2	19,2	111,6	18 8
5	9	113,9	19,8	113,3	19,4
6	0	115,6	20,4	115,0	20,0
6	3	117,3	21,0	116,7	20,7
6	6	118,9	21,6	118,3	21,3
6	9	120,4	22,2	119,8	22,0
7	0	121,8	22,8	121,2	22,6
7	3	123,2	23,4	122,6	23,3
7	6	124,5	24,0	123,9	23,9
7	9	125,7	24,6	125,1	24,5
8	0	126,9	25,2	126,3	25,2
8	3	128,1	25,8	127,5	25,8
8	6	129,3	26,4	128,7	26,4
8	9	130,5	27,0	129,9	27,0
9	0	131,7	27,6	131,1	27,6
9	3	132,9	28,3	132,3	28,2
9	6	134,1	28,9	133,5	28,8
9	9	135,3	29,5	134,6	29,5

Tabelle 51. (Fortsetzung.)

Mitte der Altersklasse		Knaben		Mädchen	
Jahre	Monate	cm	kg	cm	kg
10	0	136,3	30,2	135,7	30,2
10	3	137,4	30,9	136,8	30,9
10	6	138,5	31,5	138,0	31,6
10	9	139,5	32,2	139,3	32,3
11	0	140,5	32,9	140,6	33,0
11	3	141,5	33,6	142,0	33,8
11	6	142,5	34,2	143,5	34,7
11	9	143,5	34,9	145,0	35,7
12	0	144,6	35,6	146,5	36,8
12	3	145,8	36,3	147,8	37,9
12	6	147,0	37,1	149,1	39,0
12	9	148,2	38,0	150,4	40,2
13	0	149,5	39,0	151,7	41,2
13	3	150,9	40,0	152,9	42,5
13	6	152,3	40,9	154,1	43,7
13	9	153,8	42,1	155,3	44,9
14	0	155,3	43,3	156,5	46,1
14	3	156,9	44,6	157,6	47,3
14	6	158,6	46,0	158,6	48,5
14	9	160,4	47,5	159,5	49,6
15	0	162,2	49,1	160,3	50,6
15	3	164,0	50,9	161,0	51,5
15	6	165,6	52,8	161,6	52,4
15	9	167,2	54,6	162,1	53,3
16	0	168,1	55,8	162,5	54,2
16	6	169,7	57,8	163,2	56,0
17	0	171,1	59,6	163,8	56,7
17	6	172,2	61,0	164,1	57,3
18	6	174,3	63,5	164,6	57,7

(Die Zahlen für das erste Lebensjahr, für das kein neueres Material aus Hamburg
vorliegt, wurden nach sehr gut miteinander übereinstimmenden Zahlen von Kindern
aus Deutschland, Schweden, den Vereinigten Staaten, Neuseeland, Australien und
Uruguay zusammengestellt. Die Zahlen vom 2. bis zum 6. Lebensjahr entsprechen
den Hamburger Messungen von 1927 und 1947, die in den jüngeren Jahrgängen gut
übereinstimmen, wo sie dies nicht tun, wurden die höheren Werte von 1927 genommen. Das Wachstum vom 7. bis zum 19. Lebensjahr war in Hamburg bei den
Messungen 1927, 1933 und 1950 praktisch identisch. Die einige Zentimeter niedriger
liegenden Werte von 1947 wurden hier nicht berücksichtigt. Sämtliche Zahlen
wurden geglättet unter Zugrundelegung der aus der Literatur bekannten typischen
Kurven des Wachstumsverlaufes. Tabelle 53 gibt einen Teil des zugrundeliegenden
Rohmaterials wieder.)

als das gefundene „Längensollgewicht" ja nicht für die Längen*klasse* gilt, der
das Kind angehört, sondern für eine bestimmte *Alters*klasse, deren Durchschnittslänge zwar der tatsächlichen Länge des Kindes entspricht, in der aber natürlich
kleinere und größere Kinder enthalten sind. Die Bezeichnung „Sollgewicht" hat
in diesem Zusammenhang überhaupt keinen exakten Sinn. Wie schwer ein Kind
„eigentlich" sein „soll", kann man aus einer Tabelle nicht entnehmen.

Eine anschauliche graphische Darstellung des Verhältnisses von Gewichts- und Längenwachstum eines individuellen Kindes ist das „auxometrische Dreieck" nach GOBESSI, das mit einem Blick Größe und Gestalt eines Kindes zu erfassen gestattet (s. Abb. 12 und Erläuterung dazu). Wenn Längen- und Gewichtswachstum in Einklang miteinander stehen, so ist das auxometrische Dreieck stets gleichschenklig, sind beide in gleichem Maße gehemmt, so ist das Dreieck klein, sind beide gleichmäßig beschleunigt, so ist das Dreieck groß. Findet eine Dissoziation zwischen Längen- und Gewichtswachstum statt, so ändert das Dreieck seine Gestalt, und zwar steht die Hypothenuse um so steiler, je mehr das Längenwachstum überwiegt, und um so flacher, je mehr das Gewichtswachstum überwiegt.

Während das auxometrische Dreieck gewissermaßen *nur die Momentaufnahme* von Größe und Form eines Kindes *darstellt, empfiehlt sich für Fälle, die man längere Zeit hindurch studieren kann* — und dies ist für eine wirkliche Beurteilung des Wachstums von großem Vorteil — *die von* OLSON *und seiner Schule angewandte graphische Darstellung.* Bei dieser Darstellung wird auf der Abszisse das tatsächliche Alter des Kindes, auf der Ordinate aber das Alter eingetragen, dem normalerweise die Maße des Kindes entsprechen. Wenn das Wachstum eines Kindes genau den Durchschnittswerten der Norm-Tabelle folgt, so liegen die eingetragenen Punkte auf einer Geraden durch den Null-Punkt des Koordinatensystems mit dem Neigungswinkel 45°. Oberhalb dieser Geraden liegende Werte zeigen überdurchschnittliche Körperhöhe bzw. überdurchschnittliches Körpergewicht an, unterhalb der Geraden liegende Punkte unterdurchschnittliche Werte. Wenn die Punkte für Körperhöhe und Gewicht dicht beisammen liegen, so stehen Gewichtswachstum und Längenwachstum in harmonischem Verhältnis. Der Vorteil dieser Darstellung liegt vor allem darin, daß man auf ihr mit Hilfe von Norm-Tabellen für die Ossifikation, den Zahndurchbruch, die Intelligenz usw. auch das Entwicklungsalter für diese Merkmale eintragen kann. Man bekommt

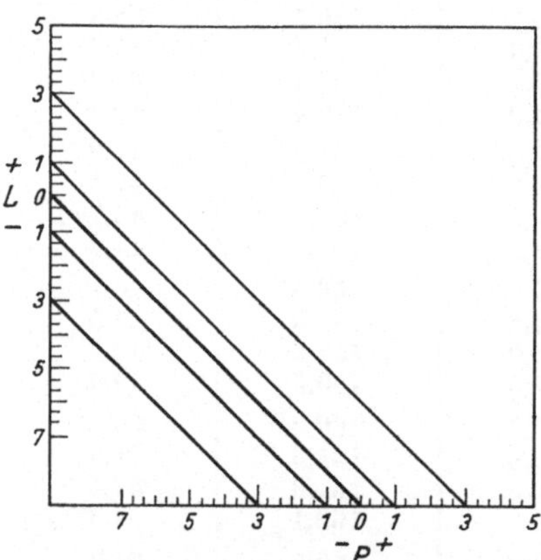

Abb. 12. Das „auxometrische Dreieck" nach GOBESSI. Auf dem senkrechten Schenkel wird die Körperhöhe eingetragen, und zwar bei 0 ein Wert, der dem Durchschnitt für das Alter des Kindes entspricht, nach oben und unten davon positive und negative Abweichungen, ausgedrückt in Jahreszuwachsen. Entsprechend wird auf dem waagerechten Schenkel das Gewicht eingetragen. Abweichungen von ± 1 Jahreszuwachs werden noch als normal bewertet („Typauxie"), Abweichungen von 1—3 Jahreszuwachsen sind auf Wachstumsstörungen verdächtig („Dysauxie"), Abweichungen über 3 Jahreszuwachse gelten als pathologisch („Auxopathie").

dadurch ein sehr übersichtliches Bild nicht nur von den Abweichungen der Körpermaße vom Durchschnitt, sondern auch von der Harmonie oder Disharmonie der Entwicklung. In der Abb. 13 sind die Kurven der Entwicklung von Körperhöhe, Gewicht und Intelligenz eines in diesen Merkmalen harmonisch vorausentwickelten Mädchens dargestellt.

Die Anwendung von Tabellen mit Durchschnittswerten zeigte bald, daß das Gewicht sich weniger nach dem Alter als nach der Körperhöhe richtet, daß es aber bei gleicher Körperhöhe vom Alter abhängig ist. Verschiedene Autoren haben deshalb Tabellen aufgestellt, die jeden Altersjahrgang in Körperhöhenklassen aufgliedern, so daß man für eine gegebene Körperhöhe bei gegebenem Alter das zugehörige durchschnittliche Gewicht ablesen kann (WOODBURY; BALDWIN; DØSSING). Die empirischen Durchschnittswerte dieser Tabellen dürfen jedoch aus zwei Gründen nicht bedenkenlos als „Normalwerte" hingenommen werden. Im Gegensatz zu den nur nach dem Alter gegliederten Tabellen enthalten sie ja auch die Gewichtswerte für die extremen Abweichungen der Körperhöhe. So wiegen nach der Tabelle von WOODBURY 5jährige Knaben von 95 cm Körperhöhe durchschnittlich 14,8 kg, 5jährige Knaben von 119 cm aber 21,4 kg. Weder die 95 cm großen noch die 119 cm großen Fünfjährigen wird man aber „normal" nennen wollen, dazu weichen sie in der Körperhöhe zu beträchtlich vom Durchschnitt ab. Außerdem ist zu bedenken, daß die Gruppierung einseitig nach der Körperhöhe erfolgte, so daß etwa unter den 119 cm großen Fünfjährigen bevorzugt die in der Körperhöhe beschleunigt entwickelten Kinder erfaßt sind, ohne Rücksicht darauf, ob ihre Gewichtsentwicklung mit dem Längenwachstum Schritt gehalten hat. Die 95 cm großen Fünfjährigen sind aber eine Auswahl der im Längenwachstum zurückgebliebenen, wiederum ohne Rücksicht darauf, ob das Gewichtswachstum im

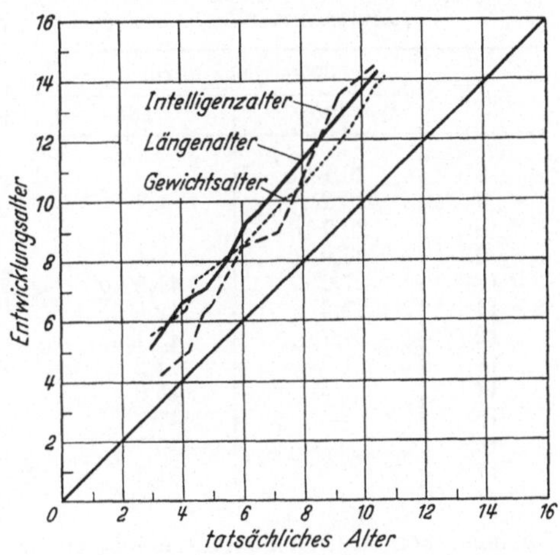

Abb. 13. Diagramm zur Darstellung des Verhältnisses von Entwicklungsalter und tatsächlichem Alter (nach OLSON).

gleichen Maße zurückgeblieben ist. Aus diesem Grunde ist das durchschnittliche Gewicht dieser Tabellen für die für ihr Alter zu kleinen Kinder höher, für die für ihr Alter zu großen Kinder aber niedriger als das „Normalgewicht" der nur nach dem Alter gegliederten Tabellen. *Gleichgroße Kinder verschiedenen Alters sind* dabei natürlich *um so schwerer, je älter sie sind.*

Diese Tatsache, die auch als WOODsches Gesetz bekannt ist, beruht einfach *darauf, daß Körperhöhe und Gewicht nicht völlig parallel variieren, daß also die* längeren Kinder nicht immer auch in gleichem Maße schwerer sind. Hätte man die Altersklassen in Gewichtsklassen unterteilt und die durchschnittliche Körperhöhe jeder Gewichtsklasse bestimmt, so würde man, als ebenso selbstverständliche Folge der korrelativen Beziehung zwischen Körperhöhe und Gewicht, bei gleichschweren Kindern verschiedenen Alters ein Ansteigen der Körperhöhe mit dem Alter finden. Die bei gleicher Körperhöhe bestehende Abhängigkeit des Gewichtes vom Alter ist bei jüngeren Kindern nicht sehr bedeutend. Erst von einer Körperhöhe von etwa

140 cm an werden die altersbedingten Unterschiede im Gewicht zunehmend größer, und zur Pubertätszeit können sie — bei gleicher Körperhöhe — 10 kg überschreiten! Ich verzichte auf eine ausführliche Wiedergabe derartiger Tabellen, da ich sie für eine unzweckmäßige Grundlage zur Bestimmung des „Normalgewichtes" halte, und gebe als Illustration für die eben beschriebene Gesetzmäßigkeit lediglich einen Ausschnitt aus der Tabelle von DØSSING.

Auch bei gleichem Alter und gleicher Körperhöhe können im Einzelfall — selbst bei sichtlich normalem Ernährungszustand — noch beträchtliche Abweichungen vom „Normalgewicht" der Tabelle bestehen. Diese Abweichungen beruhen dann auf der individuellen Körperform. Man kann eben bei einem schlankwüchsigen Kind nicht das gleiche „Sollgewicht" erwarten, wie bei einem breitwüchsigen. Tabellen, welche neben Alter, Geschlecht und Körperhöhe noch die individuelle Körperform durch Einbeziehen von Breitenmaßen des Thorax und des Beckens berücksichtigen, sind von PRYOR, MCCLOY und DEARBORN und ROTHNEY aufgestellt worden. Für den praktischen Gebrauch sind sie etwas schwerfällig, da für jeden Jahrgang eine eigene Tabelle erforderlich ist. Verschiedene Autoren haben sich daher bemüht, das Normalgewicht als Funktion von Alter, Länge und mehreren Breitenmaßen zu bestimmen (FRANZEN und PALMER). Allerdings kann die Bestimmung des „Normalgewichtes" unter Berücksichtigung des Habitus dazu verleiten, selbst erhebliche konstitutionelle Abweichungen zu bagatellisieren. Kinder, die infolge schmalen, schwächlichen Körperbaus sehr leicht sind, erscheinen hierbei ja als normalgewichtig.

Tabelle 52. *Durchschnittliches Gewicht gleichgroßer Mädchen verschiedenen Alters (dänische Kinder).*

Alter Jahre	Körperhöhe in cm	
	130	154
6	26,1 kg	—
7	26,2 „	—
8	26,7 „	—
9	**27,0** „	—
10	27,2 „	41,9 kg
11	27,2 „	42,5 „
12	27,7 „	43,1 „
13	27,9 „	**44,2** „
14	—	45,6 „
15	—	47,7 „
16	—	49,7 „
17	—	51,7 „

Das einzige verläßliche Kriterium, ob ein Kind in Größe und Gewicht nach den in ihm liegenden Möglichkeiten optimal entwickelt ist, liefert die praktische Prüfung, ob optimale Bedingungen der Ernährung und der körperlichen und seelischen Beanspruchung eine Besserung des körperlichen Zustandes herbeiführen. Den Ernährungszustand eines Kindes beurteilt man besser an anderen Kriterien als an einer einmaligen Wägung und Messung. Abweichungen von Größe und Gewicht besagen im Einzelfall meist nicht viel, da die Streuung der Einzelwerte um den Mittelwert recht groß ist. Wesentlich günstiger liegt es bei der Beurteilung von Durchschnittsgrößen und Gewichten von Gruppen von Kindern. Der mittlere Fehler der durchschnittlichen Körperhöhe liegt bereits bei einer Anzahl von 50 Kindern fast stets unter 1 cm. Abweichungen der Durchschnittswerte untersuchter Kindergruppen von Standardzahlen, die an rassisch vergleichbarem Material gewonnen worden sind, können daher als wertvoller Maßstab für den Ernährungszustand angesehen werden. Dabei ist zu berücksichtigen, daß in diesen Zahlen nicht der momentane Ernährungszustand zum Ausdruck kommt, sondern die summierten Auswirkungen der Ernährung, die die Kinder in ihrem Leben bisher erhalten haben. Da mangelhafte Ernährung das Längen- und Gewichtswachstum in ziemlich gleichem Maße hemmt, sind Rückstände in der durchschnittlichen Länge und solche im durchschnittlichen Gewicht etwa gleich zu bewerten (s. S. 70f., 88, und DE V. WEIR).

3. Norm und Häufigkeit.

Im ärztlichen Sinne sind die meisten Individuen, die in ihren Körpermaßen vom Durchschnitt abweichen, nicht weniger normal und gesund als die, die genau dem Durchschnitt entsprechen. Durchschnittswerte von Körperhöhe und Gewicht geben daher allein keine Auskunft darüber, was normal ist. Zum mindesten muß man die zu den Durchschnittwerten gehörige Häufigkeitsverteilung kennen. Wenn der Arzt etwa feststellt, daß ein Kind von 12 Jahren 7 cm kleiner als der Durchschnitt ist, so kann er praktisch damit nicht viel anfangen, bevor er weiß, wie häufig ein solches Zurückbleiben im Längenwachstum bei gesunden Kindern vorkommt. Dies kann er aus Tabellen entnehmen, die neben den Durchschnittswerten auch die Häufigkeit der verschieden großen Abweichungen angeben. Das zweckmäßigste Maß der Streuung der Einzelwerte um den Durchschnittswert ist die mittlere quadratische Abweichung oder Standard-Abweichung (σ). Für die Körperhöhe, deren Häufigkeitsverteilung ziemlich genau der GAUSSschen Binomialkurve folgt, kann man damit rechnen, daß *rund $^2/_3$ aller Fälle innerhalb von* $\pm\,\sigma$ vom Mittelwert liegen. Bei Normalverteilung fallen ferner rund 95,5% innerhalb von $\pm\,2\sigma$, doch ist bei diesen extremeren Abweichungen die Übereinstimmung der empirischen Verteilung mit der theoretischen weniger gut. Die Häufigkeitsverteilung des Gewichtes weicht von einer Binomialkurve ab (sie ist asymmetrisch, die Logarithmen der Gewichte zeigen dabei annähernd Normalverteilung). Die folgende Tabelle gibt die Mittelwerte und die mittlere quadratische Abweichung von Körperhöhe und Gewicht von Hamburger Kindern.

Auf dieser Tabelle sehen wir, daß nicht weniger als $^1/_3$ aller 12jährigen Hamburger Kinder um über 7 cm nach oben oder unten vom Durchschnitt abweichen, daß also dies „Zurückbleiben" oder „Vorauseilen" offenbar nicht beunruhigend ist. Der erfahrene Kinderarzt weiß dies auch ohne Tabelle mit Standardabweichungen, da die Erfahrung ihn gelehrt hat, wie häufig gesunde Kinder im Wachstum erheblich vom Durchschnitt abweichen. Den weniger Erfahrenen verführen aber Normtabellen, die nur

Durchschnittswerte enthalten, nur allzu leicht dazu, Abweichungen vom Durchschnitt als abnorm zu bewerten.

Tabelle 53. *Körperhöhe und Gewicht von Hamburger Kindern.*

Alter Jahre	Knaben				Mädchen			
	Körperhöhe		Gewicht		Körperhöhe		Gewicht	
	M	σ	M	σ	M	σ	M	σ
2,5	89,1	4,02	13,3	1,53	88,8	3,66	12,9	1,44
3,5	98,1	4,21	15,4	1,63	97,3	4,49	14,9	1,58
4,5	104,3	4,39	17,1	1,67	103,6	4,63	16,5	1,82
5,5	110,8	5,38	18,9	2,35	109,9	4,66	18,2	1,90
6— 7	120,3	5,50	22,5	2,56	119,0	5,00	22,0	2,64
7— 8	124,4	5,60	24,4	3,05	123,8	5,48	23,9	3,07
8— 9	129,3	6,03	26,7	3,31	128,7	5,85	26,2	3,56
9—10	134,3	6,13	29,2	3,71	133,7	6,17	29,0	4,14
10—11	138,4	6,44	31,5	4,03	138,0	6,50	31,5	4,58
11—12	142,5	6,76	34,0	4,55	143,5	7,22	34,7	3,40
12—13	147,1	7,28	37,1	5,23	148,9	7,75	38,8	6,34
13—14	152,3	8,03	41,1	6,63	154,2	7,48	43,7	7,28
14—15	158,6	8,90	46,1	7,88	158,6	6,82	48,4	7,19
15—16	165,6	8,76	53,0	8,68	161,6	6,42	52,3	7,41
16—17	169,9	7,87	57,8	8,15	162,6	6,22	55,2	7,14
17—18	172,3	7,64	61,2	7,70	163,3	6,63	56,4	6,67
18—19	174,9	6,82	64,2	7,26	164,7	7,00	57,7	7,06

(Kinder bis zu 5,5 Jahren nach Goy, Altersklassen von der Breite 1 Monat; 2,5 = 2 Jahre $5^1/_2$ Monate bis 2 Jahre $6^1/_2$ Monate; Kinder von 6—19 Jahren nach einem unveröffentlichten Bericht der Gesundheitsbehörde der Hansestadt Hamburg. Die größere Standardabweichung der 6jährigen und älteren Kinder erklärt sich teilweise durch die breiteren Altersklassen. Die mittlere quadratische Abweichung ist in diesem Fall nicht nur ein Maß der individuellen Variabilität, sondern zusätzlich vergrößert durch Altersunterschiede innerhalb der Jahresklasse. Der Vergleich mit den mittleren quadratischen Abweichungen für die jüngeren Kinder, die mit Abweichungen von nur $\pm^1/_2$ Monat das angegebene Alter haben, zeigt, daß auch bei den älteren Kindern der Hauptteil der Streuung nicht durch Altersunterschiede bedingt ist.)

Noch bequemer als Tabellen mit Mittelwerten und mittleren quadratischen Abweichungen sind *Prozentualwert-Tabellen,* welche direkt die Werte abzulesen gestatten, unter denen 3%, 10%, 25%, 50% usw. aller Kinder bleiben. *Der 97 Prozentualwert ist* dabei *also der Wert, unter dem 97% aller Kinder, und über dem daher nur 3% aller Kinder sind.*

Ich gebe eine derartige Prozentualwert-Tabelle für die ersten beiden Lebensjahre, die in Tab. 54 nicht vertreten sind, wieder.

Die Streuung des Gewichtes bei gleicher Körperhöhe geht aus der Tab. 55 hervor.

Im Gegensatz zu den Tabellen vom Typus der Pirquetschen, deren Material nach dem Alter gruppiert ist und deren Längenangaben Durchschnittszahlen sind — was bei der üblichen Gruppierung der Zahlen leicht übersehen werden kann — gibt die nachstehende Tab. 55

Tabelle 54. *Körperhöhe und Gewicht amerikanischer Kinder in den beiden ersten Lebensjahren. Prozentualwerte.* (Nach STUART und STEVENSON.)

		Körperhöhe in cm Prozentualwerte						
		3	10	25	50	75	90	97
Geburt	Knaben	46,3	48,1	49,3	50,6	52,0	53,3	54,6
	Mädchen	47,1	47,8	49,0	50,2	51,0	51,9	53,6
3 Mon.	Knaben	56,8	57,8	59,3	60,4	61,8	62,8	63,7
	Mädchen	55,8	56,9	57,9	59,5	60,7	61,7	63,1
6 Mon.	Knaben	63,0	63,9	65,2	66,4	67,8	69,3	70,4
	Mädchen	61,1	62,5	63,7	65,2	66,6	67,8	68,8
9 Mon.	Knaben	67,7	68,6	69,8	71,2	72,9	74,2	75,9
	Mädchen	65,4	67,0	68,4	70,1	71,7	72,9	74,1
12 Mon.	Knaben	71,3	72,4	73,7	75,2	76,9	78.1	80,3
	Mädchen	68,9	70,6	72,3	74,2	75,9	77,1	78,8
15 Mon.	Knaben	74,4	75,6	77,0	78,5	80,3	81,5	84,2
	Mädchen	71,9	73,7	75,6	77,6	79,4	80,8	82,8
18 Mon.	Knaben	77,5	78,8	80,3	81,8	83,7	85,0	88,2
	Mädchen	74,9	76,8	79,0	80,9	82,9	84,5	86,7
24 Mon.	Knaben	82,7	84,2	85,8	87,5	89,4	91,1	94,6
	Mädchen	80,1	82,0	84,7	86,6	88,9	91,0	93,3
		Gewicht in kg						
Geburt	Knaben	2,63	2,86	3,13	3,40	3,76	4,13	4,58
	Mädchen	2,63	2,81	3,13	3,36	3,67	3,90	4,26
3 Mon.	Knaben	4,81	5,03	5,35	5,72	6,17	6,58	7,44
	Mädchen	4,45	4,85	5,17	5,62	5,99	6,35	6,76
6 Mon.	Knaben	6,35	6,71	7,08	7,58	8,16	8,71	9,43
	Mädchen	5,76	6,40	6,80	7,26	7,94	8,44	9,07
9 Mon.	Knaben	7,53	8,07	8,48	9,07	9,75	10,39	11,07
	Mädchen	6,85	7,53	8,03	8,71	9,43	10,16	10,98
12 Mon.	Knaben	8,39	8,89	9,48	10,07	10,80	11,52	12,38
	Mädchen	7,62	8,35	8,98	9,75	10,43	11,25	12,29
15 Mon.	Knaben	8,98	9,53	10,16	10,75	11,52	12,34	13,33
	Mädchen	8,21	8,98	9,66	10,43	11,16	12,07	13,15
18 Mon.	Knaben	9,57	10,12	10,80	11,43	12,20	13,15	14,29
	Mädchen	8,80	9,62	10,30	11,11	11,88	12,84	14,02
24 Mon.	Knaben	10,57	11,20	11,93	12,56	13,47	14,47	15,93
	Mädchen	9,80	10,66	11,48	12,29	13,25	14,38	15,60

durchschnittliche Gewichte für jede Längenklasse. Zur Bestimmung des sog. „Längensollgewichtes" ist sie daher zweifellos den alten Tabellen überlegen, besonders auch, weil sie die Bestimmung des „Normalgewichtes" bei großen Körperhöhen gestattet, die über der Durchschnittshöhe der Erwachsenenbevölkerung liegen.

Die Asymmetrie der Verteilungskurven des Gewichtes bedingt, daß die Durchschnittswerte etwas höher als die häufigsten Werte liegen. Daher ist für das Gewicht der Medianwert (= 50 Prozentualwert) als „Norm" vorzuziehen, denn dieser ist von den extremen Enden der Verteilung unabhängig.

Tabelle 55. *Durchschnittsgewicht und mittlere quadratische Abweichung (in kg) bei Kindern verschiedener Körperhöhe.*

Körperhöhenklasse	Knaben			Mädchen		
cm	M	$-\sigma$	$+\sigma$	M	$-\sigma$	$+\sigma$
74,5— 76,4	—	—		10,0	0,7	
76,5— 78,4	11,0	0,7		10,4	0,7	
78,5— 80,4	11,4	0,7		10,8	0,8	
80,5— 82,4	11,8	0,8		11,2	0,8	
82,5— 84,4	12,1	0,8		11,7	0,9	
84,5— 86,4	12,5	0,9		12,1	0,9	
86,5— 88,4	12,9	0,9		12,6	0,9	
88,5— 90,4	13,4	0,9		13,0	1,0	
90,5— 92,4	13,8	1,0		13,5	1,0	
92,5— 94,4	14,3	1,0		14,0	1,1	
94,5— 96,4	14,8	1,1		14,5	1,1	
96,5— 98,4	15,3	1,1		15,0	1,1	
98,5—100,4	15,8	1,1		15,6	1,2	
100,5—102,4	16,4	1,2		16,1	1,2	
102,5—104,4	16,9	1,2		16,7	1,3	
104,5—106,4	17,5	1,3		17,3	1,3	
106,5—108,4	18,1	1,3		17,9	1,4	
108,5—110,4	18,8	1,3		18,5	1,4	
110	18,5	1,3	1,4	18,3	1,4	1,5
111	18,8	1,3	1,4	18,6	1,4	1,5
112	19,1	1,3	1,4	18,9	1,4	1,5
113	19,5	1,4	1,5	19,2	1,4	1,5
114	19,9	1,4	1,5	19,6	1,4	1,5
115	20,2	1,4	1,5	20,0	1,5	1,6
116	20,6	1,4	1,5	20,4	1,5	1,6
117	20,9	1,5	1,6	20,8	1,5	1,6
118	21,3	1,5	1,6	21,2	1,6	1,7
119	21,7	1,5	1,6	21,7	1,6	1,7
120	22,1	1,6	1,7	22,1	1,7	1,8
121	22,5	1,6	1,7	22,5	1,7	1,8
122	23,0	1,7	1,8	23,0	1,8	1,9
123	23,4	1,7	1,8	23,4	1,8	1,9
124	23,8	1,8	1,9	23,9	1,9	2,0
125	24,2	1,8	1,9	24,4	2,0	2,1
126	24,7	1,9	2,0	24,8	2,0	2,1
127	25,2	1,9	2,0	25,3	2,1	2,2
128	25,7	2,0	2,1	25,8	2,2	2,3
129	26,1	2,0	2,1	26,3	2,2	2,3
130	26,7	2,1	2,2	26,9	2,3	2,4
131	27,2	2,2	2,3	27,5	2,4	2,6
132	27,8	2,2	2,4	28,1	2,5	2,7
133	28,4	2,3	2,5	28,6	2,6	2,8
134	29,0	2,4	2,6	29,2	2,6	2,9
135	29,5	2,5	2,7	29,8	2,7	3,0
136	30,1	2,5	2,8	30,4	2,8	3,1
137	30,7	2,6	2,9	31,0	2,9	3,3
138	31,3	2,7	3,0	31,6	3,0	3,4
139	31,9	2,7	3,0	32,3	3,1	3,5
140	32,6	2,8	3,1	32,9	3,2	3,6
141	33,2	2,9	3,2	33,5	3,3	3,7
142	33,8	3,0	3,3	34,1	3,4	3,9
143	34,5	3,1	3,4	34,8	3,5	4,0

Tabelle 55. (Fortsetzung.)

Körperhöhenklasse	Knaben			Mädchen		
cm	M	$-\sigma$	$+\sigma$	M	$-\sigma$	$+\sigma$
144	35,2	3,1	3,5	35,5	3,6	4,1
145	35,9	3,2	3,6	36,3	3,7	4,2
146	36,5	3,3	3,7	37,0	3,8	4,3
147	37,2	3,4	3,7	37,9	3,9	4,4
148	37,8	3,5	3,9	38,7	4,0	4,5
149	38,5	3,5	3,9	39,5	4,1	4,6
150	39,2	3,6	4,0	40,3	4,2	4,7
151	40,0	3,7	4,1	41,1	4,3	4,9
152	40,8	3,8	4,2	42,1	4,4	5,0
153	41,5	3,9	4,3	43,0	4,6	5,1
154	42,3	3,9	4,4	43,9	4,7	5,2
155	43,1	4,0	4,5	44,8	4,8	5,3
156	44,0	4,1	4,6	45,8	4,9	5,4
157	44,9	4,1	4,7	46,8	5,0	5,5
158	45,7	4,2	4,8	47,8	5,1	5,6
159	46,5	4,3	4,9	48,8	5,2	5,7
160	47,3	4,3	5,0	49,8	5,2	5,8
161	48,1	4,4	5,0	50,8	5,3	5,9
162	48,9	4,5	5,1	51,6	5,4	6,0
163	49,8	4,6	5,2	52,3	5,4	6,0
164	50,6	4,7	5,3	53,0	5,5	6,1
165	51,5	4,7	5,3	53,8	5,5	6,1
166	52,3	4,8	5,4	54,5	5,5	6,2
167	53,3	4,9	5,5	55,2	5,6	6,2
168	54,3	5,0	5,6	55,9	5,6	6,3
169	55,4	5,0	5,6	56,6	5,7	6,4
170	56,5	5,1	5,7	57,3	5,7	6,4
172	58,4	5,3	5,8	—		
174	60,2	5,5	6,0	—		
176	61,7	5,6	6,1	—		
178	62,9	5,7	6,2	—		
180	63,9	5,8	6,3	—		

(Bis 110 cm: schwedische Kinder nach Broman, Dahlberg und Lichtenstein; ab 110 cm dänische Kinder nach Døssing. Die gewöhnliche mittlere quadratische Abweichung ist ein ungeeignetes Maß für die Streuung des Körpergewichtes, dessen Verteilung eine asymmetrische ist. Døssing hat daher, was richtiger ist, die mittlere quadratische Abweichung der Logarithmen des Gewichtes berechnet, und davon dann wieder den Numerus angegeben. Man sieht daraus, daß die Streuung des Gewichtes nach oben vom Mittelwert größer ist als die nach unten.)

4. Das Wachstumsnetz nach Norman C. Wetzel.

Ein neuartiges Verfahren zur Beurteilung von Körperbau, Ernährungszustand und Entwicklung wurde von N. C. Wetzel angegeben ("grid technique").

Wetzel geht davon aus, daß jedes Kind nach seinem individuellen Gesetz wachse, und daß Vergleiche mit Durchschnittswerten praktisch wertlos seien. Da das Grid-Verfahren den Wachstumsverlauf analysiert, setzt es voraus, daß das zu untersuchende Kind längere Zeit beobachtet

und gemessen wird; für eine einmalige Untersuchung ist es ungeeignet.
Das individuelle Wachstum wird auf einem im doppelt logarithmischen

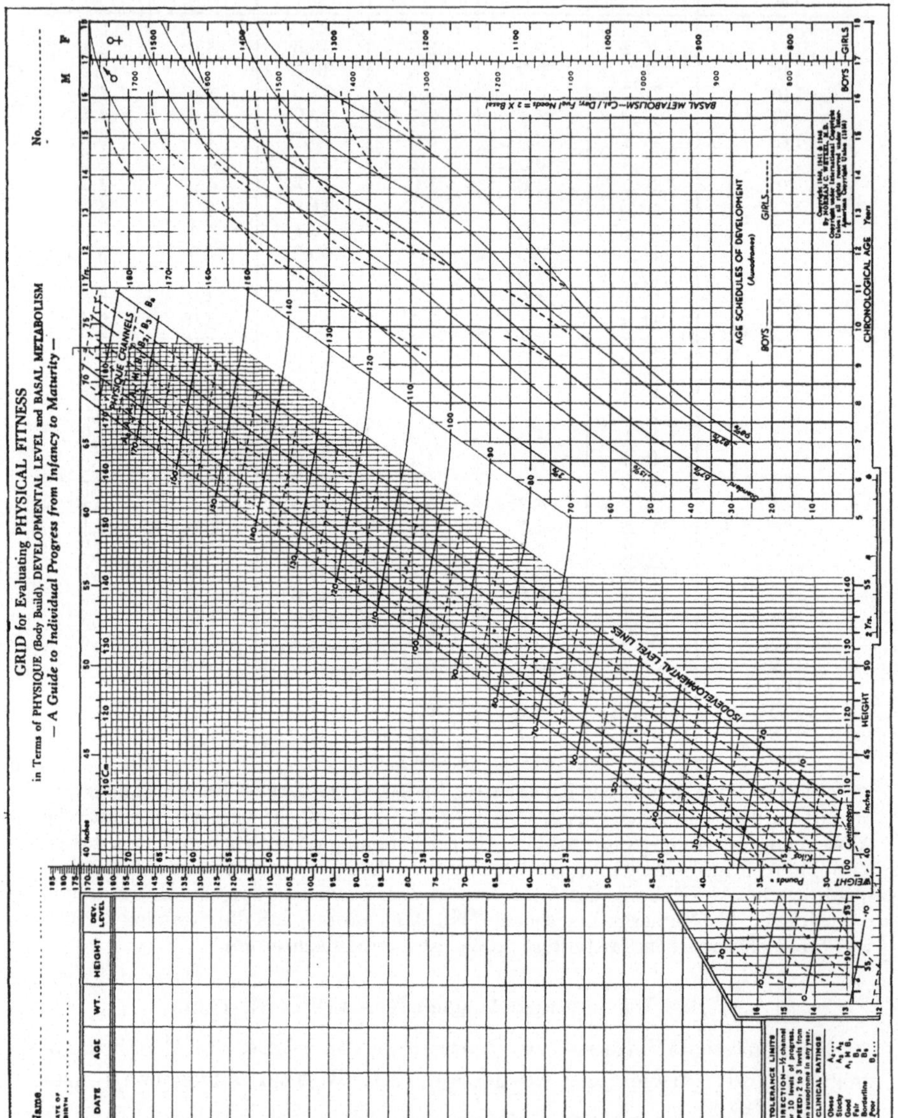

Abb. 14. Wachstumsnetz ("grid") nach N. C. Wetzel. Erläuterung der englischen Ausdrücke im Text.

Maßstab geteilten Netz ("grid") aufgezeichnet, wobei auf der Abszisse
die Körperhöhe, auf der Ordinate das Gewicht aufgetragen ist. Wie wir
gesehen haben (S. 50), liegen etwa vom 6. Lebensjahr an die Punkte für

diese Werte im doppelt logarithmischen Koordinatensystem auf einer
annähernd geraden Linie. Die Lage dieser Geraden ist für den Körperbau
("physique") des Kindes charakteristisch, und zwar entsprechen Gerade,
die über der Achse des durchschnittlichen Wachstums liegen, untersetztem
und fettleibigem Körperbau, solche die unter der Achse liegen, schlankem
und magerem Körperbau. Für die individuellen Körperbauvarianten
gilt dabei, daß sie ihren Abstand zur Achse des durchschnittlichen
Wachstums meist während ihres ganzen Wachstums beibehalten, so daß
sich auf dem Wachstumsnetz verschiedene parallel verlaufende Bahnen
("channels") für die verschiedenen Körperbautypen ergeben. Diese
Bahnen sind auf dem Grid durch rote Linien abgegrenzt und mit Buchstaben bezeichnet, die folgendermaßen definiert sind:

Fett (obese)	oberhalb von A_3
Gedrungen (stocky)	A_3—A_2
Mittel (medium)	A_1, M, B_1
Schlank (slender)	B_2, B_3
Extrem linear	B_4 und darunter.

Die Punkte, die verschiedenem Körperbau, aber gleicher Körperoberfläche und damit etwa gleichem Calorienbedarf entsprechen, sind durch
quer zu den parallelen Bahnen verlaufende Linien ("isodevelopmental
level lines", d. h. Linien gleichen Entwicklungsniveaus) miteinander
verbunden. Diese Querlinien sind in gleichen Abständen, ausgehend von
einer Null-Linie bei einer Körperhöhe von 100 cm, und von 0—180
numeriert, über das ganze System der parallelen Körperbau-Bahnen gezogen. Der Abstand von einer Entwicklungslinie bis zur nächsten ist so
gewählt, daß er bei normalem Wachstum in etwa 1 Monat durchmessen
wird.

Als Ernährungszustand ("nutrition") definiert Wetzel den Neigungswinkel einer individuellen Kurve im System der Körperbau-Bahnen.
Verläuft die Kurve parallel zu den vorgezeichneten Bahnen, so spricht
Wetzel von normalem Ernährungszustand, verläuft die Kurve flacher,
so daß sie von einer höheren Bahn in eine tiefere übertritt, spricht er
von Unterernährung; verläuft die Kurve steiler, von Überernährung.
Im allgemeinen verlaufen die Kurven gesunder Kinder mit bemerkenswerter Genauigkeit parallel zu den Bahnen, doch sind Abweichungen,
die beim Durchmessen von 10 Entwicklungslinien nicht über eine halbe
Bahn hinausgehen, noch nicht als pathologisch zu werten.

Während man von der bisher beschriebenen linken Hälfte des Wachstumsnetzes den Körperbautyp und den Ernährungszustand des zu unter-
suchenden Kindes ablesen kann, dient die rechte Hälfte der Feststellung
der Entwicklungsgeschwindigkeit. Zu diesem Zwecke sind auf der rechten Seite Alter (auf der Abszisse) und Entwicklungsniveau (auf der Ordinate) einzutragen. Man erhält dabei eine Kurve der Entwicklungsgeschwindigkeit, die man mit den blau vorgezeichneten Linien der normalen

Entwicklungsgeschwindigkeit unmittelbar vergleichen kann. Für die Beurteilung ist wichtig zu wissen, daß Rückstände bis zu 2 oder 3 Niveaulinien pro Jahr auch bei gesunden Kindern häufig vorkommen, und daß erst stärkeres Zurückbleiben zu Bedenken Anlaß zu geben braucht.

Für die ersten 3 Lebensjahre hat WETZEL einen speziellen "Baby Grid" entworfen, der den besonderen Proportionen dieses Lebensalters Rechnung trägt. Im Prinzip unterscheidet sich das Wachstumsnetz für Kleinkinder nicht von dem für ältere Kinder. Eine Darstellung der theoretischen Grundlagen, der praktischen Handhabung und der bisher erzielten Ergebnisse findet man in den Originalarbeiten von WETZEL (1941; 1943; 1944; 1946; 1948). Kritische Einwände siehe bei GARN und KALLNER.

Neuerdings hat DØSSING eine der WETZELschen verwandte Methode zur Bestimmung des individuellen Normalgewichtes von Schulkindern entwickelt. Ein Urteil über die klinische Brauchbarkeit dieser sehr bestechend vorgetragenen Methode, die auf jahrelang durchgeführten Untersuchungen an denselben Kindern beruht, wäre noch verfrüht.

III. Faktoren, welche mit dem postfetalen Wachstum in Korrelation stehen.

1. Erbanlagen.

Auch zwischen Kindern, die unter sehr ähnlichen Lebensumständen aufwachsen, bestehen noch beträchtliche Unterschiede im Wachstum. Diese Unterschiede beruhen hauptsächlich auf Unterschieden in der Erbmasse, wie der Vergleich von eineiigen und zweieiigen Zwillingen zeigt. Wachstumskurven von eineiigen Zwillingen sind meist auffallend ähnlich, während die von zweieiigen Zwillingen mehr voneinander abweichen. Dies gilt vorwiegend für die Körperhöhe. Das Gewichtswachstum zeigt auch bei eineiigen Zwillingen häufig gewisse Unterschiede, ist also, was ja von vornherein zu erwarten ist, labiler gegenüber Umwelteinflüssen (v. VERSCHUER). NEWMAN, FREEMAN und HOLZINGER fanden *bei eineiigen Zwillingspaaren einen durchschnittlichen Unterschied in der Körperhöhe von 1,7 cm*, bei zweieiigen Zwillingspaaren von 4,4 cm, und bei Geschwistern von 4,5 cm. Der *Korrelationskoeffizient zwischen den Körperhöhen der Partner* war $+0,932$ für die eineiigen und $+0,645$ für die zweieiigen Paare, $+0,600$ für Geschwisterpaare.

Auch die Wachstumsgeschwindigkeit ist bei Geschwistern meist recht ähnlich. Wenn Kinder ein rasches Entwicklungstempo haben, entwickeln sich meist auch ihre Geschwister rasch. Sie erreichen früh das Maximum der Wachstumsgeschwindigkeit, und ihr Wachstum kommt früh zum Abschluß. Geschwister von Kindern, die sich langsam entwickeln, haben in der Regel eine geringe Wachstumsgeschwindigkeit und erreichen ihre endgültige Körperhöhe spät (BOAS; REYNOLDS und SONTAG; SIMMONS und GREULICH).

Die ganz hervorragende Bedeutung der Erbanlagen für das Wachstum steht fest, dennoch muß man sich klarmachen, daß allgemeine, etwa gar quantitativ gefaßte Aussagen über den Anteil von Erbmasse und Umwelt an den Unterschieden des Wachstums wenig Sinn haben. Man kann sich dies am besten durch folgendes Gedankenexperiment vor Augen führen: einerseits denke man sich eine Bevölkerung, die aus erbgleichen Individuen besteht; innerhalb dieser wären sämtliche Wachstumsunterschiede natürlich umweltbedingt. Andererseits denke man sich eine Bevölkerung, die aus erbverschiedenen Individuen besteht, die jedoch alle unter völlig gleichen Umweltbedingungen aufwachsen, und in der alle Wachstumsunterschiede daher erbbedingt wären. Alle wirklichen Bevölkerungen stehen irgendwo in der Mitte zwischen diesen beiden Extremen. Da das Ausmaß der erblichen Unterschiede ebenso wie das der Umweltunterschiede aber für jede Gruppe von Kindern ein verschiedenes sein dürfte, ist es nicht erlaubt, Schlüsse über den Anteil von Erbmasse und Umwelt an den Wachstumsunterschieden, die aus einer einzigen Untersuchung abgeleitet wurden, zu verallgemeinern.

Diese Überlegung gilt speziell auch für die Ergebnisse der Zwillingsforschung. Untersuchungen an Zwillingen ergeben eine fast ausschließliche Erbbedingtheit des Wachstums vor allem deshalb, weil sowohl die eineiigen als auch die zweieiigen Zwillinge unter praktisch identischen Umweltbedingungen aufzuwachsen pflegen. Der Umweltfaktor ist bei diesem Material also von vornherein weitgehend ausgeschlossen. Die Unterschiede im Wachstum zwischen zweieiigen Zwillingen sind tatsächlich praktisch ausschließlich erbbedingt. Hieraus folgt aber noch keineswegs, daß auch die Wachstumsunterschiede zwischen beliebigen Individuen in der Bevölkerung ausschließlich erbbedingt sind. *Über das Ausmaß der möglichen umweltbedingten Wachstumsunterschiede könnten nur ausgedehnte Beobachtungen an getrennt aufgewachsenen eineiigen Zwillingen Aufschluß geben.* NEWMAN, FREEMAN und HOLZINGER fanden bei 19 getrennt aufgewachsenen eineiigen Zwillingspaaren einen durchschnittlichen Unterschied in der Körperhöhe von 1,8 cm, der praktisch ebensogroß wie der durchschnittliche Unterschied der gemeinsam aufgewachsenen eineiigen Zwillinge (1,7 cm), aber bedeutend kleiner als der Unterschied der gemeinsam aufgewachsenen zweieiigen Zwillinge (4,4 cm) ist. Da aber die meisten der bisher beobachteten getrennt aufgewachsenen eineiigen Zwillingspaare in geographisch, sozial und wirtschaftlich immer noch sehr ähnlicher Umwelt gelebt haben, können auch diese Beobachtungen nicht entscheiden, wie sich größere Milieuunterschiede auswirken würden. Einzelfälle von getrennt aufgewachsenen eineiigen Zwillingspaaren s. S. 82.

Wie fast alle normalen menschlichen Eigenschaften, so ist auch das Wachstum polymer bedingt, d. h. es sind eine Anzahl verschiedener

Gene daran beteiligt, so daß ein einfaches Mendel-Schema die tatsächlichen Verhältnisse nicht erklären kann.

Da großwüchsige Menschen häufig wieder großwüchsige heiraten, kleinwüchsige wieder kleinwüchsige („Homogamie" bezüglich der Körperhöhe), sammeln sich in manchen Familien Erbanlagen zu Großwuchs bzw. zu Kleinwuchs an. DE RUDDER und KIPPER haben diese Homogamie in sehr überzeugender Weise zur Erklärung der meisten Fälle von sog. primordialem Zwergwuchs herangezogen. Auch die von GINI festgestellte Tatsache, daß sehr große und sehr kleine Individuen in der Bevölkerung etwas häufiger vorkommen, als bei einer Normalverteilung der Körperhöhe zu erwarten wäre, ist wohl durch die Homogamie zu erklären.

2. Rasse.

Die alte Vorstellung, daß Rassen mit großer durchschnittlicher Körperhöhe langsam, Rassen mit kleiner Körperhöhe schneller wachsen, entspricht nicht den Tatsachen. *Unabhängig vom absoluten Wert der endgültigen Körperhöhe werden mit 9 Jahren von allen Rassen etwa 75%, mit 15 Jahren etwa 95% derselben erreicht*, wie die folgende Tabelle zeigt:

Tabelle 56. *Durchschnittliche Körperhöhe von Knaben mit 9, 12 und 15 Jahren in Prozent der Erwachsenengröße.*

Bevölkerung	Prozent der Erwachsenengröße im Alter von			Erwachsenengröße und zugehöriges Alter	
	9	12	15	cm	Jahre
Eskimo	75	81	—	158	24
Japaner	76	84	94	159	24
Filipinos	75	85	95	162	21
Polnische Juden . . .	76	85	96	164	21
Chinesen	78	84	95	165	19
Polen	75	82	94	169	19
Neger in den USA . .	72	85	94	171	20
Engländer.	74	82	95	172	18
Norditaliener	75	84	96	172	18
Tschechen.	75	81	95	174	19
Hamburger	76	85	95	175	20
Norweger	76	84	95	178	19

(Prozentwerte berechnet nach den von BACKMAN wiedergegebenen Zahlen verschiedener Autoren; ferner FLEMING für Engländer, COTELLESSA, CORRADI und DE MATTEIS für Norditaliener, HOLM für Hamburger, KIIL für Norweger.)

Recht schön hat STEGGERDA die wesentliche Gleichheit der Form der Wachstumskurve bei verschiedenen Rassen in seinen Untersuchungen an Kindern von Maya-Indianern in Yucatan, Negern in Alabama, Navajo-Indianern in Arizona und Amerikanern holländischer Herkunft in Michigan nachgewiesen, die er, 10 Jahre lang von Ort zu Ort reisend, jährlich gemessen hat. Die Mayakinder waren zwar in jeder Altersklasse etwa 10 cm kleiner als die Navajokinder, mit 15, 16 und 17 Jahren wuchsen sie aber mit derselben spezifischen Geschwindigkeit wie die anderen Gruppen. Wieweit die Unterschiede in den absoluten Maßen rassisch bedingt sind, steht noch dahin. Teilweise mögen sie dadurch verursacht sein, daß die Maya vorwiegend von Maisprodukten, die Navajos dagegen neben pflanzlicher Kost von reichlich tierischem Eiweiß leben.

Die Wachstumsunterschiede der verschiedenen Rassen treten übrigens nicht,
wie man gemeint hat, erst mit der Pubertät in Erscheinung. Die von MEREDITH
aus der Literatur zusammengestellten Daten von Mexikanern, Eingeborenen von
Okinawa, südafrikanischen Negern, Franzosen, Chinesen und Japanern in den
Vereinigten Staaten und nordamerikanischen Indianern, Negern und Weißen zeigen
bereits bei Kleinkindern beträchtliche Unterschiede.

Die von WEISSENBERG aufgestellte Regel, daß die Körperhöhe einer
Rasse im Erwachsenenalter um so größer ist, je später die geschlechtliche
Reife eintritt, bedarf einer Modifikation. *Für die endgültige Größe ist*
nämlich *weniger das Alter* beim Eintritt der Geschlechtsreife *als vielmehr
die Größe beim Eintritt der Pubertät entscheidend.* Die kleinwüchsigen
Lappen, Japaner, Melanesier und Filipinos werden 1—2 Jahre später
geschlechtsreif als die großwüchsigen Nordamerikaner oder Skandinavier.
Trotz ihrer früheren Pubertät sind letztere aber z. Z. der Pubertät wesentlich größer als die kleinwüchsigen Rassen z. Z. ihrer späteren Pubertät.
Eine besonders kleine Erwachsenengröße — und gleichzeitig ein kindlich
gedrungener Körperbau — resultiert dann, wenn geringes kindliches
Wachstum und frühe Pubertät zusammentreffen, wie bei den Maya-Indianern; auf der anderen Seite führt späte Pubertät bei starkem kindlichen Wachstum zu sehr großen Körperhöhen — und gleichzeitig zu
extrem leptosomem Schlankwuchs —, wie bei manchen ostafrikanischen
Negerstämmen. Hierfür mögen z. T. rassische Unterschiede in der Funktion der endokrinen Drüsen verantwortlich sein. So wurde bei afrikanischen Negern auffallend niedrige 17-Ketosteroidausscheidung gefunden
(BARNICOTT und WOLFFSON).

Über die Abhängigkeit der geschlechtlichen Reifung von der Rasse wissen wir
kaum etwas Sicheres. Die meisten neueren Autoren heben hervor, daß die tropischen
Rassen eher etwas später geschlechtsreif werden als die der gemäßigten Zonen.
Vermutlich ist aber an der alten Vorstellung von der Frühreife der tropischen Rassen
doch ein richtiger Kern, nur wird diese meist infolge der kümmerlichen Gesundheits-
und Ernährungsverhältnisse in den tropischen Ländern nicht in Erscheinung
treten können. Wenn WILSON in Ceylon ein durchschnittliches Menarchealter von
12,8 Jahren und STEGGERDA in Yucatan von 12,9 Jahren fand, so liegt dieses jedenfalls weit unter dem von europäischen oder nordamerikanischen Mädchen in un-
günstigem Milieu.

Die Frage des Zusammenhangs zwischen Rasse, Wachstum und Geschlechtsreife schwebt solange noch ziemlich in der Luft, bis wir wissen,
wie verschiedene Rassen sich unter gleichen Umweltbedingungen verhalten würden. In den Vereinigten Staaten angestellte Untersuchungen
über das Pubertätswachstum italienischer und nordeuropäischer Mädchen (SHUTTLEWORTH), über das Menarchealter von Jüdinnen, Däninnen,
Italienerinnen und Nordamerikanerinnen (BOAS; FRANZBLAU) und über
das Körperwachstum von Juden und alten Amerikanern (GRAY und AYRES)
zeigen ganz übereinstimmend, daß unter gleichen wirtschaftlichen und sozialen Bedingungen zwischen diesen, allerdings nicht allzu entfernt stehen-

den Rassen nur geringe Unterschiede vorhanden sind. Dasselbe gilt für Unterschiede im Menarchealter (MICHELSON) und im Wachstum (SCOTT, CARDOZO, SMITH und DE LILLY) zwischen Negern und Weißen in Nordamerika.

In Analogie zu gewissen Beobachtungen aus der Pflanzen- und Tierzucht hat man vermutet, daß auch beim Menschen Rassenmischung zu einem „Luxurieren der Bastarde" („Heterosis" oder „hybrid vigor") führen könne, das sich in größerer Körperhöhe äußere. Die Unterlagen hierfür sind dürftig, und ein ursächlicher Zusammenhang der beobachteten geringen Unterschiede mit der Rassenmischung ist fraglich.

3. Klima.

Das feuchtwarme Klima der Tropen scheint das Wachstum zu hemmen (MILLS). In vielen Ländern nimmt, entsprechend der für warmblütige Tiere geltenden sog. BERGMANNschen Regel, die Körperhöhe mit der Entfernung vom Äquator zu (Nord- und Südamerika, Ägypten, Europa, Indien, China). Doch gibt es hiervon zahlreiche Ausnahmen (kleinwüchsige Lappen und Eskimo, großwüchsige ostafrikanische Neger). MILLS behauptet, daß das Klima auch die Körperform beeinflusse, und zwar führe die tropische feuchte Wärme zu Schlankwuchs, der günstiger für den Wärmehaushalt im heißen Klima sei. Zur Unterstützung dieser Behauptung gibt MILLS das Gewichts-Längenverhältnis von Bevölkerungen wieder, die in verschiedenem Klima leben. Dieses ist aber ein ungeeignetes Maß für die Körperform, da es wesentlich von der absoluten Größe abhängt. Richtig ist, daß bei tropischen Völkern im allgemeinen das Verhältnis der Körperoberfläche zum Gewicht größer, also für die Wärmeabgabe günstiger ist als bei Völkern der gemäßigten Zonen (SCHREIDER). Doch beruht auch dies vorwiegend auf den Unterschieden in der absoluten Größe. Bei geometrisch ähnlicher Gestalt ist ja das Verhältnis der Oberfläche zum Volumen um so größer, je kleiner der Körper ist. Einige Tropenvölker sind ausgesprochen untersetzt, so die Mayas in Yucatan und viele Negerstämme im tropischen Urwald, andere, wie die Malaien und Annamiten, sind eher zierlich und „leptosom". Bisher ist jedenfalls nichts sicheres darüber bekannt, ob wirklich das Klima als solches das Wachstum beeinflußt, oder ob nicht vielmehr Unterschiede der Rasse und der Ernährungsweise für die beobachteten Unterschiede verantwortlich sind. Ebenso unklar ist, ob das Klima die geschlechtliche Reifung hemmen oder fördern kann. Die vielzitierten Untersuchungen von SKERLJ beweisen nichts in diesem Zusammenhang. Die geographischen Unterschiede im Menarchealter, die SKERLJ auf klimatische Einflüsse zurückführt, können ebensogut auf Unterschieden im Lebensstandard beruhen.

4. Jahreszeit.

Das Längenwachstum ist am lebhaftesten von März bis August, das Gewichtswachstum dagegen von August bis Dezember, jedenfalls gilt dies für die skandinavischen Länder, Deutschland und England. In Australien liegt das Maximum des Längenwachstums in den dort sonnenreichsten Wintermonaten.

Die meisten Untersucher in den Vereinigten Staaten konnten allerdings keine jahreszeitlichen Unterschiede im Längenwachstum feststellen. EMERSON fand bei Kindern in New York, Toronto und Honolulu während des ganzen Jahres gleichmäßige Längen- und Gewichtszunahmen. WALLIS sah in New York sogar einen Gipfel des Längenwachstums zwischen November und Januar. In Finnland und in den Vereinigten Staaten sind in den vergangenen Jahrzehnten die jahreszeitlichen Schwankungen im Längenwachstum geringer geworden (GOULD). Dies hängt vielleicht mit dem Rückgang der früher viel verbreiteteren Rachitis zusammen.

Hierfür würde auch sprechen, daß der Jahresrhythmus des Längenwachstums bei englischen Kindern ausgesprochener als in anderen Ländern ist (ORR und CLARK), wohl eine Folge der nebligen und lichtarmen englischen Winter. Außer der aktivierenden Wirkung des ultravioletten Lichtes auf die Vorstufen des Vitamin D mag an der Jahresrhythmik des Wachstums der jahreszeitliche Rhythmus der Schilddrüsenfunktion beteiligt sein, deren Maximum etwa mit dem des Längenwachstums zusammenfällt (DE RUDDER, NYLIN).

5. Ernährung.

Eiweißzufuhr. Unterschiede in der Ernährungsweise, insbesondere im Eiweißverzehr, wie sie zwischen Menschengruppen vergleichbarer Rasse gefunden werden, gehen regelmäßig mit Unterschieden im Wachstum einher (AGUILAR; BACCHETTA; GORTER und DE HAAS; HOFFMANN; NICOL; WILLIAMS). Dieser Korrelation darf man nicht ohne weiteres eine ursächliche Bedeutung beimessen, da in derartigen statistischen Erhebungen die Mitwirkung anderer, von der Ernährung unabhängiger Faktoren oft schwer auszuschließen ist. Nur kontrollierte Versuche können hier sicheren Aufschluß geben. Solche Versuche, bei denen Zugaben von Eiweiß, insbesondere von Milch, das Wachstum durchschnittlich ernährter Kinder gesteigert haben, liegen heute aus vielen Ländern vor (Großbritannien, Vereinigte Staaten, amerikanische und afrikanische Neger, Indien, Japan, Neuseeland, Philippinen, Frankreich; Literatur bei KRUSE, BESSEY, JOLIFFE, McLESTER, TISDALL, WILDER und SYDENSTRICKER). MANN fand bei englischen Kindern, die eine nach damaligen Kenntnissen für ausreichend gehaltene Internatskost erhielten, eine jährliche Längenzunahme von 4,7 cm, bei gleichalten Kindern, die zusätzlich Milch erhielten, von 6,7 cm. ORR erzielte bei 1100 schottischen Kindern durch Milchzugabe eine Steigerung des Längenwachstums von 4,9 cm pro Jahr auf 6,0 cm (von der 7 monatigen Versuchsperiode umgerechnet). An einem unausgelesenen Material von 20 000 schottischen Kindern, die als repräsentativ für die schottische Kinderbevölkerung angesehen wurden, konnten LEIGHTON und McKINLAY bereits nach einer 4 monatigen Versuchsperiode statistisch signifikante Unterschiede im Längenwachstum zugunsten der Kinder erzielen, die zusätzlich Milch erhielten. ROBERTS, BLAIR und SCOTT haben durch tägliche Zugabe von 1 l Milch bei 1—15 jährigen Kindern bessere Längen- und Gewichtszunahmen hervorrufen können, als bei Kindern, die täglich nur $^1/_2$ l Milch erhielten. Kinder im Spiel- und Schulalter wachsen bei einer täglichen Zufuhr von 4 g Eiweiß pro Kilogramm rascher als bei 3 g (HAWKS, BRAY und DYE). Säuglinge, die von den ersten Lebensmonaten an Milchsäure-Vollmilch und vom 4. Lebensmonat an täglich 1 Eidotter erhielten, erreichten mit 9 Monaten bereits eine Körperlänge von 75 cm, die im allgemeinen erst mit 12 Monaten erreicht wird. JEANS und STEARNS konnten diesen Wachstumsvorsprung gegenüber gesunden, normal ernährten Kindern statistisch sichern; gleich große Körperlänge mit 9 Monaten fand NELSON in Versuchen mit gleicher Ernährungsweise.

MACK fand bei Waisenhauskindern, deren Eiweißzufuhr durch Zulagen von tierischem Eiweiß auf 134% des vom National Research Council empfohlenen, ziemlich hohen Satzes gesteigert worden war, überlegenes Längen- und Gewichtswachstum gegenüber Kindern, die nur die empfohlenen Sätze erhielten. In der Körperhöhe kamen die Waisenhauskinder etwa den Durchschnittswerten für amerikanische Privatschüler aus den oberen sozialen Schichten gleich.

Bei vorwiegend pflanzlicher Ernährung ist das Wachstum der Kinder im allgemeinen geringer als bei reichlicher Zufuhr von Milch und Fleisch. Dieser Unterschied dürfte darauf beruhen, daß im pflanzlichen Eiweiß das für das Wachstum so wichtige Lysin nicht in ausreichender Menge vorhanden ist. Wird das pflanzliche Eiweiß durch das relativ lysinreiche Soja-Eiweiß ergänzt, so ist seine Wachstumswirkung bei Kindern nicht mehr der des tierischen unterlegen (GOMEZ).

Einen deutlichen Einfluß der Ernährung auf das Wachstum zeigten die Untersuchungen von KASSOWITZ in einem Heim für Kinder aus den ungünstigsten sozialen Verhältnissen. Bei der Aufnahme waren die Kinder fast ausnahmslos körperlich unterentwickelt. Mit dem Einsetzen der planmäßigen Ernährungsfürsorge stiegen die Körpergewichtskurven ganz auffallend an. Bemerkenswert war dabei, daß der PIRQUETsche Körperfüllenindex (Pelidisi) infolge der gleichzeitigen Steigerung des Längenwachstums annähernd konstant blieb. Die Körperhöhe der im ersten Jahr nach der Aufnahme in das Heim gemessenen Kinder lag im Durchschnitt 7,8 cm unter den CAMERERschen Normwerten. Nach dreijährigem Heimaufenthalt hatte sich dieses Defizit etwa ausgeglichen. Die Körperhöhe von Kindern, die 5 Jahre und länger unter der reichlichen Ernährung gelebt hatten, lag durchschnittlich 7,4 cm über den CAMERERschen Zahlen. Überhaupt beruhen die Wachstumsunterschiede zwischen Kindern verschiedener sozialer Schichten zweifellos vorwiegend auf Unterschieden in der Ernährung. Erhebliche Wachstumsunterschiede zwischen den sozialen Schichten kommen nur dort vor, wo die Unterschiede in der Ernährung groß sind. Überall, wo die sozialen Unterschiede der Ernährungsweise sich angleichen, werden auch die Unterschiede in der Körperhöhe weitgehend nivelliert (s. auch S. 74).

Wachstum der Kinder in Kriegs- und Hungerzeiten. Sowohl im Ersten (V. PFAUNDLER; KAUP) als auch im Zweiten Weltkrieg (ADAM; DROESE und ROMINGER) war die Ernährung der Säuglinge und Kleinkinder, insbesondere was die Eiweißzufuhr betraf, lange Zeit hindurch reichlich. Entsprechend haben auch weder Durchschnittsgewichte noch Durchschnittslängen wesentlich abgenommen (GASTPAR; SCHLESINGER; BACHAUER; V. PFAUNDLER; FREUND). Wo längere Zeit

Unterernährung, insbesondere Milchmangel, bestand, wurde auch das Wachstum deutlich gehemmt. Dabei zeigte sich ein überraschender Befund: nur plötzlich einsetzende starke Unterernährung führte zu einer vorübergehenden Dissoziation zwischen Gewichts- und Längenwachstum, während bei Fortdauer des Nahrungsmangels das Längenwachstum in annähernd dem gleichen Maße wie das Gewichtswachstum verzögert wurde. DROESE und ROMINGER können daher auf Grund ihrer Erfahrungen in Schleswig-Holstein schreiben: „Ein wesentlich besserer Maßstab der quantitativen und qualitativen Unterernährung als das Körpergewicht ist die Körperhöhe". Wenn man die Indices von ROHRER und LIVI bei Friedens- und Kriegskindern vergleicht, so scheint sich zunächst sogar zu ergeben, daß „alle Kriegskinder verhältnismäßig stärker in der Länge als in dem Gewicht zurückgeblieben sind, daß sie also nicht wie erwartet magerer, sondern breiter als die gleichaltrigen Friedenskinder sind" (DAVIDSOHN). GASTPAR bemerkte zu einem Vergleich der Stuttgarter Volksschüler von 1913 und 1918: „In der Volksschule macht sich weniger ein Rückgang des Gewichtes als ein solcher der Länge bemerkbar. Die Kinder sind jetzt etwas kleiner als ihre Kameraden in 1913, sie sind daher etwas gedrungener." Auch SCHLESINGER fand bei höheren Schülern im Kriege eine Abnahme des ROHRER-Indexes, die er auf eine „stärkere Hemmung des Längenwachstums als des Gewichts" bezieht. Der Anstieg der Indexwerte bei längerdauernder Unterernährung beruht jedoch nicht darauf, daß die Kinder vorwiegend im Längenwachstum und in geringerem Maße im Gewichtswachstum gelitten haben, sondern er erklärt sich dadurch, daß das normale Wachstum im Kindesalter mit einem Schlankerwerden der Körperform und daher mit einer Abnahme des ROHRER-Indexes einhergeht. Wird dieses normale Wachstum durch Unterernährung gehemmt, so behalten die Kinder einfach den etwas untersetzteren Körperbau, der einer jüngeren Altersstufe entspricht. Im Pubertätsalter, wo das Wachstum ohne nennenswerte Änderung des Habitus und damit des ROHRER-Indexes verläuft, geht auch die Wachstumshemmung nicht mit einer Veränderung des ROHRER-Indexes einher. KAUP verglich Körperhöhe, Gewicht und ROHRER-Index von Münchener Lehrlingen von 1913 und 1920. Einer Abnahme der durchschnittlichen Körperhöhe von 1,7 cm entsprach eine solche des durchschnittlichen Gewichtes von 1,3 kg, wobei der ROHRER-Index völlig konstant bei 1,195 blieb. Holen unterernährte Kinder bei Wiederauffütterung ihren Wachstumsrückstand ein, so nimmt ihr ROHRER-Index wieder ab, sie werden also schlanker. SCHLESINGER sah hierin einen Hinweis auf eine bevorzugte Förderung des Längenwachstums in der Reparationsphase. Tatsächlich nimmt der ROHRER-Index dabei aber nur in dem Maße ab, wie er es bei einem normalen Längenzuwachs von gleicher Größe auch tut. Wenn die Unterernährung höhere Grade erreicht, so daß sich der Körper nicht mehr durch Einschränkung des Wachstums anpassen kann und Körpersubstanz einschmelzen muß, hält die Hemmung des Längenwachstums nicht mehr mit der Hemmung des Gewichtswachstums Schritt. Im allgemeinen hat aber die Unterernährung der Kinder während und nach den beiden Weltkriegen diesen Grad nicht erreicht.

Wo vergleichbare Werte aus der Vorkriegszeit, den Hungerjahren und der Nachkriegszeit vorliegen, hat sich gezeigt, daß die Wachstumshemmung relativ rasch ausgeglichen wird, wenn die Ernährungsverhältnisse wieder besser werden. Im Jahre 1947 wurden in Hamburg 170000 Schulkinder gemessen und gewogen. Vom 6. bis zum 14. Lebensjahr lagen die Körperhöhen der Knaben und Mädchen regelmäßig 2—3 cm unter denjenigen, die 1933 bei 105000 Hamburger Schulkindern gefunden wurden. Im Jahre 1950 waren aber die Werte von 1933 wieder eingeholt worden. In Kiel war das Längendefizit, vor allem bei den schlechter ernährten Jugendlichen, größer. So war die Durchschnittslänge der 15jährigen Kieler Volksschüler von 1946 8 cm kleiner als 1939. Noch im Jahre 1952 waren die 15jährigen Kieler Volksschüler um 5,4 cm kleiner als die gleichaltrigen von 1939 und um 3,6 cm kleiner als die von 1926 (Zahlen von Büsing; Beer; Walter). Daß der Zweite Weltkrieg und die Folgejahre keinen bleibenden Einfluß auf die Entwicklung der Kinder hatten, ist vor allem der Tatsache zu danken, daß die Ernährung der Kinder nur vorübergehend wirklich mangelhaft war, für die jüngeren Altersgruppen aber reichlich Eiweiß gegeben wurde.

Vitamine. Wachstumstests nahmen früher eine beherrschende Stellung in der Vitaminforschung ein. Man hat von diesen besonderen Bedingungen des Tierexperiments geschlossen, daß auch für Unterschiede im menschlichen Wachstum zu gutem Teil Unterschiede in der Vitaminversorgung verantwortlich sein könnten.

Offen ist diese Frage noch bezüglich der Wirkung des Vitamin D im Säuglingsalter. Stearns, Jeans und Vandecar sahen bei Säuglingen sowohl nach Lebertrangaben als auch nach Sonnenbestrahlung gesteigertes Längenwachstum. Slyker fand Kinder, denen er von der 10. Woche bis zum Abschluß des 1. Lebensjahres dauernd Vitamin D gegeben hatte, 3 cm größer als Kontrollkinder. Doch stehen diesen Beobachtungen andere völlig negative gegenüber (Krestin; Glaser, Parmelee und Plattner). Auch ist bemerkenswert, daß Chose in sorgfältigen Untersuchungen an großem Material keinen Körperhöhenunterschied zwischen Schulkindern mit und ohne Zeichen durchgemachter Rachitis nachweisen konnte.

Die im Schulkindesalter vorkommenden Unterschiede in der Vitaminversorgung sind offenbar ohne jede Bedeutung für das Wachstum. Mangold sah bei australischen Kindern keine Wirkung täglicher Gaben von Vitamin B_1 auf Längen- und Gewichtswachstum. Bransby, Burn, Magee und MacKecknie verabfolgten der einen Hälfte von 1620 Schulkindern von 5—14 Jahren 1 Jahr lang täglich Präparate, die Vitamin A, B_1, B_2, C und D enthielten, während die andere Hälfte vitaminfreie Leertabletten erhielt; eine Wirkung auf das Wachstum war nicht zu erkennen. Ebenso negativ verlief ein 9 Monate dauernder Versuch an 1040 Kindern, die außer den eben genannten Vitaminen noch Nicotinsäureamid erhielten (BRANSBY, HUNTER, MAGEE, MILLIGAN und RODGERS). Schließlich seien noch die negativen Ergebnisse von YUDKIN an etwa 1000 Volksschulkindern aus Cambridge erwähnt, von denen ein Teil 1 Jahr lang Vitamin A, B_1, C und D erhielt, ohne daß Größe, Gewicht, Hämoglobingehalt des Blutes und Druckkraft der Hände eine Abweichung von den Kontrollen zeigten.

Wenn Kinder mit Pellagra, Xerophthalmie und anderen Avitaminosen im Wachstum deutlich zurückzubleiben pflegen, so hängt dies wohl eher mit ihrer meist in jeder Hinsicht völlig unzureichenden Ernährung als mit speziellen Vitaminwirkungen zusammen. Für die gelegentlich geäußerte Vermutung, daß noch unbekannte Vitamine für das menschliche Wachstum von Bedeutung seien, fehlen empirische Grundlagen. Die Vermutung, daß ein solcher Faktor in der Butter vorhanden ist, konnte von LEICHENGER, EISENBERG und CARLSON widerlegt werden. Eine Gruppe von 130 Kindern, die 2 Jahre lang Fett nur in Form von Margarine erhielt, zeigte im Längen- und Gewichtswachstum keinen Unterschied gegenüber einer gleichgroßen Gruppe, die nur Butter erhielt. Die interessanten Beobachtungen von WETZEL, FARGO, SMITH und HELIKSON über eine deutliche Wachstumswirkung des Vitamin B_{12} bei einer kleinen Gruppe im Wachstum zurückgebliebener Kinder bedürfen noch der Bestätigung. Theoretisch ließe sich diese Wirkung gut verstehen, da das Vitamin B_{12} unentbehrlich für den Aufbau des Zellkerns ist.

6. Arbeit und Sport.

Nach dem Urteil der meisten Forscher führen angestrengte Muskeltätigkeit und sportliche Betätigung zu einer geringen Hemmung des Längenwachstums bei stärkerer Breitenentwicklung (SCHLESINGER; KAUP; ARNOLD). STUHL hat bei Schiffsjungen an Bord eines Schulschiffes, die meist aus wohlhabenden Familien stammten und eben von der Schulbank kamen, eine Hemmung der Längenzunahme bei guter Gewichtszunahme gesehen. v. VERSCHUER bildet ein eineiiges Zwillingspaar ab, dessen einer Partner Schreiner wurde und sich kräftiger und breiter entwickelte, während der andere den leichteren Beruf eines Graveurs ergriff und länger und schmäler wurde. Von zwei eineiigen Zwillingsbrüdern aus dem Material von v. VERSCHUER entwickelte sich der eine, der allein Sport trieb, stärker in die Breite, blieb aber etwas kleiner als der nichtsporttreibende.

7. Krankheiten.

Verschiedene Erkrankungen der Nieren, der Leber, des Herzens und des Darmes können zu ganz erheblicher Wachstumshemmung führen. Diese können jedoch in einem Buch, das im wesentlichen das normale Kind zum Gegenstand hat, nicht besprochen werden. Die zahlreichen banalen Kinderkrankheiten scheinen das Wachstum nicht zu hemmen. HARDY fand sowohl Mädchen als auch Knaben mit häufigen Krankheiten im Längenwachstum etwas voraus. DOUGLAS und ROWNTREE konnten bei 4098 zweijährigen Kindern keinerlei Einfluß von Infektionen der Luftwege, selbst nicht von wiederholten Bronchitiden und Pneumonie, auf das Längen- und

Gewichtswachstum nachweisen. Ähnlich negativ waren die Untersuchungen von EVANS über den Zusammenhang zwischen Wachstum und durchgemachten Krankheiten bei etwas älteren Kindern.

8. Soziale Klasse und Familiengröße.

Den geringen Größen- und Gewichtsunterschieden zwischen den Kindern verschiedener sozialer Schichten bei der Geburt (s. S. 21) stehen bedeutendere in den späteren Jahren gegenüber. Bereits im Kleinkindesalter sind diese recht beträchtlich (s. Tab. 57).

Tabelle 57. *Körperhöhe, Gewicht und* LIVI-*Index von Breslauer Kleinkindern verschiedener sozialer Herkunft.* (Nach ZELLNER.)

Alter Jahre	Körperhöhe in cm		Gewicht in kg		LIVI-Index	
	Gruppe I	Gruppe II	Gruppe I	Gruppe II	Gruppe I	Gruppe II
2—3	88,6	84,6	13,7	11,8	26,7	26,9
3—4	96,5	91,1	15,2	13,7	25,8	26,3
4—5	107,1	97,4	18,9	15,4	24,9	25,6
5—6	109,9	106,7	19,5	17,7	24,4	24,5

(Gruppe I: Kinder von Akademikern, Großindustriellen, selbständigen Kaufleuten, höheren Beamten; Gruppe II: Kinder von Arbeitern, Handwerksgehilfen, einfachsten kaufmännischen Gehilfen, illegitime Kinder.)

Hier sind die Kinder der wirtschaftlich am besten gestellten Eltern im Durchschnitt etwa ebenso groß und schwer wie ein Jahr ältere Kinder der ärmsten Schicht. Der niedrigere LIVI-Index der Kinder der Wohlhabenden entspricht recht gut ihrem Entwicklungsvorsprung, ist also nicht etwa ein Zeichen für eine einseitige Beschleunigung des Längenwachstums.

Mehr Untersuchungen liegen an Schulkindern vor, mit dem übereinstimmenden Ergebnis, daß in allen Ländern die Kinder der Wohlhabenden größer und schwerer sind als ihre ärmeren Altersgenossen. Das Ausmaß dieser Unterschiede ist je nach den sozialen Verhältnissen sehr verschieden. In den Vereinigten Staaten sind die Kinder der obersten Schichten denen der Arbeiterbevölkerung im Längen- und Gewichtswachstum nur etwa ein $1/_2$ Jahr voraus (MEREDITH), während in England, wo die sozialen Unterschiede, und insbesondere die Unterschiede in der Ernährungsweise viel krasser waren, der Vorsprung der Kinder von Vätern freier Berufe vor denen der Arbeiter meist 1—2 Jahre betragen hat. Sehr gering sind die sozialen Unterschiede auch in Dänemark. In den meisten Ländern waren die sozialen Unterschiede im Wachstum am Ausgang des vorigen Jahrhunderts bedeutend größer als sie es heute sind. Auch die geschlechtliche Reifung, beurteilt nach dem durchschnittlichen Menarchealter, tritt bei den Kindern der wohlhabenderen Schichten meist $1/_2$—1 Jahr früher ein, als bei den Arbeiterkindern. Dabei ist bemerkenswert, daß die Beschleunigung der geschlechtlichen Entwicklung bei den besser gestellten Schichten nicht ganz mit der Beschleunigung ihres Größen- und Gewichtswachstums Schritt hält.

Die Pubertätsbeschleunigung des Wachstums tritt nämlich bei den Kindern der Wohlhabenden bei höherer Durchschnittsgröße und bei höherem Durchschnittsgewicht auf, als bei den Kindern der armen Bevölkerung. AMMON, der dies relative Zurückbleiben der geschlechtlichen Entwicklung hinter dem Größenwachstum erstmalig bei Badener Gymnasiasten beobachtete, machte hierfür einen hemmenden Einfluß der geistigen Tätigkeit auf die Geschlechtsentwicklung verantwortlich. Von einer anderen Seite konnten PELLER und ZIMMERMANN diese Phasenverschiebung zwischen kindlichem Wachstum und sexueller Reifung bestätigen. Sie fanden überdurchschnittlich große und schwere Mädchen aus Arbeiterkreisen häufiger bereits geschlechtsreif als gleichaltrige und gleich große bzw. gleich schwere Mädchen aus günstigerem sozialem Milieu. In ihrem Gesamtmaterial waren dagegen, wie es durchweg die Regel ist, die Mädchen der besser gestellten sozialen Schichten in der sexuellen Entwicklung deutlich voraus. Erst die Phasenverschiebung zwischen kindlichem und Pubertätswachstum macht verständlich, daß die Angehörigen der wohlhabenderen Schichten auch als Erwachsene noch größer sind als die der armen Bevölkerung. Wären die sozialen Unterschiede im Wachstum nur Tempounterschiede, so wären keine Unterschiede der Erwachsenengröße zu erwarten. Tatsächlich kommt das Wachstum der Kinder der wohlhabenden Schichten früher zum Abschluß als bei den ärmeren Schichten. Trotzdem erreicht es dabei ein höheres Endergebnis.

Es ist oft behauptet worden, daß die Kinder der Oberschicht „leptosomer" als die Kinder der Arbeiterbevölkerung seien. Sie sind dies jedoch nur in dem Maße, wie es ihrem Vorsprung in der körperlichen Entwicklung entspricht. Im Kindesalter wird der Habitus ja von Jahr zu Jahr leptosomer. Die Kinder der Wohlhabenden stehen auf einer fortgeschritteneren und daher „leptosomeren" Entwicklungsstufe als die Kinder der ärmeren Bevölkerung. Sie sind aber im Durchschnitt ebenso schwer wie gleich große Arbeiterkinder (RIETZ; DIKANSKI; BOWDITCH). Bei Berücksichtigung der Körper*höhe* ergibt sich oft sogar eine Gewichtsüberlegenheit der Kinder der höheren sozialen Schichten (PELLER und ZIMMERMANN; DE CASTRO, DE SOUZA LUL und BORGES; BRYAN und GREENBERG). PREVOSTI hat hieraus geschlossen, daß die Kinder der ärmeren Bevölkerung leptosomer seien. Dies geringere Gewicht der Arbeiterkinder im Vergleich zu gleichgroßen Kindern der Wohlhabenden wird anscheinend nur dort beobachtet, wo ganz beträchtliche Ernährungsunterschiede bestehen. Andere Untersucher fanden eine geringe Gewichtsüberlegenheit der Jahrgänge aus ärmerem Milieu über die jüngeren Jahrgänge von gleicher Durchschnittsgröße aus wohlhabendem Milieu (LUBINSKI; BROMAN, DAHLBERG und LICHTENSTEIN). Dies letztere Verhalten wird vorwiegend in den Jahren nach der Pubescenz beobachtet, vielleicht weil jetzt bei den Kindern der ärmeren Bevölkerung die körperliche Arbeit als ein Faktor, der vorwiegend das Längenwachstum hemmt (s. S. 73) und die Breitenentwicklung fördert. ihren Einfluß bemerkbar macht. In diesem Sinne können die folgenden Zahlen, die einem unveröffentlichten Bericht der Gesundheitsbehörde der Hansestadt Hamburg entnommen sind, interpretiert werden:

Tabelle 58. *Körperhöhe und Gewicht von Hamburger Schülern im Jahre 1950.*

Alter Jahre	Volksschulen		Berufsschulen		Oberschulen	
	cm	kg	cm	kg	cm	kg
11—12	142,5	34,0			147,1	37,0
12—13	146,8	37,0			150,3	39,0
13—14	152,1	40,9			155,4	43,0
14—15	158,0	45,5	(162,9)	(51,4)	161,9	48,4
15—16	164,1	51,0	166,0	53,9	167,8	54,1
16—17			169,3	57,4	172,9	59,8
17—18			171,7	60,9	175,7	63,5
18—19			174,3	63,9	177,1	66,2

(Die 14jährigen Berufsschüler stellen eine Auslesegruppe dar, da nur die körperlich kräftigsten in diesem Alter bereits in die Lehre gehen.)

Sieht man sich diese Zahlen näher an, so bemerkt man, daß das Verhältnis von Körperhöhe und Gewicht bei den Volksschülern (die in der Großstadt kaum körperlich arbeiten) und den Oberschülern bei gleichen Durchschnittsgrößen praktisch identisch ist, daß also die Oberschüler nur in der Entwicklung $1/_2$—1 Jahr voraus sind. Anders wird es bei den Berufsschülern, die in der Lehre stehen und großenteils körperlich arbeiten. Bei diesen sind die Durchschnittsgewichte etwa $1^1/_2$—2 kg höher als die bei gleichgroßen Oberschülern.

(Über den Einfluß der körperlichen Arbeit auf die Körper*form* s. S. 102.)

Gruppiert man Kinder nach ihrer Geschwisterzahl, so findet man, daß die einzigen Kinder im Durchschnitt am größten sind und daß die Durchschnittswerte von Körperhöhe und Gewicht mit steigender Geschwisterzahl abnehmen (BOAS). TRÉMOLIÈRES und BOULENGER fanden bei über 16000 Rekruten des Seine-Departements bei den Einzelkindern eine durchschnittliche Größe von 170,3 cm und ein Gewicht von 61,3 kg, bei Söhnen aus Familien mit 9 Kindern dagegen 167,4 cm und 58,9 kg. Elfjährige Einzelkinder in Schottland hatten ein durchschnittliches Gewicht von 32,6 kg, Kinder mit 3 Geschwistern von 30,9 kg (THOMSON). BROCKINGTON fand, daß das jährliche Wachstum der Kinder mit der Anzahl der Geschwister abnimmt. *Die negative Korrelation zwischen Kinderzahl pro Familie und Wachstum beruht wohl darauf, daß einerseits die kinderreichen Familien durchschnittlich ärmeren Bevölkerungsschichten angehören, und andererseits darauf, daß in der ärmeren Bevölkerung die Kinderzahl der entscheidende begrenzende Faktor für die Ausgaben für Ernährung* ist. Daher ist nicht nur Größe und Gewicht, sondern auch Hämoglobingehalt des Blutes und Druckkraft bei Kindern aus kinderarmen Familien größer als bei Kindern mit zahlreichen Geschwistern (YUDKIN).

Vergleicht man dagegen Geschwister miteinander, die ja im gleichen Milieu aufwachsen, so sind nicht nur bei der Geburt die erstgeborenen am leichtesten, sondern bis ins Erwachsenenalter bleibt ein geringer Vorsprung der nachgeborenen vor den erstgeborenen erhalten (BALDWIN und SMITH; SCHLESINGER). Die Unterschiede sind freilich gering: PEARSON fand die älteren Brüder 0,15 cm kleiner als die jüngeren, BOWLES fand eine Differenz von 1,1 cm zugunsten der jüngeren Brüder.

9. Beziehungen zwischen körperlicher und geistiger Entwicklung.

Zwischen dem Schulerfolg der Kinder oder ihren Leistungen in Intelligenztests und ihrer Körperhöhe oder ihrem Gewicht bestehen positive Korrelationen. *Die positive Korrelation zwischen Intelligenz und Wachstum ist mindestens vom 2. Lebensjahr ab nachweisbar. Sie ist am höchsten während der Pubertät und nimmt danach wieder langsam ab,* so daß im Erwachsenenalter der Zusammenhang zwischen Intelligenz und Körperhöhe höchstens ein sehr loser ist.

Für 2—8jährige Knaben fand BAYLEY eine Korrelation zwischen Körperhöhe und Intelligenzquotient von $+0,20$, für Mädchen derselben Altersstufe von $+0,22$. ABERNETHY berechnete für 8—17jährige Knaben einen Korrelationskoeffizienten von $+0,26$, für 8—16jährige Mädchen von $+0,16$. MURDOCK und SULLIVAN fanden eine Korrelation von $+0,16$ zwischen Gewicht und Intelligenzquotient und von $+0,14$ zwischen Körperhöhe und Intelligenzquotient. Die niedrige Größenordnung dieser Korrelationskoeffizienten zeigt, daß die Beziehung zwischen körperlicher und geistiger Entwicklung sehr unregelmäßig ist, daß also beide weitgehend unabhängig voneinander variieren. In erster Linie ist das Intelligenzalter vom tatsächlichen Alter abhängig. BURT fand zwischen Intelligenzalter und tatsächlichem Alter Korrelationen von $+0,86$ bis $+0,91$. Wenn BURT in London bei 1013 Knaben von 7 bis 14 Jahren eine Korrelation von $+0,48$ zwischen Körperhöhe und Intelligenzalter, von $+0,38$ zwischen Gewicht und Intelligenzalter, und bei 764 Mädchen von 7—14 Jahren eine Korrelation von $+0,36$ zwischen Gewicht und Intelligenzalter und von $+0,51$ zwischen Körperhöhe und Intelligenzalter gefunden hat, so beruhen diese höheren Werte wohl darauf, daß sein Material sozial sehr viel weniger einheitlich war als das der zitierten amerikanischen Autoren. Es enthielt eine große Anzahl unterdurchschnittlich begabter und selbst schwachsinniger Kinder aus ungünstigsten sozialen Verhältnissen, die großenteils deutliche Zeichen von Unterernährung boten. Bei amerikanischen Studenten und Studentinnen fand ABERNETHY Korrelationskoeffizienten von 0,00 bis —0,09 zwischen Intelligenztestleistungen und Körperhöhe oder Körpergewicht. Bei einem sozial so einheitlichen Material, bei dem natürlich immer noch eine bedeutende Variabilität der Körpergröße und der Intelligenz besteht, variieren also beide völlig unabhängig voneinander. Jedenfalls gilt dies für das Erwachsenenalter.

Wenn man begabtere Kinder im Durchschnitt schlankwüchsiger als weniger begabte gefunden hat, so rührt dies daher, daß die körperliche

Entwicklung mit zunehmender Schlankheit der Körperform einhergeht, so daß harmonisch vorausentwickelte Kinder schlankwüchsiger als gleich alte, in allen Maßen harmonisch zurückgebliebene, sind. Berücksichtigt man diese Unterschiede in der Entwicklungsstufe, so sind die intelligenteren Kinder sogar durchschnittlich etwas schwerer. BURT berechnete die partiellen Korrelationskoeffizienten zwischen Gewicht und Intelligenzalter bei konstantgehaltenem Alter und konstantgehaltener Körperhöhe und fand sie für Knaben + 0,21 und für Mädchen + 0,17. Es sind also unter einer Gruppe von Kindern gleichen Alters und gleicher Körperhöhe die intelligenteren etwas schwerer, die dümmeren etwas leichter. Ähnlich fand HOLLINGWORTH bei überdurchschnittlich begabten Kindern (Intelligenzquotient über 135) nicht nur größere Körperhöhe, sondern auch für die Körperhöhe ein höheres Gewicht als bei Kindern mit durchschnittlicher Intelligenz.

Im Erwachsenenalter, wenn sich *die* Unterschiede im Körperbau, die lediglich auf Unterschieden in der Entwicklungsstufe beruhten, ausgeglichen haben, besteht keine Beziehung mehr zwischen Intelligenz und Körperbau. HEIDBREDER fand bei 500 Studenten einen Korrelationskoeffizienten von + 0,04 zwischen dem Gewichts-Längen-Index und der Leistung in Intelligenztests, bei 500 Studentinnen von + 0,03. Trotz der relativ großen Zahlen waren diese Korrelationskoeffizienten nicht signifikant von Null verschieden. KLINEBERG, ASCH und BLOCK verglichen typisch „pyknische" mit typisch „leptosomen" Studenten in einer Anzahl von Tests. Signifikante Unterschiede in der Intelligenz waren zwischen den beiden Gruppen nicht vorhanden.

Auch zwischen geschlechtlicher Reifung und Intelligenz besteht eine geringe positive Korrelation. DIMOCK fand frühreifende Knaben durchschnittlich etwas intelligenter als spätreifende, jedoch waren die frühreifenden in der sozialen Stellung deutlich überlegen. Hierdurch erklären sich mindestens teilweise die beobachteten Unterschiede. Bei einem sozial uneinheitlichen Material italienischer Mädchen in New York fand FRANZBLAU eine partielle Korrelation zwischen Menarchealter und Intelligenztestergebnis von —0,177 ± 0,045, bei einem sozial einheitlicheren Material dänischer Mädchen in den Vereinigten Staaten von —0,080 ± 0,042. Eine geringe Korrelation zwischen Menarchealter und Intelligenz fand ABERNETHY auch bei sozial sehr einheitlichem Material. Nach der Pubertät gleichen sich die Intelligenzunterschiede zwischen früh- und spätreifenden Mädchen wieder aus (JONES).

In diesen Zusammenhang gehört auch die niedrige Körperhöhe der Hilfsschüler im Vergleich zu höheren Schülern. Sicher ist diese teilweise eine Folge ihrer ungünstigeren Umwelt. DUNCAN fand eine Gruppe von 9—16jährigen Debilen, die unter besonders günstigen Pflege- und Ernährungsbedingungen lebten, in Gewicht und Größe normalen

Vergleichskindern überlegen. Sehr bemerkenswert ist die Tatsache, daß die Hamburger Hilfsschüler des Jahres 1950 vom 9. bis zum 14. Lebensjahr regelmäßig 3—6 cm *größer* und 3—4 kg *schwerer* als die Hamburger Gymnasiasten des Jahres 1877 waren, jedoch 6—8 cm kleiner und 4—5 kg leichter als die Oberschüler von 1950! (KOTELMANN, sowie Zahlen der Gesundheitsbehörde der Hansestadt Hamburg.)

Etwas deutlichere Beziehungen als zur Intelligenz hat die körperliche Entwicklung zu Temperament und Vitalität. Frühentwickelte, große und kräftige Kinder sind im Durchschnitt etwas lebhafter, entfalten mehr Initiative, zeigen mehr Sinn für die Wirklichkeit und die Gemeinschaft und nehmen häufiger eine führende Rolle in ihren Spiel- und Klassengemeinschaften ein, als in Wachstum und sexueller Entwicklung zurückgebliebene Kinder, die eher still und schüchtern sind, sich lieber zurückziehen und oft Tagträume der Wirklichkeit vorziehen (EHL; CABOT; KINSEY, POMEROY und MARTIN). Hypermotorische und nervöse Kinder sind seltener überdurchschnittlich groß und schwer und häufiger unterdurchschnittlich in Größe und Gewicht als ruhige, ausgeglichene Kinder, wie v. HARNACK an einem großen, unausgelesenen Material feststellen konnte.

Die hormonalen Faktoren, welche die körperliche Entwicklung so entscheidend beeinflussen, lassen — abgesehen vom Schwachsinn bei Unterfunktion der Schilddrüse — die Intelligenzentwicklung praktisch unberührt, wie aus den Erfahrungen bei endokrin bedingter Pubertas praecox hervorgeht. Bei diesen sexuell frühzeitig entwickelten Kindern sind Körperhöhe, Gewicht und Ossifikation weit über den Altersdurchschnitt hinaus fortgeschritten, die Intelligenz entspricht jedoch dem Alter (GESELL, THOMS, HARTMAN und THOMPSON; SECKEL).

Für die Deutung der Beziehungen zwischen körperlicher und intellektueller Entwicklung kommen die folgenden Gesichtspunkte in Betracht:

1. Die intelligenteren Kinder stammen durchschnittlich aus wohlhabenderen Familien, und damit aus einem Milieu, das für ihre körperliche Entwicklung günstig ist. Auch bei gleichem wirtschaftlichem Milieu ist die Intelligenz der Mutter sehr wichtig für die Pflege und Ernährung des Kindes.

2. Schwächliche körperliche Entwicklung beeinträchtigt Vitalität, Konzentrationsfähigkeit und Selbstvertrauen der Kinder, die ja neben der ererbten Anlage auch am Zustandekommen von Schulleistungen und Testergebnissen beteiligt sind.

3. Bei der Wahl des Ehepartners werden großgewachsene Individuen etwas bevorzugt. Die Intelligenteren und wirtschaftlich Bessergestellten haben im allgemeinen mehr Auswahl unter möglichen Partnern. Dadurch kann es zu einer Anhäufung von Erbanlagen zu hohem Wuchs in den Sippen der Intelligenteren kommen.

4. Gewisse endogene und exogene pathologische Störungen (Kretinismus, cerebrale Schäden, verschiedene Erbleiden) hemmen gleichzeitig

die körperliche und geistige Entwicklung. Abgesehen von solchen organischen Erkrankungen verlaufen aber geistige und körperliche Entwicklung bemerkenswert unabhängig voneinander.

10. Psychische Einflüsse.

Überbürdung der Kinder durch Anforderungen der Schule kann das Wachstum hemmen (KEY; SCHMID-MONNARD; SCHLESINGER). WIDDOWSON und MCCANCE sahen bei Knaben von zwei englischen Public schools während der Ferien deutlich stärkeres Längen- und Gewichtswachstum als während der Schulzeit. ALLEN beobachtete, daß das Längen- und Gewichtswachstum englischer Schulkinder im letzten Monat jedes Schultrimester deutlich abnahm, in den Ferien aber beschleunigt war. Dabei war die Abnahme der Wachstumsgeschwindigkeit stärker in den Schulen, die besonders strenge Anforderungen an die Kinder stellten. MAKOWER fand bei jüdischen Gymnasiasten in Wilna das Längenwachstum sogar fast ausschließlich auf die Ferienzeit konzentriert. CHEESMAN sah bei während des Krieges aus London evakuierten Schulkindern während einer 6monatigen erzwungenen Entspannung von allem erzieherischen Druck Gewichts- und Längenzunahmen, die deutlich über die zu erwartenden hinausgingen.

Auch seelische Schwierigkeiten, unter denen Kinder in liebloser Umgebung leiden, können das Wachstum hemmen (BINNING; FRIED und MAYER; WIDDOWSON). Die Kinder werden dabei gedrückt und verängstigt, essen schlecht und gedeihen nicht mehr richtig. Salomons Spruch: „Es ist besser ein Gericht Kraut mit Liebe, denn ein gemästeter Ochse mit Haß", scheint bis in den physiologischen Bereich herab seine Gültigkeit zu haben. BURN fand bei 250 Knaben, die 2—3 Jahre in einer Camp-Schule unter sehr guten hygienischen Bedingungen zubrachten, deutlich schlechteres Wachstum als bei vergleichbaren Kindern, die im Elternhaus blieben. TALBOT, SOBEL, BURKE, LINDEMANN und KAUFMAN fanden unter 100 abnorm kleinen Kindern 51 Fälle, die weder erbliche Belastung mit Kleinwuchs noch eine bestimmte pathologische Ursache für ihr Zurückbleiben zeigten. Praktisch alle diese Fälle hatten jedoch, meist infolge seelischer Schwierigkeiten, lange Zeit hindurch zu wenig gegessen. Behebung der seelischen Schwierigkeiten führte in den meisten Fällen zu besserem Appetit, danach zu besserer Gewichtszunahme und schließlich zu besserem Wachstum. Die amerikanischen Autoren nehmen die folgende Wirkungskette an: a) emotionelle Schwierigkeiten führen zu Anorexie und damit Unterernährung, b) Unterernährung führt zu Hypopituitarismus, c) Hypopituitarismus führt zu vermindertem Wachstum. Wichtig ist, daß auch bei normalen Kindern Stimmung, Appetit und Wachstum weitgehend parallel gehen (ARNOLD, CLARKE, FRASER, JOKL und KLOPPERS; HINCKS; MECHAM). Doch wird der Appetit zweifellos weniger durch psychische Einwirkungen als durch den Wachstumsbedarf des Organismus geregelt. Zu kleine Kinder sind in erster Linie nicht deshalb klein, weil sie geringen Appetit haben und wenig essen, sondern sie haben vielmehr umgekehrt wenig Appetit, weil ihr Wachstum gering ist. Bei diesen langsam wachsenden Kindern entstehen emotionelle Schwierigkeiten häufig erst sekundär, nämlich wenn die besorgten Eltern ihr Kind gegen dessen Natur ständig antreiben, mehr zu essen. Ehe man also im Einzelfall eingehend die Umstände erforscht hat, kann man aus dem Zusammentreffen von Appetitlosigkeit und Minderwuchs nicht auf einen ursächlichen Zusammenhang in einer bestimmten Richtung schließen (TEZNER). Jedoch bleibt wohl kein Zweifel, daß eine liebevolle Umgebung, in der das Kind psychisch gut gedeiht, förderlicher für dessen körperliche Entwicklung ist als eine freudlose Umwelt, in der es seelisch und körperlich welkt. Für den „Hospitalismus" der älteren Autoren sind solche seelischen Momente sicherlich mitverantwortlich.

Auf wenig sicherem Boden bewegen wir uns bei der Diskussion der Frage, ob psychische Reize oder geistige Beanspruchung das Wachstum fördern können. Dies ist im Zusammenhang mit dem Problem der Wachstumsunterschiede zwischen verschiedenen sozialen Schichten, zwischen Stadt- und Landbevölkerung und zwischen verschiedenen Generationen immer wieder behauptet worden (ARNOLD; STETTNER). Die Großstadt mit ihrem unruhigen Verkehr, mit Filmen, Radio und Lichtreklame, speziell aber die intellektuelle Beanspruchung der Kinder, sollen eine Fülle von sog. „sympathicotonen" Reizen liefern, die das Wachstum beschleunigen sollen (BENNHOLDT-THOMSEN; DE RUDDER). So schwierig es ist, aus einem derart komplexen Sachverhalt bindende Schlüsse zu ziehen, so scheinen doch die Tatsachen deutlich genug *dagegen* zu sprechen, daß das „Urbanisationstrauma" das Wachstum oder die geschlechtliche Reife fördert (s. S. 83). Was speziell die sog. „sympathicotonen" Reize betrifft, so ist zum mindesten im Tierexperiment bewiesen worden, daß alle sympathicus-erregenden Reize auf dem Umwege über das adrenocorticotrope Hormon der Hypophyse (ACTH) zu einer vermehrten Produktion des „*Antiwachstumshormons*" 17-Hydroxy-11-Dehydro-corticosteron der Nebennierenrinde führen, das auf Eiweißansatz, Gewichtszunahme und Wachstum der Knochenepiphysen hemmend, antagonistisch zum Wachstumshormon, wirkt.

11. Stadt und Land.

Verschiedene Untersucher haben eine geringe Überlegenheit der Stadtkinder über die Landkinder in Körperhöhe und Gewicht festgestellt. Keineswegs handelt es sich hier jedoch um einen regelmäßigen Befund. Viele Autoren haben Wachstumsunterschiede zwischen Stadt- und

Landkindern überhaupt vermißt. In einigen der umfangreichsten Untersuchungen ergab sich sogar eine Überlegenheit der Landkinder in Körperhöhe und Gewicht (Tuxford und Glegg: fast 600000 englische Schulkinder; Peiper: über 42000 pommersche Schulkinder; Annual Report of the Principle Medical Officers of Health of New South Wales: 200000 australische Schulkinder; Woodbury: 75000 nordamerikanische Kleinkinder). Von besonderem Wert in diesem Zusammenhang sind die Zahlen des 1946—48 in Irland durchgeführten National Nutrition Survey, weil sie Körpergrößen und Gewichte nicht nur nach Stadt und Land, sondern auch nach den Berufen der Eltern der Kinder gruppiert enthalten, und weil ausführliche Angaben über die von den verschiedenen sozialen Gruppen in Stadt und Land verzehrten Nahrungsmittel gemacht werden. Ich gebe von den Zahlen, die sich auf insgesamt 14835 Kinder beziehen, einige der wichtigsten wieder:

Tabelle 59. *Durchschnittliche Körperhöhen irischer Knaben in Stadt und Land.*

Alter Jahre	Stadt		Land			
	Kinder von		Kinder von			
					Farmern	
	ungelernten Arbeitern	unteren freien Berufen	ungelernten Arbeitern	unteren freien Berufen	unter 1,2 ha	über 1,2 ha
5	105	109	107	110	106	110
7	117	121	117	121	119	121
9	126	130	128	130	130	130
11	135	140	136	142	139	138
13	144	147	145	—	146	148

Wo der Wohlstand und damit die Ernährung und Pflege der Kinder einigermaßen gleich sind, hat die Tatsache des Land- oder Stadtlebens offenbar keinen Einfluß auf das Wachstum. Die Unterschiede im Wachstum und in der endgültigen Körperhöhe, die in manchen Ländern zugunsten der Stadtbevölkerung gefunden werden, sind bedeutend geringer als die Unterschiede zwischen den verschiedenen sozialen Schichten innerhalb der Stadt- oder innerhalb der Landbevölkerung. Sie hängen wohl nicht mit dem Stadtleben als solchem zusammen, sondern mit dem größeren Wohlstand, den in vielen Ländern die Stadtbevölkerung genießt.

Vereinzelt sind getrennt aufgewachsene eineiige Zwillingspaare beobachtet worden, von denen der eine Partner auf dem Lande und der andere in der Stadt groß wurde, so die Zwillingsschwestern Mary und Mabel von Newman. Mabel hatte ihr ganzes Leben auf einer verhältnismäßig wohlhabenden Farm zugebracht und dort ziemlich schwere Haushaltsarbeit getan, während ihre Schwester Mary vom 6. Lebensjahr an in der Stadt lebte, wenig körperliche Arbeit zu leisten hatte und die höhere Schule besuchte. Mabel war fast 4 cm größer als ihre städtische Schwester. Bei den Zwillingsbrüdern „C" und „O" von NEWMAN war der in der Stadt aufgewachsene „C" etwa 1 cm größer als der auf dem Lande aufgewachsene „O", der aber auch die höhere Schule besucht hatte. In beiden Fällen waren die größeren Zwillingspartner auch deutlich schwerer. YATES und BRASH haben einen weiteren hierhergehörigen Fall beschrieben, bei dem der in der städtischen Umwelt und unter wirtschaftlich ungünstigeren Bedingungen aufgewachsene Zwillingsbruder in Körperhöhe und Gewicht deutlich unterlegen, in der Intelligenz jedoch überlegen war. Ein von WEITZ beschriebenes eineiiges Zwillingspaar hatte sich bis zum 14. Lebensjahr in Größe und Gewicht völlig gleich entwickelt, $1^1/_2$ Jahre später hatte Karl, der zu Hause auf dem Dorfe blieb und sich dort gut nähren konnte, seinen Bruder Ernst, der in der Stadt in die Lehre kam und dort ungenügende Ernährung erhielt, um 6,5 cm und 4 kg überholt. Bei einer zweiten Messung $^3/_4$ Jahre später hatte bessere Ernährung bei Ernst die Größendifferenz bereits wieder auf 4,9 cm vermindert.

Auch die sexuelle Reifung tritt in vielen Gegenden bei der Landbevölkerung später ein als bei der Stadtbevölkerung. Doch gilt dies wohl nur dort, wo die Kinder auf dem Lande schlechter ernährt sind als die in der Stadt. Das Stadtleben als solches kann kaum der entscheidende Faktor sein, denn eine ganze Anzahl von Untersuchern fanden an großem Material einen Vorsprung der ländlichen Jugend vor der städtischen in der geschlechtlichen Entwicklung (QUEIREL und ROUVIER; L. MAYER; LINTZ und MARKOW; BALDWIN; SCHWIDETZKY; MADISSON; WILSON und SUTHERLAND).

Bemerkenswert ist die Feststellung von SCHLAGINHAUFEN, daß die Variabilität der Körperhöhe in der Schweiz in den Städten geringer ist als in den ländlichen Kantonen, d. h. aber, daß die hier größere Körperhöhe der Städter mehr dadurch bedingt ist, daß in den Städten weniger Kleine sind, als dadurch, daß in ihnen mehr Große sind.

Wenig überzeugend sind die Argumente für die Hypothese, daß mit der Wanderung vom Lande in die Stadt eine Auslese nach der Körperhöhe verbunden sei. Die beobachteten Unterschiede sind gering und in ihrer Richtung uneinheitlich. Ob es sich dabei um Auslesewirkungen oder um Umwelteinflüsse handelt, ist fraglich. AMMON fand in Freiburg geborene Rekruten durchschnittlich 165,7 cm groß, zugewanderte Freiburger 164,8 cm und im Landbezirk Freiburg Ansässige 165,4 cm. ROSE fand nach Dresden eingewanderte Sachsen durchschnittlich 0,6 cm kleiner als geborene Dresdener und 0,5 cm kleiner als die ländliche Bevölkerung Sachsens. MACKEPRANG gibt als Durchschnittsgröße für in Kopenhagen geborene Wehrpflichtige 169,7 cm, für außerhalb der Stadt geborene und später zugewanderte 170,1 cm an. Nach SCHWIDETZKY waren die geborenen Breslauer durchschnittlich 168,4 cm, die zugezogenen

167,9 cm groß. PESSLER fand in Hannover geborene Männer durchschnittlich 169,7 cm groß, vom Lande nach Hannover gezogene 169,9 cm.

12. Wanderung.

Körpermessungen an etwa 90000 Rekruten aus England, Schottland und Wales haben gezeigt, daß diejenigen, die im Alter von 20 Jahren von ihrem Geburtsort entfernt lebten, durchschnittlich 0,8 cm größer als die am Heimatort verbliebenen waren. Dieser geringe Gruppenunterschied ist nicht beweisend für eine biologische Auslese der Wanderer, denn das Hauptmotiv der Binnenwanderung ist der Zug in Gebiete mit höheren Löhnen, so daß mit der Wanderung meist eine soziale Verbesserung einhergeht, die für das vermehrte Wachstum verantwortlich sein könnte. In Deutschland war zum mindesten vor dem Ersten Weltkriege die Binnenwanderung nicht mit solchen Unterschieden der Körperhöhe verbunden. EVERT fand bei einer statistischen Analyse der Körperhöhe von insgesamt 17000 Soldaten des deutschen Heeres, daß unter den Auswanderern aus Norddeutschland nach Sachsen und Bayern mehr kleinwüchsige und weniger großwüchsige Männer als unter den in Norddeutschland gebliebenen waren. Die Körperhöhenverteilung der in Sachsen geborenen und nach Preußen ausgewanderten Männer war praktisch identisch mit der der in Sachsen gebliebenen, während die in Bayern geborenen und nach Preußen ausgewanderten Soldaten einen etwas größeren Prozentsatz kleinwüchsiger, aber den gleichen Prozentsatz großwüchsiger hatten als die in Bayern gebliebenen. COLLIGNON hat an der französischen Rekrutierungsstatistik zeigen können, daß die Rekruten aus der ehemaligen Grafschaft Limousin die kleinsten in ganz Frankreich waren. Jene Rekruten aber, die in dieser Gegend geboren, jedoch infolge Wegziehens ihrer Eltern anderswo in Frankreich aufgewachsen waren, erreichten normale Größe, während umgekehrt solche, die anderswo geboren waren, aber während ihrer Wachstumsjahre in der Grafschaft Limousin lebten, die dortige kleine Statur annahmen. COLLIGNON macht hierfür die schlechten hygienischen Verhältnisse und Ernährungsbedingungen dieser Gegend verantwortlich.

Für die größere Körperhöhe von Auswanderergruppen im Vergleich zur Bevölkerung der Heimatländer, wie sie an Europäern, Japanern, Chinesen und Mexikanern in den Vereinigten Staaten, Polen in Brasilien, Chinesen und Japanern in Hawaii und Indern in Ostafrika beobachtet worden ist, kommen *Auslesevorgänge in dem Sinne, daß die Auswanderer eine besondere biologische Auslesegruppe darstellen,* weniger in Betracht, *als die Besserung der wirtschaftlichen Verhältnisse. Denn der Unterschied zur Heimatbevölkerung ist nicht bei den erwachsenen Auswanderern, sondern erst bei ihren Kindern nachweisbar* (GOLDSTEIN; STOLYHWO;

VALLOIS; WISSLER). LASKER hat die Unterschiede zwischen in China geborenen Einwanderern in die Vereinigten Staaten und deren in der neuen Heimat geborenen Nachkommen untersucht. Der Hauptunterschied bestand in der Zunahme der Körpergröße und aller damit stark korrelierten Maße des Rumpfes und der Glieder. LASKER glaubt, ähnlich wie STOLYHWO und WISSLER, an eine Wirkung der neuartigen Ernährungsweise. Gegen die These, daß das stärkere Wachstum der Auswanderer auf einer Auslese besonders lebhafter und reizempfänglicher Individuen und einer „accelerierenden" Wirkung der neuen psychischen Umwelt beruht, lassen sich die vergleichenden Untersuchungen von RITA HAUSCHILD an badischen Auswanderern in einer ländlichen Siedlung in Venezuela und der Bevölkerung ihrer Heimatdörfer im Kaiserstuhl-Gebiet anführen. Die Auswanderer in Venezuela waren zwar 3 cm größer als die Heimatbevölkerung, RITA HAUSCHILD vermerkt aber ausdrücklich, daß bei ihnen eine gewisse geistige Trägheit und Versonnenheit festzustellen sei: sie machten einen „vertroddelten" Eindruck, vor allem auch, wenn sie in ihrer schüchternen, unbeholfenen Art im intensiven Straßenverkehr der schnellebigen Hauptstadt erschienen. Jedoch lebten die Auswanderer in bedeutendem Wohlstand und verzehrten reichlich Fleisch, Eier und Milchprodukte. *Übrigens entwickeln sich keineswegs alle Auswanderergruppen beschleunigt im Vergleich zur Heimatbevölkerung. Auswanderer in wirtschaftlich ungünstigere Gegenden zeigen im Gegenteil eine Hemmung der geschlechtlichen und körperlichen Entwicklung* (MIROW: Menarchealter bei deutschen Auswanderern in Polen verglichen mit dem der Herkunftsdörfer; SCHÄUBLE: Vergleich von Schwarzwälder Bauern im rumänischen Banat mit den Nachkommen der Daheimgebliebenen).

13. Zeitliche Wandlungen des Wachstums.

Nicht nur die Neugeborenenmaße (s. S. 23), sondern auch Länge und Gewicht in den folgenden Jahren haben in vielen Ländern seit dem Beginn des 19. Jahrhunderts zugenommen. Die folgenden beiden Tabellen zeigen, daß diese säkulare Größenzunahme bereits im Säuglingsalter recht deutlich ist.

Tabelle 60. *Körperhöhe amerikanischer Säuglinge und Kleinkinder [Durchschnittswerte nach 158 verschiedenen Autoren, gruppiert nach dem Jahr der Veröffentlichung. (Nach* MEREDITH.)]

Alter	1850—1909	1910—1925	1926—1941
Geburt	49,9	50,4	50,4
3 Mon.	56,6	60,5	60,2
6 ,,	62,1	66,2	66,7
12 ,,	70,3	73,2	75,3
18 ,,	75,6	79,3	81,5
24 ,,	82,8	84,2	87,0

Tabelle 61. *Körperhöhe deutscher Kinder im Alter von 12 Monaten.*

Autor	Ort		Knaben	Mädchen
BENEKE	1882	Marburg	71	69,5
SCHMID-MONNARD	1894	Halle	70,2	70,5
HEUBNER	1911		70,3	69,2
CAMERER[1]	1901		75,4	74,7
ADAM	1933	Hamburg 1927/28	74	74
WOLFF	1942	Breslau 1937/38	75	75
FIERLINGS	1939	Greifswald 1929/36	76,2	73,9

Die durchschnittliche Körperhöhe am Ende des 1. Lebensjahres hat danach in den letzten 50 Jahren um rund 6—7% zugenommen, während die Länge der Neugeborenen im gleichen Zeitraum nur etwa 1—2% zugenommen hat. Die prozentuale Zunahme der Körperlänge ist damit für das Säuglingsalter von etwa der gleichen Größenordnung wie für das spätere Kindesalter. So hatte die Körperhöhe der Jenaer Volksschüler von $6^1/_2$ Jahren zwischen 1878—80 und 1932—33 um 7% zugenommen ($6^1/_2$jährige Knaben von 109,1 auf 116,7 cm, $6^1/_2$jährige Mädchen von 109,1 auf 116,4 cm, Zahlen nach MÜLLER und HUMMEL). Die Körperhöhe 7jähriger schwedischer Volksschülerinnen hatte von 1883 bis 1938/39 um 7%, die schwedischer Volksschüler um 8% zugenommen (BROMAN, DAHLBERG und LICHTENSTEIN).

Mit dem stärkeren Wachstum der jüngeren Generationen geht eine Vorverlegung der geschlechtlichen Reifung einher. *Das durchschnittliche Menarchealter hat sich* in Skandinavien, England und Deutschland *in den letzten 100 Jahren um etwa 2 Jahre verfrüht.* In etwa dem gleichen Maße hat sich bei Mädchen und Knaben das Pubertätsmaximum des Längen- und Gewichtswachstums vorverlegt. Die Folge hiervon ist, daß die Unterschiede der Generationen in der durchschnittlichen Körperhöhe am größten in dem Alter sind, in dem heute bereits ein großer Teil der Kinder das maximale Pubertätswachstum eben hinter sich hat, in dem aber die früheren Generationen noch größtenteils vor der Pubertät standen. So beträgt der Körperunterschied zwischen schwedischen höheren Schülern von 1883 und von 1938/39 im 13. Lebensjahr 15,2 cm (= 11%), im 14. Lebensjahr sogar 17,3 cm (= 12%) (BROMAN, DAHLBERG und LICHTENSTEIN). In dem Alter, in dem auch bei der älteren

---

[1] Die Zahlen von CAMERER, die während des letzten Viertels des 19. Jahrhunderts gesammelt wurden, liegen etwa ebenso hoch wie die aus neuerer Zeit. Dies liegt wohl daran, daß CAMERERs Material ausschließlich aus Kindern wohlhabender Familien, vorwiegend von Ärzten, stammte. Diese Kinder waren mit großer Sorgfalt aufgezogen, ihre Ernährung war niemals zu dürftig, aber ab und zu überreichlich. In CAMERERs Material beträgt die durchschnittliche Körperhöhe 19jähriger junger Männer 176,7 cm, sie entspricht damit etwa der durchschnittlichen Körperhöhe der gegenwärtigen deutschen Studenten.

Generation die Pubertät erreicht war, gleicht sich dieser Unterschied wieder teilweise aus: so sind die schwedischen jungen Männer von 20 Jahren in den Jahren 1938/39 nur noch 4,9 cm (= 3%) größer als ihre Altersgenossen von 1883. Das Wachstum ist also nicht nur beschleunigt, sondern auch das Endresultat ist größer. Dies hat einen besonderen Grund. Im allgemeinen geht ja Spätreife mit etwas überdurchschnittlicher Körperhöhe im Erwachsenenalter, Frühreife mit etwas unterdurchschnittlicher Erwachsenengröße einher (s. S. 46). Zunächst erscheint es daher paradox, daß trotz der deutlichen Vorverlegung der Geschlechtsreife die Erwachsenengröße zugenommen hat. Dieses Paradox löst sich jedoch auf, wenn man berücksichtigt, *daß die Vorverlegung der Pubertät nicht ganz mit dem gesteigerten Längen- und Gewichtswachstum Schritt gehalten hat.* Die Pubertät, beurteilt nach dem Wachstumsmaximum, tritt zwar heute in jüngerem Alter als früher ein, aber bei höherer Durchschnittsgröße und höherem Durchschnittsgewicht. Das Pubertätsmaximum des Längenwachstums lag bei schwedischen Knaben im Jahre 1883 zwischen dem 14. und 15. Lebensjahr (Zunahme von 149 auf 156 cm = +7 cm), in den Jahren 1938/39 zwischen dem 13. und 14. Lebensjahr (Zunahme von 158,5 auf 165,0 cm = + 6,5 cm). *Die Kinder der jüngeren Generation sind also bei Eintritt der Pubertät in der körperlichen Entwicklung weiter fortgeschritten, als es die Kinder im 19. Jahrhundert waren.*

Über die Zunahme der durchschnittlichen Körperhöhe jugendlicher Männer sind wir durch die umfangreichen Rekrutenstatistiken am besten orientiert. In Schweden hat die durchschnittliche Körperhöhe der Rekruten von 165,0 cm im Jahre 1840 auf 175,0 cm im Jahre 1949 (= + 10,0 cm), in Dänemark von 165,3 cm in den Jahren 1852—1856 auf 173,3 cm im Jahre 1942 (= + 8 cm), in den Niederlanden von 164,1 cm in den Jahren 1863 bis 1867 auf 173,4 cm im Jahre 1940 (= + 9,3 cm) und in Italien von 162,4 cm im Jahre 1874 auf 167,2 cm in den Jahren 1938—1939 (= + 4,8 cm) zugenommen. *Diese Zunahme ist nicht auf die vorwiegenden Industriestaaten beschränkt, sondern war in Agrarländern und selbst in relativ abgelegenen Berggegenden mindestens ebenso ausgesprochen,* wie die folgende Tabelle zeigen soll:

Tabelle 62. *Durchschnittliche Zunahme der durchschnittlichen Körperhöhe pro Jahrzehnt in verschiedenen Ländern.*

Land	Periode	Zunahme in 10 Jahren
Argentinien	1891—1924	8 mm
Estland	1878—1933	12 „
Slovenien	1903—1941	10 „
Savoyen	1811—1879	11 „
Dordogne	1890—1948	9 „
Japan	1892—1926	10 „

Die Größenunterschiede zwischen den Skandinaviern des frühen 19. Jahrhunderts und ihren gegenwärtigen Nachkommen sind bedeutender als die Größenunterschiede zwischen Skandinaviern und gleichzeitig lebenden Italienern und Spaniern (heute und damals). Auch sind die säkularen Unterschiede in der Körperhöhe größer als die zwischen den gleichzeitig lebenden Angehörigen der ärmsten und der wohlhabendsten Schichten innerhalb derselben Nation. Die säkulare Größenzunahme war bei den ärmeren Bevölkerungsschichten stärker als bei den wohlhabenderen (siehe Tab. 63 und 64).

Tabelle 63. *Körperhöhe von Rekruten im Kanton Schwyz.* (Nach TOBLER.)

Beruf	1887	1935
	cm	cm
Intellektuelle	167,0	170,6
Schwerarbeiter	164,0	169,4
Landwirte	162,9	168,7

Tabelle 64. *Körperhöhe italienischer Rekruten aus der Gemeinde Casale Monferrato.* (Nach COSTANZO.)

Geburtsjahrgänge	Bauern, Landarbeiter, städtische Arbeiter	Studenten, Angestellte, Wohlhabende
	cm	cm
1791—1795	161,9	166,0
1841—1850	164,2	167,6
1891—1900	166,2	169,7
1924—1926	170,9	172,3

Wie weit die endgültige Körperhöhe zugenommen hat, wissen wir nicht, da die Rekrutenstatistiken meist nur 20jährige junge Männer erfassen, das Wachstum der Körperhöhe aber zum mindesten in früheren Zeiten erst nach dem 25. Lebensjahr zum Abschluß kam. Nach den aus England und Wales vorliegenden Körperhöhenmessungen scheint dort zwar das Alter beim Abschluß des Wachstums in der Zeit von 1880 bis 1945 von 26 Jahren auf 21,5 Jahre vorverlegt, die endgültige Körperhöhe jedoch konstant geblieben zu sein (MORANT). Andererseits sind die säkularen Körperhöhenunterschiede bei den Rekruten in den skandinavischen Ländern, den Niederlanden und Italien so groß, daß sie auch in der endgültigen Körperhöhe, wenn auch wohl in vermindertem Ausmaß, noch zum Ausdruck gekommen sein müssen.

Soweit der Körperbau im *Verhältnis von Körperhöhe und Gewicht* ausgedrückt werden kann, hat er sich durch die zeitlichen Wandlungen des Wachstums nicht nennenswert verändert. Mit dem gesteigerten Längenwachstum hat ein gesteigertes Gewichtswachstum Schritt gehalten, so daß, wenn man gleichgroße Jahrgänge von früher und heute vergleicht, das durchschnittliche Gewicht das gleiche geblieben ist (MEREDITH, DE V. WEIR). Bei Vätern und Söhnen, die an der Harvard-Universität studiert hatten, fand BOWLES bei einer Zunahme der durchschnittlichen Körperhöhe um 3,55 cm eine noch etwas stärkere Zunahme des Gewichtes, so daß der ROHRER-Index von 1,21 auf 1,22 anstieg.

Die Zunahme der durchschnittlichen Körperhöhe ist etwa in gleichem Maße durch eine Abnahme der Kleinen wie durch eine Zunahme der

Großen bedingt, d. h. die ganze Verteilungskurve der Körperhöhe hat sich lediglich nach rechts verschoben. Ein genaueres Studium der Verteilungskurven der Körperhöhe italienischer Rekruten zeigte allerdings nicht eine einfache Rechtsverschiebung, sondern gleichzeitig eine Abnahme der früher ausgeprägteren Asymmetrie zugunsten der extrem Kleinen (Costanzo). Die Abnahme der Kleinen war also etwas größer, als bei einfacher Rechtsverschiebung der Verteilungskurve zu erwarten gewesen wäre. Ähnlich ist die Vorverlegung der Menarche etwas mehr durch eine Abnahme der Spätmenarche als durch eine Zunahme der Frühmenarche bedingt. Entsprechend fand Lennér bei schwedischen Frauen der Geburtsjahrgänge 1891—1895 ein mittleres Menarchealter von 14,62 Jahren mit einer mittleren quadratischen Abweichung von 1,85 Jahren; für die Jahrgänge 1916—1920 war das Menarchealter auf 13,93 Jahre und die mittlere quadratische Abweichung auf 1,21 Jahre heruntergegangen. Diese Abnahme der Streuung bei gleichzeitiger Abnahme des mittleren Alters ist ein deutlicher Ausdruck dafür, daß die Abnahme der Spätmenarche einen größeren Anteil an der Abnahme des mittleren Alters hat, als die Zunahme der Frühmenarche.

Eine befriedigende und allgemein anerkannte Erklärung der zeitlichen Wandlung des Wachstums konnte bisher nicht gegeben werden. Die verschiedenen Deutungen, welche eine Veränderung der erblichen Beschaffenheit der Bevölkerung verantwortlich machen, konnten für diese Hypothese keine positiven Anhaltspunkte beibringen. Die Gesamtheit der Tatsachen spricht eindeutig dafür, daß nur Umweltänderungen ernstlich in Betracht kommen. Die meisten Autoren sehen in Wandlungen der Ernährung die entscheidende Ursache, so etwa Kiil in seiner großen Monographie über das Wachstum norwegischer Männer in den letzten 200 Jahren und Lundman in mehreren Arbeiten über die Körperhöhenzunahme der Rekruten in Schweden. W. Lenz kommt nach einer Übersicht über die einschlägigen Beobachtungen und kritischer Diskussion der verschiedenen Hypothesen zu dem Ergebnis, daß der zunehmende Eiweißgehalt der Kost und die Fortschritte in der Ernährung der Kinder für das gesteigerte Wachstum verantwortlich sind. Er denkt dabei vor allem an einen Einfluß der Ernährung auf die endokrinen Drüsen, insbesondere die Hypophyse. Von ausländischen Autoren haben u. a. Marañon, Birket, Smith und Stuart verwandte Vorstellungen entwickelt. Mit der Lenzschen Hypothese haben sich Freund und Maier kritisch auseinandergesetzt, wobei sie zu einer völligen Ablehnung kommen. Eine eingehende Überprüfung der von Freund und Maier vorgebrachten Einwände hat W. Lenz zu der Überzeugung gebracht, daß diese in den meisten Punkten nicht stichhaltig sind, und daß die Hypothese, nach der die Veränderungen des Wachstums in erster Linie von der besseren Ernährung der Kinder abhängig sind, mit den tatsächlichen Beobachtungen vereinbar ist.

Es ist denkbar, daß auch die Wandlung der psychischen Umwelt in den letzten 100 Jahren für die Vorverlegung der Reifung und für das gesteigerte Wachstum mitverantwortlich ist. Nach dem, was auf S. 80 über den hemmenden Einfluß gewisser psychischer Faktoren auf das Wachstum ausgeführt wurde, kann man vermuten, daß die veränderte Einstellung von Eltern und Erziehern zu den Kindern, die in den letzten 100 Jahren Platz gegriffen hat, auch für das Wachstum von Bedeutung ist. An Stelle der strengen Disziplin, die im vergangenen Jahrhundert in Elternhaus und Schule herrschte, ist im „Jahrhundert des Kindes" ein kameradschaftlicheres Verhältnis getreten. Die häufigen und strengen Strafen früherer Jahrzehnte sind mehr und mehr einem verständnisvollen Eingehen auf die kindliche Eigenart und einem liberalen Entfaltenlassen der kindlichen Persönlichkeit gewichen. PRESSEY und ROBINSON sehen hierin eine mögliche Ursache der Wandlungen des Wachstums.

Andere Autoren nehmen an, daß die verschiedenartigsten psychischen Reize der modernen Zivilisation auf dem Umwege über eine Anregung der vegetativen Zwischenhirnzentren und des endokrinen Systems zu gesteigertem Wachstum führen können (KRUSE; IMPERIALI). Der entschiedenste Vertreter ähnlicher Gedanken ist BENNHOLDT-THOMSEN, der als wichtigsten „Accelerationsreiz" die Gesamtheit der mit Zivilisation und Verstädterung verbundenen „sympathicotonen" Reize betrachtet. Bisher konnte allerdings nicht bewiesen werden, daß solche Reize das Wachstum fördern (s. S. 81). Jedenfalls sprechen die tatsächlichen Beobachtungen dagegen, daß psychische Einflüsse der Zivilisation und des Großstadtlebens einen entscheidenden Anteil an den Veränderungen des Wachstums haben (s. auch S. 81 f).

IV. Proportionen.

Die verschiedenen Teile des Körpers wachsen mit verschiedener Geschwindigkeit, erreichen zu verschiedener Zeit das Maximum ihrer Wachstumsgeschwindigkeit und hören zu verschiedener Zeit zu wachsen auf. Dadurch ergibt sich ein ständiger Formwandel, der am ausgesprochensten in der embryonalen und fetalen Periode ist, aber auch im postfetalen Leben noch zu einschneidenden Veränderungen der Proportionen führt. Im fetalen Leben schreitet das Wachstum in cephalocaudaler und proximo-distaler Richtung fort; d. h., die Entwicklung des Kopfes geht der des Halses, die des Halses der der Brust voraus, dieser wiederum folgt die Entwicklung des Beckens. Das Wachstum des Armes geht dem des Beines voraus, und an der oberen und unteren Extremität wachsen zunächst die proximalen Abschnitte, zuletzt die distalen. Diesem von JACKSON aufgestellten Gesetz entsprechen mit wenigen Ausnahmen die meisten Proportionsverschiebungen der fetalen Periode. Während des postfetalen Wachstums ändern sich die Proportionen

zunächst noch ziemlich rasch, dann aber zunehmend langsamer, und etwa
mit dem 10. Lebensjahr sind in großen Zügen die Proportionen des Erwachsenenalters festgelegt. Die Pubertätsbeschleunigung des Wachstums
ändert an den Proportionen des Skelets nur sehr wenig, da sie alle Maße
in ziemlich gleichem Grade betrifft. *Die Entwicklungsstufe, die bei Eintritt der Pubertät erreicht war, ist weitgehend maßgebend für die Proportionen
im Erwachsenenalter.* Bei den Mädchen tritt die Pubertät auf einer kindlicheren Entwicklungsstufe als bei den Knaben ein. Da die Pubertät die
Proportionen gewissermaßen fixiert, weichen nach der Pubertät die
Proportionen der Mädchen von denen der Knaben in zahlreichen Einzelheiten in derselben Richtung ab, wie die Proportionen jüngerer Kinder
von denen älterer. Im Kindesalter dagegen sind die Mädchen in ihrer
Proportionsentwicklung den Knaben sogar etwas voraus. In einer Reihe
von Indices (Beinlänge:Körperhöhe, Handlänge:Radiuslänge, Stamm-
länge:Armlänge, Armlänge:Beinlänge, Beinlänge:Stammlänge) entsprechen die Durchschnittswerte der Mädchen denen von etwas älteren
Knaben (BARDEEN; WALLIS; THOMPSON; MEREDITH und KNOTT). Diese
größere Reife der Proportionsentwicklung der Mädchen vor dem 10. Lebensjahr entspricht ihrem Vorsprung in der Entwicklung der Knochenkerne.

Individuen mit früher Geschlechtsreife behalten die relativ kindlicheren Proportionen, die sie zur Zeit ihrer Pubertät aufwiesen, noch im
Erwachsenenalter, während spätreife Individuen sich mehr von den kindlichen Formen entfernen. Maßgebend ist hierbei allerdings nicht das
Alter, in dem die Pubertät eintritt, sondern vielmehr die vor der Pubertät erreichte Stufe der körperlichen Entwicklung. Bei sehr raschem
kindlichem Wachstum kann trotz relativ früher Pubertät die Gestalt im
Erwachsenenalter unkindlich „leptosom" werden, während bei sehr stark
gehemmtem kindlichem Wachstum trotz relativ später Pubertät kindliche Formen beibehalten werden können.

Auf einen Irrtum, der in der Wachstumsliteratur ein zähes Leben fristet, muß
hier noch eingegangen werden. Danach soll die Pubertätsbeschleunigung des Wachstums fast ausschließlich das Längenwachstum der Beine und Arme betreffen.
Dadurch würde die relative Beinlänge stark zunehmen und der Habitus würde sich
der leptosomen Form nähern. So stellt ZELLER in seinem schönen Buch „Konstitution und Entwicklung" die Verhältnisse dar. Seine Darstellung im Text widerspricht aber seinen eigenen sehr ausführlichen Zahlenangaben. Nicht in einem
einzigen Fall der Individualbeobachtungen geht die Pubertätsacceleration des
Wachstums mit einer Beschleunigung des Formwandels einher. Im Gegenteil,
die Beschleunigung des Längenwachstums geht fast regelmäßig parallel einer Verlangsamung der Proportionsveränderungen. In diesem Sinne hatte HELENE
KISTLER bereits 1923 in ihren „Individualmessungen in der Zeit des Pubertäts-
wachstums" feststellen können, daß die Pubertät durch einen steileren Anstieg der
Sitzhöhenkurve als der Standhöhenkurve und durch eine verhältnismäßig geringere
Zunahme der Beinhöhe charakterisiert ist. Statisch betrachtet, haben wir zwar
bei Einsetzen der Pubertätsacceleration das langbeinigste und „leptosomste"
Stadium vor uns, dynamisch betrachtet, wird aber bereits mit dem Beginn der

Wachstumsbeschleunigung die Proportionsveränderung deutlich geringer als während des kindlichen Wachstums. Die „Streckung" in der Pubertät ist fast nur noch eine Größenzunahme. Die Streckung im Sinne des Gestaltwandels ist eine Sache des kindlichen Wachstums, durch das Pubertätswachstum wird sie abgestoppt.

Für die Analyse des Formwandels während des Wachstums sind zahlreiche Indices angewandt worden, von denen im folgenden nur einige der wichtigsten gebracht werden können. Dabei ist zur Vereinheitlichung der Darstellung fast ausschließlich die Körperhöhe als Bezugsgröße gewählt worden. Zum Verständnis der folgenden Darstellung sei eine kurze Definition der zu besprechenden Maße vorausgeschickt:

Kurze Definition der im folgenden behandelten Körpermaße:

Kopfhöhe: Projektivische, d. h. auf die Senkrechte projizierte Entfernung des Scheitels vom Gnathion (Kinnpunkt). Messung mit genau vertikalem St an dem in der Ohr-Augenebene[1] orientierten Kopf.

Kopfumfang: Größter Umfang, gemessen mit Bandmaß vorn über die Glabella (Erhebung der Stirn zwischen den Augenbrauen), hinten über den vorspringendsten Punkt des Hinterkopfes (Opisthokranion).

Kopflänge: Geradlinige Entfernung der Glabella vom Opisthokranion (T).

Kopfbreite: Größte Breite senkrecht zur Median-Sagittalebene (mit T gemessen). Die Höhenlage der Meßpunkte, die in einer Horizontal- und Frontalebene liegen müssen, schwankt zwischen Scheitelhöckern und hinterer Ohrgegend.

Ohrhöhe des Kopfes: Projektivische Entfernung des Tragion (oberen Traguspunkts) vom Scheitel. Kopf eingestellt in Ohr-Augenebene. St ganz vertikal.

Morphologische Gesichtshöhe: Geradlinige Entfernung des Nasion (Nasenwurzelpunktes) vom Gnathion, mit St gemessen.

Vordere Rumpflänge: Höhe der Incisura jugularis (Suprasternale) minus Symphysenhöhe. Projektivisches Maß am Stehenden mit Anthropometer gemessen.

Sitzhöhe: Vertikale Entfernung des Scheitels von der Sitzfläche (A).

Schulterbreite: Geradlinige Entfernung beider Akromien voneinander (T).

Beckenbreite (Cristalbreite): Geradlinige Entfernung zwischen beiden Iliocristalia, mit T oder St gemessen (I. = bei aufrechter Körperhaltung am meisten vorspringender Punkt der Crista iliaca, am Außenrande ihrer oberen Kante gelegen.

Brustumfang: Bei ruhiger Atmung bei herabhängenden Armen zu messen. Das Bandmaß soll hinten direkt unter den Schulterblättern, vorn genau oberhalb der Mammillen verlaufen.

Transversaldurchmesser: Geradlinige Entfernung der beiden am meisten seitlich ausladenden Rippenpunkte in Höhe des Mesosternale (= Schnittpunkt der Mediane mit den Verbindungslinien der 4. Sternocostalgelenke). T oder St.

Sagittaldurchmesser: Geradlinige Entfernung des Mesosternale von der in gleicher Horizontalebene gelegenen Dornfortsatzspitze der Wirbelsäule bei ruhiger Atmung (T).

Die *Längenmaße an der oberen und unteren Extremität* können geradlinig und projektivisch gemessen werden. Häufig wird am Arm geradlinig (mit St), am Bein projektivisch (mit A) gemessen. Für die Armmessungen sind die *Fixpunkte:* Acromion, Radiale (bei mit Handflächen nach innen hängendem Arm am höchsten gelegener Punkt am Oberrande des Capitulum radii) und Stylion (unterster Punkt des Processus styloideus radii).

---

[1] Unter Ohr-Augenebene oder Frankfurter Horizontalebene versteht man in der Anthropologie eine Ebene durch den untersten Punkt des linken Orbitalrandes und die obersten Punkte der beiderseitigen Öffnung der äußeren knöchernen Gehörgänge.

Handlänge: Geradlinige Entfernung einer die beiden Stylia des betreffenden Unterarms verbindenden Geraden bis zur Mittelfingerspitze (Daktylion). Messung an der Streckenseite mit St. Auch die Handbreite wird über dem Handrücken mit St gemessen.

Handgelenksumfang: Größter Umfang des distalen Unterarmendes.

Beinlänge: Die Kuppe des Femurkopfes ist am Lebenden nicht zu messen. Nimmt man die Symphysenhöhe als Grundlage, so kann man beim Erwachsenen durchschnittlich 3,5 cm hinzuzählen, um die Beinhöhe zu erhalten. Für vergleichende Untersuchungen ist die Symphysenhöhe (Höhe des oberen Symphysenrandes in der Mittellinie) besser geeignet als ein mit einer problematischen Korrektur belastetes Maß.

T = Tasterzirkel, St = Stangenzirkel, A = Anthropometer.

1. Übersicht über den Gestaltwandel.

Hierüber unterrichtet die folgende Tabelle. (Nach BROCK.)

Tabelle 65. *Körpergliederung im Laufe des Wachstums (Teilmaße in Prozenten der Körperlänge).*

	Fetalmonate			Lebensjahre		
	3	6	10 (Geburt)	6	14	20
Kopfhöhe . . .	33	26	23	16,5	13,5	12,5
Rumpflänge .	33	33	33	30,5	29,5	30,5
Beinlänge . . .	33	36,5	39	50	54	53

Die Entwicklung verläuft danach in dem Sinne, daß der Anteil des Kopfes an der Gesamthöhe ständig abnimmt, der Anteil der Beine dagegen immer größer wird, während die relative Rumpflänge sich kaum ändert. Sehr anschaulich wird der Gestaltwandel auch durch die nachstehende Abbildung (S. 94).

2. Kopf.

Die Habituswandlung vom frühen fetalen Leben bis zur Reife kommt besonders deutlich darin zum Ausdruck, daß der Anteil des Kopfes am Gesamtkörper immer mehr abnimmt. Während die **Kopfhöhe** im

Tabelle 66. *Kopfhöhe in Prozenten der Körperlänge.* (Nach BROCK.)

Alter	Relative Kopfhöhe	Alter in Jahren	Relative Kopfhöhe
3 Fetalmonate	33	6— 9	16
6 ,,	26	10—11	15
10 ,, (Geburt)	23	12	14,5
1 Jahr	22	13	14
3 Jahre	19	14	13,5
5 ,,	17	15—17	13
		20	12,5

(Fetus und Neugeborene: Nach FRIEDENTHAL und A. H. SCHULTZ; folgende Jahre: nach STRATZ und OPPENHEIM.)

3. Fetalmonat noch $^1/_3$ der Körperlänge ausmacht, beträgt sie bei der *Geburt* nicht mehr ganz $^1/_4$, mit 2 Jahren $^1/_5$, mit 5 Jahren $^1/_6$, mit 12 Jahren $^1/_7$ und im Erwachsenenalter nur noch $^1/_8$ der Körperlänge.

Ferner ändert sich die Konfiguration des Kopfes: in der fetalen Periode und in geringerem Ausmaß auch noch im Säuglingsalter

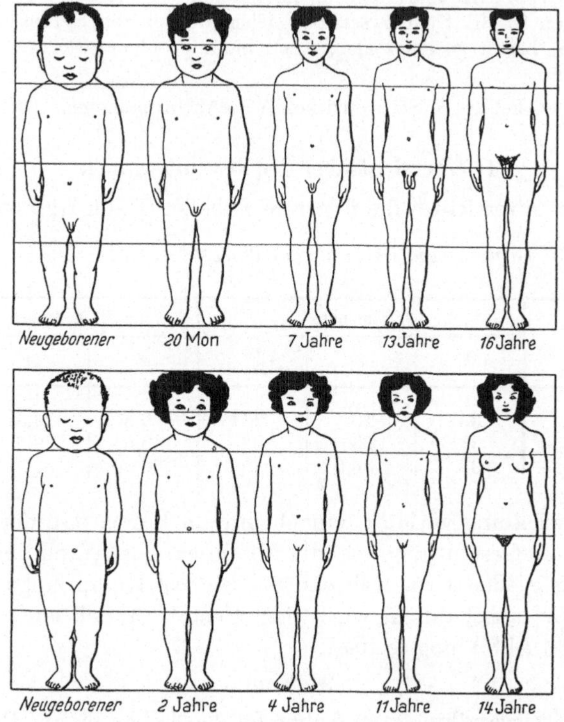

Abb. 15. Proportionsverschiebung von der Geburt bis zur Reife (nach ELLIS).

entspricht einem großen Gehirnschädel ein noch wenig entwickelter Gesichtsschädel.

Das beste Maß für die Größe des Hirnschädels ist der

Kopfumfang. Der Hirnschädel wächst in den ersten Monaten nach der Geburt noch beträchtlich, und zwar nimmt er in 3 Monaten von 35 auf 40 cm zu! Danach wächst der Schädel immer langsamer, und mit 6 Jahren ist sein Wachstum schon so weit abgeschlossen, daß der Umfang bis zum Erwachsenenalter nur noch um etwa 10% zunimmt. Da Rumpf und Beine kräftig weiterwachsen, sinkt das Verhältnis des Kopfumfanges zur Körperhöhe in diesem Zeitraum noch von 45 auf 33%. Über das Wachstum des Kopfumfangs gibt die folgende Tabelle Auskunft:

Tabelle 67. *Wachstum des Kopfumfangs.*

Fetale Periode Schwangerschaftswoche	Absoluter Kopfumfang (in cm)		Kopfumfang in % der Körperlänge
	M	σ	
24	22	3,9	69
28	27	3,0	68
32	31	2,2	66
36	34	1,6	67
40	35	1,3	66

Postfetal Monate	Knaben			Mädchen		
	M	σ	%	M	σ	%
0	35,3	1,2	70	34,7	1,0	69
3	40,8	1,2	68	40,0	1,2	68
6	44,0	1,0	66	42,9	1,2	65
9	45,8	1,0	64	44,7	1,2	64
12	47,1	1,1	62	45,9	1,3	62
24	49,6	1,2	57	48,2	1,4	56
36	50,4	1,2	53	49,3	1,3	52
48	51,0	1,2	50	49,9	1,3	50
60	51,3	1,2	47	50,3	1,3	47
Jahre						
5— 6	50,6		47	50,2		46
7— 8	51,8		44	50,8		43
9—10	52,2		41	51,4		40
11—12	52,8		38	52,4		38
13—14	53,7		36	53,1		35
15—16	54,7		34	54,5		34
17—18	56,1		33	54,8		34

(Fetale Periode: nach HOSEMANN, Göttinger Kinder; der Prozentwert ist etwas niedriger als üblich, da die Körperlänge bei an einem Bein hängenden Kindern gemessen wurde; 0—60 Monate: amerikanische Kinder nordwesteuropäischer Herkunft nach VICKERS und STUART; 5—17 Jahre: englische Kinder nach FLEMING.)

Man sieht hieraus, daß der durchschnittliche Kopfumfang der Mädchen um rund 1 cm niedriger als der der Knaben ist; bis zum 18. Lebensjahr steigt der Unterschied sogar auf 1,3 cm. Vorher tritt allerdings während der Pubertätsjahre der Mädchen vorübergehend ein gewisser Ausgleich ein, da das Schädelwachstum der Mädchen vom 11.—15. Lebensjahr einen Auftrieb erfährt, während bei den Knaben die Pubertätsbeschleunigung des Schädelwachstums erst zwischen dem 13. und 16. Lebensjahr in Erscheinung tritt. Wie SHUTTLEWORTH gezeigt hat, tritt bei Mädchen mit früher Menarche die Pubertätsbeschleunigung des Schädelwachstums früher ein und es kommt früher zu einem Stillstand des Schädelwachstums als bei Mädchen mit später Menarche.

Der Schädelumfang ist bereits bei der Geburt (MEREDITH; NICOLAEFF), aber auch noch im Schulalter (PREVOSTI) und bei Erwachsenen (RÖSE) von der sozialen Lage abhängig, doch sind die prozentualen

Unterschiede zugunsten der sozial gehobenen Schichten bei der Schädelgröße geringer als bei der Körperhöhe. Die positiven Beziehungen zwischen Schulbegabung und Kopfgröße sind gering und ohne praktische Bedeutung. Auch die von verschiedenen Untersuchern gefundenen Korrelationen zwischen Kopfmaßen und Intelligenz sind nur von der Größenordnung $r = +0,05$ bis $+0,10$ (HAMILTON). Selbst bei schwachsinnigen Kindern ist die Beziehung zwischen Intelligenzquotient und Kopfmaßen weniger deutlich als die zwischen Intelligenzquotient und Körperhöhe (ASHBY und STEWART).

Schädelindex. In der Blütezeit der deskriptiven Anthropologie galt der *Schädelindex*, d. h. die *größte Schädelbreite in Prozenten der größten Länge,* als wichtiges Merkmal. Da sich aber keine Beziehungen zwischen Schädelindex und Körperbau, seelischer Anlage oder Krankheitsdisposition nachweisen ließen, hat der Schädelindex an Interesse verloren. Hier sind seine Werte angegeben als Vergleichszahlen für grobpathologische Formänderungen des Schädels, wie sie bei verschiedenen angeborenen Mißbildungen vorkommen.

Tabelle 68. *Altersveränderungen des Schädelindexes.*

Alter	Knaben		Mädchen	
	M	σ	M	σ
1 Monat	77,1	3,6	77,2	5,0
3 Monate	80,8	4,7	80,5	5,8
6 „	84,9	4,5	83,5	5,8
12 „	83,3	5,6	82,2	4,5
2 Jahre	81,4	4,7	82,0	3,6
3 „	81,4	3,2	80,1	4,2
5 „	81,3	3,2	80,3	4,1
7 „	83,1	3,3	82,6	2,9
9 „	82,1	3,0	82,3	3,2
11 „	81,4	3,1	82,1	3,2
13 „	81,6	3,4	81,4	2,8

(Bis zu 5 Jahren: kalifornische Kinder, die von der Geburt bis zu 5 Jahren regelmäßig gemessen wurden, nach N. BAYLEY; 7—13 Jahre: finnische Kinder nach MIEMOIS.)

Man sieht, daß der Schädelindex im 1. Lebensjahr erheblich ansteigt. Danach sinkt der Schädelindex, der Kopf wird also relativ länger. GOLDSTEIN verfolgte den Schädelindex bei amerikanischen Kindern vom 2. bis zum 16. Lebensjahr. Er fand während dieser Zeit am häufigsten ebenfalls ein Wiederabfallen des Index, nicht selten blieb der Index aber auch konstant, und bei einer Anzahl von Fällen nahm er sogar zu. Dabei zeigte sich, daß Kinder, die zunächst langköpfig waren, während des Wachstums mehr breitköpfig wurden, während die ursprünglich ausgesprochen breitköpfigen relativ langköpfiger wurden. Nicht weniger als 30% wechselten noch zwischen dem 6. und dem 17. Lebensjahr die Index-Kategorie, meist von Brachycephalie zu Mesocephalie, nicht selten aber auch von Mesocephalie zu Dolichocephalie.

Sehr ausgesprochen ist das Längerwerden des Schädels während des Wachstums — also die Abnahme des Schädelindex — *bei den kurzköpfigen ostasiatischen Rassen,* wie die folgende Tabelle nach WISSLER zeigt:

Tabelle 69. *Veränderungen des Schädelindexes mit dem Alter bei verschiedenen Rassen.*

	Alter in Jahren		
	6—8	12—14	18—20
Koreaner	**87,4**	**85,6**	**83,2**
Japaner.	**87,0**	84,8	**82,0**
Chinesen	**86,5**	82,4	**81,5**
Schweizer	83,6	83,6	82,7
Engländer.	79,0	79,0	79,2
Weiße Nordamerikaner	79,0	79,2	78,5

Wenn gleichzeitig mit der Körperhöhenzunahme in den letzten 100 Jahren die Schädelform etwas schmäler geworden ist, wie SCHLAGINHAUFEN es für die Schweiz nachweisen konnte, so könnte man das damit erklären, daß unter den ungünstigeren Lebensbedingungen des 19. Jahrhunderts mehr Individuen in ihrem Wachstum gehemmt waren, so daß ihr Schädel auf einer relativ kindlicheren Entwicklungsstufe verharrte. In gleicher Weise können Unterschiede im Schädelindex aufgefaßt werden, die Unterschieden in der Körperhöhe zwischen Stadt- und Landbevölkerung (AMMON; SCHWIDETZKY) und zwischen Auswanderergruppen und Heimatbevölkerung (DORNFELD; HAUSCHILD) parallel gehen.

Gesichtsschädel. Die für die frühen Entwicklungsstufen charakteristische Kleinheit des Gesichtsschädels gegenüber dem großen Hirnschädel kommt am besten zum Ausdruck im sog. vertikalen Cephalofacialindex, mit dem Schädelkapsel und Gesichtsschädel zueinander in Beziehung gesetzt werden. Die Wandlungen dieses Indexes mit dem Wachstum zeigt die Tab. 70.

Tabelle 70. *Vertikaler Cephalofacialindex (morphologische Gesichtshöhe in Prozenten der Ohrhöhe des Schädels).*

Alter	Index		Alter Jahre	Index	
				♂	♀
4. Fetalmonat	45		5	78	78
6. „	54		7	80	82
8. „	55		9	82	83
10. „	55		11	84	85
Postfetal	♂	♀	13	87	87
			15	91	90
3 Tage	65,0	65,9	17	93	90
1 Jahr	66,3	67,2	19	94	90
2 Jahre	67,5	68,0			
3 „	70,0	69,4			
4 „	72,2	72,1			
5 „	73,8	73,4			

(Fetalzeit: SCAMMON und CALKINS; 0—5 Jahre: Low, schottische Kinder; 5—19 Jahre: GRAY und AYRES.)

Im Gegensatz zu den meisten anderen Indices ändert sich der vertikale Cephalofacialindex auch während des puberalen Wachstumsschubes noch sehr deutlich. Die kräftige Entwicklung von Mittelgesicht und Kinnpartie, besonders bei den Knaben, kommt hierin zum Ausdruck, während das weibliche Gesicht mehr die kindliche Form, also einen niedrigeren Cephalofacialindex, beibehält.

3. Rumpf.

Das Verhältnis der vorderen Rumpflänge zur Körperlänge bleibt während des ganzen Wachstums erstaunlich konstant, zum mindesten nach dem 2. Lebensjahr.

Auch hier kommt es mit der Pubertät zu Geschlechtsunterschieden, die dadurch bedingt sind, daß beim Jüngling durch die spätere Pubertät

Tabelle 71. *Vordere Rumpflänge in Prozent der Körperlänge.*

Alter		Alter Jahre	Knaben	Mädchen
3. Fetalmonat	37	3	32	32
4. ,,	36	4	32	32
5. ,,	35	5	31	31
6. ,,	34	6	31	31
7. ,,	34	7	30	30
8. ,,	34	8	30	30
9. ,,	35	9	30	30
10. ,,	36	10	29	30
		11	30	30
Postfetal		12	29	30
Monate		13	29	—
1	37	14,5	28	30
3	36	Erwachsene	30	31
6	35			
9	35			
12	35			
15	35			

(Fetale Periode: PFUHL; 1—15 Monate: FREEMAN 2—14,5 Jahre: WALLIS; FREEMAN; Erwachsene: MARTIN.)

das Wachstum der langen Röhrenknochen später zum Stillstand kommt als beim Mädchen.

Die Sitzhöhe ist als absolutes Maß wenig zweckmäßig, da sie aus den Maßen von Rumpf, Hals und Kopf zusammengesetzt ist. Die relative Sitzhöhe gibt aber ein brauchbares und leicht zu erhebendes Maß dafür, ein wie großer Teil der Gesamtkörperhöhe *nicht* durch die Beine bedingt ist. Über die Veränderungen der relativen Sitzhöhe mit dem Wachstum gibt die Tab. 72 Auskunft.

Vom 13. Lebensjahr an zeigt sich ein Geschlechtsunterschied in der relativen Sitzhöhe. Er rührt daher, daß beim weiblichen Geschlecht das Wachstum der Beine früher zum Stillstand kommt als beim männlichen.

Tabelle 72. *Relative Sitzhöhe (Scheitel-Rumpflänge in Prozent der Körperlänge).*

Alter		Alter Jahre	Knaben M	σ	Mädchen M	σ
2. Fetalmonat	93	1	64	1,3	62	1,7
4. „	69	2	61	1,8	60	1,4
6. „	67	3	59	1,6	59	1,4
8. „	66	4	58	1,4	58	1,4
10. „	67	5	57	1,9	56	1,3
		6	55	1,3	56	1,4
	Knaben / Mädchen	7	54	1,1	55	1,2
Postfetal		9	53	1,1	53	1,4
Monate		11	52	1,3	52	1,2
3	68 / 68	13	51	1,1	52	1,3
6	67 / 67	15	51	1,3	52	1,4
9	66 / 66	17	52	1,2	53	1,6
12	65 / 65	19	52	1,4	53	1,4

(Fetale Periode: PFUHL; 1. Lebensjahr: VICKERS und STUART; 1.—19. Lebensjahr: GRAY und AYRES.)

Breitenmaße des Rumpfes. Die oberen und unteren Breitenmaße des Rumpfes — *Schulter- und Beckenbreite* — wachsen, ebenso wie die Rumpflänge, annähernd mit derselben spezifischen Geschwindigkeit wie die Körperlänge, so daß das Verhältnis der Schulter- und der Beckenbreite zur Körperlänge ziemlich konstant bleibt. *Von der Geburt bis zum 3. Lebensjahr steigt* allerdings *die relative Breite des Beckens sowie auch der Schultern etwas an, sinkt danach aber wieder allmählich ab.* Vergleiche Tab. 73.

Tabelle 73. *Biakromiale Schulterbreite in Prozent der Körperlänge.*

Alter				Alter Jahre	Knaben M	σ	Mädchen M	σ
3.—10. Fetalmon.	22,5			7	21,8	0,7	21,6	1,0
				9	21,6	0,8	21,2	1,0
	Knaben M / σ	Mädchen M / σ		11	21,3	0,8	21,1	1,0
				13	21,1	0,8	21,0	0,9
				15	**21,6**	1,0	**21,0**	0,9
Postfetal				17	**22,1**	1,0	**21,2**	1,0
1 Tag	22,0 / 1,4	22,1 / 1,5		19	**22,3**	1,0	**21,5**	1,2
3 Monate	22,1 / 1,4	22,4 / 1,4						
6 „	22,7 / 1,8	22,2 / 1,5						
9 „	22,6 / 1,1	23,0 / 1,7						
12 „	22,2 / 1,4	22,2 / 1,3						
24 „	22,7 / 1,3	22,9 / 1,5						
36 „	22,6 / 1,4	23,1 / 1,4						
48 „	22,2 / 1,1	22,2 / 1,1						
60 „	21,5 / 0,9	21,4 / 0,8						
72 „	21,5 / 0,8	21,2 / 0,9						
84 „	21,2 / 0,8	21,2 / 1,2						

(Fetale Periode: SCAMMON und CALKINS; postfetale Periode bis zum 7. Lebensjahr: FREEMAN und PLATT; FREEMAN; 7—19 Jahre: GRAY und AYRES.)

7*

Mit der Pubertät werden die Knaben relativ breitschultriger, während sich in der Kindheit keine Geschlechtsunterschiede in der relativen Schulterbreite zeigen. *Breitschultrigkeit* kann also als *männliches Merkmal* gelten, dagegen ist *Breithüftigkeit* ein *weibliches Merkmal*, das sich auch erst mit der Pubertät entwickelt. Letzteres geht deutlich aus der folgenden Tabelle hervor:

Tabelle 74. *Bikristale Beckenbreite in Prozent der Körperlänge.*

Alter			Alter Jahre	Knaben M	Knaben σ	Mädchen M	Mädchen σ
2. Fetalmon.	38		2	17,0	0,8	17,4	0,8
4. „	14		3	16,6	0,6	16,8	1,0
6. „	17		4	16,4	0,5	16,5	0,6
8. „	16		5	16,4	0,7	16,4	0,7
10. „	15		6	16,2	0,7	16,0	0,8
			7	16,0	0,6	15,8	0,9
	Knaben	Mädchen	9	15,9	0,6	15,8	0,8
			11	15,9	0,6	16,0	1,0
			13	**15,8**	0,6	**16,3**	1,1
Postfetal			15	15,8	0,7	16,5	1,1
Geburt	16,0	15,5	17	15,8	0,7	16,7	1,1
3 Monate	17,6	17,7	19	**15,9**	0,8	**16,9**	1,9
6 „	17,6	17,6					
9 „	17,3	17,3					
12 „	17,0	17,0					
18 „	16,6	16,5					
24 „	16,8	16,5					

(Fetale Periode: PFUHL; Geburt bis 2 Jahre: VICKERS und STUART; 2—19 Jahre: GRAY und AYRES.)

Vom 11. Jahre an macht sich die kräftigere Entwicklung des weiblichen Beckens in den höheren Werten der relativen Beckenbreite bemerkbar. *Noch deutlicher kann man die Geschlechtsunterschiede in der Rumpfform erfassen, wenn man die Schulter- und Beckenbreite nicht zur Körperhöhe, sondern zueinander in Beziehung setzt.* Mit Hilfe eines solchen Indexes *(Beckenbreite in Prozent der Schulterbreite)* konnte BAYLEY zeigen, daß spätreifende Mädchen relativ breitschultriger, frühreifende Mädchen relativ schmalschultriger sind. Die folgende Tabelle zeigt die Veränderungen des Rumpfbreitenindexes (bikristale Beckenbreite in Prozenten der

Tabelle 75. *Rumpfbreitenindex.* (Nach GRAY und AYRES.)

Alter Jahre	Knaben M	Knaben σ	Mädchen M	Mädchen σ	Alter Jahre	Knaben M	Knaben σ	Mädchen M	Mädchen σ
3	70,6	2,62	71,5	2,21	13	74,7	3,67	**77,7**	5,17
5	73,7	3,60	73,8	3,31	15	73,5	3,96	78,5	5,32
7	73,7	3,13	73,4	4,39	17	**71,7**	3,90	**79,3**	4,52
9	**73,7**	3,61	**74,9**	4,12	19	71,2	3,77	78,9	6,75
11	74,2	3,78	75,8	4,60					

biakromialen Schulterbreite) mit dem Wachstum. Die Geschlechtsunterschiede der Körperform kommen in diesem Index ganz besonders deutlich zum Ausdruck.

Recht interessant ist die Beobachtung von ANDREWS an Siamesen und Malaien, daß Umweltbedingungen, welche die durchschnittliche Körperhöhe steigern, gleichzeitig zu einer Abnahme des Rumpfbreitenindexes führen. Unter Lebensbedingungen, die für die Entwicklung der Körperhöhe günstig sind, wird also der Körperbau „männlicher“. Die gleiche Beziehung zwischen Zunahme der Körperhöhe und Abnahme des Rumpfbreitenindexes gilt für nach Hawaii ausgewanderte Japaner (SHAPIRO) und für zwei aufeinanderfolgende Generationen amerikanischer Studenten (BOWLES). Aus einem anderen Aspekt heraus kann man diese Wandlung des Habitus auch dahingehend interpretieren, daß man sagt, die unter ungünstigeren Lebens- und — wie ANDREWS meint — vor allem Ernährungsbedingungen aufwachsenden Thailänder und Malaien bleiben auf einer relativ kindlicheren Stufe der Körperentwicklung stehen.

4. Brustkorb.

Die Maße des Brustkorbes sind besonders gut studiert worden, weil man sie sowohl zur Beurteilung des Ernährungszustandes als auch zur Definition von Habitustypen herangezogen hat. Mit Recht gilt ein kräftig entwickelter Brustkorb als ein Zeichen einer körperlich leistungsfähigen Konstitution.

Tabelle 76. *Brustumfang in Prozenten der Körperlänge.*

Alter			Alter Jahre	Knaben M	Knaben σ	Mädchen M	Mädchen σ
Ende des			5	50,0	2,04	49,2	2,03
3. Fetalmonats	80		7	47,8	2,00	48,2	2,74
4. „	66		9	47,4	2,38	47,7	2,84
5. „	60		11	47,3	2,91	48,7	3,56
6. „	58		13	46,6	2,67	49,1	3,36
7. „	57		15	47,6	3,06	49,3	2,98
8. „	58		17	49,5	2,78	49,6	2,61
9. „	63		19	50,2	3,02	49,6	3,10
10. „	66						
	Knaben	Mädchen					
Postfetal							
Neugeborener	65,5	65,6					
3 Monate	67,4	67,0					
6 „	65,8	65,9					
9 „	65,0	65,0					
12 „	63,5	63,5					
24 „	58,8	58,6					
36 „	55,6	55,1					
48 „	52,6	53,0					

(Fetale Periode: PFUHL; postfetal bis 48 Monate: VICKERS und STUART; 4—19 Jahre: GRAY und AYRES.)

Außer einem vorübergehenden Anstieg des Transversaldurchmessers im 1. Lebensjahr nehmen alle Breitendimensionen des Brustkorbes im Verhältnis zur Körperlänge ständig ab bis zum 6.—7. Lebensjahr, halten sich dann etwa konstant bis zur Pubertät und nehmen danach wieder ein wenig zu.
Weitaus am meisten studiert ist der *Brustumfang.*
Deutliche Geschlechtsunterschiede im relativen Brustumfang treten mit der weiblichen Präpubertät in Erscheinung. Die Überlegenheit des weiblichen relativen Brustumfangs in den Pubertätsjahren ist teilweise durch die Entwicklung der Mammae bedingt. Wenn dennoch in der Reifezeit der relative Brustumfang des männlichen Geschlechtes wieder größer wird, und das trotz der größeren Körperhöhe der Männer, so beweist das eine bedeutende Überlegenheit des männlichen Geschlechtes in der Entwicklung des knöchernen Thorax, die durch die stärkere Entwicklung des Fettpolsters und der Brüste beim Weibe nicht ausgeglichen wird.

Der Brustumfang ist *deutlich abhängig von Umwelteinflüssen,* wie v. VERSCHUER durch den Vergleich von eineiigen und zweieiigen Zwillingen nachweisen konnte. Insbesondere bei eineiigen Zwillingen mit verschiedenem Beruf fand er oft charakteristische Unterschiede im Brustumfang. *Schwere körperliche Arbeit fördert offenbar die Entwicklung des Thorax.* Bei Lehrlingen der von ihm so bezeichneten „Reizberufe" (Maurer, Zimmerleute, Schmiede usw.) fand SCHMIDT-KEHL im Laufe der Lehrzeit einen zunehmend größeren Brustumfang als bei den „Reizmangelberufen" (Kaufleuten, Buchbindern, Friseuren, Kellnern, Malern usw.), während zu Beginn der Lehrzeit nur geringe Unterschiede bestanden. LIVI fand unter den italienischen Rekruten bei Kaufleuten, Studenten und Angehörigen freier Berufe einen relativen Brustumfang von 51,9, bei Schneidern und Schustern von 52,0, bei Maurern von 53,0 und bei Bauern von 53,4. Teilweise mögen diese Unterschiede durch die Neigung schmalbrüstiger und weniger kräftiger Naturen bedingt sein, sich einem Beruf zuzuwenden, der ihrer körperlichen Konstitution angemessen ist. Wenn LEHMANN und SZAKALL in einer solchen Berufsauslese den einzigen Grund der beobachteten Unterschiede sehen wollen, so gehen sie darin aber wohl zu weit. Im Volksschulalter ist der relative Brustumfang der höheren Schüler sogar etwas höher als der gleichgroßer Volksschüler. Jedenfalls gilt dies für die städtische Bevölkerung, in der die Arbeiterkinder wenig zu schwerer körperlicher Arbeit herangezogen werden (RIETZ: Berlin; PREVOSTI: Barcelona).

Bemerkenswerterweise hat trotz des Rückgangs der schweren körperlichen Arbeit im letzten Jahrhundert und trotz der Zunahme der durchschnittlichen Körperhöhe der relative Brustumfang nicht abgenommen. Die Mehrzahl der Untersuchungen zeigt sogar eine gewisse Zunahme des relativen Brustumfangs gleichzeitig mit der Körperhöhenzunahme (BOWLES: USA; IMPERIALI: Zürich; MEINSHAUSEN: Deutschland; MAXIA: Sardinien).

Costanzo fand freilich bei italienischen Rekruten der Geburtsjahrgänge 1865—1920 aus der piemontesischen Gemeinde Casale Monferrato bei einer Zunahme der durchschnittlichen Körperhöhe von 6 cm ein fast völliges Konstantbleiben des relativen Brustumfangs. Bei Rekruten in Belgien (Govaerts und Sillevaerts) und in einigen Schweizer Kantonen (Tobler) hat der relative Brustumfang abgenommen. Hier ist also tatsächlich der Habitus der jüngeren Generation schlankwüchsiger geworden, und dies mag mit besonders ausgeprägten Unterschieden in der Beanspruchung durch körperliche Arbeit zusammenhängen. Tobler fand eine Abnahme des relativen Brustumfangs in 5 von 9 Schweizer Kantonen, während in 4 Kantonen der relative Brustumfang seit der Jahrhundertwende zugenommen hatte. In dem Kanton mit der stärksten Körperhöhenzunahme, Appenzell Außer-Rhoden, war in 30 Jahren die durchschnittliche Körperhöhe um 5,4 cm gestiegen, der relative Brustumfang aber hatte von 51,2 auf 51,5 zugenommen. Jedenfalls geht mit der säkulären Körperhöhensteigerung keineswegs regelmäßig eine Wandlung des Habitus in Richtung auf leptosomen Hochschlankwuchs einher. Die Studentenuntersuchungen von Günther zeigen zwar zwischen 1926 und 1949 eine Abnahme des relativen Brustumfanges von 51,8 auf 50,0 bei gleichzeitiger Zunahme der durchschnittlichen Körperhöhe um 0,4 cm. Aber hier liegen wohl besondere Verhältnisse vor. Die Untersuchungen aus der Zeit nach dem Zweiten Weltkrieg spiegeln vermutlich einfach die Folgen der ungünstigen Ernährungslage wider. Keys, Brožek, Henschel, Mickelsen und Taylor konnten zeigen, daß bei jungen Männern, die freiwillig 24 Wochen lang von einer Kost gelebt hatten, wie sie in den Hungerjahren des Zweiten Weltkrieges in Europa von der Bevölkerung verzehrt wurde, der relative Brustumfang von 50,0 auf 46,3 absank. Wo deutliche Ernährungsunterschiede zwischen Bevölkerungsgruppen gleicher Rasse bestehen, und wo das Bild nicht durch wesentliche Unterschiede in der körperlichen Beanspruchung verwischt wird, führt bessere Ernährung nicht nur zu einer Steigerung der Körperhöhe, sondern auch zu einer Zunahme des relativen Brustumfangs (Andrews: Untersuchungen in Thailand).

Die Atemweite oder Exkursionsbreite des Brustkorbes (Differenz des Umfangs bei maximaler Exspiration und maximaler Inspiration) nimmt von etwa 2,5 cm im 4. Lebensjahr auf 5—7 cm im Schulalter zu. Geschlechtliche Unterschiede zugunsten der Knaben zeigen sich nach erreichter Reife. Rohrwasser gibt 6,7 cm für 14—17jährige Knaben und 4,9 cm für 14—17jährige Mädchen an. Auf eine tabellarische Übersicht verzichte ich, zumal die von den verschiedenen Autoren angegebenen Zahlen für dieses Maß, dessen Bestimmung mehr als die von anderen die Mitarbeit der Kinder erfordert, ganz beträchtlich voneinander abweichen. Interessant ist die Beobachtung, daß die Atemweite bei ,,brachytypischem" oder ,,eurysomem" Habitus deutlich geringer ist als bei ,,longitypischem" oder ,,leptosomem". Dies hängt einerseits damit zusammen, daß bei leptosomem Habitus die Rippen in der Exspirationsstellung tiefer gesenkt werden können, als bei eurysomem, andererseits damit, daß in der Gesamtentwicklung zurückgebliebene Kinder meist als eurysom klassifiziert werden.

Sagittal- und Transversaldurchmesser. Genaueren Einblick in die Formverhältnisse des Brustkorbes erlauben die Durchmesser und ihr gegenseitiges Verhältnis. Die folgende Tabelle bringt für den sagittalen und den transversalen Thoraxdurchmesser die Relativwerte während der ganzen Wachstumsperiode.

Der relative Transversaldurchmesser steigt im 1. Lebensjahr zunächst noch an, während der relative Sagittaldurchmesser von vornherein abfällt. Vom 2. Lebensjahr bis etwa zum 7. Lebensjahre sinken beide rasch ab, danach wächst der Körper mit konstantbleibendem Verhältnis zwischen Körperhöhe und Brustkorbdurchmessern bis zur Pubertät. Nach der Pubertät steigen die relativen Durchmesser

Tabelle 77. *Durchmesser des Brustkorbes in Prozenten der Körperlänge.*

Alter	Sagittaldurchmesser				Transversaldurchmesser			
3.-10. Fetalmon.	17,5				20,2			
	Knaben		Mädchen		Knaben		Mädchen	
	M	σ	M	σ	M	σ	M	σ
Neugeborene	16,0		15,9		17,4		17,3	
3 Monate	16,4		16,0		18,9		18,7	
6 „	15,6		15,3		19,2		18,9	
9 „	15,3		15,3		19,6		19,2	
1 Jahr	14,5		14,5		19,2		18,9	
2 Jahre	13,8		13,8		18,6		18,4	
3 „	13,1		13,2		17,6		17,5	
4 „	12,7		12,1		16,7		16,3	
5 „	12,3	0,65	12,2	0,62	16,9	1,12	16,6	0,81
7 „	11,6	0,69	12,0	0,84	16,2	1,25	16,1	0,82
9 „	11,5	0,72	12,1	1,05	16,1	1,20	15,7	0,89
11 „	11,3	0,86	11,8	1,10	16,0	1,44	15,9	1,14
13 „	11,1	0,80	11,8	0,97	15,7	1,14	16,0	1,04
15 „	11,3	0,87	12,0	0,90	16,0	1,44	16,1	0,95
17 „	11,7	1,00	12,0	0,85	16,8	1,61	16,2	0,94
19 „	12,0	0,84	12,2	0,69	17,4	1,74	16,4	0,75

(Fetale Periode: SCAMMON und CALKINS; Neugeborene: FREEMAN und PLATT; 3—48 Monate: FREEMAN; 5—19 Jahre: GRAY und AYRES.)

wieder etwas an. Dies gilt vor allem für den relativen Transversaldurchmesser der Knaben, der nach abgeschlossener Reife deutlich über dem der Mädchen liegt, während der relative Sagittaldurchmesser sogar bei den Mädchen etwas höher liegt. *Der männliche Thorax ist also relativ mehr in die Breite, der weibliche mehr in die Tiefe entwickelt.* Dieser Unterschied kommt besonders deutlich zum Ausdruck im sog. *Thorakalindex,* der die Brusttiefe (Sagittaldurchmesser) in Prozenten der Brustbreite (Transversaldurchmesser) angibt (Tab. 78).

Der Thorakalindex zeigt ferner deutlich, daß bis zur Geburt Breite und Tiefe des Thorax noch annähernd gleich sind. Im Laufe der weiteren Entwicklung wächst der Brustkorb mehr in die Breite, während die Tiefenausdehnung hinter ihr zurückbleibt. Diese Entwicklung ist ausgesprochener beim Knaben, während der Thorax des Mädchens eine relativ kindlichere Gestalt behält.

Ungünstige Lebensumstände, die das Wachstum der Körperhöhe hemmen, scheinen dazu führen zu können, daß der Brustkorb noch im Erwachsenenalter

Tabelle 78. *Thorakalindex (Brusttiefe in Prozenten der Brustbreite).*

Alter		Alter Jahre	Knaben		Mädchen	
			M	σ	M	σ
Fetale Periode		5	73,0	4,62	73,8	4,78
10 Wochen	95	7	72,5	5,34	75,4	4,41
22 ,,	95	9	71,7	5,09	77,0	5,83
36 ,,	91	11	71,7	5,81	74,4	5,95
		13	71,4	5,32	74,4	4,90
	Knaben / Mädchen	15	71,2	6,05	74,5	4,33
		17	70,8	6.86	74,6	5,24
		19	69,5	6,41	73,5	4,03
Postfetal						
Geburt	92,0 / 91,8					
6 Monate	81,3 / 81,9					
12 ,,	75,5 / 76,5					
24 ,,	74,2 / 74,9					
36 ,,	74,5 / 75,2					

(Fetale Periode: BRADFORD-RHODES; die übrigen Zahlen wie Tab. 77).

eine mehr kindliche, weniger männliche Form behält. (ANDREWS: Malaien und Thailänder in Gegenden mit dürftiger und besserer Ernährung; LASKER: Chinesen in China und in den Vereinigten Staaten; SHAPIRO: Japaner in der Heimat und in Hawaii; BOWLES: ältere und jüngere Generation in den Vereinigten Staaten.)

Für Habitusprobleme und klinische Fragestellungen sollen schließlich noch einige andere Indices und Maße besprochen werden. Den KRETSCHMERschen Index (Schulterbreite in Prozenten des Brustumfangs) untersuchten BROCK und BROCKMANN bei oberhessischen Kindern und fanden vom 1. Halbjahr bis zum 13. Lebensjahr ein Ansteigen von 35,9—46,3. KRETSCHMER hatte mit seinem Index festgestellt, daß erwachsene Pykniker im Verhältnis zu ihrem Brustumfang schmale Schultern haben, erwachsene Leptosome, im Verhältnis zu ihrem Brustumfang breite

Tabelle 79. BROCKscher *Index (Schulterbreite in Prozenten der Thoraxbreite).* (Oberhessische Kinder nach BROCK und BROCKMANN.)

Alter in Jahren	n	M	σ
0— 1	57	119,0	9,2
1— $2^1/_2$	66	124,5	7,7
$2^1/_2$— $4^1/_2$	81	133,2	6,4
$4^1/_2$— $7^1/_2$	131	141,0	6,2
$7^1/_2$— $9^1/_2$	82	143,8	8,5
$9^1/_2$—$11^1/_2$	59	143,7	7,0
$11^1/_2$—$13^1/_2$	56	148,0	7,4

(Die mittlere quadratische Abweichung wurde nachträglich aus der von BROCK und BROCKMANN angegebenen durchschnittlichen Abweichung berechnet, wobei eine Normalverteilung vorausgesetzt wurde.)

Schultern. Entsprechend sind nun auch die Kinder in dem Alter, wo ihre Gestalt dem pyknischen Habitus ähnlich ist, relativ zum Brustumfang schmalschultrig, und mit dem Schlankerwerden des Habitus im Laufe des Wachstums werden sie relativ breitschultriger. Gegen den KRETSCHMERschen Index als Kriterium des Habitus im *Erwachsenenalter* ist allerdings einzuwenden, daß er stark altersabhängig ist. Mit der

Hebung der Rippen im Laufe der späteren Lebensjahrzehnte nimmt der Brustumfang deutlich zu, während die Schulterbreite konstant bleibt.

Bei Betrachtung der menschlichen Gestalt setzt das Auge nun allerdings Schulterbreite und Thorax*breite* zueinander in Beziehung. BROCK hat deshalb einen neuen Brustschulter-Index (Schulterbreite in Prozenten der Thoraxbreite) eingeführt. An dem gleichen oberhessischen Material haben BROCK und BROCKMANN gefunden, daß dieser neue Index etwa denselben Altersgang wie der KRETSCHMERsche zeigt.

Schließlich hat BROCK erstmalig versucht, die zunehmende Senkung der Rippen während des Wachstums durch *Bestimmung des oberen Aperturwinkels des Thorax* (Winkel zwischen der Verbindungslinie vom 1. Brustwirbeldornfortsatz zum 11. Brustwirbeldornfortsatz und der vom 1. Brustwirbeldornfortsatz zum Jugulum) zahlenmäßig zu erfassen.

Von einem rechten Winkel in den ersten Lebensmonaten nimmt die Rippenneigung bis zum 4. Jahr rasch zu, danach verkleinert sich der Aperturwinkel nur noch langsam. Zwischen dem 10. und 11. Jahr wird der Tiefpunkt erreicht, danach zeigen die Rippen wieder eine leichte Hebung (stärkere Entwicklung der inspiratorischen Muskulatur?). Sehr interessant ist, daß die Mädchen nach dem 4. Lebensjahre einen mehr gesenkten Brustkorb als die Knaben haben.

Tabelle 80. *Oberer Aperturwinkel in den ersten 13 Lebensjahren.* (Nach BROCK und STEMMLER.)

Alter	Knaben	Mädchen
0— 6 Monate		93
7—12 ,,		89
13—18 ,,		87
19—24 ,,		87
25—30 ,,		86
31—36 ,,		82
37—42 ,,		80
4 Jahre	80	76
5 ,,	77	77
6 ,,	78	76
7 ,,	79	74
8 ,,	76	72
9 ,,	73	73
10 ,,	73	71
11 ,,	73	72
12 ,,	75	72
13 ,,	73	74

5. Obere Extremität.

Längenverhältnisse. Aus Tab. 81 geht folgendes hervor: 1. Die relative Armlänge nimmt nach der Geburt bis etwa zum 6. Monat ein wenig ab und steigt dann ständig an. (Die höheren Werte der Tabelle für das 1. Lebensjahr im Vergleich mit den späteren Jahren sind durch verschiedene Methodik bedingt, da die Zahlen für das 1. Lebensjahr durch Addition der Einzelmaße von Oberarm, Unterarm und Hand, die für die späteren Lebensjahre dagegen durch projektivische Messung des Abstandes vom Akromion zum Daktylion gewonnen wurden.) 2. Im weiblichen Geschlecht ist die relative Armlänge etwas geringer. Von gewissem Interesse ist der Befund von PREVOSTI an Schulkindern aus Barcelona, daß Knaben der wohlhabenden

Schichten im Durchschnitt eine höhere relative Armlänge als gleichgroße Kinder der armen Schichten haben. Die relative Langgliedrigkeit dieser Kinder entspricht freilich nicht einem allgemein mehr leptosomen Wuchs,

Tabelle 81. *Armlänge in Prozenten der Körperlänge.*

Alter			Alter Jahre	Knaben	Mädchen
Fetale Periode			4	41,8	41,3
Wochen post			5	42,2	41,7
menstruationem			7	42,5	42,0
10	40,0		9	44,0	42,5
20	45,3		11	44,1	42,8
30	50,2		13	44,2	43,3
Neugeborene	43,2		17	45,1	43,6
			20	45,0	43,7
	Knaben	Mädchen			
Postfetale					
12 Tage	44	42			
4— 7 Wochen	43,0	42,3			
16—23 ,,	42,0	42,2			
32—39 ,,	42,7	42,6			
48—55 ,,	43,1	42,5			

(Fetale Periode: PFUHL; 12 Tage: CATES und GOODWIN; 4—55 Wochen: BAKWIN und BAKWIN; 4 und 5 Jahre: NICOLAJEW; 6—20 Jahre: WEISSENBERG.)

denn die wohlhabenden Knaben aus Barcelona waren etwas schwerer und hatten einen größeren Brustumfang als gleichgroße arme Kinder.

Über das Verhältnis der einzelnen Abschnitte der oberen Extremität zueinander und zur Körperlänge unterrichten die folgenden Tabellen.

Tabelle 82. *Die verschiedenen Abschnitte des Armes in Prozenten der gesamten Armlänge.*

Alter	Oberarm	Unterarm	Hand	Berechnet nach Zahlen von
Fetale Periode				
Wochen post men-				
struationem				
10	43,7	31,2	25,0	PFUHL
20	41,0	32,4	26,6	
30	39,0	32,3	28,7	
Neugeborener	39,9	31,9	28,2	
Postfetal (Knaben)				
4— 7 Wochen	39,0	32,0	29,0	BAKWIN und BAKWIN
24—31 ,,	40,5	31,3	28,2	
48—55 ,,	40,6	31,6	27,8	
4 Jahre	41,1	32,2	26,7	BOROVANSKY und
6 ,,	40,8	33,7	25,2	HNEVKOVSKY
12 ,,	41,9	33,3	24,6	SCHWERZ
20 ,,	42,4	33,1	24,4	

Nach Tab. 82 wächst im fetalen Leben die Hand schneller als der Oberarm, im postfetalen Leben aber umgekehrt der Oberarm schneller als die Hand, während das Wachstum des Unterarms in der fetalen und in der postfetalen Zeit eine Mittelstellung einnimmt.

Aus Tab. 83 geht ein weiterer interessanter Geschlechtsunterschied hervor: Im weiblichen Geschlecht ist der Unterarm relativ kurz. Dieser Unterschied ist schon zu Beginn des Schulalters recht deutlich.

Tabelle 83. *Brachial-Index (Unterarmlänge in Prozenten der Oberarmlänge)*. (Kinder aus Barcelona, nach PREVOSTI.)

Alter	Arme Bevölkerung				Wohlhabende Bevölkerung	
	Knaben		Mädchen		Knaben	
Jahre	M	σ	M	σ	M	σ
7— 8	76,8	4,48	72,8	3.03	78,4	3,39
8— 9	76,4	3,94	72,6	3,36	77,4	3,95
9—10	76,7	3,74	72,9	3,61	78,4	3,21
10—11	77,6	3,59	72,6	3,93	78,0	3,11
11—12	76,4	3,70	72,1	3,86	78,2	3,09
12—13	77,0	4,67	72,1	3,78	78,0	3,30
13—14	78,5	5,23	73,0	3,52	78,5	2,93
14—15	76,8	4,25	73,0	2,76	78,9	3,19

Die relative Kürze des ganzen Arms beim weiblichen Geschlecht beruht vorwiegend auf dieser relativen Kürze des Unterarms. Die Länge des Oberarms relativ zur Körperlänge ist nach den Zahlen von PREVOSTI bei beiden Geschlechtern praktisch gleich. Auch der Brachialindex zeigte bei den Kindern aus Barcelona bemerkenswerte soziale Unterschiede.

Die relative Handlänge nimmt in den ersten Lebensjahren etwas ab, zeigt danach aber eine große Alterskonstanz. Geschlechtsunterschiede bestehen in diesem Merkmal praktisch nicht:

Tabelle 84. *Relative Handlänge (in Prozenten der Körperlänge)*.

Alter	Knaben	Mädchen	Alter Jahre	Knaben M	Mädchen M
Neugeborene	14,1	14,0	7	11,3	11,3
1—30 Tage	14,8	13,6	9	11,3	11,2
1— 6 Monate	13,7	14,6	11	11,3	11,3
7—12 „	12,6	13,6	13	11,2	11,2
2 Jahre	13,8	14,5	15	11,3	—
3 „	13,2	13,2	17	11,3	—
4 „	13,3	12,0	19	11,6	—
5 „	12,8	12,4			
6 „	13,0	12,2			

(Neugeborene: TAYLOR; 1.—6. Lebensjahr: TAMBURRI; 7—13 Jahre: MIEMOIS; 15—19 Jahre: TEDESCO.)

Breite und Umfang der Hand. *Aus den in der folgenden Tabelle zusammengestellten Zahlen geht hervor, daß die Handform im Laufe des Wachstums schmäler wird, und daß Mädchen schmälere Hände haben als Knaben.* In der Handform bestehen große Rassenunterschiede, jedoch sind diese aus den in der Literatur veröffentlichten Zahlen nicht ohne weiteres abzulesen, da die Methodik der verschiedenen Untersucher sehr unterschiedlich ist. (Allein zur Bestimmung der Handlänge sind drei verschiedene Methoden mit voneinander abweichenden Ergebnissen üblich!)

Tabelle 85. *Handindex (größte Breite in Prozenten der größten Länge der Hand).*

Alter		Alter Jahre	Knaben M	σ	Mädchen M	σ
Fetalmonat		7	43,2	2,69	42,2	2,29
III	57,8	9	43,0	2,48	41,4	2,58
IV—VIII	53,0	11	41,9	2,19	41,4	2,33
IX—X	52,7	13	42,2	2,42	41,4	2,38
		15	48,0			
		17	48,4			
		19	47,4			

Alter	Knaben	Mädchen
Neugeborene	49,4	48,8
1—30 Tage	43,5	38,7
1— 6 Monate	41,8	39,7
7—12　,,	40,5	38,4
2 Jahre	39,7	40,9
3　,,	39,1	37,6
4　,,	37,4	39,1
5　,,	37,2	37,7
6　,,	36,5	37,9
7　,,	37,8	36,7

(Fetale Periode: nordamerikanische Feten nach SCHULTZ; Neugeborene: BAKWIN und BAKWIN, amerikanische Kinder; 1.—7. Lebensjahr: italienische Kinder nach TAMBURRI; 7—13 Jahre: finnische Kinder nach MIEMOIS; 15—19 Jahre italienische Knaben nach TEDESCO.)

PREVOSTI fand in Barcelona bei den Knaben aus wohlhabenden Familien einen niedrigeren Handindex als bei den Knaben der armen

Tabelle 86. *Relativer Handgelenksumfang (in Prozenten der Körperlänge).* (Nach KORNFELD und SCHÜLLER.)

Neugeborener	15,2	5 Jahre	11,2
6 Monate	15,3	6　,,	10,7
12　,,	15,0	7　,,	10,4
18　,,	14,3	8— 9　,,	10,0
24　,,	13,6	10—11　,,	9,8
36　,,	12,5	12—14　,,	9,9
48　,,	11,8		

Bevölkerung. Ob diese schmälere Handform der oberen sozialen Schichten eine Folge der geringeren funktionellen Beanspruchung der Hand ist, wie BREZINA und LEBZELTER an ihren Untersuchungen an Wiener Lehrlingen und Schülern wahrscheinlich machen konnten, oder ob es sich mehr um Folgen sozialer Auslese handelt, ist noch ungewiß. Die interessante Beobachtung von BÜCHI, daß in den letzten Jahrzehnten in der Schweiz die Handlänge merklich zugenommen hat, während die Handbreite höchstens sehr wenig zugenommen hat, scheint freilich dagegen zu sprechen, daß die sozialen Unterschiede in der Handform vorwiegend erblich bedingt sind, da man in diesem Falle bei der seit Jahrzehnten größeren Kinderzahl der körperlich arbeitenden Schichten gerade umgekehrt hätte erwarten müssen, daß die Handform zunehmend breiter geworden wäre.

Wie der Umfang des Brustkorbs, so nehmen auch die verschiedenen Armumfänge, bezogen auf die Körperlänge, bis zum Pubertätsalter allmählich ab. Die Glieder verschmälern sich also. Außer den Angaben der Tabellen 86 und 87 findet sich weiteres diesbezügliches Material bei KROGMAN.

Tabelle 87. *Durchschnittlicher Handgelenksumfang bei verschiedener Körperhöhe (finnische Kinder).* (Nach RUOTSALAINEN.)

Längenklasse	Durchschnittlicher Handgelenksumfang in cm	
cm	Knaben	Mädchen
110—114	12,2	11,7
115—119	12,4	12,0
120—124	12,7	12,4
125—129	13,0	12,7
130—134	13,5	13,2
135—139	13,9	13,5
140—144	14,3	13,9
145—149	14,8	14,4
150—154	15,3	14,7
155—159	15,9	15,1

(Nur Kinder von 7—14 Jahren.)

Der relative Handgelenksumfang ist bei Mädchen geringer als bei Knaben, wie die Tab. 87 zeigt:

Spannweite. Die Spannweite ist als komplexes Maß, das aus der Schulterbreite und der Armlänge zusammengesetzt ist, ohne große

Tabelle 88. *Relative Spannweite (in Prozenten der Körperhöhe).*

Alter	Knaben	Mädchen	Alter Jahre	Knaben M	σ	Mädchen M	σ
Geburt	97	97	7	101,9	2,0	100,9	2,99
1 Jahr	97		9	102,0	2,17	100,7	2,16
2 Jahre	98		11	103,3	2,42	101,6	2,11
3 „	98		13	102,3	3,11	102,4	2,45
5 „	100		15	101,5		99,6	
			17	101,6		100,3	
			19	101,6		100,5	
			25	103,4		101,3	

(Neugeborene: italienische Kinder nach TATAFIORE; 2—5 Jahre: italienische Kinder nach MARCIALIS und MONTIS; 7—13 Jahre: finnische Kinder nach MIEMOIS; 15—25 Jahre: deutsche Jugendliche nach BORCHARDT, für diese ist anstatt des Mittelwertes das Dichtemittel berechnet, das praktisch mit dem Mittelwert zusammenfällt.)

biologische Bedeutung. Da die relative Schulterbreite ziemlich alterskonstant ist, die relative Armlänge dagegen im Laufe der Entwicklung ansteigt, so gilt letzteres auch für die relative Spannweite. Da die Spannweite auch im bekleideten Zustand einfach und verhältnismäßig genau gemessen werden kann, und da die relative Spannweite einen diagnostischen Hinweis auf endokrine Funktionsstörungen der Keimdrüsen geben kann, gebe ich ihre Werte für das Wachstumsalter.

Bei frühzeitigem Epiphysenschluß der langen Röhrenknochen infolge von endokriner Überfunktion der Gonaden kommt es zu einer Verringerung der relativen Spannweite, bei verzögertem Epiphysenschluß durch Gonadeninsuffizienz zu überdurchschnittlich großer Spannweite (LE MARQUAND und TOZER).

6. Untere Extremität.

Längenverhältnisse. Eine direkte Messung der Beinlänge am Lebenden ist nicht möglich. Als leicht zu erhebendes Maß, das praktisch allein von der Beinlänge abhängig ist, kommt die Symphysenhöhe in Betracht. *Die folgende Tabelle* der relativen Symphysenhöhe *zeigt, daß die Mädchen*

Tabelle 89. *Symphysenhöhe in Prozent der Körperhöhe (berechnet nach Zahlen bei* HOLT *und* McINTOSH*).*

Alter	Knaben	Mädchen	Alter Jahre	Knaben	Mädchen
Neugeborene	37,0	37,1	7	47,8	48,0
3 Monate	37,4	37,8	9	49,2	49,2
6 „	38,0	38,5	11	50,3	50,0
12 „	39,4	39,7	13	50,8	50,3
2 Jahre	40,8	41,5	15	50,8	50,0
3 „	42,6	42,9	17	50,8	50,0
4 „	43,9	44,2	19	50,5	50,0
5 „	45,3	45,7			
6 „	46,7	46,9			

in den ersten Lebensjahren relativ etwas längere, *nach der Pubertät aber, mit der bei ihnen das Längenwachstum der Beine früher zum Abschluß kommt als bei den Knaben, relativ etwas kürzere Beine als die Knaben haben.* Diese Verhältnisse sind auch von der Tabelle der relativen Sitzhöhe (Tab. 72) abzulesen.

Wie die meisten anderen Proportionen, so ändert sich auch die relative Symphysenhöhe nach dem 10. Lebensjahr kaum noch. PREVOSTI fand bei den Knaben der wohlhabenden Schicht in Barcelona eine größere relative Symphysenhöhe als bei gleichaltrigen Knaben der armen Bevölkerung, doch ist dieser Proportionsunterschied nur eine Folge des allgemeinen Entwicklungsvorsprungs der wohlhabenden Knaben. Vergleicht man nämlich nicht gleich alte, sondern gleich große Knaben aus beiden sozialen Schichten miteinander, so ergibt sich eine fast völlige Übereinstimmung der relativen Symphysenhöhe.

Die einzelnen Abschnitte des Beines zeigen während des Wachstums ein recht konstantes Verhältnis, im Gegensatz zu den Abschnitten des Armes. Nach A. H. Schultz beträgt der Oberschenkel-Unterschenkel-Index schon im 6. Fetalmonat etwa 80, und derselbe Wert gilt auch für den Erwachsenen. Deshalb fand Schwerz auch bei Schulkindern von 6—14 Jahren das Verhältnis der Beinabschnitte recht konstant wie

50 : 40 : 10

(Oberschenkel) (Unterschenkel) (Fußhöhe)

Die Fußlänge nimmt ja — im Gegensatz zur Handlänge an der oberen Extremität — an der Gesamtlänge der unteren Extremität nicht teil. Sie nimmt, ebenso wie die Handlänge, im Verhältnis zur ganzen Extremität allmählich ab.

Die relative Fußlänge (in Prozenten der Körperhöhe) ist noch alterskonstanter als die relative Handlänge und schwankt vom Neugeborenen bis zum Erwachsenenalter nur zwischen 14,8 und 16,2. Die Umfangsmaße des Oberschenkels zeigen, im Gegensatz zu denen des Oberarms, deutliche Geschlechtsunterschiede der Relativwerte, die mit dem verschiedenen Fettansatztyp im weiblichen Geschlecht zusammenhängen. Während der Armumfang im Verhältnis zur Körperhöhe im Lauf des Wachstums erheblich abnimmt, bleibt die Beziehung zwischen Oberschenkelumfang und Körperhöhe konstanter:

Tabelle 90. *Fußlänge in Prozenten der Beinlänge.*
(Nach Weissenberg.)

Alter	
Neugeborener	39,8
2 Jahre	35,5
4 „	34,4
6 „	31,8
ab 12 „	30,6

Tabelle 91. *Oberarmumfang und Oberschenkelumfang in Prozenten der Körperhöhe (Kinder aus den Vereinigten Staaten, Iowa City.* (Nach Meredith und Boynton.)

Alter	Relativer Armumfang		Relativer Oberschenkelumfang	
Jahre	Knaben	Mädchen	Knaben	Mädchen
0	20	20	33	34
1	19	19	34	35
3	16	16	31	31
5	15	15	30	31
7	15	15	29	30
9	14	14	30	30
11	14	14	30	31
13	14	14	30	31
15	15	15	30	32
17	15	15	30	33

V. Habitus.

1. Körperbautypen.

Bei der Schilderung der Proportionsentwicklung des Kindes im Verlauf des Wachstums haben wir uns im wesentlichen auf die Wiedergabe von Durchschnittswerten für jedes Alter beschränken müssen. Von den durchschnittlichen altersmäßigen Proportionen weichen aber zahlreiche Kinder ab. Das Ausmaß dieser Abweichungen kann man an den Tabellen erkennen, die neben den Mittelwerten auch die mittleren quadratischen Abweichungen geben (Tab. 72, 73 u. 76). Innerhalb derselben Altersstufe kommen also sehr verschiedene Körperformen vor. Ein Teil der Proportionsunterschiede zwischen gleichaltrigen Kindern beruht darauf, daß unter Kindern einer bestimmten Altersstufe einige in ihrer Gesamtentwicklung zurück sind, und daher noch kindlichere Formen zeigen, während andere in der Entwicklung voraus sind und daher den schlankeren Habitus älterer Kinder haben. Ein weiterer Teil der Proportionsunterschiede ist aber unabhängig vom Entwicklungsalter und beruht auf bleibenden Unterschieden in der Körperform.

Die Abhängigkeit des Habitus vom Entwicklungszustand ist von den meisten Autoren, die eine Diagnose des Körperbautyps auf Grund des visuellen Eindrucks versuchten, nicht genügend berücksichtigt worden. WURZINGER bildet als leptosomen Typus einen in Proportionen, Gesichtsbildung und Genitalien vorausentwickelten 11 jährigen Knaben neben einem $1^1/_2$ Kopf kleineren noch ganz kindlichen „eurysomen" Knaben ab. SCHLESINGER gibt folgende Zahlen für die Häufigkeit der Konstitutionstypen im Kindesalter:

Tabelle 92. *Häufigkeit der Konstitutionstypen in Prozent.*

Alter Jahre	„Leptosom"	„Mitteltyp"	„Eurysom"
3	22	28	50
6	43	29	28
15	52	26	22

Was hier „leptosom" und „eurysom" genannt wird, hat offenbar nur eine gewisse formale Ähnlichkeit mit dem, was man im Erwachsenenalter, also nach Ausgleich der Differenzen der Entwicklungsstufe, so zu nennen pflegt. Wenn man die an Erwachsenen erarbeitete Typologie einfach auf das Kindesalter überträgt, so wirft man *zwei prinzipiell verschiedene Dinge* durcheinander, nämlich *Entwicklungsstufe und individuelle Körperform*. Die beliebte Gleichsetzung des rundlichen Kleinkindhabitus mit KRETSCHMERs pyknischem Typ ist deshalb verfehlt. Gewiß bestehen einige formale Ähnlichkeiten zwischen beiden, so in der Neigung zum Fettansatz, in der relativen Kürze der Extremitäten und im Überwiegen der Breitendimensionen. Aber die typischen Pykniker Kretschmers sind in vielen Merkmalen völlig unkindlich, ja besser ausgereift als die „Leptosomen". Die Pykniker im Erwachsenenalter sind weniger durch kindliche Merkmale als vielmehr durch Merkmale gekennzeichnet, die vorwiegend im reiferen Alter auftreten: Stirnglatzenbildung, kräftige Körperbehaarung, Neigung zu Fettansatz, Blutdruckerhöhung, Hypercholesterinämie und hohem Blutzucker. Bei Mädchen in der Reifezeit wird unter „pyknischem" Habitus häufig noch etwas drittes verstanden, nämlich ausgesprochen weibliche Formen und Proportionen. Wenn man das Wort „Pykniker" *in diesem dritten* Sinne gebraucht, so ist es kein Wunder, daß man deutliche Beziehungen zwischen früher sexueller Reifung und „pyknischem" Körperbau findet (Barker und Stone; Bayer; Gordon; Scheyer; Wallau; Haas), und daß dagegen *die „leptosomen", d. h. die Mädchen von weniger ausgesprochen fraulichem Typ, relativ spätreif* sind. Man kann sogar sagen, daß die „Leptosomen"

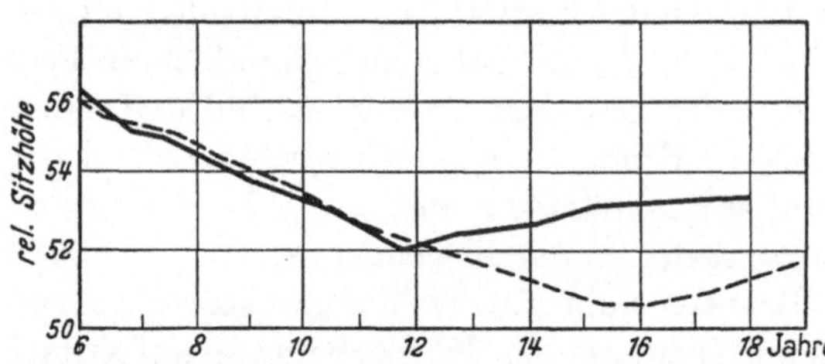

Abb. 16. Änderung der relativen Sitzhöhe (Entfernung vom Scheitel bis zur Sitzfläche in Prozent der Körperlänge) mit dem Wachstum bei frühreifen (ausgezogene Linie) und spätreifen (gestrichelte Linie) Knaben (nach Shuttleworth).

länger den kindlichen Wachstumstyp beibehalten. Im Kindesalter geht das Wachstum ja mit zunehmender Streckung der Körperform einher, während es von der Präpubertät an ohne wesentliche Änderung der Proportionen verläuft (S. 91 und Tab. 50, 72). Wenn der kindliche Wachstumstyp infolge später Pubertät lange beibehalten wird, so muß es zu dem kommen, was man „leptosomen" Habitus nennt. Dies zeigt sehr schön die Abb. 16, welche die Entwicklung der relativen Sitzhöhe bei spätreifen und frühreifen Knaben darstellt. Man sieht auf der Abbildung, daß die Knaben von Jahr zu Jahr zunehmend langbeiniger werden (daher abnehmende relative Sitzhöhe), daß aber bei den spätreifen Knaben diese Proportionsverschiebung später, also in einem langbeinigeren Entwicklungsstadium, zum Abschluß kommt.

Freilich können Unterschiede im Reifungstempo und in der sexuellen Entwicklung nur einen Teil der Habitusunterschiede im Erwachsenenalter erklären, großenteils gehen diese Unterschiede vielmehr bereits auf das frühkindliche Alter zurück. Es gibt bereits „leptosome" und „pyknische" Säuglinge, deren Habitus während des ganzen Wachstums in der einmal gegebenen Richtung vom Durchschnitt abweicht.

Eine brauchbare Methode zur Erforschung der Habitusunterschiede im Kindesalter gibt das Wachstumsnetz von Wetzel, wenn es auch zunächst nur Körperhöhe und Gewicht berücksichtigt. Mit einer entsprechend abgewandelten graphischen Darstellung würden sich aber auch andere Proportionsunterschiede zwischen verschiedenen Altersstufen und zwischen gleichaltrigen Kindern von verschiedenem Körperbau übersichtlich darstellen und analysieren lassen.

Der Vorteil einer solchen Methode liegt darin, daß sie gestattet, Größe und Form getrennt zu beurteilen. Der visuelle Eindruck ist hier u. U. irreführend. So können z. B. große Kinder dem Auge schlankwüchsiger erscheinen als kleine *gleich*proportionierte. Dadurch kommt etwa der Eindruck zustande, daß die Wachstumsbeschleunigung während der Pubertät zu einer stärkeren Habituswandlung in Richtung auf Leptosomie führt, als es tatsächlich der Fall ist. Die Analyse der Proportionswandlungen in der Pubertätszeit mit Hilfe des doppelt logarithmischen Wachstumsnetzes (Abb. 11) oder mit Hilfe des ROHRER-Indexes zeigt aber, daß der Formwandel in der Präpubertäts- und Pubertätszeit langsamer erfolgt als im Kindesalter. Wenn man den von der Größe abhängigen KAUP-Index als Habitus-Index auffaßt und seine Veränderung während der Wachstumsbeschleunigung der Pubertät betrachtet, so ergibt sich der irrige Eindruck einer schnelleren Habituswandlung als im Kindesalter; dieser Eindruck ist aber allein durch die Zunahme der *absoluten* Maße bedingt.

2. Kritische Einwände gegen den Typenbegriff. Korrelationsstatistische Erforschung der Wuchstendenzen. Faktoren-Analyse.

Kritische Einwände gegen die Typenlehre. Die Anschaulichkeit und Einprägsamkeit der Körperbautypen der älteren, vorwiegend visuell orientierten Konstitutionslehre sicherte ihr weite Verbreitung und Anerkennung, jedoch fehlte es nicht an kritischen Stimmen, die fragten, wie weit die geschilderten Typen nur willkürlich ausgewählte Extremfälle aus einer großen Vielfalt von Formen sind. Die nachträgliche Bestimmung von Maßen und Indices für die ursprünglich intuitiv geschauten Typen ist auch nicht recht befriedigend, da sich zunächst die Frage erhebt, ob eine solche Methode nicht lediglich das aus dem Koffer herausholt, was sie vorher hineingepackt hat. Gewichtige Argumente gegen die Typenlehre in ihrer alten Form ergaben sich ferner aus der immer wieder bestätigten Beobachtung, daß alle Maße und Indices in der Bevölkerung annähernd normale Verteilungskurven zeigten (RANKE und PHEIFFER; DØSSING), was ja im allgemeinen als Anzeichen dafür gewertet wird, daß die Bevölkerung homogen, also nicht aus verschiedenen Biotypen zusammengesetzt, ist.

Korrelationsstatistik und Wuchstendenzen. Die korrelationsstatistische Erforschung der Körperbauformen, deren Begründung im wesentlichen ein Verdienst der italienischen Konstitutionsforscher ist, formte den alten Typenbegriff weitgehend um, bestätigte ihn aber doch in wesentlichen Punkten und stellte ihn vor allem auf ein solides wissenschaftliches Fundament. Nur die Korrelationsstatistik kann entscheiden, ob die Vielfalt der menschlichen Körperformen eine regellose ist, die nur den Gesetzen des Zufalls folgt, oder ob es allgemeine Wuchstendenzen gibt, die die Variabilität bedingen. Der intuitive Blick, der die Gestalt erfaßt, sieht zweifellos oft mehr, als sich durch Zahlen und Berechnungen verifizieren läßt, aber nicht immer ist dieses Mehr von Erkenntniswert. Das liegt an der Eigenart des Gestaltsehens, wie sie vor allem durch die psychologische Analyse der optischen Täuschungen erhellt worden ist. Manche Ordnung, die wir sehen, liegt nicht so sehr im Gegenstand als in der Psychologie des Sehvorgangs begründet.

Wenn alle Individuen von geometrisch ähnlicher Gestalt wären und sich nur durch ihre absolute Größe unterscheiden würden, so würde zwischen allen Körpermaßen eine Korrelation von $+1,0$ bestehen. Würden sich die Individuen jedoch außer durch ihre absolute Größe auch noch durch ihre Proportionen unterscheiden, dabei jedoch die Einzelmaße unabhängig voneinander variieren, so daß etwa langbeinige Individuen ebensohäufig lange Arme hätten wie kurzbeinige Individuen gleicher Größe, so wären die Korrelationskoeffizienten zwischen den verschiedenen Körpermaßen kleiner als 1, aber von gleicher Größe. Es gäbe dann keine allgemeinen Wuchstendenzen, sondern nur eine regellose Vielfalt von Formen. *Tatsächlich stehen jedoch gewisse Gruppen von Maßen untereinander in höherer Korrelation als zu anderen Maßen.* So zeigt die folgende Tabelle, daß zwischen Breitenmaßen, wie der Trochanterenbreite, und dem Brustumfang und zwischen Längenmaßen, wie der Körperhöhe, und der Unterarmlänge höhere Korrelationen bestehen als zwischen Längen- und Breitenmaßen.

Tabelle 93. *Korrelationen von Körpermaßen bei 16jährigen Mädchen.* (Auszugsweise nach MULLEN.)

Maß	Körperhöhe	Unterarmlänge	Trochanterenbreite
Unterarmlänge	0,80		
Trochanterenbreite . . .	0,40	0,32	
Brustumfang	0,30	0,24	0,58

SCHLEGEL fand bei jungen Männern hohe Korrelationen zwischen verschiedenen Maßen der Knochen- und Muskeltrophik und dem Hodenumfang. Die wichtigsten dieser Korrelationen gibt die Tab. 94 wieder.

Zwischen der Entwicklung von Skelet, Muskulatur und Hoden bestehen also deutliche positive Beziehungen, während diese Entwicklung von der Körperhöhe und von der Dicke der subcutanen Fettschicht ziemlich unabhängig ist. Die Genese dieser Wuchstendenz, die sich in kräftiger Ausbildung von Skelet und Muskulatur äußert, kann man mit SCHLEGEL in Erbfaktoren sehen, die die Entwicklung der vom Mesoderm abstammenden Gewebe fördern. Diese Gene haben Auswirkungen auf die verschiedenartigsten Organe und Gewebe, sie sind also „pleiotrop". Ob es sich dabei um eine Vielzahl verschiedener Erbanlagen handelt, die alle an gleicher Stelle in der ontogenetischen Entwicklung angreifen, oder ob es nur wenige Gene, etwa eine Reihe multipler Allele sind, läßt sich durch Berechnung von Korrelationskoeffizienten natürlich nicht entscheiden. Im allgemeinen sind ja die normalen Erbeigenschaften des Menschen polymer, d. h. durch eine Vielzahl von Genen bedingt, dies dürfte

Tabelle 94. *Korrelationen zwischen Körpermaßen, die zur Charakterisierung der „athletisch-asthenischen" Variationsreihe dienen.*

	Korrelations-koeffzient	mittlerer Fehler
Handumfang/Kniegelenksumfang	+ 0,55	± 0,028
Unterarmumfang/Oberschenkelumfang . .	+ 0,7	± 0,029
Handumfang/Brustbreite	+ 0,55	± 0,032
Unterarmumfang/Brustumfang	+ 0,65	± 0,02
Hodenumfang/Handumfang	+ 0,59	± 0,024
Handumfang/Körpergröße	+ 0,26	± 0,023
Handumfang/Fettschicht	+ 0,07	± 0,043
Hodenumfang/Körpergröße	+ 0,16	± 0,035
Hodenumfang/Fettschicht	+ 0,07	± 0,043
Brustbreite/Körperhöhe	+ 0,25	± 0,043

auch für die Varietäten des Körperbaues gelten. Dafür spricht die Tatsache, daß man innerhalb von Geschwisterschaften fast nie ein Aufspalten der Körperformen entsprechend den Mendelschen Regeln findet, also etwa ausgesprochen asthenische neben ausgesprochen athletischen Geschwistern, sondern meist eine relativ große Geschwisterähnlichkeit im Körperbau. Zum Teil kann man sich die Wirkung dieser Erbfaktoren durch die endokrinen Drüsen vermittelt denken. Die Korrelation zwischen Hodengröße und Muskelentwicklung, die ja auch endokrinologisch gut begründet ist, spricht durchaus in diesem Sinne, ebenso wie die Tatsache, daß die Varietäten der athletisch-asthenischen Reihe erst nach der Pubertät deutlich in Erscheinung treten. Neben der asthenisch-athletischen Variationsreihe fand SCHLEGEL auf Grund seiner Korrelationsberechnungen Anhaltspunkte für eine, bei jungen Männern allerdings weniger deutlich erkennbare, *„leptosom-pyknische" Variationsreihe,* für die das Verhältnis von Oberlänge zu Unterlänge besonders charakteristisch ist, und die positive Beziehungen zur Dicke des Fettpolsters hat.

Faktoren-Analyse. In den letzten Jahren ist mehrfach ein neues mathematisches Verfahren zur Analyse der Variabilität des Körperbaus angewendet worden, nämlich die Faktoren-Analyse. Die mathematische Schwierigkeit dieses Verfahrens verbietet eine nähere Darstellung in dem vorliegenden Buch. Gute Einführungen geben die Aufsätze von HOFSTÄTTER und BURT. Eine ausführliche Anweisung mit Rechenbeispielen bietet das Buch von HOLZINGER und HARMAN. Die Faktoren-Analyse gestattet es, frei von willkürlich gewählten Voraussetzungen, aus der Vielfalt der Körperformen allgemeine Wuchstendenzen oder „Faktoren" zu isolieren und mathematisch zu beschreiben. Sie geht von den Korrelationen zwischen verschiedenen Maßen aus, die sie auf mehrere Faktoren zurückführt. Zunächst zeigt sich, daß alle Körpermaße in positiver Korrelation zueinander stehen, hierfür ist der Faktor der Größe verantwortlich. Die Faktoren-Analyse gestattet es, mathematisch von diesem Faktor zu abstrahieren und die restlichen Korrelationen, die, nach Abzug der durch die unterschiedliche Größe bedingten, noch bestehen bleiben, weiter zu analysieren. Die wichtigsten für die restliche Variabilität verantwortlichen Faktoren sind einer für das Längenwachstum und einer für das Breitenwachstum, aber auch diese beiden Faktoren können noch nicht die ganze restliche Variabilität erklären. McCloy unterscheidet auf Grund seiner Untersuchungen mit der Faktoren-Analyse nicht weniger als 7 verschiedene Typen des menschlichen Wachstums.

Es mag uns bedauerlich erscheinen, daß die Konstitutionsforschung sich so weit von der leichtfaßlichen Vereinfachung früherer Jahrzehnte entfernt und zu den schwersten mathematischen Geschützen gegriffen hat. Doch liegt die Notwendigkeit hierzu in der Sache begründet. Die modernen Vorstellungen von der Variabilität der Körperformen sind zweifellos sachlich richtiger als die älteren. Leider haben sie sehr deutlich die *Grenzen* gezeigt, die *der praktischen Brauchbarkeit* einer Typendiagnose im Kindesalter gesetzt sind. Hier wollen wir uns mit der Feststellung begnügen, daß die Vielfalt der menschlichen Körperformen bei weitem das übersteigt, was wir durch einfache Anschauung und durch schematische Klassifizierung ordnend überschauen können. Trotz der in diesem Abschnitt und im vorausgehenden erhobenen Bedenken, kann als brauchbarer *praktischer Wegweiser* in dem schwer überschaubaren Gebiet der Körperformen im Kindesalter das Buch von Zeller über Konstitution und Entwicklung bezeichnet werden.

Literatur.

Allgemeines und Methodik. Einführungen und Sammelwerke.

Borsook, H.: Physiol. Rev. **30**, 206 (1950).

Breckenridge, M. E., and E. L. Vincent: Child Development, 2nd ed., Philadelphia and London: W. B. Saunders Comp. 1950.

Krogman, W. M.: Growth of Man. Tabulae Biol. Vol. 20. Den Haag: Junk 1941.

Martin, R.: Richtlinien für Körpermessungen und deren statistische Verarbeitung mit besonderer Berücksichtigung von Schülermessungen. Berlin 1924.

Olson, W. C.: Child Development. Boston: D. C. Heath & Comp. 1949.

Pfuhl, W.: Wachstum und Proportionen, in Handbuch der Anatomie des Kindes, Bd. 1, S. 191—292. München 1938.

Schlesinger, E.: Das Wachstum des Kindes. Berlin: J. Springer 1926.

Stuart, H. C., and S. S. Stevenson: Physical Growth and Development. In Mitchell-Nelson, Textbook of Pediatrics. 5th ed. Philadelphia: W. B. Saunders 1950.

Thompson, H.: Physical Growth. In L. Carmichael, Manual of Child Psychology pp. 255—294. New York: John Wiley 1946.

VANDERVAEL, F.: Biométrie humaine. 2e éd. Paris: Masson & Cie. 1947.

WATSON, E. H., and G. H. LOWRIE: Growth and Development of Children. Chicago: Year Book Publishers, Inc. 1951.

I. Entwicklung von der Befruchtung bis zum 1. Lebensjahr.

Fetale Entwicklung. Schwangerschaftsdauer.

ANDERSON, N. A., E. W. BROWN and R. A. LYON: Amer. J. Dis. Childr. **65**, 523 (1943).

BESOLD, F.: Zbl. Gynäk. **68**, 234 (1944).

DÖRING, G. K.: Geburtsh. u. Frauenheilk. **10**, 515 (1950).

GIBSON, J. R., and T. McKEOWN: Brit. J. Soc. Med. **4**, 221 (1950).

HAMILTON, W. J., J. D. BOYD and H. W. MOSSMAN: Human Embryology. Cambridge: W. Heffer & Sons, Ltd. 1945.

HERTIG, A. T., and J. ROCK: Amer. J. Obstetr. **58**, 968—993 (1949).

HOSEMANN, H.: Zbl. Gynäk. **65**, 129 (1941). — Geburtsh. u. Frauenheilk. **6**, 253 (1944). — Naturforsch. u. Med. in Deutschl. **78**, 1—49 (1949).

KARN, M. N.: Ann. of Eugen. **14**, 44 (1947).

KIRCHHOFF, H.: Geburtsh. u. Frauenheilk. **1**, 187 (1939).

KNAUS, H.: Die Physiologie der Zeugung des Menschen. 3. Aufl. Wien: W. Maudrich 1950.

LATZ, L. J.: The Rhythm of Sterility and Fertility in Women. Chicago 1939.

MENKIN, M. F., and J. ROCK: Anat. Rec. **100**, 695 (1948).

NOACK, M.: Zbl. Gynäk. **72**, 224 (1950).

REID, J.: Lancet **2**, 77—81 (1850).

SCAMMON, R. E., and L. A. CALKINS: Proc. Soc. Exper. Biol. a. Med. **22**, 157 (1924/25).

STREETER, G. L.: Contrib. Embryol. Carnegie Inst. **11**, 143 (1920); **32**, 133 (1948).

Länge und Gewicht der Neugeborenen. Beziehungen zu Schwangerschaftsdauer, Geburtennummer, Alter der Mutter, Geschlecht.

AHLFELD, F.: Arch. Gynäk. **4**, 510 (1872).

BAUMGARTNER, L., V. PESSIN, M. E. WEGMAN and S. L. PARKER: Pediatrics **6**, 329—342 (1950).

BROMAN, B., G. DAHLBERG and A. LICHTENSTEIN: Acta paediatr. (Stockh.) **30**, 1—66 (1942).

CALKINS, L. A.: J. Amer. Med. Assoc. **141**, 635 (1949).

DAISER, K. W.: Arch. Gynäk. **176**, 582 (1949).

DUNHAM, E. C., R. M. JENSS and A. U. CHRISTIE: J. of Pediatr. **14**, 156—160 (1939).

ESCOMEL, E.: Presse méd. **47**, 744, 875 (1939).

FINK, H.: Zbl. Gynäk. **70**, 481 (1948).

FÖLLMER u. KÖNNINGER: Arch. Gynäk. **179**, 694—708 (1951).

v. GUTFELD, F.: Z. Geburtsh. **73**, 266 (1913).

HARRIS, J. A.: Proc. Soc. Exper. Biol. a. Med. **23**, 806—808 (1926).

HOSEMANN, H.: Zbl. Gynäk. **65**, 129 (1941). — Arch. Gynäk. **176**, 109—123, 124 bis 134, 636—660 (1949).

LENNÉR, A.: Acta obstetr. scand. (Stockh.) **24**, Suppl. 1, 1—120 (1943).

LOTZ, H.: Arch. Gynäk. **174**, 432—451 (1942).

McKEOWN, T., and J. R. GIBSON: Brit. J. Soc. Med. **5**, 98—112 (1951).

MARCHETTI, A. A., and J. S. MENAKER: Amer. J. Obstetr. **59**, 1013—1020 (1950).

MARTIN, W. J.: Ann. of Eugen. **4**, 327—338 (1930/31).

MEREDITH, H. V.: Amer. J. Phys. Anthropol. 8, 195—224 (1950).
SOLTH, K., u. K. ABT: Schweiz. med. Wschr. 81, 58—61 (1951).
WAALER, G. H. M.: Norsk. Vidensk. Akad. Oslo, Math. nat. Kl., Nr. 7, 2. Bd. 1933.
ZANGEMEISTER, W.: Z. Geburtsh. 69, 127 (1911). — Arch. Gynäk. 107, 448 (1917).

Länge und Gewicht der Neugeborenen. Einfluß von Erbanlagen, mütterlicher Konstitution, Placenta, Hormonen, Stoffwechsel, Ernährung, Rasse und Jahreszeit.

ABELS, H.: Klin. Wschr. 1, 1786 (1922).
ANTONOV, A. N.: J. of Pediatr. 30, 250 (1947).
BAKWIN, H., and R. M. BAKWIN: Amer. J. Obstetr. 18, 863—867 (1929). — Human Biol. 6, 612—626 (1934).
BIVINGS, L.: Amer. J. Obstetr. 27, 725—728 (1934).
BOKELMANN, O., u. R. DIESTERBECK: Zbl. Gynäk. 67, 937—955 (1943).
BUDDE, S.: Zbl. Gynäk. 70, 487 (1948).
BURKE, B. S., V. V. HARDING and H. C. STUART: J. of Pediatr. 23, 606—615 (1943).
DEAN, R. F. A.: Proc. Roy. Soc. Med. 43, 273—274 (1950).
DONALD, H. P.: Proc. Roy. Soc. Edinburgh 59, 91 (1939).
Dow, P., and R. TORPIN: Human Biol. 11, 248—258 (1939).
FALKENSTEIN, R.: Das Verhältnis des Gewichtes des Kindes zu demjenigen der Mutter. Diss. Basel 1936.
GERSCHENSON, A. O.: Z. Kinderheilk. 51, 20 (1931).
GIESE, R., u. K. KAYSER: Zbl. Gynäk. 69, 583—587 (1947).
GOLDFELD, Z.: Z. Geburtsh. 72, 407 (1912).
GOLDSTEIN, M. S.: Child Devel. 18, 3—10 (1947).
HENCKEL, C., y P. ARRIAGADA: Arch. Soc. argent. Anat. Normal y Patol. 9, 39—54 (1947).
HOBSON, W., F. J. W. LEWIS and D. WOODMAN: J. Obstetr. 56, 217 (1949).
HOSEMANN, H.: Dtsch. med. Wschr. 72, 507—510 (1947).
KAIJSER, K., u. F. FRÄNKEL: Acta paediatr. (Stockh.) 38, 340—350 (1949).
KNAUS, H. H.: J. Obstetr. 56, 856—859 (1949).
KONTSEK, B.: Anthrop. Anz. 17, 103—154 (1940).
KOROMPAI, I.: Zbl. Gynäk. 63, 1627—1630 (1939).
LI, T. A.: J. of Pediatr. 8, 459—469 (1936).
McCANCE, R. A., and E. M. WIDDOWSON: Brit. med. Bull. 7, 297 (1951).
MENGERT, W. F.: Surg. etc. 56, 1009—1012 (1933).
MURRAY, M. B.: Med. Res. Council, Spec. Rep. Ser., No. 81. London 1924.
RAMTHUN, I.: Untersuchungen über die Veränderungen der Geburtsgewichte und -längen in den letzten Jahrzehnten. Inaug.-Diss. Jena 1939.
RITALA, A. M.: Acta Soc. med. fenn. Duodecim, B 23 (1935).
ROBERTSON, T. B.: Univ. California Publ. Physiol. 8, 207 (1915).
SCHAIBLE, G.: Dtsch. med. Wschr. 74, 149 (1949).
SILLMANN-LÖNNROTH, E.: Acta Soc. med. fenn. Duodecim, B 23, 1—29 (1935).
SMITH, C. A.: J. of Pediatr. 30, 229—243 (1947).
SMITH, G., and O. W. SMITH: Amer. J. Obstetr. 58, 994—1009 (1949).
SONTAG, L. W., and J. WINES: Amer. J. Obstetr. 54, 994—1003 (1947).
SUPERBI, C.: Clin. ostetr. 44, 145—155 (1942).
THOMS, H., and M. S. GODFRIED: Yale J. Biol. Med. 11, 355 (1939).
UMLAND, K.: Zbl. Gynäk. 70, 465 (1948).
VENGE, O.: Acta Zool. 31, 1—148 (1950).
v. VERSCHUER, O.: Erg. inn. Med. 31, 35 (1927).
WOODS, E. B.: Amer. J. Dis. Childr. 51, 297—301 (1936).

Neugeborene. Soziale Lage. Arbeit. Stadt und Land. Zeitliche Wandlungen des Geburtsgewichtes.

BAIRD, D.: Lancet 1, 1079 (1949).

BAKWIN, H., and R. M. BAKWIN: Amer. J. Dis. Childr. 48, 1234—1236 (1934).

BEEKING, P.: Diss. Med. Leipzig 1935.

v. BRAITENBERG, H.: Arch. Gynäk. 174, 193 (1942).

DOUGLAS, J. W. B.: J. Obstetr. 57, 143—170 (1950).

GIBSON, J. R., and T. McKEOWN: Brit. J. Soc. Med. 5, 259—264 (1951).

GREGERSEN, N. F.: Acta obstetr. scand. (Stockh.) 17, 75—80 (1937).

HANSEN, H. J.: Medd. Danmarks Antropol. 2, no. 2 (1920).

KAINER, H.: Diss. Med., Erlangen 1935.

KAJAVA, U.: Anthrop. Anz. 2, 228—253 (1925).

KEMPER, R.: Diss. Med., Frankfurt a. M. 1940.

KIRCHHOFF, H.: Geburtsh. u. Frauenheilk. 7, 78—86 (1948).

KOROMPAI, I.: Z. Geburtsh. 124, 36—43 (1942).

DE LISI, G.: Fol. demogr. gynaec. 38, 255—272 (1941).

LØVSET, J.: Norsk. Vidensk. Akad. Oslo, Math. nat. Kl. 2 B, No. 11 (1939).

LÜÜS, A.: Paediatr. danub. 1, 268—280 (1947).

NICOLAEFF, L.: L'Anthropol. de l'Ukraine 4, 41 (1929).

PELLER, S.: Dtsch. med. Wschr. 43, 178, 847 (1917).

PELLER, S., u. F. BASS: Arch. Gynäk. 122, 208 (1924). — Z. Konstit.-lehre 10, 307—320 (1924).

TYBUSSEK, G.: Diss. Med., Kiel 1939.

WOLF, M.: Diss. Med., Würzburg 1939.

ZANGEMEISTER, W., u. C. LEHN: Arch. Gynäk. 109, 500 (1918).

Frühgeburten.

ASHER, C.: Brit. Med. J. No. 4455, 793 (1946). — Proc. Roy. Soc. Med. 43, 827—828 (1950).

BAIRD, D.: J. Obstetr. 52, 217, 339 (1945).

CAPPER, A.: Amer. J. Dis. Childr. 35, 443 (1928).

CIRILLO, D., e G. SCILLA: Lattante 19, 154 (1948).

CONWAY, D. J.: J. Obstetr. 58, 236—252 (1951).

DRILLIEN, C. M.: Arch. Dis. Childh. 23, 69—83 (1948).

EBBS, J. H., F. F. TISDALL and W. A. SCOTT: J. Nutrit. 22, 515 (1941).

EFFKEMANN, G., u. H. IRMER: Z. Geburtsh. 122, 368—385 (1941).

HOSEMANN. H.: Naturwiss. 37, 409—416 (1950).

ILLINGWORTH, R. S., C. C. HARVEY and SHAN-YAH GIN: Lancet 257, 598 (1949).

ILLINGWORTH, R. S., C. C. HARVEY and G. H. JOWETT: Arch. Dis. Childh. 25, 380—383 (1950).

LANE: Zit. nach KROGMAN.

LAX, H.: Zbl. Gynäk. 69, 310 (1947).

McKEOWN, TH., and J. R. GIBSON: Brit. Med. J. No. 4730, 513—517 (1951).

MAYER, J. B.: Mschr. Kinderheilk. 97, 110—116 (1949).

PECKHAM, C. H.: J. of Pediatr. 13, 474—483, 483—497 (1938).

PLATTNER, E. B., H. X. GERBER and A. F. STEIN: Amer. J. Dis. Childr. 79, 769 bis 770 (1950).

SCHULTZE, G. F. K.: Zbl. Gynäk. 67, 6—21 (1943).

UTHEIM-TOVERUD, K.: Beretning fra Oslos Kommunes Helsestasjon 1939—44, 1946.

YLPPÖ, A.: Z. Kinderheilk. 24, 111 (1919). In PFAUNDLER-SCHLOSSMANN: Handbuch der Kinderheilkunde, 3. Aufl., Bd. 1, S. 549, 1923. Ergänzungswerk, Bd. 1, S. 96, 1942.

Mehrlingsgeburten.

BRANDER, T.: Mschr. Kinderheilk. **63**, 341—350 (1935).

DAHLBERG, G.: Twin Births and Twins from a Hereditary Point of View. Stockholm 1926. — Acta genet. med. gemellol. **1**, 80—88 (1952).

GREULICH, W. W.: Amer. J. Phys. Anthropol. **19**, 391—431 (1934).

HELLIN, H.: Die Ursache der Multiparität der uniparen Tiere überhaupt und der Zwillingsschwangerschaft beim Menschen insbesondere. München 1895.

LENZ, F.: Arch. Rassenbiol. **27**, 294—318 (1933).

MCARTHUR, N.: Acta genet. med. gemellol. **1** (1952).

OREL, H.: Z. Kinderheilk. **48**, 1—14 (1928).

POTTER, E. L., and A. B. CRUNDEN: Amer. J. Obstetr. **42**, 870—878 (1941).

SCHATZ, F.: Arch. Gynäk. **24** (1884); **27** (1886); **30** (1887).

STEHLE, F.: Z. Geburtsh. **119**, 159—174 (1939).

STEINER, F.: Arch. Gynäk. **159**, 509 (1935).

STOCKS, P.: Acta genet. med. gemellol. **1**, 8—13 (1952).

WEHEFRITZ, E.: In JUST, Handbuch der Erbbiologie des Menschen, Bd. 1, S. 1012 bis 1041. Berlin: J. Springer 1940.

WEINBERG, W.: Pflügers Arch. **88**, 346—430 (1901); Z. Geburtsh. **47** (1902).

WEITZ, W.: Z. klin. Med. **101**, 115 (1924).

YERUSHALMY, J., and S. E. SHEERAR: Human Biol. **12**, 95—113 (1940).

Die überentwickelten Neugeborenen.

FORSSELL, P.: Acta paediatr. (Stockh.) **23**, Suppl. 1 (1938).

MOSSBERG, H. O.: Med. För. Tidskr. **28**, 12—17 (1950).

SCHÜTZ, H.: Arch. Kinderheilk. **122**, 113 (1941).

SHELDON, J. H.: Lancet **257**, 869 (1949).

Gewichtswachstum im 1. Lebensjahr.

DEEM, H., and H. SILVERSTONE: New Zealand Med. J. **43**, 9 (1944).

MARTIN, W. J.: Ann. of Eugen. **4**, 327—338 (1930/31).

MEREDITH, H., and A. W. BROWN: Human Biol. **11**, 24—77 (1939).

MÖLLER, K. L.: Acta paediatr. (Stockh.) **28**, 8 (1940).

RUSCH, H.: Z. Geburtsh. **119**, 1—13 (1939).

SUNDAL, A.: Tidskr. Norsk. Laegefor. **68**, 43 (1948).

II. Postfetales Wachstum.

Grundbegriffe, Wachstumskurven, Wachstumsgeschwindigkeit.

ALCOBÉ, D. S., y D. A. PREVOSTI: Mem. Real Acad. Ciencias Barcelona **30**, no. 12 (1950).

BACKMAN, G.: Vetensk. Akad. Handl. 3 ser., **14**, no. 1 (1934); Roux' Arch. **138**, 37—58 (1938).

BROCK, J.: Biologische Daten für den Kinderarzt. 1. Aufl. 1932. (Bd. 1).

HUXLEY, J.: Problems of Relative Growth. London 1932 (Bd. 1).

MEDAWAR, P. B.: Size, Shape, and Age. In: Essays on Growth and Form. Presented to D'Arcy W. Thompson. Ed. by W. E. Le GROS CLARK and P. B. MEDAWAR. Oxford: Clarendon Press 1945.

PALMER, C. E., R. KAWAKAMI and L. REED: Child Devel. **8**, 47—61 (1937).

—, and L. J. REED: Human Biol. **7**, 319—324 (1935).

RICHARDS, O. W., and A. J. KAVANAGH: In Essays on Growth and Form, etc. s. MEDAWAR.

ROBINOW, M.: Child Devel. **13**, 159—164 (1942).

SHEPHERD, R. H., D. A. SHOLL and A. VIZOSO: J. of Anat. **83**, 296—302 (1949).
TANNER, J. M.: Arch. Dis. Childh. **27**, 10—33 (1952); Human Biol. **23**, 94—159 (1951).
TWIESSELMANN, F.: Mém. Inst. roy. Sci. Nat. de Belgique, 2 sér., fasc. 35 (1949).
WADDINGTON, C. H.: Proc. Roy. Soc. (Lond.) B **137**, 509—515 (1950).
WETZEL, N. C.: Growth. In Medical Physics. Ed. O. GLASSER. Chicago 1944.

Wachstum und geschlechtliche Reifung.

DIMOCK, H. S.: Child Devel. **6**, 176—195 (1935).
DORFMAN, R. I., W. W. GREULICH and C. I. SOLOMON: Endocrinology (Springfield, Ill.) **21**, 741—743 (1937).
ELLIS, R. W. B.: Arch. Dis. Childh. **21**, 181 (1946).
GREULICH, W. W., R. I. DORFMAN, H. R. CATCHPOLE, C. I. SOLOMON and C. S. CU-LOTTA: Somatic and Endocrine Studies of Puberal and Adolescent Boys. Monogr. Soc. Res. Child Devel. **7**, no 3 (1942).
HAAS, E.: In. Diss. Med., Berlin 1943.
HOGBEN, H., J. A. H. WATERHOUSE and L. HOGBEN: Brit. J. Soc. Med. **2**, 29—42 (1948).
KIIL, V.: Fysisk utvikling hos nåtidens Oslo-gymnasiaster fra 7- til 19-årsalderen. Avhandl. Norsk. Vidensk. Akad. Oslo, Math. nat. Kl. **1941**, no. 2.
NATHANSON, I. T., and J. C. AUB: J. Clin. Endocrin. **3**, 321—330 (1943).
— R. B. MILLER, L. E. TOWNE and J. C. AUB: Endocrinology (Springfield, Ill.) **28**, 866—870 (1941).
RICHEY, H. G.: The Relation of Accelerated, Normal and Retarded Puberty to the Height and Weight of School Children. Monogr. Soc. Res. Child Devel. **2**, no. 1 (1937).
SHUTTLEWORTH, F. K.: Sexual Maturation and the Physical Growth of Girls Aged Six to Nineteen. Monogr. Soc. Res. Child Devel. **2**, no. 1 (1937).
SIMMONS, K., and W. W. GREULICH: J. of Pediatr. **22**, 518—548 (1943).
STOLZ, H. R., and L. M. STOLZ: Somatic Development of Adolescent Boys. New York: Macmillan. 1951.
TALBOT, N. B., A. M. BUTLER, R. A. BERMAN, P. M. RODRIGUEZ and E. A. MC-LACHLAN: Amer. J. Dis. Childr. **65**, 364—375 (1943).
VITELES, M. S.: J. Educat. Psychol. **20**, 360—368 (1929).

Beziehungen zwischen Körperhöhe und Gewicht, Indices.

BERNSTEIN, F.: Z. Kinderheilk. **16**, 78—84 (1917).
BROMAN, B., G. DAHLBERG u. A. LICHTENSTEIN: Acta paediatr. (Stockh.) **30**, 1—66 (1942).
GUERRA, A. R., M. A. JAUREGUY u. J. M. PORTILLO: Arch. Pediatr. Uruguay **21**, 173—175 (1950).
KAUP, I.: Münch. med. Wschr. **68**, 976 (1921).
KJÖLSETH, M.: Mschr. Geburtsh. **38**, 216—298 (1913).
LATSKY, J. H.: S. Afric. J. Med. Sci. **7**, 217 (1942).
LIVI, R.: Arch. militare Roma **2**, 21 (1905).
v. PFAUNDLER, M.: Körpermaß-Studien an Kindern. Berlin: J. Springer 1915.
— Z. Kinderheilk. **29**, 217 (1921).
v. PIRQUET, C.: Z. Kinderheilk. **6**, 253 (1913) — Pelidisi-Tafel. Wien: J. Springer 1921.
QUETELET, L. A. J.: Anthropométrie ou mesure des différentes facultés de l'homme. Bruxelles 1870.
ROHRER, F.: Münch. med. Wschr. **68**, 580, 850 (1921).
SCHLEGEL, W.: Ärztl. Forsch. **4**, 297—316 (1950).

Stratz, C. H.: Der Körper des Kindes und seine Pflege. 11. Aufl., Stuttgart: F. Enke 1928.

Tanner, J. M.: Proc. Roy. Soc. Med. 43, 823 (1950).

Tuxford, A. W.: J. Hyg. 8, 656 (1917); 29, 203 (1939); 42, 549 (1942).

Zeller, W.: In Just, Handbuch der Erbbiologie. Bd. 2, S. 360—407. 1940.

Normtabellen, Norm und Häufigkeit.

Adam, A.: Jb. Kinderheilk. 139, 377—378 (1933).

Baldwin, B. T., and T. D. Wood: Weight-Height-Age Tables for Boys and Girls of School Age. New York: Amer. Child Health Assoc.

Camerer, W.: Jb. Kinderheilk. 36, 249 (1893); 53, 381 (1901).

Dearborn, W. F., and J. W. M. Rothney: Predicting the Child's Development. Cambridge (Mass.) 1941.

Døssing, J.: Ugeskr. Laeg. 112, 194, 1171—1181 (1950).

Franzen, R., and G. T. Palmer: The ACH-Index of Nutritional Status. New York: Amer. Child Health Assoc. 1934.

Gobessi, I.: Policlinico Infantile 16, 212—216 (1948).

Jackson, R. L., and H. G. Kelly: J. of Pediatr. 27, 215—229 (1945).

Kornfeld, W.: Z. Kinderheilk. 48, 188—207 (1929).

McCarthy, D.: Proc. Roy. Soc. Med. 43, 823 (1950).

McCloy, C. H.: Univ. Iowa Studies in Child Welfare 12, 2 (1936); 15, no. 2 (1938).

Olson, W. C.: Child Development. Boston: D. C. Heath & Comp. 1949.

Palmer, C. E., and A. Ciocco: In Mitchell-Nelson, Textbook of Pediatrics. 4. Ed. Philadelphia & London: W. B. Saunders 1945.

v. Pirquet, C: Einfache Tafel zur Bestimmung von Wachstum und Ernährungszustand bei Kindern. Berlin: J. Springer 1913.

Pryor, H. B.: Width-Weight Tables for Boys and Girls from 1 to 17 Years for Men and Women from 18 to 41 Years. Stanford: Stanford Univ. Press 1940.

Sontag, L. W., and E. L. Reynolds: J. of Pediatr. 26. 327—335 (1945).

Stuart, H. C., and St. S. Stevenson: Physical Growth and Development. In Mitchell-Nelson: Textbook of Pediatrics. 5th Ed., Philadelphia: W. B. Saunders 1950

Woodbury, R. M.: Statures and Weights of Children under Six Years of Age. Washington, D. C.: U. S. Government Printing Office 1921.

Wachstumsnetz nach Wetzel.

Adams, F. H., and W. B. Forsyth: J. of Pediatr. 39, 330—335 (1951).

Coleman, A. B.: J. of Pediatr. 35, 165—168 (1949).

Døssing, J.: Determination of Individual Normal Weights of Schoolchildren. København: E. Munksgaard 1952.

Garn, S. M.: Child Devel. 23, 193—206 (1952).

Kallner, A.: Ann. paediatr. (Basel) 177, 83—102 (1951).

Wetzel, N. C.: J. Amer. Med. Assoc. 116, 1187 (1941); J. Health Phys. Educat. 13, 576 (1942); J. of Pediatr. 22, 82, 208, 329 (1943); 29, 439 (1946); Med. Woman's J. 55, 19 (1948).

Erbfaktoren.

Boas, F.: Proc. Nat. Acad. Sci. 21, 414—418 (1935).

Gini, C.: Atti dell VIII Riunione Soc. Italiana di Statistica, Roma, 1—2 giugno 1949. Spoleto 1951.

Lenz, F.: Grenzgeb. Med. 1, 135—141 (1948).

Lenz, W.: Acta genet. Statist. med. 3, 97—100 (1952).

Newman, H. H., F. N. Freeman and K. J. Holzinger: Twins. A Study of Heredity and Environment. Univ. of Chicago, Chicago 1937.

REYNOLDS, E. L., and L. W. SONTAG: J. of Pediatr. 26, 336—352 (1945).
DE RUDDER, B., u. E. KIPPER: Z. Kinderheilk. 68, 567—574 (1950).
SIMMONS, K., and W. W. GREULICH: J. of Pediatr. 22, 518—548 (1943).
v. VERSCHUER, O.: Z. Morphol. Anthropol. 34, 398—412 (1934).

Rasse.

BACKMAN, G.: Sv. Vetensk. Akad. Handl. 3. ser., 14, no. 1 (1934).
BARNICOTT, N. A., and D. WOLFFSON: Lancet 1952 I, 893—895.
BOAS, F.: Race, Language and Culture. New York: Macmillan 1949.
COTELLESSA, G., G. CORRADI e F. DE MATTEIS: Minerva pediat. 3, 36—40 (1951).
FLEMING, R. M.: A Study of Growth and Development. Med. Res. Council, Spec. Rep. Ser., no. 190 (1933).
FRANZBLAU, R. N.: Arch. Psychol. 26, no. 177, 1—44 (1935).
GRAY, H., and J. G. AYRES: Growth in Private School Children. Chicago University Press. Chicago 1931.
HOLM, K.: Z. Ges.-verw. u. Gesdh. fürs. 5, 487 (1934).
KIIL, V.: Fysisk utvikling hos nåtidens Oslo-gymnasiaster fra 7- til 19-årsalderen. Avhandl. utgitt Norsk. Vidensk. Akad. Oslo, Math. nat. Kl. 1941, no. 2.
MEREDITH, H. V.: Amer. J. Phys. Anthropol. 24, 301—346 (1939); Child Devel. 19, 179—195 (1948).
MICHELSON, N.: Amer. J. Phys. Anthropol. 2, 151—166 (1944).
MILLS, C. A.: Human Biol. 9, 43—56 (1937).
SCOTT, R. B., W. W. CARDOZO, A. DE G. SMITH and M. R. DE LILLY: J. of Pediatr. 37, 885—893 (1950).
SHUTTLEWORTH, F. K.: Sexual Maturation and the Physical Growth of Girls Age Six to Nineteen. Monogr. Soc. Res. Child Devel. 2, no. 5 (1937).
STEGGERDA, M.: Amer. J. Phys. Anthropol. 26, 417 (1940). — Maya Indians of Yucatan. Washington, D. C., Carnegie Institute of Washington Publ. no. 531 (1941).
—, and P. DENSEN: Child Devel. 7, 115—120 (1936).
WEISSENBERG, G.: Das Wachstum des Menschen nach Alter, Geschlecht und Rasse. Stuttgart: Strecker & Schröder 1911.
WILSON, D. C., and J. SUTHERLAND: Brit. Med. J. 2, no. 4619, 130 (1949).

Klima und Jahreszeit.

ALHO, E.: Duodecim (Helsinki) 56, 434—470 (1940).
DALE, J.: Med. J. Austral. 2, 281—284 (1950).
EMERSON, H.: J. Amer. Med. Assoc. 89, 1326 (1927).
FITT, A. B.: Seasonal Influence on Growth, Function and Inheritance. New Zealand Council for Educational Research, Educational Research Series no. 17. London: Humphrey Milford 1942.
GOULD, H. N.: Human Biol. 11, 220—233 (1939).
MARSHALL, E. L.: J. of Pediatr. 10, 819—831 (1937).
MILLS, C. A.: Medical Climatology, London 1939.
NYLIN, G.: Acta med. Scand. (Stockh.) Suppl. 31 (1929).
ORR, J. B., and M. L. CLARK: Lancet 1930, 2, 365—367.
DE RUDDER, B.: Grundriß einer Meteorobiologie des Menschen. 2. Aufl. Berlin: Springer 1952.
SCHREIDER, E.: Nature (Lond.) 165, 286 (1950).
SKERLJ, S.: Z. Konstit.lehre 23, 299 (1939).
WALLIS, R. S.: Univ. Iowa Studies in Child Welfare, 5, no. 1 (1931).

Ernährung.

ABBOTT, O. D., R. O. TOWNSEND, R. B. FRENCH and C. F. AHMANN: Effectiveness of the School Lunch in Improving the Nutritional Status of School Children. Bull. 426, Univ. Florida, Agricult. Exper. Stat. 1946.

AGUILAR, P. R.: Gac. méd. Mexico 75, 25—40 (1945).

BACCHETTA, V.: Alimentazione e stato di nutrizione dei bambini Italiani dopo la guerra. Suppl. a Ric. Sci. 21, 1—98 (1951).

GOMEZ, D.: Ref. Arch. Kinderheilk. 140, 146—147 (1950).

GORTER, F. J., en J. H. DE HAAS: Mschr. Kindergeneesk. 15, 154 (1947).

HAWKS, J. E., M. M. BRAY and M. DYE: J. Nutrit. 15, 125 (1938).

HOFFMANN, E.: Arch. soz. Hyg. Demogr. N. F. 8, 376—384 (1933/34).

JEANS, P. C., and G. STEARNS: J. of Pediatr. 8, 403—414 (1936).

KASSOWITZ, K: Z. Kinderheilk., 30, 274—280, (1921).

KRUSE, H. D., O. A. BESSEY, N. JOLLIFFE, J. S. MCLESTER, F. F. TISDALL, R. M. WILDER and V. P. W. SYDENSTRICKER: Arch. Int. Med. 74, 258—279 (1944).

LEIGHTON, G., and P. L. MCKINLAY: Milk Consumption and the Growth of School Children. London: H. M. Printing Office 1930.

MACK, P. B., and C. URBACH: A Study of Institutional Children with Particular Reference to the Caloric Value as Well as Other Factors of the Dietary. Monogr. Soc. Res. Child Devel. 13, no. 1 (1949).

MANN, C. H.: Diets for Boys during the School Age. Med. Res. Council, Spec. Rep. Ser., no. 105. London 1926.

NELSON, M. V. K.: Amer. J. Dis. Childr. 39, 701—710 (1930).

NICOL, B. M.: Brit. J. Nutrit 3, 25 (1949); 6, 34 (1952).

ORR, J. B.: Lancet 1928, 1, 202.

ROBERTS, L. J., R. L. BLAIR and M. SCOTT: Amer. J. Dis. Childr. 56, 287—300 (1938).

STUART, H. C.: Amer. J. Dis. Childr. 72, 451—452 (1946).

WILLIAMS, F.: Family Living in Kott County, Kentucky. U. S. Dep. of Agricult. Techn. Bull. 576 (1937).

Kriegs- und Nachkriegsernährung.

ADAM, A.: Milchwiss. 4, 65—69 (1949).

BACHAUER: Schul- u. Fürsorgearzt 19, 113—120 (1921).

BEER, H.: Med. Diss., Kiel 1950.

BÜSING, H.: Arch. soz. Hyg. Demogr. N. F. 3 (1928).

DAVIDSOHN, H.: Z. Kinderheilk. 21, 349 (1919).

DROESE, W., u. E. ROMINGER: Z. Kinderheilk. 67, 615—638 (1949).

FREUND, J.: Z. Kinderheilk. 67, 592—614 (1949).

GASTPAR: Z. soz. Hyg., 1, 209—213 (1919).

KAUP, I.: Münch. med. Wschr. 68, 693 (1921).

KENA-WICKSTRAND, L.: Ann. med. int. fenn. 36, 526—530 (1947).

v. PFAUNDLER, M.: Münch. med. Wschr. 66, 859—862 (1919).

SCHLESINGER, E.: Das Wachstum des Kindes. Berlin: J. Springer 1926.

Vitamine.

BRANSBY, E. R., J. L. BURN, H. E. MAGEE and D. M. MACKECKNIE: Brit. Med. J. 1946, 1, 193.

—, J. W. HUNTER, H. E. MAGEE, E. H. M. MILLIGAN and T. S. RODGERS: Brit. Med. J. 1944, 1, 77.

CHOSE, E.: Inaug.-Diss. Med., München 1914.
GLASER, K., A. H. PARMELEE and E. B. PLATTNER: Pediatrics 5, 130—144 (1950).
KRESTING, D.: Brit. Med. J. No. 4385, 78 (1945).
LEICHENGER, H., G. EISENBERG and A. J. CARLSON: J. Amer. Med. Assoc. 136, 388 (1948).
MANGOLD, S.: Med. J. Austral. 1945, 1, 34.
SLYKER, F., B. M. HAMIL, M. W. POOLE, T. B. COOLEY and I. G. MACY: Proc. Soc. Exper. Biol. a. Med. 37, 499—502 (1937).
STEARNS, G., P. C. JEANS and V. VANDECAR: J. of Pediatr. 9, 1—10 (1936).
WETZEL, N. C., W. C. FARGO, I. H. SMITH and J. HELIKSON: Science (Lancaster, Pa.) 110, 651 (1949).
YUDKIN, I.: Lancet 1943, 1, 755.

Arbeit und Sport.

ARNOLD, A.: Z. Konstit.lehre 15, 353 (1930); 18, 359—372 (1934).
CRAVEN, D., and E. JOKL: Clin. Proc. Cape Town Post Graduate Med. Assoc. 5, 18—19 (1946).
KAUP, I.: Konstitution und Umwelt im Lehrlingsalter. München 1922.
LEHMANN, G., u. A. SZAKALL: Arbeitsphysiol. 11, 259—330 (1941).
MARSCHNER, H.: Inaug.-Diss., Med. Breslau 1921.
SCHMIDT-KEHL, L.: Arch. f. Hyg. 94, 105 (1924); 105, 245 (1930/31).
STUHL, K.: J. Kinderheilk. 87, 159 (1918).
v. VERSCHUER, O.: Z. Abstammgslehre Suppl. 2, 1508—1516 (1928).

Krankheiten.

DOUGLAS, J. W. B., and G. ROWNTREE: Population Studies 3, 205 (1949).
EVANS, M. E.: Amer. J. Dis. Childr. 68, 390—394 (1944).
HARDY, M. C.: Amer. J. Phys. Anthropol. 23, 241—260 (1938).

Soziale Lage und Familiengröße.

BALDWIN, B. T., and M. E. SMITH: J. Hered. 16, 243—258 (1925).
BOAS, F.: Science (Lancaster, Pa.) 1, 402—404 (1895).
BOWDITCH, H. P.: 8th Annual Rep. State Board of Health of Massachusetts, 273 bis 323 (1875); 10 thRep. 33—66 (1879); 21st Rep. 287—304 (1890); 22nd Rep. 479—525 (1891).
BOWLES, G. T.: New Types of Old Americans at Harvard and Eastern Women's Colleges. Cambridge (Mass.): Harvard Univ. Press 1932.
BROCKINGTON, C. F.: Publ. Health 52, 209 (1939).
BROMAN, B., G. DAHLBERG u. A. LICHTENSTEIN: Acta paediatr. (Stockh.) 30, 1—66 (1942).
BRYAN, A. H., and B. G. GREENBERG: J. Elisha Mitchell Sci. Soc. 65, 311—314 (1949).
DE CASTRO, J., H. DE SOUZA LUL e P. BORGES: Trab. e Peq. Inst. Nutricao, Univ. Brasil 2, 71—82 (1949).
COSTANZO, A.: Atti della IX, X e XI Riunione Soc. Italiana di Statistica, Roma. Spoleto 1951.
DIKANSKI, M.: Inaug.-Diss. Med., München 1914.
DØSSING, J.: Ugeskr. Laeger 112, 1171—1181 (1950).
KAISER, T.: Z. Schulgeshd.pflege 34, 570 (1930).
LUBINSKI, H.: Mschr. Kinderheilk. 15, 264 (1919).
MEREDITH, H. V.: Amer. J. Dis. Childr. 82, 702—709 (1951).

PATON, N., and L. FINDLAY: Poverty, Nutrition and Growth. Med. Res. Council, Spec. Rep. Ser., no. 101, London 1926.

PEARSON, K.: The Handicapping of the Firstborn. Eugenical Labor. Publ., Lecture ser., Cambridge 1914.

PELLER, S., u. J. ZIMMERMANN: Z. Konstit.lehre 17, 258—278 (1933).

PREVOSTI, A.: Estudio del crecimiento en escolares barceloneses. Trab. Inst. „Bernardino Sahagun" de Antropol. y Etnol., Barcelona 1949.

RIETZ, E.: Arch. Anthropol. N. F. I, 29, 33 (1903).

SCHLESINGER, E.: Das Wachstum des Kindes. Berlin: J. Springer 1926.

TRÉMOLIÈRES, J., et J.-J. BOULENGER: Rec. Trav. de l' Inst. Nat. d'Hygiène. Tome IV ,1, 117—212 (1950).

ZELLNER, M.: Klin. Wschr. 5, 1716—1721 (1926).

Beziehungen zwischen körperlicher und geistiger Entwicklung.

ABERNETHY, E. M.: J. Educat. Psychol. 16, 458—466, 539—546 (1925); Relationship between mental and physical growth. Monogr. Soc. Res. Child Devel. 1, no. 7 (1936).

BAYLEY, N.: Yb. National Soc. Stud. Educat. 39, 49—79 (1940).

BURT, C.: The backward child. 2nd Ed. London: University of London Press, Ltd. 1946.

CABOT, P. S. DE O.: The relationship between characteristics of personality and physique in adolescents. Genet. Psychol. Monogr. 20, 3—120 (1938).

DIMOCK, H. S.: Rediscovering the adolescent. New York: Association Press 1937.

DUNCAN, J.: Medical Officer 51, 65—68 (1934).

GESELL, A., H. THOMS, F. B. HARTMAN and H. THOMPSON: Arch. of Neur. 41, 755 bis 772 (1939).

HEIDBREDER, E.: J. Appl. Psychol. 10, 52—62 (1926).

HOLLINGWORTH, L. S.: Gifted children: Their nature and nurture. New York: Macmillan 1926.

KINSEY, A. C., W. B. POMEROY and C. E. MARTIN: Sexual behavior in the human male. Philadelphia and London: W. B. Saunders Comp. 1948.

KLINEBERG, O., S. E. ASCH and H. BLOCK: Gen. Psychol. Monogr. 16, 140—221 (1934).

MURDOCK, K., and L. R. SULLIVAN: Amer. Phys. Educat. Rev. 28, 209—215, 276—280, 328—33 0(1923).

PATERSON, D. G.: Physique and intellect. New York 1930.

SECKEL, H. P. G.: Amer. J. Dis. Childr. 79, 278 (1950).

Psychische Einflüsse.

ALLEN, J.: Lancet 232, 674—675 (1937); 236, 1300—1301 (1939).

ARNOLD, L., D. CLARKE, G. A. FRASER, E. JOKL and P. J. KLOPPERS: S. Afric. J. Med. Sci. 10, 9—19 (1945).

BENNHOLDT-THOMSEN, C.: Erg. inn. Med. 62, 1153—1238 (1942).

BINNING, G.: Health. Health League of Canada, March-April 1948, p. 6.

CHEESMAN, I. R.: Lancet 1940, 2, 575.

FRIED, R., and M. F. MAYER: J. of Pediatr. 33, 444—456 (1948).

HINCKS, M. M.: Unpublished thesis for the degree of Master of Arts. Ann Arbor, Univ. Elementary School, 1942 (zit. nach W. C. OLSON, Child Development. Boston: Heath Comp. 1949).

KEY, A.: Verh. d. X. internat. Medicin. Congr. Berlin 1890, Bd. I.

MAKOWER, A.: Z. Schulgesdh.pfl. 27, 97 (1914),

MECHAM, E.: Child Devel. 14, 91—115 (1943).

DE RUDDER, B.: Arch. Kinderheilk. **128**, 97 (1943).

SCHLESINGER, E.: Das Wachstum des Kindes. Berlin: J. Springer 1926.

SCHMID-MONNARD: Z. Schulgesdh.pfl. **10**, 677 (1897). — Jb. Kinderheilk. **40**, 34—106 (1898).

TALBOT, N. B., E. H. SOBEL, B. S. BURKE, E. LINDEMANN and S. KAUFMAN: New England J. Med. **236**, 783 (1947).

TEZNER, O.: Ann. paediatr. (Basel) **172**, 104—115 (1949).

WIDDOWSON, E. M.: Lancet **260**, 1316—1318 (1951).

—, E. M., and R. A. McCANCE: Lancet **1944**, 2, 152

Stadt und Land.

AMMON, O.: Die natürliche Auslese beim Menschen. Jena: G. Fischer 1893.

Annual Report of the Principle Medical Officers of Health of New South Wales for the Years 1918—1919. Sydney 1921.

BALDWIN, B. T.: The Physical Growth of Children from Birth to Maturity. Univ. Iowa Studies Child Welfare **1**, no. 1 (1921).

GIBERT, H.: Thèse méd., Paris 1913.

LENNÉR, A.: Acta obstetr. scand. (Stockh.) **24**, 113—164 (1944).

LINTZ, W., and H. MARKOW: Endocrinology **7**, 57—60 (1923).

MACKEPRANG, E. P.: Medd. Danm. Antropol. **1**, 11—68 (1907).

MADISSON, H.: Eesti Arst **5**, 441 (1926).

MAYER, L.: Congrès internat. de Méd., Paris 1867.

National Nutrition Survey. An Roinn Sláinte. Department of Health. Part VI and VII. Dublin 1950.

NEWMAN, H. H.: J. Hered. **20**, 152 (1929); **23**, 3—19 (1932).

PEIPER, E.: Arch. soz. Hyg. **7**, 109 (1912).

PESSLER, G.: Z. Morph. Anthropol. **38**, 210—251 (1939).

QUEIREL, A., et J. ROUVIER: Ann. de Gynéc. **12**, 401 (1879).

RÖSE, C.: Arch. Rassenbiol. **2**, 689—798 (1905); **3**, 42—134 (1906).

SCHLAGINHAUFEN, O.: Anthropologia Helvetica. Bd. I. Zürich 1946.

SCHWIDETZKY, I.: Z. Rassenk. **12**, 272—291 (1941); Z. Konstit.lehre **30**, 86—90 (1950).

TUXFORD, A. W., and R. A. GLEGG: Brit. Med. J. **1911**, 1, 1423.

WEITZ, W.: Z. klin. Med. **101**, 115—154 (1924).

WILSON, D. C., and I. SUTHERLAND: Brit. Med. J. No. 4664, 1267 (1950).

YATES, N., and H. BRASH: Ann. of Eugen. **2**, 89—101 (1941).

Wanderung.

ADALJA, K. V., M. D. GAUTAMA and B. SETHI: East Afric. Med. J. **26**, 109—119 (1949).

COLLIGNON, R.: Mém. Soc. anthropol. de Paris. I. 3e sér., 3e fasc., 27—36 (1894).

GOLDSTEIN, M. S.: Demographic and Bodily Changes in Descendents of Mexican Immigrants. Publ. Inst. Latin-Amer. Studies. Univ. of Texas, Austin 1943.

HAUSCHILD, R.: Z. morphol. Anthropol. **42**, 211—267 (1950).

ITO, P. K.: Human Biol. **14**, 279—351 (1942).

LASKER, G. W.: Amer. J. Phys. Anthropol. **4**, 273—300 (1946).

MARTIN, W. J.: The Physique of Young Adult Males. Med. Res. Council, Mem. no. 20. London: H. M. Stationery Office 1949.

SHAPIRO, H. L.: Migration and Environment, Oxford Univ. Press; New York 1939.

STOLYHWO, K.: Verh. Ges. phys. Anthropol. **6**, 94—106 (1931/32).

VALLOIS, H. V.: L'Anthrop. **45**, 223—224 (1935).

WISSLER, C.: Mem. Bernice P. Bishop Museum, Honolulu **11**, 109—257 (1930).

Zeitliche Veränderungen des Wachstums.

ADAM, A.: J. Kinderheilk. **139**, 377—378 (1933).

ALLAN, J.: Man **49**, 63—78 (1949).

BACKMAN, G.: Acta anat. (Basel) **4**, 421—480 (1948).

BAUZA, C. A., y G. SOLOVEY: Arch. Pediatr. Uruguay **21**, 997—1011 (1950).

BENEKE, F. W.: Correspondenzbl. dtsch. Ges. Anthrop. **13**, 48 (1882).

BENNHOLDT-THOMSEN, C.: Erg. inn. Med. **62**, 1153—1237 (1942); Mschr. Kinderheilk. **97**, 101 (1949).

BOWLES, G. T.: New Types of Old Americans at Harvard and at Eastern Women's Colleges. Cambridge (Mass.): Harvard Univ. Press 1932.

BROMAN, B., G. DAHLBERG u. A. LICHTENSTEIN: Acta paediatr. (Stockh.) **30**, 1—66 (1942).

CAMERER, W.: Jb. Kinderheilk. **53**, 381—446 (1901).

COSTANZO, A.: Costituzione e mortalità. Pubblicazione della Univ. Cattol. del Sacro Cuore. Ser. 8, Statistica, vol. X, Milano 1936. — Ann. di Statistica, ser. 8, **2**, 63—123 (1947). — Atti della IX, X e XI Riunione, Roma, Soc. Ital. di Statistica 1951.

DALEY, A.: Report on the Heights and Weights of School Pupils in the County of London in 1949. London County Council 1950.

FIERLINGS, P.: Med. Diss., Greifswald 1939.

FREUND, J., u. E. H. MAIER: Z. Kinderheilk. **71**, 1—33, 79—104 (1952).

GILLIM, M.: J. Amer. Statist. Assoc. **39**, 53—56 (1944).

HEUBNER, O.: Lehrbuch der Kinderheilkunde. Leipzig 1911.

HUMMEL, H.: Arch. Kinderheilk. **101**, 147—160 (1934).

IMPERIALI, M.: Arch. Julius-Klaus-Stiftg. **8**, 217—246 (1933).

KIIL, V.: Norsk. Vidensk. Akad. Oslo I. Math. nat. Kl. **2**, no. 6 (1939).

KRUSE, W.: Die Deutschen und ihre Nachbarvölker. Leipzig 1929.

LENNÉR, A.: Acta obstetr. scand. (Stockh.) **24**, 113—164 (1944).

LENZ, W.: Z. Konstit.lehre **27**, 543—578 (1943). — Homo **1**, 20—24 (1951).

LUNDMAN, B. J.: Z. Rassenk. **9**, 266—271 (1939); **11**, 1—5 (1940); Tidskr. milit. helsovård **1952**, 8—12.

MARAÑON, G.: Soc. Pediatr. de Madrid Sesion del 21 de febrero de 1946.

MEREDITH, H. V.: Amer. J. Phys. Anthrop. **28**, 1—40 (1941); Physical Growth from Birth to Two Years. I. Stature. Univ. Iowa Studies in Child Welfare **19**, no. 407 (1943).

—, and E. M. MEREDITH: Human. Biol. **16**, 126—131 (1944).

MORANT, G. M.: Biometrika **35**, 368—396 (1948).

MÜLLER: Zit. nach HUMMEL.

PRESSEY, S. L., and F. P. ROBINSON: Psychology and the New Education. Rev. Ed., New York and London: Harper 1944.

SCHMID-MONNARD: Jb. Kinderheilk. **37**, 297—318 (1894).

SMITH, K. B.: Vi Mennesker Kopenhagen: Chr. Erichsens 1940.

STUART, H. C.: Amer. J. Dis. Childr. **72**, 451—452 (1946).

TOBLER, L.: Arch. Klaus-Stiftg. **12**, 235—271 (1937).

TRÉMOLIÈRES, J., J. J. BOULENGER, F. VINIT et L. MAUJOL: Rec. Trav. de l'Institut Nation. d'Hygiène, Tome 4, 1, 117—212 (1950).

WEIR, J. B. de V.: Brit. J. Nutrit., **6**, 19—33 (1952).

WOLFF, J.: Arch. Kinderheilk. **126**, 130—138 (1942).

III. Proportionen und Habitus.

Proportionen. Kopf.

ASHBY, W. R., and R. M. STEWART: J. of Neur. **13**, 303—329 (1933).

BARDEEN, C. R.: Contr. Embryol. Carnegie Inst. Wash. no. 46, 483—554 (1920).
BAYLEY, N.: Human Biol. 8, 1—18 (1936).
BOYD, J. D.: Amer. J. Dis. Childr. 76, 53—59 (1948).
ELLIS, R. W. B.: Arch. Dis. Childh. 26, 411—422 (1951).
FLEMING, R. M.: A Study of Growth and Development. Med. Res. Council, Spec. Rep. Ser., no. 190, London: H. M. Stationery Off. 1933.
GOLDSTEIN, M. S.: Human Biol. 11, 197—219 (1939).
HAMILTON, J. A.: Psychol. Rev. 43, 308—321 (1936).
JACKSON, C. M.: In W. J. ROBBINS, S. BRODY, A. G. HOGAN, C. M. JACKSON and C. W. GREEN: Growth. pp. 111—140. New Haven: Yale University Press 1928.
KISTLER, H.: Z. Kinderheilk. 36, 157 (1923).
MEREDITH, H. V.: Child Devel. 17, 1—61 (1946).
MEREDITH, H. V., and V. B. KNOTT: Child Devel. 9, 49—62 (1938).
NICOLAEFF, L.: Bull. Soc. Etude Formes Humaines 6, 376—399 (1928).
STUART, H. C.: J. of Pediatr. 5, 194—209 (1934).
SUNDAL, A.: Tidskr. Norsk. Laegefor. 69, 688—689 (1949).
THOMPSON, H.: Growth. 2, 1—12 (1938).
VICKERS, V. S., and H. C. STUART: J. of Pediatr. 22, 155—170 (1943).
WISSLER, C.: Proc. Amer. Philos. Soc. 66, 431—438 (1927).

Rumpf, Brustkorb, Extremitäten.

ANDREWS, J. M.: Papers of the Peabody Museum, Harvard Univ. 20, 102—121 (1943).
BAKWIN, H., and R. M. BAKWIN: Human Biol. 6, 612—626 (1934); J. of Pediatr. 8, 177—183 (1936).
BAYLEY, N.: Child Devel. 14, 51—90 (1943).
BORCHARDT, L.: Z. morphol. Anthropol. 32, 214—243 (1933).
BOROVANSKY, L., u. O. HNEVKOVSKY: Nakleadem Českè Akad. mèd a Umeni. 1930.
BREZINA, E., u. V. LEBZELTER: Z. Konstit.lehre 10, 381—389 (1925).
BROCK u. STEMMLER: Z. Kinderheilk. 51, 322 (1931).
— u. BROCKMANN: Z. Kinderheilk. 56, 227 (1934).
BÜCHI, E. C.: Arch. Klaus-Stiftg. 24, 247—262 (1949).
CATES, H. A., and J. C. GOODWIN: Human Biol. 8, 433—450 (1936).
COSTANZO, A.: Atti della IX, X e XI riunione. Soc. Italiana di Statistica. Roma 1951.
FREEMAN, R. G.: Anthropol. Anz. 10, 185—208 (1933).
—, u. V. PLATT: Anthropol. Anz. 9, 68—78 (1932).
GRAY, H., and J. G. AYRES: Growth in private school children. 282 pp. Chicago University Press. 1931.
HOLT, L. E. and R. McINTOSH: Holt's Diseases of Infancy and Childhood. New York 1940. Appleton.
IMPERIALI, M.: Arch. Klaus-Stiftg. 8, 217—246 (1933).
KEYS, A., J. BROŽEK, A. HENSCHEL, O. MICKELSEN and H. L. TAYLOR: The Biology of Human Stravation. Vol. I, Univ. of Minnesota Pr., Minneapolis 1950.
KORNFELD, W., u. H. SCHÜLLER: Z. Kinderheilk. 48, 208—215 (1929).
LIVI, R.: Antropometria militare. Roma 1896.
LOW, A.: Growth of Children. Univ. of Aberdeen 1952.
MARCIALIS, F., e S. MONTIS: Endocrinol. e pat. costit. 8, 583—605 (1933).
MARTIN, R.: Lehrbuch der Anthropologie in systematischer Darstellung. 3 Bde. Jena: Gustav Fischer 1928.
MEINSHAUSEN: Arch. soz. Hyg. 14, 28—72 (1921).
MEREDITH, H. V., and B. BOYNTON: Human Biol. 9, 366—403 (1937).
MIEMOIS, K.: Anthropologische Untersuchungen von Volksschulkindern in den österbottnischen Kirchspielen Kalajoki und Himanka. Helsingfors 1948.

PREVOSTI, P.: Trabajos Instituto Bernardino de Sahagun de Antropologia y Etnol. 8, 335 pp, Barcelona 1949.
ROHRWASSER, G.: Z. Konstit.lehre 19, 484—521 (1935).
RUOTSALAINEN, A.: Z. Kinderheilk. 55, 402—409 (1933).
SCAMMON, R. E., and L. A. CALKINS: The development and growth of the external dimensions of the human body in the fetal period. Minneapolis: Univ. Minnesota Press 1929.
SCHLEGEL, W. S.: Ärztl. Forsch. 4, 297—316 (1950).
SCHULTZ, A. H.: Quart. Rev. Biol. 1, 465—521 (1926).
SCHWERZ: Arch. Anthropol. 38, (N. F. 10), 1 (1911).
TAMBURRI, T.: Endocrinol. e pat. costit. 8, 51—57 (1933).
TATAFIORE, E.: Pediatria 43, 422—430 (1935).
TAYLOR, R.: Amer. J. Dis. childr. 17, 353—362 (1919).
TEDESCO, P. A.: Endocrinol. e pat. costit. 6, 403—520 (1931).
TOBLER, L.: Arch. Klaus-Stiftg. 12, 235—271 (1937).
VICKERS, V. S., and H. C. STUART: J. of Pediatr. 22, 155—170 (1943).
WALLIS, R. S.: How children grow. Univ. of Iowa Studies in Child Welfare. 5, no. 1 (1931).
WEISSENBERG, S.: Das Wachstum des Menschen nach Alter, Geschlecht und Rasse. Stuttgart: Strecker & Schröder 1911.
WURZINGER, S.: Z. Konstit.lehre 13, 715—778 (1928).

Körperbautypen und Faktoren-Analyse.

BARKER, R. G., and C. P. STONE: Human Biol. 8, 198—222 (1936).
BAYER, L. M.: J. of Pediatr. 17, 345—354 (1940).
BURT, C.: Man 44, 82—86 (1944).
GORDON, F. F.: Amer. J. Publ. Health 20, 963—968 (1930).
HAAS, E.: Med. Diss. Berlin 1943.
HOFSTÄTTER, P. R.: Z. Konstit.lehre 27, 579—602 (1943).
HOLZINGER, K. J., and H. H. HARMAN: Factor Analysis. Chicago 1941.
MULLEN, F. A.: Child Devel. 11, 27—42 (1940).
SCHEYER, H. E.: Z. Geburtsh. 102, 579—592 (1932).
SCHLESINGER, E.: Z. Kinderheilk. 49, 159 (1930).
SHUTTLEWORTH, F. K.: The Physical and Mental Growth of Girls and Boys Age Six to Nineteen in Relation to Age at Maximum Growth. Monogr. Soc. Res. in Child Devel. 4, no. 3 (1939).
THURSTONE, L. L.: Amer. J. Phys. Anthropol. N. S. 5, 15—28 (1947); Psychometrika 11, 15—21 (1946).
WALLAU, F.: Med. Welt 17, 728 (1943).
WURZINGER, S.: Z. Konstit.lehre 13, 715—778 (1928).
ZELLER, W.: Konstitution und Entwicklung. Göttingen: Psychologische Rundschau 1952.

Zweites Kapitel

Das Skeletsystem.

Von

Widukind Lenz, Hamburg-Eppendorf.

Die meisten Knochen entwickeln sich auf knorpliger Grundlage. Eine Ausnahme machen nur die bindegewebig oder dermal präformierten Knochen des Schädeldaches und die meisten Gesichtsknochen. Bei den knorplig präformierten Knochen findet im Laufe des Wachstums ein ständiger Ersatz von Knorpel durch Knochensubstanz statt. Dieser Vorgang vollzieht sich zum großen Teil schon während der fetalen Entwicklung (gegen Ende des 2. Schwangerschaftsmonats tritt in Femur und Humerus das erste Knochengewebe auf), findet seinen Abschluß aber erst kurz vor der Pubertät. Die Diaphysen der Röhrenknochen werden *verknöchert* mit auf die Welt gebracht, während die Epiphysen erst ganz allmählich von den sich bildenden Knochenkernen aus, bis auf die dünne Gelenkknorpelschicht, in Knochen umgewandelt werden. Der histologische Aufbau des Knochens und seine Veränderungen im Verlaufe der Entwicklung und die Gestaltänderungen der einzelnen Skeletabschnitte während des Wachstums können nicht im Rahmen dieses Buches behandelt werden. Es wird dafür auf die Abschnitte von Wetzel und Hasselwander im Handbuch der Anatomie des Kindes verwiesen. Soweit die Skeletveränderungen in Habitus und Proportionen zum Ausdruck kommen, sind sie überdies im ersten Kapitel (S. 90 ff.) ausführlich wiedergegeben. Im folgenden wird daher nur auf einige klinisch wichtige Fragen der Skeletentwicklung eingegangen.

A. Biochemisches (Mineraleinlagerung).

Zunehmende Mineraleinlagerung und Wasserverarmung im Laufe der Entwicklung. Die wichtigste biochemische Altersveränderung der Knochen ist ihre zunehmende Wasserverarmung und entsprechende Anreicherung mit Mineralsubstanzen, während der Gehalt an organischer Substanz ziemlich unverändert bleibt. Die Zusammensetzung des Femur eines Fetus im 7. Schwangerschaftsmonat und eines 4jährigen Kindes wird von Brubacher folgendermaßen angegeben:

Tabelle 1. *Bestandteile des kindlichen Knochens (in Prozent).*

	Ganzes Femur		Corticalis des Femur	
	Fetus	4 jähr. Kind	Fetus	4 jähr. Kind
Wasser	69	45	37	26
Fett	0,4	12	0,4	2
Asche	13	22	39	47
Übrige organische Substanz	17	21	24	25

Im Gesamtknochen nimmt also der Mineralgehalt um 62% zu. Betrachtet man nicht den Gesamtknochen, sondern die Corticalis der Diaphyse allein, so hat der Mineralgehalt nur um 20% des Ausgangswerts zugenommen. Die kompakte Knochensubstanz ist also auch wasserärmer und mineralreicher geworden, aber lange nicht in dem Ausmaß wie der Gesamtknochen. Bei diesem sind die Veränderungen der chemischen Zusammensetzung größere, weil der wasserreiche (72%) und mineralarme (3%) Knorpel mehr und mehr durch Knochensubstanz ersetzt wird.

Die physiologische Osteoporose in den ersten Lebensjahren. Im letzten Schwangerschaftsmonat nimmt der absolute Calciumgehalt des Fetus noch um rund 75% zu, während das Gewicht in der gleichen Zeit nur um 25—30% zunimmt (BEST und TAYLOR). Infolge dieser starken Calciumaufnahme in den letzten Wochen der Schwangerschaft kommt das Neugeborene mit einer Calciumreserve zur Welt, welche von großer Bedeutung für die ersten Lebensmonate ist, da die Ernährung mit Muttermilch nur wenig Calcium liefert. BROCK berechnete aus den vorliegenden Stoffwechseluntersuchungen, daß beim Brustkind während der ersten Gewichtsverdoppelung nur soviel Calcium retiniert wird, daß der Gesamtcalciumgehalt des Körpers von 0,75% beim Neugeborenen auf 0,58% im Alter von 5—6 Monaten sinken muß. LEITCH berechnete, daß die Calciumretention, die erforderlich wäre, um den Calciumgehalt des Körpers in den ersten drei Lebensmonaten auf der Höhe der Neugeborenenzeit zu halten, annähernd dreimal so hoch sein müßte, als die bei Brustnahrung erzielbare. Eine so hohe Calciumretention läßt sich mit Kuhmilchfütterung erreichen, ohne daß diese „Supermineralisation" (im Vergleich zum Brustkind) jedoch einen nachweisbaren Vorteil für das reife Neugeborene hat. Anders liegt die Sache allerdings bei Frühgeburten, die ein so niedriges Calciumdepot haben, daß sie bei Brustnahrung leichter Rachitis entwickeln als bei Kuhmilchfütterung. Trotz der Abnahme des relativen Calciumgehaltes des Körpers in den ersten Lebensmonaten kommt es bei ausgetragenen Kindern auch bei Brustnahrung nicht zu einer Osteomalacie, d. h. zu einer Verminderung des Mineralgehaltes der Knochensubstanz. Das ist nur dadurch möglich, daß die Struktur des Knochens in den beiden ersten Lebensjahren bedeutsame Wandlungen durchmacht. Der plumpe, geflechtartige Faserknochen des Neugeborenen, der besonders als Calciumdepot dient, verschwindet in den beiden ersten Lebensjahren allmählich und wird durch den feineren, aber mechanisch hochwertigeren lamellären Knochen ersetzt. Das periostale Dickenwachstum des Knochens ruht in dieser Periode nahezu völlig. Das histologische Bild des Knochens in den beiden ersten Lebensjahren entspricht einer „physiologischen Osteoporose" (SCHWALBE, WIELAND, POMMER), d. h., einer Rarefikation des osteoiden Gewebes. Durch die relative Abnahme des osteoiden Gewebes kann der Mineralgehalt des ganzen Knochens sinken, ohne daß dabei der Mineralgehalt des osteoiden Gewebes selbst abnehmen muß. FRIEDLEBEN und später SCHABAD fanden durch Mineralanalysen an Knochen von Kinderleichen verschiedenen Alters, daß die Knochen im Alter von $^1/_2$—2 Jahren um 10—15% ascheärmer sein können als bei Neugeborenen. Wieweit es sich hierbei aber um einen regelmäßigen Befund handelt, ist aus den wenigen publizierten Analysen nicht zu erkennen. SCHABAD fand bei einem 7 Monate alten normalen Säugling in einer analysierten Rippe sogar einen höheren Aschegehalt als bei einem normalen Neugeborenen und im Os occipitale praktisch den gleichen Aschegehalt. Weitere Untersuchungen über den Mineralgehalt der Knochen in den beiden ersten Lebensjahren wären sehr erwünscht zur Klärung dieser Frage.

STETTNER konnte die physiologische Osteoporose auch an Handröntgenbildern von 1100 gesunden Kindern demonstrieren. *Von der Geburt bis zum Alter von 2 Jahren nimmt die röntgenologische Schattendichte der Knochen ab. Die Maschenweite der Spongiosa nimmt zu, die Spongiosabälkchen werden schmäler, die Corticalis dünner und aufgelockerter und der Markraum größer.* Ihren Höhepunkt erreicht die physiologische Osteoporose im 2. Lebensjahr. Allein auf Grund von Röntgenbildern ist freilich die Entscheidung, ob es sich um eine Rarefikation des osteoiden Gewebes oder um eine Entkalkung desselben (Osteomalacie) handelt, oft nicht zu treffen.

B. Ossifikation.

I. Allgemeine Zeitfolge.

Im menschlichen Körper gibt es über 800 Ossifikationszentren. Etwa die Hälfte davon tritt erst nach der Geburt auf. Die Verschmelzung von Ossifikationszentren beginnt bereits im 8. Fetalmonat. Bei der Geburt sind etwa 270 Knochen vorhanden. Diese Zahl nimmt auf rund 350 zur Zeit der Pubertät zu. *Das reife Skelet hat jedoch wegen der bis ins mittlere Lebensalter fortschreitenden Verschmelzung einzelner Knochenelemente nur 206 Knochen (AREY). Da das Auftreten und Verschmelzen der Ossifikationskerne einer bestimmten zeitlichen Reihenfolge gehorcht, ist es möglich, aus*

Röntgenbildern das „Ossifikationsalter" recht genau zu bestimmen. Am meisten untersucht sind die Handwurzelkerne, jedoch sollte man sie nicht zu ausschließlich zur Bestimmung des Ossifikationsalters heranziehen. Die Entwicklung der Handwurzelknochen erfolgt nämlich nicht immer im gleichen Schritt mit der Entwicklung der Epiphysenkerne der Röhrenknochen. ROBINOW hat deshalb vorgeschlagen, neben dem Skeletalter für die runden Knochen getrennt das Epiphysen-Skeletalter zu bestimmen. TODD hat ausgeführt, daß das Auftreten der

Tabelle 2. Obere Extremität.

Auftreten röntgenologisch sichtbarer Knochenkerne in der oberen Extremität bis zum 5. Lebensjahr. Die Zahlen geben das Alter in Monaten an, in dem bei 25%, 50% und 75% aller Kinder die Knochenkerne vorhanden sind. (Nach ELGENMARK, 1946; schwedische Kinder.)

Knochenkern	Knaben			Mädchen		
	25%	50%	75%	25%	50%	75%
Hand und Handgelenk						
Capitatum	3,6	4,2	4,9	1,8	3,2	4,7
Hamatum	4,0	5,0	7,0	2,7	4,0	5,3
Distale Radius-Epiphyse	7,7	10,4	13,1	7,7	8,0	12,1
Triquetrum	21,1	32,0	45,6	22,2	27,8	34,4
Lunatum	36,7	49,8	57,8	29,8	35,1	50,4
Metacarpale I	25,5	31,4	34,0	16,1	19,8	22,7
„ II	17,4	22,9	25,1	11,7	13,1	18,8
„ III	17,0	23,3	26,5	13,0	15,9	18,8
„ IV	22,0	24,9	29,4	14,0	17,2	19,9
„ V	23,0	26,1	29,6	14,9	17,0	21,0
Proximale Phalange I	26,6	31,4	33,3	17,5	20,3	23,4
„ „ II	12,3	17,1	21,7	10,2	11,1	14,4
„ „ III	12,4	14,0	17,0	10,1	11,0	13,6
„ „ IV	12,4	16,8	23,1	10,2	11,3	14,7
„ „ V	17,5	23,5	25,7	12,8	14,5	18,0
Mittlere Phalange II	17,8	24,2	26,3	12,4	16,0	19,3
„ „ III	17,0	23,1	25,7	11,8	14,9	18,8
„ „ IV	17,0	22,9	25,6	12,1	14,9	19,3
„ „ V	31,4	34,4	44,8	18,9	22,2	25,9
Distale Phalange I	13,0	16,3	23,6	8,8	11,0	17,5
„ „ II	31,9	34,4	43,1	19,8	22,9	27,7
„ „ III	22,6	28,2	31,4	12,5	20,3	23,0
„ „ IV	22,8	29,3	32,7	14,0	20,3	24,3
„ „ V	32,1	34,8	44,6	19,9	22,9	26,3
Ellbogen						
Capitulum humeri	3,7	6,0	8,7	4,3	5,7	8,0
Proximale Radius-Epiphyse	47,5	53,3	81[1]	34,6	44,2	47,9
Schulter						
Caput humeri	0,7	2,1	3,6	0,7	2,1	3,8
Tuberculum majus	9,9	19,5	23,6	7,7	9,1	10,7
Processus coracoideus	3,7	5,0	10,1	5,6	6,4	7,3

[1] Ergänzt nach VICKERS und HARDING.

Carpalien und Tarsalien eine beträchtlich größere Variabilität als das Auftreten der Epiphysen der Metacarpalien, Metatarsalien und Phalangen zeigt, und daß infolgedessen die Epiphysenkerne geeigneter zur Bestimmung des Ossifikationsalters bis zum 6. Lebensjahre seien als die Carpalien. MILMAN und BAKWIN haben daraufhin Tabellen zur Bestimmung des Ossifikationsalters aufgestellt, die nur die Epiphysen der Metacarpalien und Metatarsalien berücksichtigen. Da das Auftreten der Kerne nicht immer der durchschnittlich üblichen Zeitordnung folgt, ist es oft nützlich, das Gesamtbild des Ossifikationsfortschrittes zu würdigen. Zeitliche Differenzen im Auftreten der Knochenkerne zwischen der rechten und der linken Körperhälfte sind dabei jedoch so selten und geringfügig, daß Röntgenbilder einer Seite ausreichen. Das Auftreten der Knochenkerne zeigt eine erhebliche Streuung um die Mittelwerte. Eine Abweichung vom Durchschnitt kann man also auch hier nur bewerten, wenn man die normale Streuung kennt. Durchschnittszahlen allein sind ziemlich wertlos. Daten, welche die zur Beurteilung erforderliche Häufigkeitsverteilung oder die mittlere quadratische Abweichung enthalten, und die für Knaben und Mädchen getrennte Werte aufführen, geben die folgenden Tabellen.

Tabelle 3. *Obere Extremität.*
Auftreten röntgenologisch nachweisbarer Knochenkerne in der oberen Extremität nach dem 5. Lebensjahr. Die Zahlen sind entsprechend wie die der Tab. 2 abzulesen, sie geben Jahre + Monate an (5—1 = 5 Jahre 1 Monat).

Knochenkern	Knaben			Mädchen		
	25%	50%	75%	25%	50%	75%
Handgelenk						
Naviculare	5—1	6—0	6—11	3—7	4—7	5—3
Multangulum majus	5—1	6—0	7—3	3—6	4—2	5—4
Multangulum minus	5—0	6—1	7—0	3—8	4—4	4—10
Pisiforme	10—1	11—7	11—10	7—5	9—0	9—5
Distale Ulna-Epiphyse	6—5	6—11	8—0	5—3	5—7	6—10
Sesambeine der Hand						
1. Sb. Metacarpale I	11—11		13—7	9—8		11—3
2. „ „ I	13—1		14—7	10—11		12—5
Distales Sb. Metacarpale V	13—11		15—6	12—2		13—8
„ „ des Daumens	14—3		15—6	12—2		14—2
Ellbogen						
Epicondylus medialis humeri	5—10		7—11	3—1		4—7
Olecranon	9—3		10—9	7—3		8—9
Trochlea	9—0		10—9	7—8		9—9
Epicondylus lat. humeri	10—11		12—5	9—0		10—4
2. Proximale Ulna-Epiphyse	12—1		13—9	10—0		11—9

(Sämtliche 25- und 75-Perzentilwerte nach VICKERS und HARDING, Medianwerte der Handwurzelkerne nach FLORY, Mittelwert für distale Ulna-Epiphyse nach SAWTELL.)

Da das Material von ELGENMARK nur Kinder bis zum 5. Lebensjahr umfaßt, bringe ich in der Tab. 3 ergänzende Angaben für die Knochenkerne der oberen Extremität, die erst nach dem 5. Lebensjahr auftreten.

Für die Bestimmung des Skeletalters in den ersten Lebensmonaten liefern somit Röntgenaufnahmen von der oberen Extremität keinen Anhaltspunkt, hier *können nur Aufnahmen von Knie und Fuß weiterhelfen.* Aus den folgenden Tabellen geht die zeitliche Folge der Ossifikation in der unteren Extremität hervor:

Tabelle 4. Untere Extremität.
Auftreten röntgenologisch nachweisbarer Knochenkerne in der unteren Extremität.
(Nach ELGENMARK.) (Die Zahlen geben das Alter in Monaten an.)

Knochenkern	Knaben			Mädchen		
	25%	50%	75%	25%	50%	75%
Fuß						
Cuboid	0,8	2,0	3,7	0,6	1,7	2,5
Cuneiforme III	4,1	5,0	7,4	2,7	4,2	5,3
„ II	19,0	25,5	38,3	11,4	20,6	24,3
„ I	23,6	31,4	36,3	20,1	22,5	25,4
Naviculare	31,6	38,1	51,5	22,6	25,9	35,1
Distale Tibia-Epiphyse	3,9	5,7	6,7	4,7	5,6	6,6
Distale Fibula-Epiphyse	9,7	10,8	22,5	7,3	8,8	10,7
Metatarsale I	28,3	31,9	33,8	17,8	20,0	22,2
„ II	34,8	39,0	45,2	23,1	25,9	28,6
„ III	37,5	39,5	49,0	25,5	29,1	32,0
„ IV	42,9	47,5	51,5	28,4	32,0	35,9
„ V	43,7	48,2	55,7	32,1	35,0	43,0
Proximale Phalange I	24,3	28,8	32,7	17,2	19,6	20,0
„ „ II	17,2	21,9	25,8	11,0	14,9	18,8
„ „ III	14,7	20,8	23,4	10,9	12,3	16,8
„ „ IV	16,0	21,8	22,4	11,0	13,3	19,3
„ „ V	23,5	28,8	32,7	18,0	21,0	23,0
Mittlere Phalange II	21,7	24,3	28,6	11,0	16,9	20,0
„ „ III	15,2	24,3	29,0	11,2	17,5	23,4
„ „ IV	17,7	26,2	35,0	12,4	22,4	26,3
„ „ V	29,0	35,1	47,4	20,0	25,9	35,7
Distale Phalange I	12,9	14,0	19,6	9,1	10,2	13,2
„ „ II	34,2	39,5	47,3	22,4	29,1	33,0
„ „ III	35,2	41,5	47,1	20,0	29,3	34,4
„ „ IV	37,1	41,7	46,8	22,6	29,5	35,4
„ „ V	36,7	39,5	49,5	23,1	30,1	36,0
Knie						
Distale Femur-Epiphyse	0,3	0,5	0,8	0,3	0,6	0,9
Proximale Tibia-Epiphyse	0,4	0,7	1,8	0,4	0,8	2,3
Proximale Fibula-Epiphyse	40,8	51,3	56,4	30,1	34,5	43,5
Patella	43,8	49,0	55,9	27,3	31,6	33,3
Hüfte						
Proximale Femur-Epiphyse	3,9	5,6	6,7	3,6	4,9	6,2
Trochanter major	43,2	46,1	51,5	27,2	30,2	34,0

Die Knochenkerne des Talus und Calcaneus treten bereits vom 4. bis 8. Fetalmonat auf. Nach dem 5. Lebensjahr treten an der unteren Extremität noch die Epiphyse des Trochanter minor auf, und zwar bei

Tabelle 5. *Alter in Jahren und Monaten, mit dem bei 25 bzw. 75% aller Kinder die Epiphysenfugen geschlossen sind.* (Nach VICKERS und HARDING.)

Epiphysen	Knaben		Mädchen	
	25%	75%	25%	75%
Talus	10—5	12—2	8—5	9—5
Basale Epiphyse Metatarsale V	13—3	14—8	11—2	12—7
Trochlea	13—8	14—10	11—5	12—9
Epicondylus lateralis humeri	14—3	15—5	11—10	13—4
Epicondylus medialis humeri			12—11	14—4
Proximale Ulna-Epiphyse	15—1	16—1	12—8	14—2
Proximale Radius-Epiphyse	15—2	16—6	12—9	14—3
Distale Tibia-Epiphyse	15—2		13—2	14—7
Akzessorische Calcaneus-Epiphyse. . . .	14—8		13—3	14—11
Distale Ulna-Epiphyse			15—5	

Knaben zwischen 10 und 13, bei Mädchen zwischen 9 und 12 Jahren (VOGT und VICKERS), und die akzessorischen Epiphysen des Talus und Calcaneus (1. akzessorische Calcaneus-Epiphyse bei Knaben zwischen 7 und 8, bei Mädchen zwischen 5 und 6 Jahren).

Tabelle 6. *Breite und Höhe der Handwurzelknochenkerne in Millimeter.* (Nach SCHMID.)

Knochenkern		Alter in Jahren									
		0,5	1	2	4	6	8	10	12	15	18
Capitatum	Br.	4	4	6	7	9	9	11	12	12	14
	H.	4	5	7	10	15	15	19	19	21	22
Hamatum	Br.	3	5	6	8	9	10	12	13	14	17
	H.	3	4	6	8	11	12	15	16	17	18
Radius-Epiphyse . .	Br.	—	4	8	10	18	19	23	24	28	31
	H.	—	2	4	4	7	7	9	9	12	15
Triquetrum	Br.	—	—	3	4	6	6	7	8	9	10
	H.	—	—	3	4	8	10	11	13	13	14
Daumen-Epiphyse . .	Br.	—	—	2	4	7	8	10	10	12	14
	H.	—	—	1	2	3	4	4	5	5	6
Lunatum	Br.	—	—	—	4	7	8	10	12	12	14
	H.	—	—	—	3	5	6	7	8	10	12
Multangulum majus .	Br.	—	—	—	—	6	8	10	10	13	14
	H.	—	—	—	—	5	6	9	9	10	12
Multangulum minus .	Br.	—	—	—	—	5	7	8	9	9	11
	H.	—	—	—	—	5	7	8	8	9	9
Naviculare	Br.	—	—	—	—	4	6	8	8	9	11
	H.	—	—	—	—	6	8	12	13	16	21
Ulna-Epiphyse. . . .	Br.	—	—	—	—	—	8	11	11	14	15
	H.	—	—	—	—	—	3	7	7	8	9
Pisiforme	Br.	—	—	—	—	—	—	5	6	7	9
	H.	—	—	—	—	—	—	6	6	8	9

In den ersten drei Lebensmonaten kommt also zur Bestimmung des Skeletalters eine Röntgenaufnahme des Fußes und des Knies in Frage, vom 2. Lebensjahr bis zum 6. Jahr genügt im allgemeinen eine Aufnahme der Hand, vom 6. Lebensjahr an gibt die Ellbogengegend den besten Aufschluß. Zur Zeit der Pubertät läßt sich das Skeletalter, abgesehen von den inkonstanten Sesambeinen, *nicht mehr am Auftreten neuer Knochenkerne, sondern nur an der Verschmelzung der Epiphysenfugen erkennen,* deren Altersverteilung aus der Tab. 5 ersichtlich ist.

Eine zusätzliche Methode der Bestimmung des Entwicklungszustandes des Skelets besteht in der Messung der Größe der Knochenkerne. MUNK hat eine Tabelle der Längs- und Querdurchmesser der Handwurzelkerne veröffentlicht, die etwas unbefriedigend ist, weil sie als „Mittelwerte" nicht das arithmetische Mittel *aller* gemessenen Kerne, sondern nur den Mittelwert des größten und des kleinsten Einzelfalles (der „Variationsbreite") gibt. Die neuere Tabelle von SCHMID gibt keine getrennten Zahlen für Knaben und Mädchen und ist daher zur genauen Feststellung

Tabelle 7. *Breite und Höhe verschiedener Knochenkerne der unteren Extremität.* (Nach SCHMID und HALDEN.)

Knochenkern		Alter								
		Monate		Jahre						
		4.—6.	12.	2	4	6	8	9—10	11—12	13—14
Calcaneus	Br.	17	28	33	42	50	56	60	65	72
	H.	11	16	19	26	38	35	36	40	41
Talus	Br.	13	20	24	32	41	44	46	53	53
	H.	8	12	13	19	23	25	27	31	31
Cuboid	Br.	7	11	14	18	22	25	26	32	31
	H.	7	10	12	15	18	21	23	29	28
Cuneiforme III	Br.	4	7	8	12	17	19	21	24	27
	H.	4	6	8	11	15	17	19	24	28
Tibia-Epiphyse	Br.	—	11	15	23	28	30	32	38	38
	H.	—	5	6	9	10	11	12	13	13
Distale Fibula-Epiphyse	Br.	—	5	8	11	15	16	18	22	22
	H.	—	4	7	9	13	14	17	19	21
Cuneiforme I	Br.	—	4	5	8	12	17	16	19	18
	H.	—	4	6	9	14	21	19	27	24
Cuneiforme II	Br.	—	3	4	7	12	13	13	18	16
	H.	—	4	4	8	13	15	18	22	22
Naviculare	Br.	—	2	3	5	8	11	12	16	20
	H.	—	3	5	8	14	20	21	25	27
Tuber calcanei	Br.	—	—	—	—	4	4	6	6	7
	H.	—	—	—	—	11	12	23	24	25
Proximale Femur-Epiphyse	Br.	13	23	30	44	55	66	70	74	82
	H.	8	12	13	17	20	24	26	29	34
Proximale Tibia-Epiphyse	Br.	12	20	25	34	43	54	62	66	73
	H.	6	10	12	14	16	18	20	21	22
Capitulum fibulae	Br.	—	—	—	6	8	14	16	19	22
	H.	—	—	—	4	5	11	10	11	13
Patella	Br.	—	—	—	12	16	26	29	36	42
	H.	—	—	—	13	16	26	31	36	42

(Höhe: größter cranio-caudaler Durchmesser, Breite: größter Durchmesser senkrecht zur Höhe; Röhrenabstand 90 cm.)

des Skeletalters nicht geeignet, wohl aber lassen sich grobe pathologische Abweichungen durch Vergleich mit dieser Tabelle erkennen. Entsprechende Tabellen für die Größe der Knochenkerne von Ellenbogen, Schulter, Hüfte, Knie und Fuß haben SCHMID und HALDEN veröffentlicht. Da die Mittelwerte dieser Tabellen infolge der kleinen Zahl der Fälle in jeder Altersgruppe eine recht unregelmäßige Zunahme mit dem Alter zeigen, gebe ich die Zahlen von SCHMID und HALDEN nur auszugsweise und auf ganze Millimeter abgerundet wieder, sie mögen zur groben Orientierung dienen (Tab. 6 und 7).

II. Faktoren, die mit der Ossifikation in Korrelation stehen.

a) Geschlecht.

Die Mädchen sind den Knaben trotz ihrer geringeren Körperhöhe in der durchschnittlichen Skeletentwicklung voraus. Die fetal angelegten Knochenkerne sind bei Mädchen einige Wochen früher nachweisbar (PRYOR, HILL), die postfetalen erscheinen in den ersten Lebensjahren bis zu einem Jahr, nach dem 5. Lebensjahr um 1—2 Jahre früher. Das Os pisiforme, dessen Auftreten in die Zeit des Präpubertätswachstums der

Tabelle 8. *Epiphysenverschluß der langen Röhrenknochen.*
(Nach PATERSON.)

Epiphyse		Knaben	Mädchen
Humerus:	Kopf	21	18
	distale Epiphyse . .	19	14—15
Radius:	Kopf	18—19	14—15
	distale Epiphyse . .	21	19—20
Ulna:	distale Epiphyse . .	21	19—20
Femur:	Kopf	18	17
	distale Epiphyse . .	18	16—17
	Trochanter major . .	18	16—17
Tibia:	proximale Epiphyse .	18—19	16—17
	distale Epiphyse . .	18	16
Fibula:	proximale Epiphyse .	18	16
	distale Epiphyse . .	18	16

Mädchen fällt, verknöchert bei diesen sogar durchschnittlich fast 3 Jahre früher. *Durch diesen Vorsprung in der Ossifikation wird der frühere Abschluß des Skeletwachstums bei den Mädchen vorbereitet. Dieser ist also nicht nur eine Folge der bei den Mädchen früher einsetzenden Pubertät.* Die endgültige Synostose zwischen Diaphyse und Epiphysen, also das Verschwinden der Wachstumsfugen der Röhrenknochen, das für den Abschluß des Längenwachstums entscheidend ist, tritt bei Mädchen 1 bis 3 Jahre früher ein als bei Knaben, wie aus den Tab. 5 und 8 ersichtlich ist.

b) Länge und Gewicht. Habitus.

In Länge und Gewicht beschleunigt entwickelte Kinder zeigen meist auch einen Vorsprung in der Ossifikation, im Wachstum zurückgebliebene einen Rückstand. Andererseits ist bei Kindern gleicher Körperhöhe aber verschiedenen Alters die Ossifikation im allgemeinen um so weiter fortgeschritten, je älter die Kinder sind (dies ist bei einer korrelativen Beziehung selbstverständlich, s. S. 55, wo ein ganz entsprechender Sachverhalt diskutiert wird). Die Korrelation zwischen Körperhöhe und Ossifikation ist in den ersten 8 Lebensjahren etwa gleich hoch wie die zwischen Körpergewicht und Ossifikation (SAWTELL, ELGENMARK, GATES). Am höchsten sind diese Korrelationen in der Pubertät. Nach der Pubertät verschwindet die Korrelation zwischen Körperhöhe und Skeletalter, dagegen bleibt noch eine mäßig hohe Korrelation zwischen Skeletalter und Gewicht bestehen. Postpubeszente Mädchen mit fortgeschrittener Ossifikation sind also schwerer, aber weder größer noch kleiner als postpubeszente Mädchen mit normaler oder verzögerter Ossifikation.

Tabelle 9. *Korrelationskoeffizienten zwischen Skeletalter, Körperhöhe und Körpergewicht.* (Nach SIMMONS und GREULICH.)

Alter Jahre	Skeletalter Körperhöhe r	Skeletalter Gewicht r
7	$+ 0{,}60 \pm 0{,}08$	$+ 0{,}48 \pm 0{,}10$
9	$+ 0{,}61 \pm 0{,}07$	$+ 0{,}57 \pm 0{,}08$
11	$+ 0{,}68 \pm 0{,}04$	$+ 0{,}67 \pm 0{,}04$
13	$+ \mathbf{0{,}38} \pm 0{,}06$	$+ \mathbf{0{,}53} \pm 0{,}05$
15	$- \mathbf{0{,}01} \pm 0{,}09$	$+ \mathbf{0{,}24} \pm 0{,}08$
17	$- \mathbf{0{,}05} + 0{,}13$	$+ \mathbf{0{,}31} \pm 0{,}11$

Diese Korrelationen bestätigen die Beobachtungen von ÅKERLUND an 8—15jährigen Kindern und von PRYOR und CARTER an Mädchen in der Adoleszenz, daß *bei breitwüchsigem Habitus die Ossifikation fortgeschrittener ist als bei schlankem. Diese Beziehung* zwischen Habitus und Ossifikation *gilt allerdings nur für die Periode des isometrischen Wachstums nach dem 10. Lebensjahr.* Bei Kleinkindern besteht dagegen eine hohe negative Korrelation zwischen dem ROHRER-Index und der Zahl der vorhandenen Knochenkerne, weil das Wachstum in diesem Alter mit einer starken Abnahme des ROHRER-Index einhergeht, also mit einer deutlichen Streckung des Habitus. Die im Wachstum am weitesten fortgeschrittenen Kinder haben daher meist einen niedrigen ROHRER-Index und gleichzeitig einen fortgeschrittenen Ossifikationsstand.

Noch interessanter als die Beziehungen der Ossifikation zur bereits erreichten Körperhöhe sind ihre Beziehungen zur zu *erwartenden* endgültigen Körperhöhe. Bis ins Erwachsenenalter fortgesetzte regelmäßige anthropometrische und röntgenologische Untersuchungen an amerikanischen Kindern haben BAYLEY gestattet, *Tabellen* aufzustellen, *auf denen aus Alter, Körperhöhe und Ossifikationsstand eines Kindes recht zuverlässig die endgültige Körperhöhe vorausgesagt werden kann.* Es hat sich nämlich gezeigt, daß bei einem gegebenen Alter und einer gegebenen Körperhöhe das noch zu erwartende Wachstum weitgehend durch den Stand der Ossifikation bestimmt wird. *Und zwar wächst die Körperhöhe noch um so mehr, je weniger weit die Ossifikation fortgeschritten ist.* Die folgende Tabelle nach BAYLEY und PINNEAU gibt an, wieviel Prozent der endgültigen Körperhöhe bei einem gegebenen Ossifikationsalter erreicht sind. Dieser Prozentwert ist praktisch unabhängig von der absoluten Körperhöhe. Das heißt, Kinder stark verschiedener Körperhöhe, aber gleichen Alters und gleichen Ossifikationsalters haben den gleichen Prozentsatz ihrer endgültigen Größe erreicht. Berücksichtigt werden muß

Tabelle 10. *Tafel zur Voraussssage der Erwachsenengröße aus Alter, Skeletalter und Körperhöhe. Die Zahlen gaben an, wieviel Prozent der zu erwartenden endgültigen Körperhöhe bei einem gegebenen Skeletalter erreicht sind.*

Skelet-alter Jahre und Monate	Knaben			Mädchen		
	Skeletalter			Skeletalter		
	verfrüht	normal	verzögert	verfrüht	normal	verzögert
6 0			68,0		72,0	73,3
6 6			70,0		73,8	75,1
7 0	67,0	69,5	71,8	71,2	75,7	77,0
7 6	68,5	70,9	73,8	73,2	77,2	78,8
8 0	69,6	72,3	75,6	75,0	79,0	80,4
8 6	70,9	73,9	77,3	77,1	81,0	82,3
9 0	72,0	75,2	78,6	79,0	82,7	84,1
9 6	73,4	76,9	80,0	80,9	84,4	85,8
10 0	74,7	78,4	81,2	82,8	86,2	87,4
10 6	75,8	79,5	81,9	85,6	88,4	89,6
11 0	76,7	80,4	82,3	88,3	90,6	91,8
11 6	78,6	81,8	83,2	89,1	91,4	92,6
12 0	80,9	83,4	84,5	90,1	92,2	93,2
12 6	82,8	85,3	86,0	92,4	94,1	94,9
13 0	85,0	87,6	88,0	94,5	95,8	96,4
13 6	87,5	90,2		96,3	97,4	97,7
14 0	90,5	92,7		97,2	98,0	98,3
14 6	93,0	94,8		98,0	98,6	98,9
15 0	95,8	96,8		98,6	99,0	99,4
15 6	97,1	97,6		99,0	99,3	99,6
16 0	98,0	98,2		99,3	99,6	99,8
16 6	98,5	98,7		99,5	99,7	99,9
17 0	99,0	99,1		99,8	99,9	100,0
17 6		99,4		99,95	99,95	
18 0		99,6			100,0	
18 6		100,0				

aber das Alter. Und zwar ist bei gleichem Ossifikationsalter der bereits erreichte Prozentsatz der endgültigen Körperhöhe um so größer, je älter die Kinder sind. Ältere Kinder wachsen also nicht mehr so viel, wie jüngere Kinder gleichen Ossifikationsalters. Bei der Benutzung der Tabelle muß man daher zwischen Kindern, deren Ossifikationsalter mit ihrem tatsächlichen Alter übereinstimmt („normal" = Ossifikationsalter innerhalb von ± 1 Jahr vom tatsächlichen Alter), und solchen unterscheiden, deren Ossifikationsalter höher („verfrüht" = über 1 Jahr voraus) oder niedriger („verzögert“ = über 1 Jahr zurück) als ihr tatsächliches Alter ist. Die Prüfung der Tabelle mit neuem Material, das unabhängig von dem zu ihrer Konstruktion benutzten war, hat eine befriedigende Übereinstimmung zwischen Voraussage und Beobachtung ergeben. Die Differenz zwischen vorausgesagter Erwachsenengröße und tatsächlich erreichter betrug im Durchschnitt nur wenige Millimeter. Die mittlere quadratische Abweichung dieser Differenz lag um 3 cm für die Kinder bis zu 14 Jahren. Die Voraussage trifft also bei zwei Drittel aller Fälle mit einer Genauigkeit von etwa ± 3 cm ein.

Recht interessant ist die Feststellung von SAWTELL, daß nur die Ossifikation der Epiphysen (von Radius, Metacarpen und Phalangen) enge Beziehungen zum Körperwachstum hat, so daß sich hier Korrelationskoeffizienten von + 0,32 bis + 0,51 ergeben. Die Ossifikation der Handwurzel ist dagegen verhältnismäßig unabhängig vom Gesamtwachstum. Die relative Unabhängigkeit der Ossifikation der Epiphysen von der Ossifikation der Hand- und Fußwurzelknochen wurde später von ROBINOW mit der Methode der Faktorenanalyse bestätigt. Dies Problem verdient jedenfalls noch weitere Untersuchungen, wobei insbesondere interessant wäre zu wissen, ob die verschiedenen Faktoren, welche die Ossifikation beeinflussen (Schilddrüsenhormon, Sexualhormone, Ernährungsfaktoren), mehr das Epiphysenskeletalter oder mehr das Skeletalter für die runden Knochen modifizieren.

c) Geschlechtliche Reifung.

Während 9jährige Mädchen in der Entwicklung ihrer Knochenkerne etwa ebenso weit fortgeschritten sind wie 10jährige Knaben, sind 12jährige Mädchen in der Ossifikation den Knaben bereits 2 Jahre voraus (TODD). Die durchschnittliche Knochenkernentwicklung der Hand eines 13jährigen Mädchens entspricht fast genau der durchschnittlichen Entwicklung bei Knaben von 15 Jahren (FLORY). Entsprechend der früheren Reifung der Mädchen erhöht sich also auch ihr Vorsprung in der Ossifikation, wenn die Mädchen in die Präpubertät eintreten. SIMMONS und GREULICH haben Korrelationen zwischen dem Skeletalter (bestimmt an Hand, Fuß, Ellbogen, Knie, Hüfte und Schulter) und der Körperhöhe, dem Gewicht, dem Gewichts-Längenindex, der jährlichen Körperhöhenzunahme und dem Menarchealter berechnet. Sie fanden dabei *die höchste Korrelation zwischen Ossifikation und Menarchealter. Der Korrelationskoeffizient zwischen Menarchealter und Skeletalter mit 14 Jahren war — 0,86*. Ähnliche Untersuchungen haben GREULICH und seine Mitarbeiter auch für Knaben angestellt. Sie haben ihr Material nach der Entwicklung der primären und sekundären Geschlechtsmerkmale in 5 Reifestufen eingeteilt und dabei gefunden, daß die Entwicklung des Skelets mit der Entwicklung der äußeren Sexualmerkmale parallel ging.

Innerhalb derselben Reifegruppe waren jedoch die älteren Knaben durchschnittlich auch im Skeletalter voraus.

d) Erbanlagen und Rasse.

Die auffallenden Übereinstimmungen, nicht nur im allgemeinen Tempo, sondern auch in Besonderheiten der Reihenfolge der Ossifikation, die man bei Geschwistern beobachtet, weisen nachdrücklich auf die große Bedeutung der Erbmasse hin (SIMMONS und GREULICH, OLSON und HUGHES, REYNOLDS). Schwieriger ist die Frage der rassischen Unterschiede der Ossifikation. Wenn UKITA und HATAI die Knochenkernentwicklung der Handwurzel bei chinesischen Kindern deutlich verzögert gegenüber den für europäische Kinder bekannten Werten fanden, so kann es sich hier um Ernährungseinflüsse handeln (deren Bedeutung s. unten). Das gleiche gilt für MACKAYs Untersuchungen an ostafrikanischen Negerkindern, bei denen die Ossifikation des Handskelets etwa $1^{1}/_{2}$—2 Jahre später als bei nordamerikanischen Kindern eintritt, wobei die Reihenfolge aber die gleiche ist. Eine *rassische* Eigentümlichkeit scheint aber die frühere Ossifikation bei den Negersäuglingen im Vergleich zu weißen Amerikanern zu sein, die immer wieder beobachtet wurde, obwohl die Negerkinder mit niedrigerem Geburtsgewicht zur Welt kommen und in der frühen Kindheit im Wachstum hinter den Kindern der Weißen zurückstehen, und obwohl die Ernährung der Neger schlechter und Rachitis bei ihnen häufiger ist als bei den Weißen (KELLY und REYNOLDS, CHRISTIE).

e) Ernährung.

McNAIR und ROBERTS sahen eine deutliche Beziehung zwischen Verzögerungen der Ossifikation und niedrigem Milchverbrauch. Sie konnten bei 1- bis 15 jährigen Kindern durch tägliche Zugabe von 1 l Milch die Skeletentwicklung um 4 Monate über den Durchschnitt hinaus steigern, den sie bei Kindern sahen, die täglich nur $^{1}/_{2}$ l Milch erhielten. Ganz ähnliche Ergebnisse hatten ABBOTT, TOWNSEND, FRENCH und AHMANN bei ländlichen Kindern aus den ärmsten Bevölkerungsschichten, die nur sehr wenig oder gar keine Milch erhielten, und bei denen die Ossifikation stark verzögert war. Regelmäßige Milchgaben führten auch hier zu besserer Entwicklung der Handwurzel-Knochenkerne. FRANCIS konnte bei Kleinkindern beobachten, daß bei *gastrointestinalen Störungen* bereits *eine Verzögerung der Knochenkernentwicklung der Hand* auftritt, *bevor das Längenwachstum beeinträchtigt wird*. Die meisten banalen Erkrankungen hemmen aber die Verknöcherung der Epiphysen nicht. SONTAG und LIPFORD sahen sogar bei Kindern mit häufigen Krankheiten die Knochenkerne der Epiphysen durchschnittlich etwas früher als bei Kindern mit seltenen Erkrankungen auftreten. McNAIR berichtete über einen fördernden Einfluß von täglichen Lebertrangaben auf die Knochenkernentwicklung von Hand und Unterarm bei Kindern, deren Kost sonst in jeder Beziehung befriedigend zu sein schien. An dieser Wirkung dürfte vor allem das Vitamin D beteiligt sein, das die Resorption von Calcium und Phosphor aus dem Darm fördert. Über das Vitamin D scheint auch das Sonnenlicht wirken zu können. REYNOLDS und SONTAG sahen bei 1- bis 5jährigen Kindern von März bis Mai größere Ossifikationsfortschritte als in den übrigen Monaten. Interessanterweise folgte bei diesen Kindern das jahreszeitliche Maximum der Körperhöhenzunahme dem Maximum der Ossifikation mit etwa einem Monat Verspätung, ebenso folgte dem Minimum der Ossifikation im Oktober ein Minimum der Längenzunahme im November. Neben der Wirkung des Vitamin D auf den Mineralstoffwechsel ist vielleicht an der Wirkung der Ernährung auf die Ossifikation auch ihr Einfluß auf das endokrine System beteiligt. Die Funktion der Schilddrüse und der Gonaden, die einen deutlichen Einfluß auf die Ossifikation haben, werden durch eiweiß- und kalorienarme Ernährung gebremst. Andererseits führt die Überernährung bei der kindlichen Mastfettsucht meist gleichzeitig zu gesteigertem Längenwachstum, verfrühter Pubertät und beschleunigter Ossifikation (HILDE BRUCH).

f) Soziale Stellung.

ÅKERLUND hat bei Kindern wohlhabender Eltern einen ihrer größeren Körperhöhe entsprechenden Ossifikationsvorsprung festgestellt. STETTNER fand die Großbürgerkinder in Erlangen in Längenwachstum und Ossifikation den städtischen Arbeiterkindern voraus, während die Landkinder hinter beiden Gruppen zurückgeblieben waren. Nach TODD sind Kinder aus wohlhabenden Häusern in der Ossifikation dem Durchschnitt etwa 12 Monate voraus, Kinder aus armen Familien oft 12 Monate zurück. In ausgedehnten Untersuchungen über die Ernährung ländlicher und städtischer Familien fand PAULINE MACK *Ernährungszustand, Wachstum und Ossifikation der Kinder von der Einkommensklasse abhängig.* In den ärmsten Familien, deren Kost besonders arm an Eiweiß, Mineralien und Vitaminen war, fand sich besonders häufig eine Verzögerung der Ossifikation. Hebung der Ernährungslage führte hier zu besserem Wachstum und besserer Ossifikation. Zwischen den unter Leitung von PAULINE MACK untersuchten städtischen und ländlichen Familien bestand bei gleicher Ernährungsweise in der Ossifikation *kein* wesentlicher Unterschied. Aus diesen Beobachtungen scheint hervorzugehen, daß die sozialen Unterschiede in der Knochenkernentwicklung vorwiegend durch Ernährungsunterschiede bedingt sind.

g) Intelligenz.

Ebenso wie zwischen Körperhöhe und Intelligenz, bestehen zwischen Skeletentwicklung und Intelligenz positive, jedoch niedrige Korrelationen (PRESCOTT, ABERNETHY, WEST, WOODROW und LOWELL). GATES fand einen Korrelationskoeffizienten von + 0,11 zwischen Intelligenzalter und Handwurzelentwicklung. Vermutlich wäre die Korrelation etwas höher ausgefallen, wenn man das Skeletalter der Epiphysen berechnet hätte, das ja, wie bereits erwähnt (S. 144) auch zur Längenentwicklung deutlichere Beziehungen als die Kerne der Handwurzel hat. Jedenfalls ist recht bemerkenswert, daß FLORY bei schwachsinnigen Knaben die Knochenkerne der Handwurzel praktisch in den gleichen Jahren wie bei normalen Kindern auftreten sah, während die distale Ulna-Epiphyse bei den Schwachsinnigen im Durchschnitt später nachweisbar wurde.

C. Nähte und Fontanellen der Schädelkapsel.

Von klinischem Interesse ist am Säuglingsschädel besonders das Verhalten der Nähte und Fontanellen. Trotz der großen Bedeutung des Befundes an Nähten und Fontanellen liegen hierüber nur sehr spärliche Untersuchungen an normalen Kindern vor.

Nähte. Von den Schädelnähten ist für den palpierenden Finger besonders die Lambdanaht, zwischen Hinterhauptsbein und Scheitelbeinen, in den ersten Lebenswochen noch deutlich als Rille fühlbar. Bei etwas unreifen Kindern sind mitunter auch die Pfeilnaht und die übrigen Nähte offen. *Zu einem festen Schluß der Hauptnähte kommt es in der Regel gegen Ende des 5. oder im 6. Monat.* Gelegentlich sind aber die Schädelknochen auch noch mit 8 Monaten gegeneinander beweglich, ohne daß irgendeine pathologische Ursache zu entdecken ist. Unter Umständen können die Schädelnähte in den ersten 3—4 Lebensjahren durch den Druck eines progressiven Hydrocephalus wieder gesprengt werden, und selbst beim Erwachsenen läßt sich der Schädel durch stärkere Gewalt noch in seinen natürlichen Verbindungen lösen. Das Zusammenwachsen der bindegewebig präformierten Schädelknochen ist eben nie ein so inniges wie das von Diaphyse und Epiphysen der Röhrenknochen nach Abschluß des Längenwachstums.

Fontanellen. Wo mehrere Schädelknochen zusammentreffen, klaffen etwas größere Lücken, die sog. Fontanellen. Man unterscheidet: 1. Die große (vordere) Fontanelle zwischen Stirnbeinen und Scheitelbeinen, 2. die kleine (hintere) Fontanelle zwischen Scheitelbeinen und Hinterhauptsbein, 3. und 4. die sog. Seitenfontanellen, beiderseits zwischen Scheitelbein, Hinterhauptsbein und Schläfenbein gelegen. *Hinter- und Seitenfontanellen schließen sich durchschnittlich im Alter von 6 Wochen.* LAVERGNE glaubt allerdings festgestellt zu haben, daß sich die Hinterfontanelle erst zwischen dem 3. und 4. Monat schließt, und daß selbst ihr Persistieren über diesen Termin hinaus nicht als pathologisch gewertet zu werden braucht. Infolge Craniotabes der begrenzenden Knochen, die bei unreifen Kindern ja schon in den ersten Monaten auftreten kann, können schon geschlossene Hinter- und Seitenfontanellen wieder tastbar werden.

Große Fontanelle. Beim normalen Kinde verkleinert sich die große Fontanelle von Geburt an ständig, wie schon KASSOWITZ (1885) feststellte, welcher die auf ELSÄSSER zurückgehende Annahme einer langsamen Vergrößerung in den ersten 9 Monaten als ungültig für normale Kinder ablehnte und auf Rachitis zurückführte.

Nach RYHINER variieren die Maße der Fontanelle *beim Neugeborenen von 1,8 × 2,0 cm bis 3,0 × 2,6 cm* (Diagonalmaße). An Individualbeobachtungen derselben Kinder von der Geburt bis gegen Ende des 1. Lebensjahres fand er meist eine ziemlich gleichmäßige Verkleinerung der großen Fontanelle während des ganzen ersten Lebensjahres, in manchen Fällen aber auch die hauptsächliche Verkleinerung während des ersten Quartals. In der Mehrzahl der Fälle kam es gegen den Zeitpunkt des vollständigen Verschlusses hin noch einmal zu einer Beschleunigung der Verkleinerung. SCAMMON gibt für poliklinisches Material die folgenden Zahlen an:

Tabelle 11. *Größenabnahme der großen Fontanelle.*

Alter Monate	Durchschnittlicher Durchmesser cm	Prozentsatz der geschlossenen Fontanellen
0— 3	2,6	0,0
3— 6	2,4	0,3
6— 9	2,1	1,1
9—12	1,8	4,5
12—15	1,2	18,6
15—18	0,6	46,2
18—21	0,3	53,5
21—24	0,1	80,0

Nach HOLT *und* MCINTOSH *schließt sich die große Fontanelle vom 9. bis zum 16. Lebensmonat,* soweit es sich palpatorisch beurteilen läßt; *röntgenologisch ist aber oft eine kleine Öffnung mehrere Monate länger nachzuweisen.* Dieselben Autoren weisen darauf hin, daß in früheren Zeiten, als die Rachitis noch verbreiteter war, der Schluß der großen Fontanelle durchschnittlich erst mit 18 Monaten erfolgte. Behandlung der Mütter mit Vitamin D und calciumreicher Kost während der Schwangerschaft soll zu frühzeitigerem Fontanellenschluß führen. Die individuelle Variabilität des Zeitpunktes des Fontanellenschlusses ist jedenfalls eine sehr große. RHOADS, RAPOPORT, KENNEDY und STOKES geben für weiße Kinder in den Vereinigten Staaten als Mittelwert 15,0 Monate mit einer mittleren quadratischen Abweichung von 5,2 Monaten, für Negerkinder, die aus ärmeren Verhältnissen stammten, von 15,7 ± 6,0 Monaten an.

D. Gebiß.

I. Entwicklung und Mineralisation der Zähne. Durchbruch der Milchzähne.

Die Zahnkeime von Milchgebiß und bleibendem Gebiß werden etwa gleichzeitig angelegt. Erstere verknöchern jedoch früher, so daß im 5. und 6. Fetalmonat schon Hartsubstanzen in den Anlagen aller Milchzähne

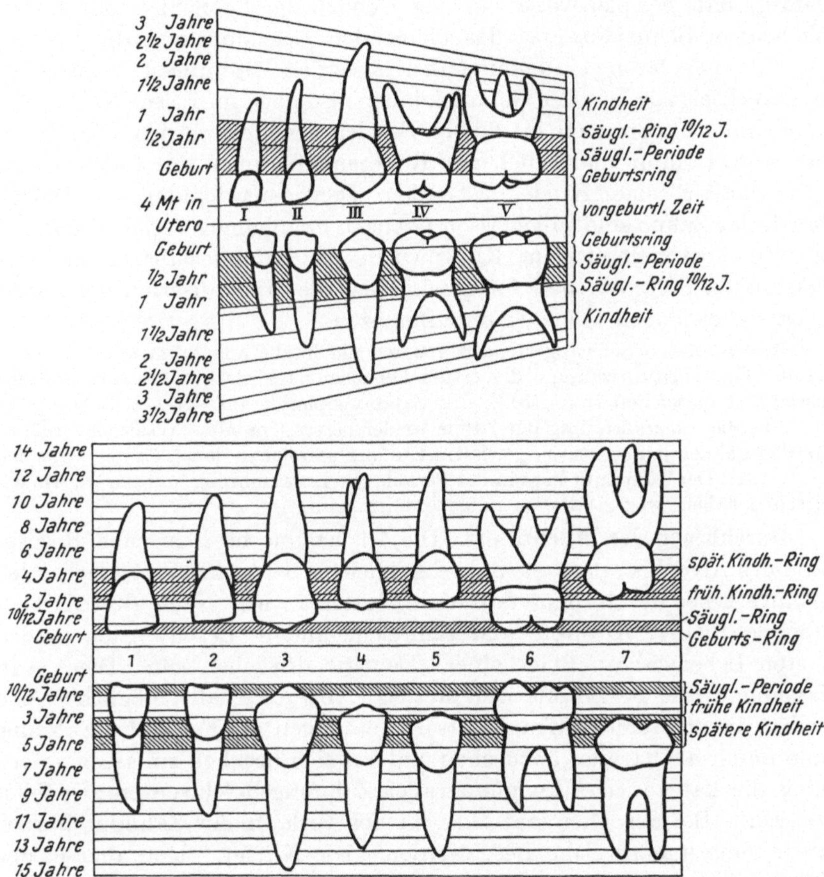

Abb. 1. Die Mineralisationsschichten der Zähne. Oben: Milchzähne; unten: bleibende Zähne. (Nach MASSLER, SCHOUR und PONCHER.)

erscheinen. Die Verknöcherung beginnt an den Kronen und schreitet nur langsam zu den Wurzeln vor. *Von den Wurzeln der Milchzähne ist selbst zur Zeit ihres Durchbruchs kaum mehr als das obere Drittel fertig.* Von den bleibenden Zähnen verknöchern die ersten Mahlzähne zur Zeit der Geburt, die übrigen Zähne vom 1. bis zum 3. Lebensjahr, bis auf die

dritten Mahlzähne, die erst zwischen dem 8. und 9. Lebensjahr verknöchern. Da die Verknöcherung der Zähne, von der Krone zur Wurzel
schichtweise fortschreitend, sich über viele Jahre erstreckt, ist es möglich,
Störungen der Mineralisation infolge von Krankheiten noch Jahre
später recht genau zu datieren. Eindrucksvolle Beispiele hierfür bietet
das Büchlein von Perabo. Die „geologische" Schichtfolge der Zahn-
mineralisation läßt sich leicht von der Abb. 1 ablesen. Man sieht
darauf, daß beispielsweise bei der Geburt die Schneiden des ersten
bleibenden Schneidezahns, des bleibenden Eckzahns und die Spitzen
der 6-Jahr-Molaren gerade mineralisiert werden. Störungen des Mineral-
stoffwechsels zur Zeit der Geburt können also noch im Erwachsenenalter
an Schmelzhypoplasien in diesem Bereich erkannt werden. An Hand
der Abb. 1 kann man auch aus Röntgenaufnahmen des Gebisses das
„Dentinalter" eines Kindes feststellen. Dentinentwicklung und Durchbruch der Zähne sind in gewissen Grenzen unabhängig voneinander. So
ist etwa bei halbseitigem Riesenwuchs der Zahndurchbruch auf der
erkrankten Seite oft weit fortgeschritten, die Mineralisation der Zähne
zeigt dabei jedoch keine Seitendifferenzen.

In den letzten Schwangerschaftsmonaten macht die Mineralisation der Zähne
rasche Fortschritte, während der ersten Lebensmonate ist sie normalerweise sehr
gering. In dieser Zeit treten 70% aller Zahnhypoplasien auf. Vom 2. Lebensjahre
an wird die Mineralisierung der Zähne wieder besser. Die Mineralisationsvorgänge
an den Zähnen laufen also in gewissem Umfang parallel zu denen an den Knochen
(s. S. 134). Der Tiefpunkt liegt in der Periode der Brustnahrung, mit der ja, wie wir
gesehen haben, wenig Calcium aufgenommen wird.

Durchbruch der Milchzähne. Die Milchzähne brechen nach Resorption des Alveolarfortsatzes und schließlichem Schwund des bedeckenden
Zahnfleisches durch, ohne daß dieses verletzt wird. Nach alter Ansicht
können Fieber, Krämpfe und zahlreiche andere Beschwerden in den
ersten Lebensjahren Folge einer „Dentitio difficilis" sein. Diese Auffassung wurde bekämpft, weil sie dazu verführte, alle möglichen und
selbst die schwersten Krankheitserscheinungen als Folge der Zahnung
und damit als harmlos anzusehen und auf sich beruhen zu lassen. Doch
ging die kategorische Leugnung aller Zahnungsbeschwerden zweifellos
zu weit. Bei der Mehrzahl aller Kinder verläuft der Zahndurchbruch
zwar ohne irgendwelche Beschwerden, viele Kinder zeigen aber in den
Tagen des ersten Zahndurchbruchs verstärkte Salivation, Schwellung
und Rötung des Zahnfleisches, und sie fahren sich mit den Fäustchen
in den Mund und werden mißlaunig und „ungezogen", sehen auch wohl
blaß aus oder zeigen vermehrte Darmperistaltik. Der behauptete
Zusammenhang zwischen Fieber und Zahnung liegt vielleicht in umge-
kehrter Richtung: fieberhafte Erkrankungen scheinen nicht selten ein
auffallend gehäuftes Durchbrechen von Zähnen zur Folge zu haben
(Bohn, Abels).

Das *Milchgebiß besteht* in jedem Kiefer aus 4 Schneidezähnen (Incisivi), 2 Eckzähnen (Canini), 4 Mahlzähnen (Molares), zusammen also *aus 20 Zähnen*. Diese erscheinen gewöhnlich in folgender Reihenfolge:

$$\begin{array}{ccccc} 2 & 3 & 8 & 5 & 10 \\ I & I & C & M & M \\ \hline I & I & C & M & M \\ 1 & 4 & 7 & 6 & 9 \end{array}$$

(Schema des Milchgebisses einer Ober- und Unterkieferhälfte.)

Aus der folgenden Tabelle nach SONTAG und REYNOLDS (1945) sind die durchschnittlichen Durchbruchszeiten der Milchzähne und ihre mittleren quadratischen Abweichungen zu entnehmen:

Tabelle 12. *Zahndurchbruch bei amerikanischen Kindern weißer Rasse aus mittlerer oder gehobener sozialer Schicht.* (Alter in Monaten.)

Zahn	Oberkiefer				Unterkiefer			
	Knaben		Mädchen		Knaben		Mädchen	
	M	σ	M	σ	M	σ	M	σ
Mittlere Schneidezähne	9,1	1,5	9,6	2,0	7,3	1,6	7,8	2,1
Seitliche Schneidezähne	10,4	2,4	11,9	2,7	13,0	2,8	13,8	3,6
Eckzähne	18,9	2,7	20,1	3,2	19,3	2,9	20,2	3,4
Erste Molaren . . .	16,0	2,3	15,7	2,3	16,2	1,9	15,6	2,2
Zweite Molaren . . .	27,6	4,4	28,4	4,3	25,9	3,8	27,1	4,2

Man sieht daraus, daß die ersten Zähne meist zwischen dem 6. und 8. Monat erscheinen, und daß zu Beginn des 2. Lebensjahres in der Regel alle 8 Schneidezähne durchgebrochen sind. Im 16. Monat brechen die ersten Backenzähne durch, vom 19.—20. die 4 Eckzähne und zu Beginn des 3. Lebensjahres die 4 äußeren Backenzähne. Der geringe Vorsprung der Knaben vor den Mädchen ist um so bemerkenswerter, als in diesem Alter die Ossifikation der Hand- und Fußwurzelknochen bei den Mädchen weiter fortgeschritten ist. *Für das Alter von 6 Monaten bis*

Tabelle 13. *Durchschnittliche Anzahl durchgebrochener Milchzähne und mittlere quadratische Abweichung.* (Nach SANDLER, 1944.)

Alter in Monaten	M	σ	Alter in Monaten	M	σ
6	0,7	1,48	21	14,6	2,62
9	3,0	2,44	24	16,6	2,87
12	6,2	2,77	27	18,4	3,00
15	9,2	2,92	30	18,3	1,90
18	13,4	3,09	33	19,6	0,83
			über 34	20,0	0,00

(Knaben und Mädchen aus Brooklyn in ungünstiger wirtschaftlicher Lage aber unter regelmäßiger diätetischer Überwachung.)

zu 2 Jahren liefert die *Faustregel, daß ein Kind soviel Zähne haben soll, als die um 6 verminderte Zahl seiner Lebensmonate beträgt,* eine gute Annäherung an die empirischen Durchschnittszahlen, wie sie die Tab. 13 wiedergibt.

II. Zahnwechsel, bleibendes Gebiß.

Durch den Druck des an die Oberfläche wandernden Dauerzahnes wird die knöcherne Alveolenwand und die Wurzel des Vorgängers *resorbiert, so daß seine Pulpa abstirbt.* Schließlich wird dann der ganze Milchzahn locker. Fällt er nicht rechtzeitig aus, so tritt der betreffende bleibende Zahn vor oder hinter ihm durch, doch rückt er, wenn der temporäre Raummangel behoben ist, fast immer allmählich an seinen richtigen Platz. Ungünstiger ist dagegen das Gegenteil: der vorzeitige Verlust des als Platzhalter fungierenden Milchzahnes. Denn *die bleibenden Zähne brauchen wegen ihrer größeren Breite* ja *mehr Platz als die Milchzähne. Normalerweise wird ihnen dieser durch das nach Durchbruch des Milchgebisses weitergehende Kieferwachstum im voraus geschaffen.* Fällt nun ein Milchzahn vorzeitig aus, so kommt es zu einer gewissen Rückbildung des betreffenden Alveolarteiles, und dauernde Stellungs- und Bißanomalien sind häufig die Folge. Deswegen soll man bestrebt sein, kranke Milchzähne möglichst nicht zu extrahieren, sondern konservativ zu behandeln.

Das bleibende Gebiß besteht in jedem Kiefer aus 4 Schneidezähnen (Incisivi), 2 Eckzähnen (Canini), 4 Backenzähnen (Praemolares) und 6 Mahlzähnen (Molares), also *aus $2 \times 16 = 32$ Zähnen. Die Zähne erscheinen gewöhnlich in folgender Reihenfolge:*

4	6	12	7	9	3	14	16
I	I	C	P	P	M	M	M
I	I	C	P	P	M	M	M
2	5	11	8	10	1	13	15

(Schema des bleibenden Gebisses einer Ober- und Unterkieferhälfte.)

Tabelle 14. *Durchbruch der bleibenden Zähne.* (Alter in Jahren.) (Nach KLEIN, PALMER und KRAMER, 1937.)

Zahn	Oberkiefer				Unterkiefer			
	Knaben		Mädchen		Knaben		Mädchen	
	M	σ	M	σ	M	σ	M	σ
Mittlerer Schneidezahn	7,5	0,75	7,2	0,75	6,5	0,74	6,2	0,70
Seitlicher Schneidezahn	8,6	1,10	8,2	0,94	7,6	0,80	7,3	0,75
Eckzahn	11,8	1,42	11,05	1,37	10,7	1,15	9,8	1,15
Erster Prämolar . .	10,4	1,50	10,0	1,40	10,8	1,42	10,2	1,41
Zweiter Prämolar . .	11,2	1,68	10,8	1,60	11,4	1,77	11,0	1,70
Erster Molar	6,6	0,75	6,5	0,70	6,4	0,75	6,1	0,87
Zweiter Molar . . .	12,7	1,18	12,4	1,40	12,2	1,20	11,9	1,55

Es ist daraus ersichtlich, daß die Milchzähne in einer ähnlichen Reihen-folge ausfallen und ersetzt werden, wie sie gekommen sind. Das Alter beim Durchbruch der bleibenden Zähne zeigt Tab. 14.

Recht anschaulich ist das Milchgebiß, das Nebeneinander von Milchzähnen und bleibenden Zähnen und das bleibende Gebiß in den folgenden Abbildungen nach SCHULZE dargestellt.

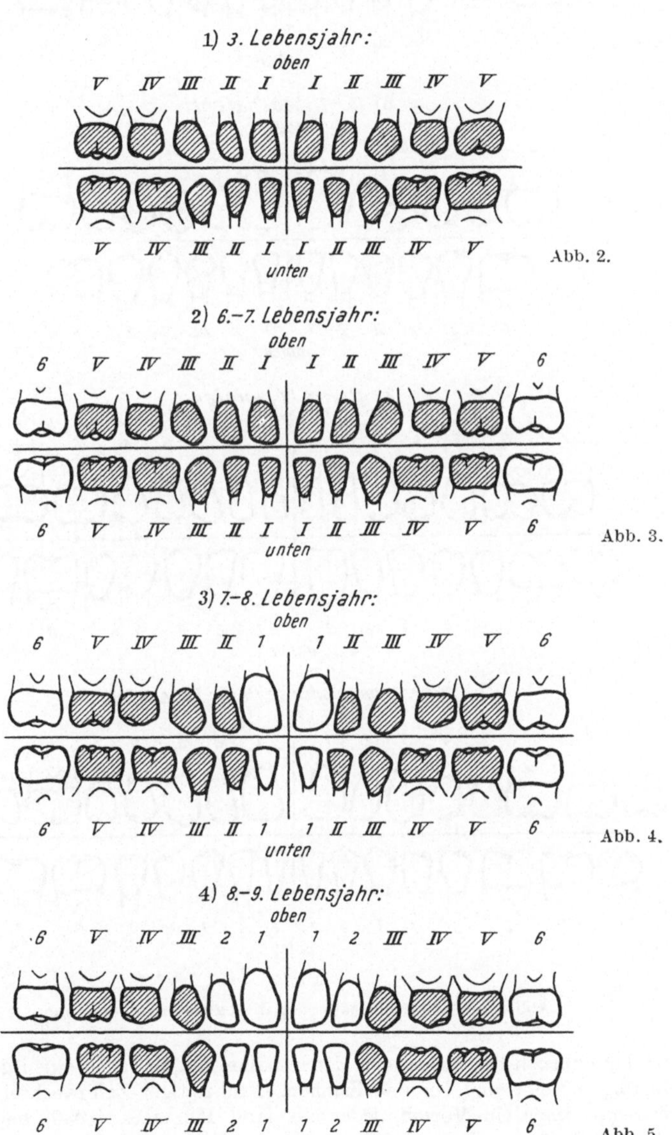

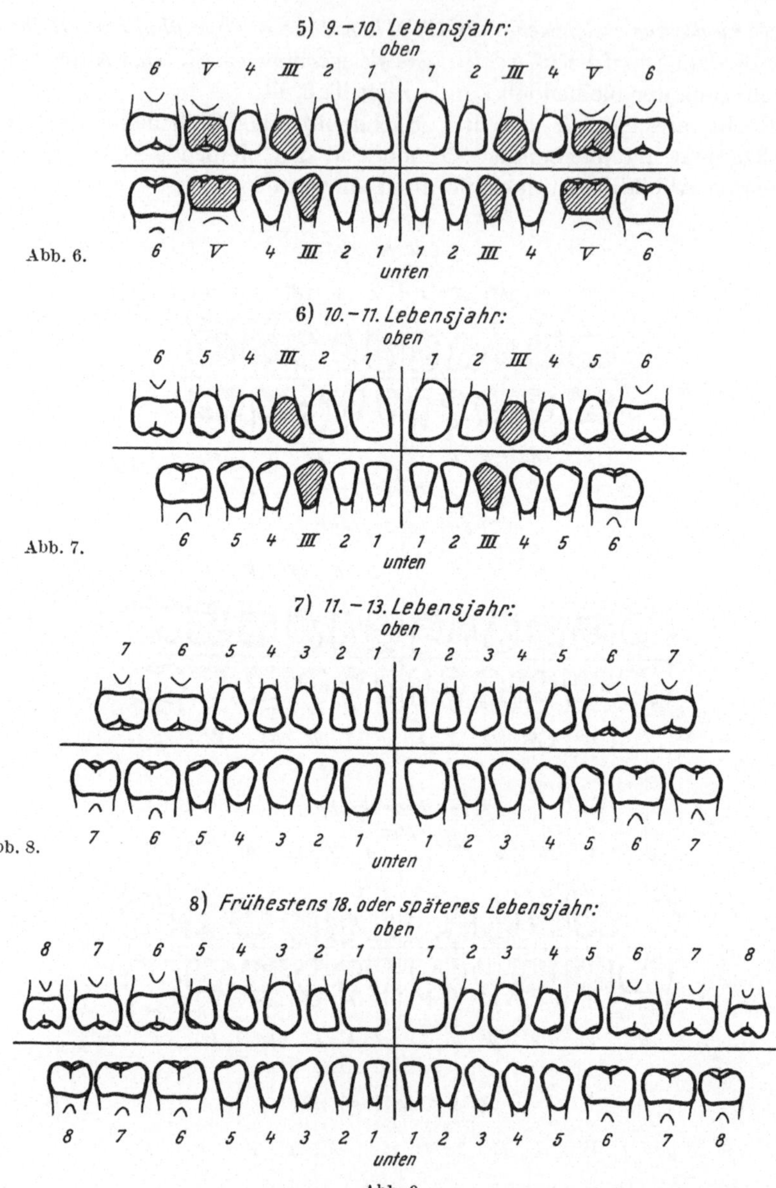

Abb. 6.

Abb. 7.

Abb. 8.

Abb. 9.

Abb. 2—9. Gebißschemata nach O. SCHULZE, Marburg/Lahn.

Im Durchbruch der bleibenden Zähne haben die Mädchen einen geringen aber regelmäßigen Vorsprung vor den Knaben. Frühzeitiger Zahnwechsel ist offenbar keineswegs immer ein Vorteil, jedenfalls fand HELLMAN (1930) bei schlechtem Gebiß-Schluß früheres Auftreten der bleibenden Zähne als bei gutem Gebiß-Schluß.

III. Faktoren, die mit dem Zahndurchbruch in Korrelation stehen.

Der Durchbruch der Milchzähne erfolgt im Durchschnitt um so früher, je höher das Geburtsgewicht ist (STEINHOFF; ECKSTEIN und ECKSTEIN-SCHLOSSMANN). CULLUMBINE fand bei ceylonesischen Kindern niedriges durchschnittliches Geburtsgewicht von 2950 g und relativ späten Milchzahndurchbruch mit durchschnittlich 9,5 Monaten, zwischen beiden Werten jedoch keine Korrelation (r = + 0,089). Dagegen bestand eine geringe Korrelation des Alters beim Zahndurchbruch mit dem Alter beim ersten Gehen (r = + 0,195, statistisch gesichert) und beim ersten Sprechen (r = 0,105, nicht gesichert). Auch zwischen dem Durchbruch der bleibenden Zähne und der allgemeinen körperlichen Entwicklung bestehen positive Beziehungen (BUNTING; CATTEL; SAWTELL; White House Conference). Bei 9- und 12jährigen mexikanischen Kindern fanden PASCHAL und SULLIVAN Korrelationen zwischen Körperhöhe und Anzahl der durchgebrochenen Zähne von + 0,247 bis + 0,354. Ebenso bestehen Beziehungen zwischen der Knochenkernentwicklung der Hand und der Zahnentwicklung (HOWARD; ROBINOW, RICHARDS und ANDERSON).

Die androgenen Hormone, die eine so bedeutende Wirkung auf das Skelet ausüben, scheinen die Zahnentwicklung unbeeinflußt zu lassen. Bei Pubertas praecox infolge endokrin aktiver Tumoren der Keimdrüsen oder der Nebennieren findet man zwar in der Regel einen enormen Vorsprung in der Ossifikation, aber eine dem Lebensalter entsprechende Gebißentwicklung (SECKEL, SCOTT und BENDITT; ENGSTROM und MUNSON). Dagegen fördert Überfunktion der Hypophyse und der Schilddrüse den Zahndurchbruch.

Untersuchungen an Zwillingen haben gezeigt, daß Zeit und Reihenfolge des Durchbruchs der Milchzähne und des bleibenden Gebisses wesentlich von Erbfaktoren abhängig sind (BACHRACH und YOUNG; KORKHAUS; STEINHOFF). Auch bei Geschwistern zeigen sich in Zeit und Reihenfolge der Dentition bemerkenswerte Übereinstimmungen (KLEIN, PALMER und KNUTSON; ROBINOW, RICHARDS und ANDERSON). Ferner sind *rassische Unterschiede* für den Zahndurchbruch von Bedeutung. So ist bei Indern (SHOURIE), Zulunegern in Südafrika (SUK) und amerikanischen Negern und Indianern (STEGGERDA und HILL) der Zahndurchbruch früher als bei weißen Amerikanern. Doch ist der Vorsprung, den die Neger, Navajo- und Mayaindianer vor den Weißen haben, nicht regelmäßig für alle Zähne vorhanden, und meist beträgt er nur wenige Monate. Er ist allerdings um so bemerkenswerter, als die Maya-Kinder in ihrem Körperhöhen- und Gewichtswachstum sehr deutlich hinter den weißen Kindern zurückbleiben. Die durchschnittlichen Durchbruchszeiten der bleibenden Zähne, die PANKOVIC für jugoslawische Kinder angibt, liegen 1—2 Jahre früher als die für deutsche oder schwedische Kinder. Der späte Durchbruch der Milchzähne bei türkischen Kindern (ECKSTEIN und ECKSTEIN-SCHLOSSMANN) hängt vielleicht mit Ernährungsbesonderheiten zusammen.

In der Hungerzeit nach dem Ersten Weltkrieg wurde in Deutschland und Rußland verspätetes Auftreten der Milchzähne beobachtet (RUBNER; NEWSOROFF).

Bei den sozial gehobenen Schichten scheinen die Milchzähne (SATTLER; ROGUINSKY) und auch die bleibenden Zähne (SPIER; BAUER; PRIGGE) etwas früher aufzutreten als bei der ärmeren Bevölkerung. Wenn amerikanische Autoren das Gegenteil, nämlich späteren Durchbruch der bleibenden Zähne bei den Kindern der Wohlhabenden fanden (BOAS; HELLMAN; PASCHAL und SULLIVAN), so sind hierfür vermutlich rassische Unterschiede verantwortlich, da in den Vereinigten Staaten in den unteren Schichten mehr Einwanderer aus Süd- und Osteuropa sind. BUNTING fand keinen zeitlichen Unterschied im Durchbruch der bleibenden Zähne zwischen amerikanischen Negern und Weißen; hier hat vielleicht die schlechte wirtschaftliche Lage der Neger ihre rassische Anlage zu früher Dentition nicht in Erscheinung treten lassen. Interessant ist der Befund von PREVOSTI, daß bei den Kindern der wohlhabenden Bevölkerung der Zahnwechsel nur knapp $1/2$ Jahr früher erfolgte als bei den Kindern der Armen, während der Vorsprung der wohlhabenden Kinder in der Körperhöhe in jedem Alter mindestens einen Jahreszuwachs betrug.

In sozial homogenen Gruppen bestehen praktisch keine Beziehungen zwischen Dentition und Intelligenz (CATTELL; ABERNETHY; WOODROW und LOWELL). Bei sozial uneinheitlichem Material ergeben sich niedrige positive Korrelationen zwischen Intelligenzquotient und Dentition (JONOFF). BURT fand bei Londoner Kindern, unter denen ein großer Prozentsatz schwachbegabter und gleichzeitig körperlich schlecht entwickelter und unterernährter Kinder war, Korrelationskoeffizienten zwischen Zahnalter und Intelligenzalter von $+ 0,26$ für Knaben und $+ 0,21$ für Mädchen. Auslesegruppen hochbegabter Kinder bekommen ihre ersten Zähne praktisch in demselben Alter wie andere Kinder aus vergleichbaren sozialen Verhältnissen (TERMAN; WITTY). Bei schwachsinnigen Kindern ist der Zahnwechsel etwas verspätet (PERKINS), doch ist der Unterschied zu normalen Kindern nicht groß. COHEN und ANDERSON fanden bei schwachsinnigen Kindern vom 5.—15. Lebensjahr durchschnittlich in jedem Alter etwa einen Zahn weniger durchgebrochen als bei normalen Kindern.

Sowohl die Milchzähne als auch die bleibenden brechen bei Stadtkindern etwas früher durch als bei Landkindern (BENNHOLDT-THOMSEN; HAMANO). *Eine Vorverlegung des ersten Zahndurchbruchs im Verlauf der letzten Jahrzehnte ist aus Deutschland und England berichtet worden* (SATTLER; HOPKIN). Hierfür wird man die Zunahme des durchschnittlichen Geburtsgewichtes, die Fortschritte in der Säuglingsernährung und die Abnahme der Rachitis verantwortlich machen dürfen. Auch die Zähne des bleibenden Gebisses erscheinen heute etwas früher als vor rund 50 Jahren. Die von DAHLBERG und MAUNSBACH in den Jahren 1940—1945 ermittelten Durchschnittswerte liegen etwa $1/4$ Jahr bis $1/2$ Jahr unter denen, die FÖRBERG zu Ende des 19. Jahrunderts an vergleichbarem schwedischen Material fand. Diese Vorverlegung scheint weniger ausgesprochen als die im gleichen Zeitraum erfolgte Vorverlegung der Längen- und Gewichtsentwicklung zu sein.

IV. Unterschiede zwischen Milch- und Dauergebiß.

Der Zahnbogen des Milchgebisses hat im Ober- und Unterkiefer annähernd Halbkreisform. Im Dauergebiß hat der Oberkiefer-Zahnbogen die Form einer halben Ellipse, der des Unterkiefers die einer Parabel. Die Stellung der Milchzähne ist gleichmäßiger und es kommen seltener Anomalien der Zahl vor als im bleibenden Gebiß. Die Milchzähne sind kleiner (etwa im Verhältnis $5:8$), gedrungener und abgerundeter als die Dauerzähne. Ferner haben die Milchzähne eine glattere Oberfläche und eine mehr bläulich-weiße Farbe gegenüber der gelblich-weißen der bleibenden Zähne. Bei den Milchzähnen sind Krone und Wurzel durch eine vor allem bei den Molaren deutliche Einschnürung getrennt, die leicht mit dem Fingernagel oder einer Sonde getastet werden kann. *In dem Alter, in dem es von Bedeutung sein kann, Milchzähne von bleibenden zu unterscheiden, nämlich etwa zwischen dem 7. und 12. Lebensjahr, sind die Milchzähne deutlich abgenutzter, insbesondere sind die Kauhöcker der Milchmolaren abgeschliffen. Die bleibenden Schneidezähne tragen anfangs auf ihrer Schneidekante drei kleine Höcker*, die sich erst allmählich abschleifen. Im Volksschulalter sind ferner die Milchzähne durch die Resorption der Wurzeln mehr oder weniger gelockert. Die Milchmolaren haben 3 Wurzeln und 4—5 Höcker auf ihrer Kaufläche. Nur die inneren oberen Milchmolaren haben nur zwei Höcker, jedoch trägt von diesen der buccale auf seiner Wangenfläche einen halbkugeligen Vorsprung, das Tuberculum molare. Dieses unterscheidet auch diesen Milchmolar von den hier einrückenden Prämolaren des Dauergebisses, welche sämtlich nur 1 (bis 2) Wurzeln und zwei Kauhöcker haben. Die bleibenden Molaren, die ja keine Vorgänger haben, sind kaum zu verwechseln. Sie haben 2—3 Wurzeln und 3—5 Kauhöcker. Ihre Größe nimmt von mesial nach distal ab, so daß der erste Molar am größten, der Weisheitszahn am kleinsten ist.

Literatur.

Mineraleinlagerung. Ossifikation. Nähte und Fontanellen der Schädelkapsel.

ABBOTT, O. D., R. TOWNSEND, R. B. FRENCH and C. F. AHMANN: Amer. J. Dis. Childr. **79**, 69—81 (1950).

ABERNETHY, E. M.: Relationship between mental and physical growth. Monogr. Soc. Res. Child Development, Nat. Res. Council, I, no. 7, 1936.

ÅKERLUND, Å.: Fortschr. Röntgenstr., Erg. Bd. **23** (1918).

AREY, L. B.: Developmental Anatomy. Philadelphia: Saunders 1934.

BAYLEY, N.: Child Devel. **14**, 5—46 (1943). — J. of Pediatr. **28**, 49—64 (1946). — and S. R. PINNEAU: J. of Pediatr. **40**, 423 (1952).

BEST, C. B., and N. B. TAYLOR: The Physiological Basis of Medical Practice. Baltimore: Williams & Wilkins Co. 1950.

BROCK, J.: Z. Kinderheilk. **44**, 163 (1927).

BRUBACHER, H.: Z. Biol. **27**, 517 (1890).

BRUCH, H.: J. of Pediatr. **19**, 365—375 (1941).

BUEHL, C. C., and S. I. PYLE: J. of Pediatr. **21**, 335 (1942).

CAFFEY, J.: Pediatric X-Ray Diagnosis. Year Book Publ., Inc., Chicago 1945.

CHRISTIE, A.: Amer. J. Dis. Childr. **77**, 355—361 (1949).

DIERKS, K.: Arch. Gynäk. **150**, 221—251 (1932).

DUNHAM, E. C., R. M. JENSS and A. CHRISTIE: J. of Pediatr. **14**, 156—160 (1939).

ELGENMARK, O.: Acta paediatr. (Stockh.) **33**, Suppl. 1, 1—79 (1946).

FLORY, C. D.: Osseous Development in the Hand as an Index of Skeletal Development. Monogr. Soc. Res. Child Development, 1, no. 3, 1936. — The Physical Growth of Mentally Deficient Boys. Monogr. Soc. Res. Child Devel. **1**, no. 6 (1936).

FRANCIS, C. C.: Amer. J. Dis. Childr. **59**, 1006—1012 (1940).

FRIEDLEBEN: Jb. Kinderheilk. **3**, 62, 147 (1860).

GATES, A. I.: J. Educat. Psychol. **15**, 329—358 (1924).

GREULICH, W. W., and S. I. PYLE: Radiographic Atlas of Skeletal Maturation of the Hand and Wrist. Stanford Univ. Press, Stanford Univ., California 1950. — R. I. DORFMAN, H. R. CATCHPOLE, C. I. SOLOMON and C. S. CULOTTA: Somatic and Endocrine Studies of Puberal and Adolescent Boys. Monogr. Soc. Res. Child Devel. **7**, no. 3 (1942).

HASSELWANDER: Bewegungssystem. Handbuch der Anatomie des Kindes, 2, S. 403, 1931.

HILL, A. H.: Amer. J. Physical Anthropol. **24**, 251—272 (1939).
HOLMGREN, I.: Nord. med. ark. **11**, no. 5 (1909); **11**, no. 1, 181 (1910).
KELLY, H. J., and L. REYNOLDS: Amer. J. Roentgenol. **57**, 477—516 (1947).
LAVERGNE: Bull. Soc. Pédiatr. Paris **24**, 454 (1926).
LEITCH, I.: Nutrition Abstr. Rev. **6**, 553 (1937).
MACK, P. B., J. M. SMITH, C. H. LOGAN, A. T. O'BRIEN and F. O. SMITH: Pennsylvania State College Bull. **36**, no. 16 (1942).
MACKAY, D. H.: Trans. Roy. Soc. Trop. Med. **46**, 135—150 (1952).
McNAIR, V.: Amer. J. Dis. Childr. **58**, 295—319 (1939).
— and L. J. ROBERTS: Amer. J. Dis. Childr. **56**, 494 (1938).
MILMAN, D. H., and H. BAKWIN: J. of Pediatr. **36**, 617—620 (1950).
MUNK, A.: Arch. Kinderheilk. **80**, 185—194 (1927).
PATERSON, R. S.: J. of Anat. **64**, 28—46 (1929).
PILLAI, M. J. S.: Indian J. Med. Res. **23** (1936).
POMMER, G.: Arch. klin. Chir. **136**, 1—68 (1925).
PRESCOTT, D. A.: The Determination of Anatomical Age in School Children and its Relation to Mental Development. Harvard Monogr. in Education, ser. 1, no. Cambridge, Mass., Harvard Univ. Press.
PRYOR, J.: J. of Anat. **62**, 499 (1928).
PRYOR, H. B., and H. D. CARTER: California a. West. Med. **48**, 89—94 (1938).
REYNOLDS, E. L.: Amer. J. Phys. Anthropol. **1**, 405—416 (1943).
— and L. W. SONTAG: J. of Pediatr. **24**, 524 (1944).
RHOADS, T. F., M. RAPOPORT, R. KENNEDY and J. STOKES: J. of Pediatr. **26**, 415 (1945).
ROBINOW, M.: Amer. J. Dis. Childr. **64**, 299 (1942).
SAWTELL, R. O.: Amer. J. Dis. Childr. **37**, 61—87 (1929).
SCAMMON, R. E.: In ABT's Pediatrics, Vol. 1, 1923.
SCHABAD, J. A.: Arch. Kinderheilk. **52**, 47 (1909).
SCHMID, F.: Z. Kinderheilk. **65**, 646 (1948). — Erg. inn. Med. N. F. **1**, 176—246 (1949).
— and L. HALDEN: Fortschr. Röntgenstr. **71**, 975—984 (1949).
SCHWALBE, G.: Sitzgsber. Jenaischen Ges. Med. Naturwiss. 1877.
SIMMONS, K., and W. W. GREULICH: J. of Pediatr. **22**, 518—548 (1943).
SONTAG, L. W., and L. LIPFORD: J. of Pediatr. **23**, 391—409 (1943).
STEARNS, G.: Physiol. Rev. **19**, 415 (1939).
STETTNER, E.: Z. Kinderheilk. **51**, 435 (1931). — Arch. Kinderheilk. **68**, 342—368 (1921).
TODD, T. W.: Atlas of Skeletal Maturity. Part I (Hand). St. Louis: C. V. Mosby 1937.
UKITA, T., and K. HATAI: J. Oriental Med. **10**, 28 (1929).
VICKERS and HARDING: Zit. nach H. C. STUART, and S. S. STEVENSON: Physical Growth and Development. In MITCHELL-NELSON: Textbook of Pediatrics. 5th ed. Philadelphia and London: W. B. Saunders Comp. 1950.
VOGT, E. C., and V. S. VICKERS: Radiol. **31**, 441 (1938).
WALLIS, R. S.: How Children Grow. Univ. Iowa Sudies Child Welfare, **5**, no. 1, 1931.
WETZEL: Die Gewebe. Handbuch Anatomie des Kindes. Bd. 1, S. 1, 1928.
WIELAND: Spezielle Pathologie des Bewegungsapparates. Handbuch BRÜNING-SCHWALBE, Bd. 2, I, S. 148, 1913.
WOODROW, H., and F. LOWELL: Pedagogic Seminary, **29**, 257 (1922).

Dentition.

BACHRACH, F. H., and M. YOUNG: Brit. Dent. J. **48**, 1293—1304 (1927).
BAUER, G.: Diss. Frankfurt a. M. 1927.

Bennholdt-Thomsen, C.: Erg. inn. Med. **62**, 1153—1238 (1942).

Boas, F.: Amer. J. Phys. Anthropol. **3**, 2 (1920).

Bunting, R. W.: Dental Cosmos **51**, 310—322 (1909).

Cattell, P.: Dentition as a Measure of Maturity. Cambridge, Harvard Univ. Press 1928.

Cohen, J. T., and J. E. Anderson: J. Gen. Psychol. **39**, 279—284 (1931).

Cullumbine, H.: Lancet **1**, 1193—1196 (1953).

Dahlberg, G., and A. B. Maunsbach: Acta genet. statist. med. **1**, 360—374 (1948).

Doering, C. R., and M. F. Allen: Child Devel. **13**, 113 (1942).

Eckstein, A., u. E. Eckstein-Schlossmann: Schweiz. med. Wschr. **72**, 1177—1180 (1942).

Engstrom, W. W., and P. L. Munson: Amer. J. Dis. Childr. **81**, 179—192 (1951).

Förberg, E.: Dental Cosmos **43**, 360—374 (1901).

Hamono, M.: Oral Health **2**, 349 (1931).

Hellman, M.: Dental Cosmos **65**, 1329 (1923); **72**, 578 (1930).

Hopkin, G. B.: Brit. dent. J. **79**, 1 (1945).

Howard, C. C.: Internat. J. Orthod. **14**, 948—997, 1041—1066 (1928).

Hurme, V. O.: Child Devel. **19**, 213—232 (1948).

Jonoff, M.: Jb. Kinderheilk. **123**, 336—339 (1929).

Klein, H., C. E. Palmer and M. Kramer: Growth **1**, 385—394 (1937).

— — and J. W. Knutson: Publ. Health. Rep. **53**, 751—765 (1938).

Korkhaus, G.: Vjschr. Zahnheilk. **45**, 414—430 (1929).

Massler, M., I. Schour and H. G. Poncher: Amer. J. Dis. Childr. **62**, 33 (1941).

Newsoroff, W. D.: Z. Konstit.lehre **13**, 60—82 (1927).

Pankovic, M.: Diss. Würzburg 1934.

Paschal, F. C., and L. R. Sullivan: Compar. Psychol. Monogr. **3**, ser. no. 1 Baltimore: Williams & Wilkins 1925..

Perabo, F.: Zahnärztliche Probleme in der Kinderheilkunde. Basel: Benno Schwabe & Co. 1951.

Prader, A., u. F. Perabo: Helvet. paediatr. Acta **7**, 517—529 (1952).

Prevosti, P.: Trabajos Instituto Bernardino de Sahagun de Antropol. y Etnol. **8**, 335 pp., Barcelona 1949.

Prigge, R.: Diss. Leipzig 1936.

Roguinsky, J. J.: J. Russe Anthropol. **15**, 1 (1926).

Robinow, M. T., W. Richards and M. Anderson: Growth **6**, 127 (1942).

Rubner, M.: Beil. z. Münch. med. Wschr. **1920**, 1, 229.

Sandler, H. C.: J. of Pediatr. **25**, 140—147 (1944).

Sattler, H.: Z. Kinderheilk. **61**, 591—600 (1940).

Sawtell, R. O.: Amer. J. Dis. Childr. **37**, 61—87 (1929).

Seckel, H. P. G., W. W. Scott and E. P. Benditt: Amer. J. Dis. Childr. **78**, 484—515 (1949); **79**, 278—309 (1950).

Shourie, K. L.: Indian J. Med. Res. **34**, 105—118 (1946).

Sontag, L. W., and E. L. Reynolds: J. of Pediatr. **26**, 327—335 (1945).

Spier, L.: Amer. J. Phys. Anthropol. **20**, 37 (1918).

Steggerda, M., and T. J. Hill: Amer. J. Orthod. **28**, 361 (1942).

Steinhaus, E.: Med. Diss. Hamburg 1938.

Stones, H. H., F. E. Lawton, E. R. Bransby and H. O. Hartley: Brit. Dent. J. **90**, 1—7 (1951).

Suk, V.: Amer. J. Phys. Anthropol. **2**, 351 (1919).

Drittes Kapitel.

Das Blut.

A. Das Blut (hämatologisch betrachtet).

Von

H. Opitz-Heidelberg und Heinz Weicker-Heidelberg.

I. Die Blutbildung.

1. Die fetale Blutbildung.

Die Erythropoese. Die in der Kindheit übliche Zeiteinteilung: Neugeborenenperiode — Trimenon — Säuglingszeit und „ältere Kinder" erweist sich auch für die Hämatologie des Kindes als fruchtbar, weil in all diesen Perioden, besonders innerhalb der Erythropoese charakteristische und nur auf den jeweiligen Zeitraum beschränkte Befunde zu erheben sind. Je näher wir zeitlich der Geburt rücken, um so mehr lassen sich pränatal gebildete morphologische und funktionelle Blutelemente nachweisen. Die Kenntnis der *fetalen Blutbildung* ist deshalb eine Voraussetzung für das Verständnis der unmittelbar nach der Geburt einsetzenden quantitativen und qualitativen Blutbildverschiebungen.

Die ontogenetische Blutbildung spiegelt in mancher Hinsicht die phylogenetische wider. So lassen sich mehrere Blutbildungsperioden nachweisen, die für sich genommen bei den verschiedensten Tiergattungen vorkommen. Nur zwei Dinge sind beim Menschen von vornherein anders als auf den niederen phylogenetischen Stufen: Der rote Blutfarbstoff findet sich nie im gelösten Zustand im Plasma, sondern stets in roten Blutkörperchen, und die Bildung roter Zellen hat eine zeitliche und quantitative Prävalenz vor der der weißen. Während man *bei* den wenigen *Embryonen* von unter 0,3 mm Embryonalschildlänge, die auf das Vorhandensein von Blutzellen untersucht wurden, niemals solche feststellen konnte, ist dies *von 0,35 mm aufwärts* praktisch stets gelungen. Zu dieser Zeit finden sich *Blutzellinseln als Sprossen des pluripotenten Mesenchyms im Dottersack und im Bauchstiel.* Wenig später, noch innerhalb des 1. Fetalmonats sind sie auch im Epithelbläschen und im Chorion anzutreffen. Es handelt sich *zunächst* um *reine Blutinseln*, die *in* eindeutigem, *genetischem Zusammenhang mit den primitiven Gefäßanlagen* stehen.

Dann, Ende des 1. und Anfang des 2. Monats, *greift die Blutzellbildung auf den Keim selbst über* und ist im Mesoderm des Kopfes, des Herzens, der Aorta und der Arteria omphalo-mesenterica nachweisbar. *Fast sämtliche roten Zellen dieser Periode* sind kernhaltig. Sie entsprechen nicht den unreifen Erythroblasten und reifen Normoblasten der physiologischen medullären Blutbildung, sondern *sind megaloblastenähnlich.* Die Durchmesser schwanken zwischen 9 und 30 μ und liegen im Mittel bei 16 bis 18 μ. Die Kerne liegen exzentrisch und sind mehr oder weniger fein strukturiert. Mitosen sind häufig; der Hämoglobingehalt ist hoch.

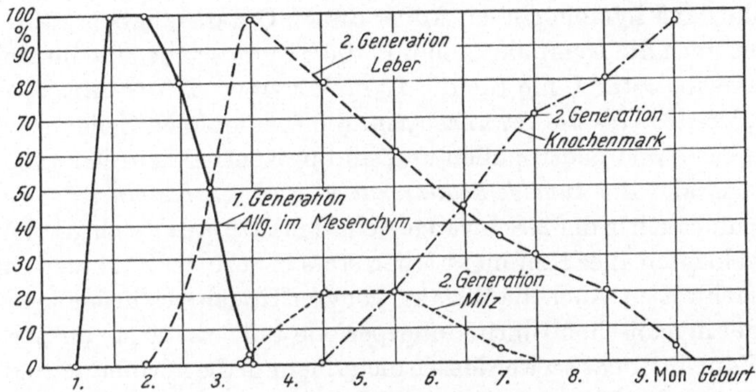

Abb. 1. Der Gang der Erythropoese beim menschlichen Embryo. (Nach W. KNOLL: Die embryonale Blutbildung beim Menschen. St. Gallen 1950.)

Mit zunehmender Reife verschiebt sich die Kern-Plasmarelation zuungunsten des Kerns. Diese sog. *megaloblastische Periode* ist aktiv bildend bis zum Beginn und in ihren reifen Elementen bis zum Ende des 3. Fetalmonats feststellbar (s. Abb. 1).

Die zweite Generation roter Blutzellen entspricht, was Größe und Morphologie anbelangt, im wesentlichen den postfetalen Verhältnissen. Die Zellen sind vorwiegend kernlos. Auch die in der Peripherie auszählbaren Erythroblasten überschreiten die Erythrocytengröße nur unwesentlich. Die Reticulocytenzahl sinkt vom 3. bis zum 7. Monat von 80 auf unter 10%, die Polychromasie nimmt ab, der mittlere Durchmesser verringert sich von 9,2 auf rund 8 μ. *Die Erythroblasten dieser vom Anfang des 3. bis zum Ende des 5. Embryonalmonats reichenden Periode werden gemeinsam mit den beim Menschen zu dieser Zeit erstmalig nachweisbaren Granuloblasten in der Leber gebildet.* Die Blutbildung findet in den Zwischenräumen zwischen den Leberzellbalken statt, zunächst ohne, später mit Beziehung zum Capillarsystem dieses Organs. Bis zum 8. Monat ist die Leber stets, wenn auch immer geringgradiger, bis in die Zeit nach der Geburt noch bisweilen — und wohl immer fakultativ — blutbildend. Diese Periode wird als die *hepatische* bezeichnet.

Im Gegensatz zu den meisten Säugetieren spielt die Milz beim menschlichen Embryo für die Bildung der Erythrocyten nur eine untergeordnete Rolle während des 4.—7. Monats. *Dagegen setzt, ebenfalls schon im 4. Monat oder allenfalls im 5. die Blutbildung im Knochenmark ein und damit die sog. medulläre Periode.* In den Randzonen der Markhöhlen, besonders des Femur, des Humerus und der Tibia sind die ersten Blutbildungsherde des Knochenmarks zu sehen. Der Übergang von der hepatischen in die myeloische Blutbildung vollzieht sich kontinuierlich und ist etwa z. Z. der Geburt beendet. Es bestehen keine qualitativen Unterschiede zwischen den Zellen beider Perioden.

Leuko- und Lymphopoese. Außer diesen Organen haben während der Fetalzeit noch die Lymphknoten und die Thymusrinde eine blutbildende Funktion, in erster Linie für die Lymphocyten. *Die Granulocyten sind eher nachweisbar als die Lymphocyten,* die eosinophilen Zellen erscheinen vor den baso- und neutrophilen und sind prozentual häufiger anzutreffen als postnatal. *Bis zum 4. Fetalmonat überwiegen die unreifen Granuloblasten,* und auch in der 2. Schwangerschaftshälfte lassen sich Myeloblasten und Myelocyten aller Reifungsstadien stets in geringer Zahl im peripheren Blute nachweisen. Auch die Megakaryocyten finden sich in der hepatischen wie in der myeloischen Blutbildungsperiode teilweise sogar im peripheren Blut. Vom 5. Monat an werden sie nicht mehr in die Peripherie abgegeben, dafür treten die Blutplättchen in Erscheinung. Zeitweilig — Ende des 3. Monats — sollen die Knochenmarksriesenzellen die einzigen Blutzellen im Knochenmark sein.

Zuletzt, aber auch schon *während des 3. Monats, treten die Lymphocyten auf,* also in der gleichen Zeit, wo die Lymphknoten selbst gebildet werden. Die Lymphocyten werden weder in der Leber noch im Mark, noch während der granulopoetischen Periode der Milz in diesem Organ gebildet. *Sie entstehen offenbar ganz vorwiegend in der Rindenschicht des Thymus.* Die Lymphknötchen der Milz entwickeln sich erst in der 2. Hälfte der Embryonalzeit.

Die embryonale Blutbildung ist durchgehend eine extravasculäre. Sie tritt zwar gleichzeitig und gleichen Orts mit den einfachsten Gefäßanlagen auf, *tritt aber immer erst nach einer gewissen Latenz zu den Gefäßanlagen in funktionelle Beziehung.* Die Differenzierung der verschiedenen Blutzellen aus dem letzten Endes allein blutbildenden Mesenchym ist schon beim Embryo, und zwar schon bis zur Mitte der Schwangerschaft vollständig durchgeführt. Alle weiteren Veränderungen sind rein quantitativer Natur.

Die quantitativen Verschiebungen der Erythrocyten- und Leukocytenzahl, des Hämoglobingehalts und der verschiedenen Erythrocytenmaße geht aus einer Tabelle von WINTROBE hervor, die 30 Embryonen von 50—350 mm Länge erfaßt. Sie läßt erkennen, daß die Zahl der

roten Blutkörperchen im 3. Fetalmonat rund $^1/_2$ Million, während des 4.
1—2 Millionen, bis zum Ende des 5. 2,5—3,5 Millionen beträgt und im
6. Monat 3—4 Millionen. Die Hämoglobin-g-%-Zahl steigt von unter 10
auf 12—15 g, der Hämatokritwert von unter 25 auf 40—50 Volumen-%.
Demgegenüber sinkt das durchschnittliche Einzelvolumen der Erythrocyten von über 250 μ^3 auf 115—125, der Hämoglobingehalt des Einzelerythrocyten von 93 (! 1 Fall) auf 35—40 $\gamma\gamma$ ab. Die mittlere Hämoglobinkonzentration weist die geringsten Schwankungen auf, zwischen
36—30%, ohne eindeutige Altersabhängigkeit. Der mittlere Durchmesser
vermindert sich von über 9 μ auf unter 8 μ. Die Zahl der kernhaltigen
roten Blutkörperchen geht von 17 auf unter 1% herunter, die der Reticulocyten von 100 auf 6—12%. Die Leukocyten weisen ohne erkennbare
Gesetzmäßigkeit Schwankungen zwischen 1600 und 17 400 auf. Bei sämtlichen Werten, die nach dem Alter der Feten geordnet sind, fällt eine
sehr starke Schwankungsbreite zwischen einzelnen, nach Größe und Gewicht betreffs ihres Reifegrades scheinbar übereinstimmenden Embryonen
auf. Trotzdem ist eine gerichtete Entwicklungstendenz in den einzelnen
Sparten — wie angedeutet — erkennbar.

2. Die Abstammung der normalen Blutzellen.

Eng verknüpft mit dem Problem der fetalen Blutbildung ist das der
Abstammung aller reifen, normalerweise im Blut anzutreffenden Zellen.
Wenn auch der Streit um die Frage, ob *alle* differenzierten Zellen sich auf
die gleiche, kleine lymphoide Zelle (Unitarier), auf den Myeloblasten und
den Lymphoblasten (Dualisten) oder zusätzlich noch den Monoblasten
(Trialisten) zurückführen lassen, an Bedeutung stark verloren hat, so hat
er doch durch Schaffung verschiedener Begriffe für die gleiche Zelle durch
verschiedene Schulen eine bis heute noch nicht beseitigte Verwirrung
mit sich gebracht. Es ist weniger eine Frage der Erkenntnis als des
Standpunkts, für welche Lehre man sich entscheidet. *Embryologisch*
betrachtet ist trotz der frühzeitigen räumlichen Trennung der Granulo-
von der Lymphopoese *eine Rückführung aller Blutelemente, auch der roten,
auf die polyvalente Mesenchymzelle* nicht nur möglich, sondern *nachweisbar*.
Auf der anderen Seite hatte das immer breiter werdende Beobachtungsgut
aus den intravitalen Punktionen der Blutbildungsstätten für die postfetale Hämatopoese insofern ein Polyphyletismus wahrscheinlich gemacht, als sich von allen peripheren Blutzellen, auch den basophilen und
eosinophilen Granulocyten unreifste, dem Promyelocyten und sogar dem
Myeloblasten der neutrophilen Reifungsreihe entsprechende Vorstufen
finden lassen (UNDRITZ): Es liegt deshalb nahe, anzunehmen, *daß postfetal ein gewisser Bestand von ,,Blasten'' aller Differenzierungsgrade vorhanden* ist, *welcher für die physiologische und einen großen Teil der pathologischen Regeneration ausreicht. Daß aber weiter polyvalente Zellen*

vorhanden sein müssen, *die notfalls* für den Wiederaufbau einer zusammengebrochenen Hämatopoese oder zur Deckung eines extremen Verschleißes *wieder blutbildend einspringen*, geht aus der Tatsache hervor, daß auch nach der Geburt Organe, die nicht mehr blutbildend sind, dies wieder werden können, obwohl man in ihnen normaliter keine spezifizierten Blasten antreffen kann. *Gerade das Kind ist zu derartigen extramedullären, metaplastischen Reaktionen besonders befähigt.* Dabei nimmt allerdings die Häufigkeit und das Ausmaß derartiger Reaktionen von Altersstufe zu Altersstufe deutlich ab.

Nahezu allgemeine Zustimmung hat die ROHRsche Annahme gefunden, nach der sich fetale und postnatale Blutbildung durch einen verschiedenen Teilungsmodus unterscheiden: Die embryonal tätigen Mesenchymzellen teilen sich heteroplastisch, d. h. ihre Tochterzellen unterscheiden sich qualitativ und/oder quantitativ von den Mutterzellen. Die postnatal anzutreffenden, letztlich schon „gezeichneten" Zellen dagegen können sich nur noch homoplastisch teilen, d. h. unter Beibehaltung ihrer Größe und Struktur vervielfachen. Demgegenüber konnte WEICKER beweisen, daß für die Erythropoese ein grundsätzlich homoplastischer Teilungsmechanismus undenkbar ist: Die Kernvolumina der Erythroblasten stehen wie $1 : {}^1/_2 : {}^1/_4 : {}^1/_8$ zueinander. Die Zahl der Erythroblasten mit diesen Kerngrößen verhält sich nahezu umgekehrt proportional. Die Erythroblasten teilen sich deshalb mindestens vom Stadium des basophilen Erythroblasten an bezüglich ihrer Kernmasse succedan: Jede Tochterzelle hat das halbe Kernvolumen der Mutterzelle. Ein derartiger Teilungsmodus findet sich im menschlichen Körper nur noch bei den Reifeteilungen der Spermiogenese. Er wird als heteroplastische Succedanteilung bezeichnet. Es wäre sinnvoller, bei der Erythropoese von drei succedanen Reifeteilungen zu sprechen, zumal in den zwischen den Teilungen liegenden Generationszeiten das Erythroblastenplasma sich, sein Volumen nahezu verdoppelnd hämoglobinisiert, d. h. reift. Diesen drei Reifeteilungen ist im Proerythroblastenbereich eine hemihomoplastische Teilung vorgeordnet: Eine Tochterzelle wächst homoplastisch wieder zum Proerythroblasten heran, die andere behält ihr halbes Kernvolumen bei und tritt am Ende ihrer Generationszeit in die erste Reifeteilung. *Dieser beweisbare Teilungsmodus garantiert mit der homoplastisch sich reproduzierenden Tochterzelle den Erhalt des Proerythroblastenbestandes, mit der sich später dreifach succedan teilenden Tochterzelle den kontinuierlichen Nachschub an Erythrocyten.*

Bei der Erythropoese unterscheiden wir innerhalb der formalen Reifungsreihe 5 Stufen: Die *Proerythroblasten* mit einem dunkelbasophilen Plasma, einem nicht ganz zentral liegenden kreisrunden Kern mit zarter und dichter Struktur und meist 2—3 Nucleolen; der *basophile Erythroblast* ist etwas kleiner, hat die gleiche Plasmastruktur, einen konzentrisch liegenden Kern mit beginnender Radspeichenstruktur; der *polychromatische Erythroblast* ist wieder eine Idee kleiner und hat neben blaß basophilen auch bereits oxyphile Tönungen im Plasma. Die Kernstruktur ist kräftig, und zwischen den chromatinreichen Balken liegen stark aufgehellte Flecke; der *oxyphile Erythroblast* nähert sich der Erythrocytengröße, ist nicht mehr so regelmäßig begrenzt wie seine drei Vorstufen und zeigt an seinem Kern bisweilen schon Verklumpungserscheinungen. Der *Normoblast* schließlich *im engeren Sinne* — manche Hämatologen bezeichnen alle Erythroblasten als Normoblasten — besitzt das *orthochrome* Plasma des Erythrocyten, einen oft exzentrisch gelagerten, bald verklumpten, bald pyknotischen Kern.

Bei der Granulopoese unterscheiden wir den *Myeloblasten*, den *Promyelocyten*, den unreifen, den halbreifen und den reifen *Myelocyten* sowie den *Metamyelocyten*, der mit dem Jugendlichen der Peripherie identisch ist oder in ihn übergeht und die im peripheren Blutbild bekannten reiferen Stadien. Mit zunehmender Reife verliert der hellbasophile Myeloblast seine Basophilie des Plasmas, gleichzeitig tritt eine bis zum reifen Myelocyten zunehmend sich verdichtende feine Plasmagranulierung auf. In den reiferen Stadien wird das Plasma leicht oxyphil, und der Kern geht aus der Kreis- über die Oval- und Nierenform in die des Stabes und Segments über. Die *basophilen und die eosinophilen Zellen* durchlaufen praktisch die gleichen Stadien. Bei den Eosinophilen sind die Granulationen in den unreifen Stadien gröber und z. T. schmutzig polychromatisch. Sie erreichen meist nur das Stadium zweifacher Segmentierung. Die basophilen Zellen lassen mit dem Dunkler- und Häufigerwerden ihrer Granulationen ihren Kern immer schwerer erkennen. In den unreifsten Stadien entspricht er dem der gleichreifen neutro- und eosinophilen Zellen.

Die *Monocyten* sind betreffs der Einheitlichkeit ihres Ursprungs noch umstritten. Im Knochenmark lassen sich im Vergleich zu den Blutmonocyten weniger differenzierte *Promonocyten* und *Monoblasten* finden, die den Myeloblasten ähneln und deshalb von einigen Schulen von diesen abgeleitet werden. Mit dem Reiferwerden tritt eine Lappungstendenz und eine Verschmälerung der einzelnen Kernteile ein. Andere Monocyten sollen vom Reticuloendothel, wieder andere aus der lymphatischen Reihe heraus stammen. Der am häufigsten anzutreffende Blutmonocyt läßt sich gerade während der Kindheit immer wieder leicht im Knochenmark nachweisen.

Zur medullären Blutbildung gehört noch der *Megakaryocyt*, dessen differenzierte, postfetale Stammzelle der den Myeloblasten an Größe um das Doppelte übertreffende *Megakaryoblast* ist: Dunkelbasophiles Plasma, homogener, runder bis einfach gebuchteter Kern, der wiederum doppelt so große *Promegakaryocyt* und die nach Größe, Kernform, Lappungs- und Segmentierungstendenz, Plasmafärbung- und -felderung äußerst variablen, verschieden reifen Megakaryocyten. Sie sind die einzigen der Blutbildung zugehörigen polyploiden Zellen. Bei anderen Systemen tritt eine Polyploidie meist nur im Zuge einer angespannten Regeneration auf. Die WRIGHTsche Lehre, daß die Thrombocyten von den Knochenmarksriesenzellen abstammen, bleibt trotz der Anerkennung durch die meisten Hämatologen Hypothese. Eine Plättchenbildung wurde bisher weder in der Kultur, noch im Phasenkontrastmikroskop beobachtet, die Anlagerungstendenz der Blutplättchen an die Megakaryocyten dagegen immer wieder bewiesen. Allerdings hat die SCHILLINGsche Lehre der Plättchenentstehung aus den Erythroblastenkernen noch weniger Wahrscheinlichkeit für sich.

Lymphocyten und Plasmazellen lassen sich ebenfalls auf größere und durch die Plasmabasophilie, die Kernform und die Kernstruktur als unreifer erkennbare Vorstufen zurückführen, die *Lymphoblasten und* die *Plasmoblasten* (MOESCHLIN). Diese Zellen finden sich nach der Geburt vorwiegend in den Lymphknoten und der Milz. Allerdings kommen gerade im Kindesalter kleine Lymphknötchen auch im Knochenmark vor. Die *Plasmazellen*, in Frühstadien oft mehrkernig, gehören genetisch zum Reticulum, dem Zellsystem, das sich in allen blutbildenden Organen befindet. Alle übrigen Zellen der Blutbildungsstätten gehören nicht der Hämatopoese an, denn sie bilden weder ausschwemmungsfähige Zellen, noch werden sie unter normalen Verhältnissen selbst ausgeschwemmt.

Unentschieden bleibt die Frage, aus welcher normalen Zelle sich unter pathologischen Bedingungen die *Leukosezelle* entwickelt. Wenn in Einzelfällen diese Zellen durch eine mehr oder minder starke Granulation auch an die Myeloblasten bzw. Promyelocyten der normalen Granulopoese erinnern, so ist es doch wohl mehr eine Frage, bis zu welchem Grade sich die pathologische Zelle zu differenzieren vermag und nicht, welche normalen Zellen sich zu entdifferenzieren vermögen. Die am häufigsten bei den Leukosen des Kindes vorgefundene Zellart, die „lymphatische

Zelle" der alten Schule, der „Mikromyeloblast" Naegelis oder, nichts präjudizierend, *die „Leukosezelle" dürfte genetisch dem undifferenzierten Reticulum am nächsten stehen und eine Schwesterzelle der Myelo- (Ewing-) und Lympho-Sarkomzelle sein.*

3. Das Knochenmark (Punktion, Myelogramm).

Die *Beurteilung des Knochenmarks* als der wichtigsten postnatalen Blutbildungsstätte setzt die Kenntnis verschiedener Fehlermöglichkeiten voraus, die eine quantitative Auswertung beeinflussen können.

Die Punktionstechnik: Von der italienischen Schule, kurz nach 1900 in die Klinik eingeführt und von Seyfarth zur differenzierten Methode ausgearbeitet, genießt die *Knochenmarkstrepanation* auch heute noch, besonders in Amerika, breite Anerkennung. Sie verbindet mit der etwas umständlicheren Technik die Möglichkeit gleichzeitiger Markauswertung im Quetsch- wie im Einbettungspräparat. Ihre Anhänger führen zu ihren Gunsten an, daß sie als einzige Methode die wirklichen Verteilungsverhältnisse belasse, da bei ihr kein Blut nachgesogen wird. Das führt zu einem höheren Prozentsatz aller unreifen Zellen und insbesondere des Reticulum, der Megakaryocyten und der Reticulocyten. Demgegenüber hat sich die *Knochenmarkspunktion* als die technisch einfachste und den Patienten am wenigsten beeindruckende Methode durchgesetzt. Während beim Erwachsenen das Brustbein trotz gelegentlicher Vorschläge, die Crista ilica, einen Dornfortsatz oder eine Rippe zu wählen, nach wie vor den Hauptpunktionsort darstellt, wird beim Kind, wenigstens für das 1. Lebensjahr, das obere Drittel der Tibia bevorzugt. Grundsätzlich ist in einer geübten Hand auch beim Säugling die Sternalpunktion möglich. Es muß aber beim Kind, mehr noch als beim Erwachsenen, auf die individuellen Schwankungen in der Entwicklung des Brustbeins geachtet werden (Lamy, Séé, Chiche und Montefiore). Bei der Paarigkeit der Knochenkerne ist es ratsam, die Mittellinie beim Punktieren zu *meiden.* Mehrfach angestellte Reihenuntersuchungen haben immer wieder bewiesen, daß der Punktionsort für die quantitative Zusammensetzung des normalen Knochenmarks keine Rolle spielt. Dagegen ist es wesentlich, sich mit der kleinstmöglichen Aspiratmenge zu begnügen, weils sich sonst Blutverdünnungsfaktoren sehr störend bemerkbar machen.

Die Ausstrichstechnik: Wenig beachtet, aber nach eigenen Erfahrungen für die Beurteilung von Knochenmarksauszählungen mindestens so wichtig wie die Technik der Punktion ist die des Ausstreichens und die Wahl des Auszählortes. Die Markpunktion des Kindes fördert, je jünger die Kinder sind, durchschnittlich um so weniger bröcklige Substanz. Die Absonderung dieser Bröckel von dem immer beigemischten Blut führt je nach der Wahl der Methode — Ausspritzen auf ein Uhrglas, Schrägstellung eines Objektträgers, Absaugen mit einem Löschblatt oder Herausfischen der Bröckel mit Hilfe einer Nadel oder eines Holzspans — zu verschiedenen Ergebnissen. Besonders groß sind aber die Unterschiede zwischen den genannten Methoden und der *leider noch sehr häufig* angewandten, daß *das Knochenmarksaspirat in dem Zustand, in dem es sich in der Spritze befindet, ausgestrichen wird.* Man erhält dann zwar schöne Zellbilder, aber die Markzusammensetzung ist eine völlig andere als bei den Markabsonderungsmethoden: Das Reticulum geht größtenteils verloren, die Megakaryocytenzahl wird sehr niedrig und auch die unreifen Granulo- und Erythroblasten sind seltener anzutreffen als sie im Ausgangsmark wirklich vorhanden sind. Sie befinden sich in verklumpten und geronnenen Ausstrichpartien innerhalb des erhalten gebliebenen Netzes des Fett- und Bindegewebes und des Gefäßsystems. *Bei der Quetschung ganzer Bröckel dagegen bleiben die Zellen schichtweise im Verband ihrer Nachbarn erhalten und lassen nicht nur gewisse histologische Schlüsse zu, sondern hauptsächlich relativ genaue quantitative.*

Fehler, die durch die *inhomogene Verteilung* der verschiedenen Zellsysteme bedingt sind:

Auszählungen haben nur dann einen Wert, wenn sie mindestens 500 Zellen berücksichtigen und möglichst von 2 verschiedenen Ausstrichen des gleichen Aspirats stammen. Das ist begründet in der Ausgangsstruktur des Knochenmarks, die infolge der fehlenden oder geringen Wanderungstendenz unreifer Zellen und der durch die Succedan-Teilungsfähigkeit verursachten Vermehrung der gleichen Zellspezies zu einer Anhäufung von Zellen einer Gattung an einem Ort führt. Dies ist allgemein von den *Erythroblastennestern* bekannt. Es gilt aber ebenfalls für die eosinophilen Zellen und für die Plasmocyten. Bei den Lymphocyten macht es sich bemerkbar, wenn zufällig ein *Lymphknötchen* des Marks mit aspiriert wurde. Und bei den verhältnismäßig fest verankerten Reticulumzellen sowie den Megakaryocyten ist eine Beurteilung nach einer Betrachtung nur eines umschriebenen Ausstrichbezirks gänzlich unmöglich.

Fehler, die durch *Besonderheiten des Kindesalters* bedingt sind:

Das psychologisch verständliche Bedürfnis, im Knochenmark Anhaltspunkte für eine klinische Diagnose in Form von pathologischen oder gar pathognomonischen Zellen zu finden, kann beim Kinde leichter zu Irrtümern führen als beim Erwachsenen, weil sein Mark eine Anzahl von Zellen und von Differenzierungsstadien aufweist, die man beim Erwachsenen kaum kennt. Beim Säugling sind Osteoblasten und Osteoclasten (Polykaryocyten) nichts Ungewöhnliches. Die *Osteoblasten* ähneln den Plasmazellen, besitzen wie diese ein tiefblaues Plasma und einen exzentrisch gelagerten, dunklen, streifig aufgehellten Kern. Man findet sie sehr selten einzeln. Ihr Plasmaleib ist größer als der der Plasmazellen, und sie besitzen keine juxtanucleäre Aufhellungszone, sondern eine, mitten im Plasma befindliche, die in keiner Beziehung zum Kern steht. Die *Osteoclasten* wechseln in ihrer Größe im gleichen Bereich wie die Megakaryocyten. Sie besitzen aber stets mehrere nahezu gleich große und fast völlig runde, ebenmäßig strukturierte und stets völlig isolierte Kerne, während die Knochenmarksriesenzellen nur unter pathologischen Verhältnissen mehrere Kerne und auch dann von verschiedener Form und Größe aufweisen. Die Zahl der Osteoclastenkerne schwankt zwischen 2 und 50, liegt aber meist bei 4 bis 6. Auch das kindliche Reticulum weist eine Tendenz zur Mehrkernigkeit auf. Zellen, die nach Kern- und Plasmastruktur mit der *großen Reticulumzelle, dem sog. Makrophagen* identisch sind, sieht man ab und zu mit 4—6 Kernen, ähnlich wie die verwandten plasmacellulären Reticulumzellen. Und schließlich sind unter den Vorstufen der Monocyten, die während der Säuglingszeit prozentual häufiger anzutreffen sind als im späteren Leben, immer wieder Einzelzellelemente zu finden, die durch ihre Größe den Promegakaryocyten übertreffen, andere, die durch asymmetrische Kernlappungen oder -buchtungen einen pathologischen Charakter vortäuschen, und bisweilen auch zweikernige.

Fehler, die durch die *kleine Zahl* der ausgezählten Zellen bedingt sind, wurden schon erwähnt.

Sie wirken sich am verhängnisvollsten aus, weil sie als Maßzahlen eine Exaktheit vortäuschen, die gar nicht besteht. Die physiologische Schwankungsbreite der Einzelwerte des Differentialmyelogramms ist so groß, daß sich viele Hämatologen, wenigstens für den klinischen Gebrauch, zu einem Verzicht auf die quantitative Auswertung entschlossen haben. Das bedeutet selbstverständlich einen Verzicht auf gewisse Aussagemöglichkeiten, aber es täuscht wenigstens keine Exaktheit vor, die bei Auszählung auf einige 100 Zellen doch nicht erreicht werden kann.

Wir geben 2 Tabellen über die Verschiebung des *Differentialmyelogramms* während der Kindheit. Die erste stammt von PACHIOLI und ist das Ergebnis von über 100 Punktionen an gesunden Kindern. In der zweiten versuchten wir unter Ausmerzung extrem abweichender Werte einzelner Autoren eine Tabelle zusammenzustellen, die den zahlreichen, aber oft nur an wenigen gesunden Kindern gewonnenen Resultaten der Markdifferenzierung gerecht wird (GLASER, LIMARZI und PONCHER; JACOBSEN; JOPPICH und LIESSENS; KATO; KÜSTER; LICHTENSTEIN und NORDENSON; PACHIOLI; SHAPIRO und BASSEN; STURGEON; VEENEKLAAS; VIDEBAEK; VOGEL und BASSEN). Wo die Werte mit eigenen Beobachtungen allzu weit differierten, haben wir die uns unwahrscheinlich

Tabelle 1. *Das normale Myelogramm des Kindes.* [Nach R. PACHIOLI: Arch. ital. Pediatr. **6**, 271 (1938).]

Zellart	Neugeboren.-periode	1 Monat bis 3 Jahre	4 Jahre bis 6 Jahre	7 Jahre bis 12 Jahre
Hämocytoblasten	1,11	1,96	2,13	1,66
Myeloblasten	1,50	0,72	0,70	1,29
Promyelocyten	2,59	1,69	1,91	2,08
Myelocyten	9,87	10,52	11,66	11,54
Metamyelocyten	17,11	11,98	12,70	15,42
Granulocyten	17,94	11,02	11,37	15,81
Eosinophile	3,70	2,90	3,93	4,60
Basophile	0,02	0,01	0,02	0,05
Lymphocyten	9,02	36,60	33,28	27,59
Monocyten	1,43	1,90	1,87	1,46
Plasmocyten	0,08	0,21	0,23	0,41
Histiocyten	4,48	1,32	1,47	1,43
Proerythroblasten	0,85	1,00	0,70	0,81
Basophile	6,40	2,23	2,93	2,28
Polychromatische	14,78	5,68	5,33	6,50
Orthochrome	9,05	10,21	9,74	7,03
Gesamt-Erythroblasten . . .	31,08	19,12	18,70	16,62
$\dfrac{\text{Granuloblasten}}{\text{Erythroblasten}}$	1,10	1,41	1,60	2,03
Megakaryocyten	0,07	0,05	0,03	0,04

vorkommenden Angaben in Klammern hinzugefügt. Die Erwachsenenzahlen sind ebenfalls durch eine Kombination der Auszählungen von FIESCHI; HEILMEYER; KIENLE; ROHR ermittelt worden.

Wie stark selbst Werte, die sich aus der Summierung aller Erythroblasten bzw. Granuloblasten ergeben, innerhalb einer Altersperiode zu schwanken vermögen, zeigt die Streuung des Quotienten Leukoblasten—Erythroblasten. KÜSTER fand in der Neugeborenenperiode Unterschiede zwischen 0,9 und 4,7, LICHTENSTEIN und NORDENSON zwischen 2,0 und 3,8 und VOGEL und BASSEN sogar zwischen 0,8 und 9,0: Ein Beweis, wie vorsichtig Zahlen des Myelogramms verwertet werden müssen! Weniger als bei allen folgenden Tabellen des Abschnitts „Blut" kann bei den angegebenen Durchschnittswerten von wirklichen Normen gesprochen werden.

Über das *Markvolumen* liegen nur für den Erwachsenen zuverlässige Untersuchungen vor (MECHANIK). Bei Differenzen zwischen 1600 und

Tabelle 2. *Die Schwankungsbreite des normalen Myelogramms.*

Zellart	1. Lebenstag		Ende der Neugeborenenperiode		Säuglingsalter		Kleinkindesalter		Schulalter		Erwachsenennorm	
Erythroblasten:												
Basophile . . .	0,5—10,0	5,0	0,0— 3,0	1,0	0,5— 5,0	2,5	1,0— 6,0	2,5	1,0— 8,0	3,0	0,5— 7,5	3,5
Polychromatische	7,5—30,0	15,0	0,0—10,0	3,0	5,0—20,0	10,0	3,0—10,0	5,0	3,0—10,0	6,0	2,0—15,0	7,0
Oxyphile . . .	7,5—30,0	15,0	2,0—20,0	6,0	5,0—12,5	7,5	5,0—20,0	10,0	5,0—20,0	11,0	5,0—25,0	12,0
Insgesamt . . .		35,0		10,0		20,0		17,5		20,0		22,5
Granulopoese:												
Myeloblasten . .	0,2— 5,0	2,5	0,2— 5,0	2,0	0,2— 5,0	1,5	0,2— 5,0	1,0	0,2— 5,0	1,0	0,5— 5,0	1,0
Promyelocyten .	0,2— 5,0	3,0	0,5— 7,5	3,5	0,5—10,0	2,5	0,5— 7,5	2,5	0,5—10,0	3,0	0 — 7,5	3,0
Myelocyten. . .	2,0—20,0	6,0	5,0—20,0	10,0	5,0—15,0	10,0	5,0—20,0	12,5	5,0—25,0	15,0	5,0—25,0	15,0
Metamyelocyten	5,0—25,0	12,5	5,0—25,0	12,5	5,0—15,0	10,0	5,0—20,0	12,5	5,0—25,0	15,0	5,0—20,0	15,0
Stabkernige . .	5,0—25,0 (—35,0)	12,5	10,0—25,0 (—35,0)	15,0	5,0—15,0	8,0	5,0—15,0 (—25,0)	10,0	5,0—20,0 (—30,0)	12,5	5,0—25,0 (—35,0)	15,0
Segmentkernige	10,0—30,0 (—45,0)	15,0	10,0—25,0 (—35,0)	15,0	1,0—15,0	7,0	1,0—15,0 (—20,0)	8,5	1,0—15,0 (—20,0)	8,0	0,5—15,0 (—25,0)	7,0
Eosinophile . .	0,0— 5,0	1,0	0,5— 7,5	2,5	1,0— 7,5	4,0	1,5— 7,5	5,0	1,0— 7,0	4,0	1,5— 7,5	4,0
Basophile . . .	0,0— 0,5	0,05	0,0— 1,0	0,05	0 — 1,0	<0,05	0 — 0,5	<0,1	0 — 1,0	<0,2	0 — 1,0	<0,5
Insgesamt . . .		52,5		60,0		43,0		52,0		58,5		60,5
Monocyten[1] . .	3,0—15,0	7,5	2,0—10,0	5,0	0,5— 5,0	2,0	1,0— 5,0	3,0	0,5— 4,0	1,5	0,5— 3,0	2,0
Lymphocyten[2] . .											2,5—15,0	7,5
Reticulumzellen[2] .	0,0—10,0	5,0	10,0—40,0	25,0	15,0—50,0	35,0	15,0—40,0	27,5	10,0—35,0	20,0	1,5—20,0	6,5
Plasmocyten . . .	0,0— 1,0	0,1	0,0— 1,5	0,1	0 — 2,0	<0,5	0 — 2,5	<0,5	0,2— 2,5	0,5	0,5— 3,0	1,0
Megakaryocyten .		0,1		0,1		<0,5		<0,5		<0,5		<0,5

Die Tabelle ist nach Angaben der Literatur (s. Text) und eigenen Beobachtungen kombiniert.

[1] Die hohen Monocytenwerte des Neugeborenenmarks dürften synchron mit der peripheren Monocytose der ersten Lebenswochen bestehen.

[2] Wir verzichteten auf eine Differenzierung lymphoides Reticulum—Lymphocyten, weil die diesbezüglichen quantitativen Angaben der Literatur zu weit voneinander abweichen.

3700 g *mit einem Mittel von 2600 g gehört das Knochenmark beim Erwach-*
senen zu den großen Organsystemen. ROHR *nimmt an, daß etwa die Hälfte*
aktiv-blutbildend ist. Es ist schwierig, für das Kindesalter aus diesen
Zahlen eine tragbare Vorstellung über die Gesamtmasse des jeweils funktionstüchtigen Marks abzuleiten. Die Untersuchungen von CUSTER und
AHLFELDT (s. Abb. 2) lassen zwar Rückschlüsse auf den jeweiligen Prozentsatz funktionstüchtigen Marks zu, nicht aber auf den Gesamtumfang.
WETZELs Angaben, daß beim Neugeborenen etwa $^1/_{50}$, im späteren Alter

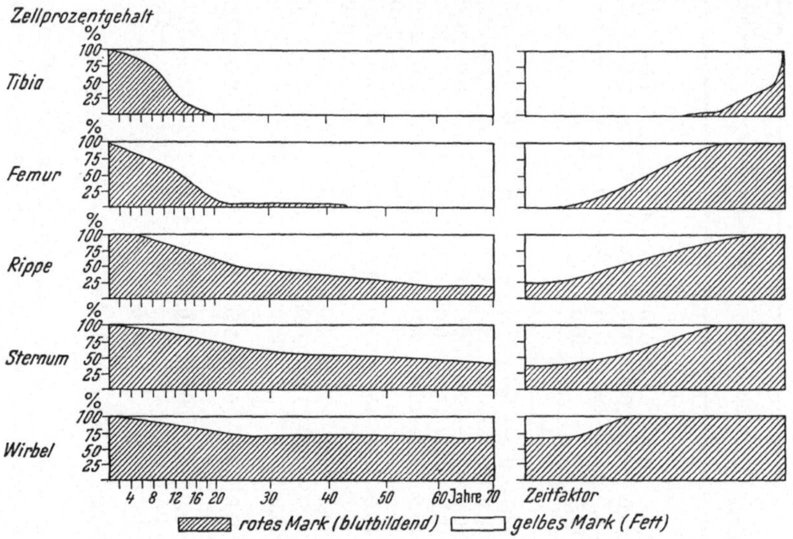

Abb. 2. Das Verhältnis zwischen Zell- und Fettmark in den wichtigsten Knochen. Links: Das normale Verhältnis in den verschiedenen Lebensaltern. Rechts: Die zeitlich wie quantitativ unterschiedliche Ansprechbarkeit auf Knochenmarksreize. [Nach R. P. CUSTER and F. E. AHLFELDT: J. Labor.
a. Clin. Med. **17**, 961 (1932).]

rund $^1/_{45}$ der Gesamtkörpermasse vom Mark eingenommen wird, ist
ebenfalls unzureichend. Sie gründet sich auf die Ergebnisse TÖPPICHs,
der bei drei Neugeborenen im Mittel ~ 70 g Mark finden konnte.
MAXIMOWs Untersuchungen, die der Markhöhle des Embryos galten,
deuten darauf hin, daß bei der Geburt die eigentliche Blutbildung noch
relativ bescheiden ist und innerhalb des Knochens quantitativ gegenüber sinusartigen Gefäßerweiterungen auf der einen und dichten
Knochenbälkchennetzen auf der anderen Seite zurücktritt. Dem entspricht auch die klinische Erfahrung (KÜSTER).

4. Die Milz.

Neben dem Knochenmark gewinnt in zunehmendem Maße die Milzpunktion Bedeutung für die morphologische Beurteilung hämatologischer Syndrome. Als blut-, genauer genommen erythro- und granulo-

blastenbildendes Organ tritt *die Milz* nur vom Ende des 3. bis zum Ende des 7. Schwangerschaftsmonats in Funktion. Die fakultative Blutbildungspotenz besitzt sie als reticulo-endothelreiches Organ auch noch während des extrauterinen Lebens. Unter physiologischen Bedingungen bildet sie von den im peripheren Blut erscheinenden Zellen praktisch nur die Lymphocyten.

Die postnatale Bedeutung der Milz liegt aber viel weniger in dieser potentiellen Blutbildungsenergie als in der Fähigkeit, als kontraktiles Organ regelnd in die *Hämodynamik* des Kreislaufsystems der Pfortader eingreifen zu können (Ewerbeck). Das ist für das periphere Blut wichtig, zumal diese hämodynamische Funktion mit einer *Depotfunktion* verknüpft ist: So kann eine Stauung im Pfortaderkreislauf durch Abfiltern eines Teils des gestauten Plasmas mit Hilfe der Schweigger-Seidelschen Hülsen nicht nur zu einer Druckregulation im Pfortadersystem, sondern gleichzeitig zu einer Anschoppung der Milz mit Erythrocyten führen. Die Flutkammern der Milz können das $1^1/_2$- bis beinahe 2fache der Erythrocyten*konzentration* des peripheren Blutes aufweisen (Eppinger; H. K. Müller). Der Hämoglobinwert kann auf 140% ansteigen (Barcroft), der Hämatokritwert mit 85—96 Vol.-% über das Doppelte der peripheren Norm (Feldberg und Lewin). Da die Erwachsenenmilz imstande ist, 200—300 cm³ Blut zu fassen, kann bei ihrer Fähigkeit zur Eindickung reichlich $^1/_{10}$ der kreisenden Blutzellenmenge in ihr gespeichert sein. Beim Kind, wo genauere Untersuchungen über die Hämodynamik und Speicherfunktion der Milz fehlen, dürfte, je jünger es ist, prozentual um so mehr Blut retiniert werden können. Daß sich diese Speicherfunktion nicht nur auf die Erythrocyten erstreckt, ist bekannt. Die im peripheren Blut nachweisbare Vermehrung sowohl der Granulocyten wie der Thrombocyten auf eine einmalige, eine Milzkontraktion bewirkende Adrenalingabe ist beim Kind ebenso reproduzierbar wie beim Erwachsenen. Daß es sich bei dem gefundenen Anstieg der Blutplättchen wie der weißen Blutkörperchen tatsächlich um das Ergebnis einer Zellausschwemmung der komprimierten Milz handelt, beweisen die originellen, allerdings an pathologisch vergrößerten Milzen durchgeführten Untersuchungen von Wright, Doan, Bouroncle und Zollinger. Sie erfaßten durch vergleichende Untersuchungen sowohl des arteriellen wie des venösen Milzblutes vor und nach Adrenalin-Belastung das Reserveblut der Milz. In zahlreichen der 36 von ihnen untersuchten Fälle stieg die Granulo- bzw. Thrombocytenzahl von normalen bis subnormalen Ausgangswerten im Milzvenenblut auf Werte bis zu 67 000 Leukocyten bzw. 1 461 000 Blutplättchen. In einzelnen Fällen verdoppelte sich die Erythrocytenzahl, und der Hämatokritwert stieg um 20 Vol.-%.

Splenogene Markhemmung. Außer der hämodynamischen und der Depotfunktion nimmt die Milz *Einfluß auf die blutbildende Fähigkeit des*

Knochenmarks. Die meist aus pathologischen Verhältnissen gewonnenen Erkenntnisse, daß vergrößerte Milzen sowohl auf die Erythro- wie auf die Leuko- und Thrombopoese einen hemmenden Einfluß ausüben, der sich in den verschiedenen Formen der Markinsuffizienz manifestiert, konnte durch die Beobachtung hämatologischer Wirkungen nach der Exstirpation gesunder Milzen indirekt bestätigt werden. Eine Ausschüttung von Erythroblasten, JOLLY-Körperchen und Reticulocyten (HIRSCHFELD und WEINERT; KULKA; LAUDA) mit einer dieser Ausschwemmung unreifer erythropoetischer Zellelemente parallel gehenden Erhöhung der osmotischen Resistenz beweist das ebenso wie Leukocytenanstiege auf 40000 (HEILMEYER), ja 92000 Zellen (BRUGSCH). Solche Folgen einer Milzexstirpation sind u. U. jahrelang im Blut nachweisbar (KULKA).

Die normale *Zellzusammensetzung der Milz* ist deshalb schwer zu beurteilen, weil die intravital gewonnenen Präparate fast nur aus vergrößerten und damit pathologischen Milzen stammen. Außer den verschiedenen Reifungsstufen der Erythroblasten und der Granulocyten, die uns aus dem Knochenmark bekannt sind, sowie den verschieden großen und verschieden reifen Lymphocyten lassen sich in der Milz, meist nur in Promillesätzen, retikuläre Zellelemente nachweisen, die z. T. milzspezifisch sind, meist aber überall anzutreffen sind, wo sich reticulo-endotheliales Gewebe befindet. MOESCHLIN hat versucht, ein „normales Splenogramm" aufzustellen, dessen Zahlenwerte naturgemäß recht problematisch sind; doch seien Interessenten auf seine Monographie verwiesen.

II. Die Blutmenge.

Zur richtigen Beurteilung der funktionellen Leistungsfähigkeit des peripheren Blutes ist es notwendig, neben den durchgehend relativen Zahlenwerten, mit denen wir in Klinik und Praxis operieren, eine Vorstellung von der Gesamtblutmenge zu haben. Wenn die Blutvolumenbestimmung mit Farbstoffen (Kongorot, Brillant-Vital-Rot, T 1 824, Evansblau, Geigyblau) oder mit Hilfe von radioaktivem Eisen oder Phosphor sich auch im Kreislaufkapitel dieses Buches wiederfinden wird, so gehören die grundlegenden Blut- und Plasmavolumenverschiebungen während der Kindheit auch an diese Stelle. Die vorwiegend mit roten Farbstoffen gewonnenen Werte der älteren Literatur — etwa vor 1940 — erweisen sich nach den neueren Angaben als zu hoch. So haben die relativ umfangreichen Untersuchungen von LUCAS und DEARING, nach denen die durchschnittliche Gesamtblutmenge in den ersten 14 Lebenstagen von 15,5 auf 12,9% des Körpergewichts absinken soll, keine Bestätigung erfahren. ROBINOW und HAMILTON *geben als Durchschnittswert für 20 Neugeborene, deren jüngstes 1 Std. und ältestes 10 Tage alt war, ein Gesamtblutvolumen von 9,8%* an, mit einer Streuung von ± 0,87. Ohne weitere Zahlenangaben stellen sie fest, daß diese Blutmenge etwas über der des späteren Lebens liegt. Sie vermuten, daß diese große Blutmenge dadurch zustande kommt, daß unmittelbar nach der Geburt das Placentarblut in den Neugeborenen hineingepumpt wird. Über die gesamte Kindheit erstrecken sich die Untersuchungen von BRINES, GIBSON und KUNKEL, MORSE, CASSELS und SCHLUTZ und von RUSSELL. Allerdings kommt das 1. Lebensjahr, bedenkt man dessen Bedeutung für die Abbauvorgänge der fetalen Erythrocyten und für das endgültige In-Funktion-Treten des Knochenmarks, in den genannten 3 Arbeiten relativ zu kurz. Wir geben in Tab. 3 die Originalwerte von RUSSELL und die von uns

Tabelle 3. *Blut- und Plasmavolumen während der Kindheit.*

Alter	n	Nach MORSE, CASSELS und SCHLUTZ				Nach RUSSELL				n
		Blut	Plasma	Blut	Plasma	Blut	Plasma	Blut	Plasma	
		absolut (cm³)		%		absolut (cm³)		%		
1 Tag						418	180	11,0	4,7	1
3 Mon.						359	213	8,3	4,9	1
4—6 ,,						487	273	8,0	4,8	3
7—9 ,,						574	338	8,2	4,8	3
bis 12 ,,	1	676	426	6,9	4,4	623	379	7,3	4,4	3
2 Jahre	2	674	395	7,2	4,3	857	502	8,1	4,7	6
3 ,,	2	936	571	7,7	4,7	956	547	8,5	4,8	6
4 ,,	1	1246	753	7,0	4,2	1090	625	8,0	4,6	6
5 ,,	3	1250	767	8,2	5,0	1316	752	9,0	5,1	6
6 ,,	2	1275	763	8,2	5,0	1500	855	8,3	4,8	6
7 ,,	3	1832	1106	7,7	4,6	1535	913	8,4	5,0	6
8 ,,	2	2041	1217	8,7	5,2	1902	1083	8,8	5,0	6
9 ,,	6	2194	1321	8,9	5,3	1898	1092	8,0	4,6	6
10 ,,	1	2432	1404	7,9	4,6	2288	1292	9,1	5,1	6
11 ,,	4	2657	1621	8,7	5,2	2317	1297	8,2	4,6	6
12 ,,	5	2820	1653	9,4	5,5	2682	1495	9,1	5,1	5
13 ,,	7	3100	1850	8,3	5,0	2397	1304	7,6	4,2	5
14 ,,	8	3624	2186	8,5	5,1					
15 ,,	15	4516	2604	8,8	5,0					
Durchschnitt vom 2.—15. bzw. 13. Lebensjahr				8,5	5,0			8,5	4,9	

nach dem gleichen Prinzip aus der Urtabelle errechneten Durchschnittswerte von MINERVA MORSE und Mitarbeitern. Die absoluten Werte für das Blut wie das Plasmavolumen von BRINES, GIBSON und KUNKEL liegen etwas tiefer als bei den beiden anderen Autorengruppen. *Der enorme Blutabbau der ersten 3 Lebensmonate kann aus den* RUSSELL*schen Angaben in Kombination mit dem Durchschnittswert von* ROBINOW *und* HAMILTON *geahnt werden.* Es wäre besonders interessant zu wissen, ob die Gesamtblutmenge während der ersten 3 Lebensmonate konstant abnimmt, während die Plasmamenge absolut wie relativ bereits zunimmt und wann das Minimum der Gesamtblutmenge durchschritten wird.

Auch das *spezifische Gewicht* des Blutes ist nicht konstant. Es ist beim Mann etwas höher als bei der Frau (1,057 gegen 1,053). Es bestehen geringe, wahrscheinlich von den Mahlzeiten abhängige tageszeitliche Unterschiede in der Größenordnung von ± 0,003. Die Nachtwerte liegen relativ hoch. Das spezifische Gewicht des Serums schwankt zwischen 1,026 und 1,031, das der Erythrocyten zwischen 1,092 und 1,095. Sämtliche Angaben stammen von WINTROBE und sind mit der Kupfersulfat-Methode gewonnen. Für das Kindesalter liegen nur wenige Untersuchungen vor. OPITZ gibt für Neugeborene 1,056—1,066, für Säuglinge 1,050—1,056 und für ältere Kinder 1,048—1,056 als Normalbereiche an. SCHIFF findet beim Neugeborenen spezifische Gewichte bis 1,080, KARNITZKI beim größeren Kind bis 1,062 normal.

III. Die Formelemente des peripheren Blutes.

1. Die Erythrocyten.

Der Erythrocyt ist seit Erfindung des Mikroskops durch SWAMMERDAM und LEUWENHOEK Gegenstand qualitativer wie metrischer Forschungen. Aber erst die Einführung der Zählkammer durch VIERORDT führte zu quantitativ exakten Zahlenangaben.

Technisches. Die sich immer mehr differenzierende Forschung, die Unterschiede der Zellzahl, des Zellvolumens und der einzelnen Zellmaße sowie Differenzen der Relationen zum Hämoglobin in längeren wie kürzeren Zeitspannen fand, blieb nicht ohne Rückwirkungen auf die Beurteilung der Untersuchungsmethoden. Dabei beschränkte sich die methodische Kritik nicht auf Materialfehler und technische Fehler, wie sie durch eine ungeübte Handhabung, Oberflächlichkeit oder Ermüdung zustande kommen, sondern sie erhob die Frage nach der statistischen *Fehlerbreite*.

Die Genauigkeit der *Erythrocytenzahl* ist unmittelbar abhängig von der Zahl der ausgezählten Zellen. Sie beträgt im Normbereich zwischen 4 und 5,5 Mill. etwa ± 10%, wenn man die in Deutschland übliche Auszählweise von 80 kleinen Quadraten zu je $^1/_{400}$ mm² der verschiedenen Zählkammern bei bis 0,5 mit Blut aufgezogener Pipette zugrunde legt und als Ungenauigkeitsmaß die Fehlerbreite von $3\,\sigma$ wählt.

Die relativ genaueste Methode der klinischen Hämatologie ist die *Hämatokritbestimmung* nach der VAN ALLEN-Methode. Sorgfältige Pipettierung und einwandfreie Verschlußkappen vorausgesetzt, sowie Standardisierung des Zentrifugierens auf eine Zeit von $^1/_2$ Std. bei mindestens 3000 Umdrehungen, gehören Abweichungen von 2 Teilstrichen schon zu ausgesprochenen Seltenheiten. Auch die in Amerika weit verbreitete und wegen ihrer Kombination mit der Blutkörperchensenkungs- und Serumfarbwertbestimmung klinisch sehr praktische Methode von WINTROBE liefert nach neuesten Reihenuntersuchungen reproduzierbare Werte, deren dreifacher Fehler unter ± 10% liegt.

Für die *Durchmesserbestimmung* ist zur klinischen Orientierung die Halometrie von BOCK geeignet. Für wissenschaftliche Zwecke allerdings nur die serienmäßige Messung der Einzelerythrocyten nach PRICE-JONES. Die verschiedenen angegebenen Methoden: Okular- und Okularschraubenmikrometer, Messung des Projektionsbildes oder eines Photogramms und gleichzeitige Beobachtung von mikroskopischem Objekt und Maßstab mit Hilfe eines Zeichenprismas liefern untereinander durchaus vergleichbare Werte, wenn sie auf ein und dasselbe Objektmikrometer ausgetestet werden. Entscheidend für den Fehler der Methodik ist, abgesehen von dieser Testung, einmal die Wahl einer geeigneten Stelle des Blutausstrichs und zum zweiten eine genügend große Meßzahl. Weniger wichtig für die Berechnung

— nicht für die graphische Darstellung — ist die Wahl des Maßstabs, d. h. der sog. Gruppengröße. Bei 100 Zellen liegt die Fehlerbreite ($3\,\sigma$) ungefähr bei $\pm$ 0,3 bis 0,4 μ, bei 400 Messungen unter $\pm$ 0,2 μ und damit im allgemeinen weit unter der gewählten Maßstabseinheit.

Erythrocytenzahl. Diese — gemeint ist hier wie im folgenden stets die Zahl der roten Blutkörperchen im Kubikmillimeter — ist so wenig eine Konstante wie irgendein anderer biologischer Wert. Schon die Frage, ob bei gleichzeitiger Blutabnahme im venösen und capillaren Blut die Zahl roter Blutkörperchen miteinander übereinstimmt, wird sehr verschieden beantwortet. Während man beim Erwachsenen im allgemeinen annähernd gleiche quantitative Verhältnisse antrifft — bis auf das von dem Depotorgan Milz abhängige Stromgebiet der Vena lienalis —, werden *beim Neugeborenen große Differenzen zwischen Venen- und Capillarblut behauptet*. C. A. Smith veröffentlicht eine Zusammenstellung, die als Mittelwert von 480 Zählungen (8 Autoren) im Capillarblut 5,67 Mill. Erythrocyten angibt, als Mittelwert von 237 Zählungen im Venenblut (7 Autoren) 4,8 Mill. So eindrucksvoll diese Differenz scheint, so wenig kann sie kritiklos hingenommen werden: 1. läßt das, besonders durch Wegelius bekanntgewordene und als signifikant bewiesene gesetzmäßige Sichverändern der quantitativen wie der qualitativen morphologischen Blutwerte in den ersten Lebensstunden alle früheren Beobachtungen, die den ersten Lebenstag oder wenigstens die ersten 6—8—12 Lebensstunden als Zeiteinheit zugrunde liegen haben, nur noch mit Einschränkungen gültig sein. So werden 2. schon Vergleiche zwischen dem Nabelschnur- und dem Capillarblut des Neugeborenen im allgemeinen in letzterem höhere Werte finden lassen, weil diese später abgenommen werden als erstere. 3. ist die Abnabelungszeit nicht nur von Bedeutung für die Gesamtblutmenge des Neugeborenen, sondern auch für die Erythrocytenzahl. Während die Blutmenge um so größer ist, je später das Kind abgenabelt wird, fällt die Erythrocytenzahl mit zunehmender Wartezeit ab. Ruth Wegelius zählte bei derartigen Vergleichen bei zeitig abgenabelten Neugeborenen durchschnittlich 840000 Erythrocyten mehr als bei *spät* abgenabelten. Sollten sich die Beobachtungen bestätigen lassen, so müßte eine ungleichmäßige Verteilung der roten Blutkörperchen im Neugeborenenblut unmittelbar nach der Geburt angenommen werden. Damit würde auch die verschieden hohe Erythrocytenzahl zwischen dem Nabelschnur- und dem Capillarblut verständlich. Gerade Wegelius, die auf alle diese Einzelheiten besonders gut achtete, *fand keine nennenswerten Differenzen zwischen Capillar- und Venenblut*, wenn letzteres wirklich zum gleichen Zeitpunkt entnommen wurde und nicht aus der Nabelschnur stammte: Capillar 4,942 $\pm$ 45300, venös 4,577 $\pm$ 55000. Wurden nur die Werte gleicher Kinder miteinander verglichen, so verringerte sich der Unterschied sogar noch mehr: *Capillar 4,868 $\pm$ 62400, venös 4,749*

$\pm\ 70\,100$. Eigene Untersuchungen (WEICKER und WAGNER) an 25 Neugeborenen konnten bei Beachtung der genannten Bedingungen zwischen Nabelschnurblut und Capillarblut im Durchschnitt in letzterem über $^1/_2$ Mill. Erythrocyten mehr finden, dagegen bei einzelnen Fällen, wo Sinus- und Capillarblut verglichen wurden, nie größere Differenzen als 250 000 zugunsten des letzteren. Zu einem ähnlichen Ergebnis kam CYRAN.

In den *unmittelbar auf die Geburt folgenden Lebensstunden* steigen Erythrocytenzahl und Hämoglobin nicht unwesentlich an, wobei der Gipfel zwischen der 1. und der 3. Std. zu liegen scheint. Vergleiche hierüber die ausführlichen Angaben im Abschnitt „Hämoglobin". Von der Mitte des 1. Lebenstages *bis zum Ende der 1. Lebenswoche sind* dann, soweit die verschiedenen Untersuchungen miteinander vergleichbar sind, *keine gesetzmäßigen Veränderungen der Erythrocytenzahl mehr festzustellen, wenn auch im Einzelfall der Geburtswert um 10—20% über- oder unterschritten werden kann.* So verhältnismäßig leicht es ist, die relativen Verschiebungen miteinander zu vergleichen, die die Autoren mitteilen, die in regelmäßigen Abständen Gruppen von 10 und mehr Kindern untersuchten, so schwierig ist es, eine Norm für die absoluten Zahlen der einzelnen Altersgruppen anzugeben. So schwanken die Durchschnittszahlenangaben über den 1. Lebenstag, selbst wenn man Extreme älterer Literaturvermerke, die 7,63 Mill. erreichen, beiseite läßt, zwischen rund 6 Mill. (ZIBORDI; SCHIFF; FORKNER 13 Kinder, MERRITT und DAVIDSON 73 Kinder) und 4,6—4,8 Mill. (GUEST, BROWN und WING 34 Kinder, CHUINARD, OSGOOD und ELLIS 20 Kinder und WEGELIUS 79 Kinder). Diese Unterschiede können nicht nur durch die Verschiedenheit des Untersuchungsmaterials und die der Abnabelungstechnik bedingt sein, sondern sie haben zweifellos ihre Hauptursache in der unterschiedlichen Zählmethodik. BÖRNER findet in der ersten Lebenswoche bei einem Neugeborenenwert von 5,35 ein Ansteigen am 1. Tag auf 5,6 und eine gleichbleibende Höhe vom 3. bis zum 6. Tag von 5,23 Mill. In der 2. Woche sinken die Zahlen unter 5 Mill. und erreichen mit 14 Tagen bereits 4,23 Mill., einen Wert, der allerdings im Vergleich zu dem hohen Ausgangswert zu niedrig scheint. Die geringe Bewegung der Erythrocytenzahl während der ersten Lebenstage wird auch von FAXÉN bestätigt (siehe Tab. 4).

Gegenüber der relativen Konstanz der 1. Lebenswoche beginnt mit der 2. eine rasche Verminderung der Erythrocytenzahl, die bis in den 3. und vereinzelt den *4. Lebensmonat anhält. In dieser Zeit erreicht die Erythrocyten-Lebenskurve ihr physiologisches Minimum.* Die bedeutenden quantitativen Verschiebungen im *1. Lebenshalbjahr* sind Ausdruck der gleichzeitig statthabenden qualitativen Umformung des Hämoglobinbestandes (s. u.).

Die prinzipielle Gesetzmäßigkeit dieses Vorgangs wird von verschiedener Seite bestätigt: So sinkt bei MUGRAGE und ANDRESEN die Erythrocytenzahl vom 1. Lebenstag bis zum 2. Monat von 4,86 auf 4,22 Mill., bis zum 4. Monat auf 3,9 Mill., um bis zum 8.—12. wieder auf 4,28 Mill. anzusteigen. In einer anderen Publikation der gleichen Autoren (s. Tab. 8) wird im 2. und 3. Monat das Minimum mit 3,86 bzw. 3,98 Mill. erreicht, aber rasch überwunden (4,74 Mill. im 9.—15. Monat). MAGNUSSON fand zwischen der 8. und 34. Woche bei einem Ausgangsdurchschnittswert von 4,252 ± 0,13 ein Minimum in der 12.—13. Woche von 3,931 ± 0,067 Mill. und von da ab ein langsam kontinuierliches Ansteigen bis zu 5,550 ± 0,19 Mill. WINTROBE gibt für die ersten 14 Lebenstage einen Wert von rund 5 Mill. ± 1 Mill. an, für 14—60 Tage 4,7 ± 0,9 und für 3—5 Monate 4,5 ± 0,7. Vom Ende des 1. Jahres bis zum Alter von 15 Jahren schwanken die Durchschnittswerte des gleichen Autors bei leicht ansteigender Tendenz — bis 4,8 Mill. — um rund 0,6 Mill. Zweifellos ist ihm bei dieser groben Zeiteinteilung das physiologische Minimum des 3. Monats entgangen, das, wie bei seinen Voruntersuchern auch bei FAXÉN, und bei diesem an

Tabelle 4. *Die Erythrocytenzahl im 1. Lebensjahr.* [Nach N. FAXÉN: Acta paediatr. (Stockh.) **19**, I (1937).]

Alter	Zahl	Durch-schnitt	Abweichung
12 Std.	17	5,78	0,54
1 Tag	18	**5,70**	0,89
2 ,,	19	5,55	0,53
3 ,,	24	5,47	0,53
4 ,,	22	5,34	0,58
5 ,,	22	5,28	0,49
6 ,,	22	5,34	0,60
7 ,,	17	5,12	0,85
1 Monat	36	**4,70**	0,41
2 Monate	66	**3,91**	0,37
3 ,,	44	**3,96**	0,29
4 ,,	41	4,20	0,35
5 ,,	38	4,46	0,33
6 ,,	42	4,57	0,35
7 ,,	30	4,30	0,32
8 ,,	40	4,41	0,34.
9 ,,	25	4,43	0,32
10 ,,	32	4,45	0,37
11 ,,	20	4,53	0,36
12 ,,	42	4,58	0,45

Tabelle 5. *Die Erythrocytenzahl vom 2.—15. Lebensjahr.* [Nach E. WILKE: Fol. haemat. (Lpz.) **52**, 291 (1934).]

Alter	Jungen			Mädchen			Insgesamt		
	Zahl	Erythro-cyten	Streuung	Zahl	Erythro-cyten	Streuung	Zahl	Erythro-cyten	Streuung
1— 2	4	5,72	0,89	6	5,32	0,64	10	5,48	0,78
2— 3	4	4,24	0,25	6	5,09	0,94	10	4,75	0,86
3— 4	9	3,97	0,26	1	4,29	—	10	4,00	0,27
4— 5	5	4,07	0,26	5	4,35	0,16	10	4,21	0,26
5— 6	5	3,89	0,32	5	3,91	0,26	10	3,91	0,29
6— 7	8	3,94	0,53	7	3,56	0,10	15	3,76	0,83
7— 8	30	3,92	0,49	10	3,90	0,61	40	3,92	0,52
8— 9	37	4,32	0,44	13	4,41	0,68	50	4,35	0,51
9—10	32	4,35	0,43	18	4,23	0,44	50	4,31	0,44
10—11	31	4,35	0,32	19	4,35	0,41	50	4,35	0,36
11—12	23	4,26	0,40	27	4,32	0,37	50	4,29	0,39
12—13	18	4,30	0,26	32	4,40	0,33	50	4,36	0,31
13—14	23	4,20	0,59	17	4,12	0,42	40	4,17	0,53
14—15	7	4,45	0,32	8	4,08	0,40	15	4,25	0,41

Hand eines großen Materials statistisch gesichert, deutlich zum Ausdruck kommt (s. Tab. 4).

Für Kleinkinder, Schulkinder und jugendliche Erwachsene liegen die Erhebungen der Universitäts-Kinderklinik Münster vor (ELLEN WILKE; BORCHERS; KÄTHE WEDEMEYER), die wir in den Tab. 5 u. 6 wiedergeben. In den Altersklassen von 1—7 Jahren müssen die Durchschnittswerte wegen der geringen Zahl der untersuchten Kinder, zumal sie einem klinischen Material entstammen, mit Vorbehalt betrachtet werden. Die Geschlechtsunterschiede, die sich vom 13.—14. Jahr an abzeichnen, erscheinen uns etwas groß (s. auch die Tab. 25, die eine durchschnittlich viel höhere Hämoglobinbeladung des Einzelerythrocyten bei den Mädchen zeigt als bei den Jungen.).

Tabelle 6. *Die Erythrocytenzahl vom 13.—20. Lebensjahr.* [Nach J. BORCHERS: Fol. haemat. (Lpz.) **54**, 387 (1936) und K. WEDEMEYER: Fol. haemat. (Lpz.) **62**, 203 (1939).]

Alter	Jungen			Mädchen		
	Zahl	Erythro-cyten	Streuung	Zahl	Erythro-cyten	Streuung
13—14	26	4,53	0,25	27	4,19	0,36
14—15	25	4,77	0,21	30	4,31	0,30
15—16	41	4,82	0,34	32	4,38	0,33
16—17	40	4,99	0,28	36	4,45	0,35
17—18	30	5,00	0,34	33	4,53	0,47
18—19	28	5,14	0,27	35	4,47	0,40
19—20	32	5,15	0,24	32	4,59	0,33
20	31	5,25	0,30	27	4,62	0,27

Für den klinischen Gebrauch scheint es uns wichtig, auf die *große Streuung der Erythrocytenwerte im Kindesalter* hinzuweisen. Die beiden letztgenannten Autoren gewannen ihre Normzahlen an eindeutig gesunden Jugendlichen aus höheren Schulen und Arbeitsdienstlagern. Trotzdem sind ihre Streuungsmaße nicht kleiner als die an einem klinischen Material gewonnenen. Für wissenschaftliche Auswertungen ist es u. U. notwendig, einen eigenen Erwachsenenstandard zu gewinnen, um ein festes Bezugssystem zu haben. *Für deutsche Verhältnisse gelten für den Mann rund 5,00, für die Frau 4,50 Mill. Erythrocyten* mit einer Gesamtschwankung von etwa $\pm$ 0,5 Mill. Die Standardwerte der amerikanischen wie der skandinavischen Literatur liegen oft im Durchschnitt $^{1}/_{4}$ Mill. höher.

Gesamtvolumen (Hämatokritwert) und Einzelvolumen der Erythrocyten. Beträchtlich ist der Umfang an Untersuchungen über den *Hämatokritwert* der einzelnen Altersstufen, das Gesamtvolumen der durch Zentrifugieren zusammengepreßten Erythrocyten in Prozenten der Gesamtblutflüssigkeit. WINTROBE faßt die Daten der angelsächsischen

Literatur zusammen. Bei ihm liegt *der durchschnittliche Hämatokritwert am 1. Lebenstage bei 54 ± 10%*, während der 1. Woche sinkt er bis 52,5 ab, binnen 14 Tagen auf 49, im 2. Monat auf 42, um *zwischen dem 3. Monat und dem 3. Jahr zwischen 35 und 36 Vol.-%* hin und her zu schwanken. Vom 4. bis zum 10. Jahr liegt er zwischen 37 und 37,5, bei älteren Kindern bei 39, während als Erwachsenenwerte bei Frauen 42 ± 5, bei Männern (der für unsere mitteleuropäischen Verhältnisse sicher zu hoch gegriffene Wert von) 47 ± 7 angegeben werden. HEIL-MEYER nennt 36—42 Vol.-% für Frauen und 40—48 Vol.-% für Männer. Zahlreiche Daten liegen besonders über die Neugeborenenperiode vor. Wir geben die z. T. erheblich voneinander abweichenden Werte als Auszug einer Zusammenstellung von WEGELIUS in Zusammenhang mit dem mittleren Erythrocytenvolumen (Tab. 7).

Tabelle 7. *Gesamtvolumen-Prozent und Einzelvolumen der Erythrocyten am 1. Lebenstag (Capillarblut und Nabelschnurblut [NS]).* [Nach R. WEGELIUS: Acta paediatr. (Stockh.) **35**, IV (1948).]

Autoren	Zahl	Zeit (Stund.)	Vol.-% (Hämatokritwert)	Einzelvolumen
MITCHELL	69	24	62	129 μ^3
MUGRAGE u. ANDRESEN . . .	40	NS	53, 18	109 μ^3
ANDERSEN u. ORTMANN . . .	38	24	56,5 (78,5-42)	108 μ^3
GUEST, BROWN u. WING . .	34	NS	—	113 μ^3 (124-90)
HURWITZ, MULAY, SCOTT u. LAZARUS	9	24	61	116 μ^3
WAUGH, MERCHANT u. MAUGHAN	53	NS	51,3 (61—41)	
CHUINARD, OSGOOD u. ELLIS .	20	24	46,09 (45,60)	104 μ^3
FINDLAY	5	NS	50	111 μ^3
	5	1—7	67	114 μ^3 (errechnet)
WEGELIUS	43	0	57,2	125 μ^3
		2	64,1	129,4 μ^3

Dann Stillstand bis 10 Uhr

Für die Zeitspanne von 3 Wochen bis zu 21 Monaten liegen noch die Befunde von ANDRESEN und MUGRAGE vor. Diese Autoren ermittelten Zellvolumen, durchschnittliches Einzelvolumen und mittleren Durchmesser der Erythrocyten, außerdem Ery-Zahl und Hb-Wert (s. Tab. 8). Daß ihre Werte, besonders bezüglich des Minimums über unseren liegen. kann sowohl durch die geographisch verschiedene Höhenlage (Denver, Colorado 1525 m) wie die optimale Auswahl ihrer Kinder bedingt sein.

Die an einem etwas kleineren Beobachtungsgut gewonnenen Hämatokritwerte von DRUCKER zeigen grundsätzlich das gleiche Verhalten: Im Alter von 2—3 Wochen 54,8 Vol.-%, *bei 2—3 Monaten ein Minimum von 35,7* und bis ins 2. Jahr ein langsames Ansteigen bis zu 38,8 Vol.-%. Die individuellen Schwankungen sind erheblich und betragen auf den einzelnen Altersstufen bis zu 12 Vol.-%.

Tabelle 8. *Erythrocyten während der ersten beiden Lebensjahre: Durchmesser, Einzelvolumen, Zahl, Gesamtvolumen-Prozent, Hämoglobinwert.* [Nach M. I. ANDRESEN und E. R. MUGRAGE: Fol. haemat. (Lpz.) **61**, 201 (1939).]

Alter	n	Durchmesser (μ)		Einzelvolumen (μ^3)		Zahl	Ges. Volumen %	Hb g-%
		Durchschnittl. Wert	Schwankungsbreite	Durchschnittl. Wert	Schwankungsbreite			
3 Wochen	10	7,93	8,40—7,61	106,5	120,3—98,3	4,73	50,4	16,8
2 Monate	17	7,46	7,80—7,01	94,8	109,7—85,5	3,86	36,6	12,5
3 ,,	19	7,32	8,04—6,88	91,2	98,9—85,3	**3,98**	**36,3**	**12,3**
6 ,,	18	**7,21**	7,54—6,93	84,6	92,9—79,2	4,55	38,5	12,9
9 ,,	15	**7,21**	7,50—6,89	81,5	87,9—74,4	4,74	38,5	12,9
12 ,,	13	7,25	7,41—7,04	**81,0**	91,1—73,9	4,74	38,4	12,9
15 ,,	12	7,35	7,60—7,09	83,8	91,7—78,6	4,74	39,7	13,3
18 ,,	10	7,26	7,47—7,11	85,1	90,5—77,7	4,58	39,0	13,2
21 ,,	7	7,34	7,41—7,33	87,1	92,8—83,4	4,51	39,3	13,5
♂	15	7,29	7,58—6,91	89,4	95.7—83,2	5,34	47,7	16,1
♀	15	7,42	7,84—7,18	92,1	98,1—83,7	4,65	42,8	14,1

Errechnet man aus der Erythrocytenzahl und dem Hämatokritwert durch Division der zweiten Zahl durch die erste (in Mill.) und Multiplikation mit 10 das *mittlere Erythrocytenvolumen,* so erhält man Werte, die *nach den* WINTROBE*schen Angaben* in Übereinstimmung mit den Angaben der Tab. 8 *ein Absinken von der Geburt bis zum 2. Lebenshalbjahr von 106 auf 77 μ^3 zeigen,* dort bis zum 2. Jahr bleiben, sich dann bis zum 10. Jahr bei 80 μ^3 halten, um vor der Pubertät auf 82 anzusteigen. *Nach* den Messungen von WEICKER und WAGNER ergaben sich stärkere Schwankungen, insofern als von einem Nabelschnurwert von 99 in den ersten Lebensstunden ein Capillarblutwert von 107—109, und *in den ersten Tagen Durchschnittswerte zwischen 103 und 113 μ^3* erreicht werden. In der 2. Woche wird 100 unterschritten, mit 1 Monat 93, mit 3 Monaten 90, mit $^1/_2$ Jahr 85, und *bis zum Ende des 1. Jahres 70 μ^3 erreicht.* Im 2. und 3. Jahr steigen die Werte auf 75 bzw. 78, im 4. auf 80 μ^3. Bei all diesen Werten ist zu betonen, daß es sich genau so wie bei den Hämatokritwerten um Mittelwerte aus Gruppen von 10—25 Kindern handelt, und daß die Abweichungen im einzelnen in den ersten Lebenstagen bis zu $\pm$ 20, später $\pm$ 15 und nach dem 1. Lebensjahr $\pm$ 5% betragen können.

Erythrocytendurchmesser. Der Ermittlung des *mittleren Erythrocytendurchmessers* auf den verschiedenen Altersstufen des Kindes galt unsere besondere Aufmerksamkeit (WEICKER und Mitarbeiter), da der Kinderarzt bei der Beurteilung von Anämien immer wieder geneigt ist, die PRICE-JONES-Kurve des Erwachsenen als Vergleichsnorm zu verwenden.

Die Tatsache, daß man bei der Berechnung der PRICE-JONES-Kurven im Streuungsmaß ein sachliches Kriterium der vorliegenden Anisocytose

hat, wurde praktisch nie berücksichtigt. Wir geben in Tab. 9 die Mittelwerte der verschiedenen Altersstufen mit ihrem physiologischen Streuungsbereich und die Streuungswerte der gleichen Altersstufe, ebenfalls

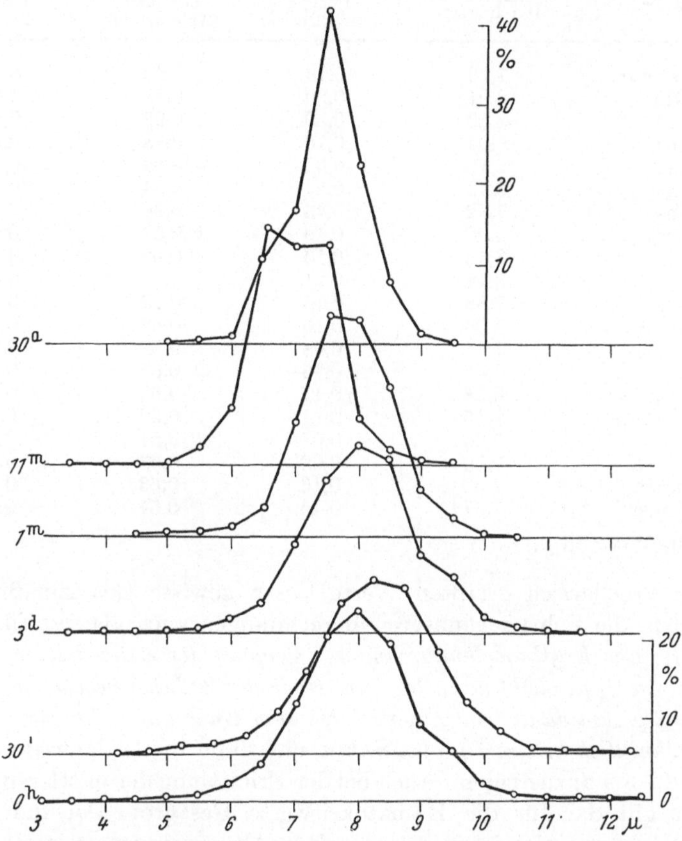

Abb. 3. 6 charakteristische PRICE-JONES-Kurven von verschiedenen Altersstufen. Durchschnitts-
kurven von jeweils 10—25 Probanden; pro Person 400 Messungen. h = hora, ′ = minuta, d = dies,
m = mens, a = annus. [Teilreproduktion nach H. WEICKER, I. WAGNER, A. B. GUTTMANN, H. KRIEGER,
H. LOHREY und H. VON ZIMMERMANN: Acta haematol. (Basel) im Druck.]

mit ihrem Streubereich. Außerdem fügen wir 6 charakteristische Kurven-
typen bei (Abb. 3).

In einer Vorarbeit beschäftigten wir uns mit der Ausstrichsmechanik und stellten
dabei fest, daß sich die Erythrocyten dem Sog des Ausstrichs entsprechend einstellen und eine konstante durchschnittliche Längs-Querdifferenz von etwa 0,25 μ
aufweisen. Auch die Ausstrichsgeschwindigkeit hat einen geringen, der Ort der
Auszählung, Anfang und Ende, Mitte und Seite des Präparates einen größeren Einfluß auf die Längs-Querdifferenz der Erythrocyten. Wissenschaftlich verwertbare
Mittelwerte müssen deshalb beide Durchmesser berücksichtigen und in einem guten,
d. h. nicht zu dichtem Ausstrich den mittleren Streifen des zweiten und dritten
Viertels zum Meßort wählen.

Tabelle 9. *Der Erythrocytendurchmesser und die Anisocytose (= das Streuungsmaß)
während der Kindheit.* [Nach WEICKER, WAGNER, GUTTMANN, KRIEGER, LOHREY
und VON ZIMMERMANN: Acta haematol. (Basel) im Druck.]

Alter	mittlerer Durchmesser	individ. Streuung mittlerer Durchm.	mittlere Streuung (Anisocytose)	individ. Streuung (Anisocytose)
Nabelschnur	7,99	0,18	0,88	0,08
5 Min.	8,01	0,29	0,88	0,09
30 ,,	8,26	0,30	0,92	0,14
3 Std.	8,04	0,16	0,88	0,07
6 ,,	8,16	0,32	0,84	0,11
12 ,.	8,12	0,27	0,84	0,10
1 Tag	7,92	0,43	0,94	0,12
3 Tage	8,08	0,19	0,87	0,07
6 ,,	8,16	0,15	0,93	0,10
10 ,,	8,14	0,21	0,76	0,08
20 ,,	7,88	0,15	0,72	0,05
1 Monat	7,83	0,10	0,68	0,05
3 Monate	7,45	0,08	0,62	0,08
8 ,,	7,35	0,15	0,62	0,10
11 ,,	6,98	0,11	0,60	0,02
$1^1/_4$ Jahre	7,15	0,11	0,62	0,06
$2^1/_2$,,	7,26	0,07	0,54	0,03
9 ,,	7,36	0,08	0,53	0,04
Frauen	7,50	0,16	0,53	0,06
Männer	7,51	0,15	0,54	0,04

(Alle Werte in μ.)

Die tabellarisch erfaßten Werte lassen gewisse Gesetzmäßigkeiten
erkennen, die sich nach unseren Berechnungen auch als signifikant erweisen: *Der Erythrocytendurchmesser steigt in der ersten halben Lebensstunde um $^1/_4\,\mu$, bleibt dann bis zum Ende der 2. Lebenswoche im Bereich
7,9—8,2 μ, um dann kontinuierlich bis zum Ende des 1. Lebensjahres auf
durchschnittlich knapp 7 μ abzusinken,* und dann wieder langsam auf 7,2,
7,3 und 7,5 μ anzusteigen. Auch bei der Ermittlung der mittleren Durchmesser gilt das für die Hämatokritwerte Gesagte: Der individuelle
Schwankungsbereich ist in den einzelnen Altersgruppen so groß, daß bei
der Beurteilung eines Einzelfalles sehr vorsichtig vorgegangen werden
muß.

*Der bekannt großen Anisocytose des Neugeborenen entspricht die hohe
durchschnittliche Streuung des 1. Lebenstages* der von uns errechneten
PRICE-JONES-Kurven (0,84—0,94). *Da die dreifache Streuung dem effek-
tiven Streubereiche der Erythrocytengröße entspricht, kann man* sich aus den
angeführten Zahlen leicht *errechnen, daß sich in der Neugeborenenperiode neben den Makrocyten von > 11 μ Mikrocyten von < 5,5 μ finden
lassen. Vom Ende der 1. Lebenswoche an verringert sich die Anisocytose
und damit das statistische Streuungsmaß kontinuierlich bis zum Alter von
$2^1/_2$ Jahren, wo bereits eine dem Erwachsenen entsprechende Kurvenbreite
vorliegt.* Im Gegensatz zu allen bisher angeführten Maßen weist die

Streuung der Erythrocytengröße im Laufe der Entwicklung kein Minimum auf, das später wieder überschritten wird. Nach einmal erfolgtem Abbau vorwiegend der großen, aber auch der kleinsten Erythrocyten der Neugeborenenperiode tritt im Schwankungsbereich kein grundsätzlicher Wandel mehr ein. Betreffs der Mittelwerte besteht eine gute Übereinstimmung mit den Ergebnissen von FAXÉN (1. Lebensjahr).

Weitere Erythrocytenmaße. Über die *Erythrocytendicke*, berechnet durch Division des Einzelerythrocytenvolumens durch $\dfrac{\pi D^2}{4}$ liegen orientierende Berechnungen von THOENES vor, ebenso über den sphärischen Index, die Relation des Dicken-Durchmessers zum Oberflächen-Durchmesser. Danach bestehen *von der Neugeborenenzeit bis zum Alter von 13 Jahren* keine erheblichen Dickenschwankungen, *im Durchschnitt 2,0—2,3 μ*, beim Individuum von 1,7—2,4 μ, dagegen eine zunehmende Vergrößerung des sphärischen Index von 0,24 beim Neugeborenen bis zu 0,3 beim Kleinkind. Die Unterschiede der beiden Maßzahlen sind bedingt durch den unterschiedlichen Durchmesser in den verschiedenen Altersgruppen. Leider faßt die THOENESsche Arbeit zu große Zeitspannen zusammen, so daß besonders während der ersten Lebensstunden und -tage und gegen Ende des 1. Lebensjahres sich möglicherweise etwas abweichende Werte erheben lassen. Beim Erwachsenen wird für die Dicke 2,0—2,2 μ, für den sphärischen Index 0,3 bei einer Schwankung zwischen 0,25 und 0,34 angegeben (s. Tab. 10).

Tabelle 10. *Erythrocytenvolumen, Durchmesser, Dicke und sphärischer Index während der Kindheit.* [Nach THOENES: Mschr. Kinderheilk. **96**, 97 (1948).]

Alter	Zahl	Volumen μ^3	Durchmesser μ	Dicke μ	Sphärischer Index
Unreife Neugeborene	11	100—133 (114)	8,2—8,6 (8,4)	1,8—2,4 (2,1)	0,22—0,29 (0,25)
Reife Neugeborene	6	97—112 (105)	8,1—8,5 (8,3)	1,9—2,1 (2,0)	0,23—0,26 (0,24)
Trimenon . . .	19	82—115 (95)	7,1—8,1 (7,6)	1,7—2,4 (2,3)	0,22—0,34 (0,25)
1 Jahr	9	82—96 (86)	7,1—7,4 (7,2)	1,8—2,3 (2,1)	0,25—0,32 (0,29)
Kleinkinder . .	8	79—96 (86)	6,9—7,4 (7,1)	1,9—2,4 (2,2)	0,27—0,35 (0,30)
Ältere Kinder .	9	79—90 (84)	6,8—7,5 (7,2)	1,7—2,3 (2,1)	0,23—0,31 (0,29)

Der Vollständigkeit halber sei auf den in der amerikanischen Literatur öfter gebrauchten und z. B. auch von GASSER übernommenen Begriff des *Volumenindex* hingewiesen, den man auf zwei verschiedene Arten berechnen kann:

$$\frac{\text{Erythrocytengesamtvolumen in \% der Norm}}{\text{Erythrocytenzahl in \% der Norm}}$$

oder:

$$\frac{\text{Hämatokritwert} \times 2,3}{\text{Mill. Erythrocyten} \times 20}.$$

Die Norm soll bei 0,85—1,2 liegen. Dieser Index ist ein Analogon zum Färbe- und zum Sättigungsindex.

Schwankungen der Erythrocytenzahl. Außer diesen physiologischen Verschiebungen der Erythrocytenzahl, -größe und -form, die sich synchron mit dem Wachstum vollziehen, existieren noch eine Reihe von natürlichen Faktoren, die die gleichen Werte quantitativ zu beeinflussen vermögen. Nahrungsaufnahme, klimatische Veränderungen, die geographische Höhenlage und die Jahreszeiten wurden in dieser Hinsicht, allerdings ganz vorwiegend beim Erwachsenen, untersucht. Dazu treten in den letzten Jahren unter dem Einfluß der in Skandinavien beliebten Rhythmusforschung und der in gleicher Richtung arbeitenden Schule von Jores Untersuchungen über den sog. *Tagesrhythmus der morphologischen Blutelemente.*

Die *Nahrungsaufnahme* vermag zweifellos die Erythrocytenzahl durch Flüssigkeitsverschiebungen zwischen den einzelnen Geweben zu beinflussen. Systematische Untersuchungen zu dieser Frage sind uns nicht bekannt. Eigene, vorerst nur orientierende Versuche zeigten, daß beispielsweise beim Wasserstoß die Erythrocytenzahl und der Hämatokritwert in groben Zügen teils mit der Ausscheidungsmenge, teils mit der Stickstoff- und Kochsalzausscheidung parallel verlaufen. Auf jeden Fall lagen die Minimalwerte in den Zeiten maximaler Flüssigkeitsausscheidung, die Maximalwerte etwa um die Zeit der stärksten Konzentration der harnpflichtigen Substanzen. Je komplexer die Nahrungsaufnahme wird, um so schwieriger wird auch zweifellos die Beurteilungsmöglichkeit der gewonnenen Erythrocytenzahlen und -maße. Schwankungen bis zu 1 Mill. und etwa 8 Hämatokriteinheiten können beobachtet werden.

Die Frage des Klimas, insbesondere die der Besonnung hängt mit der *jahreszeitlicher* physiologischer *Veränderungen* eng zusammen. Das diesbezüglich umfangreichste Untersuchungsgut veröffentlichte Faxén.

Da sich die von ihm untersuchten Kinder im Alter zwischen 2 und 12 Monaten befinden, ist das Ergebnis besonders interessant, denn in dieser Zeit erreichen ja fast alle erythrocytären Maße ihr physiologisches Altersminimum. Faxén prüfte die jahreszeitliche Abhängigkeit, indem er immer 6 Monate des Jahres zusammenfaßte und in jedem Monat eine neue Gruppe beginnen ließ, so daß im ganzen wieder 12 Gruppen entstanden, von denen sich die benachbarten zwar immer stark überschnitten, die im Abstand von 6 Gruppen aber vollständig ergänzten. Die Gruppenzahlen schwanken in den einzelnen Altersstufen zwischen 14 und 80 Kindern.

Es konnte in keiner der Altersstufen eine nennenswerte, statistisch irgendwie verwertbare Differenz festgestellt werden. Wenn sich das schon auf dieser Altersstufe so eindeutig beweisen läßt, sind saisonale Schwankungen nach Erreichen des 1. Lebensjahres noch viel unwahrscheinlicher.

Daß die *Höhenlage* auf die Erythrocytenzahl und möglicherweise auch auf ihre Form einen Einfluß ausübt, ist a priori zu erwarten, denn die durch den verminderten O_2-Partiardruck der Lungenalveolarluft bedingte Sauerstoffverarmung des Blutes muß zur Aufrechterhaltung der Funktion einen quantitativen Ausgleich finden. *Tatsächlich beobachtet man sowohl nach abrupten Veränderungen der Höhenlage, vorausgesetzt daß diese einige Tage anhält, den Versuch einer Anpassung in Form einer Reticulocytenvermehrung wie bei einer Bevölkerung, die konstant auf einem Hochgebirgsniveau lebt, durchschnittlich höhere Erythrocytenwerte und einen größeren Hämoglobingehalt* (Mexico City, 2274 m). Diese physiologischen Anpassungen sind naturgemäß im Kindesalter in der gleichen Weise zu erwarten. Sie lassen vermuten, daß manche Diskrepanzen zwischen verschiedenenorts gewonnenen Ergebnissen so zu erklären sind.

Klinisch am wichtigsten ist vielleicht die Frage der Konstanz bzw. der rhythmischen Wiederholung verschiedener Erythrocytenzahlen innerhalb eines *Tages*. GOLDECK und Mitarbeiter haben durch Kontrolle der Reticulocytenzahl und mehrfache tägliche und nächtliche Sternalpunktionen zu beweisen versucht, daß ein *Grundrhythmus der Erythropoese* vorhanden ist, der sich u. a. auch in Schwankungen des Erythrocytendurchmessers um $^1/_4$ μ ausdrückt. Da der Beweis aus statistischen Gründen an Patienten mit primär hoch liegender Reticulocytenzahl geführt wurde, ist ein Rückschluß auf die Erythropoese des Gesunden nicht ohne weiteres möglich.

WEICKER, WAGNER und THOMAS sind der Frage nachgegangen, ob ein Erythrocytenwert mit einem anderen, der zu einer anderen Tageszeit abgenommen worden ist, identisch ist bzw. nur innerhalb des Bereichs des methodischen wie des statistischen Fehlers von ihm abweicht. Dabei erhielten sie folgendes unerwartete Ergebnis: *Die Erythrocytenzahl schwankt innerhalb eines Tages beim eindeutig gesunden Kind ohne erkennbare Abhängigkeit von der Tageszeit, von der Nahrungsaufnahme, von Ruhe- oder Bewegungsphasen um rund 1 Mill.*

Die Reticulocyten. Die unreifen Zellen des roten Blutes verdienen während der verschiedenen Altersstadien des Kindes ein besonderes Interesse, weil ihre Zahl bis zu einem gewissen Grad die jeweilige Potenz der medullären Erythropoese widerspiegelt. Nur bis zu einem gewissen Grad deshalb, weil gerade unmittelbar nach der Geburt die Anwesenheit *kernhaltiger, roter Blutkörperchen* für eine noch tätige extramedulläre Blutbildung spricht. *Die Zahl der bei der Geburt anzutreffenden Erythroblasten wird sehr verschieden hoch angegeben.* ANDERSON *stellte durchschnittlich 7,3%,* SCHWARTZ *und* BÜNGELER *1—5%, berechnet auf 100 weiße Zellen, fest. Alle Autoren stimmen darin überein, daß bereits am 2. Tag meist nur noch 1% Normoblasten im peripheren Blut vorhanden sind und bis Ende der 1. Woche normalerweise alle aus dem Blut verschwinden.* Die Tabelle LIPPMANs (s. Tab. 11) gibt den besten Überblick über den raschen Rückgang der physiologischen Erythroblastämie des Neugeborenen.

Tabelle 11. *Die kernhaltigen Erythrocyten in der Neugeborenenperiode, berechnet in Prozent der Gesamt-Leukocyten (in Klammern die absoluten Werte pro mm³). [Nach H. S. LIPPMAN: Amer. J. Dis. Childr. 27, 473 (1924).]*

Stunden	Zahl	Minimum	Maximum	Durchschnitt
$^1/_2$	42	0	37,8 (4800)	3,2 (523)
6	30	0	24,4 (3703)	2,5 (469)
12	30	0	17,8 (2883)	1,3 (277)
18	30	0	9,8 (1274)	0,9 (152)
24	30	0	8,4 (756)	0,9 (122)
36	30	0	2,4 (324)	0,3 (39)
48	30	0	1,6 (152)	0,3 (26)

Die *Reticulocytenzahl* und Reticulocytenqualität wurde während der *Neugeborenenperiode* ebenfalls am genauesten von WEGELIUS erforscht: Sie gibt als Durchschnittswert bei der Geburt 120 000, als durchschnittlichen 2 Std.-Wert 180 000, als 4 Std.-Wert 150 000 und als 6 Std.-Wert

135000 an. Bis zum 3. Tag wird der Geburtswert unterschritten, bis zum 6. Tag sinken die Reticulocyten unter 110000. *In Promille ausgedrückt wären dies bei der Geburt 28, nach 2 Std. 37 und mit 6 Stunden $< 25^0/_{00}$.* Die Differenzierung in die 4 Reifegrade von HEILMEYER zeigte unmittelbar nach der Geburt einen starken Anstieg der Gruppe 1: von 6000 auf 10800. Wenn auch die anderen Gruppen in der gleichen Zeit an Zahl zunehmen, so ist doch prozentual die Vermehrung um 80% des Geburtswertes bei den unreifsten Reticulocyten am ausgesprochensten. Damit kommt deutlich zum Ausdruck, daß die Verschiebungen der Erythrocytenzahl und der Erythrocytenmaße während der ersten Lebensstunden wenigstens z. T. Folgen einer echten Neubildung sind. Für die weitere Entwicklung geben wir eine Tabelle von FAXÉN. Seine Werte liegen vom 4. Monat ab etwas niedrig, wahrscheinlich wegen des ausgezeichneten Gesundheitszustandes seiner Probanden.

Tabelle 12. *Die Reticulocyten während des 1. Lebensjahres* (Promille-Zahlen). [Nach FAXÉN N.: Acta paediatr. (Stockh.) **29**, I (1937).]

Alter	Durchschnittswert	Individuelle Streuung
0—12 Std.	25,0	8,2
1. Tag	22,0	12,2
2. ,,	20,4	10,0
3. ,,	16,6	7,8
4. ,,	10,7	7,6
5. ,,	5,3	3,5
6. ,,	4,8	3,1
7. ,,	3,8	2,0

Vom 1.—12. Monat liegen die FAXÉNschen Werte durchgehend unter 3,5 $^0/_{00}$ mit einer Streuung zwischen 1,2—0,3 $^0/_{00}$.

Gegen Ende des 1. Lebensjahres steigen nach unseren eigenen Erfahrungen die Reticulocyten bis auf Werte zwischen 5 und $10^0/_{00}$ wieder an, halten sich in diesem Bereich im 2. Lebensjahr, um dann, allerdings individuell stark verschieden, *vom 3. Lebensjahr an* wieder auf *durchschnittlich $5^0/_{00}$* abzusinken. Für die Altersstufen von 13—20 Jahren liegen die Studien von WEDEMEYER und von BORCHERS vor. Danach finden sich beim männlichen Geschlecht Werte zwischen 8 und $5^0/_{00}$ *ohne* erkennbare Altersbeziehung, beim weiblichen Geschlecht sinken die Werte von $9,9^0/_{00}$ mit 13—14 Jahren allmählich bis auf $5,2^0/_{00}$ mit 20 Jahren.

Die untereinander kaum vergleichbaren Werte verschiedener anderer Literaturangaben beruhen hauptsächlich auf der unterschiedlichen Untersuchungstechnik. Obwohl im allgemeinen Brillant-Kresyl-Blau als Vitalfarbstoff verwandt wird, bestehen Differenzen bezüglich des Lösungsmittels, der Färbedauer, der Zeit, nach der das Präparat angesehen wird, der Gegenfärbung und der Bewertung der sog. einkörnigen Reticulocyten. Diese Unterschiede würden allein die verschiedenen Ergebnisse erklären, doch kommt dazu die bei der Auszählung auf 1000 Erythrocyten erhebliche Fehlerbreite, die je nach der Höhe der zugrunde liegenden Reticulocyten-$^0/_{00}$-Zahl zwischen 15 und 30% des Durchschnittswertes beträgt (einfache Streuung!). Noch vorsichtiger sind Zahlenwerte der Differenzierungsgrade nach HEILMEYER zu verwerten, wenn sie nicht mindestens auf 100 Reticulocyten ausgezählt werden.

Differenzierungen der Reticulocyten nach ihrem Reifegrad wurden auf den verschiedenen Altersstufen außer der obengenannten Studie über das Neugeborenenblut nicht angestellt.

Als junge Erythrocyten, die normalerweise im peripheren Blut anzutreffen sind, *besitzen die Reticulocyten bezüglich ihrer Zahl und Qualität einen spezifischen Aussagewert über die Funktion des Knochenmarks*, soweit nicht, wie in der Neugeborenenperiode, extramedullär blutbildende Organe noch in Tätigkeit sind. *Ein noch besserer Indicator der erythropoetischen Funktion ist der quantitative* und qualitative *Vergleich zwischen den Reticulocyten des Knochenmarks und der Peripherie.* Unter Berücksichtigung der Aspirations- und Ausstrichstechnik (s. oben) schwanken beim gesunden Erwachsenen die quantitativen *Mark-Peripherierelationen* zwischen 2,5—8,0/1, wobei die höchsten, von DAMESHEK angegebenen Werte aus Trepanationsmaterial stammen. Umfangreiche Untersuchungen von BURGIO und CARACCI zeigen, wie ähnlich angestellte, unveröffentlichte Eigenbeobachtungen (WEICKER und WAGNER), daß bei einwandfreier Punktionstechnik *die quantitative Reticulocytenrelation zwischen Mark und Peripherie* sich *nach Abklingen der postnatalen Reticulocytose wie 5:1 bis 10:1* verhält. Sinken die peripheren Reticulocytenwerte im 1. Lebenshalbjahr oder während des Kleinkindesalters einmal auf 2—3⁰/₀₀ ab, so kann die Relation sich auf 20 bis 25:1 erhöhen, ohne daß damit ein pathologisches Verhalten angezeigt wird. Im Gegensatz dazu sinkt die Relation deutlich unter 5:1, wenn die peripheren Reticulocyten über 10% liegen. Sie liegt dann beim normalen Kind, insbesondere beim Neugeborenen, zwischen 2 bis 3:1. *Diese Gegenläufigkeit zwischen der quantitativen Mark-Peripherie-Reticulocyten-Relation und der peripheren Reticulocytenzahl ist ein Beweis für die Konstanz der medullären erythropoetischen Produktion. Echte Hypoplasien weisen ein Absinken* sowohl *der absoluten Zahlen wie der Relationen auf.* Die qualitative Beurteilung zeigt beim gesunden Kind wie beim Erwachsenen durchgehend eine stärkere Linksverschiebung im Mark, wenn wir auch nie, ebensowenig wie BURGIO und CARACCI, so extreme Linksverschiebungen sahen wie UNGRICHT beim Erwachsenen.

Auf die physiologischen Beeinflussungen der Reticulocyten wiesen wir schon im Zusammenhang mit den Spontanschwankungen der Erythrocyten hin. Tagesschwankungen sind bei der großen Fehlerbreite bei gesunden Kindern nicht feststellbar. Die bei derartigen Untersuchungen auftretenden Differenzen von bis zu ± 100% des Durchschnittswertes können ebenso wie entsprechend große Zahlendifferenzen von an verschiedenen Tagen gewonnenen Ergebnissen als methodische bzw. statistische Fehler betrachtet werden. Demgegenüber sind Erhöhungen der Reticulocytenzahl bei mehrtägigem Aufenthalt im Hochgebirge auf das 3—5fache als physiologische Anpassungsreaktion aufzufassen.

Die osmotische Resistenz der Erythrocyten gegen hypotonische Kochsalzlösung zeigt nur in der Neugeborenenperiode ein Abweichen von der

Erwachsenennorm. Die Methode nach SIMMEL, bei den verschiedenen Kochsalzkonzentrationen festzustellen, wieviel Prozent der Erythrocyten noch resistent geblieben sind, ist praktisch wieder zugunsten der älteren Bestimmung von Minimal- und Maximalresistenz verlassen worden. *Beim gesunden Erwachsenen schwankt der Hämolysebeginn zwischen 0,44 und 0,40% NaCl, das Ende zwischen 0,34 und 0,30%.* Da die Resistenz in unmittelbarer Korrelation zur Form und Größe des Einzelerythrocyten steht, ist es nicht verwunderlich, daß die physiologisch starke Anisocytose des Neugeborenen mit einer Verbreiterung der Resistenz einhergeht. Diese Verbreiterung wird trotz verschiedener Methodik praktisch bei allen Autoren gefunden, die sich mit dem Problem der Erythrocytenresistenz während der Neugeborenenperiode beschäftigt haben (HORNUNG; ANSELMINO und HOFFMANN; WEGELIUS; WHITBY und HYNES; NAKAYAMA und DOI; WAUGH, MERCHANT und MAUGHAN). Weniger eindeutig wird die Frage beantwortet, ob eine *verminderte oder erhöhte Resistenz bei Neugeborenen* besteht. Der Grund dürfte in der außerordentlichen individuellen Schwankungsbreite zu suchen sein, die in Einzelfällen eine Totalhämolyse schon bei 0,40 (WEGELIUS), in anderen erst bei 0,20% NaCl feststellen läßt. Da der Hämolysebeginn ebenso wenig fixiert ist, scheinen die meist an relativ wenigen Kindern durchgeführten Resistenzbestimmungen sich zu widersprechen. *In den meisten Fällen dürfte jedoch der Hämolysebeginn im Bereich der Erwachsenennorm liegen, während das Ende sich deutlich unter 0,30% befindet.* Differenzen zwischen den Werten unmittelbar nach der Geburt und den 2 Std.-Werten sind nicht festzustellen (WEGELIUS). WAUGH, MERCHANT und MAUGHAN fanden die Resistenz vom 2. bis zum 5. Lebenstag etwas niedriger als am 1. und wieder vom 6. an. NAKAYAMA und DOI stellten ein grundsätzlich ähnliches Verhalten gegenüber dem Saponin wie dem Kochsalz fest. Das Ergebnis dieser relativ unphysiologischen Resistenzbestimmungen in vitro konnte MOLLISON durch vergleichende Beobachtungen transfundierter Erythrocyten aus Erwachsenen- sowie Nabelschnurblut, die blutgesunden Neugeborenen injiziert wurden, in vivo bestätigen. Die aus dem Nabelschnurblut stammenden Erythrocyten wurden vom Neugeborenen zunächst schneller abgebaut als die des Erwachsenenblutes. Der nach diesem Abbau verbleibende Teil zeigte jedoch im Vergleich zu den dem Erwachsenenblut entstammenden Erythrocyten keinen beschleunigten Abbau mehr. Diese Ergebnisse lassen darauf schließen, daß die Erythrocyten der Neugeborenenperiode, verglichen mit denen des Erwachsenenalters, auch in vivo eine größere Resistenzbreite besitzen, wahrscheinlich, weil das Neugeborenenblut fetale *und* reife Erythrocyten birgt.

Die Lebensdauer der Erythrocyten. Auf den verschiedensten Wegen suchte man dem Problem der *Lebensdauer der Erythrocyten* näher zu kommen. Die Resultate variierten zwischen 14 und 150 Tagen. HEIL-

MEYER schätzte auf Grund vergleichender Untersuchungen der Urobilinmauserung (HEILMEYER und OETZEL) und der Reticulocytenreifung die Lebensspanne auf 100—150 Tage. ASHBY stellte durch Agglutination der Blutgruppen transfundierten Blutes schon 1919 Zeiten zwischen 30 und 100 Tagen fest, wobei sich die Mehrzahl der untersuchten Fälle an der *oberen* Grenze hielt. CALLENDER, HOWELL und WITTS kamen mit der gleichen Methode, aber einer differenzierteren Technik auf rund 120 Tage. WILLENEGGER ersetzte den Agglutinations- durch einen gruppenspezifischen Hämolysetest und fand ebenfalls 100—130 Tage als die normale Erythrocytenlebensspanne. JOPE beobachtete sulfhämoglobinhaltige Erythrocyten über durchschnittlich 115 Tage. *Und der Einbau von radioaktivem Stickstoff in das Glykokollmolekül des Protoporphyrins durch* SHEMIN *und* RITTENBERG *bestätigte die vorgenannten Ergebnisse und zeigte eine durchschnittliche Lebensspanne der Erythrocyten von 127 Tagen.* Die Abbauzeit der fetales Hämoglobin enthaltenden Erythrocyten im 1. Lebensvierteljahr (JONXIS; KÜNZER) spricht dafür, daß die Lebensdauer der roten Blutkörperchen *keinen* wesentlichen Altersschwankungen unterworfen ist!

2. Die Leukocyten.

a) Die Gesamtzahl.

Altersunterschiede. Über die Leukocytenzahl liegt weder ein annähernd großes, noch ein annähernd gleich verwertbares Beobachtungsgut vor, wie über die Erythrocytenzahl, wenigstens was die *physiologische Norm des Kindes* anbetrifft. Die geringere Zahl an Untersuchungen dürfte durch die geringere Ergiebigkeit bedingt sein, die geringere Verwertbarkeit hat ihre Ursache in der leider praktisch nie berücksichtigten größeren Fehlerbreite der Leukocytenzählung.

Bei der in Deutschland üblichen Auszählung einer Kammer nach einer Blutverdünnung von 1:10 oder 1:20 liegt im Normalbereich nach eigenen Untersuchungen der Streuungswert bei 600—800 Zellen, die Fehlerbreite dementsprechend bei 1800—2400 Zellen (= rund 30 bis rund 40%). Selbst wenn manche Autoren zu etwas niedrigeren Fehlerbreiten gelangen, bleibt die Aussagefähigkeit einmaliger Leukocytenzählungen relativ gering. Die Fehler werden kleiner, wenn man wie BICKERTON sie nicht als arithmetisches, sondern geometrisches Mittel berechnet. Wahrscheinlich ist dies auch physiologischer, weil die Reaktionen der Leukocyten sich viel eher nach geometrischen Gesetzen erklären lassen.

Zu dieser statistischen Fehlerbreite tritt noch in stärkerem Maße als bei den Erythrocyten ein technischer Fehler: In den letzten Jahren tauchten Leukocytenpipetten im Handel auf, die statt der erlaubten Fehler von $\pm\,3\%$ zu einem großen Teil durchschnittlich $\pm\,6{,}8\%$ und maximal $+\,14{,}7$ und $-\,59\%$ Fehler aufwiesen (DRUCKREY und FROMME; DUNN).

Bei der Geburt ist der Leukocytenwert hoch. Alle neueren Untersucher finden Durchschnittswerte in der gleichen Größenordnung.

ARNETH nennt 20000 als Durchschnittswert, bei Maximalwerten von 29000 (8 Kinder). KATO gibt für die beiden ersten Tage 22000, für den 3. Tag 8700 als Durchschnitt an und betont, daß letzterer das ganze Kindesalter hindurch ziemlich konstant innegehalten werde (s. Abb. 4). Demgegenüber halten sich bei ARNETH die Leukocytenzahlen in den ersten

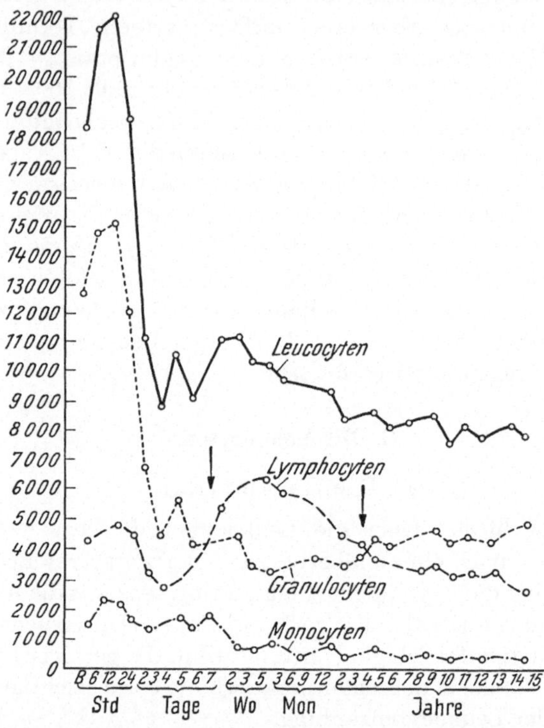

Abb. 4. Gesamtleukocytenzahl und Zahl der Neutrophilen, der Lymphocyten und der Monocyten während der Kindheit. [Nach K. KATO: J. of Pediatr. 7, 7 (1935).]

4 Wochen zwischen 10 und 20000 und noch Ende des 1. Jahres im Durchschnitt bei knapp 10000. FORKNER findet am 1. Tag bei 13 Kindern durchschnittlich 24945 (15250—45000), als Durchschnitt des 3.—5. Tages bei 9 Kindern 10636 (4000—18800). Die entsprechenden Werte für den 6.—8. Tag (10 Kinder) lauten: 10385 (7600—16400) und für den 8. bis 11. Tag 12821 (8100—16500). RASI und CELLEGHIN stellten unmittelbar nach der Geburt als Mittelwert von 15 gesunden Neugeborenen 14170, als 24 Std.-Wert 19570 und als 5 Tage-Wert 9890 fest. WEGELIUS fand unmittelbar nach der Geburt differente Werte im capillaren und venösen Blut, in ersterem bei 20 Kindern 14100 (9300—21300), in letzterem bei 51 Kindern 11700 (6400—20600). Vergleiche zwischen dem Capillar- und Venenblut gleicher Neugeborener (19) wiesen allerdings nur eine

Differenz von durchschnittlich 1000 Leukocyten zugunsten des Capillarblutes auf. In den beiden ersten Lebensstunden stieg der Venenwert auf durchschnittlich 13 230, der Capillarwert auf durchschnittlich 16 550. Von der 2. zur 4. Lebensstunde ist keine klare Linie mehr zu erkennen. Im Venenblut von 28 Kindern kam es zu einer Verminderung von 450 ± 600, im Capillarblut von 16 Kindern zu einer solchen von 1090 ± 1060 Zellen. Wann der höchste Wert der Leukocytengesamtzahl wirklich erreicht wird, läßt sich bei den unter verschiedenen Versuchsbedingungen und besonders mit verschiedenen Zeitabständen arbeitenden einander widersprechenden Autoren nicht eindeutig bestimmen. Nach LIPPMAN liegt er bei 12 Std. (22 500), nach KATO bei 24 Std. (22 000), nach GIERTHMÜHLEN und JESS bei 28 Std. (16 648), nach WOLLSTEIN direkt bei der Geburt. *Immerhin dürfte es am wahrscheinlichsten sein, daß die Leukocyten bei Nabelschnurwerten zwischen 12 und 16 000 in den ersten Lebensstunden auf 15 bis reichlich 20 000 ansteigen, um am 2.—3. Lebenstag auf rund 10 000 abzusinken.*

Tabelle 13. *Durchschnittliche Leukocytenzahlen zwischen dem 2. und 14. Lebensjahr.* (Nach J. BROCK: Biologische Daten, 1. Auflage, 1932.)

Alter	KARNITZKI	ZIBORDI
1— 2 Jahre	11 400	11 000
2— 3 „	9 450	9 250
3— 4 „	8 900	8 920
8—10 „	7 900	7 200
12—14 „	7 590	6 600
Erwachsener:	5 500—8 000 = ca. 7000	

Die Tatsache, daß während der Neugeborenenperiode die prozentuale Granuloblastenzahl des Knochenmarks ansteigt, während die Granulo- wie die Leukocytenzahl im peripheren Blut selbst eindeutig absinkt, wurde als verminderte Ausschwemmung des Marks gedeutet (SHAPIRO und BASSEN). Wir halten es für wahrscheinlicher, daß in Analogie zu den Verhältnissen der Erythropoese die überhöhten Werte des 1. Lebenstages Symptome der noch oder eben noch aktiven extramedullären Blutbildung sind.

Nach der Neugeborenenperiode finden sich bei sehr großen individuellen Unterschieden kaum Durchschnittswerte, die 10 000 Leukocyten wesentlich überschreiten (KATO). Nur nach älteren Literaturangaben werden im Säuglingsalter Werte von rund 15 000 Leukocyten gefunden (KARNITZKI: 1. Halbjahr 13 000, 2. Halbjahr 12 000; ROMINGER: 15 000 [9900—23 500]; ZIBORDI 16—17 000 am Anfang, 10—12 000 am Ende des 1. Lebensjahres). Fest steht, daß sich die durchschnittliche Leukocytenzahl bis in das Schulalter oberhalb der als Erwachsenennorm angegebenen Zone von 6—8000 (NAEGELI; SCHILLING; PAPPENHEIM) hält. So bezeichnen OSGOOD und Mitarbeiter, die das größte Untersuchungsgut vorzuweisen haben, 8000—10 500 Leukocyten bis zum Schulalter und rund 8400 im Alter zwischen 8 und 14 Jahren als normale Durchschnittswerte.

Sie stehen in guter Übereinstimmung mit den älteren Erhebungen von KARNITZKI und ZIBORDI über die gleiche Periode (Tab. 13).

Nachweisbare *Geschlechtsunterschiede* bestehen betreffs der Leukocytengesamtzahl nicht.

Unterschiede je nach der Entnahmestelle? Mehr als das Altersproblem haben andere physiologische Besonderheiten zu wissenschaftlichen Untersuchungen über die Gesamtleukocytenzahl angeregt. So liegen Ergebnisse darüber vor, daß besonders qualitative Differenzen zwischen den *an verschiedenen Körperstellen abgenommenen Blutbildern* bestehen (BINAZZI). REGELSBERGER fand ähnliche Unterschiede, bebesonders zwischen dem Ohrblut und dem Capillarblut der übrigen Körperhaut, und führt sie auf Grund gleichzeitig festgestellter und gegensinnig befundener Hautleitwerte des Elektrodermatogramms auf vegetativ gesteuerte Unterschiede der Durchblutung zurück. Sehr sorgfältige Tierversuche von E. F. MÜLLER widersprechen derartigen Beobachtungen und finden bei genügend großen Auszählungen *Übereinstimmung zwischen den Leukocytenwerten des capillaren, venösen und arteriellen Blutes der verschiedensten Körperstellen.*

Zeitliche Schwankungen der Leukocytenzahl. Wichtiger sind Beobachtungen über *zeitliche Schwankungen.* Dabei wurden Differenzen von mehreren tausend Leukocyten sowohl bei kürzesten zeitlichen Intervallen (1 minütlich), binnen 5 min wie bei mehrstündlichen Kontrollen im Verlaufe des Tages festgestellt. Als Beispiel für kurzfristige Veränderungen sei eine Versuchsreihe von WALTERHÖFER angeführt, der über 1700 Einzeluntersuchungen durchführte.

Tabelle 14. *Spontanveränderungen der Leukocytenzahl in minütlichen Abständen.* [Nach G. WALTERHÖFER: Dtsch. Arch. klin. Med. **153**, 190 (1926)].

Zeit	Zahl
9^{52}	9200
9^{53}	6800
9^{54}	6500
9^{56}	6800
9^{58}	5300
10^{00}	5300
10^{02}	6500
10^{04}	7200
10^{06}	7700
10^{14}	7400

Seine Ergebnisse wurden von anderen Untersuchern bestätigt; teilweise wurde ihnen aber auch widersprochen. Der bei ihm häufig gefundene hohe Anfangswert ist möglicherweise durch den ersten, aus der Schnepperwunde herausquellenden Tropfen bedingt, der bei exaktem Arbeiten weggewischt werden muß. Häufiger als bei den Erythrocyten wurden bei den Leukocyten Tagesrhythmen bestimmt, auch beim Kind (WASHBURN). Schon 1891 stellte REINERT im Selbstversuch zwei Maxima (16 Uhr — 8600, 24 Uhr — 7800) und zwei Minima (8 Uhr — 5500, 22 Uhr — 6200) fest. Fast alle späteren Untersucher kommen zu ähnlichen, oft mehrgipfligen Kurven mit Schwankungen von 2500—5000 Leukocyten. Doch liegen Maxima und Minima der verschiedenen Autoren nicht an den gleichen Tageszeiten. Eigene Untersuchnngen (WEICKER, WAGNER und WANDERSLEB) an 5 Kindern zwischen 8 und 12 Jahren über 48 Std., 2stündlich abgenommen und von je 2 Untersuchern mit je 2 Pipetten in 2 Kammern ausgezählt, zeigten ebenfalls ein ähnliches Ergebnis (vergl. Abb. 5). Die Spontanschwankungen lagen zwischen 3000 und reichlich 5000 Leukocyten, weit außerhalb der statistisch ermittelten Fehlerbreite. Es bestanden aber weder zwischen den beiden Versuchstagen einigermaßen vergleichbare Rhythmen, noch überzeugende Parallelitäten zwischen den verschiedenen Kindern. Irgendeine Abhängigkeit vom Tag-Nacht-Rhythmus, der Essenszeit, Essensquantität oder -qualität war nicht zu beobachten. Ein Rhythmus liegt nicht vor. *Eine Deutbarkeit der beträchtlichen Spontanschwankungen erscheint schwer möglich;* vergleiche jedoch die Ausführungen weiter unten. WASHBURN, der unter ähnlichen methodischen und statistischen Kautelen arbeitete wie wir, fand bei seinen an 26 gesunden Säuglingen durchgeführten Untersuchungen Schwankungen von 4000 bis 24000(!!) Leukocyten bei völligem Wohlbefinden. Genau wie er stellten wir fest, daß die *einzelnen Kinder ihre individuelle Höhe* der Leukocytenzahl *haben*, um die herum sich die Schwankungen ohne Rhythmus oder Regel und ohne Abhängigkeit von Nahrung, Verdauung, Schlaf, Muskelarbeit oder Temperament gruppieren. In noch stärkerem Maße als bei den Erythrocyten zwingen uns die stärkeren Spontanschwankungen der Leukocyten, primär pathologisch scheinenden Einzelwerten kritisch gegenüberzustehen und sie bei fehlendem klinischen Äquivalent zu kontrollieren.

Schon diese, der Klärung des Rhythmus dienenden Untersuchungsergebnisse sprechen gegen die Gesetzmäßigkeit der immer wieder behaupteten, bewiesenen und widerlegten sog. *Verdauungsleukocytose.* Die äußerst zahlreichen Untersuchungen,

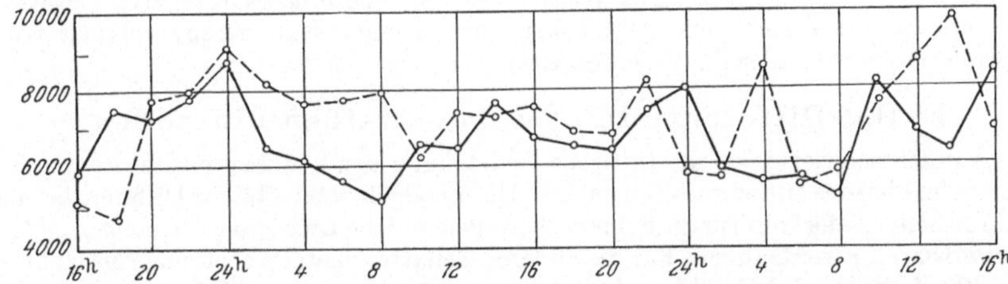

Abb. 5. Tagesschwankungen der Leukocyten bei 2 gesunden Kindern. 2stündliche Kontrolle über 48 Std. [Nach H. WEICKER, I. WAGNER und A. WANDERSLEB: Wissenschaftl. Ausstellg. d. 51. Kongresses d. Dtsch. Ges. f. Kinderheilkunde, Heidelberg 1951.]

die sich mit dieser Digestionsleukocytose beschäftigten, sind schon deshalb sehr schwer miteinander zu vergleichen, weil sie nach der Zahl der untersuchten Personen, der Zahl und den Zeitintervallen der Blutbilduntersuchungen, der Untersuchungsmethodik und ganz besonders der verabreichten Nahrung untereinander weit differieren. Verschiedene Beobachtungen wurden auch bei Kindern durchgeführt. So konnte JACCOTTET schon auf gekochtes Wasser fast regelmäßig eine Leukocytose feststellen. Auf konzentrierte gezuckerte Milch fand er bald eine Leukocytose, bald eine Leukopenie. Frauenmilch ließ die Gesamtleukocytenzahl unverändert. MASI konnte bei Versuchen mit 50 Säuglingen im Alter zwischen 10 Tagen und 12 Monaten bei 20minütlichen Kontrollen über 2 Std. und vorheriger 4—8 Std. währender Nüchternheit folgendes konstatieren: 20 mit Kuhmilch, Milchpulver oder Suppe ernährte Säuglinge wiesen eine rasche Leukocytenabnahme um 30—50% und dann einen langsamen Anstieg bis zum Ausgangsniveau auf. Andere Kinder, denen nur die Flasche bzw. der Teller gezeigt wurde, bekamen die gleichen charakteristischen Kurven; und das gleiche Ergebnis erhielt er, wenn er die Kinder die verdeckten Speisen riechen ließ oder ihnen das allgemeine Essensgeräusch zu Gehör brachte. Abgesonderte und in völliger Ruhe befindliche Säuglinge dagegen zeigten auch dann, wenn sie zu den normalen Essenszeiten nichts angeboten bekamen, keinerlei Reaktion seitens der Leukocytenzahl. Die Ergebnisse weisen eine Ähnlichkeit mit den berühmten Hundeversuchen PAWLOWs auf. Doch muß man berücksichtigen, daß sich diese Schwankungen weit innerhalb der von WASHBURN liegenden, *nicht* nahrungsabhängigen, Leukocytenzahlverschiebungen befinden. Die großen Spontanschwankungen bei Säuglingen und Kleinkindern und die infolge dieser Schwankungen bedingte Schwierigkeit einer Beurteilung der Verdauungsfolgen auf die Leukocytenzahl finden ähnlich wie WASHBURN auch TAILLENS,

Kovacs und in einer statistisch einwandfrei durchdachten Arbeit Gyllenswärd. *Weder Hunger noch Nahrungszufuhr beeinflußte die Leukocytenzahl im Vergleich zu den Spontanschwankungen in nennenswerter Weise.*

Es liegt nahe, anzunehmen, daß ein gewisser Teil der Leukocyten-Spontanschwankungen nervöser Natur ist. Umfangreiche Arbeiten von Hoff, von Linhardt, Rosenow und besonders Beer haben gezeigt, daß es bei den verschiedensten Einwirkungen auf das Zentralnervensystem gelingt, Leukocytosen zu erzeugen. Die Forschungen, die in einer experimentellen Reizung des Hirnstammes gipfelten, teils durch Ventriculographie, teils durch gezielten Hirnstrich, legten die Annahme nahe, daß im Nucleus paraventricularis im hypothalamischen Gebiet eine Art Leukocytenregulationszentrum liegt. Durchschneidungen des Halsmarks konnten beweisen, daß die Regulation auf dem Nervenweg zustande kommt. Doch gelang es andererseits Beer, im Parabioseversuch zu zeigen, daß auch eine humorale Regulation vom Stammhirn ausgelöst werden kann. In Summa ergab sich, daß sich die Leukocyten in vieler Hinsicht gleichsinnig mit der Körpertemperatur, der Alkalireserve und dem Blutzucker verschieben. Eine streng quantitative Korrelation wurde allerdings nie bewiesen.

b) Das Differentialblutbild der weißen Blutzellen.

Ähnlich schwierig wie die kritische Beurteilung der Leukocytenzahl ist die der Prozentzahlen des Differentialblutbildes. Die im allgemeinen übliche Differenzierung auf 100 Zellen liefert nur für die Segmentkernigen und die Lymphocyten einigermaßen verwertbare Prozentzahlen. Für die anderen Zellarten bietet selbst eine Auszählung auf 400 Zellen noch keine Garantie, daß man den wirklichen Wert gefunden hat. Bei ihnen liegt selbst dann der 3 σ-Bereich bei oder sogar über $\pm$ 100% im Vergleich zum ermittelten Wert. Auch die in den letzten Jahren mit Aufkommen der Thorn-Testes wieder häufiger verwandte Kammerzählung der eosinophilen Zellen weist, je nach der zu Grunde liegenden Ausgangshöhe, Standardabweichungen von $\pm$ 8 bis $\pm$ 25% auf, wenn nur eine Kammer ausgezählt wird.

Außer diesen unabänderlichen statistischen Fehlern führt ein Nichtbeachten der Ausstrichsmechanik zu viel größeren methodischen Fehlern. Auch die Schilling-sche Vierfeld-Maeander-Methode blieb nicht unwidersprochen. Sie liefert, was man besonders beim Kind beobachten kann, etwas zu niedere Lymphocytenwerte, während ein Auszählen in der Ausstrichmitte in Ausstrichrichtung sehr hohe mit sich bringt. Wir empfehlen bei der Differenzierung quer zur Ausstrichsrichtung zu zählen und durch beide Ränder hindurch zu differenzieren.

Erste Lebenstage. *Die hohe Leukocytenzahl während der ersten 24 Lebensstunden ist allein durch die Zahl der Granulocyten bedingt. Und auch der Anstieg während der beiden ersten Lebensstunden ist das Resultat einer Vermehrung der Granulocyten, wobei* prozentual — den Geburtswert

Tabelle 15. *Die quantitativen Verschiebungen der Granulocyten und der Lymphocyten unmittelbar nach der Geburt.* [Nach R. Wegelius: Acta paediatr. (Stockh.) **35**, IV (1948).]

Zellart	Direkt nach der Geburt		Nach 2 Stunden			Nach 4 Stunden	
	Mittelwert	Schwankung	Mwt.	Zunahme	Schwankung	Mwt.	Abnahme
Stäbe . .	**555** $\pm$ 51	128—1070	**819**	264 $\pm$ 62	$+$862, —287	**619**	200 $\pm$ 75,2
Segmente	**5000** $\pm$ 265	2500—7430	**6650**	1650 $\pm$ 336	$+$5400, —570	**6308**	342 $\pm$ 477
Lympho-cyten .	**5040** $\pm$ 253	2860—7020	**4070**	—970 $\pm$ 191	—3360, $+$870	**3931**	139 $\pm$ 369

als Standard genommen — *die stabkernigen noch mehr ansteigen als die segmentierten*. Bis zur 4. Lebensstunde gehen diese Granulocytenwerte wieder etwas zurück. WEGELIUS gibt die vorstehenden (Tab. 15) Werte an, bei denen die Korrekturen den mittleren Fehler, nicht etwa die Standardabweichung bedeuten.

Sinngemäß ähnliche Angaben stammen von WOLLSTEIN, SHAPIRO und BASSEN und FORKNER. Die Angaben dieses Autors bringen wir in der Zusammenstellung von SMITH (Tab. 16):

Tabelle 16. *Das Differentialblutbild während der Neugeborenenperiode* (Prozentwerte *und* absolute Zahlen). [Nach C. E. FORKNER: Bull. Hopkins Hosp. **45**, 75 (1929).]

Alter	Wert	Neutrophile %		Eosinophile %		Monocyten %		Lymphocyten %	
1.Tag	Mittelwert	68,7	17458	2,1	429	6,5	1674	18,3	4338
(13 Kd.)	Minimum	53,0	8628	0,0	0	3,0	696	9,0	2000
	Maximum	82,5	33525	5,5	895	11,5	5175	36,0	8722
3.—5.Tag	Mittelwert	45,2	4927	6,5	600	16,9	1803	29,6	3120
(9 Kd.)	Minimum	32,0	1800	1,5	168	10,0	920	15,0	600
	Maximum	59,0	10152	13,0	1110	23,0	4324	44,5	5184
6.—8.Tag	Mittelwert	39,3	4094	4,0	411	14,3	1450	40,8	4251
(10 Kd.)	Minimum	26,5	2156	1,5	160	7,0	762	17,0	1292
	Maximum	67,0	8528	7,0	727	19,5	2362	61,0	7015
9.-11.Tag	Mittelwert	28,9	3760	3,4	417	17,1	2224	49,2	6244
(10 Kd.)	Minimum	18,5	1967	1,5	205	8,5	1164	22,0	2937
	Maximum	46,0	6141	6,5	873	28,0	3738	69,0	9453

Leider sind die Neutrophilen nicht in stab- und segmentkernige aufgegliedert, sonst käme analog der Verminderung ihrer absoluten Zahl wie ihres relativen Anteils auch der Rückgang der Linksverschiebung innerhalb der 1. Woche gut zum Ausdruck. Die Zahl der Myelocyten vermindert sich naturgemäß noch rascher. Bei Maximalwerten von 10% und 1908 Zellen am 1. Tage liegen die entsprechenden Höchstwerte der folgenden Tagesgruppen bei 1,5% und 174, bei 3% und 437 und bei 1% und 102 Zellen.

Tabelle 17. *Die Linksverschiebung des peripheren Blutbildes in den ersten Lebenstagen* (35 Kinder). (Nach GIERTHMÜHLEN und JESS: Klin. Wschr. **1927** I, 353.)

Alter	Jugendformen	Stabkernige	Segmentkernige	Lymphocyten
4 Std.	0,4	10,9	52,8	31,8
1. Tag	0,2	6,9	47,0	38,3
2. „	0,3	5,3	44,4	41,2
3. „	0,1	4,9	39,5	50,1
4. „	0,3	4,5	33,8	49,8
5. „	0,2	4,2	30,9	57,7
6. „	0,3	3,6	29,3	60,4
7. „	0,2	3,4	28,5	61,5
8. „	0,5	3,4	28,2	61,2
9. „	0,2	3,2	28,7	60,7
10. „	0,4	3,3	26,0	63,4

Die Durchschnittszahlen überschreiten nur am 1. Tag mit 3,6% und 860 Zellen 1%. Ausmaß und Rückgang der Linksverschiebung bringt die Tab. 17 von GIERTHMÜHLEN und JESS zum Ausdruck.

Auch über diese Angaben besteht im großen und ganzen Einigkeit (SCHWARTZ und BÜNGELER, BÜRKER, JASCHKE, ARNETH, BAYER), wenn auch einige Autoren, besonders am 1. Lebenstag bis zu 75% Neutrophile gefunden haben. Als einzige konstatierten RASI und CELLEGHIN in der Neugeborenenperiode bei 71,4% Neutrophilen eine Rechtsverschiebung.

Leider besteht ja immer noch keine Übereinstimmung in puncto Abgrenzung stabkerniger-segmentkerniger Neutrophiler. Bei strenger Anwendung der SCHILLINGschen Definition, daß nur die Zellen als segmentkernig zu gelten haben, bei denen es zur fadenstarken Einschnürung zwischen den Kernteilen gekommen ist, wären zweifellos durchschnittlich viel mehr Stabkernige, nämlich bis zu $^1/_3$ aller Neutrophilen im Blutbild des Gesunden anzutreffen, als sich aus den weitaus meisten Literaturangaben entnehmen läßt. Die meisten Autoren beugen sich, ohne das ausdrücklich kundzutun, z. T. sicher sogar, ohne sich der Konsequenz bewußt zu sein, dem Brauch, nur die Zellen als stabkernig zu bezeichnen, deren Kernform auf Grund der Kontinuität des Kernplasmas die Assoziation eines Stabes erweckt. In diesem Fall nehmen die Stäbe nur rund 5% aller neutrophilen Zellen ein.

Ganzes Wachstumsalter. KATOs wichtige, über die gesamte Kindheit sich erstreckende Untersuchungen gaben wir in Abb. 4 wieder. Sie bringen die Granulocyten, Lymphocyten und Monocyten in Absolutzahlen, die einer biologischen Deutung viel besser zugänglich sind als die meist veröffentlichten Prozentwerte. So erkennt man, daß *der Sturz der Gesamtleukocytenzahl am 2. und 3. Lebenstag eindeutig ein Sturz der Neutrophilen* ist. Die daran anschließende geringe und im Einzelfall etwas unregelmäßige Vermehrung der Gesamtleukocytenzahl kann ebenso eindeutig als Folge einer *absoluten Zunahme der Lymphocyten* erkannt werden. Sie *führt am 6.—7. Lebenstag zur* sog. *1. „Leukocytenkreuzung“.* Zum zweiten Mal überschneiden sich die Kurven der Neutrophilen und der Lymphocyten *im 4.—5. Lebensjahr (2. „Leukocytenkreuzung“).* Auch dieses Mal kommt die Kreuzung durch eine Veränderung der absoluten Lymphocytenzahl zustande, nämlich durch eine endgültige Reduktion derselben. Vom 6. Jahr ab beginnt sich das Differentialblutbild in Richtung der Erwachsenennorm einzuspielen.

Eindrucksvoll und von allen Untersuchern, die darauf geachtet haben, bestätigt ist die *hohe Monocytenzahl der ersten 8—10 Lebenstage.* Schon die FORKNERschen Zahlen (s. oben) ließen ein der Verminderung der Gesamtleukocytenzahl gegenläufiges Verhalten des prozentualen Monocytenanteils erkennen. Es handelt sich aber weniger um eine Vermehrung als um eine Konstanz, wie sich aus den absoluten Zahlen ergibt. KATOS Absolutwerte liegen im gleichen Bereich, zwischen 1400 und 2300 Zellen. Und auch ARNETH findet 18% und mehr Monocyten ausgangs der 1. Lebenswoche.

Verhalten der Relation Neutrophile — Lymphocyten. Wenn es auch überflüssig erscheint, mit dem Begriff des Leukocytenindex zu arbeiten, so sind die durch Division der Neutrophilen durch die Lymphocyten errechneten Zahlenwerte bezüglich ihrer Verschiebung während der Kindheit interessant. KREBS fand für die Neugeborenen 3,5, für das Trimenonkind 0,3 und für das 1jährige Kind 0,6. Im Alter von 4 Jahren ergäbe sich zwangsläufig ein Index von 1.

Eine Berechnung, die sich nur auf Prozentzahlen bezieht, liegt von CORRADETTI vor (Tab. 18). Seine Versuchsgruppen umfassen 14 bis 40 Personen. Er findet folgende Verschiebungen:

Tabelle 18. *Die prozentuale Verteilung der Neutrophilen und der Lymphocyten zwischen dem 1. und 20. Lebensjahr.* [Nach A. CORRADETTI: Haematol. (Pavia) **14**, 465 (1933).]

Zellart	bis 1 Jahr	2—5 Jahre	6—12 Jahre	13—19 Jahre	über 20 Jahre
Neutrophile . . .	32,22	44,92	49,18	57,46	63,57
Lymphocyten . .	60,33	48,14	44,21	36,49	31,32

BROCK errechnete unter starker Verkürzung der Originaltabellen von SCHLOSS und ZIBORDI folgende Normalzahlen für das 2.—14. Lebensjahr (Tab. 19).

Tabelle 19. *Granulocyten und Lymphocyten vom 2.—14. Lebensjahr nach* SCHLOSS *und* ZIBORDI. (Nach J. BROCK: Biologische Daten, 1. Aufl. 1932.)

Alter Jahre	Neutrophile			Lymphocyten [1]		
	Prozent		absolut beide	Prozent		absolut beide
	SCHLOSS	ZIBORDI		SCHLOSS	ZIBORDI	
1— 2	36,3	37,0	4015	51,2	53,0	5720
2— 3	38,7	40,0	3700	49,0	47,0	4512
3— 4	44,7	44,0	3942	39,1	42,0	3605
5— 6	56,5	47,0	4239	29,9	39,0	2790
8—10	57,0	55,0	4200	31,5	33,0	2500
12—14	62,0	59,0	4295	27,7	29,0	2000
Erwachsene	70		4615	25		1800

Klimatisch-geographisch bedingte Unterschiede sind seit den Beobachtungen GAENSSLENs an sich, seiner Familie und seinen Mitarbeitern häufig diskutiert. GAENSSLEN hatte in diesem Kreis bei einer Übersiedlung von Tübingen nach Frankfurt/Main eine Abnahme der Gesamtleukocytenzahl und eine Zunahme der Lymphocyten auf über 25, vereinzelt sogar über 50% festgestellt. Im Anschluß daran durchgeführte Erhebungen bei über 1000 Personen aus Frankfurt und Umgebung zeigten durchschnittlich 6300 Leukocyten und 30% Lymphocyten (2700—10000 und 12,5—58%); über 1500 Fälle der Städte Höchst, Homburg, Offenbach und Wiesbaden durchschnittliche Lymphocytenzahlen von 32,2, 31,2, 32,4 und 32,4%. In Tübingen hatte GAENSSLEN in Übereinstimmung mit den meisten Werten älterer Autoren durchschnittlich rund 7000 Leukocyten und 20—25% Lymphocyten gefunden. Ähnlich gerichtete Untersuchungen durch EMMERICH bestätigten diese

---

[1] Die Prozentualwerte nach ZIBORDI erscheinen uns nach eigenen Erfahrungen zutreffender als die nach SCHLOSS. Dementsprechend müßten auch die Absolutwerte der Lymphocyten etwas höher angesetzt werden, besonders im 5. und 6. Lebensjahr.

Beobachtungen und fanden bei Württembergern beispielsweise im Durchschnitt 7830 Leukocyten und 27,7% Lymphocyten, bei Saarländern 6600 Leukocyten und 36,6% Lymphocyten. Lebten beide Gruppen in Arbeitsdienstlagern $^1/_2$ Jahr zusammen, dann paßte sich das Blutbild dem Standard des regionalen Wertes an. Zahlreiche ähnlich gelagerte Beobachtungen wurden mitgeteilt und stellten bald völkische, bald klimatische Gesichtspunkte in den Vordergrund. Ernährungsgesichtspunkte wurden merkwürdigerweise nicht berücksichtigt. Die durchschnittlichen Lymphocytenzahlen fast aller dieser Arbeiten liegen über 30, bisweilen sogar über 40%, also deutlich über den Standardwerten von NAEGELI und SCHILLING. Inwieweit speziell während des Kindesalters sich ähnliche Differenzen bemerkbar machen können, wurde nie beachtet.

Die großen Tagesschwankungen der Leukocyten durch eine Differenzierung des Blutbildes zu klären, wurde vergleichsweise selten angestrebt. ZIRM und BAUERMEISTER brachen diesbezügliche Versuche nach den ersten Differenzierungen ab, weil ihnen die Fehlerbreite allzu groß erschien. Sie hatten aber den Eindruck, daß der Leukocytenanstieg um die Mittagszeit (Durchschnitt von 19 Kurven, 8—18 Uhr) in erster Linie durch die Granulocyten bedingt und von einer gleichzeitigen Vermehrung der Stabkernigen begleitet sei. WELLS fand *keine* Unterschiede zwischen Lymphocyten und Neutrophilen bezüglich der Verursachung der von ihm als rhythmisch befundenen Leukocytenschwankungen. Nach SHAW schwankten die Neutrophilen zwischen 41 und 67%, die Lymphocyten zwischen 33 und 55; die Gesamtleukocytenschwankungen deckten sich eher mit denen der Granulierten. Im Gegensatz zu diesen vorwiegend bei Erwachsenen angestellten Untersuchungen fand WASHBURN, daß die enormen Leukocytenschwankungen seiner Säuglinge durch adäquate Verschiebungen vorwiegend der Lymphocytenzahl bedingt waren. Die Zellen schwankten bei ihm in folgenden Bereichen (s. Tab. 20):

Tabelle 20. *Maximale Spontanschwankungen innerhalb des Differentialblutbildes beim Säugling.* [Nach A. H. WASHBURN: Amer. J. Dis. Childr. **50**, 413 (1935).]

Zellart	Absolute Werte	Prozentwerte
Lymphocyten	2300—15700	27—88
Segmentierte	500— 9500	5—63
Granulierte (insgesamt) . . .	650—11500	10—68
Monocyten	150— 2400	1—18

Unsere (WEICKER, WAGNER und WANDERSLEB) an 8—12jährigen Kindern durchgeführten Ermittlungen ergaben absolut wie relativ (trotz 4facher Kammerzählung und Differenzierung auf 400 Zellen) nur für die Segmentkernigen und die Lymphocyten einigermaßen verwertbare Zahlen. Ein *Rhythmus* ist bei ihnen ebensowenig festzustellen wie bei den Gesamtleukocyten (s. Abb. 5). Die Schwankungen der Gesamtzahl scheinen eher durch die der Segmentkernigen erklärt zu werden. Die Schwankungsbereiche sind individuell verschieden, aber dem Ausmaß nach ähnlich. Bei den Segmentkernigen betragen sie 20—30% oder 1500—3000 Zellen. Bei den Lymphocyten sind die Prozentwerte gegenläufig gleich hoch, die Absolutwerte differieren um 1500—2500 Zellen (vergl. Abb. 6).

Mit den *Rhythmen eosinophiler Zellen* beschäftigte sich besonders RUD. Er *fand* in seiner statistisch exakt durchgeführten Arbeit hauptsächlich *ein Absinken der Eosinophilenzahlen während des Vormittags*, also gerade zu der Zeit, wo vermittels des THORN-Testes die Auslösbarkeit einer Eosinopenie geprüft werden soll. BEST und SAMTER konnten dies in einer ebenso sorgfältigen Arbeit bestätigen. *Eigene Untersuchungen* (WEICKER, SCHÖNFELD, WAGNER und BÜRKLE) *sicherten dieses Verhalten der Eosinophilen auch für das gesunde Kind.*

Saure und basische Kost. In einem interessanten, über Monate sich hinziehenden Selbstversuch stellte ESSER fest, daß sein *Differentialblutbild bei „saurer" Kost* mit einem Anstieg der segmentkernigen und einem deutlichen Absinken der Lymphocyten reagierte, beim Übergang auf basische Kost sich dann wieder umgekehrt einstellte. (Saure Kost

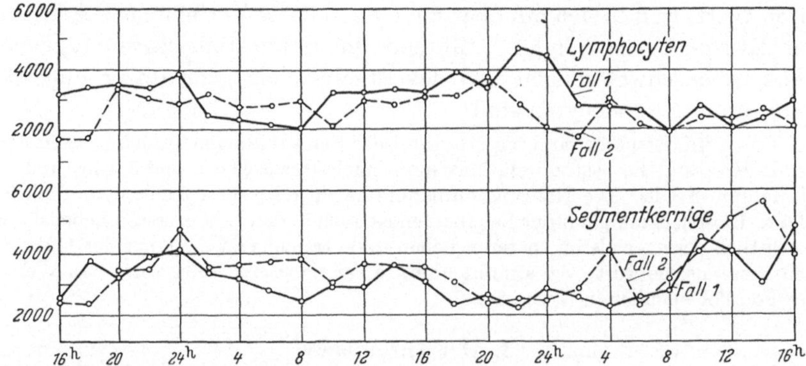

Abb. 6. Absolute Tagesschwankungen der Lymphocyten und der Segmentkernigen bei 2 gesunden Kindern (dieselben Kinder wie in Abb. 5). (Nach H. WEICKER, I. WAGNER und A. WANDERSLEB: Wissenschaftl. Ausstellg. d. 51. Kongresses d. Dtsch. Ges. f. Kinderheilkunde, Heidelberg 1951.)

48% Segmente, 37% Lymphocyten, basische Kost 39% Segmente, 50% Lymphocyten.)

Ein zweiter ähnlicher Versuch zeigte bei 16 Tagen rein saurer Kost und zweimaliger täglicher Blutbildkontrolle: 7300 Leukocyten (6100 bis 7550), 56% Segmente (52—61), 31% Lymphocyten (29—35). Bei anschließender, ebenfalls 16 Tage währender rein basischer Kost war die Leukocytenzahl 6000 (5000—6000), die prozentuale Zahl der Segmente 46 (39—54) und die der Lymphocyten 45 (38—51). (Ähnlich gelagerte Untersuchungen in den verschiedensten Erdteilen, die allerdings meist 2 Gruppen verschiedene Kost zu sich nehmende Versuchspersonen zum Gegenstand hatten, zeigten nie ähnlich eindrucksvolle Unterschiede.)

Sollten sich ESSERs Beobachtungen an einem größeren Untersuchungsgut bestätigen lassen, so wäre daran zu denken, ob nicht die durch Kriegs- und Mangelzeiten bedingte Kostverschiebung Ursache der zu diesen Zeiten wiederholt festgestellten stärkeren Lymphocytose ist. Außerdem ergeben sich Beziehungen zu der experimentell unterbauten Anschauung HOFFs über die zentralvegetative Beeinflussung des Blutbildes, insbesondere der Leukocyten; fand er doch bei acidotischer Stoffwechselrichtung eine symphaticotone Reaktionslage und umgekehrt bei basischer eine parasympathicotone. Allerdings werden diese Ergebnisse durch entgegengesetzte Feststellungen von WACHOLDER und BECKMANN eingeschränkt.

Die Schreileukocytose der älteren Literatur fand durch die Beobachtungen von HESS und SYDERHELM eine Bestätigung. Nach 10 min anhaltenden Geschreis fanden die Autoren eine Leukocytensteigerung um 28—60%, *die ausschließlich aus einer Vermehrung der Lymphocyten resultiert*. Diese Beobachtung behält trotz der von WASHBURN wie von uns festgestellten mehr oder weniger unregelmäßigen Tagesschwankungen ihren Wert, weil es sich offenbar um eine isolierte Verteilungsleukocytose der Lymphocyten handelt, während die unkontrollierbaren täglichen Leukocytenschwankungen eher das Ergebnis mengenmäßiger Verschiebungen der *Granulo*cyten sind!

VON PHILIPPSBORN fand tagesrhythmische Schwankungen des *Klebrigkeitswerts der Leukocyten*. Es bestand ein Maximum nachts zwischen 2 und 4 Uhr, und ein Minimum 18 Uhr. Die Nahrungsaufnahme beeinflußte diese Leukocytenfunktion nicht. Die Klebefähigkeit der Leukocyten ist auch in den beiden ersten Lebenstagen wesentlich geringer als im späteren Leben und erreicht erst ausgangs der 1. Woche den Erwachsenenwert. Sie stimmt unmittelbar nach der Geburt mit den Werten des Fetallebens überein (JUNGHANS).

3. Der Thrombocyt.

Technisches. Die Beurteilung der Thrombocytenzahl ist dadurch außerordentlich erschwert, daß sich inner- wie außerhalb Deutschlands Klinik und Wissenschaft dreier grundsätzlich *verschiedener Zählmethoden* bedienen, von denen noch dazu jede eine größere Zahl von Varianten besitzt. Die direkte Thrombocytenzählung (SPITZ) in einer Zählkammer gewinnt wieder zunehmende Beliebtheit (LENGGENHAGER). Sie verbindet die Vorteile der raschen Zählung und der relativ großen Zahl ausgezählter Zellen mit den Nachteilen, daß man nur Projektionsscheibchen zählt und infolgedessen nie beweisen kann, ob es sich beim Einzelobjekt wirklich um einen Thrombocyten handelt. Außerdem besteht durch die Manipulation mit Pipette und Kammer für die sehr agglutinationsfreudigen Thrombocyten reichlich Gelegenheit, sich anzulagern. Die Normwerte von den Erwachsenen liegen bei 200000—300000. Eine Verbesserung dieser Methodik bringt das Phasenkontrastverfahren mit sich.

Von den indirekten Methoden wird am häufigsten die von FONIO benützt. Der hohe Zeitaufwand wird durch den Vorteil, die Thrombocyten auch qualitativ beurteilen zu können, reichlich aufgewogen. Die Normwerte liegen ebenfalls bei 200000—300000. Die einfache Streuung liegt bei rund 10% für die Absolutwerte, etwas niedriger für die Relativwerte. Für die wissenschaftlichen Untersuchungen ist eine Auszählung auf 5000 Erythrocyten erforderlich und eine Mehrkammerzählung der Erythrocyten. Der Fehler kann dann auf 3—4% gedrückt werden.

Schließlich besteht die Möglichkeit, die Thrombocyten im vital gefärbten Ausstrich zu zählen, die Normwerte liegen zwischen 500000 und 750000. Ein Vorteil besteht in der Möglichkeit, gleichzeitig Reticulocyten zählen zu können. Fehlerbestimmungen sind uns nicht bekannt, sie dürften prozentual ähnlich sein wie bei der FONIO-Methode. Vergleiche zwischen den Werten aus den beiden ersten mit der dritten Gruppe sind nicht ohne weiteres möglich. Sie müssen das WILDERsche Ausgangswertgesetz berücksichtigen. *Die höheren Werte werden verschieden erklärt:*

Die Gegner dieser Methode meinen, sie entstünden durch den Zerfall großer Thrombo-cyten in mehrere kleine, die Anhänger behaupten, bei den anderen Methoden gingen Plättchen zu Grunde.

Thrombocytenzahl und Lebensalter. Die genannten methodischen Unzulänglichkeiten bringen es mit sich, daß wirklich geeignete Standard-werte der *Thrombocytenzahl während des Kindesalters* ausstehen. Es liegen zwar zahlreiche Untersuchungen, besonders der Neugeborenenperiode

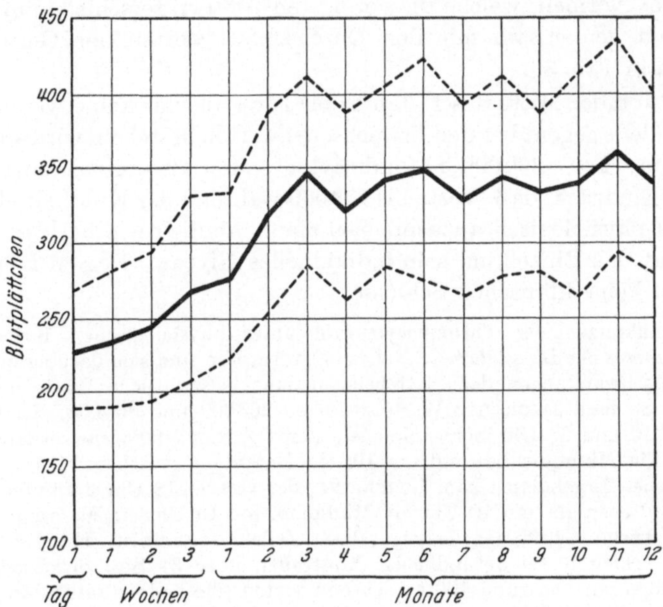

Abb. 7. Die durchschnittliche Thrombocytenzahl beim gesunden Säugling. ——————— Durch-schnittskurve, - - - - - - - - Maximal- und Minimalwerte. [Nach K. K. Merritt and L. T. Davidson: Amer. J. Dis. Childr. **46**, 990 (1933).]

und des Säuglingsalters vor, die quantitative Verschiebungen feststellen, ihre Ergebnisse unterscheiden sich aber sowohl nach dem Ausmaß wie nach der Richtung. Am eindrucksvollsten bezüglich der relativen Ver-schiebung erscheinen uns die aus einem umfangreichen Beobachtungsgut stammenden Angaben von Merritt und Davidson (s. Abb. 7). In den einzelnen Altersgruppen wurden zwischen 20 und 75 Kinder untersucht. Die Werte liegen zwar, verglichen mit der Methode Fonio, um rund 50% höher als die aus dieser gewonnenen, sie zeigen aber sehr schön den *nied-rigen Geburtswert und den kontinuierlichen Anstieg im ersten Trimenon.* Einen entsprechenden Anstieg, übersetzt auf das Ausmaß der Vitalfärbe-methode, fanden Wollstein und Kreidel: Geburt: 300000, Ende 1. Woche: reichlich 600000, Ende 2. Woche: rund 750000. Die älteren Angaben von von Farnos (Methode Fonio), die für den Neugeborenen

100—200000, für das 5—7 Tage alte Kind 170—270000 und für das 3 Wochen alte den mit der Erwachsenennorm sich deckenden Wert von 250—350000 nennen, stimmen prinzipiell mit den genannten neueren Untersuchungen überein, wenn man die Relativität der verschiedenen Methoden berücksichtigt. Auch die meisten anderen Autoren (SLAWIK, LESLIE, SANFORD) geben bei verschiedener Methodik *in der Neugeborenenperiode etwa die Hälfte bis zwei Drittel des Erwachsenennormwertes* an. SANFORDs Normen, welche die geringsten Altersunterschiede aufweisen, geben wir gemeinsam mit den Durchschnittswerten der Gerinnungsfaktoren in Tab. 30.

Daß von der Mitte des 1. Jahres bis zur Pubertät keine wesentlichen Unterschiede gegenüber den Erwachsenenwerten bestehen, wird allgemein anerkannt. 200—300000 Thrombocyten gelten als normal, doch haben wir den Eindruck, daß Werte bis 150000 während der Kindheit ebenfalls noch als physiologisch anzusprechen sind. Ähnlich wie bei den Leukocyten hat das Einzelkind sein individuelles Niveau. Dessen Höhenlage gestattet keine klinischen Schlüsse.

Schwankungen der Thrombocytenzahl unter physiologischen Bedingungen. *Tagesrhythmus der Blutplättchen.* Nahezu alle Autoren sind sich darüber einig, daß die Tagesschwankungen der Plättchenzahl ganz beträchtliche Werte annehmen können. So fand DEGKWITZ Werte zwischen 263000 und 360000, KRANTZFELD zwischen 10 und 22 Uhr Schwankungen, deren Ausmaß 50% des Anfangswertes betrug. Ein Minimum bestand um 10, ein Maximum zwischen 16 und 18 Uhr. Zu ähnlichen Ergebnissen kam LÜSEBRINK, der von 8—18 Uhr 2stündlich untersuchte und ebenfalls um 10 Uhr ein Minimum, um 16 Uhr ein Maximum erhielt. Die Durchschnittsdifferenz betrug 50000 Zellen. GOLDECK, HERRNRING und RICHTER erhielten bei 3stündlichen Kontrollen über 24 Std. durchschnittliche Tagesdifferenzen von rund 100000 Thrombocyten (Methode FONIO). Zu anderen Ergebnissen kamen die Autoren, die in *kurz*fristigen Abständen die Plättchen zählten. So fand GISS bei 1stündlichen Kontrollen (Kammerzählung nach LENGGENHAGER) Schwankungen, die alle 4—5 Std. zu einem Gipfel führten, um dann wieder kontinuierlich abzufallen. Maxima und Minima der verschiedenen Versuchspersonen ließen sich auf *keinen* ursächlichen Nenner bringen. Diese kurzfristigen Gipfelungen wurden schon von BENHAMOU und NOUCHY mitgeteilt. Sie prüften über 24 Std. in 20 min-Abständen. Zwischen den höchsten und den niedrigsten Werten bestanden Differenzen von 100000—200000 Zellen.

In umfangreichen Studien versuchten wir (WEICKER, THOMAS und WAGNER) festzustellen, ob auch im Kindesalter beim völlig gesunden Kind unter normalen physiologischen Bedingungen ein Tagesrhythmus der Thrombocyten besteht.

Die Versuche waren so gegliedert, daß ein Teil bei 2 oder 3 stündlichen Kontrollen über 2 bzw. 3 Tage lief, um die Reproduzierbarkeit möglicherweise auftretender Schwankungen zu erkennen. Eine andere Gruppe prüfte in 20 min-Abständen über 24 Std. die Frage, ob außer den über große Zeitabstände hin erkennbaren Schwankungen kurzfristigere nachweisbar sind. Beide Versuche brachten, im Gegensatz zu ähnlich angestellten Erythro- und Leukocytenversuchen, ein positives Ergebnis (s. Abb. 8).

Jedes Kind hatte eine bestimmte Durchschnittshöhe, die es auch bei 2—3tägigen Versuchen innehielt. Die spontanen Schwankungen um diesen Durchschnittswert sind prozentual gerechnet relativ ähnlich. Sie *betragen* rund 100000—200000 Plättchen absolut und *20—30%* relativ. Sie übertreffen die Fehlerbreite um ein Mehrfaches. *Die Berechnung der Durchschnittswerte für die einzelnen Tageszeiten weist bei einer großen Streuung eindeutig ein Maximum am frühen Nachmittag und ein Minimum ausgangs der Nacht auf.* Die kurzfristigen Untersuchungen zeigten ebenso starke Spontanschwankungen binnen 40, 60 oder 80 min, wie sie die langfristigen Versuche als Extremwerte geliefert hatten. Eine Abhängigkeit von der Nahrungsaufnahme, der Verdauungszeit, der körperlichen Betätigung, Ruheperioden, dem Temperament konnte *nicht* festgestellt werden.

Ähnlich wie bei den Leukocyten versuchte man bei den Thrombocyten eine *Beeinflussung durch die Nahrungsaufnahme* zu beweisen. Die Ergebnisse der

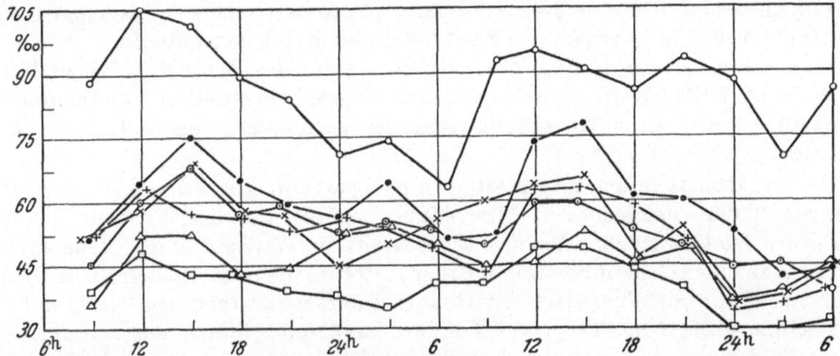

Abb. 8. Die Veränderungen der relativen Thrombocytenzahl von 7 gesunden Kindern binnen 48 Std. bei 3 stündlicher Kontrolle. (Nach H. WEICKER, KL. THOMAS, I. WAGNER und H.TESKE: Wissenschaftl. Ausstellg. d. 51. Kongresses d. Dtsch. Ges. f. Kinderheilkunde, Heidelberg 1951.)

Rhythmusforschung machen es nicht sehr wahrscheinlich, daß die unter physiologischen Bedingungen aufgenommene komplexe Nahrung einen eindeutig richtunggebenden Einfluß auf die Blutplättchenzahl hat. Tatsächlich kommen auch die einzelnen Untersucher zu widersprechenden Ergebnissen, da sich die einzelnen Nahrungsfaktoren gar nicht übersehen lassen. Sorgfältige Untersuchungen von ALS lassen keine reproduzierbare Beeinflussung erkennen. BENHAMOU und NOUCHY finden nach 6 stündiger Ruhe und Nüchternheit bei Verabreichung stark spezifizierter Nahrungsgemische auf Eiweißträger, wie Fleisch und Milch, und etwas weniger auf fett- und kohlenhydratreiche Nahrungsmittel Thrombocytosen, die nach 40—60 min ihre Gipfel erreichen. Auf Eiweiß stellten sie Vermehrungen der Thrombocyten bis zu + 200000 fest. Nach 2 Std. war der Ausgangswert wieder erreicht, in der 3. wurde er meist sogar unterschritten. Am interessantesten ist es, daß es den beiden Autoren gelang, in jeder Phase der von ihnen selbst festgestellten kurzfristigen Rhythmik diese „plaquettose digestive" zu erzeugen. Eigene orientierende Versuche — Plättchenzählungen bei gesunden Kindern auf Probemahlzeiten — konnten diese Beobachtungen nicht bestätigen. Nur Traubenzuckergaben nach Art der STAUB-TRAUGOTTschen Doppelbelastung ließen konstant binnen 40 min einen Plättchenanstieg um durchschnittlich 100000 erkennen.

IV. Die Funktionselemente des peripheren Blutes.

1. Das Hämoglobin.

a) Das Hämoglobin in g-% des Gesamtblutes.

Methodisches. Die am meisten verbreitete Hämoglobinbestimmungsmethode nach SAHLI weist, ein einwandfreies Gerät vorausgesetzt, einen mittleren Fehler von

± 3,9% auf (HEILMEYER und v. MUTIUS). Die gesamte Fehlerbreite liegt also bei ± 11,7%. Bedenkt man, daß dazu die von den verschiedensten Firmen gelieferten Apparate und Meßröhrchen, vielfach zwangsläufig wechselseitig, im Gebrauch sind, so ergibt sich eine technische Fehlerbreite, die die statistische um mehr als das Doppelte übertrifft. Wenn derartige Fehler für wissenschaftliche Arbeiten mit konstantem Gerät und konstanten Untersuchern auch weitgehend eingeengt werden können, so bleibt im Augenblick für den praktischen und klinischen Gebrauch das Dilemma bestehen und zwingt zur dauernden Kritik gegenüber den gemessenen Werten. Die in den angelsächsischen Ländern schon längere Zeit gebräuchlichen und bewährten Carboxy-, Met-, Sulf- und Cyanhämoglobinmethoden haben in Deutschland durch die Modifikation letzterer durch BETKE und SAVELSBERG Eingang gefunden. Die Methode ist einfach in der Handhabung und relativ unempfindlich gegen störende Faktoren. Die photometrischen Ablesungen sind im Gegensatz zu den Ablesungen der SAHLI-Methode nicht zeitgebunden.

Die vor dem Kriege gültige G.I.M.-Eichung auf der Basis 16 g Hb in 100 cm³ Blut = 100% trifft für die im und nach dem Kriege hergestellten Hämometer nicht ohne weiteres zu. Eine Neuorganisation des Eichwesens durch HEILMEYER ist im Gange.

Die Verhältnisse in den ersten Stunden post partum. Die *Frage nach dem* Hämoglobingehalt der verschiedenen Altersstufen beginnt mit dem Problem des *unterschiedlichen Hb-Gehalts zwischen dem venösen und capillaren Blut* des Neugeborenen. SMITH hat in einer Gegenüberstellung aller Autoren, die nach 1928 größere Gruppen Neugeborener unmittelbar nach der Geburt untersucht haben, im Venenblut einen Durchschnittswert von 17,0 g (277 Kinder), im Capillarblut einen von 19,85 g errechnet (526 Kinder). So eindrucksvoll diese Differenz scheint, so schwierig ist es, sie ohne weiteres hinzunehmen. Beim Capillarblut schwanken die Zeitpunkte der Abnahme zwischen den ersten 30 Lebensminuten (WEGELIUS) und den ersten 24 Std. (MACKAY; MERRITT und DAVIDSON; ANDERSEN und ORTMANN), bei der anderen Gruppe haben 5 Autoren Nabelschnurblut, 4 Venenblut und dieses wieder zu den gleichen verschiedenen Zeitpunkten abgenommen. Und gerade bei den einzig wirklich miteinander vergleichbaren Untersuchungen, denen von RUTH WEGELIUS und denen von OETTINGER und MILLS, bestehen keinerlei Übereinstimmung. WEGELIUS *findet bei 48 Neugeborenen zwischen den „innerhalb 30 min"-Werten des venösen und des capillaren Blutes nur eine* geringe, *beinahe zu vernachlässigende Differenz: nämlich venös* 119,2% (86—154), *capillar* 127,6% (84—154), die SMITH auf *venös 19,1* (13,7—24,6) *bzw. capillar 20,2* (13,5—24,6) *g-% Hb* umrechnet. Dagegen lauten die Werte von OETTINGER und MILLS bei 24 in der 1. Lebensstunde untersuchten Neugeborenen 16,7 (13—20,1) g-% für das venöse und 20,3 (15,2 bis 25,7) g-% für das capillare Blut. Es ist vorerst nicht möglich, diese Diskrepanz zu erklären.

Viel wichtiger sind die charakteristischen Unterschiede hinsichtlich Hämoglobin und Erythrocyten im Capillarblut während der ersten Lebensstunden. Einen interessanten Vergleich bringen HORVÁTH und HOLLÓSI, Tab. 21). Die Tatsache, daß unter den mit Kaiserschnitt entbundenen Neugeborenen die Gruppe, bei der die geringe Öffnung des Muttermundes darauf schließen läßt, daß sie durch den Geburtsvorgang am wenigsten beeindruckt wurde, kaum Veränderungen der Erythrocytenzahl und des Hämoglobingehalts in den ersten Stunden post partum aufweist, läßt vermuten, daß *die normalerweise beobachteten Erhöhungen der Erythrocytenzahl und des Hämoglobinwertes in unmittelbarer Abhängigkeit von der mechanischen Beeinflussung des Geburtsaktes* stehen. Natürlich spielt die Tatsache, daß die auf natürlichem Wege entbundenen Neugeborenen, besonders, wenn ihre Abnabelung relativ spät erfolgte, eine größere Blutmenge mit auf den Weg bekommen, ebenfalls eine Rolle. Von dieser zusätzlichen, oft überhöhten Blutmenge kann das Plasma binnen weniger Stunden ausgeschieden werden, woraus der hohe 2 Std.-Wert der Erythrocyten und des Hämoglobins resultiert.

Tabelle 21. *Erythrocytenzahl und Hämoglobingehalt während der ersten Lebensstunden bei reifen, unreifen und durch Kaiserschnitt entbundenen Neugeborenen.* [Nach Z. HORVÁTH und C. HOLLÓSI: Amer. J. Dis. Childr. **49**, 689 (1935).]

Zeit	auf *natürlichem Wege* entbundene Neugeborene				Durch *Kaiserschnitt* entbundene Neugeborene			
					Orificium uteri:			
	18 reife		12 unreife		2,5 cm (5 Ngb.)		5 cm (3 Ngb.)	
	Ery	Hb	Ery	Hb	Ery	Hb	Ery	Hb
Nabelschnur	**4,50**	88	4,12	84	**4,39**	88	**4,30**	**91**
$^1/_2$ Std.. . .	5,42	110	5,04	103	4,39	88	4,67	102
2 Std.. . .	**6,25**	**129**	5,33	111	**4,99**	**95**	5,30	112
6 Std.. . .	5,89	119	5,50	118	4,81	98	**5,80**	**119**
12 Std.. . .	5,89	120	5,70	118	4,68	89	**5,20**	113

RASI und CELLEGHIN finden bei der Geburt 112, nach 12 Std. 122% Hb, RAIHA bei 10 Kindern bei der Geburt 118, nach 4 Std. 133, nach 8 131, nach 12 127 und nach 24 Std. 124% Hb. Einen *Einfluß der Abnabelungszeit auf Hb und Erythrocytenwert* untersuchten DE MARSH und Mitarbeiter bei 25 Kindern. *Bei einer Abnabelung innerhalb von 30 sec stieg das Hb* im Durchschnitt *von 15,9 auf 18,94 g-% im Laufe von 20 bis 75 min, die Erythrocyten von 4,56 auf 5,57 Mill. Wurde die Nabelschnur erst nach Auspressen der Placenta abgeschnitten, so stieg das Hb von 15,64 auf 21,6 g-%, die Erythrocytenzahl von 4,42 auf 5,99 im gleichen Zeitabschnitt.*

In diesem Zusammenhang sei bemerkt, daß WILSON, WINDLE und ALT feststellten, daß 15 sofort nach der Geburt abgenabelte Kinder gegenüber 13 erst nach Austritt der Placenta abgenabelten nicht nur rund 100 cm³ Blut (16 g Hb) weniger erhielten, sondern auch im Laufe des 1. Lebensjahres im Durchschnitt viel niedrigere Hb-Werte aufwiesen. Auch nach der FINDLAYschen Arbeit steigt der Hb-Wert in den ersten Stunden von 116 auf 162%. WEGELIUS *fand in den beiden ersten Stunden einen Anstieg* von 119,2 auf 145,2 im venösen und *von 127,6 auf 149,2 im capillaren Blut.* Wurden nur die Kinder miteinander verglichen, bei denen gleichzeitig Venen- und Capillarblut untersucht worden war, so stieg der Venenwert von 120,8 auf 144,6 und der Capillarwert von 128,8 auf 151. Bei diesen Kindern verminderte er sich bis zur 4. Std. auf

130,6 im venösen und 135,8 im capillaren Blut; bei den anderen auf 132,4 im venösen und 133,4 im capillaren Blut.

Neugeborenenperiode. In dieser setzt nach 3—4 tägigem Schwanken der Hämoglobinwerte, die mitunter sogar die Daten des 1. Tages überschreiten können, eine kontinuierliche Abnahme ein. LEICHTENSTERN konstatierte schon 1878 an Hand spektro-photometrischer Bestimmungen, daß im 6. Lebensmonat ein Minimum erreicht werde, das bis zum Alter von 1 Jahr anhalte und rund 55% des Neugeborenenwertes betrage. Wir geben in den Abb. 9 und 10 die auch von BÜRKER und HEILMEYER ausgewählten Skizzen von WILLIAMSON, der von 464 männlichen und 455 weiblichen Versuchspersonen aller Altersstufen 1915 erstmalig grundlegend breite Studien über den Hb-Gehalt veröffentlichte. MACKAY *fand einen Rückgang von 20,1 bei der Geburt auf 19,1 am Ende der 1. Woche und 14,6 g-% Hb bis zum Ende des 1. Monats. Bezüglich der Verminderung des Hämoglobinbestandes vom Ende der 1. Woche an bestehen in der Literatur keine Widersprüche.*

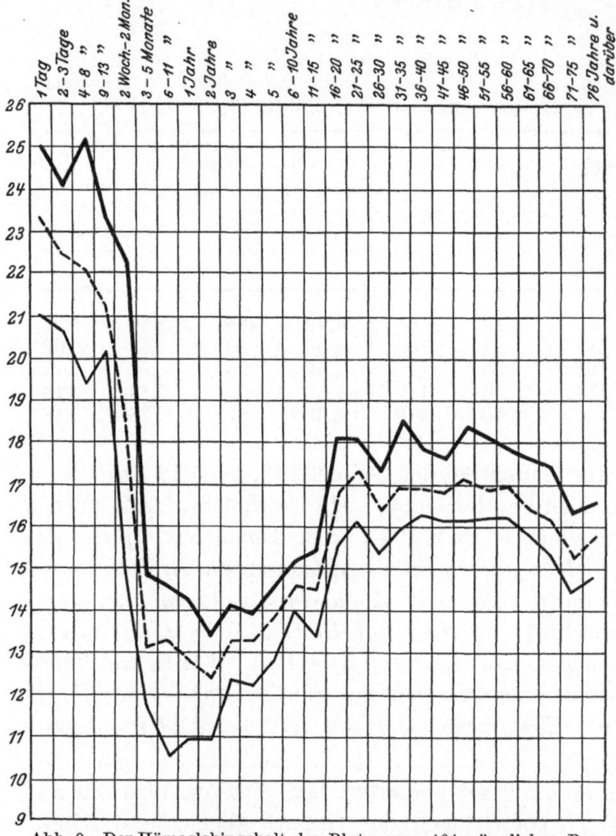

Abb. 9. Der Hämoglobingehalt des Blutes von 464 männlichen Personen in seiner Abhängigkeit vom Lebensalter. - - - - - - - Durchschnittswerte aller Personen, ——————— Durchschnittswerte aller jeweils über bzw. unter dem Durchschnitt liegenden Personen, alles in g-%.
[Nach CH. S. WILLIAMSON: Arch. Int. Med. 5, 18 (1916).]

Erstes Trimenon. Ebenso einheitlich wird das weitere Absinken bis zum Ende des ersten Trimenons konstatiert. Die älteren Zahlenangaben (WILLIAMSON; APPLETON; DRUCKER) sind bei BROCK bzw. BAAR und STRANSKY in Tabellenform reproduziert worden. Wir geben vergleichsweise die neueren, umfangreicheren und statistisch gesicherten Ergebnisse von KATO und EMERY; ELVEHJEM, PETERSEN und MENDENHALL und FAXÉN über die quantitativen Hämoglobinverschiebungen des 1. Lebensjahres wieder. Die Werte stehen relativ zueinander in guter Übereinstimmung.

Daß die Minima verschieden tief ausfallen, z. B. bei MUGRAGE und ANDRESEN 11,1—12,3 g-% um die Mitte des 1. Jahres, unter 10 g-% zum gleichen Zeitpunkt bei MERRITT und DAVIDSON und 12,7 bzw. 12,8 g-% im 3. und 11. Monat bei FAXÉN ist wieder teilweise durch geographische Unterschiede bedingt, teilweise auch durch die verschiedenen Gesichtspunkte bei der Auswahl der Säuglinge. *Im Gegensatz zur Erythrocytenzahl läßt der Hämoglobingehalt während des 1. Lebensjahres zwei deutliche Minima erkennen, gemeinsam mit der Erythrocytenzahl im 3. Monat und unabhängig von dieser, von Autor zu Autor etwas wechselnd im 11.—13. Monat.*

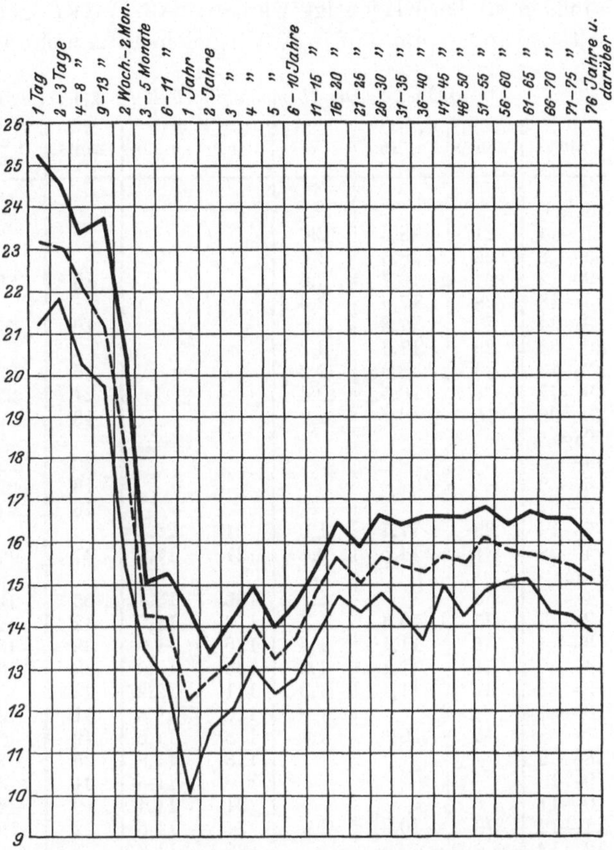

Abb. 10. Der Hämoglobingehalt des Blutes von 455 weiblichen Personen in seiner Abhängigkeit vom Lebensalter. - - - - - - - - - Durchschnittswerte aller Personen, ———— Durchschnittswerte aller jeweils über bzw. unter dem Durchschnitt liegenden Personen, alles in g-%. [Nach CH. S. WILLIAMSON: Arch. Int. Med. 5, 18 (1916).]

Verhältnisse vom 2.—20. Lebensjahr. *Nach dem 2. Lebensjahr setzt eine langsame Zunahme des prozentualen Hämoglobinbestandes ein* (WILLIAMSON; MUGRAGE und ANDRESEN; WINTROBE). Der Wert des 2. Jahres liegt rund 10% höher als das zweite Minimum ausgangs des 1. Jahres. *Während des Kleinkindesalters liegen nur ungenügende Reihenuntersuchungen vor.* So ist es noch *fraglich, ob das Hämoglobin vom 2.—7. Jahr* *langsam, aber kontinuierlich steigt,* oder ob es vom 4.—6. Jahr vielleicht vorübergehend noch einmal etwas abnimmt (vergl. Abb. 10 nach WILLIAMSON). Denn nach WILKE (Tab. 23) läge das Hb-Minimum im Gegensatz zu den eben genannten Autoren im 5.—6. Lebensjahr. Allerdings muß berücksichtigt werden, daß WILKE gerade in den frühen Altersgruppen nur auf je 10 Vergleichsuntersuchungen fußt.

Tabelle 22. *Der Hämoglobingehalt (g-%) im 1. Lebensjahr.*

Alter	Zahl[1]	g Hb	σ	Zahl[2]	g Hb	Zahl[3]	Durch-schnitt	Ab-weichung	Erythro-cyten
Stund.									
1— 4	21	**18,0**	2,0						
5— 8	28	18,3	2,4						
9—12	24	19,7	2,6			16	**23,2**	1,0	5,78
13—18	28	17,6	2,3						
19—24	27	17,3	2,6			16	22,6	2,2	5,70
25—36	29	17,3	2,2						
37—48	23	18,6	2,2			16	23,4	1,4	5,55
49—72	24	18,5	2,4			21	23,4	1,8	5,47
73—96	16	18,7	2,7			19	22,2	2,2	5,34
Tage									
4— 5						20	22,6	2,2	5,28
5— 6						19	22,3	2,3	5,34
6— 7						16	**21,7**	2,1	5,12
7—14	28	**17,7**	1,8	21	**22,2**				
14—28	34	14,5	2,8	27	17,9	37	17,9	1,8	5,70
Monate									
1— 2	56	11,9	2,1	89	13,4	65	13,5	1,2	3,91
2— 3	65	**10,6**	1,5	118	**11,7**	42	**12,7**	0,9	**3,96**
3— 4	52	11,1	1,3	126	11,9	39	13,4	1,1	4,20
4— 5	54	11,1	1,5	135	12,0	38	13,7	1,1	4,46
5— 6	32	11,4	1,3	141	12,2	42	13,4	1,0	4,57
6— 7				116	11,8	31	13,0	0,9	4,30
7— 8	75	10,8	1,4	118	11,6	40	13,2	0,9	4,41
8— 9				118	11,8	25	13,1	0,9	4,43
9—10				110	11,5	31	13,2	0,8	4,45
10—11				91	**11,4**	19	**12,8**	1,2	4,53
11—12	79	**10,6**	1,4	84	11,5	42	13,4	1,1	4,58
12—13				77	11,6				
13—15	72	10,6	1,2						
16—24	42	11,0	1,2						

Über das *Schulalter* gewinnen die Erhebungen von WILKE dagegen eine größere Bedeutung, weil den späteren Altersgruppen 40—50 Untersuchungen zu Grunde liegen.

Daß es bei einem genügend umfangreichen Untersuchungsgut gelingt, die *Zunahme des prozentualen Hämoglobingehalts* wenigstens für die Zeit-

---

[1] Nach K. KATO und O. J. EMERY: Fol. haemat. (Lpz.) **49**, 106 (1933).

[2] Nach C. A. ELVEHJEM, W. H. PETERSEN und D. R. MENDENHALL: Amer. J. Dis. Childr. **46**, 105 (1933).

[3] Nach N. FAXÉN: Acta paediatr. (Stockh.) **19**, I (1937).

Tabelle 23. *Der Hämoglobingehalt (g-%) vom 2.—15. Lebensjahr.* [Nach E. WILKE: Fol. haemat. (Lpz.) **52**, 291 (1934).]

Alter	Jungen				Mädchen				Insgesamt			
	Zahl	Ery	g Hb	σ	Zahl	Ery	g Hb	σ	Zahl	Ery	g Hb	σ
1— 2	4	5,72	15,11	1,03	6	5,32	14,62	0,54	10	5,48	14,82	0,81
2— 3	4	4,24	13,95	0,74	6	5,09	14,67	0,68	10	4,75	14,38	0,79
3— 4	9	3,97	12,95	1,55	1	4,29	13,08	—	10	4,00	12,96	1,47
4— 5	5	4,07	13,08	0,88	5	4,35	13,71	1,15	10	4,21	13,40	1,08
5— 6	5	3,89	12,78	0,32	5	3,91	12,78	0,26	10	3,91	12,78	0,29
6— 7	8	3,94	13,37	0,73	6	3,56	13,08	0,67	14	3,76	13,24	0,72
7— 8	30	3,92	13,58	0,75	10	3,90	13,31	0,97	40	3,92	13,51	0,82
8— 9	35	4,32	13,89	0,79	13	4,41	14,26	0,83	48	4,35	13,99	0,82
9—10	32	4,35	13,74	1,21	18	4,23	13,25	1,44	50	4,31	13,56	1,32
10—11	31	4,35	13,77	1,08	19	4,35	13,70	0,70	50	4,35	13,74	0,96
11—12	23	4,26	13,77	0,53	27	4,32	13,53	0,68	50	4,29	13,64	0,63
12—13	18	4,30	13,04	0,41	32	4,40	13,04	0,59	50	4,36	13,04	0,53
13—14	23	4,20	13,21	0,81	17	4,12	12,97	0,51	40	4,17	13,11	0,71
14—15	7	4,45	13,25	0,58	8	4,08	13,04	0,75	15	4,25	13,14	0,69

spanne *vom 7.—14. Lebensjahr* als kontinuierlich zu beweisen, zeigen die Ergebnisse von HAWKINS und KLINE. Die beiden Autoren stellten bei 1669 Schulkindern aus Saskatoon folgende Jahresmittelwerte fest:

Tabelle 24. *Der Hämoglobingehalt während des Schulalters.* [Nach W. W. HAWKINS und D. K. KLINE: Blood **5**, 278 (1950).]

Alter	Jungen			Mädchen		
	Zahl	Durchschnitt und Streuung	Min. + Max.	Zahl	Durchschnitt und Streuung	Min. + Max.
7	98	$13,1 \pm 0,91$	11,2—14,9	115	$13,0 \pm 0,86$	10,9—15,4
8	123	$13,3 \pm 0,84$	11,8—15,4	105	$13,2 \pm 0,82$	11,5—15,6
9	89	$13,5 \pm 0,93$	11,6—15,8	109	$13,4 \pm 0,83$	11,5—15,4
10	102	$13,6 \pm 0,86$	11,5—15,5	113	$13,5 \pm 0,94$	10,0—16,1
11	105	$13,7 \pm 0,88$	11,0—16,7	108	$13,5 \pm 0,82$	12,1—16,1
12	98	$13,9 \pm 0,92$	12,0—16,1	98	$13,9 \pm 0,95$	11,5—16,1
13	105	$14,1 \pm 0,91$	11,8—15,2	109	$14,0 \pm 0,97$	11,8—16,2
14	107	$14,4 \pm 1,03$	12,0—16,4	85	$13,9 \pm 1,01$	11,8—16,3

Sie referieren außerdem die umfangreichen Untersuchungen der englischen, kanadischen und amerikanischen Literatur (in summa nahezu 10000 Hämoglobinbestimmungen), in denen Durchschnittswerte für das Alter von 7—14 Jahren zwischen 12,5 und 13,6 g-% angegeben werden. MUGRAGE und ANDRESEN nennen für 6—7jährige 13,3, für 12—13jährige 14,5, WINTROBE für 6—10jährige 12,9, für 11—15jährige 13,4. Die relativ hohen Durchschnittswerte von HAWKINS und KLINE und ANDRESEN und MUGRAGE werden von ersteren als Ausdruck der gegenüber all den anderen Untersuchern beträchtlichen Höhenlage der bearbeiteten Städte zurückgeführt (Saskatoon 488 m, Denver, Colorado 1525 m).

Für das Alter zwischen 13 und 20 Jahren geben wir die Tab. 25 nach
BORCHERS und WEDEMEYER wieder, die besonders wertvoll dadurch
ist, daß sie gleichzeitig den Hb-Gehalt des Einzelerythrocyten zeigt
(s. unten). Sie gestattet am ehesten einen Vergleich für mitteleuropäische
Verhältnisse und zeigt, daß in der Zeitspanne *vom 14.—18. Lebensjahr*
der allmähliche *Anstieg auf die Erwachsenenwerte* erfolgt.

Tabelle 25. *Prozentualer Hämoglobingehalt und Hämoglobingehalt des Einzelerythro-*
cyten vom 13. bis zum 20. Lebensjahr. [Nach J. BORCHERS: Fol. haemat. (Lpz.) **54**,
387 (1936), und K. WEDEMEYER: Fol. haemat. (Lpz.) **62**, 203 (1939).]

Alter	Jungen					Mädchen				
	Zahl	Ery	g Hb	σ	$\gamma\gamma$	Zahl	Ery	g Hb	σ	$\gamma\gamma$
13—14	25	4,53	**13,79**	0,79	30,4	27	4,19	**14,36**	0,69	34,3
14—15	30	4,77	14,77	0,68	30,8	30	4,31	14,69	0,75	34,1
15—16	41	4,82	14,94	0,76	30,9	32	4,38	14,93	1,02	34,1
16—17	43	4,99	15,65	0,84	31,2	36	4,45	15,63	0,72	35,1
17—18	33	5,00	15,59	0,86	31,2	33	4,53	15,77	0,83	34,8
18—19	29	5,14	**16,00**	0,76	31,3	35	4,47	**15,58**	0,53	34,8
19—20	33	5,15	16,10	0,81	31,3	32	4,59	15,80	0,47	34,6
20	28	5,25	16,34	0,93	31,2	27	4,62	15,91	0,51	34,4

Daß *Höhenunterschiede* tatsächlich entsprechende Standardwerte für die gesunde Bevölkerung mit sich bringen, beweist die Angabe von ROBLES und GONZALEZ
aus Mexico City (2174 m) mit einem Durchschnitt von 17,7 g-% für erwachsene
gesunde Männer und 15,2 g-% für Frauen (siehe auch die oben genannten MUGRAGE
und ANDRESEN).

Jahreszeitliche Schwankungen konnte FAXÉN auch für das Hämoglobin in den
Altersgruppen 2, 3, 4, 5, 6, 7—10 und 12 Monate ebenso wenig feststellen wie bei
den Erythrocyten, obwohl seine Gruppen bis zu 81 Kindern umfassen.

Tag-Nacht-Schwankungen der Hämoglobinwerte wurden schon 1878 von LEICH-
TENSTERN im 6tägigen Selbstversuch ermittelt. Sie halten sich prozentual in der
gleichen Größenordnung wie die Schwankungen der Erythrocyten. SHORT gibt
bis zu 17% an, McCARTHY und VAN SLYKE nennen 11% des Tagesdurchschnitts.
Andere Autoren fanden praktisch keine Veränderungen. Unsere Ergebnisse, daß
die Erythrocyten auch beim Kind untertags in willkürlichen Intervallen Schwankungen von rund 1 Mill. Zellen aufweisen (s. oben), lassen vermuten, daß die Hb-Werte
des Kindes ähnlichen quantitativen Verschiebungen unterworfen sind. KÜNZER
konnte beim Säugling Hb-Wertveränderungen vom gleichen Ausmaß feststellen,
wie sie bei Erwachsenen bekannt sind.

b) Das Hämoglobin in seiner Beziehung zum Erythrocyten.

Berechnungsmethoden. Während man in den skandinavischen und angelsächsischen Ländern seit Jahrzehnten die Beziehung zwischen den Erythrocyten und
dem Hämoglobin durch die reale Größe des „*Hämoglobingehalts des Einzelerythro-*
cyten" berechnet, hat sich in Deutschland trotz einer Kritik am *Färbeindex* durch
SCHULTEN dieser Relativ-Wert gehalten. Wenn letzten Endes die Aussagefähigkeit
beider Größen gleich ist, so hat der Hb-Gehalt des Einzelerythrocyten nicht nur den
Vorteil der größeren Anschaulichkeit für sich, sondern er ist auch leicht zu den übrigen Maßen des Erythrocyten in Beziehung zu setzen, und die Berechnung ist einfach:

Die Hb-g-⁰/₀₀-Zahl wird durch die Erythrocytenzahl in Millionen dividiert; das Ergebnis liefert in $\gamma\gamma$ beim Erwachsenen Normalwerte zwischen 28 und 31. (In Wirklichkeit wird durch den Erythrocytenwert in Billionen dividiert, wie die Wahl des Maßes zeigt.) Entsprechendes gilt für die Relation des Hämoglobins zum Hämatokritwert. An Stelle des auf eine künstliche Norm bezogenen *Sättigungsindex* sollte man sich angewöhnen, die *mittlere Hb-Konzentration der Erythrocyten* durch Division des hundertfachen Hb-g-Prozentwertes durch den Hämatokritwert zu bestimmen. Sie gehört zu den nahezu konstanten Größen der allgemeinen Hämatologie und liegt bei 33—34%

Der mittlere Hb-Gehalt des Einzelerythrocyten. Über diesen liegen für die Neugeborenenperiode und die Säuglingszeit die Untersuchungen von MUGRAGE und ANDRESEN und von FAXÉN vor. Erstere haben einen relativ hohen $\gamma\gamma$-Wert bei der Geburt festgestellt (35,1). Er sinkt bis zum 2.—4. Monat auf 28,5 $\gamma\gamma$ ab, schwankt während des 1. Jahres zwischen 27 und 29 $\gamma\gamma$, um sich dann schrittweise der oberen Grenze des Erwachsenenstandards zu nähern (30—31 $\gamma\gamma$). Die FAXÉNschen Werte geben wir im Original und in einer Umrechnung auf den Färbeindex, obwohl sie zweifellos höher liegen als mitteleuropäische Standardwerte. Leider sind derartige Werte für die entscheidende Periode des 1. Lebensjahres in der deutschen Literatur nicht zu finden. Sie dürften etwa 10% niedriger sein.

Tabelle 26. *Mittlere Hb-Konzentration und Färbeindex während des 1. Lebensjahres.*
[Nach N. FAXÉN: Acta paediatr. (Stockh.) **19**, Suppl. 1 (1937).]

Alter	Zahl	Mittlerer Hb-Gehalt des Einzelerythrocyten	Färbeindex
12 Std.	16	40,7 $\pm$ 3,5	1,30 $\pm$ 0,11
1 Tag	16	41,0 $\pm$ 4,5	1,31 $\pm$ 0,14
2 Tage	16	43,3 $\pm$ 2,7	1,38 $\pm$ 0,08
3 ,,	21	43,6 $\pm$ 2,9	1,40 $\pm$ 0,09
4 ,,	19	42,2 $\pm$ 3,7	1,35 $\pm$ 0,11
5 ,,	19	43,2 $\pm$ 2,8	1,38 $\pm$ 0,09
6 ,,	19	42,8 $\pm$ 3,4	1,37 $\pm$ 0,10
7 ,,	16	43,5 $\pm$ 5,2	1,39 $\pm$ 0,16
1 Mon.	36	38,2 $\pm$ 3,3	1,22 $\pm$ 0,10
2 ,,	65	34,5 $\pm$ 2,7	1,10 $\pm$ 0,08
3 ,,	42	32,3 $\pm$ 2,4	1,03 $\pm$ 0,07
4 ,,	39	31,9 $\pm$ 2,9	1,02 $\pm$ 0,09
5 ,,	38	30,8 $\pm$ 1,9	0,99 $\pm$ 0,06
6 ,,	42	29,5 $\pm$ 2,8	0,94 $\pm$ 0,09
7 ,,	29	30,2 $\pm$ 2,4	0,97 $\pm$ 0,07
8 ,,	39	29,8 $\pm$ 2,2	0,95 $\pm$ 0,07
9 ,,	25	29,8 $\pm$ 2,5	0,95 $\pm$ 0,08
10 ,,	31	29,8 $\pm$ 2,1	0,95 $\pm$ 0,06
11 ,,	19	28,3 $\pm$ 3,2	0,91 $\pm$ 0,10
12 ,,	42	29,4 $\pm$ 3,2	0,94 $\pm$ 0,10

Angesichts dieser Zahlen ist es wichtig, sich zu erinnern, daß, wie weiter vorstehend ausführlich zahlenmäßig belegt, die Erythrocyten nach der Geburt auch einen größeren Durchmesser und ein größeres Volumen haben, eine Abweichung, die sich während des 1. Trimenon allmählich zurückbildet. *Erythrocytendurchmesser, Einzelerythrocytenvolumen und Hb-Gehalt des Einzelerythrocyten erreichen gemeinsam ihr Minimum ausgangs des 1. Lebensjahres.*

BORCHERS und WEDEMEYER errechneten auch für die 13—20jährigen den mittleren Hb-Gehalt der Einzelerythrocyten (s. Tab. 25). Während die Werte der Jungen ziemlich kontinuierlich von 30,4 auf 31,3 ansteigen und damit die obere Grenze der Erwachsenennorm erreichen, liegen die entsprechenden Daten der Mädchen mit 34,1—35,1 so hoch, daß in ihre Berechnung bzw. die dieser Berechnung zugrunde liegende Hämoglobinbestimmung ein gewisser Zweifel gesetzt werden muß. Im ganzen ergibt sich aus den angeführten Zahlenangaben, daß im Alterslängsschnitt ein weitgehender Parallelismus zwischen dem Hb-g-Prozentwert und dem mittleren Hb-Gehalt des Einzelerythrocyten ($\gamma\gamma$) besteht.

Die mittlere Hämoglobinkonzentration der Erythrocyten gehört zu den wenigen beinahe konstanten Werten der klinischen Hämatologie, insbesondere gibt es auch unter pathologischen Bedingungen kein Überschreiten ihrer oberen Grenze, d. h. die Hämoglobinkonzentration ist unter normalen Bedingungen bereits optimal, oder anders ausgedrückt: Hb-Bestand und Erythrocytenvolumen variieren im allgemeinen gleichsinnig. Unterschreitungen sind dementsprechend um so schwerer zu werten. Leider fehlen Berechnungen der mittleren Hämoglobinkonzentration für die verschiedenen Altersstufen beinahe völlig. Nur DRUCKER berechnete 1923 für das 1. Lebensjahr einen ähnlichen Wert durch Herstellung des Quotienten $\dfrac{\text{prozentualer Hb-Gehalt (SAHLI)}}{\text{Hämatokritwert}}$. Er kam zu dem interessanten Ergebnis, daß dieser Quotient in den ersten 2 Monaten im Durchschnitt zwischen 2,23 und 2,37 hin und her schwankte, um dann bis zum Ende des 1. Jahres auf 2,09 abzusinken. Im 2. Jahre erhielt er einen Durchschnittswert von 2,15. DRUCKERs Berechnungen lassen die Folgerung zu, daß sich mit der physiologischen Anämisierung des Säuglings nicht nur der Hb-Gehalt des Einzelerythrocyten verringert, wie es MUGRAGE und ANDRESEN und FAXÉN feststellten, sondern auch die durchschnittliche prozentuale Hb-Konzentration. Es liegt also eine Anämisierung im strengsten Sinne dieses Begriffes vor.

c) Fetales und bleibendes Hämoglobin.

Außer den quantitativen Unterschieden bestehen im Säuglingsalter auch *qualitative Differenzen des Hämoglobins.* VON KRÜGER und BISCHOFF stellten bei Resistenzbestimmungen mit n/4 NaOH beim Neugeborenen eine 155fach größere Resistenz des Hämoglobins fest als beim Erwachsenen. Auch die Resistenz gegen Essigsäure war deutlich, wenn auch nur

um das 2fache größer als beim Erwachsenen. Nachuntersuchungen von
WUNDT ergaben bei etwas anderen Einzelwerten (s. Tab. 27) größenordnungsmäßig grundsätzlich gleiche Unterschiede zwischen Neugeborenen-
und Erwachsenenblut. Diese Alkali-Resistenz nimmt, wie die vergleichende Tabelle mit den Ergebnissen beider Autoren zeigt, innerhalb
des 1. Lebensjahres rasch ab. Bei BISCHOFF ist schon im 6. Monat der
Größenordnungsbereich des Erwachsenenhämoglobins erreicht, bei
WUNDT erst im 8. Monat.

Tabelle 27. *Die Alkali-Resistenz des Säuglings-Hämoglobins.* (1 cm³ n/4 NaOH + 5 cm³ einer Blutlösung entsprechend einer 1% Hb-Lösung, Zeit in Minuten.) [Nach H. BISCHOFF: Z. exper. Med. **48**, 48 (1925), und N. WUNDT: Z. Kinderheilk. **43**, 297 (1927).]

Alter	Nach BISCHOFF	Nach WUNDT
1 Monat	154	192,5
2 Monate	109	108,3
3 ,,	66	98,5
4 ,,	23	70,6
5 ,,	4,4	31,6
6 ,,	2,9	39,7
7 ,,	1,53	15,0
8 ,,	1,23	3,0
9 ,,	1,48	4,5
Erwachsene	0,91	2,3

Später ließen sich noch eine Reihe *anderer* qualitativer Unterschiede zwischen den beiden Hämoglobinarten finden. So bilden sie verschiedene Kristalle, haben eine verschiedene Löslichkeit und *ein verschiedenes Sauerstoffbindungsvermögen* (BARCROFT und Mitarbeiter).
Letzteres *erklärt die Möglichkeit des fetalen Hämoglobins unter den
ungünstigen Bedingungen des placentaren Sauerstoffpartialdrucks,* die

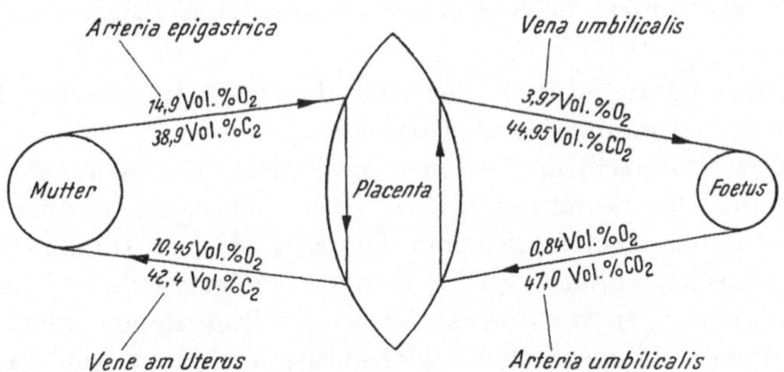

Abb. 11. Schema der Sauerstoffversorgung des Fetus. [Nach HASELHORST und STROMBERGER: Z. Geburtsh. **98**, 49 (1930); **100**, 48 (1932).]

HASELHORST und STROMBERGER beim Embryo nachwiesen, *das fetale
Gewebe ausreichend mit Sauerstoff zu versorgen* (s. Abb. 11).

Die obenstehende Abbildung gibt diese Verhältnisse anschaulich
wieder. Sie zeigt, daß auf der einen Seite der O_2-Gehalt des dem Embryo
zuströmenden Nabelvenenblutes nur rund ein Viertel des normalen

O_2-Gehaltes des arteriellen Blutes beträgt, daß aber demgegenüber die Ausnutzung durch den Embryo eine relativ bessere ist. Denn während postfetal der O_2-Gehalt des Blutes nach Passierung des großen Kreislaufs nur um ein Drittel sinkt, hat der Embryo zwischen Nabelvene und -arterie dem Blut fast vier Fünftel des ihm angebotenen Sauerstoffs entnommen. Im differenten O_2-Bindungsvermögen liegt deshalb neben der prozentual größeren Blutmenge, der auf den Kubikmillimeter bezogen größeren Erythrocytenzahl und dem höheren Hb-Gehalt dieser Erythrocyten eine

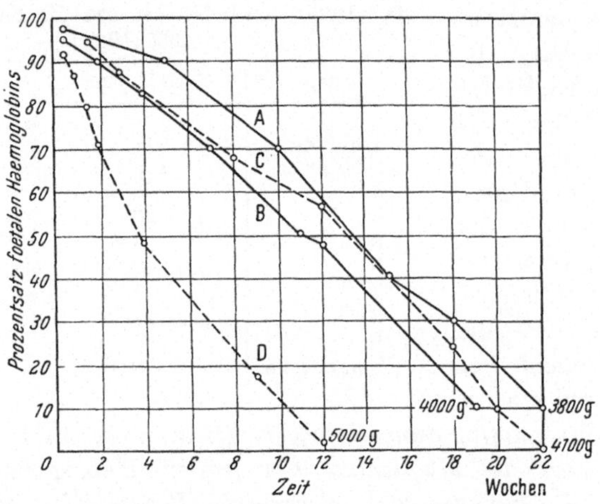

Abb. 12. Der Abbau des fetalen Hämoglobins im 1. Lebenshalbjahr. ———— Frühgeburten. - - - - - - - - ausgetragene Säuglinge, der linke gesund, der rechte dystrophisch. [Nach J. H. P. JONXIS aus C. A. SMITH: The Physiology of the Newborn Infant. (2. Aufl. 1951).]

wesentliche Voraussetzung für die Lebensfähigkeit des Embryos in einem Milieu minimalen O_2-Partialdrucks.

Weitere Unterschiede bestehen bezüglich der Sedimentationskonstanten und der Denaturierbarkeit. Ob auch spektroskopische Differenzen zwischen dem fetalen und dem Erwachsenen-Hämoglobin angenommen werden können, wie es HAUROWITZ feststellte, ist auf Grund der Untersuchungen von JONGBLOED wieder fraglich geworden. Zweifellos ist dieses unterschiedliche biologische Verhalten auf strukturelle Besonderheiten zurückzuführen, in erster Linie wohl auf die quantitativen Differenzen im Aminosäureaufbau des Globins. Wahrscheinlich ist ja das Globin nur einer unter zahlreichen Eiweißkörpern, die während der Fetalzeit, verglichen mit den Proteinen des reifen Organismus, einen anderen Aminosäurebestand besitzen.

10—20% des labilen Erwachsenenhämoglobins lassen sich schon bei der Geburt nachweisen, minimale Mengen fetalen Hämoglobins im Erwachsenenblut. Man kann vermuten, daß das fetale Hämoglobin noch extramedullär gebildet wird, besonders in Leber und Milz, das labile schon im Knochenmark. Allerdings würde diese Annahme die Knochenmarksleistung der letzten Fetalmonate — schließlich beginnt die medulläre Blutbildung auch schon im 5. Monat — sehr gering einschätzen lassen. Quantitative Beweise für diese Hypothese liegen nicht vor. Genaue quantitative Untersuchungen über den Ersatz des fetalen Hämoglobins durch das reife stammen von JONXIS. *Nach diesem Autor verschwindet praktisch das gesamte fetale Hämoglobin innerhalb der ersten 3—4 Lebensmonate. Bei Frühgeburten gilt diese Spanne vom Zeitpunkt des regelrechten Geburtstermins. Bis zu diesem hält sich der Prozentwert des fetalen Hb dicht bei 100.* Die Ergebnisse von JONXIS (s. Abb. 12) erklären die Differenzen zwischen den BISCHOFFschen und den WUNDTschen Resultaten. Da WUNDT auch pathologische Fälle zu Alkali-Resistenzbestimmungen des Hämoglobins zuzog, erhielt er über längere Zeitspannen eine durchschnittlich höhere Hämoglobinresistenz.

Beim gesunden Säugling fällt somit *der Augenblick, in dem das fetale Hämoglobin bis auf geringe Spuren aus dem Blut verschwindet, mit dem Zeitpunkt zusammen, wo Erythrocytenzahl und Hämoglobin ihr Minimum erreichen* und die PRICE-JONES-Kurven der Erythrocytendurchmesserbestimmungen ihre Basis, die durch den Streuungswert ausgedrückt wird, nahezu auf Erwachsenenverhältnisse reduziert haben. Der Ab- und Umbau der morphologischen Elemente der Erythropoese vollzieht sich also synchron mit dem Abbau des fetalen Hämoglobins und seinem Ersatz durch reifes Hämoglobin.

d) Qualitativer Hämoglobinstoffwechsel (Abbau).

Der Abbau des Hämoglobins hat durch die Forschungen der letzten 10 Jahre ein völlig neues Bild erhalten (WATSON; BAUMGÄRTEL; SIEDEL. VON POELNITZ und EISENREICH). Neben den altbekannten reduktiven Vorgängen, die zum Uro- bzw. Stercobilinogen führen, sind oxydative (BINGOLD) und oxydo-reduktive Vorgänge (BINGOLD und STICH; EISENREICH; SIEDEL) bekannt geworden. Auf der einen Seite kann das Häm oxydativ unmittelbar, zum zweikernigen Pyrrol *Propentdyopent* abgebaut werden, auf der anderen führen fortgesetzte Oxydo-Reduktionen über das Verdoglobin und das Biliverdin-Bilirubin zu dem ebenfalls zweikernigen Mesobilileukan-Promesobilifuscin. Dessen Polymerisationsprodukte, die Mesobilifuscine, verursachen zu einem erheblichen Teil die Farbe des Stuhles. Wir geben in der Abb. 13 die Auffassung von BINGOLD und STICH wieder, die sich im großen und ganzen mit der von SIEDEL und Mitarbeitern deckt. Grundsätzliche Unterschiede des qualitativen Hämoglobinabbaues scheinen sich im Kindesalter nicht zu finden, mit einziger Ausnahme der Neugeborenenperiode; in dieser verhindert die physiologische Unreife der Leber die Umwandlung des hämatogen anfallenden indirekten Bilirubins in direktes Bilirubin und seine Ausscheidung mit der Galle in den Darm. Die Leber des Feten ist ja für die Bilirubinausscheidung auf Blutweg → Placenta eingestellt, und auch der Neugeborene hat noch die Neigung zu dieser fetalen „Paracholie" (YLPPÖ). Daher steht ja auch dem hohen Blutbilirubinspiegel des Neugeborenen — 1,63 mg/100 cm³ im Durchschnitt bei Maximalwerten von

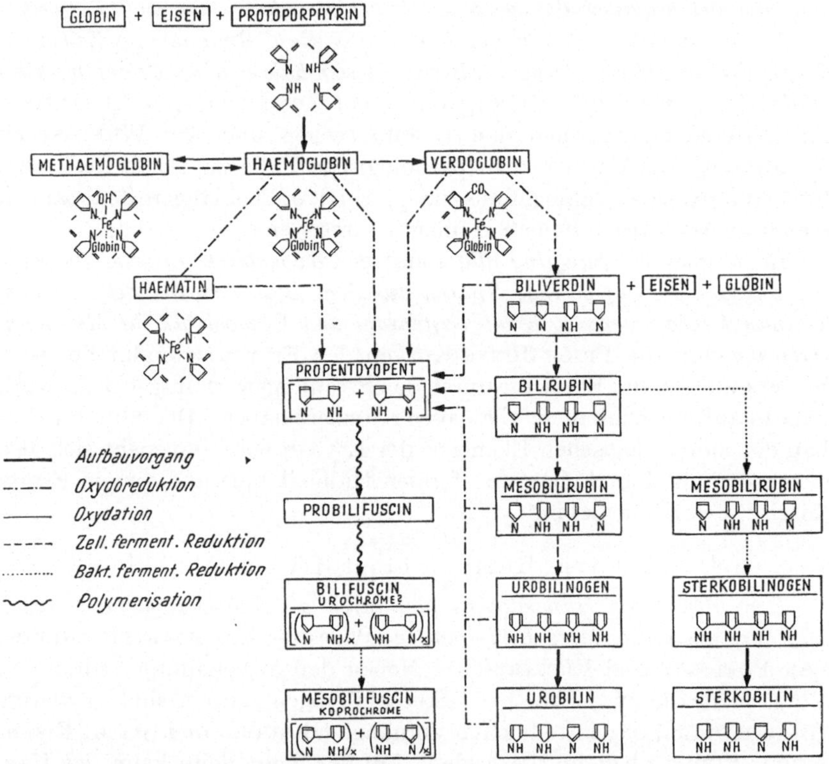

Abb. 13. Der Blutfarbstoffwechsel. Nach BINGOLD und STICH (Umzeichnung nach C. GASSER: Die hämolytischen Syndrome im Kinderalter. Stuttgart, 1951). Rechts die vorwiegend reduktiven Abbauvorgänge über die Tetrapyrrolkörper. Links der oxydative Abbau zum Propentdyopent und die Polymerisation der zweikernigen Pyrrole bis zu den Mesobilifuscinen. In der Mitte der oxydo-reduktive Vorgang der Verdoglobin- und Biliverdinbildung und die sich anschließenden cellulären fermentativ-reduktiven Abbaumechanismen.

mehr als 3 mg/100 cm³ (DAVIDSON, MERRITT und WEECH) — ein ungewöhnlich niedriger Gesamtbilirubingehalt des Meconium gegenüber (YLPPÖ). Unter diesen Umständen kommt es dann nach Unterbrechung des Weges zur Placenta zu einem *Icterus neonatorum*, der naturgemäß um so stärker ist, je weniger Gallenfarbstoffe der Stuhl des Neugeborenen enthält (ROSS, WAUGH und MALLOY). Näheres im Abschnitt über den

Icterus neonatorum dieses Kapitels (s. S. 228) sowie im Eisenstoffwechsel (K. H. SCHÄFER, S. 309).

Das Wesen der Umwandlung des indirekten in das direkte Bilirubin ist noch nicht völlig geklärt. Die Annahme einer Keto-Enol-Tautomerie ist verlassen, die lockere Bindung an Eiweißkörper für *beide* Formen wahrscheinlich gemacht und eine im Bilirubinmolekül verschiedenartige Verankerung der Eiweißkomponente nicht bewiesen. Die Überführung in einen kolloidalen Zustand scheint eine gewisse Rolle zu spielen.

Für die normale Bildung des *Stercobilinogens* im *Darm* nimmt man an, daß durch die Dehydrase der Colibakterien Cystein dehydriert wird. Der freiwerdende Wasserstoff reduziert das Bilirubin zum Mesobilirubin und Stercobilinogen. Durch das Fehlen der Colibakterien bleibt dieser Vorgang im Neugeborenendarm aus.

e) Quantitativer Hämoglobinstoffwechsel (Blutmauserung).

Die Verwickeltheit der im Rahmen dieses Buches zwangsläufig nur angedeuteten Abbaumechanismen erklärt die Schwierigkeit einer exakt quantitativen Erfassung der sog. *Blutmauserung*. Als Mauserungsindex diente bisher die ausgeschiedene Urobilin- und Bilirubinmenge in ihrem Verhältnis zu 100 g zirkulierenden Hämoglobins. Die von HEILMEYER und WESTHÄUSER und HEILMEYER und OETZEL errechneten Werte betrugen ohne Berücksichtigung der erst später bekanntgewordenen Abbauprodukte Propentdyopent, Mesobilileukan und der Mesobilifuscine beim Erwachsenen etwa 3,6 g Hämoglobin täglichen Abbaus und rund 5 g Hämoglobin täglicher Bildung.

Tabelle 28. *Die Blutmauserung in den ersten 8 Wochen.* [Nach W. KÜNZER: Bibl. paediatr. **51**, Basel (1951).]

Lebensalter (Wochen)	W	R	R/W	Mauserungs-index
1	0,57	1,8	1 : 0,32	20
2	0,65	0,9	1 : 0,82	23
3 u. 4	0,69	0,8	1 : 1,0	24
5 u. 6	**0,83**	0,9	**1 : 1,1**	**28**
7 u. 8	0,38	0,8	1 : 0,56	13,2

Erläuterung: W = Zerstörungswert (wastage) = täglich abgebaute Hb-Menge in Prozent des zirkulierenden Hb, R = Regenerationswert = Reticulocytenzahl in Prozent × Färbeindex. Mauserungsindex = die pro 100 g zirkulierendes Hb täglich ausgeschiedene Menge an Bilirubinabkömmlingen (in mg). Normalwerte (Erwachsener): W = etwa 0,5, R = 1,0, R/W = 1:0,46, Mauserungsindex = 13.

Daraus schloß HEILMEYER auf eine vollständige Hb-Erneuerung binnen 180 Tagen. KÜNZERs umfassende Blutfarbstoffwechselstudien ergaben für die 1. Lebenswoche eine leicht positive Bilanz: Der Hb-Aufbau dominiert anscheinend etwas gegenüber dem Abbau. Von der 2.—8. Woche überwiegt dagegen eindeutig der Hb-Abbau. Die Mauserungsindices sind weit über das Erwachsenenmaß erhöht, am stärksten in der 5.—6. Woche. Dem gegenüber ist die annähernd normale Regeneration prozentual schwach. Vom *3. Monat* an überwiegt wieder der Hb-Aufbau. Allerdings wird er nicht durch eine erhöhte Regeneration zustande gebracht, sondern durch eine starke Drosselung des Abbaues. Wir geben in Tab. 28, die BROCK nach ausführlicheren Tabellen KÜNZERs berechnet hat, die Verhältnisse während der ersten 8 Lebenswochen wieder.

Auch die KÜNZERschen Berechnungen der Blutmauserung beruhen. wie alle älteren Arbeiten, allein auf der Erfassung der Tetrapyrrolkörperausscheidung. Dadurch besitzen seine Werte trotz der methodischen Durchfeilung, mit der sie gewonnen wurden, nur relativen Charakter. Sie werden durch Studien über die Ausscheidung zweikerniger Pyrrole und deren Polymerisationsprodukte ergänzt werden müssen. ehe sich reale quantitative Angaben machen lassen. *An der grundsätzlichen Bedeutung der oben genannten Verschiebungen der Hämoglobinaufbau-abbaurelation im 1. Lebensvierteljahr ändert diese Einschränkung nichts, zumal sie in zeitlich guter Übereinstimmung mit den quantitativen Verschiebungen der Erythrocytenzahl, des prozentualen Hb-Gehalts und absoluten Hb-Bestandes stehen.* Die physiologische Anämie des normalen Säuglings ausgangs des ersten Trimenons erfährt durch die Erkenntnis erhöhter Abbauvorgänge des Hämoglobins von der 2. bis zur 10. Lebenswoche eine weitere pathogenetische Aufhellung. Vergl. auch weiter unten die Ausführungen über die physiologische Anämie des Säuglings, S. 230.

2. Die Gerinnungsfaktoren.

a) Die humoralen Gerinnungsfaktoren.

Das klassische Blutgerinnungsschema von MORAWITZ, das die Thrombokinase in Gegenwart von Calcium das Prothrombin sich in Thrombin umbilden läßt, welches seinerseits die Fibrinbildung aus dem Fibrinogen bewirkt, besitzt auch heute noch als Gerüst unserer Vorstellung von der Blutgerinnung seine Gültigkeit. Es hat allerdings in den letzten Jahren durch die *Entdeckung zahlreicher Beschleunigungsfaktoren der Umwandlung des Prothrombins in das Thrombin* eine Differenzierung gefunden. Die Tatsache, daß verschiedenenorts nahezu gleichzeitig unter verschiedenen Gesichtspunkten und dementsprechend experimentellen Bedingungen das Gerinnungsproblem beforscht wurde, hat zu zwei grundsätzlichen Schwierigkeiten geführt: 1. haben die verschiedenen Arbeitsgruppen eigene Nomenklaturen und 2. lassen sich die verschiedenen Begriffe der einzelnen Schulen nicht ohne weiteres gegeneinander zur Deckung bringen. Wir versuchen deshalb, im Folgenden ein Gerinnungsschema (Abb. 14) zu geben, das den augenblicklichen Kenntnissen der einzelnen in den Gerinnungsmechanismus eingreifenden Faktoren soweit wie möglich gerecht wird. Und zum zweiten geben wir in Anlehnung an KOLLER, LOELIGER und DUCKERT eine Tabelle (29), die die sich deckenden bzw. in wesentlichen Punkten überschneidenden Begriffe der verschiedenen Schulen gegenüberstellt:

Tabelle 29. *Synonyma für die verschiedenen Gerinnungsfaktoren.*

Thromboplastinogenase (QUICK)
= Plättchenenzym,
= Thrombokatalysin (LENGGENHAGER),
= Thrombocytolysin (BRINKHOUS) ? .

Thromboplastinogen (QUICK, HONORATO, BRINKHOUS)
= Antihämophiles Globulin,
= Prothrombokinase (LENGGENHAGER).

Thrombokinase
= Thromboplastin (HOWELL),
= Cytokinase (OWREN),
= Cytocym (BORDET).

Prothrombin
= Prothrombin — Faktor VII (SEEGERS),
= Serocym (BORDET),
= Thrombocym (NOLF),
= Prothrombin B (QUICK).

Faktor V und VI (OWREN)
= Prothrombinase (OWREN) (VI),
= Thrombogen (NOLF) (V),
= labiler Faktor (QUICK),
= Proaccelerin und Accelerin (ASTRUP und OWREN),
= Co-Faktor des Thromboplastins (HONORATO),
= Plasma-Prothrombin-Conversion-Faktor (PPCF) (STEFANINI),
= Prothrombin-Converting-Faktor (JACOBS) (VI ?),
= Plasma- und Serum-Accelerator-Globulin (?) (WARE, GUEST und SEEGERS).

Faktor VII (KOLLER)
= Serum-Prothrombin-Conversion-Accelerator (SPCA) (DE VRIES, ALEXANDER und GOLDSTEIN),
= Proconvertin (OWREN),
= Cothromboplastin (MANN und HURN) (?),
= Prothrombin-Accelerator (McMILLAN) (?),
= Prothrombin-Conversion-Faktor (OWREN und BOLLMANN).

Die Differenzierung des Blutgerinnungsschemas hat zu einer entsprechenden Differenzierung der Methodik geführt, um die einzelnen Gerinnungsfaktoren quantitativ, d. h. nach ihrem prozentualen Gehalt in 1 cm³ Blut oder nach ihrer Leistungsfähigkeit (Reaktionsgeschwindigkeit) zu beurteilen. Für den praktisch klinischen Gebrauch haben sich neben den klassischen Gerinnungszeitbestimmungen nach SAHLI, FONIO und BÜRKER, sowie der Fibrinogenbestimmung, der Calciumbestimmung und der Thrombocytenzählung nur die Prothrombinzeit (QUICK), allerdings in den verschiedensten Modifikationen und bedingt der Prothrombinutilization-Test (BRINKHOUS) und der Prothrombinconsumptionstest (QUICK) durchgesetzt. Die unterschiedlichen Ergebnisse bei der Bestimmung der Gerinnungszeit sind durch die Anwendung einer verschiedenen Technik bzw. Unterschiede des Instrumentariums, verursacht. (Paraffinierung, Gefäßkrümmung, Temperatur, Luftfeuchtigkeit.) Das HARTERTsche Thromboelastogramm verbindet mit der Möglichkeit exakter Erkennbarkeit der kritischen Zeitpunkte des Gerinnungsvorgangs eine kontinuierliche Bestimmung der Gerinnungselastizität, der Retraktion, der Fibrinviscosität und der Fibrinolyse. Sein wesentlicher Vorteil liegt darin, daß sich reproduzierbare Kurven ohne den Zusatz unphysiologischer, die Gerinnung irgendwie beeinflussender Substanzen gewinnen lassen. Unter den Prothrombinzeitbestimmungen setzten sich besonders in der Pädiatrie die Zweiphasenmethoden durch, weil sie unter Ausschluß der zahlreichen gerinnungsbeschleunigenden Faktoren der ersten Phase ein exakteres Maß der eigentlichen Prothrombinaktivität darstellen.

Die verschiedenen Phasen der Blutgerinnung vollziehen sich, wie das beigegebene Schema zeigt, nicht mehr ausschließlich nacheinander, sondern in einigen wesentlichen Punkten synchron. Die erste Phase der klassischen Blutgerinnungslehre, die Bildung des Thrombins aus dem

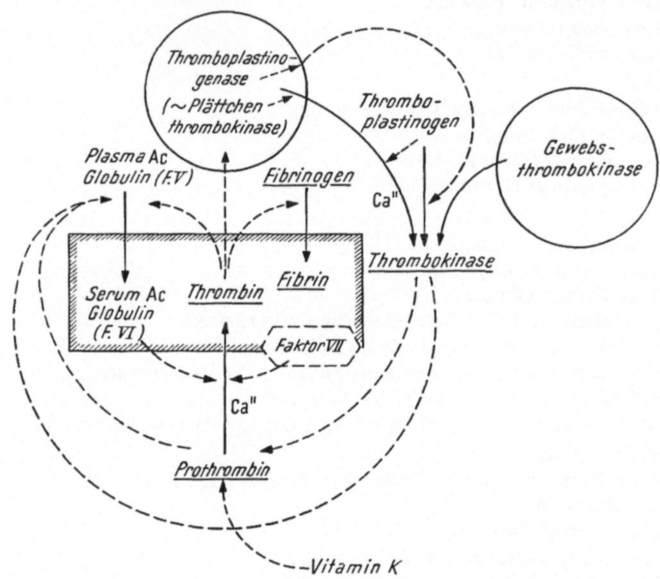

Abb. 14. Blutgerinnungsschema. Die Faktoren der klassischen Gerinnungslehre von MORAWITZ sind unterstrichen. ——————— Strukturwandel, - - - - - - - Aktivierung eines Strukturwandels. Innerhalb des schraffierten Vierecks sind die Serum-, außerhalb die Plasmafaktoren anzutreffen.

Prothrombin mit Hilfe der Thrombokinase erfolgt gleichzeitig mit einer Aktivierung der Umwandlung des Faktors V in den Faktor VI bzw. des Plasmaacceleratorglobulins in das Serumacceleratorglobulin durch die Thrombokinase und das Prothrombin. Diese aktivierenden Faktoren bzw. Globuline greifen ihrerseits beschleunigend in die Prothrombinumwandlung ein. Dazu tritt der Faktor VII, der im Gegensatz zu den eben genannten Acceleratoren nur auf die Prothrombinumwandlungszeit, nicht aber auf die Menge des gebildeten Thrombins einwirkt. Von dem gebildeten Thrombin genügt ein minimaler Bruchteil, um die zweite Phase der alten Gerinnungslehre, die Umwandlung des Fibrinogens in Fibrin, zu bewirken (Gerinnungsdauer). Mit der beginnenden Thrombinbildung wird die durch äußere Faktoren ausgelöste Gerinnung dadurch unterhalten, daß einmal wiederum das Plasmaacceleratorglobulin aktiviert, und zum anderen die Thrombocyten zur Ausschüttung der Thromboplastinogenase oder einer inaktiven Thrombokinase angeregt werden. Je nach der Schule wird die inaktive, aus den Plättchen stammende Thrombokinase durch das im Plasma befindliche Thromboplastinogen oder dieses durch die Thromboplastinogenase zur funktionstüchtigen Thrombokinase aktiviert. Ionisiertes Calcium ist für diesen Vorgang offenbar ebenso wichtig wie für die Aktivierung der Beschleunigungsfaktoren und die Umwandlung des Prothrombins zum Thrombin.

Physiologische Veränderungen des Gerinnungsvorganges durch quantitative Verschiebungen von Gerinnungsfaktoren, die die Schwankungsbreite des Normalbereichs der Erwachsenen über- bzw. unterschreiten, *finden sich praktisch nur in der Neugeborenenperiode*. Nach SANFORD verschieben sich die Werte der meßbaren Faktoren wie folgt:

Tabelle 30. *Die Gerinnungsfaktoren während der Neugeborenenperiode.* [Nach H. N. SANFORD aus H. WILLI: Erg. inn. Med., N. F. 2, 467 (1951). Die letzte Spalte nach Originalwerten von WILLI in der gleichen Arbeit (Methode FIECHTER).]

Zeit	Gerinn.-zeit (BÜRKER) min	Blutg.-zeit min	Thrombo-cyten	Prothrom-bin [1] %	Fibri-nogen g-%	Calcium µg-%	Prothrom-binzeit sec
Nabelschnur				70		11,00	
1. Tag	3	2	250000	50	0,29	10,50	21,81
2. „	4	3	300000	28	0,36	10,29	24,18
3. „	5	4	280000	20	0,38	10,00	28,23
4. „	4	3	320000	30	0,41	9,76	26,11
5. „	4	3	300000	45	0,38	10,00	21,78
6. „	3	2	280000	50	0,39	10,36	19,88
7. „	3	2	280000	75	0,41	10,38	18,62
8. „	3	2	300000	70	0,42	10,36	18,10
9. „	3	2	300000	70	0,39	10,36	19,64
10. „	3	2	310000	70	0,39	10,36	
Erwachsener	3—5 [2]	2—4	300000 bis 400000	70 bis 100	0,3 bis 0,5	10—11	13—15

KOVE und BENTON schließen aus dem ähnlichen Abfall der Prothrombinkonzentrationskurven von Erwachsenen und Neugeborenen nach Lagerung über 2—16 Tage, daß das Neugeborenenprothrombin qualitativ dem Erwachsenenprothrombin ähnelt, und daß ähnliche Beschleunigungsfaktoren im Plasma wirksam sind wie beim gesunden Erwachsenen. Die Literaturangaben über die Prothrombinspiegelerniedrigung der

---

[1] Die Prothrombinprozent-Angabe geht vom Normalwert des Erwachsenen aus, so daß bei einer Prothrombinzeit von 14 sec 100% Prothrombin vorhanden sind. Wie sich die beiden Werte zueinander verhalten, zeigt der linke Teil der Abb. 15 (nach WILLI). Ein Vergleich der WILLIschen Durchschnittswerte mit denen von SANFORD zeigt, daß letzterer wesentlich stärkere prozentuale Schwankungen in der Neugeborenenperiode beobachtete als WILLI.

[2] 4—6 min (OPITZ).

ersten Lebenstage sind zahlreich und stimmen im wesentlichen miteinander überein (PLUM; OWEN, HOFFMAN, ZIFFREN und SMITH; KATO und
PONCHER; BRINKHOUS, SMITH und WARNER; GROSSMANN; PONCHER;
GAETHGENS u. a.). *Die Regelmäßigkeit, mit der ein Absinken des Prothrombinspiegels bis zum 3. Tag beobachtet wird,* wenn man Mittelwerte aus
einem Kollektiv betrachtet, *berechtigt nicht zu der Annahme, daß im*

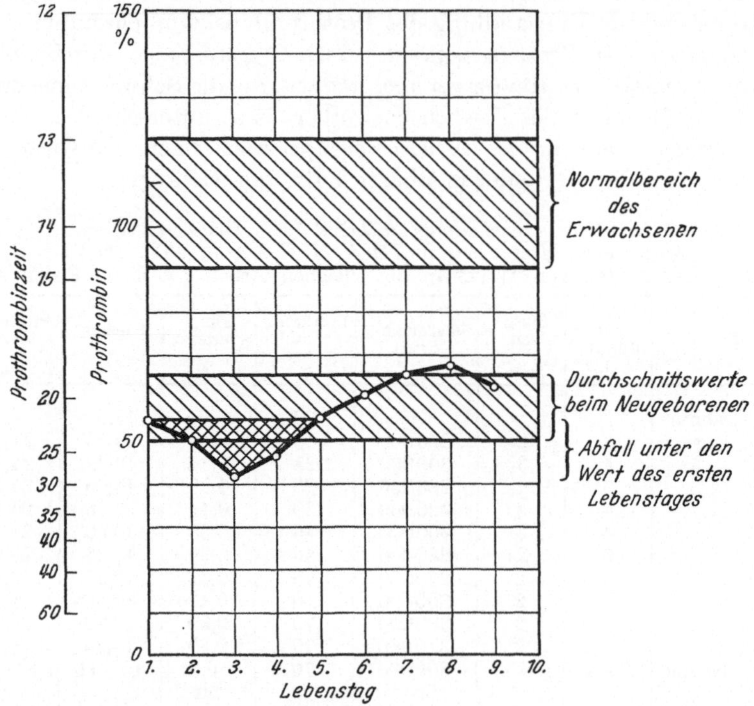

Abb. 15. Der *Prothrombinspiegel* während der Neugeborenenperiode. Der karierte Teil der Skizze
zeigt die Hypoprothrombinämie, die postnatal rein durch Vitamin K-Mangel entsteht und dementsprechend durch Vitamin K-Prophylaxe vermieden werden kann. [Nach H. WILLI: Erg. inn. Med.
N. F. 2. 467 (1951).]

Einzelfall beim Neugeborenen eine deutliche Verlängerung der Prothrombinzeit im Vergleich zum Nabelschnurwert auftreten muß (PLUM und LARSEN).
Schon der Nabelschnurwert ist niedrig. Er liegt je nach Autor *zwischen
50 und 80% des Erwachsenenwertes.* WESPI *unterscheidet deshalb zwischen
der Hypoprothrombinämie des Nasciturus und der progredienten Hypoprothrombinämie der ersten Lebenstage.* Er legt auf diese Unterscheidung
Wert, weil erstere nicht auf einem Vitamin K-Mangel der Mutter beruht,
da ein solcher nie nachweisbar ist.

Dagegen ist *der Zusammenhang zwischen dem Vitamin K-Mangel
und der progredienten Prothrombinverminderung der ersten Lebenstage*

eindeutig erkannt und seine Behebbarkeit, jedenfalls bis zu einer gewissen Grenze, sowohl durch Vitamin K-Medikation der Mutter unmittelbar vor, wie des Neugeborenen unmittelbar nach der Geburt reproduzierbar (s. Abb. 15). *Die Tatsache, daß es* aber *selbst mit unphysiologisch hohen Dosen — bis zu 20 mg — nicht gelingt, den Prothrombinspiegel des Neugeborenen auf die Durchschnittshöhe des Erwachsenen zu heben,* obwohl, je nach Autor, nur 20—50 γ nötig sind, um das Absinken des Prothrombins zu vermeiden, *spricht für eine 2. Ursache des Prothrombindefizits* neben dem Vitamin K-Mangel. *Sie wird in der physiologischen Unreife der Leber gesehen* (WESPI). Nach WILLI ist der Prothrombinmangel besonders ausgeprägt, wenn es sich um komplizierte Geburten handelt. Auch PLUM findet bei seinem reichen Beobachtungsgut (3500 Prothrombinbestimmungen) eine positive Korrelation zwischen Geburtsdauer und Prozentsatz der stark hypoprothrombinämischen Neugeborenen. Er nimmt deshalb eine geburtstraumatische Schädigung der Prothrombinbildungsstätte, der Leber, an. Da andererseits bei Frühgeburten die Hypoprothrombinämie wesentlich ausgeprägter zu sein pflegt als beim vollausgetragenen Neugeborenen, können derartige geburtstraumatische Schäden nur eine zusätzliche Noxe darstellen, während die Unreife der Leber stärker in den Vordergrund rückt. Allerdings konnte PLUM im Nabelschnurblut von Frühgeburten keine stärkere Hypoprothrombinämie feststellen, dagegen eine Abhängigkeit des postnatalen Absinkens des Prothrombinwertes vom Geburtsgewicht. Die durch Vitamin K-Gabe unterdrückbare zunehmende Prothrombinzeitverlängerung dürfte ebenfalls *2 Ursachen* haben, die gemeinsam *den Vitamin K-Mangel bedingen: Einmal unterbleibt* mit der Abnabelung *die* physiologische *bisher durch die Placenta besorgte exogene* Vitamin K-*Zufuhr* — und eine perorale hat in den ersten 24 Lebensstunden nicht stattgefunden — *zum anderen fehlt im Neugeborenendarm die für die Vitamin K-Produktion nötige bakterielle Flora.*

Mit Ausgang der Neugeborenenperiode wird im Durchschnitt ein Wert von 70—80% der Erwachsenennorm erreicht. Von da ab erfolgt bei großen individuellen Unterschieden langsam aber kontinuierlich bis zum Ende des 1. Lebensjahres ein Angleichen an die Erwachsenennorm (BRINKHOUS, SMITH und WARNER). Der künstlich ernährte Säugling zeigt dabei etwas höhere Prothrombinwerte als der voll gestillte (PLUM). Jahreszeitliche Unterschiede bestehen nicht.

Auch der Fibrinogenspiegel, der je nach der Methodik beim Erwachsenen mit 300—500 mg/100 cm^3 als normal angegeben wird, ist *beim Neugeborenen, besonders im Nabelschnurblut mäßig erniedrigt.* RUSH; RAPOPORT, RUBIN und CHAFFEE fanden bei Vergleichen zwischen dem mütterlichen und dem Neugeborenenblut in ersterem durchschnittlich rund 500, bei letzterem 250—350 mg/100 cm^3. Die SANFORDschen Daten geben wir in der oben angeführten Tab. 30. NEVINNY fand bei der Mutter durchschnittlich 380, im Nabelschnurblut 240 mg-%. Diese nur geringe Fibrinogenspiegelerniedrigung der ersten Lebenstage steht in auffälligem Gegensatz zu der zu diesem Zeitpunkt maximal verzögerten Blutkörperchensenkungsgeschwindigkeit (HURWITZ, MULAY und LAZARUS). Das kommt allerdings nur mit der Methode LINZENMEIER gut zum Ausdruck, weil die Methode WESTERGREEN für Verzögerungen der BKS einen zu kleinen Spielraum hat. Diese mangelhafte Korrelation steht in Widerspruch zu der weitverbreiteten Annahme, daß die Senkungswerte der Erythrocyten in unmittelbarer Abhängigkeit vom Fibrinogenspiegel stünden (SMITH).

Die übrigen Gerinnungsfaktoren, insbesondere die Acceleratoren, sind quantitativ noch nicht so erfaßt, daß Unterschiede zwischen der Erwachsenen- und der Neugeborenennorm in der prozentualen Größenordnung, wie wir sie beim Fibrinogen finden, zur Geltung kämen. Das Calcium, das ebenfalls nur minimale Schwankungen in einem durchaus physiologischen Bereich aufweist (s. Tab. 30), wird an anderer Stelle dieses Buches behandelt werden.

Die *Gerinnungszeit* ist, wie wir eingangs erwähnten, bezüglich ihres Wertes stark von der Methode abhängig. Dabei werden die Originalmethoden von BÜRKER, von SAHLI, und von FONIO meist gar nicht mehr nach den ursprünglichen Vorschriften benutzt, sondern von Institut zu Institut stark abgewandelt, unter Beibehaltung der alten Namen. Die SANFORDschen Werte der Tab. 30 entsprechen dem Gerinnungsbeginn, wie man ihn mit der Methode BÜRKER gewinnen kann (ein Tropfen Blut auf dem hohlgeschliffenen Objektträger; alle 30 sec mit dem Glasfaden auf den ersten Fibrinfaden prüfen; Gerinnungs*beginn* [25° C] bei 5 min). Die SAHLI-Methode verwendet einen kleinen Schröpfkopf und überschichtet die Blutstropfen mit Paraffin. Die Methode FONIO gibt exakte Werte nur für das Gerinnungsende ($^1/_2$—1 cm³ Venenblut: paraffiniertes Blockschälchen; feuchte Kammer; Prüfung durch Schrägstellung; *vollständige* Gerinnung nach 25—30 min). Oft werden die Methoden so kombiniert, daß erst mit dem Glasfaden der Gerinnungsbeginn gesucht und dann durch Schrägstellung das Ende bestimmt wird. Derartig gewonnene Gerinnungszeiten sind nicht mit den Originalwerten vergleichbar. Über die Neugeborenenperiode kann man auch heute noch die zusammenfassende Bemerkung BROCKs in der 1. Auflage dieses Buches anführen: „*Beim Neugeborenen ist der Gerinnungsbeginn fast immer normal, verzögert sich jedoch etwas beim Auftreten des Icterus neonatorum,* am stärksten meist am 3. Lebenstage. *Dagegen findet die Gerinnung beim Neugeborenen viel langsamer ihren Abschluß, ja, bleibt oft recht unvollkommen* ... Systematische Untersuchungen ... wären wünschenswert.“ Daß auch bei Verwendung immer der gleichen Methode keine Konstanz der Gerinnungszeit zu erwarten ist, zeigen die Beobachtungen

NEUBERTs; im Verlauf von 10 Std. konnten bei stündlichen Kontrollen mit der Methode HALSE bei gesunden wie kranken Kindern Spontanschwankungen von $\pm$ 20 bis $\pm$ 50% festgestellt werden. Dieses Ergebnis mahnt zur Vorsicht bei der Beurteilung therapeutischer Effekte.

b) Die Capillarresistenz.

Da beim Auftreten einer Blutung thrombocytäre, plasmatische und *vasale Faktoren* beim Verschluß der Blutungsstelle zusammenwirken, ist es üblich geworden, die gefäßbedingten, zu einer Blutung führenden Faktoren in Zusammenhang mit den Gerinnungsfaktoren zu behandeln. Die *Blutungszeit* (s. Tab. 30) hält sich wie die Gerinnungszeit selbst in der Neugeborenenperiode im Erwachsenenbereich. Abweichungen von dieser Norm sind auch für andere Altersstufen nicht bekannt. Dagegen schwanken die Einzelwerte im Laufe eines Tages im gleichen Größenordnungsbereich wie die der Gerinnungszeit (NEUBERT; Methode DUKE). Das RUMPEL-LEEDEsche *Phänomen* wird in seinem Ausfall so unterschiedlich bewertet (s. BROCK, 1. Aufl.), daß uns die einzelnen Angaben keine Rückschlüsse auf physiologische Veränderungen während der Kindheit gestatten. Dagegen besitzen auch heute noch die Ergebnisse der BAYERschen *Saugglockenversuche* ihre Gültigkeit. Der Autor konnte in mehreren Arbeiten beweisen, daß vom 1. Lebenstag bis zum Ende der 1. Lebenswoche die durchschnittliche Häufigkeit positiver Reaktionen mit dem Schröpfkopf rasch abnimmt Die Saugglocke wurde unter Druck (220 mg Hg) 1 min lang angesetzt. 66% von 160 Kindern waren am 1. Lebenstag positiv. Auch bei dem umgekehrten Verfahren, den Unterdruck zu ermitteln, bei dem der Versuch positiv wird, zeigte sich der Neugeborene als am leichtesten reagibel (YLPPÖ). Der gleiche Autor stellte auch fest, daß diese vasculäre Insuffizienz der Neugeborenen vom Geburtsgewicht abhängig ist. Je niedriger das Gewicht, um so leichter treten Blutungen auf, dies gilt natürlich besonders für Frühgeburten. MOLONEY bestätigte die BAYERschen Angaben: Bei 60% der von ihm untersuchten Neugeborenen bestand eine verminderte Capillarresistenz. HONGLER (Dissertation bei WILLI) fand prinzipiell ein ähnliches Verhalten, wenn auch seine Durchschnittswerte etwas niedriger liegen: Von 110 Neugeborenen ließ sich bei 59 am 1., bei 49 am 3. und bei 27 am 6. Tag ein positives Ergebnis gewinnen. Man kann danach sagen, daß eine verringerte Capillarresistenz ein Symptom ist, das sich auf die ersten Lebenstage beschränkt (man denke an das Erythema neonatorum), um dann dem Verhalten Platz zu machen, das aus anatomischen Gründen der frühkindlichen Lebensperiode zukommt — nämlich einer *erhöhten* Capillarresistenz (schräg aufsteigender Verlauf und unregelmäßige Verteilung der Hautgefäße, die erst *nach* dem ersten Trimenon den bleibenden horizontalen Verlauf zeigen, wodurch sie der

Saugwirkung stärker ausgesetzt sind). Bei einer solchen Deutung der Befunde entfällt auch der Gegensatz zu den ausführlichen Untersuchungen von Lindquist, der bei 106 Neugeborenen nur 17 mal Symptome einer verminderten Capillarresistenz fand. Und so fanden auch Brock und Malcus im ersten Trimenon die höchsten Resistenzwerte. Diese bedienten sich der Methode, den Minimalunterdruck bei 1 minütigem Ansaugen zu bestimmen, bei dem mehr als 3 Petechien unter der Saugglocke auftraten. Sie dehnten ihre Untersuchungen auf die ganze Kindheit aus mit folgendem Ergebnis:

Tabelle 31. *Die Capillarresistenz im Kindesalter.* [Nach J. Brock und A. Malcus: Z. Kinderheilk. **56,** 237 (1934).]

Alter	Zahl	Rumpel Leede + (%)	Saugglockenversuch eben positiv bei einem Unterdruck von mm Hg					
			Brust			Arm		
			V	ε	M	M	ε	V
1. Trim.	12	25	190—500	104	**380**	**340**	120	90—500
$^1/_4$—1 J.	16	50	150—500	100	**280**	**290**	106	150—500
1— 2	19	52	50—400	82	**200**	**340**	78	200—500
3— 6	28	57	50—300	42	**120**	**330**	87	100—500
7—10	25	64	50—220	37	**100**	**310**	115	110—500
11—13	30	66	50—220	39	**100**	**260**	91	100—500

Die Tabelle gibt auch einen guten Eindruck von den großen individuellen Schwankungen der Capillarresistenz — sowie von der Notwendigkeit, bei Vergleichen derselben stets die gleiche Körperstelle, am besten

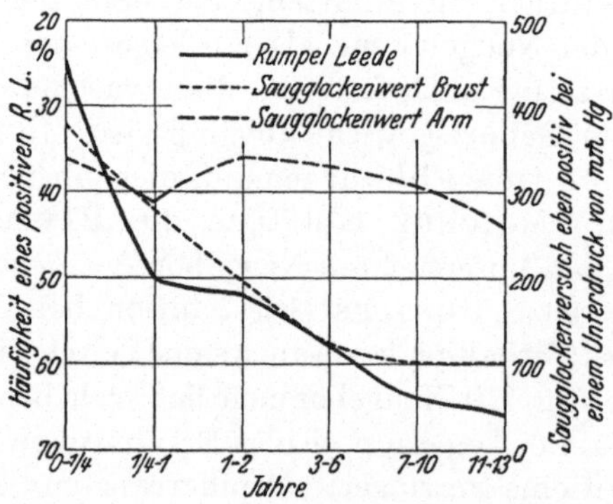

Abb. 16. Die Capillarresistenz im Kindesalter. (Nach J. Brock und A. Malcus.)

die unter dem Schlüsselbein liegende Brustpartie zu verwenden. Hierbei zeigt sich ein kontinuierlicher Abfall der Capillarresistenz, bis gegen Ende der Schulzeit Erwachsenenwerte erreicht werden. Abb. 16 zeigt diesen Altersabfall noch besser.

V. Die physiologischen Besonderheiten des Blutes infolge der Umstellung vom intra- auf das extrauterine Leben.

Greifen wir aus den tabellarischen Zusammenstellungen der vorangegangenen Kapitel diejenigen Besonderheiten heraus, die auf der einen Seite ihre Ursache in der Umstellung vom intrauterinen auf das extrauterine Leben haben, auf der anderen durch ihr Ausmaß sich klinisch augenfällig machen, so kommen wir zwangsläufig zur physiologischen relativen Blutungsbereitschaft der ersten Lebenstage, zum physiologischen Icterus neonatorum und zur physiologischen Anämie des Säuglings. In den beiden ersten Fällen handelt es sich um physiologische Syndrome, die mit späteren klinischen Krankheitsbildern eine gewisse Ähnlichkeit aufweisen, im Gegensatz zu diesen aber keine exogene Deutung zulassen. Beide haben eine vielwurzlige, in Einzelheiten auch heute noch nicht übersehbare Endogenese. Bei beiden konnte die Forschung eindeutig Faktoren eruieren, die auf die Umstellung der Leber vom Blutbildungs- zum Stoffwechselorgan hinweisen. Bei beiden dürfte das durch die Sterilität des Neugeborenendarmes bedingte Fehlen eines Bakterienstoffwechsels unterstützenden Charakter bei der Entstehung einzelner Symptome haben.

Die fakultative Blutungsbereitschaft der ersten 3—4 Lebenstage weist als genetisches Leitsymptom die Hypoprothrombinämie auf, die —immer verglichen mit der Erwachsenennorm — von mäßig subnormalen Nabelschnurwerten zu extrem niedrigen des 2.—4. Lebenstages absinkt, nämlich von 70% auf 20%. Schon für diese Hypoprothrombinämie müssen mehrere Ursachen gesucht werden. Der etwas erniedrigte Nabelschnurwert kann bei normalem mütterlichen Prothrombin nicht Ausdruck eines generellen Vitamin K-Mangels sein. Es besteht die Möglichkeit, eine relativ schlechte Passage des fettlöslichen Vitamins durch die Placenta anzunehmen. Dazu kommt die Möglichkeit eines traumatischen Schocks der Leber unter einer schweren Geburt. Verstärkt wird der Mangel durch die fehlende Zufuhr am 1. Lebenstag und ganz besonders durch die Unmöglichkeit einer enteralen Vitamin K-Synthese, da der Neugeborenendarm steril ist. Erschwerend tritt die physiologische Unreife der Leber hinzu. Wenn dieser Unreifebegriff auch etwas verschwommen ist, und infolge der Schwierigkeit, sog. Leberfunktionsproben richtig zu beurteilen, bis zu einem gewissen Grade auch bleiben wird, so besteht an der Tatsache einer relativen Insuffizienz der Leber während dieser ersten Lebenstage kein Zweifel. Bilirubinbelastungs- und Bromsulphaleinausscheidungsversuche während der Neugeborenenperiode weisen ebenso auf eine funktionelle Unreife hin wie die Begrenztheit des Prothrombinanstiegs selbst auf maximale Vitamin K-Injektionen. *Erschwerend treten zu der fakultativen Blutungsbereitschaft durch Prothrombinarmut die mäßig erniedrigte Thrombocytenzahl und das um* $^{1}/_{4}$—$^{1}/_{3}$

der Erwachsenennorm verminderte Fibrinogen. Beide Faktoren lassen sich schwer genetisch deuten. Wenn die Thrombocyten tatsächlich von den Megakaryocyten abstammen, eine Hypothese, die die meisten Hämatologen anerkennen, so lassen die wenigen Beobachtungen über das Neugeborenenmark keine bindenden Schlüsse von einem Verhalten der Knochenmarksriesenzellen auf die Blutplättchen zu. Die Plättchen verhalten sich in der Neugeborenenperiode im groben gesehen gegenläufig zu den quantitativen Verschiebungen der Erythro- und Granulocyten. Nur die Lymphocyten weisen einen ähnlichen Anstieg in den ersten Lebenstagen und -wochen auf. Ähnlich verhält es sich mit dem Fibrinogen. Nimmt man an, daß die Plasmazellen wie für andere hochmolekulare Globuline auch für das Fibrinogen das celluläre Bildungselement darstellen, so fände man zwar eine niedrige Zahl von Plasmazellen im Knochenmark des Neugeborenen, doch stellt diese Übereinstimmung keinen Beweis dar. Bei den Plasmazellen würde der, dem peripheren Lymphocytenanstieg einigermaßen adäquate Anstieg des kleinzelligen Reticulum im Knochenmark, das in engstem Zusammenhang mit dem plasmocytären Reticulum steht, immerhin mögliche Korrelationen andeuten können. Die hin und wieder beobachtete Verlängerung der Blutgerinnungszeit ist nur Ausdruck der quantitativen Verminderung der genannten Faktoren. Zu dieser plasmatischen Insuffizienz und geringgradigen Verminderung der Thrombocytenzahl tritt als vasale Komponente, die durch den zu hohen Prozenten positiv ausfallenden Saugglockenversuch bewiesene Verminderung der relativen Capillarresistenz. Daß wir mit der prophylaktischen Vitamin K-Gabe an Gebärende bzw. Neugeborene nur **eine** Wurzel der fakultativen Blutungsbereitschaft des Neugeborenen beseitigt haben, vielleicht die wichtigste, beweisen die verbleibenden Fälle ihrer klinischen Manifestation.

Der Icterus neonatorum bildet zusammen mit seinem Hauptsymptom, der Hyperbilirubinämie das zweite Syndrom der Neugeborenenperiode, das sich aus der Umstellung vom fetalen auf das postfetale Leben ergibt. Jahrzehntelang wurde die Frage seiner Entstehung — hämatogen oder hepatogen — diskutiert und für beide Annahmen mehr oder weniger überzeugende Beweise beigebracht. Für die hämatogene Entstehung wurde ein extrem erhöhter Blutabbau, der sich in der Verminderung der Erythrocytenzahl, des Hämoglobingehalts und des Hämatokritwertes ausdrücken sollte, die verminderte Resistenz der Neugeborenenerythrocyten und die nur indirekt positive Diazoreaktion des Blutes angeführt, für die hepatische, die von YLLPÖ durch Bilirubinstoffwechseluntersuchungen am Neugeborenen festgestellte Neigung der Neugeborenenleber, die Galle nicht in den Darm, sondern ins Blut abzugeben. Neuere Untersuchungen lassen die hepatische Genese immer stärker in den Vordergrund treten:

So steht 1. fest, daß zu der Zeit, wo der physiologische Ikterus bei 50—75% (bis 85%) aller Neugeborenen auftritt und am stärksten wird, vom 2.—5. Tag der Blutabbau gar kein über die Norm gesteigertes Ausmaß besitzt, ja vielleicht sogar vom Aufbau zeitweilig übertroffen wird (KÜNZER). Dagegen ist in der Zeit, wo der Abbau deutlich in Erscheinung tritt, wo sowohl die Erythrocytenzahl wie der Hämoglobingehalt meßbar abnimmt und der Mauserungsindex eine enorme Erhöhung der Tetrapyrrolkörperausscheidung anzeigt, in der 2. Lebenswoche, der Ikterus schon im Abklingen.

Ad 2 weist schon das Nabelschnurblut einen 2—3mal höheren Bilirubinwert auf als das Erwachsenenblut, und die Nabelarterien wiederum einen höheren als die Nabelvene. *Der Gallenfarbstoffwechsel des Feten wie auch des Neugeborenen unmittelbar nach der Geburt ist* also *nicht auf den Darm, sondern in Richtung der Placenta orientiert.* Besteht beim Embryo hier eine Ausscheidungsmöglichkeit, so ist sie dem Neugeborenen genommen. Der niedrige Bilirubingehalt des Meconium bestätigt mittelbar, daß die Bilirubinausscheidung anderenorts erfolgen muß (sonst müßte man für den Feten eine außerordentlich niedrige Blutmauserung annehmen).

3. Die Transfusionsversuche MOLLISONs (s. S. 188) lassen weder aktiv noch passiv eine erhöhte Abbaufähigkeit der Neugeborenen-Erythrocyten erkennen. Sie beweisen, daß die hauptsächlich fetales Hb enthaltenden Erythrocyten des Neugeborenen ähnlich langsam abgebaut werden wie die Erwachsenen-Erythrocyten und im eigenen wie im fremden Blut rund 100 Tage nachweisbar sind. Natürlich bleibt es dahingestellt, ob die 20 oder mehr Prozent labiles Hb enthaltenden Neugeborenen-Erythrocyten die letzten sind, die sich bei den Transfusionsversuchen im Fremdblut nachweisen lassen, so daß bei grundsätzlich ähnlicher Abbaukurve doch ein verschiedener Abbaumodus vorläge: Ein rascher Abbau der „fetalen‟ Erythrocyten und ein normal langsamer der „reifen‟. Die Kurven von JONXIS sprechen allerdings gegen diese Hypothese (s. Abb. 12). MOLLISONs Transfusionsversuche beweisen noch zusätzlich, daß der Neugeborene unfähig ist, ein Überangebot von Fremdblutkörperchen schneller abzubauen als die unter physiologischen Verhältnissen in ihm kreisenden Erythrocyten.

4. Weisen sowohl Bromsulphalein- wie Bilirubinbelastungsproben der Leber (SCHÄFER) auf eine verminderte Ausscheidungsfähigkeit dieses Organs gegenüber den getesteten Substanzen während der ersten 5 Lebenstage.

Schließlich müßte ad 5 bei einem vorwiegend hämatogenen Ikterus und leidlich intakter Leberfunktion die Galle pleiochrom und der Stuhl reich an Gallenfarbstoffen sein. ROSS, WAUGH und MALLOY stellten aber gerade fest, daß im Durchschnitt der Stuhl ikterischer Neugeborener weniger Gallenfarbstoffe enthält, als der nicht ikterischer.

Wenn sich aus diesen Punkten die *hepatogene Entstehung des Icterus neonatorum* wahrscheinlicher machen läßt als die hämatogene, so muß eine Einschränkung getroffen werden: Die Herkunft des Bilirubins ist selbstverständlich hämatogen; denn der Blutumsatz ist absolut genommen wie sichtlich auch am Ende der Fetalzeit unmittelbar post partum hoch. Aber diese Tatsache allein würde bei einem sonst funktionstüchtigen Organismus niemals zu einem Ikterus führen. Nur die transitorische Insuffizienz der Leber, die mit der Abnabelung zwangsläufig die Placentarfunktion übernimmt, genügend Bilirubin auszuscheiden, erklärt die Fülle der beobachteten klinischen wie biochemischen Besonderheiten.

Der Ikterus tritt in den meisten Fällen am 2. Lebenstag auf. Bei der Geburt selbst ist er praktisch nie vorhanden, kann aber bei etwa einem Viertel aller ikterisch werdenden Neugeborenen schon gegen Ende des 1. Lebenstages beobachtet werden (DAVIDSON, MERRITT und WEECH nach C. A. SMITH). Meist erreicht er seinen Höhepunkt am 4.—5. Tag und ist nach 2—3 Wochen wieder abgeklungen. Der Ikterus steht für das Individuum in keiner strengen Relation zum Bilirubinspiegel, doch ist bei einer Hyperbilirubinämie von 5 mg/100 cm³ der Ikterus nahezu obligatorisch. Ein gewisser Zusammenhang besteht zwischen der Höhe des Nabelschnurbilirubinwertes und der Wahrscheinlichkeit, daß ein Ikterus auftritt insofern, als hohe Nabelschnurwerte, zwischen 1,5 und 3 mg/100 cm³, eine weitere Steigerung und damit ein Ikterischwerden erwarten lassen.

Die physiologische Anämie des Säuglings ist die 3. Folge der Umstellung des Neugeborenenorganismus auf extrauterine Gegebenheiten. *Nahezu alle Erythrocyten — und Hämoglobinwerte lassen von der 2. Lebenswoche bis zum 3. Monat eine fallende Tendenz erkennen, die meist zwischen der 8. und 10. Woche ein Minimum erreicht.* Bedenkt man, daß in der gleichen Zeit auch die Blutmenge stark reduziert wird — das kann man trotz der nur wenigen diesbezüglichen Angaben als wahrscheinlich annehmen —, so betrifft dieses Minimum nicht nur die klinischen Relativwerte, sondern auch den absoluten Hb-Bestand des Körpers (vgl. auch den Abschnitt: „Eisenstoffwechsel", S. 310).

Ist das Ausmaß dieser Abbausymptome auch individuell sehr verschieden, grundsätzlich eignet sie allen Säuglingen. *Es liegt nahe, im Abbau des fetalen Hämoglobins eine Ursache dieser Erscheinung zu sehen,* zumal die KÜNZERschen Blutfarbstoffwechselbilanzen eine bis zur 6. Lebenswoche ansteigende erhebliche Erhöhung der Bilirubinkörperausscheidung für die gleiche Zeit beweisen, in der die JONXISschen Kurven eine starke prozentuale Verminderung des fetalen Hämoglobins anzeigen. Zweifellos bestehen aber noch andere Ursachen für diese Anämiesierung. Wahrscheinlich ist auch das Knochenmark des gesunden Säuglings, im Vergleiche zur Funktionstüchtigkeit dieses Organs im *späteren* Alter, relativ insuffizient. Ähnlich wie bei der Frage nach der Genese des Icterus neonatorum läßt sich die nach der Ursache der physiologischen Anämie der Säuglingszeit *nicht* einfach mit *einem* Mechanismus erklären: Ein voll leistungsfähiges Knochenmark könnte den beträchtlichen Hämoglobin- und Erythrocytenabbau der ersten 3 Lebensmonate wohl ohne weiteres in einer ebenso kurzen oder noch kürzeren Zeit kompensieren, zumal das Hb-Eisen ja nicht verloren geht, sondern in Leber und Milz gespeichert wird. Daß der Säugling dies nicht tut, kann hypothetisch ebenso mit einer für ihn fehlenden Notwendigkeit wie mit der Unmöglichkeit, es zu tun, erklärt werden. Für die erste Annahme spräche die Tatsache, daß die Säuglingsanämie erst nach etwa der 10. Lebenswoche eisenempfindlich zu sein scheint, obgleich der nach der Geburt hoch normale Serumeisenwert rasch von rund 123 auf 76 γ-% abgesunken ist (BRENNER). Einige morphologische Stigmata dagegen ließen sich im Sinne der zweiten deuten, so besonders die aus dem Hb-Stoffwechsel unmittelbar nicht ableitbaren zweiten Minima einiger Erythrocytenmaße Ende des 1. Lebensjahres (WEICKER, s. oben). Diese Zeitspanne ist auch die Periode, wo zusätzliche Noxen selbst das vollausgetragene und bis dahin gesunde Kind beinahe ebenso stark zu anämisieren vermögen wie am Ende des ersten Trimenons. Vgl. zu diesem Thema auch KÜNZER (1953).

VI. Anhang: Das Blut der Frühgeburten.

Die Angaben von Normalzahlen des Frühgeburtenblutes weichen noch stärker voneinander ab als die entsprechenden über das voll ausgetragene Neugeborene. Die notwendige, aber doch willkürliche Festsetzung des Begriffes „Frühgeburt" auf Neugeborene von $\leq$ 2500 g Geburtsgewicht bringt eine große Schwankungsbreite des Ausgangsmaterials mit sich. Wenn auch im Einzelfall keine strikte Abhängigkeit der Blutwerte vom Geburtsgewicht — und damit letztlich vom Alter bzw. dem Reifegrad der Frühgeburt — besteht, so ist doch im allgemeinen zwischen dem Mark- und Blutbild der 2500 g schweren Frühgeburten gegenüber reifen Neugeborenen kaum ein Unterschied festzustellen, während Frühgeburten mit einem Gewicht um und unter 1000 g viel eher auch hämatologisch Symptome der Unreife zeigen.

1. Das Knochenmark.

Knochenmarksstudien über die Frühgeburt wurden in größerem Umfang von LICHTENSTEIN und NORDENSON (25 Punktionen) und von KÜSTER (52 Punktionen) durchgeführt. Allerdings erstrecken sich in beiden Arbeiten die Untersuchungen weit über die Neugeborenenperiode hinaus bis in den 4. und 5. Lebensmonat, da sie zur Erhellung der Pathogenese der Frühgeborenenanämie angesetzt wurden. Bei beiden Autoren ist die außerordentlich große Schwankung zwischen den Einzelwerten auffallend. Der deutlichste Unterschied gegenüber reifgeborenen Kindern liegt bei der Verschiebung des Quotienten Granuloblasten-Erythroblasten. Er fällt bei den Frühgeburten von 2,6 ± 1,17 in den ersten 5 Wochen auf 1,5 ± 0,48 bis zur 7. und 1,1 ± 0,18 bis zum 3. bis 4. Monat (KÜSTER). Das heißt, *die Zahl der Erythroblasten nimmt unverhältnismäßig rascher und stärker zu als beim normalen Kind.* Dementsprechend sind in der Neugeborenenperiode der Frühgeburt relativ reichlich basophile, in den späteren Perioden mehr polychromatische und oxyphile Erythroblasten im Knochenmark anzutreffen. *Die starke Regeneration der Erythropoese ist eine zwangsläufige Kompensationsmaßnahme auf die physiologische Anämie der Frühgeburt* (s. unten).

2. Das periphere Blut.

Die peripheren Werte lassen unmittelbar nach der Geburt von dieser Anämie noch nichts erkennen. Die *Erythrocytenzahl* fand RUTH WEGELIUS praktisch genau so hoch wie bei den rechtzeitig Geborenen. Sie stimmt hierin mit den älteren Beobachtungen LICHTENSTEINs überein. LANDÉs Werte (4,3—5 Mill.) liegen etwas tiefer als die Normalzahlen. Auch bei den Frühgeburten nimmt *die Zahl der Erythrocyten* in den beiden ersten Lebensstunden um durchschnittlich 342000 ± 85000 Zellen zu. In den ersten Lebenstagen bleibt sie relativ hoch, *sinkt* dann *rascher als beim Neugeborenen* bis zum Ende des 1. Monats auf rund 4 Mill., *bis zum 3. Monat auf unter $3^1/_2$, in einzelnen Fällen unter 3 Mill.* Die Werte mit normalem Geburtsgewicht geborener Kinder werden also weit, teilweise um 1 Mill. unterschritten. Im 2. Lebenshalbjahr gleicht sich die Erythrocytenzahl der physiologischen Norm wieder an.

Eine hohe Zahl von Erythroblasten im peripheren Blut *unmittelbar nach der Geburt,* besonders *bei unreifen Frühgeburten, beweist die noch hohe Aktivität der extramedullären, vorwiegend hepatischen Blutbildung.* So fanden LANDÉ (6 Frühgeburten unter 1200 g) zwischen 5700 und 7000 Erythroblasten, HERZ bei 14 Frühgeburten zwischen 495 und 4954 und KÜSTER bei 10 Frühgeburten zwischen 536 und 8000 Erythroblasten. Bei einer 830 g schweren sah er wenige Stunden post partum 4 Mitosen auf 1000 Erythroblasten und einen typischen Proerythroblasten im peripheren Blut. Entsprechend hoch liegt die Zahl der *Reticulocyten.* WEGELIUS findet zwar bei ihren 12 Frühgeburten sogar etwas geringere Durchschnittswerte als bei den Reifgeborenen, nämlich 105000 ± 13000 statt 126000 ± 11000. Aber da Angaben über das Geburtsgewicht fehlen. läßt sich über den Reifegrad nichts aussagen. KÜSTER *zählte durchschnittlich $126^0/_{00}$* (82—196), was Werten zwischen 400000 und 1 Mill. Reticulocyten entspräche. Die älteren Angaben von SEYFARTH, die $200—300^0/_{00}$ für den unreifen Neugeborenen nennen, beruhen möglicherweise auf Unterschieden der Technik.

Auch *die Erythrocytenmaße* sind *nur bei* einzelnen Frühgeburten, *besonders* bei ganz *unreifen über die Norm des Neugeborenen hinaus erhöht.* Während WEGELIUS normale Durchmesser unmittelbar nach der Geburt und in den ersten Lebensstunden feststellte, sahen wir selbst bei einer 1800 g schweren Frühgeburt einen mittleren Durchmesser von 8,8 μ. Auch die Werte von THOENES halten sich im Bereich der physiologischen Schwankungsbreite des normalgewichtigen Neugeborenen.

Die Verhältnisse beim *weißen Blutbild* ähneln nach der Geburt denen des roten. Die Gesamtzahl der Leukocyten ist im Durchschnitt eher etwas niedriger, 7500 Zellen (LICHTENSTEIN). Doch werden auch höhere Werte angegeben: 10000—15000 unmittelbar nach der Geburt und 8000—10000 Ende der 1. Woche (LANDÉ). Die unterschiedlichen Angaben über das verschiedene Ausmaß der *Linksverschiebung* ist vielleicht durch Unterschiede des Geburtsgewichtes bedingt. GIERTH-MÜHLEN und JESS sahen keine ausgeprägtere, LANDÉ; SCHMAL, SCHMIDT und SEREBRIJSKI eine eindeutige Neigung, unreife granulocytäre Zellelemente in die Peripherie auszuschwemmen. Auch über die Lymphocyten ist man sich nicht einig. GIERTHMÜHLEN und JESS finden sie von vornherein hoch, WOLLSTEIN gibt eher eine Verzögerung ihres Anstiegs als das Normale an.

Der Hämoglobingehalt hält sich mit der Erythrocytenzahl bei der Geburt auf normaler Neugeborenenhöhe, bei ebenso großer individueller Schwankung wie diese. Er *sinkt auch mit der Erythrocytenzahl synchron ab, unterschreitet aber noch die Minimumwerte vom 3. Monat ab.* Sowohl nach LANDÉ wie nach LICHTENSTEIN, als auch nach den KÜSTERschen Tabellen gehören *Werte von 60% Hb zwischen dem 3. und 5. Lebensmonat* zum physiologischen Ausmaß der Frühgeborenenanämie. Das *Bilirubin* im Nabelschnurblut entspricht offenbar dem des vollausgetragenen Neugeborenen. Dagegen steigt der Bilirubinwert im Durchschnitt höher an und hält sich länger hoch als bei diesen. Daß der physiologische *Icterus neonatorum* Frühgeburten prozentual häufiger befällt, stärker in Erscheinung tritt und länger anhält, entspricht diesen Verhältnissen. Schließlich spricht auch die extrem niedrige Bilirubinkonzentration im Frühgeburtenmeconium (FELDMAN) im gleichen Sinne; denn der Frühgeborene ist noch mehr als der reife Nasciturus auf die Placenta als Bilirubinausscheidungsorgan eingestellt. Es ist verständlich, daß nach Fortfall dieser Ausscheidungsmöglichkeit unter der Geburt seine im Vergleich zum ausgetragenen Neugeborenen noch unreifere Leber noch weniger in der Lage ist, als bei diesem, das aus dem Blutabbau anfallende Hb als „hepatisches" in den Darm auszuscheiden. Das Resultat ist klinisch der stärkere Ikterus, genetisch die stärkere Paracholie im Sinne YLLPÖs.

In der gleichen funktionellen Unreife der Leber sehen wir den Grund für die stärkere Blutungsneigung der Frühgeburt. *Der Prothrombinspiegel sinkt noch tiefer als beim reifen Neugeborenen.* Eine Korrelation zwischen dem Geburtsgewicht und dem Prothrombinspiegel besteht nicht (KATO und PONCHER). Nach einigen Autoren (WADDELL und LAWSON; SANFORD, KOSTALIK und BLACKMORE) lassen sich keine nennenswerten Differenzen im Prothrombinspiegel zwischen reifen und unreifen Neugeborenen feststellen.

3. Die Frühgeborenenanämie.

Die *Frühgeborenenanämie* scheint auf den ersten Blick nur eine verstärkte physiologische Anämie der Säuglinge zu sein. Tatsächlich entspricht ihr Höhepunkt, d. h. die Zeit niedrigster Hämoglobin- und Erythrocytenwerte dem Tiefpunkt der physiologischen Entwicklung, etwa der 8.—10. Lebenswoche. *Differenzen bestehen gegenüber den reifen Neugeborenen insofern, als die roten Blutkörperchen und der Blutfarbstoff bei den Frühgeburten schneller und ausgiebiger abgebaut werden.* In dieser Hämoglobinabbauphase setzt bei den Frühgeborenen bald *zwischen der 6. und 8.,* bald schon in der *5.—6. Woche ein Reticulocytenanstieg* ein. *der* nach anfänglichem Absinken der Reticulocytenzahl von den überhöhten Nabelschnurwerten auf ein Niveau von 2,5—7,5$^0/_{00}$ *wieder 30—40$^0/_{00}$ (bis 70$^0/_{00}$) erreicht.* Dementsprechend steigt die relative Erythroblastenzahl im Mark an, und der anfänglich erhöhte Prozentsatz unreifer Erythroblasten weicht einer Vermehrung der polychromatischen. *Bis zu diesem Zeitpunkt, etwa dem Ende des 3. Monats, ist die Frühgeborenenanämie normochrom.* Über den weiteren Verlauf gehen die Meinungen etwas auseinander. Einige Autoren sehen eine langsame Anpassung an die Normalwerte des rechtzeitig geborenen Säuglings, andere finden auch noch im 2.—4. Trimenon deutlich verminderte Hämoglobin- und Erythrocytenwerte. *Fest steht, daß* der Färbeindex in dieser Zeit unter 1 sinkt und damit *die Frühgeborenenanämie,* die in der ersten Phase als der „physiologischen“ Anämie adäquat erscheint, *in ihrer zweiten Phase in eine Eisenmangelanämie übergeht. Dem entspricht, daß der vergleichsweise hohe Eisenwert Frühgeborener in den ersten Lebensmonaten (100—120 γ-%) nach dem 3. Monat auf Werte unter 50 γ-% absinkt* (VAHLQUIST). Wie die Ursache der ersten Phase, analog den Verhältnissen beim vollausgetragenen Säugling, in der für die Frühgeburt besonders schwierigen Anpassung einer noch voll tätigen extramedullären und erst unzureichend tätigen medullären Blutbildung an die extrauterinen Bedingungen besteht, so ist *der Grund für den in der 2. Phase zutage tretenden Eisenmangel letzten Endes in dem relativ geringeren Hb-Eisenbestand zu suchen, den die Frühgeburt als Mitgift ins extrauterine Leben mitbringt.* Steht damit in Einklang, daß nach dem 3. Lebensmonat die *nun* mit stark erniedrigtem Serumeisenwert einhergehende Frühgeburtenanämie eisenempfindlich ist, so entspricht die Tatsache einer peroral unwirksamen

Prophylaxe (MAGNUSSON) während der ersten 10 Lebenswochen dem allgemeinen physiologischen Prinzip, daß bei hohem Serumeisenspiegel (Hb-Abbau!) praktisch keine enterale Resorption stattfindet. Vergleiche den Abschnitt „Eisenstoffwechsel" in diesem Werke.

Literatur.

1. Zusammenfassende Darstellungen.

BAAR, H., u. EU. STRANSKY: Die klinische Hämatologie des Kindes. Leipzig, Wien 1928.

BETHE, A., G. V. BERGMANN, G. EMBDEN u. A. ELLINGER: Handbuch Norm. u. pathol. Physiologie. VI/1. Blut und Lymphe. Berlin 1928.

BROCK, J.: Biologische Daten für den Kinderarzt. I, 1. Aufl. Berlin 1932.

HEILMEYER, L., u. H. BEGEMANN: Handbuch der Inn. Med. 4. Aufl. Blutkrankheiten. Berlin 1951.

HIRSCHFELD, H., u. A. HITTMAIR: Handbuch der allgemeinen Hämatologie. Wien, Berlin 1933.

OPITZ, H.: Erkrankungen des Blutes und der blutbildenden Organe in PFAUNDLER u. SCHLOSSMANN: Handbuch der Kinderheilkunde. 4. Aufl. I. Leipzig 1931, und Ergänzungsband, Leipzig 1940.

WETZEL, G.: Das Blut in Handbuch der Anatomie des Kindes. I, 58, 1928.

WINTROBE, M. M.: Clinical Hematology, 2nd Edit. Philadelphia 1947.

2. Die Blutbildung.
Fetale Blutbildung.

KNOLL, W.: In HIRSCHFELD u. HITTMAIR (s. oben). Vollständige Bibliographie bis 1932.

— Die embryonale Blutbildung beim Menschen. St. Gallen 1950. Weitere Bibliographie b. 1950.

Knochenmark.

CUSTER, R. P., and F. E. AHLFELDT: J. Labor. a. Clin. Med. 17, 961 (1932).

GLASER, K., L. R. LIMARZI u. H. G. POUCHER: Pediatrics 6, 789 (1950).

JACOBSEN, K. M.: Acta med. scand. (Stockh.) 106, 417 (1941).

JOPPICH, G., u. P. LIESSENS: Mschr. Kinderheilk. 71, 382 (1937).

KATO, K.: Amer. J. Dis. Childr. 54, 209 (1937).

KÜSTER, FR.: Z. Kinderheilk. 65, 591 (1948).

LAMY, M., G. SÉÉ, P. CHICHE et C. MONTEFIORE: Nourisson 27, 79 (1939).

LICHTENSTEIN, A., u. N. G. NORDENSON: Fol. haemat. (Lpz.) 63, 155 (1939).

MAXIMOW, A.: Handbuch der mikroskopischen Anatomie. II/1, 1927.

MECHANIK, N.: Z. Anat. 79, 58 (1926).

PACHIOLI, R.: Arch. ital. Pediatr. 6, 271 (1938).

ROHR, K.: Das menschliche Knochenmark. 2. Aufl. Stuttgart 1951.

SHAPIRO, L. M., and F. A. BASSEN: Amer. J. Med. Sci. 202, 341 (1941).

STURGEON, PH.: Pediatrics 7, 577, 642, 774 (1951).

TÖPPICH, G.: Arch. f. Anat. 1914, 9.

UNDRITZ, E.: Hämatologischer Atlas „Sandoz". 1949.

VEENEKLAAS, G. M. H.: Maandschr. f. Kindergeneesk. 8, 45, 118 (1938). Thesis, Utrecht 1938.

VIDEBAEK, A.: Fol. haemat. (Lpz.) 65, 203 (1941).

VOGEL, P., and F. H. BASSEN: Amer. J. Dis. Childr. 57, 245 (1939).

WEICKER, H.: Klin. Wschr. 1953, 637; Ärztl. Wschr. 8, 481 (1953).

Milz.

EWERBECK, H.: Erg. inn. Med. N. F. 1, 318 (1949).

MOESCHLIN, Sv.: Milzpunktion. Basel 1947.

WRIGHT, C. ST., CH. A. DOAN, B. A. BOURONCLE and R. M. ZOLLINGER: Blood 6, 195 (1951).

Alle anderen Autoren nach EWERBECK.

3. Die Blutmenge.

BRINES, J. K., J. G. GIBSON and P. KUNKEL: J. of Pediatr. 18, 447 (1941).

LUCAS, W. P., and B. F. DEARING: Amer. J. Dis. Childr. 27, 437 (1924).

MORSE, M., D. E. CASSELS and F. W. SCHLUTZ: Amer. J. Physiol. 151, 438 (1947).

ROBINOW, M., and W. F. HAMILTON: Amer. J. Dis. Childr. 60, 827 (1940).

RUSSELL, S. I. M.: Arch. Dis. Childh. 24, 88 (1949).

4. Die Formelemente des peripheren Blutes.

Der Erythrocyt. Der Reticulocyt.

ANDERSON, G. W.: Amer. J. Obstetr. 42, 1 (1942).

ANDRESEN, M. J., u. E. R. MUGRAGE: Fol. haemat. (Lpz.) 61, 201 (1939).

ANSELMINO, K. J. u. F. HOFFMANN: Arch. Gynäk. 142, 649 (1930); 143, 477 (1931).

ASHBY, W.: J. of Exper. Med. 29, 267 (1919).

BAAR, H., and T. LLOYD: Arch. Dis. Childh. 18, 124 (1943).

BORCHERS, J.: Fol. haemat. (Lpz.) 54, 387 (1936).

BÖRNER, R.: Pflügers Arch. 220, 716 (1928).

BÜNGELER, W., u. Ph. SCHWARTZ: Frankf. Z. Path. 35, 165 (1927).

BURGIO, G. R., e N. I. CARACCI: Haematologica (Pavia) 35, 4 (1951).

CALLENDER, S. T., E. O. POWELL and L. J. WITTS: J. of Path. 57, 129 (1945).

CHUINARD, E. G., E. E. OSGOOD and E. N. ELLIS: Amer. J. Dis. Childr. 62, 1188 (1941).

VAN CREVELD, S.: Amer. J. Dis. Childr. 44, 701 (1932).

CYRAN, W.: Z. Geburtsh. 136, 311 (1952).

DAMESHEK, W. : Nach ROHR.

DRUCKER, P.: Acta paediatr. (Stockh.) 3, 1 (1923); 3, 40 (1923).

FAXÉN, N.: Acta paediatr. (Stockh.) 19, I (1937).

FINDLAY, L.: Arch. Dis. Childh. 20, 64 (1945); 21, 195 (1946).

FORKNER, C. E.: Bull. J. Hopkins Hosp. 45, 75 (1929).

GASSER, C.: Die hämolytischen Syndrome im Kindesalter. Stuttgart 1951.

GOLDECK, H., u. W. D. HEINRICH: Acta haematol. (Basel) 167 (1949).

GUEST, G. M., E. W. BROWN and M. WING: Amer. J. Dis. Childr. 56, 529 (1938).

GÜNTHER, H.: Fol. haemat. (Lpz.) 35, 383 (1928).

HEILMEYER, L., u. W. OETZEL: Dtsch. Arch. klin. Med. 171, 365 (1931).

HORNUNG: Zbl. Gynäk. 49, 2124 (1924).

JONXIS, J. H. P.: Mschr. Kindergeneesk. 6, 356 (1937).

JOPE, E. M.: Proc. Soc. Med. Lond. 1946, 755.

KARNITZKI: Nach OPITZ (Handbuch).

KÜNZER, W.: Bibl. paediatr. 51, Basel (1951).

— Verh. dtsch. ges. Kinderheilk. Bad Kissingen 1953.

LEICHSENRING, J. M., L. M. NORRIS and M. L. KALBERT: Amer. J. Dis. Childr. 84, 27 (1952).

LIEBERHERR, W.: Klin. Wschr. 1937, 17.

LIPPMAN, H. S.: Amer. J. Dis. Childr. 27, 473 (1924).

MAGNUSSON, J. H.: Acta paediatr. (Stockh.) 18, I (1935).

MERRITT, K., and E. L. DAVIDSON: Amer. J. Dis. Childr. 46, 990 (1933).

MOLLISON, P. L.: Lancet 1948 I, 513.

MUGRAGE, E. R., and M. J. ANDRESEN: Amer. J. Dis. Childr. **51**, 775 (1936).

NAKAYAMA, E., u. K. DOI: Mitt. jap. Ges. Gynäk. **34**, 74 (1939).

NIZET, A.: Acta med. scand. (Stockh.) **127**, 424 (1947); **127**, 565 (1947).

SCHIFF: Nach BAAR u. STRANSKY, und OPITZ.

SCHMID, A.: Inaug. Diss. Zürich 1946.

SHEMIN, D., and D. RITTENBERG: J. of Biol. Chem. **159**, 267 (1945).

SMITH, C. A.: The Physiology of the newborn infant, 2. Aufl. Springfield 1951.

THOENES, F.: Mschr. Kinderheilk. **96**, 97 (1948).

UNGRICHT, M.: Fol. haemat. (Lpz.) **60**, 145 (1938).

VIERORDT, K.: Arch. physiol. Heilk. **11**, 5 (1852).

WAUGH, T. R., F. T. MERCHANT and G. B. MAUGHAN: Amer. J. Med. Sci. **198**, 646 (1939).

WEDEMAYER, K.: Fol. haemat. (Lpz.) **62**, 203 (1939).

WEGELIUS, R.: Acta paediatr. (Stockh.) **35**, IV (1948).

WEICKER, H., u. I. WAGNER: Unveröffentlicht.

— — B. GUTTMANN, F. KRIEGER, H. LOHREY u. H. v. ZIMMERMANN: Acta haematol. (Basel) im Druck).

— — K. THOMAS u. a.: Unveröffentlicht.

WHITBY, L. E. H., and M. HYNES: J. of Path. **40**, 219 (1935).

WILKE, E.: Fol. haemat. (Lpz.) **52**, 291 (1934).

WILLENEGGER, H.: Helvet. med. Acta **9**, 15 (1942).

WINTROBE, M. M.: J. Labor. a. Clin. Med. **172**, 899 (1932).

ZIBORDI: Nach BAAR u. STRANSKY.

Der Leukocyt.

ARNETH, J.: Mschr. Kinderheilk. **73**, 115 (1938).

BAYER, W.: Jb. Kinderheilk. **134**, 304 (1932).

BEER: Klin. Wschr. **1938**, 2, 1935.

BEST, W. R., and M. SAMTER: Blood **6**, 61 (1952).

BICKERTON, C. R.: Med. J. Austral. **17**, 525 (1947); Ref. Except. Med. Physiol. **1948**, 849.

BINAZZI, M.: Boll. Soc. ital. Biol. Sper. **23**, 763 (1947).

BOERNER, F.: Amer. J. Clin. Path. **1**, 391 (1931).

CORRADETTI, A.: Haematologica (Pavia) **14**, 465 (1933).

DRUCKREY, H., u. I. FROMME: Klin. Wschr. **1950**, 278.

DUNN, F. L.: J. Labor. a. Clin. Med. **19**, 95 (1933).

EMMERICH, A.: Inaug.-Diss. Frankfurt/M. 1939.

ESSER, F.: Hippokrates **1937**, 929.

FORKNER, C. E.: Bull. J. Hopkins Hosp. **45**, 75 (1929).

GAENSSLEN, M.: Dtsch. med. Wschr. **1937**, 505.

GIERTHMÜHLEN u. JESS: Klin. Wschr. **1927**, 353.

GYLLENSWÄRD, C.: Acta paediatr. (Stockh.) **8**, II (1929); **10**, I (1930).

HESS u. SEYDERHELM: Münch. med. Wschr. **1916**, 1.

HOFF, F., u. VON LINHARDT: Klin. Wschr. **1932**, 2, 1751; Z. exper. Med. **63**, 277 (1928).

JACCOTTET, M.: Rev. Med. Suisse rom. **61**, 65 (1941).

VON JASCHKE, R. TH.: Nach BÜRKER.

JUNGHANS, E.: Mschr. Kinderheilk. **68**, 242 (1937).

KARNITZKI: Nach BAAR u. STRANSKY.

KATO, K.: J. of Pediatr. **7**, 7 (1935).

KOVACS, E.: Jb. Kinderheilk. **128**, 244 (1930).

KREBS, M.: Mschr. Kinderheilk. **55**, 377 (1933).

MASI, A.: Riv. Clin. Pediatr. **45**, 552 (1947).

MÜLLER, E. F.: In HIRSCHFELD u. HITTMAIR.

OSGOOD, E. E., R. L. BAKER, I. E. BROWNLEE, M. W. OSGOOD, D. M. ELLIS and W. COHEN: Amer. J. Dis. Childr. **58**, 61 (1939); **58**, 282 (1939).
VON PHILIPPSBORN, E.: Acta med. scand. (Stockh.) **108**, 192 (1940).
RASI, F., e O. CELLEGHIN: Riv. Clin. Pediatr. **37**, 711 (1939).
REGELSBERGER, H. S.: Ärztl. Wschr. **1949**, 449; **1950**, 266.
REINERT, E.: Die Zählung der Blutkörperchen und deren Bedeutung für Diagnose und Therapie. Leipzig 1891.
ROMINGER, E.: Jb. Kinderheilk. **103**, 1 (1924).
ROSENOW: Z. exper. Med. **64**, 452 (1929).
RUD, F.: Acta psychiatr. Suppl. **40** (1947).
SCHLOSS: Arch. Int. Med. **6**, 638 (1910).
SHAW, A. F. B.: Nach ZIRM u. BAUERMEISTER.
SMITH, C. H.: Fol. haemat. (Lpz.) **46**, 187 (1932).
TAILLENS, J.: Rev. Med. Suisse rom. **61**, 809 (1941).
THORN, G. W., P. H. FORSHAM, F. T. PRUNTY and A. G. HILLS: J. Amer. Med. Assoc. **137**, 1005 (1948).
WACHOLDER, K., u. A. BECKMANN: Klin. Wschr. **1952**, 1030.
WALTERHÖFER, G.: Dtsch. Arch. klin. Med. **153**, 190 (1926).
WASHBURN, A. H.: Amer. J. Dis. Childr. **47**, 993 (1934); **50**, 413 (1935).
WEICKER, H., L. SCHÖNFELD, I. WAGNER u. W. BÜRKLE: In Vorbereitung.
— I. WAGNER u. A. WANDERSLEB: Unveröffentlicht.
WELLS, L. H.: Ref. Ber. ges. Physiol. **96**, 574 (1937).
WOLLSTEIN, M.: Nach C. A. SMITH.
ZIRM, K. L., u. W. BAUERMEISTER: Z. klin. Med. **125**, 282 (1933).

Der Thrombocyt.

ALS: Acta med. scand. (Stockh.) Suppl. **7** (1924).
BENHAMOU, E., et A. NOUCHY: C. r. Soc. Biol. (Paris) **124**, 1321 (1937); **124**, 1323 (1937); J. Physiol. et Path. gen. **28**, 73 (1930); **30**, 44 (1932).
BÜRKER, K.: In BETHE u. BERGMANN: Die körperlichen Bestandteile des Blutes.
DAMESHEK, W.: Arch. Int. Med. **50**, 579 (1932).
DEGKWITZ, R.: Fol. haemat. (Lpz.) **25**, 155 (1920).
FARNOS, V.: Jb. Kinderheilk. **112**, 47 (1926).
GISS, G.: Z. klin. Med. **148**, 148 (1951).
GOLDECK, H., G. HERRNRING u. U. RICHTER: Dtsch. med. Wschr. **75**, 702 (1950).
KRANZFELD, B.: Pflügers Arch. **210**, 585 (1925); **215**, 43 (1927).
LENGGENHAGER: Schweiz. med. Wschr. **1936**, 1289.
LESLIE, E. I., and H. M.: SANFORD: Amer. J. Dis. Childr. **51**, 590 (1936).
LUCAS, W. P., B. F. DEARING, H. R. HOOBLER, COT, JOHN and SMITH: Amer. J. Dis. Childr. **22**, 525 (1922).
LÜSEBRINK, H.: Inaug.-Diss. München 1937.
SANFORD, H. N.: Nach WILLI.
SLAWIK, E.: Z. Kinderheilk. **25**, 202 (1920).
SPITZ: Nach OPITZ.
WEICKER, H., K. THOMAS u. I. WAGNER: Unveröffentlicht.
WOLLSTEIN u. KREIDEL: Nach C. A. SMITH.

5. Die Funktionselemente des peripheren Blutes.

Das Hämoglobin (s. a. Literatur: Der Erythrocyt).

ANDERSEN, B., u. G. ORTMANN: Acta med. scand. (Stockh.) **93**, 410 (1937).
APPLETON: J. of Biol. Chem. **34**, 369 (1918).
BARCROFT, J., u. a.: Nach GRASSMANN u. TRUPKE.

BAUMGÄRTL, T.: Med. Klin. 1948, 320; Klin. Wschr. 1943, 92, 297, 416.

BETKE, K. u. W. SAVELSBERG: Biochem. Z. 320, 431 (1950).

BINGOLD, I. K., u. W. STICH: Dtsch. med. Wschr. 1948, 501.

BISCHOFF, H.: Z. Ges. exper. Med. 48, 48 (1925).

DAVIDSON, L. T., K. K. MERRITT and A. A. WEECH: Amer. J. Dis. Childr. 61, 958 (1941).

EISENREICH, F.: Dtsch. med. Wschr. 1948, 506.

ELVEHJEM, C. A., W. H. PETERSEN u. E. R. MENDENHALL: Amer. J. Dis. Childr. 46, 105 (1933).

GRASSMANN, W., u. J. TRUPKE: Metallproteide in FLASCHENTRÄGER-LEHNARTZ, Physiol. Chemie 1951.

HASELHORST, G., u. K. STROMBERGER: Z. Geburtsh. 98, 49 (1930); 100, 48 (1932).

HAUROWITZ, F.: Z. physiol. Chem. 168, 141 (1930).

HAWKINS, W. W., and D. K. KLINE: Blood 5, 278 (1950).

HEILMEYER, L., u. VON MUTIUS: Dtsch. Arch. klin. Med. 182, 164 (1938).

— u. W. OETZEL: Dtsch. Arch. klin. Med. 171, 365 (1931).

— u. R. WESTHÄUSER: Z. klin. Med. 121, 361 (1932); 121, 378 (1932).

HORVÁTH, Z., and C. HOLLÓSI: Amer. J. Dis. Childr. 49, 689 (1935).

JONGBLOED, J.: J. Physiol. 92, 229 (1938).

JONXIS, J. H. P.: 6. Internat. Kongr. Paediatr. Zürich 1950.

KATO, K., u. O. J. EMERY: Fol. haemat. (Lpz.) 49, 106 (1933).

KRÜGER, F.: Nach BISCHOFF.

LEICHTENSTERN, O.: Nach FAXÉN.

MACKAY, H. M. M.: Arch. Dis. Childh. 8, 221 (1933); 8, 251 (1933).

DE MARSH, Q. B., H. L. ALT u. W. F. WINDLE: J. Amer. Med. Assoc. 116, 2568 (1941).

McCARTHY, E. F., and D. D. VAN SLYKE: J. of Biol. Chem. 128, 567 (1939).

OETTINGER, L., and W. B. MILLS: J. of Pediatr. 35, 362 (1949).

RÄIHÄ, C. E.: Acta paediatr. (Stockh.) 28, 390 (1941).

ROBLES, G. J., and T. D. GONZALES: Blood 3, 660 (1948).

ROSS, S. G., T. R. WAUGH and H. T. MALLOY: J. of Pediatr. 11, 397 (1937).

SCHÄFER, K. H.: Mschr. Kinderheilk. 98, 154 (1950).

SHORT, J. J.: J. Labor. a. Clin. Med. 20, 708 (1935).

SIEDEL, W.: Gallenfarbstoffe in FLASCHENTRÄGER u. LEHNARTZ, Physiologische Chemie 1951.

— u. VON POELNITZ-EISENREICH: Naturwiss. 10, 314 (1947).

WATSON, C. J.: Blood 1, 92 (1946).

WILLIAMSON, CH. S.: Arch. Int. Med. 5, 18 (1916).

WILSON, E. E., W. F. WINDLE and H. L. ALT: Amer. J. Dis. Childr. 62, 320 (1941).

WUNDT, N.: Z. Kinderheilk. 43, 297 (1927).

YLLPÖ, A.: Z. Kinderheilk. 9, 208 (1913).

Gerinnungsfaktoren.

BAYER, W.: Jb. Kinderheilk. 129, 55 (1930); 133, 222 (1931).

BRINKHOUS, K. N., H. P. SMITH and E. D. WARNER: Amer. J. Med. Sci. 193, 475 (1937).

BROCK, J., u. A. MALCUS: Z. Kinderheilk. 56, 237 (1934).

GAETHGENS, G.: Das Vitamin K. Leipzig 1946.

FONIO, A.: Die Gerinnung des Blutes. In BETHE u. BERGMANN.

GROSSMANN, A. M.: J. of Pediatr. 16, 239 (1940).

HONGLER: Inaug.-Diss. Zürich. Nach WILLI.

HURWITZ, S., A. D. MULAY and D. S. LAZARUS: J. of Pediatr. 12, 785 (1938).

Kato, K., and H. G. Poncher: J. Amer. Med. Assoc. 114, 749 (1940).
Koller, F., u. N. Fiechter: Schweiz. med. Wschr. 1940, 136.
— A. Loeliger u. F. Duckert: Acta haematol. (Basel) 6, 1 (1951).
Kove, S., and Ch. Benton: J. of Pediatr. 37, 78 (1950).
Lindquist, N.: Acta paediatr. (Stockh.) 20, II (1937).
McClaughry, R. I., and B. A. Seegers: Blood 5, 303 (1950).
Moloney, W. C.: Amer. J. Med. Sci. 105, 229 (1943).
Morawitz, P.: Beitr. Chem. Physiol. 5, 133 (1904).
Neubert, B.: Kinderärztl. Prax. (im Druck).
Nevinny, H.: Arch. Gynäk. 144, 560 (1931).
Owen, C. A., G. R. Hoffmann, G. E. Ziffren and H. P. Smith: Proc. Soc. Exper.
    Biol. a. Med. 41, 181 (1939).
Owren, P. A.: Acta med. scand. (Stockh.) Suppl. 194, (1947).
Plum, P.: 6. Internat. Kongr. Paediatr. Zürich 1950.
— u. H. Dam: Klin. Wschr. 1940, 853.
— u. H. Larsen: Klin. Wschr. 1940, 1192.
Poncher, H. G.: J. of Pediatr. 20, 637 (1942).
Quick, H. J., and A. M. Grossmann: Proc. Soc. Exper. Biol. a. Med. 40, 647 (1939).
Rapoport, M., N. I. Rubin and D. Chaffee: J. Clin. Invest. 22, 487 (1943).
Rush, A.: Nach Smith.
Schmid: Die Gerinnung. Wien 1951.
Schwalm, H.: Arch. Kinderheilk. 103, 129 (1934).
Stefanini, M.: Blood 6, 84 (1951).
— and W. H. Crosby: Blood 5, 964 (1950).
Wespi, J. H.: Klin. Wschr. 1944, 85.
Willi, H.: Erg. inn. Med. N. F. 2, 467 (1951).
Yllpö, A.: Z. Kinderheilk. 38, 32 (1924).

Die im Literaturverzeichnis nicht zu findenden Namen der Tab. 29 stammen aus
Koller, Loeliger u. Duckert, bzw. aus dem Buch von Schmid.

6. Die Frühgeburten.

Feldman, W. M.: Nach Smith.
Gierthmühlen u. Jess: Klin. Wschr. 1927, 353.
Herz, O.: Mschr. Kinderheilk. 40, 1 (1928).
Küster, F.: Z. Kinderheilk. 65, 194 (1948); 65, 591 (1948).
Landé, L.: Z. Kinderheilk. 22, 295 (1919).
Lichtenstein, A.: Acta paediatr. (Stockh.) 1, 217 (1922).
Sanford, H. N., M. Kostalik u. B. Blackmore: Amer. J. Dis. Childr. 78, 686
    (1949).
Schmal, S., W. Schmidt u. J. Serebrijski: Z. Kinderheilk. 41, 102 (1926).
Seyfarth, C.: Fol. haemat. (Lpz.) 34, 7 (1927).
Vahlquist, B.: Acta paediatr. (Stockh.) 28, V (1941).
Waddell, W. W., and G. M. Lawson: J. Amer. Med. Assoc. 115, 1416 (1940).

B. Die Plasmaeiweißkörper.

Von

H. Opitz-Heidelberg **und H. Plückthun**-Heidelberg.

Für die Entwicklung der Eiweißforschung sind immer Fortschritte der Methodik entscheidend gewesen. Neue Möglichkeiten der physikalischen Chemie haben in den letzten zwei Dezennien unser Wissen um die Bluteiweißkörper wesentlich bereichert und an manchen Stellen auch korrigiert. Besonders die Fraktionierung mittels Elektrophorese hat große Bedeutung gewonnen und stellt heute die zuverlässigste und schonendste Methode zur Trennung der Eiweißkomponenten des Plasmas dar. Ultrazentrifugierung und Äthanolfällung haben in bestimmten Fragen zu bemerkenswerten Ergebnissen geführt. Das Bild über die Stellung der Plasmaproteine im Gesamtstoffwechsel ließ sich durch Anwendung radioaktiver Isotopen weiter vervollkommnen. Es seien deshalb einige allgemeine Bemerkungen vorangeschickt über Aufgabe, Herkunft und Verschleiß der Plasmaeiweißkörper, zumal auch hier in der ersten Lebenszeit Besonderheiten vorliegen.

I. Funktion, Bildung und Umsatz der Plasmaeiweißkörper.

Ihre *Aufgabe* im Organismus ist sehr vielseitig. An erster Stelle steht ihre Bedeutung in der Konstanterhaltung des kolloidosmotischen Drucks, wobei vor allem die Albumine wegen ihres niedrigen Molekulargewichts von etwa 70000 und ihres tiefen isoelektrischen Punktes beteiligt sind. Durch diese Wasserbindung in der Blutbahn wird erst die Zirkulation ermöglicht (Starling). Die Fähigkeit der Plasmaeiweißkörper, zahlreiche Stoffe (z. B. Arzneimittel) zu binden, macht das Blut zu einem Organ, mit dessen Hilfe gezielte Transporte zu den verschiedenen Geweben möglich sind (Bennhold). Hinzukommen besondere Aufgaben einzelner Eiweißfraktionen, wie der Transport von Eisen und Kupfer, Fermenten, Hormonen, Vitaminen und Lipoiden. Spezifische Komponenten haben lebenswichtige Sonderfunktionen: Die Gerinnungsfaktoren, die Immunglobuline, die Isohämagglutinine, das Hypertensinogen u. a. Die getrennte Erfassung dieser hochdifferenzierten, nur in kleiner Menge vorliegenden Substanzen gelingt mit den üblichen Fraktionierungsverfahren jedoch nicht und ist speziellen, feineren Methoden vorbehalten. Darüber hinaus bestehen enge Beziehungen und ständige Austauschvorgänge zwischen den Plasmaproteinen und den extra- und intracellulären Flüssigkeiten, die den gesamten Eiweiß-, Wasser- und Mineralhaushalt umfassen.

Über den *Ursprungsort* der Bluteiweißkörper ist manches bekannt, noch mehr Lücken bleiben zu schließen. WHIPPLE (2) und neuerdings TARVER und REINHARDT konnten bei Anwendung radioaktiver Aminosäuren zeigen, daß in der Leber $^{19}/_{20}$ der Albumine und $^{6}/_{7}$ der Globuline gebildet werden. Die Vermehrung der Plasmazellen in Knochenmark und Lymphknoten bei allen infektiösen und immunisierenden Prozessen gab den Hinweis auf die Beteiligung dieses Zellsystems an der Globulinbildung [KEILHACK (1), FLEISCHHACKER, APITZ, BJORNEBOE]. FAGRAEUS schrieb vor allem den plasmacellulären Reticulumzellen die Produktion der Antikörper zu. Demgegenüber glauben DOUGHERTY und WHITE sowie MCMASTER auf Grund ihrer Untersuchungen an immunisierten Kaninchen, daß den Lymphocyten vor allem die Bildung der Immunkörper und deren Transport zum Infektionsherd zukommt. Jedoch nehmen CRADDOCK, VALENTINE und LAWRENCE nach ähnlichen Studien an, daß nicht die Lymphocyten selbst, sondern die Zellen des lymphatischen Reticulums der Ursprungsort der Antikörper sind. Die Rolle der Lymphocyten bei diesen Vorgängen ist also bisher keineswegs geklärt. Fest steht aber jedenfalls, daß bestimmte Zellen des gesamten RES eine eiweißbildende, vor allem Immunkörper bildende Funktion haben. Die Synthetisierung des Faserstoffs Fibrinogen wurde schon frühzeitig in die Leber verlegt, und diese Auffassung wird heute als gesichert angesehen, wenn auch die Möglichkeit weiterer Produktionsstätten offengelassen werden muß.

Vom *Stofflichen* her betrachtet, darf als Grundlage gelten, daß letzten Endes die Blutproteine durch eine eigentliche chemische Arbeitsleistung (EDLBACHER) aus den Aminosäuren der Nahrung neu aufgebaut werden. Wie komplex die Fragestellung über Bildung, Verbrauch und Ersatz der Plasmaeiweißkörper ist, geht aus neuen Untersuchungen mit isotopen Aminosäuren hervor (RITTENBERG, SCHÖNHEIMER), die zeigen, daß das Bluteiweiß — wie auch das Gewebseiweiß — schon physiologischerweise kein langlebiges stabiles System darstellt, sondern daß es in einem überraschend schnellen Umsatz durch Stück-für-Stück-Erneuerung einem ständigen Verjüngungsprozeß unterworfen ist. So beträgt die Halbwertszeit der Plasmaproteine wenig mehr als 10 Tage, wobei die Umsatzrate der Globuline die der Albumine noch übersteigt. Plasma- und Gewebseiweiß stehen in regelmäßigem Austausch miteinander. Dabei hat die Leber den Hauptanteil aller Umsetzungen zu leisten [„master organ" WHIPPLE (1)], aber auch alle anderen Organe dürften zur Eiweißsynthese befähigt sein (CANNON). Die Aufrechterhaltung des Plasmaeiweißbestandes ist für den Organismus außerordentlich wichtig und wird auch bei Eiweißverarmung zunächst gewährleistet. Nur im Zustand größter Not wird von diesem Eiweißdepot Gebrauch gemacht, und dann zeigt die Verminderung um 1 g Plasmaeiweiß bereits einen Verlust von etwa 30 g Organeiweiß an (WEECH, WOLSTEIN und GOETTSCH).

II. Die Plasmaeiweißkonzentration.

Bestimmungsmethoden. Das Verfahren der *Refraktometrie* benutzt die Lichtbrechung der Plasma- bzw. Serumeiweißkörper zur Berechnung ihrer Konzentration. Der Methode haften wegen der Vernachlässigung der Refraktionsdifferenz der verschiedenen Fraktionen und wegen der Variation der als konstant vorausgesetzten Restrefraktion (besonders Lipoide) beträchtliche Fehlerquellen an, vor allem in pathologischen Seren. Diese Ungenauigkeiten — meist zu hohe Werte — haben dazu geführt, daß die meisten Autoren dieses Verfahren nur noch für orientierende Zwecke gelten lassen. Die gebräuchlichste und heute neben der Gravimetrie noch genaueste Methode ist die *Eiweißbestimmung* auf Grund ihres N-Gehaltes *nach* KJELDAHL, wobei die Titration der Nesslerisation vorzuziehen ist. Auch die kolorimetrischen Methoden sind mit Fehlermöglichkeiten behaftet. Ein einfaches und mit sehr kleinen Materialmengen arbeitendes Verfahren ist die *Berechnung aus dem spezifischen Gewicht: Kupfersulfatmethode* nach PHILIPPS und VAN SLYKE. Die Modifikation von JAKOBSEN und LINDERSTROM-LANG kommt dabei mit *1 Serumtropfen für die Bestimmung* aus. Besonders für Reihenuntersuchungen hat sich diese Methode als geeignet erwiesen. Vergleich der Kupfersulfat- mit anderen Methoden siehe bei URBAN und RIVE.

Die normale Plasmaeiweißkonzentration in den verschiedenen Altersstufen des Kindes. Die Eiweißkonzentration im Plasma oder Serum zeigt

Tabelle 1. *Normale Plasmaeiweißwerte in g-% (bestimmt nach* KJELDAHL) *in den verschiedenen Altersstufen.*

Autor	Neugeborene	Säuglinge Monate 3	6	9	Kinder Jahre 2	4	6	8	10
RAPOPORT[1]	5,11 ± 0,76		6,10 ± 0,29				7,30 ± 0,59		
DARROW u. CARY[2]	5,52 ± 0,58	6,29 ± 0,33			—				
POYNER-WALL[2]	5,65	5,40	5,65	5,87	—				
TREVERROW[1]	5,70 ± 0,45		6,20		6,94 ± 0,47				
POMMERENKE[1]	5,89		—				—		
McMURRAY[1]	6,4 ± 0,60		—				—		
CANTAROW[1]	—		—				7,16		
THURAU[2] (1)	—	5,26 / 5,49	5,97 / 6,32				7,22		
HICKMANS[2]	—	4,0 — 7,0					—		
ROUTH[1]	—		—				7,5		

[1] Plasma, [2] Serum.

nach allen Autoren einen Anstieg mit zunehmendem Alter. Die niedrigen Werte im Säuglingsalter nähern sich vom Beginn des 2. Lebensjahres ab langsam den Erwachsenenwerten (Tab. 1).

Die angegebenen Werte beziehen sich zur besseren Vergleichsmöglichkeit auf die Bestimmung nach KJELDAHL. Eine Zusammenstellung der Refraktometerwerte verschiedener Autoren findet sich bei UJSHAGY. Allen aufgeführten Mittelwerten wohnt jedoch eine relativ große Schwankungsbreite inne. Da sich die Zahlen nur auf mehr oder weniger weit gefaßte Altersgruppen beziehen, sagen sie noch nichts über Art und Schnelligkeit des Anstiegs besonders der ersten Lebenszeit aus. POYNER-WALL und FINCH geben bereits einen Abfall der Serumeiweißkonzentration nach der Geburt mit dem Tiefpunkt in der 6. Woche und die Erreichung des Ausgangswertes mit 3 Monaten an. Genauer hat G. W. SCHMIDT diesen Verlauf mittels der Kupfersulfatmethode an großem Zahlenmaterial studiert und festgestellt, daß nach vorübergehendem Absinken in den ersten Wochen ein

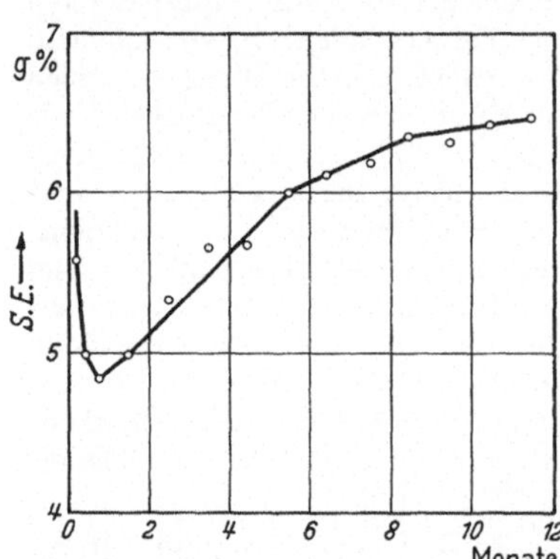

Abb. 1. Verlauf der Serumeiweißkonzentration beim Neugeborenen und Säugling an Hand von 383 Fällen. Nach G. W. SCHMIDT (Kupfersulfatmethode).

gleichförmiger Anstieg bis zum 6. Monat und von dieser Zeit ab wesentlich langsamer die Angleichung an den Erwachsenenwert erfolgt (Abb. 1).

Der Gesamtbestand an Plasmaeiweiß. Schon auf Grund der erheblichen individuellen Schwankungen der Eiweißkonzentration können Einzelwerte nur bei eindeutigen Ausschlägen nach oben oder unten vom Mittelwert als krankhaft bewertet werden. Ferner muß das Vorliegen einer Hydrämie oder Bluteindickung berücksichtigt werden. UJSAGHY bestimmte jeweils den Blutwassergehalt mit und setzte dessen Schwankungen in die Berechnung des Serumeiweißgehaltes mittels der Refraktometrie ein, womit sich die individuelle Streuung verringerte. NORDMANN weist darauf hin, daß nach starker venöser Stauung bei der Blutentnahme und nach körperlicher Tätigkeit die Werte höher liegen. Eine normale Plasmaeiweißkonzentration besagt noch nicht, daß auch der Bestand an zirkulierendem Eiweiß normal ist. *Zur Ermittlung der Gesamtmenge an Plasmaproteinen muß man neben der Konzentration auch die zirkulierende Plasmamenge kennen*, da ein verringertes Plasmavolumen infolge Dehydratisierung normale oder erhöhte Eiweißwerte vortäuschen kann. Das ist deshalb von Bedeutung, weil der Bestand an Plasmaeiweiß

Rückschlüsse auf den Eiweißgehalt des Gesamtorganismus zuläßt (Literatur bei EWERBECK, THURAU (2), GOLLAN].

Die biologischen Schwankungen der Plasmaeiweißkonzentration. Im Rahmen der „24-Std.-Rhythmik" (JORES) ist auch mit tagesperiodischen Schwankungen der Werte zu rechnen. ROMINGER hatte bereits mit der Refraktometrie bei Kindern wie bei Erwachsenen regelmäßig höher liegende Abendwerte gefunden, während beim Säugling unregelmäßige Spontanschwankungen vorherrschten. Neuerdings wurde beim Erwachsenen in 3 stündlicher Untersuchung (Kupfersulfatmethode) ein deutlicher 24-Std.-Rhythmus mit einem Maximum in den späten Abendstunden und einem Minimum in den frühen Morgenstunden bestätigt (DÖRING, SCHÄFER und WEBER). Die Amplitude betrug dabei bis über 1 g-% Eiweiß. Bei diesen Tagesschwankungen soll es sich um einen schlafgekoppelten Rhythmus handeln, da auch bei Umkehr des Schlaf-Wach-Rhythmus das Eiweißminimum mit der Schlafenszeit zu beobachten war. Dem Einfluß von Muskelarbeit und -ruhe wird nur eine Verstärkung der Normalschwankungen zugeschrieben, die Nahrungsaufnahme blieb ohne Einfluß. HARTMANN und SCHUHMACHER fanden auch in den elektrophoretischen Fraktionen Tagesschwankungen, die aber keinen gesetzmäßigen Rhythmus erkennen ließen. Vermutlich werden die neuen mit kleinsten Serummengen auskommenden Methoden auch im Kindesalter zu weiteren Untersuchungen mit statistisch auswertbaren Zahlen anregen.

III. Die Plasmaeiweißfraktionen.

Die Charakterisierung der einzelnen Fraktionen beruht auf ihren physikalischen Eigenschaften, wie z. B. der Fällbarkeit durch verschiedene Neutralsalze, der elektrischen Ladung der Eiweißkörper oder ihrem Molekulargewicht. Jede dieser Methoden trennt nur nach einer Eigenschaft und läßt andere Merkmale weitgehend unberücksichtigt. Keine Fraktionierung liefert demnach Proteinindividuen, und die Homogenität der einzelnen Komponenten kann sich nur beziehen auf die Eigenschaft, die ihre Trennung ermöglichte.

1. Methoden.

Fällung durch Neutralsalze. Die in der Klinik gebräuchlichste Methode arbeitet nach HOWE mit einer Konzentration von 22,2% Natriumsulfat zur Ausfällung der Globuline. Abgestufte Anwendung von 14% und 18% Salzlösung ergibt die vielgeübte Unterteilung in Euglobuline und Pseudoglobuline. Schließlich konnten ROCHE sowie DERRIEN mittels der Ammonsulfatfällung die Serumproteine gar in 121 verschiedene Komponenten aufteilen. Schon daraus geht hervor, wie außerordentlich heterogen das Serumeiweiß ist. Inzwischen hat die Elektrophorese, die Trennung auf Grund der elektrischen Ladung, und damit die Einteilung in Albumine, α-, β- und γ-Globuline (TISELIUS) sowie Fibrinogen weitgehend Eingang in die Klinik gefunden. Nachträglich hat sich nun bei Vergleichsuntersuchungen herausgestellt (MILNE, MAJOOR), daß der nach HOWE bestimmte Albumin/Globulin-Quotient insofern ungenau ist, als mit dem Albumin immer auch Teile der α-Globuline miterfaßt werden, so daß der Albuminwert erheblich zu hoch liegt, besonders in pathologischen Seren mit Vermehrung der α-Globuline. Ähnliche Abweichungen liegen bei Fällung mit Ammonsulfat-Halbsättigung vor (COHN und Mitarbeiter). In der Euglobulinfraktion bestimmt man ein Gemisch der β- und γ-Globuline mit wenig α-Globulin, die Pseudoglobuline bestehen zu 85% aus α-Globulin und zu 15% aus γ-Globulin (ABRAMSON und MOORE, LUETSCHER). Um eine Angleichung der Natriumsulfatfraktionen an die elektrophoretischen Werte bemühten sich MILNE sowie MAJOOR. Mit einer Konzentration von 26,5% werden danach erst alle Globuline gefällt, mit 19% bzw. 15% sollen die β- und γ-Globuline erfaßbar sein (KIBRICK und BLONSTEIN). Jedoch müssen in pathologischen Seren erhebliche Abweichungen in Kauf genommen werden (MAJOOR). Durch den zu hohen Albuminwert bei Aussalzung mit 22,2% Natriumsulfat liegt der A/G-Quotient bei elektrophoretischer Trennung niedriger, statt Werten zwischen 1,7 und 2,3 bei Salzfällung findet man Quotienten von 1,3—1,7 im Normalserum. Auf den Begriff des A/G-Quotienten wird aber heute meist verzichtet und das quantitative Eiweißbild durch Angabe des relativen Anteils der Fraktionen und des Gesamteiweißes charakterisiert, zumal bei zahlenmäßig gleichen Quotienten ein ganz verschiedenes Verhalten der Globulinunterfraktionen vorliegen kann.

Elektrophorese (TISELIUS). Die Trennung erfolgt im elektrischen Feld durch die verschiedene Ladung der Eiweißkörper. Für die Wanderungsgeschwindigkeit des Protein-Ions sind dabei die Bausteine verantwortlich, deren ionisierte Gruppen an der Stromleitfähigkeit teilhaben. Der Gehalt an diesen Gruppen bestimmt den isoelektrischen Punkt des einzelnen Proteins, ferner sind mitbeteiligt die adsorbierten Salzionen, so daß auch eine Abhängigkeit vom verwandten Puffersystem besteht. Praktisch wird das in einem U-Rohr mit Pufferlösung verdünnte Plasma oder Serum unter genau definierten und konstant gehaltenen Bedingungen durch diese verschiedene Wanderung der Proteine in einzelne Schichten getrennt, deren Brechungsgradienten durch eine geeignete, kostspielige optische Anordnung direkt photographisch zum bekannten Elektrophoresediagramm aufgezeichnet werden. Aus den von den einzelnen Gipfeln begrenzten Flächen lassen sich die Anteile der Fraktionen errechnen. Das Albumin wandert beim üblichen p_H (8,6) als schnellste einheitliche Komponente, während die Globuline sich schnell nach ihrer verschiedenen Beweglichkeit in die α-, β- und γ-Unterfraktionen aufteilen. Das Fibrinogen wandert bei Plasmauntersuchung zwischen der β- und γ-Globulinkomponente. Den α- und β-Globulinen gehören die Lipoproteine an, die γ-Globulinfraktion führt die meisten Antikörper mit sich (TISELIUS und KABAT). Jedoch sind die γ-Globuline nicht den Antikörpern gleichzusetzen und ein hoher γ-Spiegel bedeutet durchaus nicht immer eine gute Immunitätslage (z. B. Lebercirrhose). Bei Albuminverminderung kommt es durch übergeordnete Regulation zwecks Aufrechterhaltung des kolloidosmotischen Drucks zur Globulinzunahme, umgekehrt führen pathologische Globulinvermehrungen zu einer Abnahme der Albumine. Eine echte Albuminvermehrung wurde bisher (einmal abgesehen von dem später zu besprechenden hohen relativen Albumingehalt des Fetalserums) nicht gefunden. Das Serumeiweiß reagiert also ziemlich eintönig in einseitig-inverser Regulation des Albumin- und Globulinanteils unter den verschiedensten pathologischen Bedingungen. Aufschlußreich sind die Verschiebungen der Globulinfraktionen, ihre Menge und ihr Verhältnis zueinander. Einzelheiten der

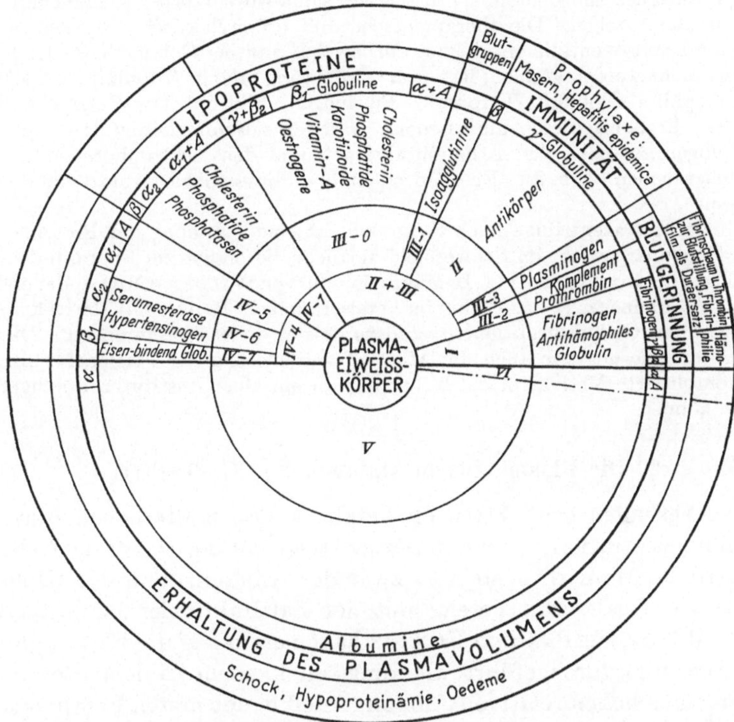

Abb. 2. Die Plasmaeiweißkörper. Funktion, klinische Anwendung und Trennung in Fraktionen. (Römische Ziffern: Äthanolfraktionen.) Nach E. J. COHN (2).

Methodik und der klinischen Bewertung finden sich in der Monographie von WUHRMANN-WUNDERLY. Für die richtige Beurteilung von Elektrophoreseergebnissen muß berücksichtigt werden, daß auch diese Fraktionen jeweils aus zahlreichen Eiweißindividuen mit nur gleicher elektrischer Ladung bestehen, ferner daß Unterschiede in Apparatur und Versuchsbedingungen die Werte nicht ohne weiteres vergleichen lassen. Die Kostspieligkeit des TISELIUS-Gerätes stand der breiteren klinischen Anwendung der Elektrophorese zunächst entgegen, für Untersuchungen im Kindesalter erwies sich die große benötigte Serummenge als Nachteil.

Neuerdings ist es mit dem Mikrogerät nach ANTWEILER (Beschreibung bei GEISSEN und Mitarbeiter sowie KROPP) und der Elektrophorese auf Filtrierpapier (Methode bei KÖRVER, sowie PLÜCKTHUN und GÖTTING) gelungen, mit geringem Aufwand und kleinsten Serummengen zu arbeiten.

Die Äthanolfällung (COHN) und die Ultrazentrifugierung (SVEDBERG). Eine weitgehende Fraktionierung des Plasmas erlaubt die Fällung mit Äthanol (Methanol, Äther) bei niedriger Temperatur. Durch Variation von Temperatur, p_H, Ionenstärke, Konzentration des Fällungsmittels und der Eiweißkomponenten gelingt es, zahlreiche Fraktionen zu isolieren, spezifisch wirksame Eiweißkörper anzureichern oder fast rein darzustellen. Die therapeutische und prophylaktische Anwendung bestimmter Fraktionen, die getrocknet aufbewahrt und bei Gebrauch wieder in Lösung gebracht werden können, hat große Bedeutung erlangt (Albumin, γ-Globulin, antihämophiles Globulin, Thrombin, Fibrinogen, Fibrin). Der COHNsche Kreis stellt das Ergebnis dieser umfassenden Arbeiten zusammen und läßt auch die Beziehungen zwischen den Äthanolfraktionen und den elektrophoretischen Globulinen erkennen (Abb. 2). Eine Übersicht über dieses Gebiet wurde von EDSALL gegeben.

Mit der Ultrazentrifuge nach SVEDBERG ist eine Trennung der Proteine nach ihrem Molekulargewicht im Schwerefeld möglich. Besonders zur Charakterisierung pathologischer Eiweißkörper (z. B. Makroglobulin von WALDENSTROEM) oder anderer spezieller Proteine (z. B. das Fetuin im Fetalserum nach PEDERSEN), die elektrophoretisch in den Globulinfraktionen wandern, leistet dieses Verfahren gute Dienste. Ultrazentrifugierung wie auch die Äthanolfraktionierung der Plasmaeiweißkörper sind komplizierte Methoden, die bisher nur an einzelnen Instituten durchgeführt werden können.

2. Die Plasmaeiweißfraktionen im Kindesalter.

Das Verhalten beim Feten im Vergleich zum mütterlichen Blut. Die Eiweißkonzentration im fetalen Serum steigt mit der Dauer der Schwangerschaft kontinuierlich an, und zwar der Albumin- und der Globulinanteil, wie RIMINGTON bereits mit der Salzfraktionierung festgestellt hatte. MOORE, DU PAN und BUXTON haben erstmalig die Elektrophorese im Fetalserum durchgeführt, allerdings an kleinem Zahlenmaterial und fanden einen hohen relativen Albuminanteil in den ersten Fetalmonaten. der anfangs 80% des Gesamteiweißes ausmacht und bis zur Geburt langsam absinkt. Unter den Globulinen ist das Verhalten der γ-Komponente bemerkenswert, deren Anteil von sehr niedrigen Werten ansteigt und bei der Geburt den mütterlichen γ-Spiegel erheblich übertrifft. Der hohe γ-Globulinwert des Neugeborenen wurde auch von LONGSWORTH nachgewiesen. Neuerdings haben EWERBECK und LEVENS (1. u. 2) bei einer größeren Zahl von Feten die Entwicklung des Eiweißbildes studiert und das Ergebnis den mütterlichen Fraktionen in den einzelnen Schwangerschaftsmonaten gegenübergestellt: Beim Fetus Anstieg der Serumeiweißkonzentration, Absinken des anfangs sehr hohen Albuminanteils bis zum Normalwert bei der Geburt, schneller Anstieg der γ-Globuline bis fast zum Doppelten des mütterlichen Spiegels, langsamer Anstieg der α- und

β-Globuline bis zur subnormalen Höhe (Abb. 3). Das Eiweißbild im Nabelschnurblut wird von BLEEK und HARTMANN bestätigt. Auch bei der Mutter finden sich mit zunehmender Dauer der Schwangerschaft typische Veränderungen: Absinken der Eiweißkonzentration mit einem Abfall des prozentualen Albuminanteils und einem Anstieg der α- und

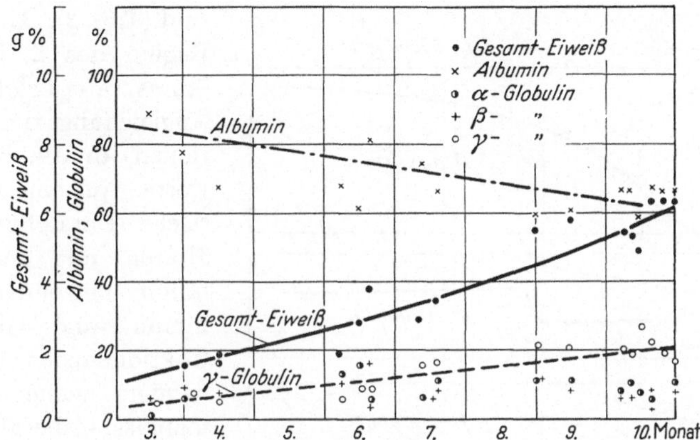

Abb. 3. Gesamteiweiß und Fraktionen im Serum des Feten. Nach EWERBECK und LEVENS (1). Methode: ANTWEILER-Gerät.

β-, weniger der γ-Globuline (LAGERCRANTZ, MOORE, EWERBECK, BLEEK). Lediglich die α-Vermehrung war in EWERBECKs Material nicht statistisch zu sichern.

Neugeborenenperiode, Säuglings- und Kindesalter. Das Serumeiweißspektrum des Neugeborenen wurde somit von verschiedenen Autoren in guter Übereinstimmung charakterisiert (Tab. 2). Nach der Geburt setzt bereits in den ersten Lebenstagen ein Anstieg der α- und β-Globuline

Tabelle 2. *Elektrophoretische Serumeiweißfraktionen in Prozent des Gesamteiweißes.* Nach KROPP. (Methode: ANTWEILER-Gerät.)

	Neugeborene	Säuglinge	Kinder bis 14 Jahre
Albumin . . .	57,9	56,9	57,9
	± 2,05	± 2,29	± 2,56
	53,4—61,2	53,2—61,0	52,6—64,6
α-Globulin . .	11,0	15,1	11,8
	± 1,56	± 2,09	± 1,59
	7,0—14,0	10,5—18,6	9,6—14,5
β-Globulin . .	6,9	11,4	11,6
	± 1,44	± 1,59	± 1,85
	4,2— 9,4	8,6—14,7	8,7—16,4
γ-Globulin . .	24,2	16,6	18,7
	± 1,76	± 2,27	± 2,23
	19,6—27,3	10,0—21,1	14,0—23,1

ein, und ein langsamer Abfall der γ-Globuline beginnt. Die zeitlichen Verhältnisse dieser Entwicklung geben MOORE und Mitarbeiter wieder (Abb. 4), deren Werte allerdings in Flächeneinheiten angegeben sind. Der γ-Globulinabfall zieht sich bis in den 3. Lebensmonat hinein, und von da ab besteht in der ganzen Säuglingszeit ein relativ und absolut erniedrigter γ-Globulinspiegel, während die α-Globuline relativ erhöht sind (Tab. 2). Erst vom Beginn des 2. Lebensjahres ab erfolgt die Angleichung der Fraktionen an die Normalwerte. Auf eine tabellarische Darstellung der älteren mit der Salzfällung gewonnenen Albumin- und Globulinfraktionen soll verzichtet werden (siehe Zusammenfassung bei METCOFF und STARE sowie BONGIOVANNI und WOLMAN). da einmal die hier im Vordergrund stehenden Veränderungen der Globulinfraktionen nicht erfaßbar, zum anderen die Werte denen der Elektrophorese nicht vergleichbar sind.

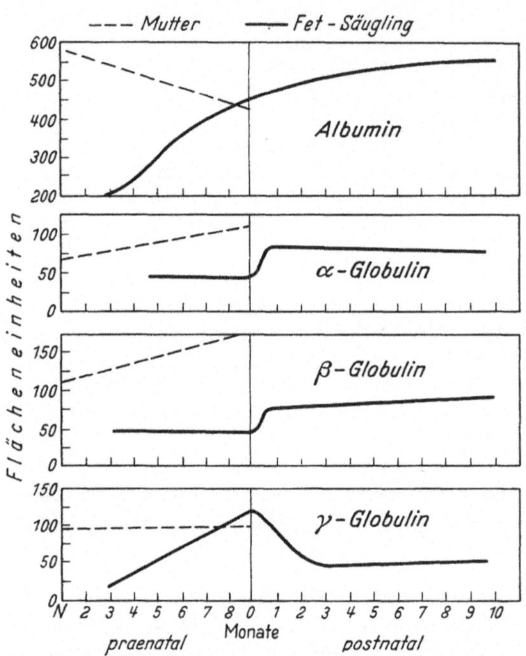

Abb. 4. Serumeiweißfraktionen in der Fetal- und Säuglingszeit und bei der Mutter während der Schwangerschaft nach MOORE, DU PAN und BUXTON. (Methode: TISELIUS-Gerät, Werte in Flächeneinheiten[1].)

Die Bildung der Plasmaeiweißkörper in der prä- und postnatalen Phase. *Fetales und mütterliches Serum lassen in ihrer Zusammensetzung keine Übereinstimmung erkennen*, selbst starke Veränderungen bei der Mutter bei Schwangerschaftstoxikose bleiben ohne Einfluß auf das Bild des Feten (MOORE, EWERBECK). *Diese völlig unabhängige Entwicklung der fetalen Eiweißkörper läßt annehmen, daß der Fet bereits seine eigenen Plasmaproteine bilden kann.* Das gilt nach EWERBECK von Anfang an für die Globuline und sicher vom 4. Fetalmonat ab auch für die Albumine. da nach dieser Zeit eine Durchlässigkeit der Placenta für Eiweißmoleküle

---

[1] Die bei der planimetrischen Auswertung der TISELIUS-Kurven gewonnenen Flächeneinheiten entsprechen der Gesamtrefraktion der einzelnen Serumkomponenten (einschl. Restfraktion der Lipoide und Kohlenhydrate). Eine Umrechnung der Werte in g-% Eiweiß ist nach den Angaben der Autoren nicht möglich.

dieser Größenordnung nicht anzunehmen ist (Schlossmann). Da Pommerenke im Nabelvenenblut einen höheren Eiweißgehalt als im Nabelarterienblut fand und Ewerbeck und Levens (3) in dem von der Placenta zum Kind strömenden Blut auch einen bis zu 20% höheren Albumingehalt feststellten (Tab. 3), nehmen die letzteren Autoren eine Bildung albuminartiger Moleküle in der Placenta an. Von besonderem Interesse ist der hohe γ-Globulinspiegel des Neugeborenen. Hierin sind zweifellos die von der Mutter passiv übertragenen Antikörper enthalten, wie sie von zahlreichen Autoren im Neugeborenenblut gefunden wurden.

Tabelle 3. *Durchschnittswerte der mütterlichen und kindlichen Serumeiweißfraktionen bei der Geburt in Prozent des Gesamteiweißes. Methode: Mikroelektrophoresegerät nach* Antweiler.

Autor	Serum	Albumin	α	β	γ
			Globuline		
Ewerbeck	Mutter	50,7	13,7	17,7	17,4
und	Nabelarterie . . .	60,2	8,1	7,4	23,1
Levens (3)	Nabelvene	67,9	6,1	5,2	20,5
Bleek und	Retroplacentarblut	49,3	16,0	18,6	16,1
Hartmann	Nabelvene	63,8	7,6	7,5	21,1

Daß aber ein Teil dieser Fraktion vom Kind selbst gebildet sein muß, geht daraus hervor, daß *der γ-Spiegel beim Kind wesentlich höher als im mütterlichen Serum liegt, der Antikörpertiter aber nie* (Wiener, Ratner, ten Broeck). Allerdings müßten bei Annahme einer ausschließlichen Bildung der fetalen Serumproteine auf der kindlichen Seite für die von der Mutter übertragenen Antikörper besondere Verhältnisse hinsichtlich des Durchwanderns der Placenta (geringere Größe? Selektion?) angenommen werden. Eine zusammenfassende Studie unter Verwertung der Literatur über die Beziehungen zwischen γ-Globulinspiegel, Antikörpergehalt und Immunität beim Neugeborenen gibt Rimington. Der schnelle Anstieg der α- und β-Globuline in den ersten *Lebens*tagen scheint in Zusammenhang zu stehen mit der Colostrumaufnahme (du Pan). Der langsame Abfall der γ-Globuline in den ersten Wochen stimmt zeitlich gut überein mit den von Schönheimer auf Grund von Isotopenuntersuchungen für Antikörper angenommenen Halbwertszeiten, so daß nach Verschwinden der passiv übertragenen Antikörper der tiefe γ-Globulinwert resultiert. Auch das Absinken des Gesamtserumeiweißes erfolgt im gleichen zeitlichen Verhältnis, *so daß* überhaupt *eine mangelhafte Adaptation der Serumeiweißbildung an die veränderte postnatale Situation bei noch unfertigen Produktionsstätten, vielleicht unter Ausfall der Bildungsstätte Placenta, die Bewegungen der Serumeiweißproteine in den ersten Lebenswochen am besten erklären läßt.* Pedersen fand auch im menschlichen

Fetalserum mittels Ultrazentrifugierung einen charakteristischen Eiweißkörper im Globulin, das Fetuin, das mit der Reifung verschwindet. Sein Anteil ist aber mit 2—6% des Gesamteiweißes zu gering, um den Eiweißabfall nach der Geburt, an dem in geringerem Ausmaß auch die Albumine teilhaben, zu bewirken. Immerhin ist damit eine gewisse Analogie zu den schon besser bekannten Verhältnissen beim fetalen Hämoglobin gegeben.

Die Plasmaeiweißkörper bei frühgeborenen Kindern. Der niedrige Plasmaeiweißspiegel bei Frühgeburten im Vergleich zu ausgetragenen Säuglingen (Tab. 4) konnte schon auf Grund der Fraktionierung mittels Salzfällung besonders auf einen Mangel an Globulinen zurückgeführt werden (DARROW und CARY, METCOFF und STARE). Die elektrophoretischen Werte bei der Geburt lassen sich der Abb. 3 entnehmen. *Danach beginnt das zu früh geborene Kind seinen Lebensstart mit einem entsprechend dem Fetalmonat niedrigeren Gesamteiweiß als das reife Kind*, der Albuminanteil ist noch größer.

Tabelle 4. *Plasmaeiweißkonzentration in g-% bei Frühgeburten.* (Methode: Mikro-Kjeldahl.)

Autor	
METCOFF u. STARE[1] . . .	4,55 ± 0,59
McMURRAY[1]	5,6 ± 0,47
DARROW u. CARY[2]	4,94 ± 0,59
RAPOPORT[2]	4,55
YOUNG[1]	4,62
HICKMANS[1]	3,7 — 5,4
THURAU[2]	4,68

[1] Plasma, [2] Serum.

der γ-Globulinwert hat noch nicht die volle Höhe wie am Ende der Zeit erreicht. Somit ist es naheliegend, die Unvollständigkeit der passiv übertragenen Immunität als Erklärung für die Resistenzlosigkeit dieser Kinder mit heranzuziehen. Hinzukommt, daß auch bei Frühgeburten das Gesamteiweiß nach der Geburt zunächst absinkt, vor allem die Globuline, *wobei sich das unreife Kind postnatal in der Anpassung an die extrauterinen Verhältnisse infolge der Unreife seiner Eiweißbildungsstätten besonders schlecht stellen muß*. KÜNZER und Mitarbeiter haben den Verlauf der Serumfraktionen mit der Salzfällung studiert, elektrophoretische Untersuchungen liegen bisher nicht vor. Danach erreicht der nach der Geburt noch beträchtlich absinkende Gesamteiweißwert in der 4.—6. Woche seinen Tiefpunkt und steigt dann bis zum Ende des 1. Jahres an, ausgenommen während des 5. und 6. Monats, wo die Kurve eine zunächst nicht erklärbare tiefe Senkung aufweist (Abb. 5). Die Globulinfraktion ist dabei während der gesamten Säuglingszeit relativ und absolut vermindert. Daß eine mangelhafte Synthese beim postnatalen Absinken der Serumeiweißkörper eine Rolle spielt, machen auch SMITH und Mitarbeiter wahrscheinlich, die mit Albumininfusionen den Eiweißabfall nach der Geburt verhindern konnten. Bei Ernährung der Frühgeburten mit entfetteter Citretten-Halbmilch oder Allaitement mixte ist nach Rothemeyer das Absinken infolge eines höheren Albuminspiegels weniger ausgeprägt als bei reiner Frauenmilchernährung.

Die Fibrinogenfraktion. Im Kindesalter wurden die elektrophoretischen Komponenten fast ausschließlich im Serum untersucht, lediglich Routh und Mitarbeiter studierten die Werte im Plasma bei 3—8jährigen Kindern. Sie fanden einen Anteil des Fibrinogen am Gesamteiweiß

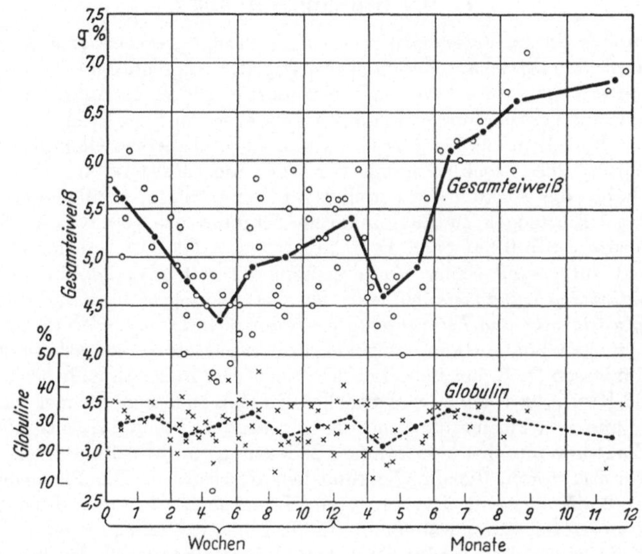

Abb. 5: Das Serumeiweiß frühgeborener Kinder im Verlauf des ersten Lebensjahres nach Künzer, Zanner und Zeisel. (Methode: Mikro-Kjeldahl, Natriumsulfatfällung nach Howe.)

von 5%, den Werten des Erwachsenen entsprechend. Methodisch verwertbare absolute Fibrinogenwerte (Wägung der getrockneten Fibringerinnsel) teilten Crane und Sanford mit; die besonders interessierenden Verhältnisse der ersten Lebenszeit liegen wie folgt: Durchschnittswert der ersten 10 Tage 0,38 g-%, individuell schwankend von 0,22—0,67 g-%. In den meisten Fällen steigen die Werte in den ersten 3—5 Tagen nach der Geburt an. Im Mittel fand sich bei der Geburt etwa $^3/_4$ des Fibrinogengehalts vom 5.—10. Tag. Nevinny bestimmte 0,24 g-% im Nabelschnurblut, Rush zwischen 0,25 und 0,35 g-%. *Der Fibrinogengehalt beim Neugeborenen ist also zunächst leicht erniedrigt, steigt aber bereits nach wenigen Tagen an und erreicht etwa den normalen Anteil am Gesamteiweiß,* wobei im Absolutwert wie bei Erwachsenen (0,2—0,5 g-%, Wuhrmann-Wunderly) mit individuellen Schwankungen zu rechnen ist.

IV. Die Senkungsgeschwindigkeit der Erythrocyten.

Die Senkungsreaktion der Erythrocyten ist seit den grundlegenden Arbeiten von FAHRAEUS und WESTERGREN die einfachste und am häufigsten angewandte Prüfung einer abnormen Zusammensetzung der Plasmaeiweißkörper. Da die Senkung im Plasma abläuft, ist beim Vergleich mit anderen Serumreaktionen zu bedenken, daß das Fibrinogen in ihrem Ausfall maßgebend beteiligt ist.

1. Der Senkungsvorgang.

Die Senkung der im ungerinnbar gemachten Plasma suspendierten Erythrocyten beruht auf ihrer vorausgehenden Zusammenballung, der Aggregation in Geldrollenform. Die gesteigerte Neigung des krankhaft veränderten Blutes zu Aggregatbildung ist in erster Linie auf Verschiebungen in der Zusammensetzung der Plasmaeiweißkörper zu beziehen. Vor allem das *Fibrinogen*, dann die grobdispersen Globuline bedingen bei Vermehrung die Beschleunigung der Senkung (FAHRAEUS). GORDON und WARDLEY haben die Wirkung der beteiligten Plasmaproteine in folgendem Verhältnis gefunden: Fibrinogen zu Euglobulin zu Albumin wie 100:20:1,5. Einen besonders starken Einfluß hat nach JAYLE ein in der α-Globulinfraktion enthaltenes Glucoproteid auf Grund seiner Bindungsfähigkeit mit Hämoglobin. *Tatsächlich geht α-Globulinvermehrung meist mit einer stark beschleunigten Senkung einher, ferner wird häufig α-Globulin und Fibrinogen gemeinsam vermehrt gefunden* (MALMROS und BLIX). Fibrinogenabnahme kann umgekehrt die erwartete Senkungsbeschleunigung zurücktreten lassen (z. B. bei Leberkrankheiten). Die Plasmalipoide scheinen nach OHLSEN und RUNDQVIST keinen wesentlichen Einfluß zu haben, da nach Entfernung der Lipoide aus dem Plasma die Senkung unverändert bleibt. Ebenso kommt den cellulären Faktoren nur eine zweitrangige Bedeutung zu. FRIMBERGER (1) nennt als die drei Hauptfaktoren, die die Senkung beeinflussen: 1. Die Plasmaeiweißveränderungen, 2. die Masse der Erythrocyten (Hämatokrit, Minimalsediment), 3. eine den Erythrocyten selbst innewohnende „Ballungsbereitschaft", die manchen Tieren völlig fehlt, im menschlichen Blut eine ziemlich konstante Größe ist und höchstens bei Erkrankungen des blutbildenden Systems eine Rolle spielt. Die *Verminderung der Erythrocytenmasse führt* an sich *unter sonst gleichen Bedingungen zu einer Beschleunigung, während umgekehrt bei Polyglobulie die Senkung verlangsamt oder aufgehoben sein kann.* Auf welchem Wege die gesteigerte Aggregatbildung vor sich geht, ist weniger bekannt. Die auf HÖBER zurückgehende Theorie der Erythrocytenentladung durch Adsorption grobdisperser Eiweißkörper an ihrer Oberfläche hat sich als nicht haltbar erwiesen [WUHRMANN-WUNDERLY (2), BENDIEN, NEUBERG und SNAPPER]. Diskutiert wird die Bedeutung der Änderung der Erythrocyten-Oberflächenspannung (ROTHE) und des Grades der Oberflächenhydrierung (WHITE und MONAGHAN).

2. Methoden.

Zur Messung des Senkungsvorgangs stehen grundsätzlich zwei Möglichkeiten zur Verfügung: Es kann der Weg, der in einer bestimmten Zeit durchlaufen wird, gemessen werden (WESTERGREN), oder es wird die Zeit bis zur Erreichung einer bestimmten Fallhöhe bestimmt (LINZENMEIER). Die Methode nach LINZENMEIER wird nur noch sehr selten angewandt. Vergleichwerte der Methoden finden sich bei PFAFF (Abb. 6).

Die praktische Durchführung dieser Standardverfahren kann als bekannt vorausgesetzt werden.

Die Anwendung der *Originalmethode nach* WESTERGREN begegnet im Kleinkindesalter infolge der erforderlichen Venenpunktion oft erheblichen Schwierigkeiten. *Unter den* zahlreichen, angegebenen *Mikromethoden* (z. B. LANGER und SCHMIDT, KOWARSKI, MÜLLER-SCHEVEN) *hat* heute *in den Kinderkliniken die Methode von* PANTSCHENKOFF *die weiteste Verbreitung gefunden*, wobei z. T. ganz auf die Makrosenkung verzichtet wird (KÜSTER). Wir bevorzugen in unserer Klinik wie KÜSTER die im Prinzip gleiche, von RAU angegebene Modifikation:

Pipetten: 20 cm lang, 1 mm Durchmesser, 25 mm von der Spitze entfernt endet eine 100 mm lange Skala. Zunächst wird der nicht graduierte Teil der Spitze mit

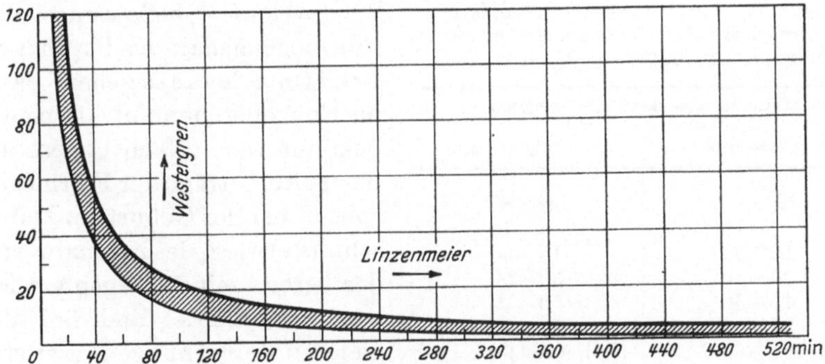

Abb. 6. Vergleichswerte der Senkung nach WESTERGREN (mm nach 1 Std.) und LINZENMEIER (Minuten bis zur Erreichung der 18 mm-Marke). Nach PFAFF.

5% Natriumcitratlösung genau bis zum untersten Skalenstrich gefüllt. Die so vorbereitete Pipette wird flach abgelegt, dann wird der Einstich in die Fingerbeere durchgeführt. Da rasches Arbeiten erforderlich ist, kann vorherige Erwärmung im Handbad das Hervorquellen der Blutstropfen beschleunigen. Einige Tropfen Blut werden in einem Blockschälchen aufgefangen und in die vorbereitete Pipette aufgezogen, oder man kann auch das Blut direkt von der Fingerbeere in die waagerecht gehaltene Pipette einfließen lassen, bis die Citratblutsäule mit dem obersten Skalenstrich abschließt. Die aufgezogene Flüssigkeitssäule läßt man in ein anderes Blockschälchen zurückfließen und mischt sorgfältig durch Umrühren mit der Pipettenspitze. Dann wird eine Säule von 10 cm Citratblut so aufgezogen, daß sie sich mit der 100 mm Einteilung deckt. Das Röhrchen wird nun senkrecht in das Gestell eingesetzt, die Ablesung erfolgt nach 1 und 2 Std. Verwendung von 3,8% und 5% Natriumcitrat gibt keine unterschiedlichen Werte (WAIL), dagegen ist das Mischungsverhältnis ein Teil Natriumcitrat auf vier Teile Blut einzuhalten.

Die Vergleichstabelle zwischen der Mikrosenkung nach PANTSCHENKOFF und der Originalmethode von WESTERGREN stammt von WAIL, der im deutschen Schrifttum diese Mikromethode zuerst empfahl; sie entspricht den Ergebnissen von KÜSTER sowie den Erfahrungen in unserer Klinik. Die Werte anderer Mikromethoden lassen sich ebenfalls hiermit vergleichen, sofern die Fallhöhe von 10 cm, der Durchmesser des Röhrchens von 1 mm und das Mischungsverhältnis von 1 Teil Citrat auf 4 Teile Blut gegeben ist.

3. Die Blutsenkung im Kindesalter.

Neugeborenenperiode. Die starke Senkungsverlangsamung im Neugeborenen- und Nabelschnurblut ist auffallend. *Während nach* WESTERGREN *der 1 Std.-Wert nur 1 mm beträgt, findet man zur gleichen Zeit im mütterlichen Blut eine Beschleunigung von 45 mm!* SCHURICHT stellte in Reihenuntersuchungen fest, daß diese verlangsamte Senkung der Erythrocyten bis in die 4. Woche anhält, der 1 Std.-Wert mit der Mikromethode von PANTSCHENKOFF beträgt für diese Zeit 1—3 mm. Es war naheliegend, den für den Senkungsablauf bedeutungsvollen Fibrinogengehalt des Plasmas zur Erklärung heranzuziehen, da er im Neugeborenenblut als niedrig bekannt war. Nach CRANE und SANFORD beträgt der Fibrinogenspiegel bei der Geburt im Durchschnitt etwa $^3/_4$ des Normalwertes, der bereits mit 10 Tagen erreicht wird. McKAHN fand bei Vergleichsuntersuchungen zwischen Fibrinogengehalt und Blutsenkung beim Neugeborenen keinerlei Beziehung zwischen dem individuellen Fibrinogenspiegel und der Senkung. Die in den ersten Tagen geringe durchschnittliche Erniedrigung des Fibrinogens steht in keinem Verhältnis zur längeranhaltenden starken Senkungsverlangsamung. Ebensowenig gibt das Verhalten der Albumine und Globuline eine Erklärung. Die Verminderung des Cholesteringehalts kann nicht der Grund sein, da die Lipoidentfernung aus dem Plasma die Senkung nicht verändert. *Möglicherweise spielt die Polyglobulie des Neugeborenen eine Rolle*, da die Verlangsamung bei der Polyglobulie des Erwachsenen sowie der im Hochgebirge auftretende Rückgang einer im Tiefland beschleunigten Senkung bekannt sind. Wie weit z. B. die Änderung der „Ballungsbereitschaft" der Erythrocyten (FRIMBERGER), des Blut-p_H-Wertes, des CO_2-Gehaltes oder anderer sonst bedeutungsloser Nebenfaktoren eine Rolle spielen, ist nicht bekannt.

Säuglings- und Kindesalter. Das Ausmaß und Tempo der anschließenden Senkungsbeschleunigung in der Säuglings- und Kleinkinderzeit ist von SCHURICHT mittels der Mikrosenkung verfolgt worden. Bereits nach dem 1. Monat stellt sich eine Senkung von 6—18 mm nach 1 Std. ein, die

Tabelle 5. *Vergleichswerte der Mikrosenkung nach* PANTSCHENKOFF *mit der* WESTERGREN-*Methode.* (Nach WAIL.)

Masse der gesenkten Erythrocyten in mm nach 1 Std.	
nach PANTSCHENKOFF	nach WESTERGREN
bis 8	bis 8
8—15	8—15
15—30	15—30
30—40	30—50
40—50	50—70
50—60	70—90
höher als 60	höher als 90

sich etwa bis zum 6. Monat bei relativ großer individueller Streuung hält. Danach tritt eine geringe Verminderung der Senkungswerte ein, und die Zahlen um 5-15 mm in der 1. Std. nähern sich mit dem Pubertätsalter den niedrigen Erwachsenenwerten. Ein Geschlechtsunterschied in diesem Verhalten wurde auch bei den älteren Kindern nicht gefunden. Die entsprechenden WESTERGREN-Werte sind in der Tab. 6 den Ergebnissen der Mikromethode gegenübergestellt. Während die Höhe der

Tabelle 6. *Normalwerte der Blutsenkung im Kindesalter in mm nach 1 Std.* (Nach SCHURICHT.)

	Neu-geborene	bis 6. Mon.	bis 14. Jahr	Erwachsener	
				♀	♂
WESTERGREN . . .	1	7—14	8—10	4—7	1—3
PANTSCHENKOFF .	1—3	6—18	5—15	4—7	2—4

Normalwerte somit gut bekannt ist, liegen exakte Analysen der die Senkung beeinflussenden Teilfaktoren in diesen Altersgruppen nicht vor. Jedenfalls gibt das Plasmaeiweißspektrum keine Erklärung für diese Besonderheit des Kindesalters.

Die Fehlerquellen der Blutsenkung. Die physiologischen Tagesschwankungen sind gering, auch der Nahrungsaufnahme und der Muskeltätigkeit wird im allgemeinen kein meßbarer Einfluß zugeschrieben (SCHUBERT, DANNEEL), so daß die Senkung praktisch jederzeit geprüft werden kann, wenn auch die Abendwerte etwas höher liegen (JORES) und BUBB und PEDRAZINI im Bereich der „leicht erhöhten Senkungswerte" eine Veränderung nach Nahrungsaufnahme fanden. Bei der WESTERGREN-Methode ist kein Fehler zu erwarten, wenn das Citratblut zunächst nach der Abnahme stehen bleibt und innerhalb von 2 Std. nach neuerlicher Durchmischung in die Pipetten aufgezogen wird, so daß eine größere Anzahl von Senkungen zuerst abgenommen und dann aufgezogen werden kann. Als praktisch wichtige Fehlerquellen sind zu bewerten: 1. Falsches Mengenverhältnis von Citrat und Blut *(kleinerer Citratanteil beschleunigt, größerer hemmt die Senkung[1]),* 2. feuchte Pipetten und Spritzen, besonders Alkohol- oder Ätherreste, führen zur Verlangsamung, 3. Schiefstellung der Röhrchen bedingt eine Zunahme der Senkungsgeschwindigkeit, jedoch kommt dieser Fehler bei Verwendung der üblichen Senkungsgestelle kaum in Betracht, 4. hohe Umgebungstemperatur übt einen beschleunigenden Einfluß aus, so daß auch Umrechnung auf eine Standardtemperatur vorgeschlagen wurde (siehe bei GÜNTHER), 5. starke, länger als 1 min dauernde Venenstauung bei der Entnahme kann zu

---

[1] Entgegen dem Verhalten bei *natürlicher* Polyglobulie bzw. Verminderung der Erythrocyten.

Abweichungen, meist Beschleunigung, führen. In neueren Arbeiten wurden diese Fehlermöglichkeiten ausführlich von SCHUBERT, DANNEEL und von GÜNTHER behandelt.

Schnellmethoden der Blutsenkung. Dem Wunsche der Praxis, das Senkungsergebnis schon nach kurzer Zeit zur Verfügung zu haben, versuchen 2 verschiedene Methoden zu entsprechen. Durch Schiefstellen der Senkungsröhrchen in einem Winkel von 60° kommt es zu einem sehr schnellen Absinken der Erythrocyten, so daß bei Ablesung nach 7 und 10 min dem 1 und 2 Std.-Wert nach WESTERGREN vergleichbare Werte erhalten werden sollen (STEIN). Nachuntersucher fanden, daß jedoch mit erheblichen, z. T. völligen Abweichungen zu rechnen ist [FRIMBERGER (2), SCHULTEN, PROLINGHEUER]. Das gleiche gilt für die Schnellmethode durch Zusatz senkungsfördernder Substanzen zum Blut, wie sie als Gelatine-Senkung bereits früher abgelehnt und neuerdings von HEINEN und KOWATZKY mit Kollidon angegeben wurde. Die Kollidonsenkung wurde von HUMMEL und von FRIMBERGER im Vergleich zur WESTERGREN-Methode geprüft mit dem Ergebnis, daß sich auf diese Weise keine praktisch verwertbaren Ableseergebnisse erzielen lassen. *Beide Prinzipien der Schnellmethode erkaufen den Zeitgewinn mit zu großen Ungenauigkeiten und Differenzen*, als daß die angegebenen Verfahren über eine Orientierung hinaus als Standardmethode für die Praxis geeignet wären.

V. Die Serumlabilitätsreaktionen.

Neben den quantitativen Fraktionierungsverfahren haben die Serumlabilitätsreaktionen in der Klinik eine zunehmende Bedeutung gewonnen. Sie geben auf einfache Weise Aufschluß über qualitative Verschiebungen bestimmter Eiweißanteile, besonders über die Vermehrung grobdisperser, leicht fällbarer Globuline. Die zugesetzten Fällungsmittel nehmen den Proteinen die Wasserhülle, wodurch die labilsten Eiweißkörper zuerst ausfallen. Die Reaktionen sind so eingestellt, daß es bei Vermehrung dieser Gruppen durch eine Störung der Kolloidstabilität zu positivem Ausfall kommt, wobei die gleichzeitige relative Verminderung der stabilisierenden Albumine eine entscheidende Rolle spielt. Die Labilitätsproben können also bei Unmöglichkeit einer quantitativen Analyse, besonders wenn sie in Kombination angewandt werden, ein recht gutes Bild über die Serumeiweißzusammensetzung vermitteln. Zudem reagieren sie auf feinere qualitative Veränderungen in den einzelnen Komponenten, die über die Erfaßbarkeit im Elektrophoresediagramm hinausgehen. Von einer Leberspezifität all dieser Teste kann keine Rede sein, wenn auch ihr Ausfall für die klinische Beurteilung einer Leberschädigung wertvoll ist. Die zunehmende Anwendung dieser Proben auch bei den Erkrankungen des Kindes macht die Besprechung einiger Besonderheiten ihres Ausfalls in diesem Alter erforderlich. Aus der sehr großen Zahl der angegebenen Fällungsreaktionen können hier nur einige weiter verbreitete berücksichtigt werden. Bezüglich Einzelheiten der Ausführung und Bewertung sei auf die Bearbeitungen von WUHRMANN-WUNDERLY, SEITZ, SCHNEIDERBAUER, KEILHACK (2), SCHREIER sowie HEEPE verwiesen.

1. Die Takata-Reaktion.

Zusatz von Sublimat zu einer sodaalkalisch gemachten Serumverdünnungsreihe führt in gewissen pathologischen Seren im Gegensatz zum Normalserum zum Auftreten einer Flockung. Dieser *positive Ausfall der Takata-Reaktion beruht auf der Fällung bestimmter vermehrt vorhandener grobdisperser Globuline, die vorwiegend in der γ-Globulinfraktion wandern* und nicht Antikörpercharakter haben *(Takata-Proteine nach* WUHRMANN*)*; diese Fällung wird durch eine gleichzeitige Verminderung der Albumine mit Abnahme ihres stabilisierenden Effektes ermöglicht. Begünstigt wird die Ausflockung durch Aminosäuren, Peptide und Ammoniumionen (SCHNEIDERBAUER). Die Reaktion hat in der Modifikation von JEZLER. bei der mit einer Serumverdünnungsreihe bei gleichbleibendem Sublimatzusatz gearbeitet wird, weite Verbreitung gefunden; ein Nachteil liegt jedoch in der geringen quantitativen Abstufbarkeit. Diese ist wesentlich verbessert in der Modifikation von MANCKE und SOMMER, die bei gleichbleibendem Serumzusatz eine Sublimatverdünnungsreihe verwenden. Die einfache und empfindlichere GROS*sche* *Probe*, wobei 1 cm³ Serum mit HAYEM*scher* Lösung (Sublimat mit Zusatz von Natriumsulfat und Kochsalz) aus einer Bürette titriert wird, hat den Nachteil einer gewissen Schwierigkeit einer objektiven Ablesung, welche aber geringer ist, wenn man nur die „Sofortreaktion" (untere Flockungsgrenze) bestimmt. Neuerdings faßte HEEPE seine Erfahrungen mit den verschiedenen Modifikationen der Takata-Reaktion zusammen. Er gibt eine Mikromethode an, die mit Fingerbeerenblut auskommt, empfindlicher und gut abzustufen ist.

Im *Kindesalter* ist das qualitative Verhalten der Takata-Reaktion das gleiche wie bei den Erkrankungen des Erwachsenen. Sie besitzt auch hier keine Leberspezifität und weist nur auf die Vermehrung bestimmter Globuline hin, die bekanntlich auch bei einer Reihe anderer Erkrankungen vorliegen kann. Die γ-Globulinvermehrung im Serum des Neugeborenen macht keine positive Takata-Reaktion (HALBRECHT). Im ganzen sind Häufigkeit und Stärke des pathologischen Ausfalls der Probe im Kindesalter geringer. Immerhin fand HIRSCH bei Säuglingstoxikosen und CAVALOTTI bei atrophischen Säuglingen positive Reaktionen.

2. Das WELTMANNsche Koagulationsband und die Cadmiumreaktion.

Die Reaktion beruht auf dem Prinzip, daß 1:50 verdünntes Serum normalerweise keine Hitzekoagulation zeigt, wohl aber nach Zusatz einer bestimmten Menge des Elektrolyten $CaCl_2$[1]. Normalserum gibt bei Ansetzen der Reihe mit fallender $CaCl_2$-Konzentration von 0,5—0,05‰ eine Flockung in den ersten 6—7 Röhrchen. Als Grenzkonzentration des Normalwertes gilt der Zwischenwert 0,175‰ entsprechend dem Röhrchen $7^1/_2$. Unter pathologischen Bedingungen erlaubt das Weltmann-Band die Feststellung eines Ausschlages in 2 Richtungen. Eine Flockung noch in den Röhrchen geringerer Elektrolytkonzentration (*verlängertes Weltmann-Band*, Rechtsverschiebung) findet man *bei γ-Globulinvermehrung*, wie z. B. chronisch entzündlichen Prozessen oder Lebercirrhosen, eine Flockung nur bei höherer $CaCl_2$-Konzentration (*verkürztes Weltmann-Band*, Linksverschiebung) tritt auf *bei relativem Überwiegen der α- und β₁-Globuline*, wie z. B. bei akut entzündlichen exsudativen Vorgängen oder ganz ausgesprochen bei Nephrosen. Wie bei allen

---

[1] Die folgenden Konzentrationsangaben beziehen sich auf reines $CaCl_2$ und verdoppeln sich, bezogen auf $CaCl_2$ cryst. (+ 6 aqua).

Labilitätsreaktionen ist auch hier die Bedeutung der gleichzeitigen Verminderung der stabilisierenden Albumine in Rechnung zu stellen. *Nicht selten führt das gleichzeitige Einwirken verlängernder und verkürzender Faktoren zum scheinbar normalen, dem „stummen" oder „verschleierten" Weltmann-Bande* (ROSEGGER), *bei dessen Aufklärung die Cadmiumsulfatreaktion* (WUHRMANN und WUNDERLY) helfen kann. Diese einfache Reaktion fällt positiv aus bei Vermehrung bestimmter Lipoproteine und γ-Globuline. Sie hat besonders in Verbindung mit dem Weltmann-Band Verbreitung gefunden. WUHRMANN und WUNDERLY stellten im Vergleich zur Elektrophorese bei gleichzeitiger Anwendung von Weltmann-Band und Cadmiumreaktion entsprechend den möglichen Variationen 6 Konstellationstypen im Serum auf, die

Tabelle 7. *„Kleine Reaktionskonstellation" im Serum.* (Nach WUHRMANN, WUNDERLY und HUGENTOBLER.)

Typ	Cadmium-reaktion	Weltmann-Band	Elektrophorese
1	positiv	linksverschoben	Vermehrung der α-Globuline
2	negativ	linksverschoben	Vermehrung der β_1-Globuline
3	positiv	normal	Vermehrung der β_2-Globuline oder der α- und γ-Globuline
4	negativ	normal	Normale Verhältnisse oder β_1- und γ-Globulin-Vermehrung
5	positiv	rechtsverschoben	Vermehrung der γ-Globuline
6	negativ	rechtsverschoben	Spezielle Verhältnisse meist mit γ-Globulin-Vermehrung

als „kleine Reaktionskonstellation" Aufschluß über die Zusammensetzung der Globulinunterfraktionen geben kann. Tab. 7 faßt diese Verhältnisse in einem Schema zusammen.

Besonderheiten im Kindesalter: Übereinstimmend wurde von SYNEK, HALBRECHT sowie KÜSTER gefunden, daß *im Nabelschnurblut und beim Neugeborenen regelmäßig eine Verlängerung des Weltmann-Bandes* besteht. Beim ausgetragenen Kind bleibt dieses Verhalten nach der Geburt zunächst unverändert, *erst vom 4. Monat ab kommt es zur Normalisierung* entsprechend den Erwachsenenwerten (SYNEK). Bei frühgeborenen Kindern zeigt die Reaktion im Nabelschnurblut den gleichen Ausfall wie bei reifen Säuglingen, der Normalwert wird aber eher früher, meist von der 4. Woche ab erreicht und bleibt dann konstant (KÜSTER). Die Erklärung für dieses Verhalten ist heute leicht möglich; *der Reaktionsausfall spiegelt deutlich den im Nabelschnurblut und beim Neugeborenen erhöhten und dann abfallenden γ-Globulingehalt wieder.* Die gleiche Ursache hat übrigens der beim Neugeborenen positiv gefundene Cephalin-Cholesterin-Flockungstest von HANGER (PRINCE, HALBRECHT, SALMON). Die Cadmiumreaktion fällt dagegen im Nabelschnurblut nur ausnahmsweise positiv aus (HALBRECHT). Spezielle Erfahrungen im Kindesalter mit diesem Test, besonders in Verbindung mit dem Weltmann-Band, liegen bisher nicht vor.

3. Die Formolgelreaktion.

Zur Entschleierung des Weltmann-Bandes kann weiterhin noch die sehr einfache Formolgelreaktion mit 1 cm³ Serum dienen, weil ihr Ausfall ganz vorwiegend von der Konzentration der γ-Globuline abhängt (LINKE und STECKERT, OPPERMANN).

4. Der Thymoltrübungstest (McLAGAN).

Der positive Ausfall wird einer Vermehrung gewisser lipoidtragender Proteine zugeschrieben, wobei die Trübung durch γ-Globuline verstärkt wird (Globulin-Thymol-Phospholipoidkomplex). Da der Test nach einer fettreichen Mahlzeit positiv wird, ist Untersuchung im Nüchternserum erforderlich. In der Differentialdiagnose des Ikterus wird dieser Probe große Bedeutung beigemessen, da sie bei der Hepatitis fast regelmäßig positiv, bei Verschlußikterus negativ ausfällt. Der Thymoltest gibt den Verlauf der Hepatitis wohl am besten wieder. Er fällt aber auch bei anderen Erkrankungen, besonders Virusinfektionen (z. B. Masern, Pfeiffersches Drüsenfieber) positiv aus, so daß auch hier keineswegs schlechthin von einer Leberfunktionsprüfung gesprochen werden kann. Normalwert: 0—4 Trübungseinheiten.

Verhalten im Kindesalter: Im Nabelschnurblut und beim Neugeborenen gibt die Thymoltrübung *sehr niedrige Werte* (um 1 Trübungseinheit) im Vergleich zum mütterlichen Blut. Dabei besteht keine Differenz zwischen ausgetragenen und unreifen Kindern (HALBRECHT, DESMOND). *Die geringe Trübung ist wohl auf den niedrigen β-Globulin- und Lipoidgehalt des Neugeborenenblutes zurückzuführen. Tatsächlich nimmt die Trübung nach 8 Tagen etwas zu,* entsprechend dem mit der Ernährung einsetzenden α- und β-Globulinanstieg. *In der ganzen Säuglingszeit bleiben die Trübungswerte aber relativ niedrig, selbst bei der Hepatitis des Säuglings* hat man nur mit geringer Zunahme zu rechnen (SCHREIER). Für diese geringe Reaktion sind wohl die Besonderheiten des Serumeiweißspektrums des Säuglings verantwortlich zu machen. Im späteren Kindesalter darf man den gleichen Reaktionsausfall erwarten wie beim Erwachsenen.

Literatur.

A. Zusammenfassende Darstellungen.

ANTWEILER, EWERBECK, LEINBROCK, SCHULER u. STÜRMER: Die quantitative Elektrophorese in der Medizin. Springer 1952.
FÅHRAEUS: The suspension-stability of the blood. Stockholm 1921.
SMITH: The Physiology of the Newborn Infant. Springfield: C. G. Thomas 1946.
SVEDBERG u. PEDERSEN: Die Ultrazentrifuge. Dresden und Leipzig 1940.
SCHNEIDERBAUER: Die Takata-Reaktion. Wien 1946.
WUHRMANN u. WUNDERLY: (1) Die Bluteiweißkörper des Menschen. Basel: Benno Schwabe 1947.

B. Einzeldarstellungen.

ABRAMSON and MOORE: J. Labor. a. Clin. Med. **26**, 174 (1940).
APITZ: Virchows Arch. **306**, 631 (1940).
BENDIEN, NEUBERG u. SNAPPER: Biochem. Z. **247**, 306 (1932).
BENNHOLD, OTT u. WIECH: Dtsch. med. Wschr. **75**, 11 (1950).
BJORNEBOE u. GORMSEN: Klin. Wschr. **1941**, 314; Acta path. scand. (Copenh.) **20**, 649 (1943).

BLEEK u. HARTMANN: Klin. Wschr. **29**, 257 (1951).

BONGIOVANNI and WOLMAN: Amer. J. Med. Sci. **218**, 700 (1949).

CANNON: Proc. Amer. Diab. Assoc. **8**, 55 (1949).

CANTAROW and TRUMPER: Clinical. Biochemistry. Philadelphia: Saunders 1949.

CAVALOTTI: Pediatr. Riv. **47**, 770 (1939).

COHN, E. J.: (1) Zit. nach WUHRMANN u. WUNDERLY; (2) aus EDSALL.

CRADDOCK, VALENTINE and LAWRENCE: J. Lab. a. Clin. Med. **34**, 158 (1949).

CRANE and SANFORD: Amer. J. Dis. Childr. **51**, 99 (1936).

DANNEEL: Dtsch. med. Wschr. **74**, 1473 (1949).

DARROW and CARY: J. of Pediatr. **3**, 573 (1933).

DOUGHERTY ans WHITE: Proc. Soc. Exper. Biol. a. Med. **56**, 26 (1944); **57**, 295 (1944); **58**, 135 (1945); **59**, 172 (1949).

DERRIEN: Bull. Soc. Chim. biol. (Paris) **26**, 1091 (1944).

DESMOND, ZIMMERMANN, SWEET and THOMAS: Ref. Pediatrics **3**, 49 (1949).

DÖRING, SCHAEFER u. WEBER: Pflügers Arch. **253**, 165 (1951).

DU PAN u. MOORE: Ann. paediatr. (Basel) **171**, 290 (1948).

EDLBACHER: Schweiz. med. Wschr. **1945**, 251.

EDSALL: Adv. Protein Chem. **3**, 383 (1947); Erg. Physiol. **46**, 308 (1950).

EWERBECK: Z. Kinderheilk. **67**, 85 (1949).

— u. LEVENS: (1) Klin. Wschr. **28**, 582 (1950).

— — (2) Mschr. Kinderheilk. **98**, 436 (1950).

— — (3) Mschr. Kinderheilk. **99**, 297 (1951).

FAGRAEUS: Acta med. scand. (Stockh.) **1948**, 204; J. of Immun. **58**, 1 (1948).

FLEISCHHACKER: Dtsch. Arch. klin. Med. **186**, 506 (1940).

FRIMBERGER: (1) Erg. inn. Med. **61**, 680 (1942).

— (2) Med. Klin. **45**, 1596 (1950).

GEISSEN, SCHULER u. SCHUSTER: Klin. Wschr. **28**, 751 (1950).

GOLLAN: J. Clin. Invest. **27**, 352 (1948).

GORDON and WARDLEY: Biochemic. J. **37**, 393 (1943).

GROS: Klin. Wschr. **1939**. 781.

GRUNEWALD u. RÖMINGER: Z. Kinderheilk. **33**, 65 (1922).

GÜNTHER: Ärztl. Wschr. **3**, 675 (1948).

HALBRECHT and BRZOZA: Amer. J. Dis. Childr. **79**, 988 (1950).

HARTMANN u. SCHUHMACHER: Z. Naturforsch. **5**b, 361 (1950).

HEEPE: Z. Kinderheilk. **69**, 578 (1951); **72**, 129, 140 (1952).

HEINEN u. KOWATZKY: Med. Klin. **45**, 595 (1950).

HICKMANS, FINCH and TONKS: Arch. Dis. Childh. **18**, 96 (1943).

HIRSCH: Ann. paediatr. (Basel) **152**, 316 (1938).

HÖBER: Handbuch norm. u. path. Physiol. 1928, Bd. IV, 1, 656.

HOWE: J. of Biol. Chem. **49**, 93 (1921).

HUMMEL: Med. Klin. **45**, 998 (1950).

JAKOBSEN u. LINDERSTROM-LANG: Acta physiol. scand. (Stockh.) **1**, 149 (1942).

JAYLE: Bull. Soc. Chim. biol. (Paris) **28**, 63 (1946).

JEZLER: Z. klin. Med. **64**, 98 (1944).

JORES: Erg. inn. Med. **48**, 574 (1935).

KEILHACK: (1) Dtsch. Arch. klin. Med. **182**, 57 (1938).

— (2) Erg. inn. Med. **64**, 98 (1944).

KIBRICK and BLONSTEIN: J. of Biol. Chem. **176**, 977 (1948).

KÖRVER: Klin. Wschr. **28**, 693 (1950).

KOWARSKI: Klin. Wschr. **1931**, 10, 1863.

KROPP: Mschr. Kinderheilk. **98**, 159 (1950).

KÜNZER, ZANNER u. ZEISEL: Klin. Wschr. **29**, 327 (1951).

Küster: Z. Kinderheilk. **65**, 175 (1948).

— u. Becker: Z. Kinderheilk. **65**, 372 (1948).

Langer u. Schmidt: Z. Kinderheilk. **41**, 72 (1926).

Lagercrantz: Zit. bei Moore und Mitarbeiter.

Linke u. Steckert: Dtsch. med. Wschr. **1947**, 4, 103.

Longsworth, Curtis and Pembroke: J. Clin. Invest. **24**, 46 (1945).

Luetscher: J. Clin. Invest. **19**, 313 (1940).

Malmros u. Blix: Acta. med. scand. (Stockh.) **105**, 287 (1940).

Mancke u. Sommer: Münch. med. Wschr. **1936**, 1707.

Majoor: J. of Biol. Chem. **169**, 583 (1947).

McKhann: Zit. nach Smith.

McLagan: Nature (Lond.) **154**, 670 (1944).

McMaster et al.: Ann. N. Y. Acad. Sci. **46**, 679 (1940).

McMurray, Roe and Sweet: Amer. J. Dis. Childr. **75**, 265 (1948).

Metcoff u. Stare: New England J. Med. **236**, 26 (1947).

Milne: J. of Biol. Chem. **169**, 595 (1947).

Moore, du Pan u. Buxton: Amer. J. Obstetr. **57**, 312 (1949).

Müller-Scheven: Dtsch. med. Wschr. **1926**, 1896.

Nevenny: Arch. Gynäk. **144**, 560 (1931).

Nordmann: Presse méd. **55**, 830 (1947).

Ohlsen u. Rundqvist: Biochem. Z. **247**, 249 (1932).

Oppermann: Dtsch. med. Wschr. **1951**, 20, 682.

Pantschenkoff: Pediatria (russ.) **1926**; zit. nach Wail.

Pedersen: Ultrazentrifugal Studies on Serum and Serum Fractions. Uppsala 1950.

Pfaff: Dtsch. med. Wschr. **1929**, 1667.

Philipps, van Slyke et al.: J. of Biol. Chem. **183**, 305 (1950).

Plückthun u. Götting: Klin. Wschr. **29**, 415 (1951).

Pommerenke: J. Clin. Invest. **15**, 485 (1936).

Poyner-Wall and Finch: Arch. Dis. Childh. **25**, 129 (1950).

Prince: J. of Pediatr. **30**, 668 (1947).

Prolingheuer: Med. Klin. **45**, 1263 (1950).

Rapoport, Rubin and Chaffe: J. Clin. Invest. **22**, 487 (1943).

Ratner u. Kuttner: Amer. J. Dis. Childr. **24**, 413 (1923).

Rau: Dtsch. med. Wschr. **1931**, 1410.

Rimington and Bickford: Lancet **1947**, 252, 781.

Rittenberg and Shemin: Ann. Rev. Biochem. 1946.

— and Sprinson: J. of Biol. Chem **180**, 715 (1949).

Roche, Derrien u. Mandel: Zit. nach Wuhrmann u. Wunderly.

Rosegger: Erg. inn. Med. **57**, 183 (1939).

Rothe: Dtsch. med. Wschr. **1924**, 44.

Rothe-Meyer: Acta paediatr. (Stockh.) **38**, 551 (1949).

Routh, Knapp and Kobyaski: J. of Pediatr. **33**, 688 (1948).

Rush: Surg. etc. **70**, 922 (1940).

Salmon and Richmond: J. of Pediatr. **23**, 522 (1943).

Seitz: Med. Mschr. **4**, 241 (1950).

Smith, Philipps and Roth: J. Clin. Invest. **29**, 218 (1950).

Synek: Z. Kinderheilk. **63**, 378 (1943).

Schlossmann: Erg. Physiol. **34**, 741 (1932).

Schmidt, G. W.: Klin. Wschr. **28**, 170 (1950).

Schönheimer: Bei Rittenberg Ann. Rev. Biochem. 1946.

— Ratner, Rittenberg and Heidelberger: J. of Biol. Chem. **144**, 545 (1942).

Schreier: Kinderärztl. Prax. **19**, 22 (1951).

SCHUBERT: Ärztl. Wschr. **3**, 374 (1948).

SCHULTEN: Med. Klin. **45**, 349 (1950).

SCHURICHT: Z. Kinderheilk. **56**, 272 (1934).

STARLING: J. Physiol. **19**, 312 (1896).

STEIN: Med. Mschr. **3**, 919 (1949).

TARVER and REINHARDT: J. of Biol. Chem. **167**, 395 (1947).

TEN BROECK and BAUER: Proc. Soc. Exper. Biol. a. Med. **20**, 399 (1922).

THURAU: (1) Mschr. Kinderheilk. **97**, 59 (1949).

— (2) Mschr. Kinderheilk. **99**, 241 (1951).

TISELIUS: (1) Nova Acta Reg. Soc. Sci. Upsaliensis **7**, 4 (1930).

— (2) Biochemic. J. **31**, 313 u. 1464 (1937).

— and KABAT: J. of Exper. Med. **69**, 119 (1939).

TREVERROW, KASER, PATTERSON and HILL: J. Labor. a. Clin. Med. **27**, 471 (1942).

UJSAGHY: Z. Kinderheilk. **62**, 481 (1941).

URBAN u. RIVE: Ärztl. Wschr. **5**, 870 (1950).

WAIL: Jb. Kinderheilk. **115**, 79 (1927).

WALDENSTROEM: Schweiz. med. Wschr. **78**, 927 (1948).

WEECH, WOLSTEIN and GOETTSCH: J. Clin. Invest. **16**, 719 (1937).

WESTERGREN: Erg. inn. Med. **26**, 577 (1924).

WHITE u. MONAGHAN: J. gen. Physiol. **19**, 715 (1935).

WHIPPLE: (1) Zit. nach CANNON.

— (2) Amer. J. Med. Sci. **203**, 477 (1942).

WUHRMANN u. WUNDERLY: (2) Klin. Wschr. **1943**, 587.

— — u. HUGENTOBLER: Dtsch. med. Wschr. **74**, 1263 (1949).

YOUNG, HALLUM and McCANCE: Arch. Dis. Childh. **16**, 243 (1941).

C. Blutgruppen und Blutfaktoren.

Von

JOACHIM WOLFF - Duisburg.

A. Einleitung.

Das Eiweiß von Tier und Mensch besitzt eine irgendwie in seinem Molekül verankerte *Artspezifität*. Träger der Artspezifität ist das Serumeiweiß und das Eiweiß der Körperzellen. Auch Blutkörperchen (Blkp) haben das artspezifische Eiweiß.

Darüber hinaus enthalten Blkp besondere Merkmale, die wir in den Blutgruppen und Blutfaktoren serologisch erfassen.

Zur Blutgruppe gehört das Antigen in den Blutzellen *und* ein natürlich vorkommender Antikörper im Serum. Da beim Menschen nur die Antigene des AB0-Systems gemeinsam mit dem gestatteten Agglutinin regelmäßig vorhanden sind, können wir nur das AB0-System als Blutgruppe ansprechen. Bei anderen serologischen Merkmalen der Blkp kommt wohl das Antigen in den Blutzellen und eventuell in Körperzellen vor, es fehlt aber im Serum der korrespondierende Antikörper. Daher sprechen wir hier von Blutfaktoren oder Blutkörperchenmerkmalen (M, N, P, Rh usw.).

Bevor wir in unseren Ausführungen fortfahren, müssen wir einige Begriffe, die in der Blutgruppenforschung häufig wiederkehren, erläutern; es ist dies nötig, um Mißverständnisse zu vermeiden, da die gleichen Bezeichnungen in anderen Sparten der Medizin zuweilen in anderer Bedeutung verwendet werden.

B. Allgemeiner Teil.

I. Antigen und Antikörper.

Antigene sind Stoffe, die die Bildung von Antikörpern hervorrufen, wenn sie in geeigneter Form einem Organismus einverleibt werden. Das Antigen entfaltet zwei Wirkungen:

1. Bildung von Antikörpern (= produktive Antikörperfunktion, Immunisierung),

2. Reaktion mit dem Antikörper (= Bindungsvermögen).

Antigene, die diese beiden Wirkungen bedingen, nennen wir Vollantigene. Substanzen, die nur eine Reaktion mit Antikörpern eingehen, heißen Haptene, auch Halb- oder Partialantigene.

Das Antigen bewirkt eine gerichtete Antikörperbildung (gerichtete Eiweißsynthese). Trifft derselbe Antigenreiz erneut eine antikörperbildende Zelle, so wird ein Überschuß an Antikörpern gebildet. Aber auch unspezifische Reize, banale Infekte und operative Eingriffe können einen Anstieg der Antikörpermenge bedingen. Von Bedeutung ist dies z. B. beim Nachweis von Rh-Antikörpern in einer Gravidität. Ein Anstieg der Rh-Antikörper beweist keineswegs eine neue spezifische Sensibilisierung durch die Frucht. Der Anstieg kann auch unspezifisch ausgelöst sein.

Der Nachweis einer Bildung von Antikörpern geschieht

1. durch die Untersuchung des Serums auf Antikörper,

2. durch Feststellung einer spezifisch geänderten Reaktionsfähigkeit bestimmter Gewebe gegen das Antigen.

In der Blutgruppenforschung unterscheiden wir innerhalb der *Antikörper reguläre* von *irregulären* Antikörpern. *Reguläre Antikörper existieren nur für das A B 0-System, alle anderen Antikörper sind irregulär.*

Wir sprechen ferner von *natürlichen* und *Immun*-Antikörpern. Die natürlichen Antikörper treten spontan auf, die Ursache ihrer Entstehung ist uns unbekannt. Immun-Antikörper werden durch bekannte Antigene erzeugt.

Immun-Antikörper werden 1. von den Uferzellen der Gefäße, 2. den Reticulumzellen von Leber, Milz und Knochenmark und 3. vom lymphatischen Gewebe gebildet.

Als *Immunität* bezeichnen wir den Zustand nach der Bildung von Antikörpern. Den Vorgang, der zur Immunität führt, nennen wir Immunisierung. In dem Begriff der Immunität liegt zugleich die Vorstellung eines Schutzes und einer Sicherung. Häufig geht aber die Bildung von Antikörpern mit einer Gefahr einher; wir sprechen dann lieber von einer Sensibilisierung und *Sensibilität*.

Antikörper bilden sich nach der Sensibilisierung. Injiziert man mit einer bestimmten Zwischenzeit 2 mal das gleiche Antigen, dann bewirkt es eine Reaktion. Diese vollzieht sich unter dem Bilde des Schocks, und es findet dabei eine Bindung von Antigen an Antikörper statt.

Die im Blut kreisenden Antikörper (zirkulierende Antikörper), die kein Antigen zur Bindung finden, werden vielleicht teilweise zum Aufbau von Organzellen verwendet (sessile Antikörper) und bedingen die lokalen anaphylaktischen Erscheinungen in den Schockorganen.

Wir sprechen endlich in der Blutgruppenforschung von *Iso-Antikörpern*; sie sind gegen Antigene eines anderen Individuums, welches der gleichen Tierart angehört, gerichtet, also gegen Iso-Antigene. Da bei den menschlichen Blut*faktoren* ein Iso-Antikörper meist fehlt, benutzen wir zu ihrer Erkennung Antikörper, die wir durch Sensibilisierung von Tieren gewinnen; wir benutzen also einen Hetero-Antikörper. (Weiteres über Antikörper — komplette und inkomplette — siehe Seite 279 ff.)

II. Agglutination.

Bei der Bestimmung von Blutgruppen und Blutfaktoren arbeitet man mit Blutkörperchen, sie enthalten das Antigen. Im Testserum ist der Antikörper vorhanden. Zwischen den Blkp und dem Antikörper vollzieht sich die Reaktion. Sie geschieht unter dem Bild der Agglutination. Die Blkp werden zusammengeballt, zusammengeleimt (glutinum = der Leim).

Die Agglutination beruht anscheinend auf Änderungen der elektrischen Ladung. Die Iso-Hämagglutination wird von einer Verminderung der Erythrocytenladung begleitet. Die Ladung muß unter ein kritisches Potential herabgesetzt werden, damit die Agglutination eintritt. Die Erythrocyten können als amphoteres Eiweiß betrachtet werden, mit dem isoelektrischen Punkt $p_H = 5$. Bei höheren Werten von p_H wirkt das Stromaeiweiß als Anion, während das Agglutinin als Kation fungiert. Folgendes Schema erklärt die Begrenzung der Agglutination auf p_H-Werte zwischen 6 und 9.

Nur zwischen p_H 6—9 sind Stroma und Agglutinin entgegengesetzt geladen, daher erfolgt nur in diesem Spielraum eine Agglutination.

Tabelle 1. *p_H-Wert und Agglutination*. (Nach HIRSZFELD).

p_H	10	9	8	7	6	5	4	3
Agglutinine . . .	−	+	+	+	+	+	+	+
Stroma	−	−	−	−	−	+	+	+

An der Verbindung von Antigen und Antikörper nimmt Salz Anteil, welches wir zur Aufschwemmung der Blutkörpchern verwenden. Bei schwacher Salzkonzentration fehlt die Agglutination, um mit steigender Salzmenge aufzutreten und an Stärke zuzunehmen; bei weiterem Salzzusatz nimmt die Agglutinationsstärke wieder ab. Die Erhöhung der Salzkonzentration über ein gewisses Maß hinaus vermindert nach dem Massenwirkungsgesetz die Dissoziation der reagierenden Substanzen und schwächt die Reaktionen ab (HIRSZFELD).

Bei der echten Agglutination lösen sich die Zellwände der Blkp, und die Erythrocyten verschmelzen miteinander.

Gelegentlich beobachtet man auf dem Objektträger eine *Pseudo-Agglutination*; hierbei kommt es zur Rollenbildung, und die intakten Blkp lagern sich aneinander. Serum, das reichlich Fibrinogen oder Globulin enthält (multiples Myelom, Nephritis, Leber- und Infektionskrankheiten), führt häufig zu solcher Rollenbildung, sogar eigene Blkp legen sich dann in Geldrollenform aneinander, wie es bei beschleunigter Blutsenkung der Fall ist. Wenn man das Serum zur Hälfte mit physiologischer Kochsalzlösung verdünnt, verschwindet seine Fähigkeit zur Rollenbildung. Das Temperaturoptimum liegt bei 37° C. Aufbewahrung von Blutproben vermindert die Fähigkeit des Serums zur Pseudo-Agglutination.

III. Agglutinine.

Iso-Hämagglutinine kommen in fast allen Körperflüssigkeiten vor. Sie sind im einzelnen nachgewiesen in: Serum und Lymphe; Milch und Colostrum; Tränen, Speichel; Amnion- und Cystenflüssigkeit; Transsudaten. Normaler Harn und Liquor enthalten keine Isoagglutinine. Bei Meningitis kann Agglutinin in den Liquor übertreten.

Die Iso-Hämagglutinine machen im Blutserum etwa 8% des Eiweißes aus. Elektrophoretische Untersuchungen ergaben, daß Hämagglutinine im Albumin fehlen und etwa $1/3$ vom Gesamt-γ-Globulin sowie $1/4$ vom β-Globulin betragen. Vom Hämagglutinin entfallen 4% auf α-Globulin, 35% auf β-Globulin und 61% auf γ-Globulin. Im Fibrinogen sind Agglutinine nicht vorhanden.

Agglutinine entstehen ebensowenig wie andere Antikörper im Blutserum, also nicht humoral, sondern werden in Körperzellen zusammengefügt. Als einleitenden

Akt betrachten wir Phagocytose von Antigen in den Lymphknoten. *Die lymphoiden Gewebe* sind nicht nur aus Lymphocyten aufgebaut, sie *enthalten in ihren Keimzentren besondere Zellen*, die sich morphologisch und funktionell von reifen Lymphocyten unterscheiden. Beziehungen bestehen zu den Plasmazellen. *Die Bildung von Antikörpern ist eine ihrer Aufgaben.*

Die Iso-Hämagglutinine sind für uns *der Prototyp spontan entstehender Normal-Antikörper*; sie fehlen bei Neugeborenen von Tier und Mensch und treten erst nach einiger Zeit auf, entweder nach sensibilisierenden Reizen oder „spontan", d. h. wir wissen nichts über ihre Entstehungsweise. HIRSZFELD meint, daß die Fähigkeit zur Bildung der natürlichen Agglutinine sich entwickelt und spricht von einer „serologischen Reifung". In fetalen Lymphknoten kommen keine Keimzentren vor, sie treten erst später auf, so daß wir die Reifung zur Agglutininbildung mit dem Auftreten von Keimzentren in Verbindung bringen können.

Die Reifung des Kindes für die Bildung der verschiedenen Antikörper hat eine unterschiedliche Geschwindigkeit. So können junge Säuglinge schon Immun-Antikörper nach Typhus- oder Pockenschutzimpfung entwickeln, und es ist eine aktive Immunisierung möglich. Für die Blutgruppeneigenschaften dagegen ist die Antikörperbildungsfähigkeit junger Säuglinge gering. Es gelingt z. B. nicht, bei jungen Säuglingen Präzipitine gegen artfremdes Vollblut zu erzeugen.

Als Gegenstück zu den natürlichen Antikörpern kennen wir neugebildete Immun-Antikörper. Beide Antikörper reagieren mit dem gleichen Antigen in begrenzter Spezifität. *Es erhebt sich daher die Frage, ob auch die natürlichen Antikörper durch eine Immunisierung entstanden sein können.*

WIENER und HIRSZFELD nehmen an, daß die Iso-Agglutinine durch Sensibilisierung gegen Mikroorganismen, mit denen jeder Mensch in Berührung kommt, entstehen.

Mikroorganismen enthalten oft Stoffe, die chemisch den Blutgruppensubstanzen sehr ähnlich sind. In Pneumokokken vom Typ XIV kommen Polysaccharide vor, die aus d-Glucosamin, d-Galaktose und Essigsäure bestehen. Fast die gleichen Stoffe sind auch in den Blutgruppensubstanzen enthalten. Antiseren von Pferden, die gegen Pneumokokken vom Typ XIV gerichtet sind, agglutinieren Blkp der menschlichen Blutgruppen.

WIENER glaubt nun, daß die Anti-A- und Anti-B-Agglutinine heterogener immuner Herkunft und eigentlich Bakterien-Antikörper sind. Die gruppengleichen Antikörper werden von den Erythrocyten sofort absorbiert, so daß schließlich nur die gestatteten Agglutinine übrig bleiben (WIENER 3).

Daher können im kreisenden Blut keine Antikörper zirkulieren, die unter physiologischen Bedingungen eigene Zellen agglutinieren. *Es kommen jedoch beim Menschen stets die Blutgruppeneigenschaften der Blkp gemeinsam mit den gestatteten Serum-Agglutininen vor* (LANDSTEINERsche Regel).

Auto-Agglutinine. WIENER entwickelt seine Hypothese weiter dahin, daß auch die bei jedem Menschen vorhandenen Kälte-Auto-Antikörper Reste einer bakteriellen

Immunisierung sind. Auto-Agglutinine widersprechen dem „horror autotoxicus" von EHRLICH, sie ballen eigene und gruppengleiche fremde Erythrocyten zusammen. In vitro haben sie ihre größte Wirkungskraft (Avidität) bei Zimmertemperatur. können aber im Gefäßsystem auch bei Körpertemperatur wirksam sein.

Kälte-Auto-Agglutinine haben eine begrenzte Wärmeamplitude um 0—5° C. Es sind echte Antikörper, im γ-Globulin des Serums enthalten. Durch Röntgenbestrahlung von Blut gelang es FRANK-PUNIN, Kälte-Agglutinine zu erzeugen; sie glauben, daß durch die Röntgenstrahlen eine intermolekulare Strukturänderung im γ-Globulin eintritt.

Bei einigen Virus-Krankheiten erhöht sich die Avidität der Kälte-Agglutinine, ihre Wärmeamplitude verbreitert sich; der Titer, der beim Gesunden bei etwa 1:8 liegt, steigt an. Größere Mengen von Kälte-Agglutininen findet man bei Virus-Pneumonien, Thrombosen, Lebercirrhosen. Eine besondere Bedeutung haben die Kälte-Agglutinine bei der paroxysmalen Hämoglubinurie von LANDSTEINER und DONATH. Einige erworbene hämolytische Anämien werden auf Auto-Agglutinine, oder genauer auf Auto-Hämolysine, die nicht von den Auto-Agglutininen getrennt betrachtet werden können, zurückgeführt (HENNEMANN; SCHLEYER; TISCHENDORF, FRANK und PUNIN). Durch Kälte-Agglutinine können positive Luesteste vorgetäuscht werden.

Bakteriogene Panagglutinine seien anschließend erwähnt. Unter dem Einfluß bakterieller Verunreinigungen können sich in vitro Panagglutinine entwickeln, die die Blkp aller Blutgruppen agglutinieren. Bestimmte Bakterien bilden Enzyme, die einen in fast allen Blkp vorkommenden latenten Receptor in ein aktives Agglutinogen umwandeln. Dieses vereinigt sich mit dem spezifischen Agglutinin, es tritt die Panagglutination ein.

Panagglutinine führen im Kreuzversuch vor Bluttransfusion zu unklaren Verhältnissen und bedingen mitunter Zwischenfälle nach Blutübertragung. Bei Bestimmung von Blutgruppen darf man nur frische Blutproben verwenden, um nicht bakteriogene Panagglutinine störend die Ablesung beeinflussen zu lassen. An Krankheiten, welche beim Menschen Panagglutinine auftreten lassen können, wäre die Sepsis, die Endocarditis lenta und die Lues zu nennen.

Sehr selten kommt es durch schwere infektiöse Krankheiten zu einer Polyagglutinabilität der Blkp; dann wird ebenfalls leicht die Blutgruppe falsch bestimmt. und es kann ein Transfusionszwischenfall eintreten (SAUERBREI, HOLLÄNDER).

C. Spezieller Teil.

I. Die Blutgruppen.

1. Das AB0-System.

Die Blutgruppen A, B, AB und 0 stellen die klassischen Blutgruppen dar. Sie wurden 1900/1902 von LANDSTEINER und seinen Mitarbeitern entdeckt. Beim Menschen treten die Gruppeneigenschaften der Blkp fast immer gemeinsam mit dem gestatteten Iso-Agglutinin auf, so daß hier echte Blutgruppen vorliegen. Eine Ausnahme machen nur Säuglinge in der ersten Lebenszeit und das hohe Alter, bei denen die Agglutinine fehlen können.

Agglutinogen . . .	A	B	AB	0
Agglutinine . . .	β	α	—	$\alpha + \beta$

Von Dungern und Hirszfeld erweiterten 1911 das System um die A-*Untergruppen*, A_1 *und* A_2. Weitere Untergruppen A_3, A_4 und A_5 sind beschrieben, spielen jedoch mehr theoretisch als praktisch eine Rolle. Aber die Zahl der Phänotypen ist durch die Untergruppen von 4 auf 6 gestiegen, die Anzahl der Genotypen von 6 auf 10.

| Phänotypen. . . | A_1 | A_2 | B | A_1B | A_2B | 0 |
| Genotypen . . . | A_1A_1; A_1A_2; A_10 | A_2A_2;A_20 | BB; B0 | A_1B | A_2B | 00 |

Die Eigenschaft 0 ist nicht nur etwas Negatives. 1934 fand Schiff bei einer Ziege, die gegen Shiga-Kruse-Ruhrbakterien immunisiert worden war, ein Anti-Shiga-Serum, welches nach Absorption mit A_1B-Blkp eine elektive Wirkung gegen menschliche 0- und A_2-Blkp besaß. Ein derartiges Serum kann also als *Anti-0-Serum* verwendet werden. Später gelang es, in verschiedenen tierischen Seren (Rind, Pferd, Hund, Hammel, Maulesel) gelegentlich ein natürliches Anti-0 aufzudecken. Mit solchen Seren kann man die 0-Eigenschaft nachweisen. Der Nachweis hat Bedeutung, wenn es gilt, bei den klassischen Blutgruppen die Frage zu klären, ob Homo- oder Heterozygotie vorliegt.

In manchen Seren der Gruppen A und AB kommen gegen die *fremde* Untergruppe spezifisch wirksame Agglutinine vor. Diese Anti-A-Agglutinine werden als irregulär bezeichnet, weil sie nur unregelmäßig vorkommen. Die irregulären Anti-A-Agglutinine sind im allgemeinen nur bei Temperaturen zwischen 15—18° C wirksam, selten geht ihre Wärmeamplitude bis zu 25° C.

Die Häufigkeit, mit der irreguläre Anti-A-Agglutinine angetroffen werden, geht aus der folgenden Tabelle hervor:

Tabelle 2. *Die Häufigkeit der irregulären Anti-A-Agglutinine.*

Untergruppe	Irreguläres Anti-A-Agglutinin	Häufigkeit %
A_1	Anti-A_2	1,5
A_2	Anti-A_1	6
A_1B	Anti-A_2	4
A_2B	Anti-A_1	25

Ihrer chemischen Natur nach sind die Agglutinogene der Blkp aus stickstoffhaltigen, lipoiden und zuckerartigen Substanzen zusammengesetzt. Die chemischen Analyse der Gruppensubstanzen ergibt:

Tabelle 3. *Chemische Analyse der Agglutinogene.*

	Gesamt-N	N der Aminosäuren	N der Hexosamine	Hexosamin	Reduz. Subst.	Asche
0-Substanz	5,65	2,48	1,81	23,3	45,5	0,76
A-Substanz	5,33	2,35	1,71	21,7	48,5	0,90
B-Substanz	5,74	2,91	1,68	21,5	46,5	1,91

Nach Landsteiner und Harte beruht die Gruppenspezifität auf Peptid-Seitenketten; nach Kabat bestehen die Seitenketten aus Pentosen.

Für das Verhältnis von Albumin zu Globulin gibt HIRSZFELD folgende Werte an:
$$0 = 1{,}77; \ A = 1{,}74; \ B = 1{,}45; \ AB = 1{,}71.$$

Die Blutgruppen besitzen ihre größte Bedeutung in der Klinik für die *Bluttransfusion*. In den letzten Jahren ist mehrfach über *Erythroblastosen* berichtet worden, die durch ein Anti-A oder Anti-B entstanden waren. Für den Kinderarzt ist es wichtig zu wissen, daß nicht jede Erythroblastose aus dem Rh-System her erklärt werden muß. Auch die anderen Blutgruppen und Blutfaktoren können für die hämolytischen Erkrankungen des Fetus und Neugeborenen verantwortlich sein.

In der gerichtlichen Medizin sind die Blutgruppen zur *Vaterschaftsausschließung* anerkannt. Die Ausschließung beruht auf den nach den MENDELschen Regeln vererbten Eigenschaften. Eine tabellarische Aufstellung über die Vererbung, die Ausschließung und die möglichen Kombinationen bei den Erbbildern findet sich bei DAHR und folgt später (Seite 295).

2. Gruppenspezifische Substanzen.

Außer in den Blkp kommen die Gruppeneigenschaften A und B auch in Organen vor. Wenn in Erythrocyten das Agglutinin A vorhanden ist, findet man zugleich in fast allen Körperzellen und Körpersäften ein Polysaccharid, welches Anti-A-Agglutinin hemmt. Entsprechendes gilt für das Agglutinogen B, aber es handelt sich hier um ein anderes Polysaccharid. Derartige Stoffe nennt man gruppenspezifische Substanzen.

Der Gehalt an Gruppensubstanzen ist am höchsten in Magen, Pankreas und Speicheldrüsen; etwas weniger Gruppensubstanz kommt in Milz, Leber, Niere, Lunge, Herz- und Skeletmuskel, Aorta vor; noch weniger Gruppensubstanz enthalten Darm und Testes. Im Gehirn, Linse und Glaskörper des Auges, Knochen und Knorpel fehlen gruppenspezifische Substanzen.

Aber auch in den Körperflüssigkeiten, vor allem im Blutserum, sind gruppenspezifische Receptoren nachgewiesen worden; reichlich im Speichel, weniger in Milch, Tränen, Magen- und Duodenalsaft, Galle, Schweiß, Harn, Samen- und Amnionflüssigkeit. Im Liquor cerebrospinalis fehlt ein gruppenspezifischer Receptor. Im Magensaft hat man sogar 0-Substanz gefunden, in Pepsin und Pepton die A-Substanz.

Der relative Gehalt einiger Körperflüssigkeiten an Gruppensubstanz wird wie folgt angegeben:

Speichel	128—1024
Sperma	128—1024
Fruchtwasser	64—256
Tränen	2—8
Harn	2—4
Liquor	0

Der Nachweis von Gruppensubstanz in Zellen oder Flüssigkeiten geschieht entweder durch die Anwendung von Flockungsreaktionen oder indirekt; hierbei wird die Hemmung der gruppenspezifischen Agglutination gewertet. Einzelheiten über die Durchführung dieser Untersuchungen und ihre Technik gibt DAHR.

Für die gruppenspezifische Substanz fanden WIENER und BELKIN in Speichelproben bei Mutter und Neugeborenem keinen Unterschied.

Nach Untersuchungen von FRIEDENREICH und Mitarbeitern kommen die Gruppenantigene in 2 verschiedenen Formen vor, und zwar wasserlöslich und alkohollöslich. Das alkohollösliche Gruppenantigen, welches auch als lipoide Fraktion bezeichnet wird, ist in Blkp und Organen sowohl bei „Ausscheidern" wie bei „Nichtausscheidern" vorhanden. Die wasserlösliche Fraktion dagegen kommt nur bei Ausscheidern in Flüssigkeiten und einigen Drüsen vor.

3. Ausscheider und Nichtausscheider.

1924 stellte SHIRAI *die Ausscheidung der Blutgruppenantigene A und B im Speichel des Menschen fest.* Seitdem sind diese Befunde vielfach bestätigt und erweitert worden. Mit geeigneten Anti-0-Seren fand man auch 0. Die Blutgruppensubstanzen kommen in fast allen Organen und Sekreten mit individuellen Schwankungen vor. 1931 äußerten SCHIFF und Mitarbeiter die Meinung, daß die Anwesenheit von Gruppensubstanzen in Sekreten auf einer einfachen Ausscheidung beruhe. Sie sprachen daher von Secretor („Ausscheider") und von Non-Secretor („Nichtausscheider"). Fehlen im Speichel die gruppenspezifischen Substanzen, dann fehlen sie auch in den anderen Körpersäften.

1930 wurde von LEHRS und PUTKONEN gefunden, daß der Speichel mancher Menschen mit den Blutgruppen A, B oder AB die entsprechende Blutgruppensubstanz in höherer Konzentration enthält als die Blkp. Dies war schwer mit der Auffassung von SCHIFF, daß es sich um eine reine Ausscheidung handele, zu vereinbaren. Von vielen Seiten, vor allem von FRIEDENREICH und DAHR, wird auf Grund zahlreicher Untersuchungen und Experimente behauptet, daß die *Gruppensubstanzen in den* Zellen der betreffenden *Drüsen neu gebildet* würden. Von praktischer Bedeutung

Tab. 4. *Verteilung von Secretor (S) und Non-Secretor (s).*

	S	s
Indianer in den USA	100	0
Ureinwohner von Australien	94	6
Finnen	86,3	13,7
Kaukasier in den USA	82	18
Polen	79,4	20,6
Deutsche	78	22
Engländer	77	23
Japaner	76	24
Maoris	75	25
Dänen	74	26
Kaukasier in Australien	73,4	26,6
Neger in den USA	61,2	38,8

ist noch der Hinweis, daß bei einem Ausscheider der Blutgruppe AB immer beide Eigenschaften in den Sekreten ausgeschieden werden; bei Untersuchung von Sekreten und Sekretflecken ist bei Nachweis der Gruppensubstanz A ein Ausscheider der Blutgruppe AB ausgeschlossen.

Durch Familienuntersuchungen gelang es 1932 SCHIFF und seinen Mitarbeitern zu beweisen, daß das Ausscheiden bzw. Nichtausscheiden auf dem Vorhandensein eines Genpaares beruht. Das Gen für den Ausscheider (Secretor) wurde als S bezeichnet, das Gen für den Nichtausscheider mit s. Es liegt eine einfach dominante Vererbung vor, S dominiert über s. Demnach ergeben sich 3 mögliche Erbbilder: SS, Ss, ss und 2 Sichtbilder: S = Ausscheider und s = Nichtausscheider.

Die Verteilung der beiden Eigenschaften ist aus Tab. 4 zu entnehmen.

Die Eigenschaft ist bei Neugeborenen schon voll entwickelt, wenn auch die Blutgruppen selbst noch schwach ausgebildet sind. Dies hat bei hetero-spezifischer Gravidität eine Bedeutung. Wenn die Mutter in reichlicher Menge ein Iso-Agglutinin bildet, welches vom Fetus nicht vertragen wird, dann absorbiert der Fetus als Secretor mit seiner gruppenspezifischen Substanz die mütterlichen schädlichen Agglutinine.

II. Die Blutfaktoren.

1. Das MN-System.

Im Gegensatz zu den Receptoren des ABO-Systems sind die Agglutinogene M und N nicht Isoreceptoren, d. h. sie sind nicht durch im Menschenserum natürlich vorkommende, reguläre Agglutinine nachzuweisen. Vereinzelt ist ein natürliches Anti-M und Anti-N gefunden worden. Immun-Anti-M, nach Blutübertragung bzw. während einer Gravidität aufgetreten, ist selten. *Die Blutfaktoren M und N werden durch Immunseren nachgewiesen, die man nach Injektion menschlicher M- bzw. N-Blkp vom Kaninchen gewinnt.* Manche Tiere besitzen ein natürliches Anti-M und Anti-N (Kaninchen, Schwein, Affe, Wasserbüffel). Praktische Bedeutung besitzen diese Seren kaum.

Die Faktoren M und N beruhen auf dem Vorhandensein eines Paares alleler Gene. Die Verteilung der beiden Blutfaktoren bei den verschiedenen Menschenrassen ist unterschiedlich. Hierüber gibt folgende Tabelle Auskunft:

Tabelle 5. *Verteilung von M, N und MN.*

	M %	N %	MN %
Indianer in den USA . .	58	5,6	36,2
Java	41,6	15,3	43,1
Japaner	30,3	23,9	45,8
Deutsche	29,933	20,143	50,024
Engländer	28,27	21,34	50,35
Neger in den USA . . .	27,6	24,9	47,5
Bantuneger	27	22	51
Celebes	18,8	31,8	49,4

Für die Blutübertragung haben die Blutfaktoren M und N keine Bedeutung, da natürliche Agglutinine sehr selten sind. Es gibt im Schrifttum nur ganz vereinzelte Berichte über Transfusionszwischenfälle durch Unverträglichkeit im MN-System. Erythroblastosen als Folgen einer Immunisierung innerhalb des MN-Systems sind gleichfalls außerordentlich selten. *Eine Bedeutung hat dagegen der Faktor M bzw. N für die gerichtliche Medizin, Vaterschaftsausschließung. Außerdem studiert man gern die Überlebensdauer von Erythrocyten nach Blutübertragungen durch Nachweis des M- oder N-Faktors.*

Faktor S. Mehrfach ist sowohl nach Transfusionszwischenfällen wie nach Sensibilisierung von Frauen durch den Fetus ein Faktor S gefunden worden, der nicht verwechselt werden darf mit den Bezeichnungen S und s für Secretor und Nonsecretor. Es besteht zwischen dieser S-Eigenschaft und dem MN-System ein Zusammenhang. Der Faktor S wird als Mutation der M- oder N-Gene aufgefaßt, so daß nunmehr für das MN-System eine Erweiterung notwendig ist. Daher gibt es statt bisher 2 jetzt 4 verschiedene Allele: M, MS, N, NS und davon abgeleitet 10 verschiedene Erbbilder (WALSH und MONTGOMERY). 1951 fand LEVINE noch das korrespondierende s.

2. Der Blutfaktor P.

Ebenso wie die Faktoren M und N wurde der Faktor P von LANDSTEINER und seinen Mitarbeitern 1927 entdeckt. Auch hier handelt es sich nicht um einen Isoreceptor; der Nachweis geschieht vielmehr mit einem Immunserum, welches von Kaninchen gewonnen wird, oder mit normalen Tierseren (Pferd, Rind, Schwein). Als irreguläres Agglutinin findet sich Anti-P nicht allzu selten, und zwar einmal natürlich, zum anderen nach Sensibilisierung durch Blutübertragung (Gefahr von hämolytischen Reaktionen bei Bluttransfusion). Erythroblastosen durch Anti-P sind bisher nicht bekannt geworden.

Der Faktor P kommt als alleles Genpaar P und p vor mit den 3 Genotypen: P P, P p, p p. Die Vererbung erfolgt nach den MENDELschen Regeln mit Dominanz von P über p. Die Häufigkeit des Faktors P ergibt sich aus folgender Aufstellung:

Tabelle 6. *Verteilung von P und p*

	P %	p %
Bantuneger	87	13
Neger in den USA	97,8	2,2
Weiße in den USA	81,9	18,1
Dänen	80,7	19,3
Deutsche	76,5	23,5
Engländer	74	26
Japaner	61,6	38,4

3. Der Rhesus-Faktor.

a) Die Rh-Antigene.

Im Jahre 1940 veröffentlichten LANDSTEINER und WIENER ihre seit einigen Jahren laufenden Untersuchungen über den Rhesusfaktor. Sie hatten Meerschweinchen und Kaninchen gegen das Blut von Rhesusaffen sensibilisiert und ein Anti-Rhesus-Serum erhalten. Dieses agglutinierte die Blkp von Rhesusaffen, was zu erwarten war, aber es agglutinierte auch Blkp von Menschen. Man bezeichnete diese Menschen als

Rh-positiv. Von den untersuchten Weißen in den USA waren 85%
Rh-positiv und 15% Rh-negativ.

*Natürliche Agglutinine gegen den Rhesusfaktor in menschlichen Blkp
sind bisher nicht bekannt. Dagegen sind im Laufe der Jahre häufig Immun-
Antikörper gegen den Rhesusfaktor gefunden worden.* Unter 2 Bedingungen
kann eine Sensibilisierung und Antikörperbildung beim Menschen eintreten, und zwar durch 1. *Blutübertragung* und 2. *Schwangerschaft.*

Die ersten Seren von Menschen, welche einen Rh-Antikörper enthielten, lieferten
Ergebnisse wie das tierische Immun-Serum. Bald aber stieß man auf Seren, die in
ihren Reaktionen von dem ursprünglichen Anti-Rh-Serum abwichen. Es wurden
im Laufe der Zeit zahlreiche Rh-Antiseren mit unterschiedlichen Reaktionen beschrieben, und oft wurde ein neu entdecktes Anti-Rh-Serum sofort bezeichnet.
Erst im Laufe der Zeit gelang ein Überblick über die Reaktionen der verschiedenen
Anti-Rh-Seren. Damit wurde dann eine Gliederung der Rh-Antigene möglich.

Für WIENER gibt es 8 Standardtypen des menschlichen Blutes, die
mit Hilfe spezifischer Seren auseinander gehalten werden können.
Die prozentige Verteilung der *Rh-Untertypen* für verschiedene Rassen
gibt folgende Aufstellung (Rh = Rh-positiv, rh = Rh-negativ):

Tabelle 7. *Verteilung der Rh-Untertypen (in Prozent).*

	Rh_0	Rh_1	Rh_2	$Rh_1\,Rh_2$	rh	rh′	rh″	rh′ rh″
Kaukasier (USA) . .	2,4	54,4	13,7	15,0	13,3	1,0	0,2	0
Engländer	2,5	54,8	12,2	13,6	14,7	0,6	1,3	0
Australier	0,5	54,0	12,5	16,5	14,8	0,8	0,5	0
Amer. Indianer . . .	1,9	70,3	5,1	12,8	7,1	2,6	0	0
Mex. Indianer	1,0	48	9,2	41,8	0	0	0	0
Filipinos	0	87	2	11	0	0	0	0
Chinesen	0,8	60,6	3,0	34,1	1,5	0	0	0
Japaner	0	37,4	13,3	47,3	1,3	0	0	0,7
Neger (USA)	41,2	20,2	22,4	5,4	8,1	2,7	0	0
Bantuneger	64,0	15,3	10,2	4,6	3,6	2,3	0	0

FISHER und RACE bezeichnen die Rh-Untertypen mit den lateinischen
Buchstaben: C, D, E und c, d, e. Bei der Nomenklatur von FISHER und
RACE werden Gene, Antigene und Antikörper mit gleichen Buchstaben
bezeichnet. Ob dies berechtigt ist, wird angezweifelt. Sprachlich ist die
Bezeichnung von WIENER einfacher. Im geschriebenen Wort ist die
Nomenklatur von FISHER und RACE eindrucksvoller. Die folgende
Gegenüberstellung bringt die Nomenklaturen nebeneinander.

Tabelle 8. *Nomenklaturen.*

	Rh_0	Rh_1	Rh_2	Rh_1Rh_2	rh	rh′	rh″	rh′rh″
WIENER	cDe	CDe	cDE	CDE	cde	Cde	cdE	CdE
FISHER u. RACE .								

Der Rh-Genotyp ist durch 2 Rh-Gene bestimmt. Es dominiert Rh über rh.
Ohne die Untertypen gibt es die Erbbilder Rh/Rh und Rh/rh mit dem Erscheinungsbild Rh, und das Erbbild rh/rh mit dem Erscheinungsbild rh. Für
die Prognose in Familien mit Erythroblastosen ist Heterozygotie des Vaters

18*

Tabelle 9. *Bezeichnungen im Rh-System.*

Phänotyp		Gene		Genotyp	
W	F	W	F	WIENER	FISHER
rh	cde	r	cde	rr	cde/cde
rh'	Cde	r'	Cde	$r'r$ $r'r'$	Cde/cde Cde/Cde
rh''	cdE	r''	cdE	$r''r$ $r''r''$	cdE/cde cdE/cdE
rh_y	CdE	r^y	CdE	$r'r''$ $r^y r$ $r^y r'$ $r^y r''$ $r^y r^y$	Cde/cdE CdE/cde CdE/Cde CdE/cdE CdE/CdE
Rh_0	cDe	R^0	cDe	R^0R^0 R^0r	cDe/cDe cDe/cde
Rh_1	CDe	R^1	CDe	R^0r' R^0R^1 R^1r R^1r' R^1R^1	cDe/Cde cDe/CDe CDe/cde CDe/Cde CDe/CDe
Rh_2	cDE	R^2	cDE	R^2R^0 R^2r R^2R^2 R^0r'' R^2r''	cDE/cDe cDE/cde cDE/cDE cDe/cdE cDE/cdE
Rh_z	CDE	R^z	CDE	R^2r' R^1R^2 R^1r'' $R^z R^0$ $R^z r$	cDE/Cde CDe/cDE CDe/cdE CDE/cDe CDE/cde
				$R^z r'$ $R^z R^1$ $R^z R^2$ $R^z R^z$ $R^z r''$ R^0r^y	CDE/Cde CDE/CDe CDE/cDE CDE/CDE CDE/cdE cDe/CdE
				R^1r^y R^2r^y $R^z r^y$	CDe/CdE cDE/CdE CDE/CdE

W = WIENER, F = FISHER. Die Bezeichnung rh_y entspricht der Bezeichnung $rh'rh''$, die Bezeichnung Rh_z entspricht der Bezeichnung Rh_1Rh_2, die Bezeichnung Rh_1 steht für die Bezeichnung Rh'_0, die Bezeichnung Rh_2 steht für die Bezeichnung Rh''_0.

wichtig, da dann 50% rh-neg. gesunde Kinder zu erwarten sind; der Vater ist heterozygot, wenn einer seiner Eltern oder eines seiner Kinder rh-neg. ist. Unter Berücksichtigung der Untertypen sind 36 Genotypen möglich, da jeder der Eltern 8 allele Gene beisteuern kann (Tab. 9).

Neben den aufgeführten Rh-Untertypen sind weitere Gene bzw. Antigene gefunden worden. Ihre praktische Bedeutung ist gering und sie sind vor allem für den Serologen interessant und wichtig. Sie sind als qualitative Gen-Varianten aufgefaßt worden. Es handelt sich um: C^w, C^u, c^v, D^u, E^u.

b) Die Rh-Antiseren.

Der Phänotyp der Rh-Eigenschaft wird mit den Rh-Antiseren ermittelt. Das Serum Anti-Rh_0 entspricht in seinen Reaktionen dem von LANDSTEINER *und* WIENER *1937 entdeckten Original Anti-Rhesus-Serum. Es gibt für Kaukasier 85% positive Reaktionen. Als Rh-positives Blut bezeichnen wir Blut, das durch Anti-Rh_0- oder „Standard"-Anti-Rh-Serum agglutiniert wird. (Es umfaßt die Typen* Rh_0, Rh_1, Rh_2 *und Rh . Da sie alle den Faktor Rh_0 enthalten, kennzeichnen wir sie mit großem „R".)*

Rh-negatives Blut wird durch das „Standard"-Anti-Rh-Serum nicht agglutiniert (Typen: rh, rh', rh'', rh_y mit kleinem „r").

Das Gegenstück zum Anti-Rh_0-Serum wird von WIENER als Anti-Hr_0-Serum bezeichnet. Alle Rh-Agglutinogene mit großem „R"

(Rh_0, Rh_1, Rh_2, Rh_z) werden von ihm nicht agglutiniert; alle Rh-Agglutinogene mit kleinem „r" (rh, rh', rh'', rh_y) dagegen werden erfaßt.

Eine Erweiterung bringen die Anti-Rh-Seren, die als Anti-Rh' und Anti-Rh'' bekannt wurden; auch sie haben ihr Gegenstück, als Anti-hr' bzw. Anti-hr'' bezeichnet. Einen Überblick gestattet folgende Aufstellung:

Tabelle 10. *Reaktionen der Anti-Rh- und Anti-Hr-Seren.*

Korrespondierende Agglutinogene	Reaktionen mit Rh-Seren			Reaktionen mit Hr-Seren		
	Anti-Rh_0	Anti-Rh'	Anti-Rh''	Anti-Hr_0	Anti-hr'	Anti-hr''
rh	−	−	−	+	+	+
rh'	−	+	−	+	−	+
rh''	−	−	+	+	+	−
rh_y	−	+	+	+	−	−
Rh_0	+	−	−	−	+	+
Rh_1	+	+	−	−	−	+
Rh_2	+	−	+	−	+	−
Rh_z	+	+	+	−	−	−

FISHER und RACE, deren Nomenklatur bereits erwähnt wurde, haben für die Rh-Antiseren die einfacheren Bezeichnungen.

Der Rhesusfaktor bildet ein Mosaik von Antigenen. Er ist im Lipoprotein der Blkp enthalten. Das Antigen kommt nicht nur in den Blkp vor, sondern ist auch in Organen, z. B. Leber, Milz, Nieren, Speicheldrüsen nachgewiesen worden. Die Rh-Substanz in den Geweben ist in Wasser kaum, dagegen gut in Alkohol löslich.

c) **Die Rh-Sensibilisierung.**

Der Rhesusfaktor besitzt für die Klinik, vor allem bei Blutübertragungen und bei den fetalen Erythroblastosen, Bedeutung.

Tabelle 11. *Bezeichnung der Rh-Antiseren.*

WIENER	FISHER und RACE
Anti-Rh_0	Anti-D
Anti-Rh'	Anti-C
Anti-Rh''	Anti-E
Anti-Hr_0	Anti-d
Anti-hr'	Anti-c
Anti-hr''	Anti-e

Auf zwei Arten kann es zur Sensibilisierung eines Rh-negativen Menschen kommen, nämlich *durch Injektion Rh-positiven Blutes oder durch Schwangerschaft mit Rh-positivem Fetus.* Übertragung Rh-positiven Blutes führt in etwa 50% zur Antikörperbildung beim Rh-negativen Empfänger, während nur *eine* von 15—25 Rh-negativen Schwangeren mit Antikörperbildung gegen die Rh-positive Frucht reagiert; mit steigender Zahl der Schwangerschaften steigt die Zahl der sensibilisierten Mütter.

Eine *Erythroblastose* beim Kind kann nur dann entstehen, *wenn zwischen Mutter und Frucht eine Unverträglichkeit von Blutgruppen oder Blutfaktoren vorhanden ist.* In 90% aller Fälle von Erythroblastose liegt die Unverträglichkeit im Rh-Faktor; das Anti-Rh_0-Serum (Anti D), das Standardserum, erklärt die Mehrzahl der Fälle von Erythroblastose.

Aber auch die Rh-Untertypen und das AB0-System, endlich die anderen Blutfaktoren können zur Erythroblastose führen.

Bei der Erythroblastose tritt während der Schwangerschaft das Antigen vom Kind durch die Placenta zur Mutter über. Die Mutter bildet Antikörper, die rückläufig diaplacentar das Kind treffen. Beim Kind kommt es zur Antigen-Antikörperreaktion. Sie tritt unter dem Bild der Hämolyse in Erscheinung. So ist die *Neugeborenen-Anämie* verständlich.

Als 2. Krankheit rechnet zu den fetalen Erythroblastosen der *Icterus neonatorum gravis*. Er ist entweder die verstärkte Form der hämolytischen Reaktion, ein hämolytischer Ikterus, bei dem das Übermaß von Gallenbildung einen Stauungsikterus hinzufügt, oder es kommt zu einer lokalen Bildung von Antikörpern an die leberzellständigen Antigene. Dann wäre der Icterus neonatorum gravis ein hämolytischer *und* hepatischer Ikterus. Die Schädigung der Leber kann so schwer sein, daß eine Lebercirrhose entsteht.

Als 3. Form der Erythroblastose kommt der *Hydrops congenitus universalis* vor. Ihn leiten wir ebenfalls von der Hämolyse über eine Anoxämie und einen Endothelschaden ab. Ein Schema von DAVIDSOHN erläutert die Entstehung von Erythroblastosen.

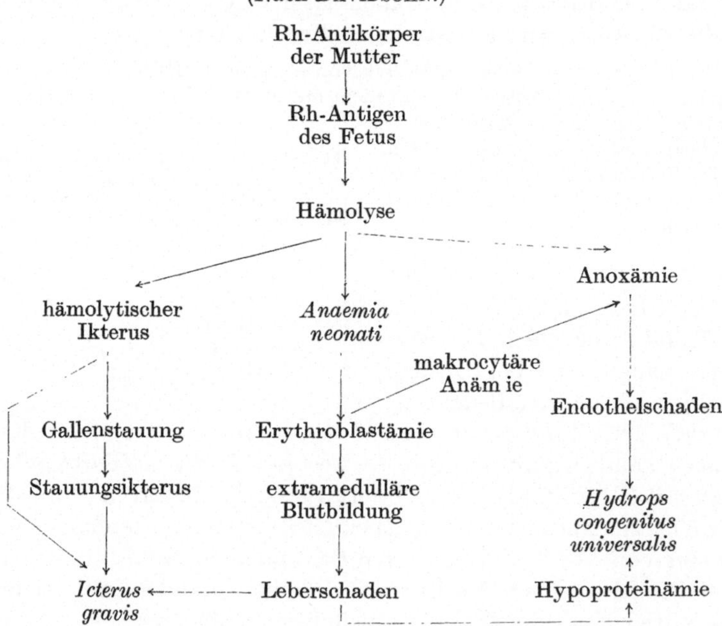

Schematische Darstellung der Entstehung von fetalen Erythroblastosen.
(Nach DAVIDSOHN.)

Für die Sensibilisierung der Frau sind wichtig:

1. die antigene Wirkung der fetalen Erythrocyten,
2. das Verhalten der Placenta,
3. die Sensibilisierungsfähigkeit der Frau.

Besteht zwischen Mutter und Kind innerhalb des AB 0-Systems Verträglichkeit, dann kommt es leicht zur Rh-Sensibilisierung. Bei Unverträglichkeit im AB 0-System dagegen wirkt A stärker antigen als Rh und unterdrückt dieses. Die *Potenz* bringt die Antigene in folgende Ordnung: A, B, Rh_0, Rh', Rh'', rh', rh'', M, N, P, O.

Als man anfing, die Seren von Müttern erythroblastotischer Kinder auf Rh-Agglutinine zu prüfen, war man überrascht, daß die Schwere der kindlichen Krankheit nicht mit der Agglutininmenge in Einklang zu bringen war. Gerade bei den schwersten Krankheitsfällen mit Hydrops ließ sich häufig nur ein sehr schwaches oder zweifelhaftes Rh-Agglutinin nachweisen. Die Erklärung brachten Beobachtungen von RACE und WIENER (2) im Jahre 1944.

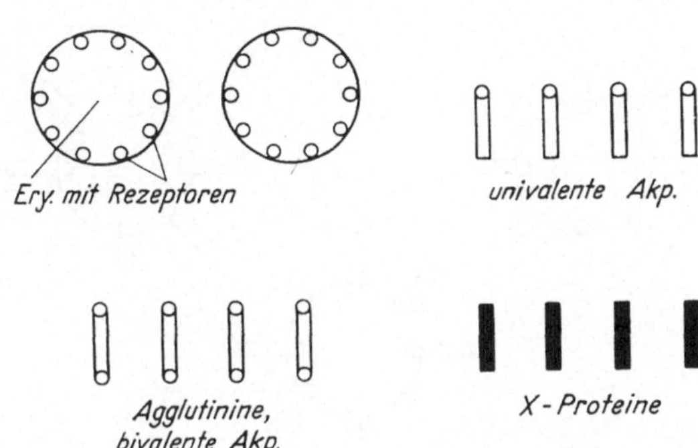

Abb. 1. Schematische Darstellung von *Erythrocyten mit Receptoren, bivalenten Antikörpern (Agglutininen), univalenten Antikörpern, X-Proteinen.*

Am klarsten gehen die sehr komplizierten Verhältnisse der verschiedenen Rh-Antikörper aus Skizzen hervor, die nach den Vorstellungen von WIENER entwickelt worden sind.

Wir sprachen bisher ausschließlich von Agglutininen. Sie besitzen die Fähigkeit, Erythrocyten aneinander zu koppeln. *Agglutinine sind komplette bivalente Antikörper*, Salzagglutinine. Ihre beiden Valenzen leimen die Receptoren von Blkp zusammen. Dadurch entsteht ein Gitterwerk von

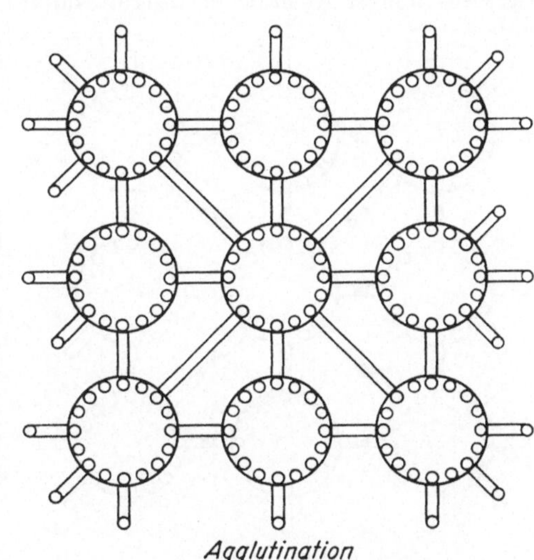

Abb. 2. Schematische Darstellung der *Agglutination.* Bindung der Receptoren von Erythrocyten durch bivalente Antikörper (Agglutinine).

Erythrocyten, das wir makroskopisch als Agglutination ansprechen (s. Abb. 1 u. 2).

Die Sensibilisierung gegen den Rh-Faktor kann aber auch zur Bildung von Antikörpern mit nur einer Valenz führen — *inkomplette, univalente*

Antikörper, Albuminagglutinine. Sie lagern sich an die Receptoren der Blkp mit ihrer einen Valenz, verlegen die Receptoren, und das Blkp ist für Agglutinine blockiert — *blockierende Antikörper* (s. Abb. 3).

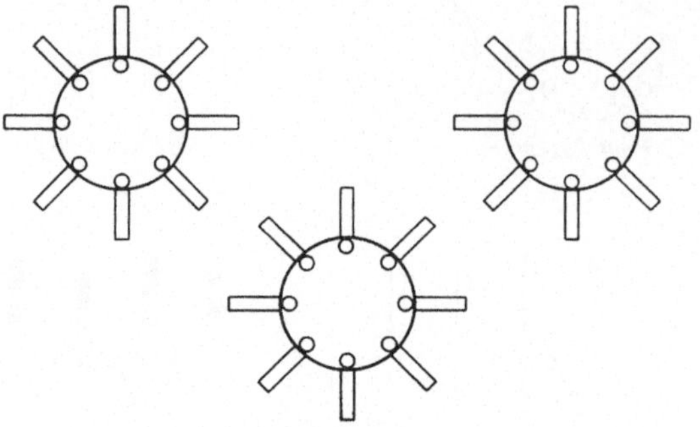

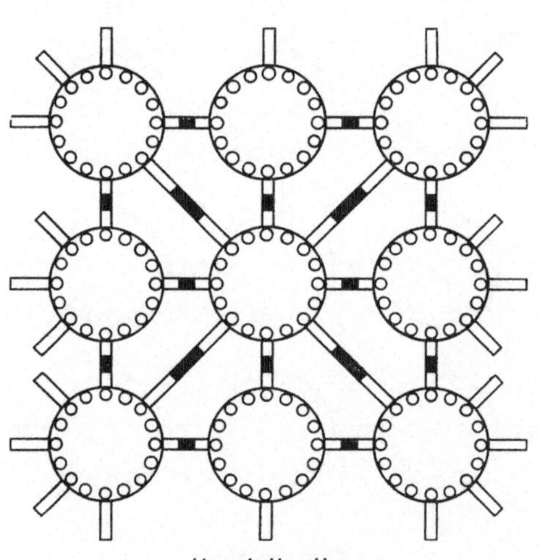

Abb. 3. Schematische Darstellung von *Erythrocyten, deren Receptoren durch blockierende Antikörper verlegt sind.*

Die Rh-positiven Blkp, welche durch univalente Antikörper blokkiert sind, haben keine Receptoren frei für Agglutinine. Daher sind sie mit den üblichen Untersuchungsmethoden nicht agglutinabel und verhalten sich wie Rh-negative Blkp. Erst mit besonderer Technik gelingt es, blockierte Erythrocyten zusammenzuballen.

Univalente Antikörper werden durch ein Serumprotein X zu einer Art bivalenter Antikörper umgewandelt; das Serumprotein wird Konglutinin genannt und ist in menschlichem Serum, Plasma und Albumin normalerweise vorhanden, aber gegen Salzlösungen, in denen ja im allgemeinen die Blkp aufgeschwemmt werden, sehr empfindlich. Konglutinin kann durch Gelatine, Gummi arabicum, Biogel, Dextran, Periston vertreten werden. Die Konglutination ist eine Zellballung, bei der univalente Antikörper und Konglutinin zusammenwirken (s. Abb. 4).

Abb. 4. Schematische Darstellung der *Konglutination.* Die univalenten, blockierenden Antikörper sind durch X-Protein (Konglutinin) zu einer Art bivalenter Antikörper umgewandelt.

Wenn wir im Konglutinin die für das Krankheitsgeschehen entscheidende Substanz sehen, so ist der Vorgang bei den Reaktionen noch ebenso unklar wie die Struktur und die Eigenschaften der kompletten und inkompletten Antikörper. Da für die Zusammenballung der kindlichen Blkp die *Konglutininwirkung des fetalen Serums* wichtig ist, möchten wir auf eine Arbeit von SEELICH, SPEISER und ELSNER kurz eingehen. Es wurde die Aktivität von Seren, die von unreifen und reifen Neugeborenen und von Kindern verschiedenen Alters gewonnen worden waren, untersucht. Dabei ergab sich, daß bereits im Serum unreifer Neugeborener Konglutinin ausnahmslos nachzuweisen ist. Der Titer des Nabelschnurblutes dagegen, geprüft in der Konglutinationsaktivität, ist niedrig. Die folgende Tabelle gibt darüber Auskunft.

Tabelle 12. *Konglutinationsaktivität von Seren verschiedener Altersstufen.*

Art der Sera (Alter des Kindes)	Zahl der untersuchten Sera	Durchschnittlicher Titerwert
Aus Nabelschnurblut . .	30	1:1,3
2 Tage	10	1:3,7
3 Tage	10	1:5,4
4—5 Tage	15	1:4,6
6—7 Tage	15	1:5,7
8—13 Tage	6	1:4,0
14 Tage bis 7 Wochen . .	4	1:10
Erwachsenenserum . . . (Blutspender)	20	1:19

Bei Bluttransfusionen, welche bei Erythroblastosen durchgeführt werden, wird mit dem Spenderblut stets aktives Konglutinin übertragen. Dadurch können die kindlichen Erythrocyten nunmehr konglutinieren. Darum ist die Meinung über die beste Art der Behandlung noch geteilt.

Der *Nachweis blockierender Antikörper* geschieht durch:
1. Blocking-Test (indirekter Nachweis),
2. Konglutinationstest (direkter Nachweis),
3. Race-Coombs-Test.
Die Technik für diese Teste ist bei DAHR angegeben.

Die Rh-Sensibilisierung machte uns mit den mono- und bivalenten Rh-Antikörpern bekannt; danach wurden sie auch für die anderen Blutfaktoren und für die Blutgruppen gefunden!

Wir kennen nunmehr 1. bivalente = komplette Rh-Antikörper = Rh-Agglutinine, 2. blockierende = monovalente = inkomplette Antikörper. Die eben wiedergegebenen Zeichnungen stellen nur dar, wie wir uns ein Bild von den verschiedenen Rh-Antikörpern machen können.

Über die verschiedenen Rh-Antikörper ist in den letzten Jahren sehr viel gearbeitet worden. Dabei sind häufig neue·Bezeichnungen für bekannte Erscheinungen verwendet worden. Im Schrifttum finden sich z. B. für die inkompletten Antikörper: coating, inhibiting, partial, mature, late, hyperimmune. Manche Autoren betonen, daß die einzelnen soeben aufgeführten inkompletten Antikörper nicht identisch miteinander sind.

Man hat vermutet, daß blockierende Antikörper ganz allgemein Degenerationsprodukte von Agglutininen seien. Sie alle haben Proteincharakter, werden durch Hitze und Alkohol ausgefällt. Sie passieren ein Kolloidiumfilter, welches Eiweiß mit Molekulargewicht von 30000 durchläßt, nicht. Die Wanderung im elektrophoretischen Feld von Rh-positiven Zellen, die einer agglutinierenden oder blockierenden

Wirkung ausgesetzt waren, ist gleichartig; daher kann die Oberflächenbeschaffenheit nicht der einzige Faktor der Agglutination sein.

Blockierende Antikörper sind thermostabiler als agglutinierende. Agglutinierende Antikörper werden durch Wärme von 65—70° C in 5—10 min zerstört. Durch hohen Druck sind Anti-Rh-, Anti-A- und Anti-B-Agglutinine leichter zu zerstören als blockierende Antikörper.

Die blockierenden Antikörper kommen vor allem in β-Globulin vor, kaum in α- oder γ-Globulin; Agglutinine treten — wie bereits gesagt — vor allem im γ-Globulin auf.

WIENER (1) hält die univalenten Rh-Antikörper für kleiner als die bivalenten; daher könnten erstere leichter die Placenta passieren. Bei der Sensibilisierung treten zuerst agglutinierende Antikörper auf, später blockierende, so daß wir aus ihrer Anwesenheit eine stärkere Sensibilisierung ablesen können.

Die Antikörper des Rh-Faktors sind bisher als natürliche Antikörper noch nicht nachgewiesen worden, sondern stets nach Sensibilisierung. Die Rh-Agglutinine verschwinden im allgemeinen ziemlich rasch. Sie erreichen am 8.—10. Tag ihren höchsten Titer und sind nach 1 Jahr praktisch immer verschwunden. Die univalenten Antikörper sind dagegen lange nachzuweisen.

In der Agglutination unterscheiden sich Anti-A und Anti-B von Rh-Agglutininen.

Tabelle 13. *Unterschiede von Agglutininen.*

Bezeichnung	Anti-A, Anti-B	Anti-Rh, Anti-Hr
Temperaturoptimum . .	5°	37°
Dauer bis Verbindung von Antigen mit Antikörper	sofort	verzögert
Kohäsion der Agglutinate	stark	schwach

4. Seltene Blutfaktoren.

Im Laufe der letzten Jahre ist eine Reihe neuer Blkp-Merkmale entdeckt worden; sie sind entweder Ursache für Erythroblastosen oder für Zwischenfälle nach Blutübertragungen gewesen. Es soll auf diese Blutfaktoren nur in Kürze eingegangen werden.

LEVAY. Wurde zusammen mit dem Faktor Lutheran 1946 nach einer Reaktion bei Blutübertragung beschrieben.

GRAYDON. Der Faktor wurde ebenfalls durch nach Bluttransfusion entstandene Antikörper entdeckt.

JOBBINS. Der Faktor wurde als inkompletter Antikörper kurz nach der Geburt gefunden, hat bisher sonst keine Bedeutung gewonnen, ebenso wie die vorgenannten Blutfaktoren (GILBEY 1947).

LUTHERAN. Nach zahlreichen Blutübertragungen trat bei einem Kranken mit Lupus ein Transfusionszwischenfall auf, und es ließen sich 5 verschiedene Antikörper beim Empfänger nachweisen, von denen einer als Lutheran bezeichnet wurde (CALLENDER, RACE und PAYKOC). Der Lutheran-Faktor ist nur nach wiederholten Blutübertragungen angetroffen worden, Erythroblastosen durch ihn sind bisher nicht bekannt.

Man unterscheidet folgende Typen (s. Tab. 14).

Als Antikörper ist nur Anti-Lu^a bekannt.

KELL-CELLANO. 1946 beschrieben COOMBS, MOURANT und RACE den Faktor Kell als neuen Antikörper, gefunden im Serum einer Mutter mit erythroblastotischem Kind. Das gleiche Blkp-Merkmal fanden WIENER, SONN und GORDON nach einem Transfusionszwischenfall; sie sprachen von Blkp-Eigenschaft Si. Das korrespondierende Antigen wurde „Kell" genannt, der Familienname der Mutter war Kellacher. Das Antigen vererbt sich dominant nach den MENDELschèn Regeln. Später ist noch eine ganze Reihe von Kell-Seren beschrieben worden, teils nach Transfusionen, teils bei Erythroblastosen. 1952 waren 18 Kell-Seren bekannt.

Tabelle 14.

Phänotyp	Genotyp	Frequenz
Lu (a +)	Lu^a Lu^a Lu^a Lu^b	7,9%
Lu (a—)	Lu^b Lu^b	92,1%

Als Gegenstück wurde zum Kell-Faktor (K) ein k angenommen; diesen Faktor beschrieben 1949 LEVINE und Mitarbeiter. Er wird heute als CELLANO-Faktor bezeichnet. Kell-positiv sind 10,17% aller Menschen, der Blutfaktor ist unabhängig von den anderen bisher bekannten Blutfaktoren.

LEWIS. Das Blkp-Merkmal Lewis hat MOURANT 1946 beschrieben. Der Antikörper fand sich im Serum einer Mutter mit erythroblastotischem Kind, die Blkp-Eigenschaft wurde nach der Mutter benannt. Über das Lewis-System wurde dann vor allem von ANDRESEN (1, 2) gearbeitet. Es handelt sich um ein spezifisches Kälte-Agglutinin.

Es gibt 2 Gene Le^a und Le^b und 2 Antikörper Anti-Le^a und Antil-Le^b. Eigenartig ist bei dem Lewis-System im Vergleich zu anderen Blutfaktoren die Entwicklung der Phänotypen während des 1. Lebensjahres. Bei der

Tabelle 15.

Phänotyp	Genotyp
Le (a+ b—)	Le^a Le^a
Le (a— b +)	Le^a Le^b
Le (a— b—)	Le^b Le^b

Geburt kann die Eigenschaft Le^a nicht erkannt werden. Aber mit zunehmendem Alter tritt die Eigenschaft Le^a in zunehmendem Maße auf.

Tabelle 16.

	1.—3. Mon.	4.—6. Mon.	7.—9. Mon.	10.—12. Mon.	Erwachs.
Le (a +) . . .	79%	73%	36%	29%	21%

Die Entwicklung dieser Lewis-Eigenschaft im Leben ist etwas ganz Eigenartiges und kommt bei anderen Blutfaktoren nicht vor. Sie ist durch das Verhältnis von Le^a zu Le^b erklärt worden, in dem *das dominante Le^b langsamer entwickelt wird*, und daher Kinder zunächst die entgegengesetzte Lewis-Eigenschaft haben.

GRUBB hat eine weitere Besonderheit des Lewis-Eigenschaft gefunden. *Es sind alle Le(a+)-Menschen Nichtausscheider und die Le(a—)-Menschen Ausscheider der ABO-Substanz.* Diese Eigenart läßt die Frage auftauchen, ob für beide Faktoren, Lewis-Faktor und Secretor, ein Paar alleler Gene verantwortlich gemacht werden kann. Die Gene des Lewis-Systems sind vielleicht mit den Genen des Secretor-Nonsecretor-Systems identisch, und zwar das Gen Le^a mit s und das Gen Le^b mit S.

DUFFY. 1950 fanden CUTBUSH, MOLLISON und PARKIN nach einem Transfusionszwischenfall den Duffy-Faktor, einen inkompletten Antikörper, der mit dem Faktor Pluym (VAN LOGHEN und V. D. HART) identisch ist. 1951 wurde von ALLEN ein

2. Antikörper, das Antigen Fy^b, gefunden, so daß wir jetzt auch beim Duffy-Faktor ähnlich wie beim Lutheran-System die Bezeichnungen vornehmen. Fy^a wird bei 66% der englischen Bevölkerung angetroffen.

KIDD. Der das Kidd-System bestimmende Antikörper Jk^a wurde bei einem Fall von Erythroblastose entdeckt (ALLEN, DIAMOND, NIEDZIELA). Als Antigene werden angenommen: Jk^a und Jk^b. Als Antikörper ist nur Anti-Jk^a bekannt. Die prozentuelle Verteilung bei verschiedenen Völkern zeigt große Unterschiede; darum hat der Kidd-Faktor vielleicht eines Tages eine große anthropologische Bedeutung.

Eine Tabelle über die menschlichen Blutgruppen und Blutfaktoren findet sich am Ende der Arbeit auf Seite 298.

III. Bedeutung der Blkpmerkmale für Klinik und Biologie.

1. Bluttransfusion.

Die Blutgruppen und Blutfaktoren haben in der Klinik ihre größte Bedeutung für die Blutübertragung. Bevor die Blutgruppen des ABO-Systems bekannt waren, bestand bei jeder Bluttransfusion eine große *Gefahr*, es konnte zu *einer akuten Hämolyse* kommen. Wir wissen heute, daß zu jeder Eigenschaft der Blkp ein gestattetes Agglutinin bei den echten Blutgruppen vorhanden ist. Wir sollen daher nur gruppengleiches Blut übertragen. Es ist nicht immer mit einem Schaden zu rechnen, wenn man 0-Blut einem A-, B- oder AB-Menschen überträgt, obwohl 0-Blut ja die Antikörper Anti-A und Anti-B enthält. Daher ist auch der Begriff des Universalspenders mit der Blutgruppe 0 entstanden. Bei großen Blutübertragungen können jedoch durch die Antikörper, welche im Serum von 0-Blut enthalten sind, störende Wirkungen auftreten.

Vor jeder Blutübertragung ist eine *genaue Blutgruppenbestimmung* bei Spender und Empfänger *notwendig*. Ergänzt wird sie durch die Kreuzprobe, bei der Serum und Blkp von Spender und Empfänger gekreuzt auf dem Objektträger gemischt werden. *Eine exakte Kreuzprobe erlaubt die Erkennung von irregulären Antikörpern*. Bei der Kreuzprobe ist zu beachten, daß nicht Vollblut, sondern eine Aufschwemmung von Blkp verwendet wird, damit nicht Pseudoagglutinationen stören. Für den Kreuztest soll möglichst viel Serum verwendet werden, damit mehr Agglutinine wirken können. An die Kreuzprobe schließt sich die *biologische Probe von* OEHLECKER. Es werden dabei zunächst 10—20 cm³ Spenderblut übertragen, nach 2 min 30—50 cm³, und nach einer Pause von weiteren 2 min wird die eigentliche Blutübertragung vorgenommen.

Die A-Untergruppen und die Blutfaktoren M, N und P spielen für Transfusionszwischenfälle nur eine geringe Rolle.

Seitdem wir den *Rhesusfaktor* kennen, wissen wir, daß *er Transfusionsstörungen auslösen kann*. Rh-negative Menschen bilden in 50% Rh-Antikörper, wenn ihnen Rh-positives Blut übertragen wird. Einer Rh-negativen Frau darf nie positives Blut transfundiert werden. Sie läuft sonst

Gefahr, daß schon bei der ersten Schwangerschaft das Kind an einer fetalen Erythroblastose leidet; denn Rh-Antikörper sind jahrelang beständig, wenn sie erst einmal gebildet worden sind.

Eine Rh-Bestimmung ist daher vor jeder Blutübertragung notwendig, damit die 15% Rh-negativen Empfänger kein Rh-positives Blut erhalten; der Rh-negative Empfänger könnte schon gegen den Rh-Faktor sensibilisiert sein, und ferner wollen wir auf jeden Fall eine Sensibilisierung vermeiden.

Die Rh-bedingte Transfusionsreaktion hat eine Latenzzeit von etwa 40 min. Ihrem Wesen nach ist auch sie eine Hämolyse, aber mit schleichendem Verlauf. *Daher* ist die *biologische Probe von* OEHLECKER *nicht geeignet, diese hämolytische Reaktion zu verhüten.* Eine exakte Kreuzprobe ermöglicht dagegen, wie bereits erwähnt, unter geeigneten Versuchsbedingungen die Erkennung der irregulären Rh-Antikörper.

Nach der Entdeckung des Rhesusfaktors hat die Serologie für die Bluttransfusion immer mehr an Bedeutung gewonnen. Wir haben die verschiedenen seltenen Blutfaktoren aufgeführt; ihnen allen kommt eine antigene Wirksamkeit zu. Bei Menschen, die diese Faktoren nicht besitzen, können spezifische Antikörper gebildet werden, wenn ihnen fremdes Blut zugeführt wird. Der Blutempfänger bildet Immun-Antikörper.

Die Mehrzahl aller schweren Reaktionen nach Blutübertragungen beruht auch heute noch auf Fehlern in der Bestimmung der Blutgruppen. Hämolytische Reaktionen bei gruppengleicher Blutübertragung werden in absteigender Häufigkeit ausgelöst: durch Immunisierung gegen den Rhesusfaktor D, E, c und den Faktor Kell. Zwischenfälle durch die Antigene C, M, S, Lu^a und Fy^a gehören zu den größten Seltenheiten. Da Immunisierungen gegen Blutfaktoren, die außerhalb der klassischen Blutgruppen und der Rhesusfaktoren liegen, selten sind, genügt es, in der Klinik die serologischen Untersuchungen auf die klassischen Blutgruppen und den Rhesusfaktor D zu beschränken.

Die Lebensdauer der transfundierten Erythrocyten wird unter physiologischen Bedingungen mit 35—200 Tage angegeben. Wenn es sich dagegen, wie zumeist, um kranke Menschen handelt, denen Blut übertragen wird, dann ist die Lebensdauer der transfundierten Erythrocyten durch die Krankheit verkürzt.

2. Blutgruppe und Krankheiten.

Ursprünglich hatte man in serologischen Reaktionen krankhafte Vorgänge erkennen wollen. Man glaubte, daß eine Agglutination nur bei bestimmten Krankheiten auftritt. Nachdem LANDSTEINER diese Deutung widerlegt hatte, dachte man lange Zeit gar nicht mehr an einen Zusammenhang mit pathologischen Vorgängen. Erst später befaßte man sich wieder mit der Frage, ob die Blutgruppe für bestimmte Krankheiten bedeutungsvoll ist.

Dabei ergab sich zunächst einmal, daß die *Blutgruppe durch Krankheiten nicht verändert* wird, wohl aber sich der Agglutinintiter des Serums während einer Krankheit ändern kann.

Im einzelnen hat man weder bei Infektionskrankheiten, wie Masern, Keuchhusten, Scharlach, Diphtherie, Typhus, die Bevorzugung einer Blutgruppe gefunden, noch bei Tuberkulose, Lues oder Tumoren. Die Wa.R. soll bei AB-Menschen nach Luesbehandlung am schwersten negativ werden; bei Paralyse soll Blutgruppe AB gehäuft sein. Für die Poliomyelitis liegen einige Hinweise vor, die auf ein häufigeres Auftreten der Kinderlähmung bei Blutgruppe 0 als bei Blutgruppe A hindeuten; bei anderen Untersuchungen in größeren Epidemien ist jedoch eine Verbindung von Blutgruppe und Poliomyelitis nicht gefunden worden.

Eine ausgesprochene Disposition bestimmter Blutgruppen für Krankheiten ist ebenfalls noch nicht mit Sicherheit erwiesen. HIRSZFELD glaubt, daß die Schick- und Dickprobe bis zu einem gewissen Grade an die Blutgruppen gebunden ist, doch wurden seine Befunde von anderen Nachuntersuchern nicht bestätigt.

Für den Verlauf von Infektionskrankheiten scheinen die Blutgruppen gleichfalls bedeutungslos. VON KISS behauptete zwar, daß bei Bluttgruppe 0 der Scharlach häufiger und komplikationsreicher sei, bei Blutgruppe B dagegen seltener und komplikationsärmer wäre. Doch sind seine Feststellungen von anderen Autoren nicht bestätigt worden.

So können wir wohl sagen:

1. Die Blutgruppen haben keine Bedeutung für die Empfänglichkeit bei Infektionskrankheiten.

2. Die Blutgruppen sind für den Verlauf der Infektionskrankheiten ebenfalls ohne Bedeutung.

Bei der *toxischen Diphtherie* wurden von HOCKERTS und STRÖDER im Krankheitsbeginn und noch vor Serumgabe ein starkes Absinken der Hämagglutinine gefunden. Während bei leichter und mittelschwerer Diphtherie der Titer für Anti-A und Anti-B in normaler Höhe von 1:32 bis 1:128 liegt, sinkt bei toxischer Diphtherie der Titer auf 1:4. Am 2. Tag oder später kommt es dann zu einem Titeranstieg bis auf 1:512 und 1:1024. In den nächsten Tagen kehrt der Titer zur Norm zurück.

Der initiale *Hämagglutininsturz* kann noch nicht erklärt werden. SEEMÜLLER nimmt an, das Di-Toxin könne Hämagglutinine binden; auch andere Erklärungen liegen vor, doch ist bisher die Beobachtung von HOCKERTS und STRÖDER unklar.

Auf die Bedeutung von Blkp-Merkmalen für die Erythroblastosen wurde bereits eingegangen.

3. Blutgruppe und Frauenmilch.

Colostrum und Frauenmilch enthalten Iso-Hämagglutinine; man findet sie im Colostrum regelmäßig und in Frauenmilch in 80% der Proben. Dabei ist das Colostrum reicher an Agglutininen als reife Frauenmilch.

Tabelle 17. *Titer der Iso-Agglutinine in Frauenmilch.*

Iso-Agglutinine in Frauenmilch	Zeitpunkt in Std. nach der Geburt	Titer
Colostrum	24	1:1000
Reife Frauenmilch	72	1:500
Reife Frauenmilch	120	1:64

Häufig ist der Titer dieser regulären Agglutinine im Colostrum sogar höher als im Serum. Der Titer für die Iso-Agglutinine wird in Tab. 17 angegeben.

Neben den regulären Agglutininen (Anti-A und Anti-B) *kommen in Frauenmilch irreguläre Antikörper vor*, und es sind Anti-A$_2$- und Anti-Rh-Agglutinine in Colostrum und Frauenmilch nachgewiesen worden. Letztere fanden sich bei Müttern erythroblastotischer Kinder bis zum 14. Tag nach der Geburt. Man muß mit der Ausscheidung von Rh-Agglutininen in der Frauenmilch rechnen; darum wird vielfach geraten, Kinder mit Erythroblastosen nicht von ihren Müttern stillen zu lassen. Von anderen Autoren wird ein Übertritt von Rh-Antikörpern, die mit Muttermilch aufgenommen wurden, in den Kreislauf des Kindes geleugnet; daher gestatten sie das Stillen erythroblastotischer Kinder durch die Mutter.

Bei dem Auftreten von Hämagglutininen in Frauenmilch stellt sich die Frage, ob es sich um eine einfache Ausscheidung oder um eine Neubildung in den Drüsenzellen der Brust handelt. Bisher liegen zu dieser Frage keine klaren Ergebnisse vor. Nur soviel kann gesagt werden: Es gibt keine Nichtausscheider im Sinne von Nonsecretor.

Die *Hexenmilch*, das Sekret der Brustdrüsen von Neugeborenen und Säuglingen, ist nur von EPSTEIN und PODVINEC untersucht worden. Sie fanden bei 2 von 50 Proben Agglutinine, die im Serum der Kinder fehlten. Aus der Arbeit ist nicht klar ersichtlich, ob es sich um artspezifische Antikörper in der Hexenmilch gehandelt hat.

4. Blutgruppe und Faeces.

Im *Meconium* kommen die Gruppensubstanzen A und B vor, dagegen fehlen in Meconium M und N (Absorptionsversuche). Die gruppenspezifische Substanz ist in Meconiumflecken noch nach 12—15 Monaten nachzuweisen.

Kaninchen, die mit wäßrigem Extrakt aus Meconium immunisiert werden, liefern ein artspezifisches und ein gruppenspezifisches Anti-A- und Anti-B-Agglutinin. Immunisiert man die Tiere mit 0-Meconium, dann entsteht nur der artspezifische Antikörper.

In normalem Stuhl fanden SCHIFF und WEILER ein Enzym, welches A- und B-Gruppensubstanz rasch inaktiviert. Auch Enzyme von verschiedenen Bakterienkulturen, z. B. Cl. Welchii, zerstören die spezifischen serologischen Merkmale menschlicher Blutgruppen im Stuhl.

5. Blutgruppe und Schwangerschaft.

Das Kind kann seine Blutgruppe und Blutfaktoren sowohl vom Vater wie von der Mutter erben. Ein Unterschied von Blkp-Merkmalen bei Mutter und Kind ist also möglich. Bei der *homospezifischen Gravidität* vertragen sich die mütterlichen und kindlichen Agglutinine und Receptoren. Daß bei *heterospezifischer Gravidität* eine Sensibilisierung im AB0-System vorkommen und die natürlichen A- und B-Antikörper im mütterlichen Serum ansteigen können, fand JONSSON schon 1936. Obwohl in ungefähr 19% aller Schwangerschaften eine Unverträglichkeit im AB0-System zwischen Mutter und Kind vorliegt, wird von Schäden für das Kind im Schrifttum kaum etwas erwähnt, bevor der Rhesusfaktor die Ätiologie der fetalen Erythroblastosen zu klären vermochte. Nach Kenntnis der Zusammenhänge zwischen Unverträglichkeit im Rhesusfaktor und Hämolyse beim Neugeborenen sind in zunehmendem Maße Fälle von Erythroblastenkrankheiten beschrieben worden, die auf einer Inkompatibilität im AB0-System und der Blutfaktoren beruhen. Die *Häufigkeit* der Erythroblastosen wird mit 4 auf 1000 Geburten angegeben. Man sieht daraus, wie selten eine Unverträglichkeit im AB0-System Anlaß zur Erythroblastose gibt.

Die Frage, ob durch Unverträglichkeit von Blutfaktoren oder Blutgruppen *Mißbildungen* entstehen können, ist wenig bearbeitet. WIENER stellt sich vor, daß durch die Antigen-Antikörper-Reaktion im fetalen Organismus eine intravasale Hämolyse und Verklumpung von Blkp eintritt, die dann zu einer Zirkulationsstörung in Endgefäßen führt und so Mißbildungen hervorbringen kann. *Bei Erythroblastosen hat* JAVERT *Mißbildungen 40mal so häufig gefunden als zu erwarten ist.* Im einzelnen handelt es sich um: Hasenscharte, Gaumenspalte, Spina bifida, Hydrocele, Hydrocephalus, Halsrippen, Septumdefekt am Herzen. Derartige Mißbildungen sollen bei Unverträglichkeit im Rh-System auch ohne Erythroblastose vorkommen!

Im ausländischen Schrifttum wird im allgemeinen ein *Zusammenhang von Rhesus-Sensibilisierung und Frühaborten* abgelehnt. Von einigen deutschen Autoren (DAHR, MAYR, HAILE) wird die Möglichkeit bejaht. HIRSZFELD (1, 2) betont die Häufung von Fehlgeburten in Familien, bei denen Vater und Mutter verschiedenen Rh-Typen angehören. Er glaubt, daß die Mutter Rh-negativ *oder* Rh-positiv sein kann, daß es darauf nicht ankäme, sondern auf die Differenz der Rh-Typen von Mutter und Kind. Antikörper kämen bei Frauen mit habituellen Aborten ausgesprochen selten vor; denn Antikörper führen zur Erythroblastose. Es gibt auch keine Korrelation zwischen Erythroblastose und Fehlgeburt, da eine heterozygote Rh-positive Frau keine zirkulierenden Rh-Antikörper besitzen kann, welche eine Vorbedingung für die Erythroblastose darstellen. Wohl aber sind bei den heterozygoten Menschen *sessile* Antikörper möglich. Diese werden bei heterospezifischer Schwangerschaft vom kindlichen Antigen gereizt, der allergische Reiz führt zur Kontraktion glatter Muskulatur. Dadurch können solche Frauen an Schwangerschaftserbrechen = Kontraktion von Magenmuskulatur leiden, und es kommt bei ihnen häufig zur Fehlgeburt (Kontraktion von Uterusmuskulatur). HIRSZFELD (1, 2) empfiehlt antiallergische Behandlung mit Antistin. In 77% gelang es ihm bei drohender Fehlgeburt und habituellem Abort die Schwangerschaft mit Antistingaben zu erhalten, und Antistin war bei Schwangerschaftserbrechen ebenfalls sehr wirkungsvoll. Zahlreiche Blkp-Antigene sind in den letzten Jahren als Ursache habitueller Fehlgeburten erkannt worden, z. T. wurden „familienspezifische" Antigene angeschuldigt (ELBEL und Mitarbeiter).

Die Pathologie der Schwangerschaft könnte durch Untersuchungen über Blutgruppen und Blutfaktoren vielleicht um manche schöne Erkenntnis bereichert werden.

Die Chorionzotten der *Placenta* enthalten keine gruppenspezifischen Substanzen. Die Decidua dagegen besitzt Gruppensubstanzen, ihr basaler Teil weniger als die Decidua parietalis. Gelegentlich wurde in der parietalen Decidua A-Substanz nachgewiesen, wenn die Frucht die Blutgruppe A, die Mutter dagegen die Blutgruppe 0 oder B hatte; offenbar erfolgt eine Durchtränkung der Decidua von der Amnionflüssigkeit her.

Im *Fruchtwasser* finden sich die wasserlöslichen gruppenspezifischen Substanzen A, B und 0, sie stimmen mit der Blutgruppe des Kindes überein. Auch Rh-Substanz kommt vor, aber nicht alle Rh-Antiseren sind zu ihrem Nachweis geeignet. Der Rh-Typ des Kindes bestimmt die Rh-Eigenschaft in Amnionflüssigkeit. Bei Erythroblastosen fehlt häufig Rh-Substanz im Amnionwasser.

Die Agglutinine der Amnionflüssigkeit stammen ebenso wie die Flüssigkeit selbst vom Kind. Das haben zahlreiche Untersuchungen ergeben.

Der Agglutinintiter im mütterlichen *Retroplacentarblut* ist niedriger als in mütterlichem Venenblut, weil meist Fruchtwasser beigemengt ist. Entnimmt man das Blut mit besonderer Vorsicht aus dem intervillösen Raum, dann ist der Agglutinintiter von mütterlichem Venenblut und Retroplacentarblut gleich hoch.

Die regulären mütterlichen Hämagglutinine können die Placenta schwer passieren. Es wird vermutet, daß die A- und B-Antikörper in der Placenta durch gruppenspezifische Substanzen neutralisiert werden. Für die Rh-Antikörper, vor allem für monovalente Antikörper ist die Placenta leichter permeabel; wahrscheinlich stellen Rh-Antikörper ein kleineres Eiweißmolekül als die regulären Iso-Agglutinine dar.

Tabelle 18. *Durchlässigkeit der Placenta für mütterliches Agglutinin.*

Blutgruppe		Häufigkeit des *Überganges von Iso-Agglutininen*	
Mutter	Kind	HECKS-VARCLOVA %	HIRSZFELD- und ZBOROWSKI %
0	0	96	90
0	A	69	12
0	B	86	54
A	A	37	7
A	0	50	15
B	B	62	22
B	0	70	18

Die Durchlässigkeit der Placenta für die natürlichen Iso-Agglutinine ist von den Blutgruppen der Mutter und des Kindes abhängig. Anti-A passiert den Mutterkuchen leichter als Anti-B. Die vorstehende Tabelle gibt darüber Aufschluß.

6. Blutgruppen bei Neugeborenen.

Iso-Agglutinine von Nabelschnurblut sind mütterlichen Ursprungs: ihr Titer ist meist niedrig. A- und B-Blkp aus Nabelschnurblut werden durch native Immunseren ebenso stark agglutiniert wie Blkp von Erwachsenen, wenn man sie in Salzlösung suspendiert. Verwendet man dagegen zur Aufschwemmung ein Erwachsenenserum, dann treten Unterschiede auf. Blkp der Gruppe A aus Nabelschnurblut reagieren oft wie A_2.

In den ersten 10 Lebenstagen kann man bei etwa 60% der Neugeborenen ein mütterliches Iso-Agglutinin nachweisen. Die Agglutinine verschwinden, um langsam durch Agglutinine, welche der Säugling selbst gebildet hat, ersetzt zu werden (s. Tab. 19).

HECKS und VARCLOVA beobachteten 36 Kinder bis zum Alter von 4 Monaten; nur 1 Kind besaß noch nach 14 Wochen mütterliche Agglutinine. Iso-Agglutinine mütterlicher Herkunft verschwanden

<pre>
          bei 7 Säuglingen nach 1 Woche
          bei 16   ,,   ,,   2 Wochen
          bei 20   ,,   ,,   3   ,,
          bei 22   ,,   ,,   4   ,,
          bei 29   ,,   ,,   8   ,,
          bei 35   ,,   ,,   12   ,,
</pre>

Es gibt Neugeborene, die mit ihrem Serum Blkp der Mutter zu agglutinieren vermögen; sie müssen also eigene Iso-Agglutinine produziert haben. So beschrieben HECKS und VARCLOVA 5 Neugeborene mit eigenen Iso-Agglutininen. Durch Blutgaben kann der Titer der Säuglings-Agglutinine erhöht werden. Da der Fetus keine eigenen Agglutinine besitzt, dürfte die Geburt das Auftreten beeinflussen.

Im Serum des Neugeborenen ist die gruppenspezifische Substanz in gleicher Stärke entwickelt wie im Serum Erwachsener. Das Serum mit dem kräftig entwickelten Receptor bietet dem ungeborenen Kind einen gewissen Schutz gegen mütterliche Iso-Antikörper.

Die Receptoren A und B sind bei Neugeborenen in den Blkp schwach und nur etwa $^1/_5$ so kräftig wie Receptoren von Erwachsenen. Für den 0-Receptor wird die Stärke mit $^1/_4$ der späteren Stärke angegeben. Mit zunehmendem Alter wächst die Receptorenstärke und beträgt zwischen dem 7. und 15. Lebensjahr ungefähr $^3/_4$ der vollen Stärke.

Die Unterscheidung von A_1 und A_2 ist bei Neugeborenen erschwert, weil die Receptoren schwach ausgeprägt sind. Besonders im A_2B-Blut ist in diesem Alter eine Fehlbestimmung möglich, zumal die Serum-Agglutinine fehlen. Darum hat man empfohlen, *die A-Untergruppen erst bei Säuglingen jenseits des 1. Lebenshalbjahres zu bestimmen.* Stets ist ein Absorptionsversuch anzusetzen, wenn es gilt, bei jungen Säuglingen die A-Untergruppen zu ermitteln, was zur Ausschließung einer Vaterschaft notwendig sein kann.

Tabelle 19. *Agglutinine und Agglutinogene im Kindesalter.*

Alter	Serum-Agglutinine nachweisbar in %	Blkp agglutinabel in %
Geburt	57	60
1. Monat	12	66
2.—6. Mon.	18	69
7.—9. ,,	32	71
10.—12. ,,	66	72
13.—18. ,,	71	72
18.—24. ,,	82	72
Erwachs. in Japan	88	72

Über die Agglutinabilität der Blkp und das Vorkommen von Agglutininen im Serum mit zunehmendem Alter haben HARA und WAKAO in Japan folgendes festgestellt (s. Tab. 19).

Das Auftreten der Iso-Agglutinine bei verschiedenen Blutgruppen und verschiedenen Rassen ist nicht ausreichend untersucht.

In Köln hat DAHR 300 Blutproben von Neugeborenen geprüft und fand den P-Receptor stets in voller Stärke.

Rh-Bestimmungen an Nabelschnurblut ergeben immer Rh-positive Resultate, wenn man tierisches Anti-Rhesus-Serum verwendet; es dürfen daher Rh-Bestimmungen in Nabelschnurblut und bei Neugeborenen nur mit menschlichen Rh-Antiseren ausgeführt werden. Wenn man das tierische Anti-Rh-Serum mit Rh-negativen Blkp von Neugeborenen versetzt, dann reagiert es wie ein menschliches „Standard" Anti-Rh_0-Serum.

IV. Entstehung der Blutgruppen.

1. Auftreten der Blutgruppen beim Embryo.

Über das Auftreten der Blkp-Merkmale im fetalen Leben sind zahlreiche Arbeiten erschienen. *Die Receptoren A und B kommen im 3.—4. Monat zum Vorschein* und können in Lunge, Leber und Niere angetroffen werden; in Erythrocyten ist das Agglutinin bei Embryonen von 3 cm Länge nachzuweisen, kernhaltige Erythrocyten sollen kein Agglutinogen enthalten. Der kleinste bisher untersuchte Fet mit festgestellter Blutgruppe stammt von KEMP, der Fet war 37 Tage alt und 18 mm lang.

Hatten die ersten Untersucher, KNUDTZON und KEMP, die Receptoren in einer Häufigkeit bei Feten angetroffen, wie sie für Erwachsene zu erwarten ist, so widersprechen ihnen FUJITAKA u. a. Sie behaupteten, daß beim Fet die Blutgruppe AB meist zu finden sei und später verschwinde. Die Diskussion um diese Frage ist in Deutschland erneut aufgelebt, da SANDER (1, 2) 1949—1951 ähnliches wie FUJITAKA behauptet. Nach seiner Meinung sind beim Embryo mehr Receptoren, vielleicht sämtliche, angelegt und bis zur Geburt bleiben nur noch wenige zurück. Mit zunehmendem Alter vermehre sich die Zahl der Receptoren. SANDER untersuchte die Eltern von AB-Embryonen und fand bei ihnen häufig die Blutgruppe 0, was unseren bisherigen Auffassungen über die Vererbung völlig widerspricht. 1952 haben WILDHAGEN und KRAH sich wiederum mit diesen Fragen beschäftigt, und sie sind mit ihren sehr exakten Untersuchungsmethoden zu anderer Auffassung gelangt. Beim menschlichen Fet sind die Blutgruppen AB und die Faktoren MN nicht häufiger als bei Erwachsenen. Die angebliche Häufung wird auf die Technik von SANDER zurückgeführt.

Die Faktoren M und N wurden bei Feten von 2 Monaten nachgewiesen (MOUREAU). Der Faktor P ist von JUNGMICHEL in Blkp von Feten zwischen dem 4. und 7. Monat nachgewiesen worden. Der Rh-Faktor konnte von STRATTON in Blkp eines 48 mm langen Fet bestimmt werden. In Absorptionsversuchen hat man in Organen von Feten im Alter von 3—10 Monaten die gleichen Blkp-Merkmale nachgewiesen wie in Blkp.

Das Auftreten der AB-Receptoren beim Embryo ist noch unklar. Die Receptoren sind anfangs schwach ausgebildet und darum findet man häufig die Gruppe 0.

2. Entstehung und Vererbung der Blutgruppen.

Es wird heute fast allgemein die Theorie anerkannt, daß *die Blutgruppengene A und B durch Mutation aus dem ursprünglich allein vorhandenen Gen 0 entstanden* sind. Demgemäß gehört auch heute noch bei manchen Urrassen fast die gesamte Bevölkerung zur Blutgruppe 0.

Die Mutation blieb unvollständig, und darum sind in A- und B-Blkp fast immer noch 0-Receptoren nachzuweisen. Diese 0-Reste machen ein

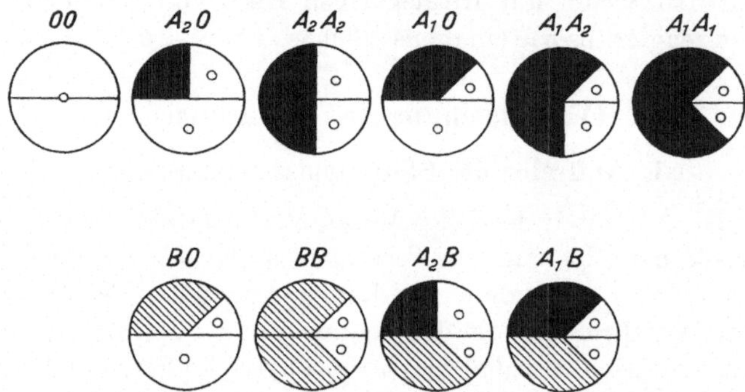

Abb. 5. Bildliche Darstellung der *Genotypen im ABO-System mit den 0-Resten.*

Anti-0-Serum unmöglich. Die Intensität der Mutation kann an der Ausprägung der dominanten Eigenschaften von A und B oder an der Menge der nicht mutierten Reste von 0-Substanz gemessen werden. Blutsorten mit gleichen Mengen von 0-Restsubstanz nennt HIRSZFELD iso-nullhaltige *Plejaden*.

HIRSZFELD nimmt eine stufenartige Entstehung der Blutgruppe A an. A_2 besteht nach seiner Hypothese noch zur Hälfte aus 0-Substanz, während bei A_1 nur noch Spuren von 0-Substanz vorkommen. Nach der These von HIRSZFELD ist ein vollständig mutiertes A, das keinen 0-Rest mehr enthält, vorauszusagen. Im Serum eines solchen vollständigen A-Menschen ist das Anti-0-Agglutinin zu erwarten.

Das Mutationszentrum für das A-Gen liegt anscheinend in Armenien. Außerdem scheinen zwei weitere Mutationszentren in Australien und Nordamerika vorhanden zu sein.

Für die Blutgruppe B läßt sich sehr klar ein einziges Mutationszentrum in Innerasien nachweisen. Die Häufigkeit des Gens B beträgt dort 25—30% und nimmt mit der Entfernung vom Zentrum stetig ab. Die Ureinwohner von Amerika und Australien sind von der B-Mutation fast unberührt.

Die 4 klassischen Blutgruppen kommen bei fast allen Rassen vor. Die Verteilung ist unterschiedlich. Dies wurde zuerst im Ersten Weltkrieg von L. und H. HIRSZFELD im Lager der alliierten Truppen bei Saloniki festgestellt. Wir geben im folgenden eine Aufstellung von der Verteilung der Blutgruppen.

Tabelle 20. *Verteilung der Blutgruppen.*

	0 %	A %	B %	AB %	Rassenindex
Indianer	90	10	0	0	—
Engländer	43,5	44,7	8,6	3,2	4,0
Franzosen	43,2	42,6	11,2	3,0	3,2
Italiener	47,2	38,0	11,0	3,8	2,8
Deutsche.	38,8	43,8	12,2	5,2	2,8
Bulgaren	39	40,6	14,2	6,2	2,6
Russen	35	38	23	4	1,6
Araber.	43,6	32,4	19	5	1,5
Bantuneger . . .	46,1	29,5	19,6	4,8	1,4
Japaner	25	40	30	5	1,3
Java	41,2	26	26,3	6,5	1,0
Celebes	54,4	20,9	21,3	3,3	1,0
Ainus	15	40	45	0	0,9
Senegalneger . . .	40	25	30	5	0,9
Indochinesen . . .	42	22,4	28,4	7,2	0,8
Zigeuner	34,2	21,1	38,9	5,8	0,8
Inder	29	22	45	4	0,5

Um einen raschen Überblick über die Blutgruppenverteilung in einer Bevölkerung zu erhalten, hat HIRSZFELD einen „*biochemischen Rassenindex*" geschaffen, der das Verhältnis $\dfrac{A + AB}{B + AB}$ erfaßt. Dadurch kann man ein Überwiegen von A oder B in einer Bevölkerung schnell erkennen. Ganz allgemein läßt sich sagen, daß in Europa nach dem Osten hin B an Häufigkeit zunimmt.

Für die Blutfaktoren M und N fehlen solchen Angaben.

Der Blutfaktor P kommt bei Weißen in 75—82% und bei Negern in fast 100% vor.

Beim Rh-Faktor sind noch nicht genügend Unterlagen vorhanden, um eine Rassen- oder Bevölkerungsübersicht zu gewinnen. Es ist hier notwendig, nicht nur nach Rh + und Rh —, sondern auch nach den Untertypen zu fahnden. In Europa sind im Durchschnitt etwa 85% der Menschen Rh-positiv. Etwas darunter liegen die Franzosen mit 83% und die Belgier mit 75%. Sehr niedrig ist die Zahl der Rh-positiven Basken mit 69,5%. Es liegt nahe, anzunehmen, daß von den Basken oder ihren Vorfahren das Rh-negative Element in Europa herstammt. Die Basken nehmen in Europa anthropologisch eine Sonderstellung ein. Sie werden als europäische Urbevölkerung angesehen. Bei ihnen kommt die Blutgruppe B extrem selten und die Blutgruppe 0 auffallend häufig vor.

Einer Arbeit von KINDLER ist für die Verteilung der Rh-Untertypen folgende Skizze entnommen; sie zeigt die große Schwankungsbreite für die Rh-Untertypen.

Bedeutung haben derartige Zusammenstellungen für die Frage nach der *Vererbung der Rh-Gene*. Wir kommen damit auf die Anschauungen von WIENER einerseits und FISHER und RACE andererseits zu sprechen.

Nach WIENERS (1) Theorie für den Rh-Faktor gibt es im Chromosom nur einen Ort mit 8 allelomorphen Genen. Jedes Gen repräsentiert einen Komplex von Antigenen (Rh_0, Rh' und Rh''). Fehlen sie völlig oder eines von ihnen, dann vertritt sie ihr Gegenstück (hr_0, hr' und hr''). Für alle 3 großen Antigene und für 2 der kleinen Antigene sind Antiseren beim Menschen gefunden; hr_0 wird postuliert, ein Anti-Serum ist bisher nicht entdeckt. Die Gene im Rh-System bezeichnet WIENER mit R und läßt h fort.

FISHER nimmt im Chromosom 3 nahe benachbarte Orte an, und jeder Ort ist zuständig für 2 allele Gene: D oder d, C oder c, E oder e. Die 3 Gene liegen so nahe beieinander, daß sie unter gewöhnlichen Umständen wie eine Einheit bei der Vererbung und Reduktionsspaltung der Gameten in Erscheinung treten. Selten kann ein Gen vom anderen durch Crossing-over getrennt werden. Die Theorie steht und fällt mit dem Nachweis, daß ein Crossing-ver zwischen den Genen vorkommt.

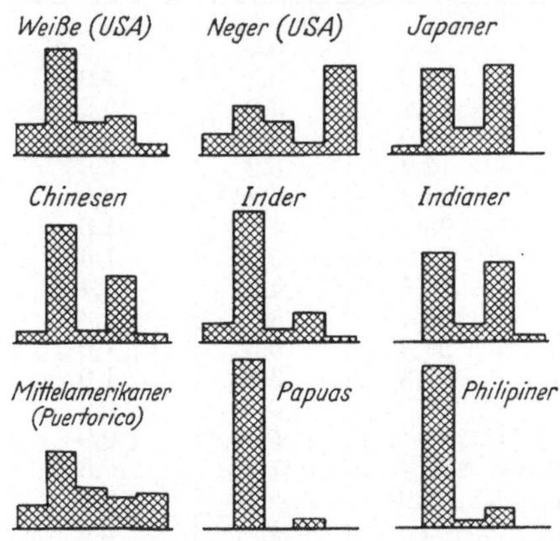

Abb. 6. *Verteilung der Rh-Untertypen.* Die Säulen entsprechen der Häufigkeit der Rh-Typen: rh, Rh_1, Rh_2, Rh_1Rh_2, Rh_0 (von links nach rechts).

Es würde zu weit führen, auf Einzelheiten der Theorien über die Vererbung des Rh-Faktors einzugehen; es muß künftiger Forschung überlassen werden, die Entscheidung zwischen WIENERS und FISHERS Hypothese zu bringen. Wir wollen nur noch schematisch darstellen, wie nach den beiden Thesen die Lage der Gene gedacht wird.

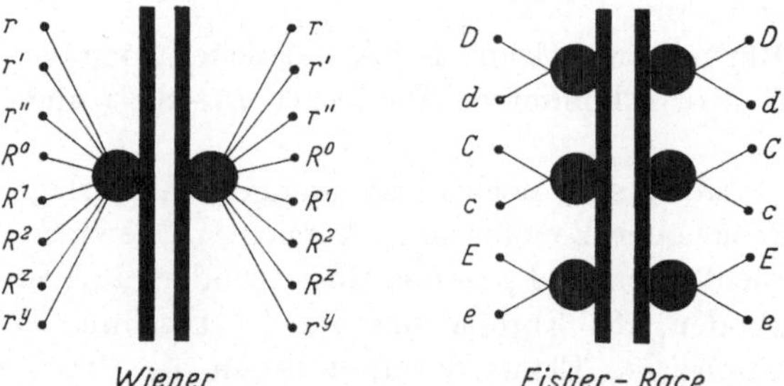

Abb. 7. *Gen-Theorien für das Rh-System.* WIENER (1): 8 allele Gene an *einem* Ort des Chromosoms. FISHER und RACE: Je 2 allele Gene an 3 nahe benachbarten Orten in jedem Chromosom.

Für das *ABO-System* wird heute allgemein eine Theorie anerkannt, die zuerst von dem Göttinger Mathematiker BERNSTEIN ausgesprochen wurde. Nach ihm gibt es *3 allele Gene* A, B und 0, die an einem Ort des Chromosoms liegen. A und B sind dominant über 0. Die Theorie wurde von THOMSEN erweitert, der 4 allele Gene einsetzt: A_1, A_2, B und 0.

BERNSTEIN nimmt an, daß sowohl Anti-A wie Anti-B gebildet, aber die unverträglichen Agglutinine von den gruppenspezifischen Substanzen absorbiert werden. SCHIFF und ADLERSBERGER sind der Ansicht, daß jeder Mensch beide Gruppensubstanzen bildet, eine von ihnen werde in kleinerer Menge produzier, sot daß sie wohl antigen wirke, aber nicht zur Absorption von Antikörpern ausreiche; dadurch entständen die typischen, regulären, gestatteten Agglutinine.

Die Gene der Blutgruppen werden mit p (für Gruppe A), q (für Gruppe B) und r (für Gruppe 0) bezeichnet. Nach BERNSTEIN errechnet sich die *Genhäufigkeit* in einer Bevölkerung nach folgenden Formeln:

$$\text{Genhäufigkeit für Blutgruppe A—p} = 100 - 10 \cdot \sqrt{0 + B}$$
$$\text{\glqq \qquad \glqq \qquad \glqq \qquad} B—q = 100 - 10 \cdot \sqrt{0 + A}$$
$$\text{\glqq \qquad \glqq \qquad \glqq \qquad} 0—r = 10 \cdot \sqrt{0}$$

Die Berechnung der Genhäufigkeit ist von FISHER geändert worden. Nach ihm gelten folgende Formeln:

$$p = \frac{t - s}{v} \qquad q = \frac{u - s}{v} \qquad r = \frac{s}{v}$$

$$s = \sqrt{0} \qquad t = \sqrt{0 + A} \qquad u = \sqrt{0 + B} \qquad v = t + u - s.$$

Für A, B und 0 ist dabei die absolute Zahl von Menschen mit den Blutgruppen A, B und 0 einzusetzen.

Das 0-Gen ist bei Indianern besonders häufig, die Gene für die Blutgruppen 0 und A kommen vor allem bei den Ureinwohnern Australiens, bei afrikanischen Buschnegern und bei manchen Stämmen der Lappen und Eskimos vor.

In Mumien sind Blutgruppensubstanzen nachgewiesen; bei 122 Mumien aus Ägypten hat man 93 mal 0, 3 mal A, 12 mal B und 9 mal AB angetroffen, bei 5 ägyptischen Mumien blieb das Ergebnis unklar. In der heutigen Bevölkerung von Ägypten gibt es viele Menschen mit der Blutgruppe B. Bei 196 indianischen Mumien fand man 183 mal 0, 4 mal A, 7 mal B und 2 mal AB. Bei Indianern herrscht heute die Blutgruppe 0 vor.

Unter den Tieren trifft man auf menschliche Blutgruppen nur bei höheren Affen

Tabelle 21. *Blutgruppen bei höheren Affen.*

	Zahl der Untersuchten	0	A	B	AB
Schimpanse . . .	64	6	58		
Gorilla.	4		4		
Orang-Utan . . .	11		4	5	2
Gibbon	10		2	6	2

Bemerkenswert ist das Vorkommen eines Anti-B-Agglutinins bei Schimpansen obwohl bei ihnen die Blutgruppe B nicht bekannt ist.

V. Die Vaterschaftsausschließung.

Als v. DUNGERN und HIRSZFELD 1910 die Vererbbarkeit der Blutgruppen feststellten und die Blutgruppen in die Problemstellung der Vaterschaftsausschließung einführten, standen ihnen lediglich die Bluteigenschaften AB0 zur Verfügung. Als *1. Regel* ergab sich: *Fehlen die*

Eigenschaften A und B bei der Mutter, werden sie dagegen beim Kind angetroffen, dann müssen sie sich im Blute des richtigen Vaters finden. Nach der Entdeckung der Eigenschaften M und N, die gemeinsam, aber auch isoliert auftreten können, wurden auch sie zur Vaterschaftsausschließung herangezogen. Da M und N bei der Vererbung gleichwertig sind, hatten sie bald große praktische Bedeutung. Der Genotypus eines Menschen M ist MM, der Genotypus eines Menschen N ist NN, und der Genotypus MN ist MN. Dadurch ergibt sich eine neue Ausschließungsmöglichkeit, da ein Mensch MM kein Kind NN und ein Mensch NN keine Kinder MM haben kann. Dies kann man als die *2. Regel* der Vererbung bezeichnen. *Nach dieser Regel kann ein homozygot-positiver Mann nicht der Vater eines homozygot-negativen Kindes sein und umgekehrt.*

Tabelle 22. *ABO-Ausschließung* *(ohne Untergruppen).*

Kind	Mutter	Vater kann nicht sein	Vater kann sein
0	0	AB	0 A B
0	A	AB	0 A B
0	B	AB	0 A B
0	AB-Mutter nicht möglich		
A	0	0 B	A AB
A	A	Keine Ausschließung	0 A B AB
A	B	0 B	A AB
A	AB	Keine Ausschließung	0 A B AB
B	0	0 A	B AB
B	A	0 A	B AB
B	B	Keine Ausschließung	0 A B AB
B	AB	Keine Ausschließung	0 A B AB
AB	0-Mutter nicht möglich		
AB	A	0 A	B AB
AB	B	0 B	A AB
AB	AB	0	A B AB

Tabelle 23. *MN-Ausschließung.*

Kind	Mutter	Vater kann nicht sein
M	M	N
M	MN	N
M	N-Mutter nicht möglich	
N	M-Mutter nicht möglich	
N	MN	M
N	N	M
MN	M	M
MN	N	N
MN	MN	Keine Ausschließung

Die Verwendbarkeit der Blutgruppen ABO und der Blutfaktoren M und N für die Vaterschaftsausschließung ist von den Gerichten anerkannt. Da für die Rhesus-

faktoren und die anderen Blkp-Merkmale noch keine ausreichende Zahl von Familienuntersuchungen vorliegt, wird vom Gericht die Vaterschaftsausschließung mit diesen
Blutfaktoren noch nicht allgemein anerkannt. Serologisch sind jedoch auch diese
Blutfaktoren gesichert und ihre Vererbung bekannt. Darum wird es nicht mehr lange
dauern, bis auch die anderen Blutfaktoren für die Ausschließung einer Vaterschaft
anerkannt werden.

Einen neuen Weg sucht Löns. Er geht von der Überzeugung aus, daß menschliches Blut individuell verschieden ist und nur aus Elementen der väterlichen und
mütterlichen Vererbungsträger zusammengesetzt sein kann. Immunisiert man Tiere
mit einem Blkp-Gemisch von sehr vielen menschlichen Blutproben, dann entwickeln
sie ein Immunserum mit Antikörpern gegen alle bekannten und unbekannten Blkp-
Merkmale. Dem Immunserum setzt man so viel Blkp von Vater und Mutter zu, bis
es das Ausflockungsvermögen für väterliche und mütterliche Blkp verloren hat;
dann sind die Häm-Agglutinine abgebunden. Das Serum kann nun die Blkp des
Kindes nicht mehr ausflocken. Für Blkp anderer Menschen bleibt das Ausflockungsvermögen des Immunserums bestehen. Dadurch kann ein *positiver Vaterschafts-
nachweis* erbracht werden, während bisher die Blutgruppenforschung nur eine
Vaterschaft hat ausschließen können.

D. Ausblicke.

Die Vielzahl der Blkp-Merkmale führt uns mehr und mehr dazu, für
jeden Menschen eine eigene Blutformel anzunehmen; und so wie sich die
Menschen durch ihre Fingerabdrücke voneinander unterscheiden lassen,
so könnte eines Tages auch die Blutgruppenforschung die einzelne Person
identifizieren.

Die Bedeutung der *individuellen Blutgruppendiagnose* mögen folgende
Beispiele belegen.

In Cambridge haben Sanger und Race 250 Blutproben auf $A_1 A_2 B 0$, M N S,
Rh, Kell und Lewis untersucht und haben 178 verschiedene Kombinationen von
Blutgruppen und Blutfaktoren gefunden.

Dahr fand im Blut vom Tatort eines Mordes die Blutformel A_2 B N P rh; nach
den vorliegenden Umständen konnte der Blutfleck nur vom Täter stammen.
Unter den Verdächtigen hatte ein Mensch die gesuchte Blutformel. Die Blutformel
ist recht selten und nur einmal unter 7000 Blutproben zu erwarten. Mit großer
Wahrscheinlichkeit konnte die verdächtige Person als Täter bezeichnet werden.
Unter dem Eindruck der Beweisführung gestand der Täter.

Wenn wir uns eine ganz seltene Blutformel ausdenken, so würde sie lauten:
A_2B NS Cde/Cde p Le(a +) Kell + Lu(a +). Sie ist nur 3 mal unter 100000 Mill.
Menschen zu erwarten.

Tabelle 24. Die *Zahl der möglichen Erbbilder* beträgt heute:

Blutkörperchenmerkmal	Zahl der möglichen Erbbilder
$A_1 A_2$ B 0	10
M N S	10
P	3
Rh-System	36
Lutheran	6
Lewis	3
Kell	3

Zahl der möglichen Kombinationen: 583 200.

Tabelle 25. *Übersicht der Blutgruppen und Blutfaktoren.* (Nach HOLLÄNDER.)

Blutkörperchen-merkmal	Gene und Antigene	Antikörper				Hämolytische Reaktionen	Erythroblastosen
		Bezeichnung	t (tierisch) m (menschl.)	Herkunft			
				natürlich	immun		
A B 0	A, B, 0, AB A_1, A_2	Anti-A, Anti-B Anti-A_1, Anti-0	m m (t)	stets nicht selten	häufig —	häufig —	nicht selten —
M N S	M, N	Anti-M, Anti-N	t (m)	selten	sehr selten	—	selten
	S, s	Anti-S, Anti-s	m	selten	selten	selten	selten
P	P. p	Anti-P	t (m)	selten	selten	selten	?
Rh	D C, c, d, E, e	Anti-D Anti-C, -E Anti-c, -d, -e	m (t) m m	— —	häufig nicht selten	häufig nicht selten	häufig nicht selten
	C^w, D^u, E^u, C^u, c^v	Anti-C^w, usw.	m	—	selten	selten	selten
Lutheran . . .	Lu^a, Lu^b	Anti-Lu^a	m	sehr selten	selten	selten	—
Kell	K, k	Anti-K, Anti-k	m	—	nicht selten	nicht selten	selten
Lewis.	Le^a, Le^b	Anti-Le^a, -Le^b	m	nicht selten	?	—	?
Duffy	Fy^a, Fy^b	Anti-Fy^a, -Fy^b	m	—	selten	selten	—
Kidd	Jk^a, Jk^b	Anti-Jk^a	m	—	sehr selten	—	sehr selten

Steht für die Untersuchung eine größere Anzahl von verschiedenen Testseren zur Verfügung, dann läßt sich heute schon weitgehend die Blutprobe eines Menschen von anderen Blutproben unterscheiden. Die Bedeutung einer individuellen Blutdiagnose für die gerichtliche Medizin, für Fragen der Abstammung eines Menschen und der Menschenrassen geht aus solcher Betrachtung hervor.

Die Blutgruppenforschung hat aus der Artspezifität die Erkenntnis einer Gruppen-, Untergruppen-, Blutfaktoren- und Untertypen-Spezifität entwickelt. *Es geht das Bestreben dahin, die Entwicklung mit der individuellen Spezifität abzuschließen.*

Literatur.
Zusammenfassende Werke.

BALLOWITZ, E.: Die fetalen Erythroblastosen und der Rhesusfaktor. Erg. inn. Med., N. F. **3**, 538 (1952).

BROMAN, B.: The Blood Factor Rh in Man. Acta paediatr. (Stockh.) **31**, Suppl. II (1944).

DAHR, P.: Die Technik der Blutgruppen- und Blutfaktorenbestimmung. 5. Aufl. Stuttgart: Georg Thieme 1950.

— u. E. REGENBOGEN: Blutgruppenbestimmung und Bluttransfusion. Stuttgart: Georg Thieme 1952.

DOERR, R.: (1) Die Immunitätsforschung. Antikörper. Teil 1. Wien: Springer-Verlag 1947.

— (2) Die Immunitätsforschung. Antikörper. Teil 2. Wien: Springer Verlag 1949.

— (3) Die Immunitätsforschung. Antigene. Wien: Springer-Verlag 1948.

FANCONI, G. u. Mitarb.: Der Rhesusfaktor. Helvet. paediatr. Acta 1, Suppl. II (1946).

GASSER, C.: Die hämolytischen Syndrome im Kindesalter. Stuttgart: Georg Thieme 1951.

DE GOWIN, HARDIN and ALSEVER:: Blood Transfusion. Philadelphia: Williams Saunders 1949.

HIRSZFELD, L.: Konstitutionsserologie und Blutgruppenforschung. Berlin: Springer-Verlag 1928.

POTTER, E.: Rh .. its Relations to congenital hemolytic Disease and to intragroup Transfusions Reactions. Chicago: The Year Book Publishers 1947.

RACE, R. R., and R. SANGER: Blood Groups in Man. Oxford: Blackwell 1950.

SCHIFF, F.: Die gruppenspezifischen Substanzen des menschlichen Körpers. Jena: G. Fischer 1931.

STEFFAN: Handbuch der Blutgruppenkunde. München: Lehmann 1932.

WIENER, A. S.: Blood Groups and Transfusion. Springfield (USA): Ch. C. Thomas-Verlag 1945.

— Rh-Syllabus. Stuttgart: Georg Thieme 1949.

Einzelarbeiten.

ALLEN, DIAMOND and NIEDZIELA: Nature (Lond.) **167**, 482 (1951).

ANDRESEN: (1) Acta path. scand. (Stockh.) **25**, 728 (1948).

— (2) Acta haematol. (Basel) **5**, 123 (1951).

BERNSTEIN: Klin. Wschr. **1924**, 1495.

CALLENDER, RACE and PAYKOC: Brit. Med. J. **2**, 83 (1945).

COOMBS, MOURANT and RACE: Brit. J. Exper. Path. **26**, 255 (1945).

CUTBUSH, MOLLISON and PARKIN: Nature (Lond.) **165**, 188 (1950).

DAHR: Münch, med. Wschr. **1940**, 527.

DAVIDSON: Clin. North. Amer. **28**, 232 (1944).

DONATH u. LANDSTEINER: Münch. med. Wschr. 1904, 1590.

V. DUNGERN u. HIRSCHFELD: (1) Z. Immun.forsch. 6, 284 (1910).

— (2) Z. Immun.forsch. 8, 526 (1911).

ELBEL, PROKOP u. SCHLEYER: Geburtsh. u. Frauenheilk. 12, 204 (1952).

EPSTEIN u. PODVINEC: Jb. Kinderheilk. 121, 123 (1928).

FISHER and RACE: Nature (Lond.) 157, 48 (1946).

FISHER: Ann. Eugen. 13, 15 (1946).

FRIEDENREICH: Z. Immun.forsch. 91, 39 (1937); 92, 141 (1938).

FRANK u. PUNIN: Klin. Wschr. 1949, 121.

FUJITAKA: Zit. nach WILDHAGEN u. KRAH.

GILBEY: Nature (Lond.) 160, 362 (1947).

GRAYDON: Med. J. Austral. 2, 9 (1946).

GRUBB: Nature (Lond.) 162, 933 (1948).

HAILE: Dtsch. med. Wschr. 1950, 1247.

HARA u. WAKAO: Jb. Kinderheilk. 114, 313 (1926).

HECKS u. VARCLOVA: Z. Kinderheilk. 59, 32 (1937).

HENNEMANN: Ärztl. Wschr. 1951, 413.

HIRSZFELD: (1) Schweiz. Z. Path. 14, 133 (1951).

— (2) Gynaecologia (Basel) 131, 129 (1951).

— u. ZBOROWSKI: Klin. Wschr. 1925, 1152; 1926, 741.

HOCKERTS u. STRÖDER: Arch. Kinderheilk. 140, 82 (1950).

HOLLÄNDER: Acta haematol. (Basel) 6, 377 (1951).

— u. HÄSSIG: Praxis (Bern) 41, 997 (1952).

JUNGMICHEL: Z. gerichtl. Med. 36, 259 (1943).

KEMP: Acta path.scand. (Stockh.) 7, 146 (1930).

KINDLER: Med. Mschr. 1951, 672.

KNUDTZON: Z. gerichtl. Med. 13, 358 (1929).

LANDSTEINER: Wien. klin. Wschr. 1901, 1132.

— and LEVINE: J. of Exper. Med. 47, 757 (1928).

— and WIENER: Proc. Soc. Exper. Biol. a. Med. 43, 223 (1940).

V. LOGHEM en V. D. HART: Nederl. Tijdschr. Geneesk. 94, 11 (1950).

LÖNS: Z. Hyg. 131, 371 (1950).

MAYR: Geburtsh. u. Frauenheilk. 12, 460 (1952).

MOURANT: Nature (Lond.) 158, 237 (1946).

MOUREAU: Zit. nach WILDHAGEN u. KRAH

RACE: Nature (Lond.) 153, 771 (1944).

SANDER: (1) Zbl. Gynäk. 71, 672 (1949).

— (2) Zbl. Bakter. I Orig. 157, 168 (1951).

SANGER and RACE: Ann. Eugen. 15, 77 (1949).

SAUERBREI: Kinderärztl. Prax. 18, 321 (1950).

SCHIFF: Klin. Wschr. 13, 82 (1934).

— u. SASAKI: Klin. Wschr. 11, 1426 (1932).

SCHLEYER: Med. Mschr. 1950, 889.

SEELICH, SPEISER u. ELSNER: Wien. klin. Wschr. 63, 267 (1951).

STRATTON: Nature (Lond.) 152, 449 (1943).

TISCHENDORF, FRANK u. PUNIN: Klin. Wschr. 26, 262 (1948).

WALSH and MONTGOMERY: Nature (Lond.) 160, 504 (1947).

WIENER: (1) N. Y. State J. Med. 47, 985 (1947).

— (2) Proc. Soc. Exper. Biol. a. Med. 56, 173 (1944).

— (3) Brit. Med. J. 1951, 435.

— et SONN: Rev. d'Hematol. 2, 1 (1947).

WILDHAGEN u. KRAH: Geburtsh. u. Frauenheilk. 12, 744 (1952).

Die für das Blut wichtigsten Mineralien und ihr Stoffwechsel.

A. Der Eisenstoffwechsel.

Von

Karl-Heinz Schäfer, Hamburg-Eppendorf.

I. Allgemeine Bemerkungen zum Eisenstoffwechselgeschehen.

Die Erkenntnisse auf dem Gebiete des Eisenstoffwechsels haben in den letzten 15 Jahren eine ungeahnte Ausweitung erfahren. Eingeleitet wurde diese erfreuliche Entwicklung eigentlich schon im Jahre 1934 durch die Pädiater Thoenes und Aschaffenburg, welche in einer richtung-weisenden Monographie die bis dahin nur in kleinen und vornehmlich experimentellen Versuchsreihen (Fontés und Thivolle, 1925; Barkan, 1927; Henriques und Roche, 1927; Warburg und Krebs, 1937) durch-geführte Methode der *Serumeisenbestimmung* in großem Stile auf experi-mentelle und klinische Fragestellungen anwandten. Wenige Jahre später haben dann Heilmeyer und Plötner (1937) eine weitere Vereinfachung und zugleich erhebliche Verbesserung der Methode entwickelt, so daß die Serumeisenbestimmung heute in jedem einigermaßen gut eingerichteten klinischen Laboratorium ausgeführt werden kann. Auf dieser Grundlage entstanden sehr umfangreiche Untersuchungen in der ganzen Welt, vor allem in Deutschland, in der Schweiz und in Skandinavien. Das Serum-eisen ist eine an Eiweiß gebundene und darum nicht ultrafiltrable Eisen-fraktion des Blutes, die quantitativ recht gering (etwa 100 γ-%), funktio-nell aber von großer Bedeutung ist. Die Bindung erfolgt nach amerikani-schen Autoren (Aethanolfällung) ausschließlich an eine bestimmte β_1-Glo-bulinfraktion (Fraktion IV nach Cohn), nach Vahlquist (1941) und nach Thedering (1950) (Elektrophoresenparierung), aber auch an das Albumin. In neuester Zeit hat sich jedoch mit Hilfe von Papierelektrophorese und Radioeisen erneut die eindeutige und ausschließliche β_1-Globulinbindung des Eisens im Serum und in weiteren biologischen Flüssigkeiten erweisen lassen (Wallenius 1952, Horst und Schäfer 1953). Das Serumeisen — rein quantitativ bestimmt — gibt uns einen sehr guten Einblick in gröbere.

aber auch diskretere Wandlungen im exogenen wie im intermediären Eisenstoffwechselgeschehen. Das um so mehr, als man diese Analysen laufend und insbesondere unter dem Einfluß oraler oder auch intravenöser Eisengaben als *Belastungsprobe* durchführen kann. Man muß sich dabei vor Augen halten, daß das Serumeisen seine Quellen im Resorptionseisen, im Hämoglobineisen (Anstieg bei verstärkter Hämolyse — Abfall bei erhöhter Hämopoiese) und im Gewebeeisen hat. Das eisenaktivste Gewebe ist zweifellos das reticuloendotheliale System (RES), welches in gereiztem Zustand (z. B. Infekt) Eisen aufnehmen kann (Serumeisenabfall) oder gegebenenfalls auch wieder abzugeben vermag. Diese Speicherfunktion des RES bewahrt den Organismus vor einem exogenen Eisenverlust: im Körper frei werdendes Eisen wird nicht ohne weiteres ausgeschieden, sondern — namentlich in den an RES besonders reichen Organen Leber und Milz — gespeichert. Es steht heute fest, daß der Organismus seinen Eisenstoffwechsel exogen praktisch nur durch Resorption, im übrigen aber intermediär steuert. Es steht seit kurzem weiter fest, daß es sich hierbei nicht um ein zufälliges Einspielen von Angebot und Nachfrage aufeinander im Eisenhaushalt handeln kann, sondern daß ein sehr komplizierter *neurovegetativ-hormonaler Apparat diese Vorgänge überwacht* (SCHÄFER 1948, THEDERING 1948, WINTROBE und Mitarbeiter 1950 u. a.). Die oberste Lenkung dürfte im hypothalamischen Gebiet des Zwischenhirns zu suchen sein, die Verbindung von hier zur Peripherie scheint über das vegetative Nervensystem zu laufen, von den inkretorischen Drüsen dürfte hierbei das Hypophysenvorderlappen-Nebennierenrindensystem eine maßgebliche Rolle spielen, und das Erfolgsorgan dieser regulativen Vorgänge ist mit Sicherheit das RES, welches seinerseits erst Einfluß auf das Eisenstoffwechselgeschehen nimmt (SCHÄFER). Eine der physiologischen Äußerungen dieser Steuerungsvorgänge ist der *Tagesrhythmus des Serumeisenspiegels* mit hohen Werten in den frühen Morgenstunden (Zeit des Vagusüberwiegens) und mit dem Tiefpunkt in den späten Nachmittags- und frühen Abendstunden (Zeit des Sympathicusüberwiegens). Für die Praxis ist es also wichtig zu wissen, daß Serumproben für die Eisenanalyse immer zur gleichen Tageszeit entnommen werden müssen, wenn man sie exakt miteinander vergleichen will.

Eine weitere Verfeinerung der Eisenstoffwechselanalysierung gelang durch die Feststellung der *Eisenbindungskapazität des Serums*. LAURELL erkannte nämlich 1945, daß das Serumeisen mit seinen 100 γ-% die tatsächlich vorhandene Kapazität der eisenbindenden Serumproteine (s. oben) nur zu einem Drittel in Anspruch nimmt. Letztere beträgt nämlich rund 300 γ-%. Verschiebungen in diesem Verhältnis können weitere wichtige Aufschlüsse über die Eisenstoffwechsellage bringen. Eine Überschreitung der Eisenkapazität — etwa bei *zu massiver intravenöser Eisentherapie* — führt zu den bekannten Nebenerscheinungen mit Erbrechen und Kollaps.

Die in früheren Jahrzehnten viel geübten *Bilanzuntersuchungen* sind durch diese modernen Untersuchungsmethoden zurückgedrängt worden. Diese Entwicklung ergab sich ganz zwangsläufig aus der Tatsache, daß Bilanzuntersuchungen sehr zeitraubend sind und sich demgemäß auf die Durchführung an wenigen Versuchspersonen zu beschränken pflegen. Zudem läßt die Bestimmung der Ausfuhrquote im Stuhl nicht unterscheiden, ob es sich hierbei um wirklich vom Organismus eliminiertes oder nur um nicht resorbiertes Eisen handelt. Die Verwertbarkeit der Ergebnisse wird weiter dadurch eingeschränkt, daß sich der vollständigen Erfassung der Eisenein- und -ausfuhr gerade beim Kinde erhebliche methodische Schwierigkeiten entgegensetzen. Aktueller sind Bilanzuntersuchungen erst wieder geworden, seit man in den USA (HAHN und Mitarbeiter, FINCH und Mitarbeiter, WINTROBE und Mitarbeiter) mit großem Erfolg dazu übergegangen ist, *radioaktives Eisen* oral oder auch parenteral zuzuführen, um es dann überall im Körper oder in seinen Ausscheidungen auf Grund seiner Strahlungsaktivität mit großer Genauigkeit quantitativ zu erfassen. Auf diese Weise kann man natürlich die oben kritisierte mangelhafte Unterscheidung der Stuhleisenfraktionen — ausgeschieden oder nur nicht resorbiert — ohne weiteres treffen. Allerdings handelt es sich bei diesem Radioeisen gewöhnlich nur um künstlich einverleibte Eisenverbindungen und nicht um echtes Nahrungseisen oder um körpereigenes Eisen.

Gerade diesen Untersuchungen mit Radioeisen verdanken wir die oben bereits erwähnte Erkenntnis, daß der *exogene Eisenstoffwechsel* im wesentlichen durch Veränderungen der Resorptionsquote und praktisch überhaupt nicht durch Wandlungen der *Eisenausscheidung* gesteuert wird. Bei erhöhter intravitaler Hämolyse z. B. werden zwar die Gallenfarbstoffe Bilirubin und Urobilin bzw. Sterkobilin als Hämoglobinabbaukörper verstärkt ausgeschieden, während die andere Komponente des Häm-Moleküls — das Eisen — im Körper, vor allem in Leber und Milz, gespeichert wird, um bei späterer Gelegenheit — etwa bei der Hämoglobinsynthese — wieder verfügbar zu sein. Andererseits hat der Organismus sehr fein eingespielte Möglichkeiten, um die *Resorptionsgröße* zu variieren. Das geschieht mit dem Ziele, die Eisenaufnahme dem tatsächlichen Eisenbedarf anzupassen und auf diese Weise den Organismus vor exogenem Eisenmangel, aber auch vor unsinniger Eisenüberladung zu schützen. Dieses Prinzip hat schon LINTZEL (1931) mit Hilfe von gewöhnlichen Bilanzuntersuchungen erkannt, indem er feststellte, daß der Organismus bei großer Eisenzufuhr unter normalen Verhältnissen schon nach wenigen Tagen die Resorption dieses Metalls stoppt. Inzwischen haben HAHN, BALE und WHIPPLE (1943) sowie GRANICK und Mitarbeiter (1942—1946) wahrscheinlich gemacht, daß das nur als Ferroion resorbierbare Eisen in der Darmwand von dem Protein Apoferritin (,,mucosal acceptor") gebunden wird. Das Apoferritin wird hierdurch zum Ferritin, das sein Eisen dann an das Serum weitergibt, wodurch das Ferritin sich wieder zum Apoferritin umwandelt. Bleibt das Eisen aber wegen mangelnden Bedarfes in der Darmwand liegen, so ist bald der ganze Apoferritinvorrat erschöpft. Es kann kein Eisen mehr aus dem Darmlumen nachströmen. Aus dem „mucosal acceptor" ist ein „mucosal block" geworden. Der gleiche Mechanismus dürfte auch für den Eisenübergang vom Serum ins Gewebe maßgebend sein. *Die Eisenavidität des Körpergewebes einschließlich der Blutbildungsstätten, also der Eisenbedarf des Organismus, bestimmt letztlich den Eisenübertritt aus dem Serum, dieser wieder den Nachstrom aus der Darmwand in das Serum, und hierdurch entscheidet sich schließlich, ob weiteres Eisen resorbiert werden kann oder nicht.* In diesen Resorptionsvorgang ist noch die Leber als das absolut eisenreichste Organ mit regulativer und Speicherfunktion eingeschaltet. Sie bildet gewissermaßen die „Grenzfläche" zwischen exogenem (Leberzellen) und intermediärem (Sternzellen) Eisenstoffwechsel.

Über die quantitative **Eisenverteilung im Körper** haben die Forschungen der letzten 15 Jahre keine grundsätzlichen Wandlungen unserer Anschauungen gebracht. Von den 4—5 g Eisen, welche der gesunde erwachsene Mensch in seinem Körper beherbergt, finden sich *2,5—3 g*, also gut die Hälfte, *im Hämoglobin, 2—3 g im Gewebe* und nur *2,5—3 mg* im *Serum*. Trotzdem hat diese kleine *Serumeisenfraktion* die entscheidende Schlüsselstellung im Eisenstoffwechsel inne (s. Abb. 1), denn sie ist *die* Transporteisenform des Organismus und hat als solche nicht nur das resorbierte Eisen heranzuschaffen, sondern auch den gesamten Eisenbedarf des Körpers — wo er auch immer auftreten mag — zu decken. *Das Gewebeeisen besteht zu etwa einem Drittel aus Funktionseisen* (Myoglobin, WARBURGsches Atemferment, Cytochrom, Peroxydase, Katalase) *und zu zwei Drittel aus Depoteisen.* Ersteres hat elementarste Funktionen im Stoffwechsel jeder Zelle zu vollbringen, letzteres legt sich der Organismus an, um daraus in jedem Falle eines akuten Eisenbedarfes (z. B. nach Blutverlust) schöpfen zu können. Diese verfügbare Form des Depoteisens liegt als *Ferritin* vor, das wir schon von der Darmwand her kennen

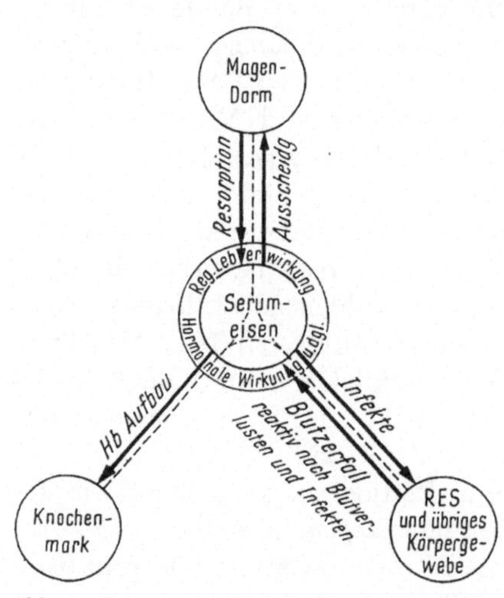

Abb. 1. Schema der Eisenstoffwechselregulation nach HEILMEYER und PLÖTNER, modifiziert nach VAHLQUIST.

(s. oben), während die andere Depoteisenfraktion, das *Hämosiderin*, allenfalls als eine „schwerer mobilisierbare Reserve zweiter Ordnung" (SCHWITZER) betrachtet werden kann. Der Träger dieser Depotfunktion ist das RES. Und so ist es erklärt, wenn LINTZEL und RADEFF schon vor vielen Jahren bei Ratten eine Abnahme des Leber- und Milzeisens feststellten, wenn bei diesen Tieren durch Unterdruck die Hämopoiese gewaltsam angefacht wurde. Das Umgekehrte kann man bei verstärktem Blutabbau finden.

Die großen Zusammenhänge im Eisenumsatz ergeben sich aus dem nebenstehenden Schema von HEILMEYER und PLÖTNER, modifiziert von VAHLQUIST.

II. Die fetale Eisenversorgung.

Es liegt auf der Hand, daß die *Schwangere einen erhöhten Eisenbedarf* haben muß, da sie ja die Frucht im Interesse ihres Zuwachses an eisenhaltigem Körpergewebe und vor allem an Hämoglobin sowie im Interesse von zusätzlich anzulegenden Depots mit nicht geringen Eisenmengen auszustatten hat. Gleichwohl ist heute noch nicht klar zu übersehen, ob diese erhöhten Verpflichtungen den Eisenstoffwechsel der Graviden grundsätzlich in eine kritische Lage bringen, ober ob — beispielsweise durch Einsparen der Menstruationsblutung — unter normalen Bedingungen kein Anlaß für einen manifesten oder auch nur latenten Eisenmangel gegeben ist. SCHAIRER und RECHENBERGER (1949) bestimmten den Hämoglobin- und Gewebeeisengehalt von Neugeborenenleichen und der Placenta und errechneten auf Grund ihrer Analysen durch die Geburt (Placenta, Retroplacentarblut, Kind von 3000 g) einen Eisenverlust von 500 mg, der durch Fehlen der Menstruationsblutungen während der Gravidität zur Hälfte gedeckt wird. Sie lehnen daher einen Eisenmangel der Schwangeren unter normalen Verhältnissen ab, weil die restlichen 250 mg leicht durch erhöhte Resorption zu bestreiten sind. Fast zum gleichen Mehrbedarf von nur 300 mg Eisen während der Gravidität kamen RATH, CATON, REID, FINCH und CONVOY (1950). Sie halten daher eine zusätzliche Eisenbehandlung der gesunden Graviden allenfalls im letzten Drittel der Schwangerschaft für nützlich, zumal nach ihren Untersuchungen bei der Schwangeren die Anämie normochrom ist und das Serum bei normalem Eisenspiegel keine Steigerung der Eisenbindungskraft aufweist, was nämlich für einen Eisenmangel sprechen würde. Demgegenüber fand NEUWEILER (1942) bei im Vergleich zu Nichtschwangeren auffallend starken Schwankungen des Serumeisens das Vorherrschen erniedrigter Werte während der Gravidität. DAHL (1948) ermittelte ebenfalls in 25 von 43 Fällen *in der späten Graviditätsphase einen Abfall des Serumeisens unter 70 γ-%*. Das stimmt sehr gut mit den Befunden von FAY, CARTWRIGHT und WINTROBE (1949) und von LUNDSTRÖM (1950) überein, welche in einer

großen Zahl von Fällen im letzten Drittel der Schwangerschaft eine
Hyposiderämie, erstere dazu noch in Übereinstimmung mit LAURELL
(1945) und im Gegensatz zu FAY usw. (s. oben), eine Erhöhung der Eisenbindungskapazität des Schwangerenserums als weiteres Zeichen eines
Eisenmangels feststellen. Wenn wir nun noch die klinische Erfahrung
berücksichtigen, daß manifeste Eisenmangelzustände im Abschnitt der
Gravidität recht häufig sind, so kommen wir den tatsächlichen Gegebenheiten wohl am nächsten, wenn wir feststellen, daß *im letzten Abschnitt
einer an sich normal verlaufenden Schwangerschaft die Eisenstoffwechsellage zumindest kritisch ist, wenn nicht sogar unter dem Zeichen des Mangels
steht.* Der gleichen Auffassung hat auch schon ALBERS (1941) Ausdruck
gegeben, wenngleich er im Gegensatz zu fast allen anderen Autoren durch
die ganze Gravidität hindurch eine Erhöhung des Serumeisens (als Ausdruck der Eisenmobilisierung im Interesse des Feten) fand.

Die weitere Frage ist nun, welche *Konsequenzen* diese *Eisenstoffwechsel-
situation der Mutter für die fetale Eisenversorgung* hat. Auch sie kann noch
nicht eindeutig beantwortet werden. Immerhin besagt die klinische Erfahrung, daß unter normalen Verhältnissen das Neugeborene soviel Eisen
mit auf die Welt bekommt, daß es bezüglich Eisenstoffwechsel in den
ersten Lebensmonaten weitgehend autark ist (s. weiter unten). Diese
Versorgung geht, wie wir heute wissen, vom mütterlichen Serum über die
Placenta zum kindlichen Serum. Welche Rolle die Placenta hierbei
spielt, ist noch ungewiß; keinesfalls nur die Rolle eines passiven Filtra-
tionsorganes, weil zumindest *in der letzten Phase der Schwangerschaft das
mütterliche Serumeisen wesentlich niedriger* ist *als das kindliche,* der *Austausch* sich *also gegen ein Konzentrations-Gefälle* vollzieht. Womöglich
kommt es auch hier in der Placenta zur Bildung von Ferritin als Zwischenprodukt (s. oben). Aber darüber existieren m. W. noch keine beweisenden
Untersuchungen. *Die Eisenversorgung der Frucht durch die Placenta do-
kumentiert sich auch darin, daß* nach WIDMER (1948) *das zum Kinde strö-
mende Nabelvenenblut* nach normalen Geburten *einen höheren Serumeisen-
gehalt aufweist als das in entgegengesetzter Richtung fließende Nabelarterienblut.* Bemerkenswert ist nun, daß nach dem gleichen Autor dieser Ver-
sorgungsmechanismus irgendwie gestört ist, wenn die Geburt durch eine
Infektion oder durch vorzeitigen Blasensprung kompliziert ist, was sich in
einer Umkehrung der erwähnten Serumeisendifferenz äußert. Dem entspricht auch die klinische Erfahrung, daß Kinder von aktiv Tuberkulösen
oder hypochrom anämischen Müttern nach Ablauf der ersten 5 Lebensmonate ohne eigene Erkrankung anämisch sind im Vergleich zu den Kontroll-
kindern (ALBERS 1941 und 1950). Diese Kinder sind bei der Geburt und
in den ersten Lebensmonaten danach noch nicht anämisch im Vergleich
zu ihren Altersgenossen, welche von gesunden Müttern stammen. Nichts
zeigt klarer, daß der Säugling nicht nur auf sein bei der Geburt sehr hohes

Hämoglobineisenreservoir, sondern auch auf ein gewisses angeborenes Gewebeeisendepot zurückgreift. Dieses letztere versagt offensichtlich bei den oben erwähnten Komplikationen, aber wohl auch beim Frühgeborenen. Aber hiervon wird weiter unten noch die Rede sein.

III. Der Eisenstoffwechsel in den ersten Lebenstagen.

In der Neugeborenenperiode können *2 Vorgänge maßgeblichen Einfluß* auf den Eisenstoffwechsel des Kindes nehmen: die *Verminderung* der nach der Geburt nicht mehr benötigten *überschüssigen Hämoglobinmenge* und die

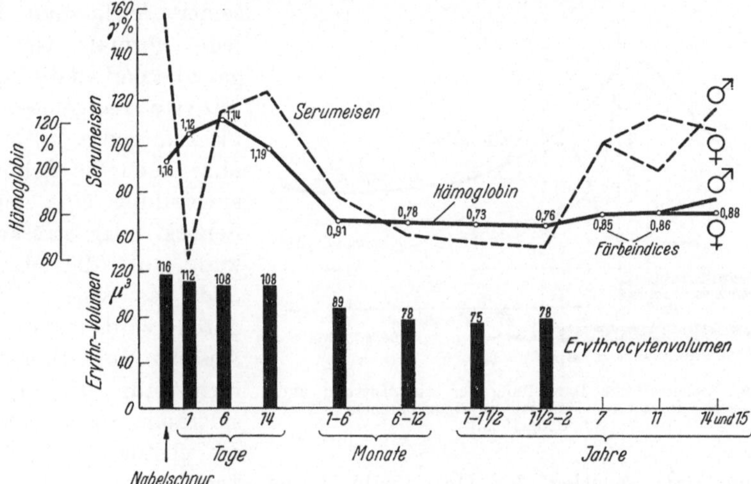

Abb. 2. Serumeisen, Hämoglobin, Färbeindex und Erythrocytenvolumen im Laufe der Kindheit (nach Tabellen von VAHLQUIST zusammengestellt).

weiteren *Regulationsvorgänge*, welche die *Geburt* mit der sehr *tiefgreifenden Umstellung* auf das postnatale Leben *und als Eingriff an sich* auslöst.

Diskrete *Vorgänge regulativer Art* spiegeln sich am klarsten im Verhalten des Serumeisengehaltes wider, und hier zeigt sich beim Neugeborenen ein sehr charakteristischer Verlauf. Schon aus den Untersuchungen von THOENES und ASCHAFFENBURG kennen wir die von SCHÄFER, VAHLQUIST, ALBERS, DAHL, BRENNER u. a. immer wieder bestätigte Tatsache, daß *im Nabelschnurblut das Serumeisen mit rund 160 γ-% höher liegt als in jeder anderen Lebensperiode. Wenige Stunden später setzt dann beim Neugeborenen eine tiefe Senkung ein, welche etwa 24 Std. p. p. bei durchschnittlich 52 γ-% ihren Tiefpunkt erreicht. Dann folgt ein Wiederanstieg bis zu etwa 125 γ-% am 14. Lebenstag*, ohne daß aber der hohe Ausgangswert wieder ganz erreicht würde. Die genannten Zahlen entstammen der großen Arbeit von VAHLQUIST (1941), der auch die meisten Daten der vorstehenden Abb. 2 entnommen sind.

Über die *Genese dieser postnatalen Serumeisenminderung* herrschte zunächst Unklarheit. VAHLQUIST (1941) erklärte sie als Ausdruck der plötzlichen Unterbrechung des Eisenübertritts auf das Kind vom mütterlichen Organismus durch die Placenta. ALBERS sprach ganz allgemein von regulativen Vorgängen. SCHÄFER (1948) verglich die postnatale Hyposiderämie mit derjenigen, welche er nach cerebralerregenden Eingriffen der verschiedensten Art (z. B. Lumbalpunktionen, Encephalographien, Kurzwellenbestrahlungen der Stammhirngegend u. a.) (1949), nach anaphylaktischen Schocks und nach Histamininjektionen (1948) und vielen anderen Belastungen des Organismus („stress") sah. Nach seiner Auffassung hat jede normale Geburt, ganz besonders die komplizierte Zangengeburt, bis zum gewissen Grade aber auch die Schnittentbindung, eine solche Schock- oder Stresswirkung auf (die Mutter und) das Kind. Hierdurch wird nach der Ansicht von SCHÄFER nicht nur die Hyposiderämie, sondern auch die postnatale *Bluteindickung* mit Anstieg der Hämoglobin- und Erythrocytenwerte und mit Neugeborenenödemen („protoplasmatischer Kollaps" im Sinne EPPINGERs), die post*natale Reticulocytenvermehrung* bei gleichzeitigem *Abfall der Eosinophilen* bei Mutter und Kind (SCHÄFER 1933), die *Erhöhung der Capillarpermeabilität*, eine zusätzliche Beeinträchtigung der Leberfunktion und vieles andere in den ersten Lebensstunden und -tagen erklärt.

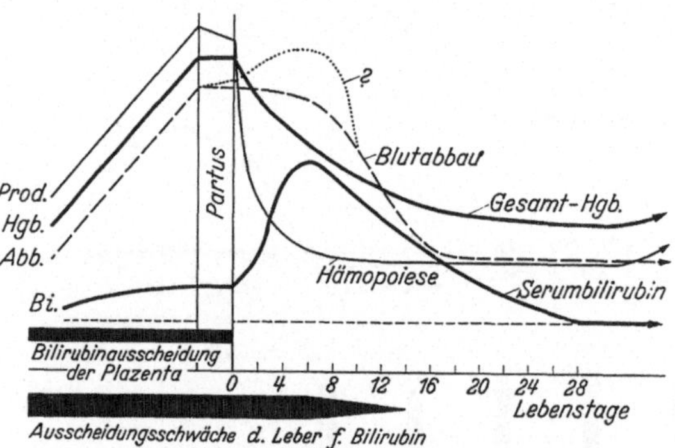

Abb. 3. Schematische Darstellung der Anämisierung und der Genese des Icterus simplex des Neugeborenen. (Nach SCHÄFER, 1950.)

Wenn wir uns diese Anschauungen zu eigen machen, dann setzen wir den postnatalen Serumeisensturz den Hyposiderämien bei Schocks, Infektionen, cerebralen Reizungen und anderen „stress" parallel und erklären sie als Folge intermediärer Eisenverschiebungen zugunsten der Reticuloendothelien (RES), welche gereizt sind und das Eisen an sich reißen.

Starke *Hämolysevorgänge* (z. B. bei Icterus gravis) können diese Eisenabwanderung in das RES ausgleichen, so daß es wie z. B. beim Malariafieberanfall (HEILMEYER und PLÖTNER, SCHÄFER) nicht oder doch nur vermindert zur Hyposiderämie kommt (VAHLQUIST, 1945). Man kann wohl auch hieraus schließen, daß unter normalen Bedingungen stärkere

Blutabbauvorgänge in der ersten Lebenswoche nicht vorhanden sind. Gerade auch vom Eisenstoffwechsel her hat man daher die *Hämolysetheorie des Icterus neonatorum* sehr in Zweifel gezogen (VAHLQUIST, 1941, ALBERS, 1941, SCHÄFER, 1950) und zugunsten der YLLPöschen *hepatogenen Genesetheorie* verlassen. Einen mehr vermittelnden Standpunkt nahm SCHÄFER (1949) ein, wie aus den Abbildungen 3 u. 4 hervorgeht.

Abb. 4 zeigt den Nachweis der passageren Leberinsuffizienz für Bilirubinausscheidung beim Neugeborenen und besonders beim Frühgeborenen.

Das Fazit dieser Überlegungen wäre das folgende: *Der im Augenblick der Geburt und zunächst noch weiterhin relativ hohe Hämoglobinabbau gibt das Material für die Bilirubinrückstauung im Blute. Entscheidend aber*

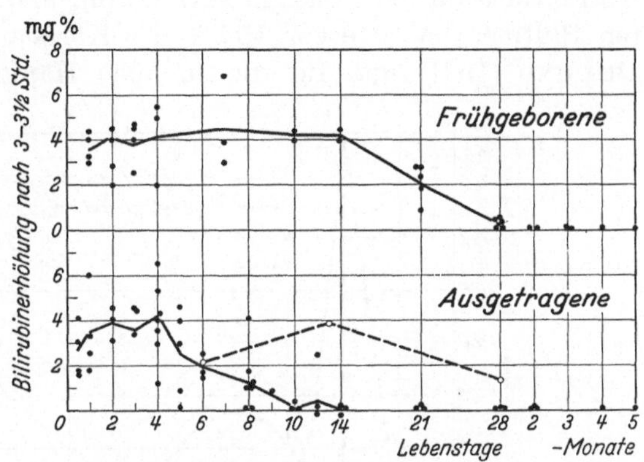

Abb. 4. Intravenöse Bilirubinbelastung beim ausgetragenen und frühgeborenen Neugeborenen im Laufe der ersten Lebenswochen und -monate. (Nach SCHÄFER, 1950.)

für Stärke und Dauer des Icterus neonatorum simplex ist die Leberinsuffizienz; denn selbst blutungsanämische Neugeborene bekommen einen Icterus simplex. Er ist besonders stark nach schweren Geburten mit intrakraniellen Blutungen, was im Sinne einer zusätzlichen Verstärkung der an sich unreifebedingten Leberinsuffizienz durch den Neugeborenenschock (s. oben) gedeutet werden könnte.

IV. Der Eisenstoffwechsel im Säuglingsalter nach den ersten Lebenstagen.

Aus allen Untersuchungen (s. b. KÜNZER 1951) geht hervor, daß nach den ersten Lebenstagen die Hämolyse die Hämopoiese eindeutig überragt. Es steht weiterhin fest (s. oben), daß das im Körper frei werdende Eisen gespeichert und nicht ausgeschieden zu werden pflegt (s. Kapitel Allgemeine Bemerkungen). *Hieraus folgt, daß das Neugeborene mit seinem absolut hohen Hämoglobinbestand eine nicht unerhebliche Eisenreserve mit auf die Welt bringt. Das postnatal durch den Hämoglobinabbau frei werdende Eisen wird vorübergehend im RES, vor allem in Leber und Milz gespeichert, um hinterher für das Wachstum der Hämoglobinmenge wieder verfügbar zu sein.* BROCK hat nun in der 1. Auflage dieses Werkes (Bd. III, 1939) den interessanten Versuch unternommen, diese Überlegungen zahlenmäßig festzulegen:

Neugeborenes . . . 15,5% Blutmenge mit 21 % Hb = 107 g Hb = 357 mg Fe
Säugling von 14 Tagen 13 % Blutmenge mit 15,2% Hb = 65 g Hb = 218 mg Fe
Säugling von 5 Monaten 8,3% Blutmenge mit 12,5% Hb = 68 g Hb = 227 mg Fe

Diese Berechnungen halten im Prinzip auch den modernen Erkenntnissen auf dem Gebiete des Hämoglobin- und Eisenumsatzes beim jungen Säugling stand, wenngleich sie in ihren einzelnen Zahlen einer gewissen Korrektur bedürfen. Das gilt z. B. für die inzwischen als zu hoch erkannten Blutmengenwerte von 15,5% des Körpergewichtes von Lucas und Dearing (1921) und für die zu hohe Hämoglobinkonzentration von

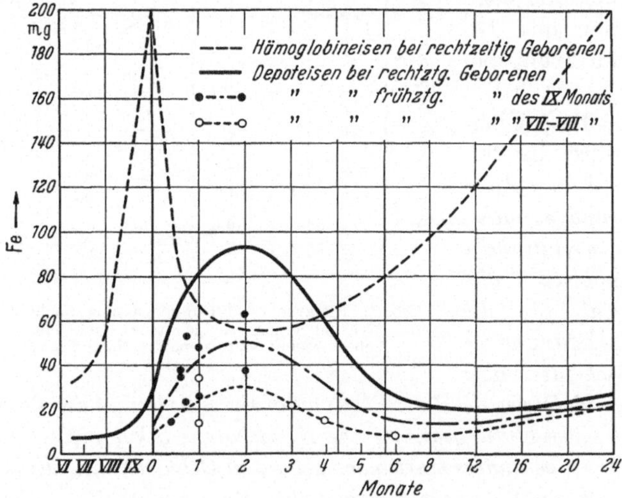

Abb. 5. Gesamthämoglobineisen und Gewebeeisen von Leber und Milz bei Feten, Frühgeborenen und ausgetragenen Neugeborenen. (Nach Schairer und Rechenberger.)

21 g-% im Augenblick der Geburt. Nach Vahlquist (1941) beträgt die Hämoglobinkonzentration im Nabelschnurblut nur 16,6 g-% und nach Robinow und Hamilton (1940) die Blutmenge mit geringen Streuungen nur 9,83 ± 0,87% des Körpergewichtes beim Neugeborenen. Setzt man beide Werte zueinander in Beziehung, so erhält man eine Gesamthämoglobineisenmenge von knapp 200 mg zum Zeitpunkt der Geburt. Das stimmt sehr gut mit den Analysen von Lintzel, Schairer und Rechenberger (1944), welche in der intravasalen Spülflüssigkeit von Neugeborenenleichen 196 mg Gesamthämoglobineisen colorimetrisch bestimmten, und auch mit den neuesten Ergebnissen von Künzer (1951) überein. *Nach den gleichen Autoren sinkt nun der Gesamthämoglobineisen-Bestand auf unter 140 mg (Künzer) oder noch tiefer (Lintzel usw.) ab, bei gleichzeitigem Anstieg von Leber- und Milzeisen* (s. Abb. 5). Die Lintzelschen Kurven werden wohl grundsätzlich die tatsächlichen Verhältnisse widerspiegeln, wenngleich bedacht werden muß, daß die Analysenwerte

jenseits der Neugeborenenperiode von Säuglingen stammen, welche zum größten Teil an Infektionen gestorben sein dürften. Infektionen aber führen zu einer Verminderung der Hämoglobinmenge und zur Erhöhung des Gewebeeisens, namentlich in den reticuloendothelialen Organen Leber und Milz. Der postnatale Abfall des Gesamt-Hämoglobineisens und gleichzeitige Anstieg des Leber-Milzeisens wird hierdurch natürlich über das physiologische Maß hinaus verstärkt. Im weiteren Verlauf der Kurven wird sich allerdings diese Fehlermöglichkeit einigermaßen gleichmäßig auswirken.

Wie die Abb. 5 nun zeigt, ist *der Tiefpunkt des Gesamthämoglobineisens* bzw. *der Höhepunkt des Leber-Milz-Depoteisens etwa in der 10. Lebenswoche* erreicht. Dann steigt das erstere, dem allgemeinen Körperwachstum entsprechend, bei gleichzeitiger Ausschöpfung der Eisendepots wieder an (s. Abb. 5). Natürlich beansprucht schon von Anfang an die wachstumsbedingte Vermehrung des ja immer auch etwas Eisen enthaltenden Körpergewebes die Eisenreserven. Nach BROCKs Berechnungen sind das etwa 66 mg Fe bis zum 5. Lebensmonat mit der Verdoppelung des Körpergewichtes. *Alles in allem kann man wohl sagen, daß die neueren Untersuchungsergebnisse die Überlegungen von* BROCK *bestätigt haben, daß nämlich in den ersten $1^1/_2$ Lebensquartalen der Eisenstoffwechsel des Säuglings weitgehend unabhängig ist von exogener Zufuhr. Nach Ablauf dieser Zeit aber hat die inzwischen mit dem Körperwachstum wieder angewachsene absolute Hämoglobinmenge zusammen mit dem Gewebeeisenzuwachs die Eisenreserven weitgehend aufgezehrt, woraus sich nunmehr eine Abhängigkeit von der Nahrungseisenzufuhr ergibt. Es ist das bekanntlich der Termin, zu dem wir schon lange aus der Empirie heraus die Beifütterung von eisenreicher Gemüsekost propagieren.*

Unter dem Einfluß dieser neueren Erkenntnisse hat man bisweilen die *Bedeutung der* quantitativ gewiß prävalierenden *Hämoglobineisenreserve* des Neugeborenen für die Eisenversorgungslage im 1. Lebenshalbjahr sehr stark in den Vordergrund gerückt und diejenige des vornehmlich in Leber und Milz ruhenden *kongenitalen Gewebeeisendepots* (BUNGE 1889)[1] unterschätzt. Das erscheint aber nicht ganz berechtigt. Jedenfalls lehrt uns das die inzwischen auch statistisch erhärtete klinische Erfahrung. Sie besagt nämlich, daß Kinder von Müttern, die während der Schwangerschaft einen echten Eisenmangel (hypochrome Anämie) oder auch einen relativen Eisenmangel durch einen länger anhaltenden Infekt (z. B. Tuberkulose) erlitten haben, als Neugeborene noch gar nicht oder nur sehr wenig in ihrem Hämoglobinbestand von der Norm abweichen, aber schon nach wenigen Monaten durch Eisenmangel anämisch werden (ALBERS 1941 und 1950). Der genügend hohe Hämoglobineisenbestand im Augenblick der Geburt hat diese Kinder also nicht

---

[1] BUNGE: Z. physiol. Chem. **13**, 399 (1889).

vor einem späteren Eisenmangel bewahrt. In ähnlicher Weise gilt das
für Zwillinge und Frühgeborene, deren besondere Anfälligkeit für Eisenmangelzustände nach Ablauf der ersten Lebensmonate bekannt ist. Allerdings ist hier nicht nur das in den letzten Schwangerschaftswochen anzu-
legende Gewebeeisendepot, sondern auch die *absolute* Hämoglobineisen-
menge geringer als beim ausgetragenen Neugeborenen, was sich in Anbetracht des sehr schnellen Wachstums dieser Kinder besonders nachteilig
auf die Eisenstoffwechsellage auswirken muß. *Aus alldem ergibt sich,
daß zu einer normalen fetalen Eisenversorgung die Mitgift einer ausreichenden Hämo-globineisen- und Gewebe-eisenquote gehört. Unter völlig optimalen Bedingungen mag das Hämoglobineisen-depot ausreichen, bei den geringsten Störungen aber greift der Säuglingsorganis-mus auf das kongenitale Ge-webeeisendepot zurück.*

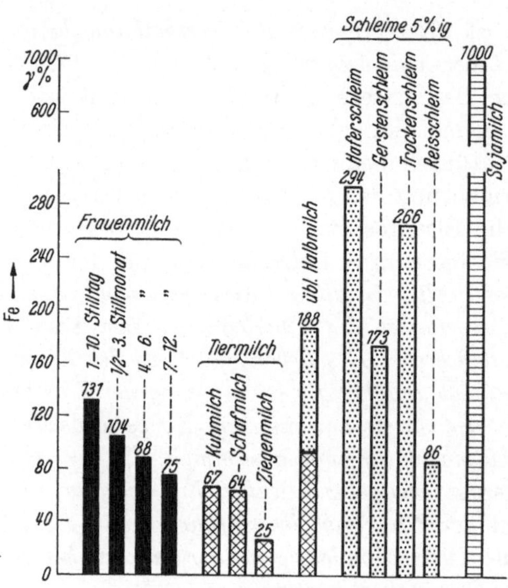

Abb. 6. Säurelösliches (6 n HCl) Eisen in der Trinknahrung
des Säuglings. (Nach SCHÄFER.)

Die Natur kann es sich
also bis zum gewissen Grade
leisten, die Kinder in den
ersten Monaten ausschließ-
licher *Milchernährung relativ eisenarm* zu ernähren.
Aus neuerer Zeit liegen umfangreiche Messungen des
säurelöslichen Eisens in der
Frauen- und Tiermilch vor (ALBERS 1941, SCHÄFER 1948). Dabei zeigte
sich mit guter Übereinstimmung, daß die Frauenmilch 130—150 γ-%,
die Kuhmilch etwa die Hälfte Eisen enthält. Nach SCHÄFER sinkt
aber während der Stillzeit in der Frauenmilch die Eisenkonzentra-
tion langsam bis fast auf den Kuhmilchwert ab (s. Abb. 6). Allerdings
bedarf es noch der Nachprüfung, ob diese in der schlimmsten Hunger-
krise gewonnenen Ergebnisse auch für normale Zeiten Gültigkeit
besitzen, da nach dem gleichen Autor ein nicht geringer Teil des säurelöslichen Milcheisens in der ätherlöslichen Fettfraktion erscheint, der
Rest in den sog. Immunglobulinen der Molke. Die weiteren Untersuchungsergebnisse an Tiermilchen ergeben sich aus der Abb. 6, die auch
die bemerkenswerte Tatsache aufzeigt, daß die üblichen Schleimabkochungen (außer Reisschleim) und vor allem die Sojamilch auffallend
viel Eisen enthalten.

Das Sojamilcheisen scheint auch für Mensch und Tier verwertbar zu sein, wie sich uns in einigen Ernährungsversuchen an Säuglingen und vor allem im Experiment an der jungen Ratte zeigte (BORNGRÄBER, KRAUSE). Es läßt sich leicht errechnen und wurde auch in besonderen Analysen so ermittelt (s. Abb. 6), daß die übliche Halbmilch-Haferschleimmischung mehr Eisen enthält als die Frauenmilch in der ersten Stillzeit. Wenn nun trotzdem die künstlich ernährten Säuglinge auch hinsichtlich ihres Eisenstoffwechsels wesentlich ungünstiger dastehen als die Brustkinder, wie gleich noch gezeigt werden soll, so liegt das zweifellos an den *viel ungünstigeren Resorptionsbedingungen für Eisen aus dem Kuhmilch-HaferschleimMilieu.* Die Kuhmilch ist bekanntlich sehr reich an Phosphaten, und der Haferschleim enthält viel Phytinsäure. Beides aber hemmt ganz eindeutig die Eisenresorption. Andererseits fördert der Vitamin C-Reichtum in der Frauenmilch die Eisenaufnahme (ROMINGER u. a.). *Vom Standpunkt des Eisenstoffwechsels aus betrachtet, ist es also zweckmäßig, die eisenreiche Gemüsemahlzeit beim künstlich ernährten Säugling früher zu geben als beim Brustkinde.*

In diesem Zusammenhang beanspruchen noch die Untersuchungen von HEILMEYER und v. MUTIUS Interesse. Diese Autoren prüften die verschiedensten Nahrungsmittel auf ihren Gehalt an (durch Salzsäure) herauslösbarem Eisen und machten die bemerkenswerte Feststellung,

Tabelle 1. *Eisenhaltige Nahrungsmittel, untersucht nach ihrem Gehalt an herauslösbarem Eisen (in γ-%).* (Nach HEILMEYER und v. MUTIUS, gekürzt.)

Nahrungsmittel	Mittelwert γ-%
A. Fleisch, Wurst	
Schweinefleisch	124
Leber (roh)	1228
Leber (gebraten)	1926
Leberwurst	406
Mettwurst	116
Blutwurst	358
B. Gemüse, Salat, Obst	
Kartoffel (roh)	112
Kartoffel (gekocht) . . .	32
Möhren (gekocht)	31
Kohlrabi (gekocht) . . .	51
Weißkraut (gekocht) . .	16
Wirsing (gekocht)	131
Rotkraut (gekocht) . . .	84
Rosenkohl (gekocht) . .	139
Sauerkraut (gekocht) . .	271
Blumenkohl (gekocht) . .	39
Spinat (roh)	294
Spinat (gekocht)	88
Tomate (roh)	99
Kopfsalat	56
Apfel (roh)	68
Apfel (gekocht)	229
C. Brot	
Zwieback	76
Weißbrot	192
Graubrot	227
Vollkornbrot	207
Pumpernickel.	245
D. Nährmittel	
Reis	11
Nudeln	14
Graupen	28
E. Milch, Eier, Käsc, Fette	
Magermilch	11
Vollmilch	15
Frauenmilch	18
Butter.	48
Margarine	7

daß *der Eisengehalt des Gemüses gar nicht so hoch zu veranschlagen* ist, wie
man nach seinem Ascheeisengehalt erwarten sollte, *weil das Gemüseeisen
weniger ionisierbar ist* als das Eisen in Tierblut oder Fleisch. So enthält
nach diesen Autoren die Leber 4—6mal soviel säurelösliches Eisen wie
der nach seinem Ascheeisengehalt auch recht hochwertige Spinat; das
fällt praktisch um so mehr ins Gewicht, als bei unzweckmäßiger Bereitung
des Gemüsebreies mit dem Gemüsesaft ein wesentlicher Teil dieses Eisens
noch verloren gehen kann. *Man tut also gut daran, der Gemüsemahlzeit des
Säuglings etwas Leberpüree zuzusetzen.* Das gilt besonders für den Karot-
tenbrei, der recht wenig (nur rund 30 γ-%) verwertbares Eisen enthält.

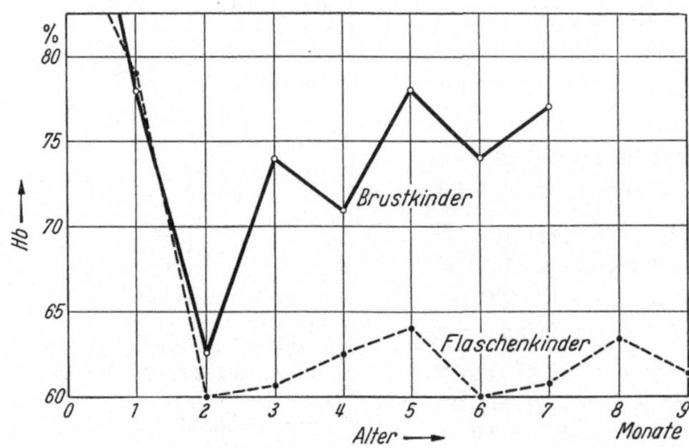

Abb. 7. Hämoglobin bei gesunden Brust- und Flaschenkindern. (Nach BANGERT.)

Die naheliegende Frage, ob die *Ernährungsart* — natürlich oder künstlich — auf den *Eisenstoffwechsel des Säuglings* Einfluß nimmt und sich
womöglich an seinem *roten Blutbild* auswirkt, ist heute wohl mit gewissen
Einschränkungen zu bejahen. Die Abb. 2 zeigt Hämoglobin- und
Serumeisenalterskurven, deren Zahlenmaterial durch VAHLQUIST an
gesunden schwedischen Säuglingen unter optimalen Lebensbedingungen
ermittelt und fehlerstatistisch exakt ausgewertet wurde. Eine Zusammenstellung von vielen Hämoglobinalterskurven aus dem Weltschrifttum
zeigt jedoch ganz erhebliche Abweichungen von diesen VAHLQUISTschen
Werten (s. bei BANGERT). Die Abweichungen beziehen sich vor allem auf
den Tiefpunkt der Hämoglobinkurve im 2. Lebensquartal, also auf das
Ausmaß der sog. „physiologischen Anämisierung" des Säuglings. Zwischen
57 und 95% schwanken hier die Hämoglobinwerte. Diese Differenzen
dürften sich weitgehend erklären, wenn jeweils Ernährungswert und Auf-
wuchsbedingungen der untersuchten Säuglinge berücksichtigt werden.
Wenn FINDLAY (1948) — übrigens ohne Berücksichtigung der Ernährungsart — keinen unterschiedlichen Verlauf der Hämoglobinalterskurve

bei Säuglingen mit und ohne zusätzliche Eisenbehandlung sah, so steht das nur in scheinbarem Gegensatz zu den Beobachtungen von HELEN MACKAY (1931), weil ersterer seine Probanden in der wohlsituierten Bevölkerung des Londoner Westens und letztere in den Armutsvierteln des Londoner Ostens suchte. Wir konnten jedenfalls ganz ähnlich wie MACKAY einen unterschiedlichen Altersablauf der Hämoglobinalterskurve von Brust- und Flaschenkindern eines Säuglingsheimes ermitteln (s. Abb. 7).

Beide Gruppen von Kindern bekamen im 2. Monat Hämoglobinwerte von 60 bzw. 63%. Während sich jetzt die normochrome „Anämie" der Brustkinder schnell *spontan* zurückbildete, wurde sie bei den Flaschenkindern eher stärker und neuerdings hypochrom. Durch Eisenbehandlung ließ sich diese Differenz nivellieren (Einzelheiten s. bei BANGERT). *Nicht die Entstehung, aber die mangelnde Rückbildung der „physiologischen Säuglingsanämie" kann also auf Eisenmangel beruhen.* Es ist wohl anzunehmen, daß diese Ergebnisse nicht ohne weiteres zu verallgemeinern sind, denn sie wurden an Heimkindern mit den unausbleiblichen Hospitalisierungsschäden (gehäufte Infekte) und 1947, also in der Zeit stärkster Mangelernährung (schlechte fetale Eisenversorgung, minderwertige Milch) gewonnen. Sie brauchen also keineswegs der Auffassung von VAHLQUIST (1941) zu widersprechen, welcher die auch bei seinen Kindern *nach den ersten 4 Lebenswochen* sich entwickelnde *Hyposiderämie (bis 56,8 γ-%!)* als altersphysiologisch und nicht als eisenmangelbedingt auffaßt (s. Abb. 2). BRENNER (1948) gibt die folgenden Durchschnittswerte für den Serumeisenspiegel gesunder Kinder an:

Neugeborene	sofort nach der Geburt	(10 Analysen) :	175 γ-%
Neugeborene	3—8 min nach der Geburt	(15 Analysen) :	142 γ-%
Säuglinge	15.—30. Lebenstag	(6 Analysen) :	123 γ-%
Säuglinge	im 2. und 3. Monat	(10 Analysen) :	76 γ-%
Säuglinge	im 4.—12. Monat	(16 Analysen) :	73 γ-%

ALBERS (1941 und 1942) behauptet nun im Gegensatz zu VAHLQUIST daß die erwähnte Hyposiderämie nur bei künstlich ernährten Säuglingen auftrete, bei den Brustkindern aber ausbleibe. Seine Tabelle hat hingegen keine Beweiskraft, weil sie nur ganz einzelne Probanden enthält, die 3 Monate und länger gestillt wurden, eine exakte Vergleichsmöglichkeit also fehlt. *Innerhalb des 1. Lebensvierteljahres dürfte sich* aber nach den oben angestellten Betrachtungen und wirklich normalen Verhältnissen selbst bei sehr geringer Eisenzufuhr durch die Nahrung gar *kein Eisenmangel einstellen* können. Anders steht es in dieser Hinsicht mit der bereits oben zitierten späteren Publikation von ALBERS (1950), welche in größeren Vergleichsreihen zeigen soll, daß die Flaschenkinder gesunder Mütter vom 2.—4. Lebenshalbjahr hypochrom-anämisch werden im Vergleich zu gleichaltrigen Brustkindern. Daß sich ein Eisenmangelzustand

Tabelle 2. *Der Einfluß der Säuglingsernährung auf Hämoglobingehalt und Färbeindex von ausgetragenen Kindern gesunder (d. h. in der Schwangerschaft nicht anämischer) Mütter.* [Nach ALBERS (1950).]

Hämoglobin

	der Mutter in der Schwangerschaft	des Neugeborenen	nach ½ Jahr	nach 1 Jahr	nach 1½ Jahren
5 Monate Muttermilch (53 Fälle)	85 ± 5,22	122 ± 4,03	83 ± 3,87	84 ± 4,01	86 ± 4,12
Keine Muttermilch (64 Fälle)	93 ± 4,91	123 ± 5,24	62 ± 3,77	68 ± 4,83	66 ± 5,24
	$\sigma = 1{,}12$	$\sigma = 0{,}15$	$\sigma = 4{,}09$	$\sigma = 2{,}55$	$\sigma = 3{,}0$

Färbeindex

	der Mutter in der Schwangerschaft	des Neugeborenen	nach ½ Jahr	nach 1 Jahr	nach 1½ Jahren
5 Monate Muttermilch (53 Fälle)	0,90 ± 0,04	1,02 ± 0,06	0,94 ± 0,03	1,0 ± 0,02	0,98 ± 0,03
Keine Muttermilch (64 Fälle)	0,97 ± 0,03	1,06 ± 0,02	0,72 ± 0,05	0,77 ± 0,05	0,80 ± 0,02
	$\sigma = 1{,}4$	$\sigma = 0{,}67$	$\sigma = 4{,}4$	$\sigma = 4{,}6$	$\sigma = 6{,}4$

der Mutter in der Schwangerschaft im gleichen Sinne für das Kind auswirkt, wurde bereits oben erörtert.

Nach dem gleichen Autor (1943) vermag Eisenprophylaxe bei den an sich gesunden, aber eben künstlich ernährten Säuglingen — im Alter von 2 Jahren kontrolliert — die hypochrome Anämie und die Hyposiderämie zu beseitigen.

Allerdings muß auch hier gesagt werden, daß die ALBERSschen Ergebnisse während des Krieges an Großstadtkindern (Leipzig) gewonnen wurden, und daß Nachprüfungen zu normalen Zeiten noch ausstehen.

Wir können aus alldem nur den Schluß ziehen, daß in den ersten Lebensmonaten ein Eisenmangel nicht in Betracht kommt, daß aber um die Halbjahreswende auch beim gesunden Säugling die Eisenstoffwechsellage kritisch wird und der Stützung durch exogene Eisenzufuhr mit Hilfe von eisenreicher Beikost bedarf. Diese Frage wird beim künstlich ernährten Säugling und bei Kindern sideropenischer Mütter früher und in stärkerem Maße akut als bei Brustkindern völlig gesunder Mütter.

Tabelle 3. *Serumeisen und rotes Blutbild bei 2 Jahre alten Kleinkindern, die als Säuglinge künstlich ernährt wurden und während der ersten 5 Lebensmonate zusätzlich 2 Teelöffel Ce-Ferrosaft täglich bekamen bzw. ohne diese Eisenprophylaxe blieben.* [Nach ALBERS (1950).]

	Hämoglobin % Sali (GIM)	Erythrocyten in Mill.	Färbeindex	Serumeisen
1. Ohne Eisen- prophylaxe	67 ± 5,71	4,22 ± 0,19	0,80 ± 0,06	53 ± 7,33
2. Mit Eisen- prophylaxe	86 ± 5,60	4,50 ± 0,21	0,94 ± 0,04	82 ± 7,10

Untersuchungen der Eisenstoffwechselbilanz sind gegenüber den soeben referierten Untersuchungen während der letzten 10—15 Jahre stark zurückgetreten, weil sie — namentlich bei Säuglingen — sehr umständlich und zeitraubend sind, daher sich immer nur auf wenige Probanden beschränken müssen und überdies mit recht erheblichen Fehlern behaftet sind. Die in früheren Jahrzehnten angestellten Bilanzbestimmungen ergaben dementsprechend recht widersprechende Resultate. Immerhin hatten sie das bemerkenswerte und in die oben angestellten Betrachtungen gut hineinpassende Ergebnis, daß Flaschenkinder bilanzmäßig erheblich schlechter dastehen als Brustkinder (STEARNS und McKINLEY, LANGSTEIN und EDELSTEIN, JOSEPHS, WALLGREEN u. a.). Gleichwohl muß bezweifelt werden, ob die in diesen Publikationen enthaltenen Größenwerte — z. B. 1,22 mg täglicher Eisenverlust bei Flaschenkindern in den ersten 6 Lebenswochen nach STEARNS und McKINLEY — reell sind oder gar Allgemeingültigkeit besitzen. Um so bedauerlicher ist, daß entsprechende Untersuchungen mit der Isotopenmethode beim Säugling noch fehlen.

V. Der Eisenstoffwechsel vom Ende des 1. Lebensjahres bis zur Pubertät.

Während des *Kleinkindesalters* steigt der schon im Säuglingsalter stark erniedrigte *Serumeisenspiegel* allmählich wieder an (s. Abb. 2). Über den Zeitpunkt dieser Rückbildung der „physiologischen Hyposiderämie" bestehen noch Meinungsverschiedenheiten. BRENNER datiert diesen Vorgang in die 1. Hälfte des 2. Lebensjahres (s. obige Aufstellung auf S. 315), während VAHLQUIST ihn in die 2. Hälfte des Kleinkindesalters bis zum 7. Lebensjahr verlegt. In seinen Untersuchungen hatten 17 Probanden im Alter von $1^1/_2$—$2^1/_4$ Jahren noch einen Serumeisenwert von nur 56,8 ± 8,2 γ-% und erst danach einen solchen von etwa 100 γ-% (s. Abb. 2). Auch SCHÄFER (1940) ermittelte an 9 Kindern im 13. bis 24. Lebensmonat einen durchschnittlichen Serumeisenwert von nur 67 (43—105) γ-%. *Über Ursache und Bedeutung dieser altersabhängigen*

Hyposiderämie ist genauso wie beim Säugling z. Z. noch keine klare Entscheidung möglich. Hierüber wurde bereits im vorangegangenen Kapitel diskutiert. *Auch in diesem Alter macht sich störend bemerkbar, daß exakte alternierende Versuchsreihen mit und ohne Eisenbehandlung der Kinder dieser Altersgruppe noch völlig fehlen. Gleichwohl lehrt auch hier die klinische Erfahrung, daß die Eisenstoffwechsellage auch jenseits des Säuglingsalters zunächst noch kritisch ist.*

Beim Schulkinde wurden einheitlich *von allen Untersuchern Serumeisenwerte gefunden, welche denen des Erwachsenen kaum mehr nachstehen* (SCHÄFER, VAHLQUIST, BRENNER u. a.). Es kann daher auch kaum wundernehmen, daß VAHLQUIST in alternierenden Untersuchungen bei 7—15jährigen Kindern durch eine fünfwöchige Eisenbehandlung keine eindeutige Hämoglobinsteigerung erzielen konnte. Nur bei 14—15jährigen Mädchen war die Hämoglobinerhöhung von $0,58 \pm 0,19$ g-% zwar gering, aber statistisch gesichert.

Damit gelangt die *Geschlechtsdifferenz der Serumeisenwerte* zur Diskussion, die auch aus der Abb. 2 zu ersehen ist. Sie ist umgekehrt wie in der *Präpubertät* mit 11 Jahren, und zwar dergestalt, daß nunmehr von der Pubertät ab beim männlichen Geschlecht die Serumeisenwerte wie ja auch die Hämoglobin- und Erythrocytenwerte für die ganze Dauer der Geschlechtsreife höher liegen als beim weiblichen Geschlecht. Über die Genese dieser Geschlechtsdifferenz haben wir noch keine klaren Vorstellungen. Der vielgeäußerten Meinung, die geringen Serumeisen-, Hämoglobin- und Erythrocytenwerte seien Ausdruck eines durch die Menstruationsblutungen bedingten chronischen Eisenmangels (HEILMEYER und PLÖTNER), wurde von VAHLQUIST (1944 und 1950) widersprochen. Dieser Autor machte nämlich die bemerkenswerte Beobachtung, daß geschlechtsreife Frauen auch ohne Regelblutung (Uterusexstirpation bei benignen Erkrankungen) einen geringeren Eisenspiegel besitzen als Männer. Auch war es nicht möglich, den Serumeisenspiegel und die roten Blutwerte von Frauen durch intensive Eisenmedikation in die Höhe zu treiben. Damit gerät die Eisenmangelhypothese ins Wanken, ohne daß eine eindeutige Erklärung für die tatsächlichen Verhältnisse gegeben werden könnte. Nur soviel ist wahrscheinlich, daß endokrine Vorgänge unmittelbar und nicht auf dem Umweg über die Regelblutung für die Geschlechtsdifferenz der Serumeisenwerte angeschuldigt werden müssen.

Der *tägliche Nahrungseisenbedarf des wachsenden Kindes* jenseits des Säuglingsalters wird heute mit rund 10 mg veranschlagt. Selbst bei den besonders schnell wachsenden und bereits menstruierenden Mädchen im Alter von 13—14 Jahren erwiesen sich Eisentagesmengen von 12—13 mg als sicher ausreichend (SCHLAPHOFF und JOHNSTON). DARBY, HAHN, KASER, STEINKAMP, DENSEN und COCK stellten die folgende Formel auf:

$$\text{Täglicher Bedarf an resorbierbarem Eisen} = \frac{\text{Jährlicher Zuwachs an zirkulierendem und Gewebeeisen}}{365} \times \frac{100}{80} \times \frac{100}{\text{prozentuale Aufnahme}}$$

Der Faktor $\frac{100}{80}$ berücksichtigt das Depoteisen. Vom Nahrungseisen gelten 50% als resorbierbar.

VI. Der Eisenstoffwechsel beim Frühgeborenen.

Für die ersten Lebenswochen des Frühgeborenen liegen bezüglich Eisenstoffwechsel ganz ähnliche Verhältnisse vor wie beim ausgetragenen Kinde. Auch hier genügt die mit auf die Welt gebrachte Hämoglobinmenge, um den gesamten Eisenbedarf des Organismus zu decken. Dem entsprechen die Untersuchungsergebnisse von MAGNUSSON, welcher bei einer großen Serie von Frühgeborenen die Entwicklung der normochromen Anämie durch Eisenbehandlung *nicht* aufhalten konnte. *Die Frühgeborenenanämie im engeren Sinne ist demnach keine Eisenmangelanämie.* Im 2.—3. Lebensmonat des Frühgeborenen beträgt nämlich bei einem Hämoglobinwert von nur $11{,}54 \pm 0{,}42$ g-% das Serumeisen noch $102{,}2 \pm 5{,}3$ g-% und das mittlere Erythrocyten-Hämoglobin noch $32{,}4 \pm 0{,}6\,\gamma\gamma$, während im 4.—6. Monat die entsprechenden Zahlen bereits $10{,}66 \pm 0{,}27$ g-%, $40{,}1 \pm 2{,}8$ γ-% und $26{,}3 \pm 0{,}9\,\gamma\gamma$ lauten

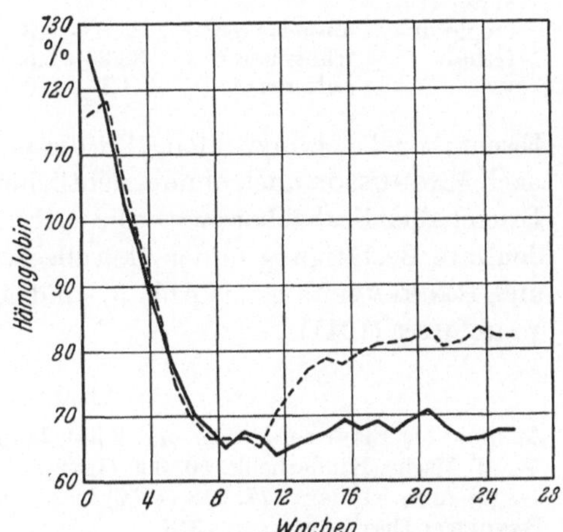

Abb. 8. Hämoglobingehalt im Blute bei während des ersten Halbjahres prophylaktisch mit Eisen behandelten und unbehandelten Frühgeborenen. ——— unbehandelt, – – – – behandelt (nach MAGNUSSON).

(VAHLQUIST 1941). Im 2. Lebensquartal wird also die Anämie schnell hypochrom und nach MAGNUSSON auch ausgesprochen ferrosensibel.

Das kann nicht wundernehmen; denn erstens ist in Anbetracht der Kleinheit des Frühgeborenen bei der Geburt die *absolute* Hämoglobinmenge verhältnismäßig klein und zweitens das kongenitale Gewebeeisendepot in Leber und Milz gering, da dieses erst in den letzten Schwangerschaftswochen voll angelegt wird. Beides muß sich bei dem besonders schnellen Wachstum der Frühgeborenen (auch der Zwillinge!) bald nachteilig auswirken. Die klinische Erfahrung lehrt, daß relativ geringe Anlässe (Infekte, alimentäre Schäden) genügen, um bei Frühgeborenen und untermaßigen Zwillingskindern vom 2. Lebensquartal ab einen echten

Tabelle 4. *Differenz zwischen ausgetragenen und frühgeborenen Kindern im Hinblick auf den Serumeisenwert und einige weitere Blutwerte.* (Nach VAHLQUIST 1941, gekürzt.)

Art des Befundes	Art der Kinder	1. Lebensmonat	2.—6. Monat	7.—12. Monat
Mittleres Alter . .	ausgetragen	10 Tage	106 Tage	251 Tage
	frühgeboren	12 „	80 „	249 „
Serumeisen . γ-%	ausgetragen	120,1 ± 5,1	88,7 ± 5,6	61,0 ± 5,6
	frühgeboren	122,8 ± 10,4	81,5 ± 5,6	32,5 ± 4,3
	Differenz	+ 2,7 ± 11,6	— 7,2 ± 7,9	— 28,5 ± 7,1
Hämoglobin g-%	ausgetragen	18,42 ± 0,32	12,40 ± 0,23	12,33 ± 0,25
	frühgeboren	18,41 ± 0,77	11,25 ± 0,30	8,91 ± 0,50
	Differenz	—0,01 ± 0,83	— 1,15 ± 0,38	— 3,42 ± 0,56
Mittlerer Erythro-cyten-Hä-moglobin-Gehalt . $\gamma\gamma$	ausgetragen	35,8 ± 0,3	29,8 ± 0,6	25,4 ± 0,7
	frühgeboren	36,9 ± 0,5	30,3 ± 0,7	19,8 ± 1,1
	Differenz	+ 1,1 ± 0,6	+ 0,5 ± 0,9	— 5,6 ± 1,3

Eisenmangel hervorzurufen. Zu dieser 2. Phase der Anämie kommt es nach MAGNUSSON auch ohne ersichtlichen zusätzlichen Grund in gut einem Drittel aller Frühgeborenen. Die soeben angestellten Betrachtungen finden ihre Bestätigung in den Gewebeeisenuntersuchungen von SCHAIRER und RECHENBERGER (s. Abb. 5) und in den klinischen Befunden von VAHLQUIST (1941).

Literatur.

ALBERS: (1) Eisen bei Mutter und Kind. Leipzig 1941.
— (2) Mschr. Kinderheilk. **90**, 309 (1942).
— (3) Arch. Gynäk. **177**, 218 (1950).
BANGERT: Diss. Göttingen 1948.
BARKAN: Z. physiol. Chem. **171**, 194 (1927).
BORNGRÄBER: Diss. Göttingen 1951.
BRENNER: Z. Kinderheilk. **65**, 727 (1948).
BROCK: Biologische Daten für den Kinderarzt. Bd. III, S. 161. Berlin 1939.
BUNGE: Z. physiol. Chem. **13**, 399 (1889).
CARTWRIGHT, HAMILTON, GUBLER, FELLOWS, ASHENBRUCKER and WINTROBE: J. Clin. Invest. **2**, 161 (1951).
DAHL: (1) Mschr. Geburtsh. u. Gynäk. **119**, 281 (1945).
— (2) Brit. Med. J. No. 4554, 731 (1948).
DARBY, HAHN, KASER, STEINKAMP, DENSEN and COCK: J. Nutrit. **33**, 107 (1947).
FAY, CARTWRIGHT and WINTROBE: J. Clin. Invest. **28**, 487 (1949).
FINDLAY: Arch. Dis. Childh. **21**, 195 (1948).
FONTÈS et THIVOLLE: C. r. Soc. Biol. (Paris) **93**, 687 (1925).
GRANICK: (1) J. of Biol. Chem. **149**, 157 (1943).
— (2) J. of Biol. Chem. **164**, 737 (1946).
— (3) Chem. Rev. **38**, 379 (1946).
— and HAHN: J. of Biol. Med. **155**, 661 (1944).
— and MICHAELIS: Science (Lancaster, Pa.) **95**, 439 (1942).

HAHN, BALE and WHIPPLE: J. of Exper. Med. **78**, 69 (1943).

HAMILTON, GUBLER, CARTWRIGHT and WINTROBE: Proc. Soc. Exper. Biol. a Med. **75**, 65 (1950).

HEILMEYER u. PLÖTNER: Das Serumeisen und die Eisenmangelkrankheit. Jena 1937.

— u. v. MUTIUS: Z. exper. Med. **112**, 192 (1943).

HENRIQUES et ROCHE: Bull. Soc. chim. Biol. **9**, 501 (1927).

HORST u. SCHÄFER: Klin. Wschr. **1953**, 340.

JOSEPHS: Bull. Hopkins Hosp. **55**, 259 (1934).

KRAUSE: Diss. Göttingen 1951.

KÜNZER: Sonderausgabe „Bibliotheca paediatrica", H. 51 (1951).

LANGSTEIN u. EDELSTEIN: Verh. dtsch. Ges. Kinderheilk. Wien 1913.

LAURELL: Acta physiol. scand. **14**, 1 (1947).

LINTZEL: Erg. Physiol. **31**, 844 (1931).

— u. RADEFF: (1) Arch. ges. Physiol. **222**, 674 (1929).

— — (2) Arch. ges. Physiol. **224**, 451 (1930).

— RECHENBERGER u. SCHAIRER: Z. exper. Med. **113**, 591 (1944).

LUCAS u. DEARING: Amer. J. Dis. Childr. **21**, 96 (1921).

LUNDSTRÖM: Uppsala Läk.för. Förh. N. f. **55**, 1 (1950).

MACKAY: Med. Res. Council. London 1931.

MAGNUSSON: Acta paediatr. (Stockh.) **18**, Suppl. I (1935).

NEUWEILER: Z. Geburtsh. **124**, 252 (1942).

RATH, CATON, REID, FINCH and CONVOY: Surg. etc. **90**, 320 (1950).

ROBINOW and HAMILTON: Amer. J. Dis. Childr. **60**, 827 (1940).

ROMINGER: Mschr. Kinderheilk. **68**, 156 (1937).

SCHÄFER: (1) Klin. Wschr. **1940**, 590.

— (2) Eisenstoffwechsel. Vortr. dtsch. Ges. f. Kinderheilk. August 1948; ref. Mschr. Kinderheilk. **97**, 142 (1949).

— (3) Mschr. Kinderheilk. **98**, 154 (1950).

— (4) Mschr. Kinderheilk. **101**, 158 (1953).

— u. BOENECKE (1) Klin. Wschr. **1949**, 177.

— — (2) Arch. exper. Path. u. Pharmakol. **207**, 666 (1949).

SCHAIRER u. RECHENBERGER: (1) Z. Kinderheilk. **64**, 255 (1944).

— — (2) Z. Geburtsh. **130**, 181 (1949).

SCHLAPHOFF and JOHNSTON: J. Nutrit. **39**, 67 (1949).

SCHWIETZER: Dtsch. med. Wschr. **1952**, 17.

STEARNS and McKINLEY: J. Nutrit. **13**, 143 (1937).

THEDERING: (1) Klin. Wschr. **1949**, 496.

— (2) Verh. dtsch. Ges. inn. Med. **55**, 310 (1949).

— (3) Acta haematol. (Basel) **3**, 210 (1950).

THOENES u. ASCHAFFENBURG: Der Eisenstoffwechsel des wachsenden Organismus. Beitr. Jb. Kinderheilk. **1934**, H. 35.

VAHLQUIST: (1) Das Serumeisen. Acta paediatr. (Stockh.) **28**, Suppl. V (1941).

— (2) Uppsala Läk.för. Förh. N. f. **50**, 183 (1945).

— (3) Blood **5**, 874 (1950).

WALLENIUS: Scand. J. Clin. a. Labor. Invest. **4**, 24 (1952).

WALLGREN: (1) Acta paediatr. (Stockh.) **12**, 153 (1932).

— (2) Rev. franç. Pédiatr. **9**, 196 (1933).

WARBURG u. KREBS: Biochem. Z. **190**, 143 (1927).

WIDMER: Schweiz. med. Wschr. **1948**, 439.

B. Der Kupferstoffwechsel.

Von

WALTER BRENNER-Bonn.

I. Allgemein Biologisches.

Das Kupfer (Cu), *das im Organismus als* sog. *Spurenelement* auftritt, ist *für Pflanze, Tier und Mensch lebensnotwendig.* Es ist physiologischer Bestandteil von 3 Pflanzenoxydasen, nämlich der Tyrosinase, der Laccase und der Ascorbinsäureoxydase und spielt im tierischen Organismus bei der Bildung des Cytochroms A, der Cytochromoxydase und der Katalase eine wesentliche Rolle. Die primäre Wirkung des Cu liegt wohl in der Eigenart seines Atoms und Ions: *Die verhältnismäßig kleinen Ionen, die wechselnde Valenz, die große magnetische Suszeptibilität und das Komplexbindungsvermögen bilden den physiko-chemischen Grund seiner biologischen Wirkung* (AWE). Infolge des kleinen Atomvolumens hat Cu eine entsprechend hohe Ladung und greift besonders intensiv in den elektro-chemischen Betrieb der Zellen ein. Eigenartig ist die Neigung, vor allem bei komplexen Verbindungen, Elektronen abzugeben oder zu empfangen und so als *Elektronenvermittler* zu wirken. Cu-Mangel verursacht im Experiment in der ersten oder zweiten Generation Appetitlosigkeit, Abmagerung, Wachstumshemmung, Anämie, Sterilität und Tod. Eine besondere Bedeutung kommt dem *Cu im wachsenden Organismus* zu; *überall, wo man wachsendes oder zum Wachstum bestimmtes oder das Wachstum nährendes Gewebe findet, sieht man einen erhöhten Cu-Gehalt.* Bei umfassender Betrachtung des Cu-Stoffwechsels von Pflanze, Tier und Mensch ergibt sich, daß in den Schlüsselstellungen sehr vieler lebenswichtiger Reaktionen und Vorgänge das Spurenelement *Cu* wirkt, sei es *bei der Synthese von Fermentsystemen, Redoxkörpern, Vitaminen, Hormonen, bei der Entgiftung von Toxinen oder der Bildung von Antikörpern, sei es beim Zustandekommen lebenswichtiger Körperfarbstoffe oder beim Zellwachstum im allgemeinen.* Nicht nur an den Stellen des stärksten und schnellsten Wachstums der Pflanze, sondern auch bei der Samenbildung und der Chlorophyllsynthese scheint das Cu maßgeblich beteiligt zu sein. Bei Pflanze und Tier führt ein Cu-Mangel zu charakteristischen Wachstumsstörungen bzw. typischen Krankheitsbildern, die schlagartig mit Cu-Zufuhr beseitigt werden können. In allen tierischen Lebewesen findet sich Cu, wobei die einzelnen Tierarten physiologischerweise schon große

Unterschiede bezüglich des Cu-Gehaltes der Organe und des Blutes aufweisen. Die Neugeborenen der meisten Tierspecies enthalten prozentual mehr Cu im Körper, besonders in der Leber als die ausgewachsenen Tiere. Beim niederen Tier spielt das Cu vor allem im Blut diejenige Rolle, die das Fe im Hämoglobin spielt; *es ist erwiesen, daß das Cu im Hämocyanin, dem Blutfarbstoff der niederen Tiere, den Sauerstofftransport übernimmt.* Je tiefer ein Lebewesen auf der Entwicklungsstufe steht, desto Cu-reicher ist es und je höher es sich entwickelt, desto mehr wird das Cu in den Hintergrund gedrängt. So hat auch das Kupfer in den frühesten Stadien der *Ontogenese* eine große Bedeutung; an bebrüteten Hühnereiern konnte mit radioaktivem Cu^{64} festgestellt werden, daß sich immer wieder Muster der Cu-Konzentration bilden, die haargenau mit Mustern des gesteigerten Stoffwechselumsatzes, der Cytochromaktivität und der Sauerstoffaufnahme parallel gehen (KAMEGAI, SMITH und GRAY). Ein typisches und charakteristisches Krankheitsbild, das als Cu-Mangelsyndrom beim Menschen angesprochen werden könnte, ist allerdings bis jetzt noch nicht bekannt geworden. Trotzdem ist das Spurenelement Cu als lebenswichtig zu bezeichnen, da es mit zahlreichen Funktionen des menschlichen Organismus in engster Verbindung steht.

1. Cu und Blutbildung.

Eine der wichtigsten Funktionen des Cu ist seine Beteiligung an der Blutbildung; es ist das Verdienst der Wisconsin-Schule, deren Autoren in ausgezeichneten, kritischen und exakten Arbeiten die Bedeutung des Cu bei der Blutbildung erkannt und erwiesen haben. Cu ist im Tierexperiment als unentbehrlich für die Hb-Bildung anzusprechen, nicht nur bei der Ratte, der Maus, dem Kaninchen, sondern auch beim Hühnchen, beim Schwein, beim Lamm und beim Hund. *Es ist demnach der Schluß zu ziehen, daß bei allen Lebewesen, die rotes Blut beherbergen, das Cu bei der Hb-Bildung eine spezifische Funktion ausübt und* daß das Cu *dabei durch kein anderes Metall ersetzt werden kann.* Das Fe, das als Baustein für Hb-Bildung dient, wird durch das Cu, das im Hb-Molekül nicht vorhanden ist, aktiviert und kann dann zur Hb-Bildung herangezogen werden, wenn Cu in entsprechender Menge und Form zugegen ist. *Besonders das in der Leber gespeicherte Fe wird durch Cu für die Hb-Bildung geeignet gemacht bzw. mobilisiert;* so nimmt das Leber-Fe nach Cu-Zufuhr beim anämischen Tier sehr rasch ab, weil es zur Hb-Bildung verwendet wird. Wenn die Fe-Vorräte des Körpers erschöpft sind, kann durch Cu-Zufuhr allein keine Blutbildung erfolgen und umgekehrt, wenn die Cu-Vorräte nicht ausreichen, kann durch Fe-Zufuhr die Blutbildung nicht in Gang gebracht werden. *Beide Metalle sind in adäquater Form und Menge nötig. Während das Fe als Baustein dient, denkt man vor allem an eine katalytische Funktion des Cu.* Nach CUNNINGHAM bewirkt das Cu eine Erhöhung des

Verhältnisses von organischem Fe zu Gesamt-Fe in der Leber bzw. die Veränderung von anorganischem Fe zum Fe-Porphyrin. Eine Beeinflussung der a-Komponente des Cytochroms bzw. des Oxydasegehaltes durch Cu vermutet ELVEHJEM. Auch eine Wirkung des Cu auf ein Fermentsystem wird angenommen, das mit der Globinsynthese oder dem Hb-Molekül direkt zusammenhängt (ROBSCHEIDT). Es ist aber bis heute nicht möglich, zu unterscheiden, ob solche Veränderungen und in welcher Form sie mit der Hb-Bildung zusammenhängen.

Wenn die Cu-Depots des Organismus erschöpft sind, kommt es beim Tier (z. B. Ratte, Schwein) bei Cu-armer Nahrung zu einem sehr niedrigen Blut-Cu-Spiegel; eine Hb-Bildung konnte dann nur zustande kommen, wenn der Blut-Cu-Spiegel eine bestimmte Höhe erreicht hatte (30% der Norm, SCHULTZE, ELVEHJEM, HART); es scheint also, daß für die „Ernährung" der jungen Blutzellen (s. unten) eine bestimmte Höhe des Plasma-Cu-Spiegels nötig ist. Ob diese Folgerung auf den Menschen vorbehaltlos übertragen werden kann, ist nicht ganz sicher (s. später). Beim Versuchstier (Schwein) kann aber die Stätte der Hb-Bildung und Ery-Reifung nur dann funktionieren, wenn sie von einem Blut umgeben ist, das bestimmte physikalische und chemischen Eigenschaften besitzt. wie normales Oxydations-Reduktionspotential, normale Sulfhydrylgruppen und normale enzymatische Aktion. Diese Bedingungen fehlen bei niedriger Cu-Konzentration im Serum; auch eine zu hohe Cu-Konzentration im Blut muß das Zusammenwirken der genannten Funktionen stören.

Alle Elemente mit Atomgewichten zwischen 22 und 34 scheinen einen mehr oder weniger starken Reiz auf die *Erythropoese* auszuüben. Während die Hb-Synthese nur bei Anwesenheit von Fe möglich ist, kann die Ery-Bildung auch ohne Fe erfolgen. Cu führt sowohl beim normalen Kaninchen (ODA) als insbesondere bei anämischen Tieren verschiedener Species zu einem ausgesprochenen Anstieg der Ery. *Wenn gleichzeitig Fe fehlt, kann es auf Cu-Zufuhr hin zu einer Überproduktion sehr farbstoffarmer Ery kommen,* zu einer sog. pseudochlorotischen Polycythämie (ROTH). Die direkte Einwirkung des Cu auf die Erythropoese geht vor allem auch daraus hervor, daß die Reticulocyten bei anämischen Tieren, z. B. der Ratte, bei alleiniger Fe-Zufuhr nicht ansteigen, dagegen einen sehr rapiden Anstieg nach zusätzlicher Cu-Zufuhr erkennen lassen (SCHULTZE, ELVEHJEM). Während der raschen Regeneration nach akuten oder wiederholten Blutungen beobachtet man einen deutlichen Cu-Anstieg im Blute, weniger im Serum als besonders in den Erythrocyten. Auch daraus geht die Bedeutung des Cu an der Blutbildung hervor. Es werden übereilt Erythrocyten gebildet, die viel mehr Cu enthalten als normalerweise und die noch vor der Reticulocytenkrise ins Blut strömen und von SARATA als „*Cuprocyten*" bezeichnet wurden. Im Knochenmark geht diese gesteigerte Blutbildung mit einer deutlichen Erhöhung des Cu-Gehaltes einher. Auch Isotopenuntersuchungen bestätigen die große Affinität des *Knochenmarks* zum Cu. Das meiste applizierte Radio-Cu gelangt bei Cu-Mangeltieren nicht wie normalerweise in die Leber, sondern ins Knochenmark (SCHUBERT, MAURER, RIEZLER). Im Mark beobachtet man anschließend einen mächtigen Anstieg der Cytochrom-c-Oxydase und das Ingangkommen der hämatopoetischen Tätigkeit. Auch die Leukopoese kann durch Cu beschleunigt werden; nach i. v. oder s. c. Injektionen von Cu-Sulfat beobachtet man zuerst eine Leukopenie und dann anschließend eine erhebliche Leukocytose mit Verringerung der Lymphocyten und relativer Vermehrung der neutrophilen segmentkernigen Leukocyten (CAMPIGLIO, SARATA).

2. Cu und Pigmentbildung.

Bei der Milchanämie der Ratte fällt eine Farbänderung des Felles auf, und zwar werden schwarze Tiere silbergrau und graue Tiere silbergrau mit bräunlichem Einschlag. Zusatz von Cu zur Nahrung stellt die ursprüngliche Farbe wieder her (KEIL, NELSON). Aspergillus niger kann ohne Cu den schwarzen Conidienfarbstoff nicht bilden. Auch bei der Synthese des Melanins, das kein Cu enthält, vermutet man eine Beteiligung des Cu. In der Haut schwarzhaariger Kaninchen und Ratten findet sich mehr Cu als bei weißen Tieren, ebenso in schwarzen Haaren des Menschen mehr Cu als in hellen Haaren, in Mongolenflecken von Säuglingen mehr Cu als in der umgebenden Haut (NARASAKA). TINGEY und CUMINGS bringen den hohen Melaningehalt der Substantia nigra mit erhöhtem Cu-Gehalt in Beziehung. *Cu wirkt dabei als lokaler Katalysator, vielleicht als Teil eines oxydativen Enzyms*, möglicherweise der Thyrosinase; letzteres kann gehemmt werden in seiner Wirkung durch Stoffe, die sich mit Cu verbinden (FLESCH, ROTHMANN). Dies bedeutet, daß Cu die Pigmentbildung dadurch in Gang bringt, daß es nicht direkt auf das Substrat wirkt, sondern indirekt durch Oxydation der Sulfhydrylgruppen, welche die Pigmentierung in vitro hemmen.

Natürlich vorkommende *Pigmente, die das Cu im Molekül enthalten*, sind: Hämocyanin (Blutfarbstoff niederer Tiere), Turacin (Farbstoff in Schwungfedern des Turaco-Vogels), Hämocuprein (blaues Protein in Ery und Serum von Säugetieren), Hepatocuprein (farbloses Protein aus Ochsenleber gewonnen) und das Caeruloplasmin (in reinem Zustand aus menschlichem Serum gewonnen) (CHURCH, ABDERHALDEN, MANN-KEILIN, HOLMBERG und LAURELL).

3. Cu und Kohlenhydratstoffwechsel.

Nachdem KEIL und NELSON einen Einfluß des Cu auf den KH-Stoffwechsel anämischer Ratten gefunden hatten, USSOLZEW mit Cu-Injektionen beim normalen Kaninchen den Blutzucker von 134 auf 106 mg-% senken konnte, gingen HÄUSLER und SCHNETZ dieser Frage nach und fanden eine deutliche Hemmung der Adrenalin-Hyperglykämie des Kaninchens und eine Hemmung der Adrenalin-Glykogenolyse an der isolierten Froschleber. Diese offenbar *die Insulinwirkung steigernde Eigenschaft des Cu* wurde von SCHNETZ auch auf den Menschen übertragen und mit folgendem Ergebnis an Diabetikern studiert: 1. Rückgang der diabetischen Hyperglykämie und Glykosurie, 2. beträchtliche Insulinersparnis (statt 60 E nur 30 E), 3. Besserung des Allgemeinbefindens, 4. Austausch der Cu-Pillen durch Fe-Pillen ohne Wissen des Kranken hatte Wiederaufleben der diabetischen Störung und

Anstieg des Insulinbedarfs von 30 auf 60 E zur Folge. Der Mechanismus dieser Cu-Wirkung ist nicht ganz klar. An eine Zustandsänderung im Leberzellstoffwechsel wird gedacht, an katalytische Wirkung des Cu, welche ganz allgemein die Oxydationsvorgänge anfachen und somit eine bessere Zuckerassimilation bedingen könnte.

4. Cu und Toxinentgiftung.

Ein in verdünnte Diphtherie- oder Tetanustoxinlösung eingelegter Kupferdraht schwächt nach 3—8 Tage langem Kontakt die Giftwirkung ganz erheblich ab. Dabei wird nicht nur die toxophore Gruppe des Toxins, sondern das ganze Gift destruiert (ERDSTEIN und FÜRTH). Die Ansichten über den Wirkungsmechanismus des Cu bei der Toxinentgiftung im Organismus sind verschieden; nach HEILMEYER und Mitarbeiter soll in vivo das Fe in den Zellen des RES eine Abwehrfunktion ausüben, während das Cu eine humorale Abwehr übernehmen soll. Eine ausreichende, toxinentgiftende oder keimwachstumshemmende Konzentration des Cu (also 0,5—1,0 mg-%) wird jedoch in vivo bei Mensch und Tier weder im Blut noch in den Geweben der Eintrittspforte der Erreger (Schleimhäute usw.) erreicht. WALBUM spricht von einer Metallwirkung im Sinne eines unspezifischen Reizes, da neben dem Schutz gegen Toxine auch eine Steigerung der Amboceptorenbildung beobachtet werde, während S. SCHMID diese Wirkung auf eine Abstoßung vorhandener Antikörper zurückführen möchte. Auch an eine Hemmung der Erregerfermente wird gedacht. Sehr wesentlich sind jedoch die Ergebnisse von HETTCHE; er konnte den Nachweis erbringen, daß bei den mit Cu behandelten Tieren der histologisch nachweisbare Anteil des Fe in der Milz deutlich höher war. Demnach wäre *bei der Toxinentgiftung im Organismus der gleiche Mechanismus des Cu wirksam wie bei der Hb-Bildung, nämlich eine Aktivierung des Fe-Depots, die eine Ausschüttung des Fe zum Zwecke der Toxinentgiftung in den Geweben bzw. im RES zur Folge hat.* Wie die Versuche in vitro zeigen, ist Fe schon in geringem, d. h. in physiologischen Konzentrationen, wie wir sie beim Menschen beobachten können, entgiftend wirksam.

5. Cu und Fermente, Vitamine, Hormone.

Neben den einleitend genannten Cu-haltigen Phenoloxydasen scheint (wenigstens beim Rind) auch die alkalische Blutphosphatase durch Cu beeinflußt zu werden (DAVIS und HANNAN), ebenso alle Komponenten des Cytochroms (COHEN, ELVEHJEM). Bei verschiedenen Fermentsystemen wirkt Cu auf der einen Seite hemmend, auf der anderen fördernd. Schon in einer Verdünnung von 1:500000 wirkt Cu-Sulfat z. B. hemmend auf die Leber-Pankreaslipase (PARFENTJEV). Andererseits wirkt Cu außerordentlich beschleunigend auf die Oxydation der Ascorbinsäure oder Sulfhydrylderivate. Nach v. EULER dürfte überhaupt in allen Systemen, in welchen Ascorbinsäure als Sauerstoffüberträger fungiert, die Oxydation der Ascorbinsäure solange gehemmt werden, als Sulfhydryle vorhanden sind. Werden diese durch molekularen oder atomaren Sauerstoff zu Sulfiden oxydiert, so hört die Cu-Bindung und somit die Hemmung auf. Nach ROSENTHAL und VOEGTLIN beschleunigt Cu die Oxydation des Glutathjons. EDELBACHER und LEUTHARDT konnten nachweisen, daß Ascorbinsäure auch die Arginase aktiviert, daß die Säure allein dabei aber unwirksam ist, daß sie aber in Gegenwart kleinster Mengen Cu (2—$4\ \gamma$ Cu $+$ 1,8 mg Ascorbinsäure/cm³, p_H 9,2 in Glykokoll-Puffer) die Arginasewirkung um 30—50% steigert. *Vor allem spielt demnach das Zusammenwirken von Cu und Sulhydrylgruppen eine große Rolle bei der Regulation der Aktivität bestimmter Enzyme.*

Sehr beachtenswert sind die *Beziehungen des Cu zu den Vitaminen.* Nach eindrucksvollen Experimenten von HESS und UNGER kann das antiskorbutische

Vitamin in der Milch durch Cu geschädigt werden und bei unserem kommerziellen Pasteurisierungs- und Kondensierungsprozeß bestünde demnach durchaus die Möglichkeit, daß das während eines solchen Prozesses sich in der Milch anreichernde Cu zur Zerstörung des antiskorbutischen Vitamins beitrage. Die von McHargue angenommenen *Beziehungen des Cu* zum Vitamin A haben sich nicht bestätigen lassen (Karp); dagegen scheinen enge Beziehungen *zum Vitamin B, besonders dem Vitamin B$_1$,* zu bestehen. Sowohl in tierischen Organen als auch in Pflanzen folgt die Cu-Verteilung der B Vitamin-Verteilung, woraus auf *enge Beziehungen dieser beiden Stoffe* zu schließen ist (Zondek, Bandmann).

Beziehungen des Cu zu den Hormonen. Beim Hunde gelingt es, eine tödliche Vergiftung durch Schilddrüsensubstanz mit sehr kleinen Cu-Mengen (0,4 mg/kg) restlos auszuschalten. Man darf annehmen, daß die Bildung unlöslicher, ungiftiger Thyroxin-Cu-Verbindungen eine Rolle spielt. Auch bei der Regulation des Blut-Cu-Spiegels schaltet sich die *Thyreoidea* ein. Schilddrüsenentfernung führt beim Kaninchen zur Senkung des Blut-Cu-Spiegels und Injektion von 0,1—0,3 mg/kg Thyroxin zu einem deutlichen Anstieg des Blut-Cu 2—7 Std. später (Narasaka).

Hypophyse. Schon die regelmäßig zu beobachtende erhebliche Schwangerschaftskuprämie (s. später) weist auf einen Zusammenhang des Hypophysensexualsystems mit dem Cu-Stoffwechsel hin. Umfangreiche und subtile Tierexperimente (Saunders und Cole, Emmens, Greep, Brooks, Harris) zeigen einen Synergismus zwischen Hypophysenhormon und Cu, und zwar liegt die Wirkung des Metalls vor allem in der Stimulierung der Hypophyse zu gesteigerter Produktion gonadotropischer oder ovulierender Substanzen. Andererseits beeinflussen ACTH bzw. Cortison den Cu-Stoffwechsel im Sinne einer Senkung des erhöhten Serum-Cu (Brenner).

6. Kupfer und Calcium, Phosphor, Molybdän.

Cu beeinflußt die Zustandsform des Calciums; zum Eintritt der Gerinnung ist bekanntlich das Vorhandensein von adialysablem Calcium notwendig (Stewart und Percival). Cu-Zusatz zum Serum erhöht dessen Gehalt an dialysablem Calcium auf Kosten des gebundenen. Auch in der Milch hindert Cu-Zusatz die Gerinnung; da nachträgliches Hinzufügen von Calcium die Gerinnung wieder herbeiführt, kann das Cu dabei nicht als Fermentgift wirken (Häusler). Sehr auffallend ist, daß die sog. Molybdänkrankheit der Rinder und Schafe, die auftritt, wenn der Weideboden besonders viel Molybdän enthält, durch Cu-Zufuhr geheilt werden kann. Die Beziehungen zwischen Molybdän, Cu und Phosphor gehen auch daraus hervor, daß im Tierexperiment die gleichzeitige Zufuhr von Molybdän und Cu zu einer erheblichen Reduktion der Phosphoranreicherung in der Leber, und umgekehrt, daß Molybdän- und Phosphorzufuhr die Speicherung von Cu in der Leber herabsetzen (Comar, Singer, Davis).

II. Cu-Verteilung im Organismus des Menschen.

Die große und vielseitige, biologische und physiologische Bedeutung des Cu geht aus den vorhergehenden Ausführungen klar hervor. In bestimmten Funktionen des Cu liegt es auch schon begründet, daß dieses Metall gerade im wachsenden Organismus eine hervorragende Rolle spielt und daß unter gewissen Bedingungen des physiologischen Wachstums der Cu-Verteilung in den Organen bzw. im Blute eine wichtige Aufgabe zukommt.

1. Der Cu-Gehalt normaler menschlicher Organe.

Erwachsene. Im allgemeinen wird im Schrifttum der Cu-„Normalwert" eines Organs mit dem makroskopisch oder histologisch normalen Aussehen des Organs gleichgesetzt bzw. es wird vorausgesetzt, daß ein morphologisch normal aussehendes Organ auch einen normalen Cu-Gehalt besitzt; es ist klar, daß eine solche Korrelation wohl häufig, aber nicht immer zu bestehen braucht. Unter dieser Einschränkung sind die meisten der wiedergegebenen Zahlen zu berücksichtigen. Bezüglich des Cu-Gehaltes der *Leber* liegen allerdings aus dem Gesamtschrifttum Werte von 10 einwandfrei gesunden Personen vor, die durch Unfall gestorben sind (HERKEL, GERLACH). Die Werte sind aus der Tab. 1 zu entnehmen.

Tabelle 1. *Cu-Gehalt der normalen Leber* (Erwachsener).
Leber: Frischsubstanz: 0,596—1,14 mg-%; Mittel: 0,77 mg-%
Trockensubstanz: 2,29—3,55 mg-%; Mittel: 2,7 mg-%
(nach HERKEL: 3 Fälle, Biazzo-Methode);
Leber: Frischsubstanz: 0,4—1,3 mg-%; Mittel: 0,75 mg-%
(nach GERLACH: 7 Fälle, spektrographische Methode).

Die Milz ist ein Cu-armes Organ (0,26 mg-%), ebenso die Lungen (0,25 mg-%) und die Nieren (0,29 mg-% Cu Frischsubstanz) (GERLACH). Der *Cu-Gehalt verschiedener Organe* beträgt in absteigender Folge: (mg/kg Trockensubstanz) Leber 24—60, Niere 17—48, Herz 10—13, Hirn 23—50, Pankreas 4—28, Milz 5—20, Lungen, Haare, Knochen. Bemerkenswert ist der von TOMPSETT gefundene hohe Cu-Gehalt der Rippen (bis 4,7 mg-%), während die Wirbel nur wenig Cu enthalten (bis 0,48 mg-%). Cu-Bestimmungen im *Gehirn* haben TINGEY und CUMINGS durchgeführt; ersterer fand im Frischpräparat 0,29 mg-% Cu in der weißen Substanz; 0,29 mg-% im Thalamus, 0,26 mg-% im Pallidum, 0,47 mg-% im Striatum und 1,45 mg-% in der Substantia nigra; letztere ist demnach der Cu-reichste Teil des Gehirns. Da TINGEY den

Tabelle 2. *Cu-Gehalt einzelner Hirnbezirke* (normales Menschengehirn, mg-% Cu, Trockensubstanz; D = Durchschnitt von 6 Hirnen.) (Nach CUMINGS.)

Gewebe	Wasser %	Cu mg-%
Weiße Rindensubstanz . . .	67,46—72,35	1,1—8,2
D:	70,46	3,3
Graue Rindensubstanz . . .	79,77—87,91	2,4—9,9
D:	83,46	6,2
Nucl. caudatus.	83,21—83,98	3,4—9,4
D:	83,51	7,06
Thalamus	65,5— 83,15	3,1—12,4
D:	77,88	5,9
Putamen	78,92—81,12	6,1—12,0
D:	80,27	9,3
Globus Pallidus	74,0 —76,6	10,5—18,8
D:	75,4	14,9

Wassergehalt der Gewebe nicht angibt, bilden die Werte von CUMINGS eine wertvolle Ergänzung (Tab. 2). Auch der andere Abkömmling des Ektoderms, die Haut, enthält verhältnismäßig viel Cu (0,1 mg-% Cu, Frischsubstanz, nach GERLACH), so daß man auch beim Menschen annehmen kann, daß — absolut gerechnet — die Haut zu den Cu-reichsten Organen gehört. Beim Tier (Hund, Ratte, Katze) enthält sie etwa 36% des Gesamt-Cu-Gehaltes des Körpers (LINDOW, PETERSEN, STEENBOCK).

Kinder. Die große Bedeutung des Cu beim Wachstumsprozeß des Organismus geht vor allem daraus hervor, daß die *Organe des jungen Kindes prozentual bedeutend mehr Cu* enthalten als die des Erwachsenen; das Verhältnis von Cu-Gehalt der Erwachsenenleber zu dem der kindlichen Leber beträgt ungefähr 1:8. Ausgedehnte Studien an 111 Kinderlebern und 14 Fetallebern verdanken wir RAMAGE und SHELDON. Während nach Angabe dieser Autoren die fetale Fe-Speicherung dadurch gekennzeichnet sei, daß in den ersten 6 Fetalmonaten der prozentuale Fe-Gehalt steigt und in den letzten 3 Monaten gleich bleibt, erfolgt eine *Verdopplung des prozentualen Cu-Gehaltes in den letzten 3 fetalen Monaten trotz raschen Wachstums der Leber, so daß also der absolute Leber-Cu-Gehalt des Fetus mächtig zunimmt.* Im Gegensatz zum Fe gibt es dann keinen postnatalen Anstieg des Totalgehaltes an Cu, vielmehr sinkt der Gesamt-Cu-Gehalt der Leber in den ersten Monaten des jungen Säuglings rasch ab. Möglicherweise ist dies so zu verstehen, daß in der Leber Kupfer bereitgestellt wird, um das kongenitale sowie durch den Blutuntergang nach der Geburt anfallende Eisendepot zu mobilisieren und daß sich der Kupfergehalt vermindert in dem Maße, als diese Aufgabe gelöst wird (vgl. auch unter „Eisenstoffwechsel"). Auch der prozentuale Cu-Gehalt der Leber nimmt schon im 1. Lebensmonat und in den folgenden Monaten ab, liegt am Ende des 1. Lebensjahres noch über dem Grenzwert des

Tabelle 3. *Cu-Gehalt der Leber im Verlaufe des 1. Lebensjahres* (Nach GERLACH.)

2 Tage bis 1 Monat		1 Monat bis 5 Monate		5 Monate bis 1 Jahr	
Alter, Tage	mg-% Cu	Alter, Mon.	mg-% Cu	Alter, Mon.	mg-% Cu
3	5,0	$1^{1}/_{2}$	2,4	6	1,8
4	3,5	2	2,0	7	2,0
	10,0	$2^{1}/_{2}$	16,0	$7^{1}/_{2}$	0,9
5	16,5	3	20,0		4,2
7	2,7		1,7	9	0,8
10	2,0	$3^{1}/_{2}$	2,4	12	6,5
12	4,0		1,4		
21	18,0	4	1,7		
26	4,0		1,8		
28	6,0	5	1,2		
30	18,0		1,9		
Durchschn. 8,04		4,77		2,70	

Tabelle 4. *Prozentualer und absoluter Cu-Gehalt der Leber in verschiedenen Altersstufen.* (Nach RAMAGE, SHELDON.)

Alter	Fetalperiode		Monate											
	0—24 Wochen	Reifes Neugeb.	0—1	1—2	2—3	3—6	7—8	9—10	11—12	12—24	25—60	61—108	109—144
% Cu . .	0,016	0,03	0,026	0,026	0,017	0,014	0,011	0,009	0,0078	0,0068	0,0069	0,0058		0,006
Gesamt-Cu (mg) .	1,33	7,26	6,85	5,66	4,33	5,46	5,7	5,48	4,3	4,65	7,4		9,04	12,9
Anzahl	7	8	11	14	9	9	8	10	7	14	8		10	7

Erwachsenen, um zwischen dem 5. und 15. Lebensjahr den Normal-Cu-Gehalt der Erwachsenenleber zu erreichen (GERLACH). (Tab. 3 u. 4.)

Hinter der Leber treten bezüglich des Cu-Gehaltes alle anderen Organe des Feten, Neugeborenen und des Kindes zurück. In Niere und Milz findet GERLACH etwas mehr Cu als beim Erwachsenen; der Cu-Gehalt der Haut ist nach NARASAKA beim Neugeborenen höher als beim Erwachsenen (0,5 mg-% Trockensubstanz) und auch die Haare der Kinder enthalten mehr Cu (YOSIKAWA).

Geschlechtsunterschiede bezüglich des Cu-Gehalts der Organe sind nicht mit Sicherheit nachweisbar, weder bei Erwachsenen noch bei Kindern. Dagegen scheinen *Rassenunterschiede* zu bestehen; MORRISON und NASH fanden z. B. in 7 Lebern weißer Kinder im Alter von 0—16 Monaten durchschnittlich 1,73 mg-% Cu und in denen von 18 Negerkindern (Alter 0—2 Jahre) 2,66 mg-% Cu.

Da der menschliche Fetus reichlich Cu aus dem mütterlichen Blut an sich zieht, ist die Frage aufzuwerfen, ob — analog der Möglichkeit eines Fe-Mangels der Schwangeren — evtl. daraus eine Cu-Armut der Organe bei der Mutter resultiert. Das Gegenteil scheint aber der Fall zu sein; die vorliegenden Ergebnisse sind zahlenmäßig klein und unter der Einschränkung zu betrachten, daß die untersuchten Graviden meist unter septischen Bedingungen gestorben sind. HERKEL findet in der Leber von 4 Graviden eine deutliche Erhöhung des Cu-Gehaltes, ebenso GERLACH bei 3 Graviden (1,6—1,9 mg-% Leberfrischsubstanz). *Die Schwangerschaft geht also mit einer Erhöhung des Leber-Cu einher.* Auch die blutfrei gemachte Placenta enthält Cu, durchschnittlich 0,33 mg-% (Frischsubstanz); im einzelnen ergibt sich aber keine Parallelität zwischen Cu-Gehalt der Placenta und dem der Leber der dazugehörigen Feten.

2. Der Cu-Gehalt des Blutes.

Erwachsene. Zahlreiche Autoren haben in den letzten Jahren mit verbesserter Methodik den Cu-Gehalt im Vollblut oder im Serum kontrolliert. Das Durchschnittsergebnis aus Untersuchungen von 187 gesunden Männern und 279 gesunden Frauen (Werte von 19 Autoren) ist folgendes:

	Männer	Frauen
Serum-Cu	97 γ-%	104 γ-%
Vollblut-Cu	95,3 γ-%	115 γ-%

An einer *Geschlechtsdifferenz zugunsten der Frau* ist demnach kaum zu zweifeln; *das Serum-Cu verhält sich also bezüglich des Geschlechtsunterschiedes gerade umgekehrt wie das Serum-Fe.* Weiterhin geht aus diesen Berechnungen hervor, daß neben dem Serum insbesondere die corpusculären Elemente im Blute der Frau etwas mehr Cu enthalten als die des Mannes. Dieser Serum-Cu-Spiegel hält sich ziemlich konstant; bei Wiederholungsuntersuchungen in kürzeren und längeren Intervallen fanden sich nur Schwankungen zwischen 10 und 20 %. *Tagesschwankungen* des Blut- bzw. Serum-Cu wurden bisher nur in ungenügendem Umfang untersucht; es bestehen widersprechende Angaben; die Mehrzahl der Autoren fand keine gesetzmäßigen Schwankungen. Auch die Frage, ob das Cu beim Menschen vorwiegend im Serum oder in den Ery enthalten ist, ist noch umstritten; wenn auch abschließende Untersuchungen noch fehlen, so kann doch mit größter Wahrscheinlichkeit angenommen werden, daß das *Cu ungefähr zu gleichen Teilen auf Serum und corpusculäre Elemente verteilt ist.*

Schwangerschaft. Während der Schwangerschaft kommt es regelmäßig zu einem Anstieg des Serum-Cu, und zwar nimmt das Cu vom Beginn der Schwangerschaft bis zum Ende derselben kontinuierlich zu, wobei die Erhöhung vor allem das Serum-Cu betrifft (269,2 γ-%), während der Cu-Gehalt der Ery der Norm entspricht (101,3 γ-%) (SARATA, SCHINDEL, EFFKEMANN und RÖTTGER). Auch hier also ein spiegelbildliches Verhalten zwischen Cu und Fe, welches besonders gegen Ende der Gravidität im Serum nicht unerheblich erniedrigt zu sein pflegt (vgl. „Eisenstoffwechsel"). Der hohe Serum-Cu-Spiegel hält noch lange post partum an und erreicht erst frühestens 1 Monat und spätestens 2 Monate nach der Geburt wieder die Norm.

Ob auch schon die hormonellen Veränderungen im Verlaufe des weiblichen Cyclus das Blut-Cu beeinflussen können, ist noch nicht ganz geklärt; SARATA bejaht diese Frage mit Ergebnissen an 4 Frauen im Sinne eines prämenstruellen Cu-Anstieges im Vollblut, während EFFKEMANN und RÖTTGER diesen Befund im Serum bei 4 gesunden Frauen nicht bestätigen konnten.

Auch die Frage der chemischen Cu-Bindung im Blute bzw. im Plasma ist noch nicht endgültig gelöst. Cu kommt im Blute vorwiegend in zweiwertiger Form vor und geht in Gegenwart von Sulfhydrylverbindungen in die einwertige Kuproform über (PIRIE). Zum größten Teil scheint das Cu im Plasma locker gebunden zu sein; nach TOMPSETT enthalten Filtrate von Trichloressigsäure das gesamte Cu aus dem Blute, wobei der chemische Vorgang nach CARTWRIGHT, JONES und WINTROBE durch Erhitzen beschleunigt bzw. vervollkommnet werden soll. EISLER, ROSDAHL und THEORELL stellten fest, daß das Cu-Ion mit dem Serum Albumin bei der Kataphorese parallel wandert und schlossen daraus auf eine Bindung des Cu an Albumine.

Tabelle 5. *Cu-Gehalt im Blut von menschlichen Feten, Neugeborenen, Säuglingen und Kindern.* (Normalwerte CU γ-%.)

Autor Jahr	Methode	Zahl der Fälle	Alter	Serum	Vollblut	Ery.	Bemerkungen
GORTER, GRENDEL, WEYERS (1931)	Callan-Henderson	?	Nabelschnur		70—140 Mittel 100		
SCHINDEL (1931)	Biazzo	4	Nabelschnur	83—134 Mittel 110		130—143 Mittel 135	Fetale Ery., mehr Cu als Serum
GORTER, GRENDEL, WEYERS (1931)	mod. Callan Henderson	7	nicht angegeben		90—190 Mittel 140		Autoren finden mehr Cu im kindl. Blut als bei Erwachsenen
LOCKE, MAIN, ROSBASH (1932)	Callan-Henderson	9	Nabelschnur	53			
SARATA (1934)	Cryogenin-Methode	5	7—9 Jahre	36,6—42,1	104,7—121,4		Autor findet bei Kindern mehr Cu im Blut als bei Erwachsenen
SACHS, LEVINE, FABIAN (1936)	Callan-Henderson	6	Nabelschnur		71—98 Mittel 83		
LESNÉ, ZIZINE, BRISCAS (1936)	Callan-Henderson	? ? ? ? ?	5.—6. Fetalmonat Frühgeborene Totgeborene 1—10 Tage 1.—12. Monat	195—235 195—217 80—112 73—106 135	—		Serum oder Vollblut? (s. Text)
SACHS, LEVINE, FABIAN (1936)	Callan-Henderson	77 a) 71	0—15 Jahre a) 1$^1/_2$ Monate bis 15 Jahre		a) 137—259 Mittel 171		a) 6 Neugeborene s. oben
SACHS, LEVINE, GRIFFITH, HANSEN (1938)	mod. Callan Henderson	26 a) 15 b) 11	Neugeborene Nabelschnur		a) 103 b) 98		a) Kaiserschnittkinder b) normale Geburt

Taballe 5. (Fortsetzung.)

Autor. Jahr	Methode	Zahl der Fälle	Alter	Serum	Vollblut	Ery.	Bemerkungen
Holmberg (1941)	Callan-Henderson	22	Nabelschnur	18—82 Mittel 49	35—125 Mittel 78	48—174 Mittel 102	nach Hämatokrit berechnet
Neuweiler (1942)	Callan-Henderson	13	Neugeborene Nabelschnur	53			
Nielsen (1944)	Callan-Henderson	20	Neugeborene Nabelschnur	53			
Axtrup (1946)	Callan-Henderson	a) 15 b) 16 c) 8 d) 25	a) 1. Woche b) 3.—23. Woche c) 29.—52. Woche d) 2—13 Jahre	d) 81—150 Mittel 116	a) 57—282 Mittel 132 b) 85—142 Mittel 116 c) 100—180 Mittel 128		
Freudenberg (1947)	Dithizon-Methode	7	Neugeborene	70—137			Alter nicht angegeben
Brenner (1948)	mod. Callan-Henderson	26 a) 10 b) 16	Nabelschnur	a) 59 b) 52			a) sofort nach Geburt b) 3—8 min nach Geburt abgenabelt
Brenner (1948)	mod. Callan-Henderson	100 a) 26 b) 6 c) 10 d) 18 e) 10 f) 11 g) 19	a) Neugeborene b) 1 Monat c) 2. u. 3. Monat d) 4.—12. Monat e) 13.—18. Monat f) 19. Monat bis 6. Jahr g) 7.—13. Jahr	a) 52— 59 b) 130 c) 140 d) 137 e) 147 f) 145 g) 129			a) s. oben
Fay, Cartwright, Wintrobe (1949)	mod. Callan-Henderson	14	Neugeborene (Nabelschnur)	75 (±14)			

Wenn diese Vermutung zu Recht besteht, dann müßte der Prozentsatz des dialysierten Cu plötzlich anwachsen, wenn das p_H des Serums bei Säuerung den isoelektrischen Punkt des Serumalbumins erreicht; dies ist aber nach BOYDEN und POTTER nicht der Fall. Es besteht demnach die Wahrscheinlichkeit, daß das Cu nicht nur in einer einzigen organischen Form und Bindung im Serum bzw. Blute vorkommt. Den Beweis der Cu-Bindung im Serum an Proteine brachten MANN und KEILIN, die eine Cu-Proteinverbindung in kristalliner Form isolieren konnten und als „Hämocuprein" bezeichneten. Neuerdings haben HOLMBERG und LAURELL ein weiteres blaues Protein isoliert, welches 90% des Serum-Cu enthalten soll und welches sie als „Caeruloplasmin" bezeichneten; es wird als a_2-Globulin angesprochen, hat ein Molekulargewicht von 151000 und enthält 8 Atome Cu; vielleicht besteht dieses Protein aus 4 Einheiten des Hämocupreins. Auch die Untersuchungen von COHN sprechen dafür, daß das Cu im Blute nicht nur an Albumin gebunden zu sein scheint; mit Hilfe der Äthanolfraktionierung der Plasmaproteine konnte er nachweisen, daß in der Fraktion IV-7 ein lipoidfreies Globulin vorhanden ist, welches Bindung und Transport von Cu im Plasma übernehmen kann; dieses Globulin steht den Albuminen größenordnungsmäßig sehr nahe. Aus Elektrophoresestudien von CARTWRIGHT geht hervor, daß zwischen Cu und Gesamteiweiß keine strenge Korrelation besteht, auch nicht zwischen Albumin, β-Globulin oder γ-Globulin; dagegen soll eine gute Übereinstimmung zwischen Cu-Konzentration und der $\alpha_2 + \alpha_3$ Globulin-Fraktion bestehen. Auch aus den roten Blutzellen von Tieren konnten MANN und KEILIN die obengenannte Protein-Cu-Verbindung isolieren. Sicherlich ist in dieser Frage noch vieles zu klären. *Feststeht jedenfalls, daß Cu als Ion resorbiert und in lockerer Form an gewisse Plasmaproteine und Eiweißstoffe der Ery gebunden wird.*

Untersuchungen mit Isotopen zeigen, daß *sowohl eine Adsorption der Cu-Ionen an die Oberfläche der Blutzellen als auch eine direkte Aufnahme des Cu in die Zellen in Form einer echten chemischen Verbindung stattfindet.* Für diese Annahme spricht die Tatsache, daß die Erythrocyten schon während der Injektion von Cu^{64} sehr viel Cu anlagern, ein Befund, der bei dem im übrigen nur langsam erfolgenden Austausch der Cu-Ionen sonst nicht erklärbar wäre (SCHUBERT, RIEZLER).

Cu-Untersuchungen im normalen menschlichen *Knochenmark* wurden bis jetzt nicht durchgeführt. Im Tierexperiment konnte jedoch gezeigt werden (SARATA), daß der Cu-Gehalt des Knochenmarks (Pferd) in einer gewissen Parallele zum Aussehen des Markes steht: *in ausgesprochen rotem Mark* sind *die Cu-Werte höher als im nur leicht geröteten Mark und sehr nieder im Fettmark.* Im Durchschnitt scheint *physiologischerweise der Cu-Gehalt des Knochenmarks doppelt so hoch* zu sein *als der des Blutes.*

Das Cu im Blute des wachsenden menschlichen Organismus. Die physiologischen Blut-Serum-Cu-Werte im frühen Kindesalter weichen von denen des Erwachsenen erheblich ab. Von der Mitte des Fetallebens bis zur Geburt hin scheint der Blut-Cu-Spiegel von einer extrauterin nicht mehr erreichten Höhe kontinuierlich abzufallen (LESNÉ, ZIZINE, BRISCAS): 5.—6. Fetalmonat 195—235 γ-%, tote Frühgeborene 190 bis 217 γ-% und etwas reifere Totgeborene 80—112 γ-%. Zur Zeit der Geburt ist dann ein Tiefstand erreicht. *Übereinstimmend finden alle Untersucher im Naberschnurblut bzw. Serum einen auffallend niederen Cu-Wert* (52 γ-% im Serum, im Vollblut 90 γ-%), ein Wert, *der physiologischerweise niemals wieder das ganze Leben hindurch vorkommt,* während für Fe bekanntlich gerade das Umgekehrte gilt, das mit etwa 160 γ-% im Nabelschnurserum höher liegt als sonst je im Leben. Im Gegensatz

zum älteren Kind oder dem Erwachsenen sind die Ery des Neugeborenen
sehr viel Cu-reicher als das dazugehörige Serum. Die von verschiedenen
Autoren mit unterschiedlichen Methoden gewonnenen Normalzahlen
sind in Tab. 5 zusammengestellt. Blut-Cu-Untersuchungen in der
1. Lebenswoche liegen nur von AXTRUP vor; von 15 Neugeborenen bekamen 12 nur Brustmilch und 3 Alaitement mixte; in beiden Gruppen
schwanken die Cu-Werte im Vollblut sehr erheblich (57—282 γ-%);
die Errechnung eines Durchschnittswertes in dieser Altersperiode hat
deshalb wenig Sinn; leider ist der jeweilige Lebenstag, an demAXTRUP
die Untersuchungen vorgenommen hat, nicht angegeben, so daß über
gesetzmäßige Bewegungen des Blut-Cu in der 1. Lebenswoche nichts
gesagt werden kann; Cu-Untersuchungen im Serum liegen in dieser
Altersperiode überhaupt nicht vor. *Es wäre von großem Interesse, die
entsprechenden Serum-Cu-Bewegungen zu dem imposanten Vorgang des
initialen Serum-Fe-Sturzes kurz nach der Geburt kennen zu lernen, da die
beiden Metalle physiologischerweise unter bestimmten Bedingungen in
einem gewissen reziproken Verhältnis zueinander stehen.* Von der 3. Lebenswoche an sind die Schwankungen des Blut-Cu nur mehr gering und
bewegen sich in den von HEILMEYER und Mitarbeitern angegebenen
Grenzen. AXTRUP fand bei Säuglingen zwischen 3. und 52. Lebenswoche
Blut-Cu-Werte zwischen durchschnittlich 116 und 128 γ-%, Zahlen, die
denen des Erwachsenen ungefähr entsprechen. Auch bei Frühgeborenen
bzw. Mangelgeburten fand AXTRUP bezüglich des Cu-Spiegels im Vollblut keinen Unterschied gegenüber ausgetragenen Kindern. Andere
Autoren heben aber übereinstimmend hervor, daß *beim Kinde, insbesondere im Säuglings- und Kleinkindesalter der Cu-Gehalt des Blutes ein etwas
höherer ist als beim Erwachsenen.* SARATA fand bei Kindern zwischen
7 und 9 Jahren im Vollblut 104—121 γ-% Cu, Werte, die zwar absolut im
Vergleich zu anderen Autoren nieder, aber im Vergleich zu den von
SARATA mit seiner Methode bei Erwachsenen bestimmten Werten deutlich
höher liegen (91—108 γ-% Cu). Vor allem sind nach seinen Untersuchungen die Blutzellen reicher an Cu (Tab. 5). Umfangreichere Vergleiche
zwischen Plasma und Blutzellen-Cu liegen im Kindesalter nicht vor.
Das Cu im Vollblut (SACHS, LEVINE, FABIAN, GRIFFITH) oder im Serum
(BRENNER) zeigt nun im Verlaufe der ganzen Kindheit das schon bei der
Geburt zu beobachtende *reziproke Verhalten* gegenüber dem Fe. Aus der
kurvenmäßigen Darstellung der Abb. 1 ist das Verhalten der beiden
Schwermetalle anschaulich zu entnehmen. Die eingezeichneten Serum-Fe
und Cu-„Bänder" (Abb. 2) stellen die *Grenzen der Norm* dar (146 aus-
gewertete gesunde Kinder verschiedener Altersstufen, BRENNER). Dabei
ist ein gesetzmäßiges Verhalten zu erkennen; wenn man die Gesamtwerte
in den verschiedenen Altersstufen nach bestimmten Lebensabschnitten
unterteilt, so lassen sich 4 Phasen herausstellen:

1. Phase: *Neugeborene sofort nach der Geburt bis 4. Lebenstag.* Der Serum-Fe-Gehalt ist deutlich erhöht (145—220 γ-%, Mittel [M] 175 γ-%)

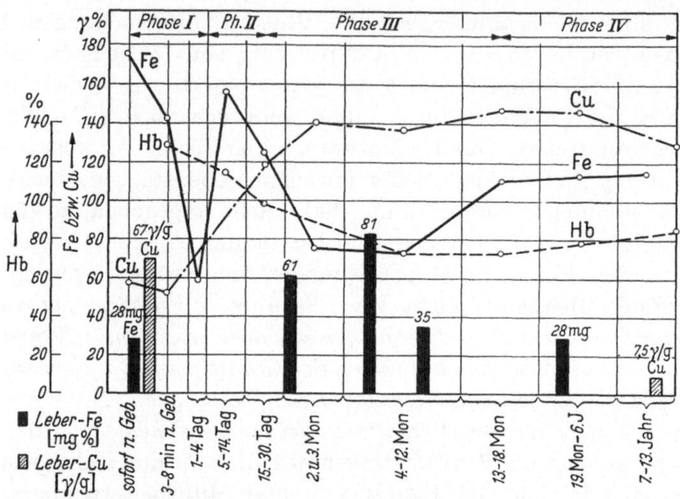

Abb. 1. Die verschiedenen Phasen der Serum-Fe und Serum-Cu-Bewegungen beim normalen Kinde. (Nach BRENNER.)

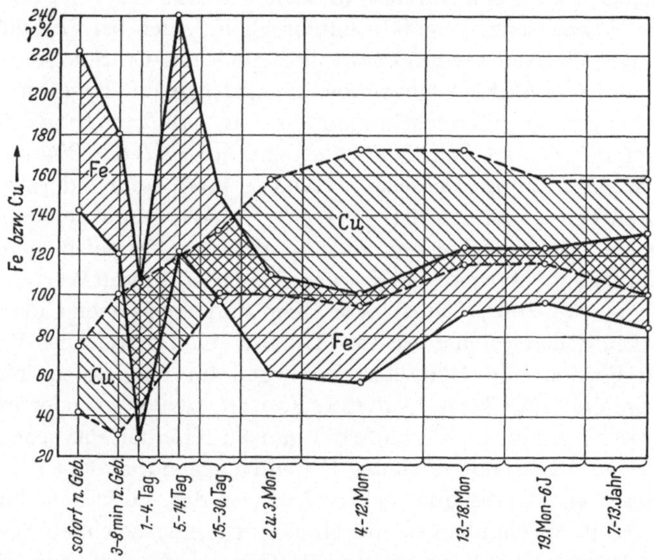

Abb. 2. Die Grenzen der Norm von Serum-Fe und Serum-Cu im Kindesalter. (Nach BRENNER.)

und der Serum-Cu-Gehalt sehr nieder (53—59 γ-%); es bestehen geringe Unterschiede je nach Zeitpunkt des Abnabelns (allerdings nicht signifikant).

2. Phase: *5. Lebenstag bis 30. Tag*. Serum-Fe und Serum-Cu steigen an; eine genaue Angabe der Cu-Werte ist nicht möglich, da Untersuchungen in dieser Altersperiode sehr spärlich sind (Fe 103—245 γ-%, M: 155 γ-% [Vahlquist], Cu: 100—132 γ-%, M: 118 γ-% [Brenner], 132 γ-% [Axtrup]).

3. Phase: *2. Lebensmonat bis 18. Monat*. Das Serum-Fe fällt wieder ab (60—100 γ-%, M: 76 γ-%), das Cu steigt dagegen weiterhin an (115 bis 173 γ-%, M: 147 γ-%).

4. Phase: *19. Monat bis 13. Lebensjahr*. Das Serum-Fe steigt mehr oder weniger langsam an (85—130 γ-%, M: 113 γ-%), und das Cu fällt langsam

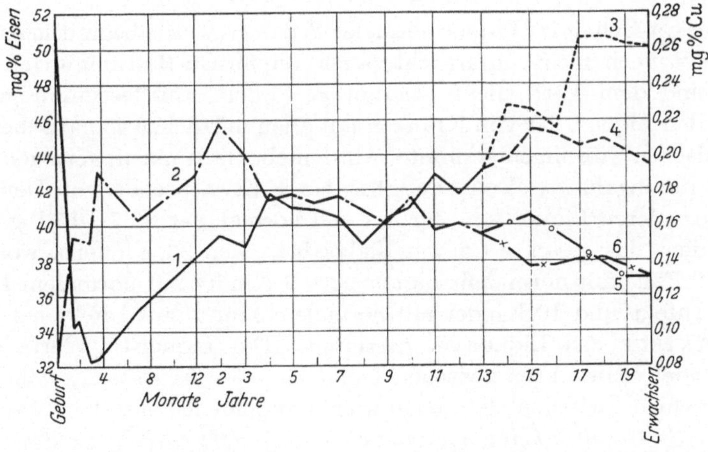

Abb. 3. Fe und Cu im Vollblut. (Nach Sachs, Levine, Griffith.) 1 = Fe (männlich und weiblich) von der Geburt bis zum 13. Lebensjahr, 2 = Cu (männlich und weiblich) von der Geburt bis zum 13. Lebensjahr, 3 = Fe (männlich) vom 13. Lebensjahr bis Erwachsenenalter, 4 = Fe (weiblich) vom 13. Lebensjahr bis Erwachsenenalter, 5 = Cu (männlich) vom 13. Lebensjahr bis Erwachsenenalter, 6 = Cu (weiblich) vom 13. Lebensjahr bis Erwachsenenalter.

ab (100—159 γ-%, M: 129 γ-%), um sich den Werten des Erwachsenen zu nähern, liegt aber mit 129 γ-% noch deutlich über dem Durchschnitt des Erwachsenen.

Zu den ganz gleichen Feststellungen gelangten Sachs und Mitarbeiter bei entsprechenden Untersuchungen im *Vollblut* der Kinder (Abb. 3). Die Autoren haben ergänzend die *Adoleszentengruppe zwischen 14 bis 19 Jahren* beiderlei Geschlechtes verfolgt. Während sich bis zum 13. Lebensjahr keine signifikanten Alters- bzw. Geschlechtsunterschiede im späteren Kindesalter nachweisen lassen, scheint die *beginnende Pubertät einen Einfluß auf den Blut-Cu-Spiegel* auszuüben. Wie aus der Abb. 3 zu entnehmen ist, strebt vom 13. Lebensjahr an die Fe-Blutspiegelkurve der beiden Geschlechter auseinander; die bekannte Geschlechtsdifferenz zwischen Mann und Frau bezüglich des Serum-Fe ist demnach nicht so sehr die Folge eines Absinkens der Fe-Kurve bei dem reiferen Mädchen, als vielmehr eines raschen Anstiegs derselben bei den Jünglingen. Auch bezüglich des Blut-Cu haben die Autoren einen *signifikanten Altersunterschied* in diesem Lebensabschnitt errechnet. Entsprechend der späteren Reife der Knaben gegenüber den Mädchen bleibt der Cu-Spiegel zwischen dem 14. und 17. Lebensjahr bei Knaben höher, während der der jungen Mädchen sich schon den Werten der erwachsenen Frau nähert. Die Geschlechtsdifferenz beim Erwachsenen (s. oben) kommt dann durch eine weitere Senkung des Cu-Spiegels bei Jünglingen zustande.

3. Das Cu im Liquor.

Der Cu-Gehalt im Liquor normaler Personen wurde begreiflicherweise bis jetzt noch nicht untersucht; auch Liquor-Cu-Bestimmungen beim Tier sind dem Verf. nicht bekannt geworden. Cu-Bestimmungen im normalen Liquor, der von Kranken mit allen möglichen somatischen und psychischen Störungen stammte, wurden ebenfalls nur in geringem Umfange durchgeführt. YOSIKAWA hat bei 4 Erwachsenen mit Dementia praecox, deren Liquor klar, farblos und normal war, 13,7—15,1 γ-% Cu gefunden; das gesamte Cu war dialysabel. Von 33 Kindern, worunter sich 19 Fälle mit normalem Liquor bzw. 9 Kinder mit normalem Liquor ohne Infekt und 10 Kinder mit normalem Liquor mit Infekt befanden, hat AXTRUP das Liquor-Cu bestimmt. Die Liquor-Cu-Werte dieser 19 Kinder schwankten zwischen 1 und 18 γ-%, M: 15 γ-%, wobei kein Unterschied zwischen den genannten Gruppen festzustellen war. *Der Liquor-Cu-Gehalt scheint normalerweise also recht niedrig zu liegen, was entsprechend dem niedrigen Proteingehalt zu erwarten war.*

III. Cu-Aufnahme, Resorption, Ausscheidung von Cu, Bilanzuntersuchungen.

Täglich wird vom Menschen eine bestimmte Cu-Menge resorbiert und retiniert, wobei es nicht sicher bekannt ist, ob die Kupro- oder die Kupriform besser resorbiert wird; im Gegensatz zum Fe ist der genauere Mechanismus der Cu-Resorption bis jetzt noch nicht bekannt. *Der Gesamt-Cu-Gehalt des Menschen beträgt 100—150 mg* (CHOU und ADOLPH). TOMPSETT stellte fest, daß die Absorption von Cu von der Gegenwart von Phosphorproteinen und Phosphatiden in der Nahrung nicht gehindert wird; bei Ca-armer Kost soll die Absorption eine höhere sein, ebenso bei Zugabe von Säure. Die letztere Beobachtung weist auf die *Wichtigkeit der Magensäure* beim Resorptionsvorgang des Cu hin. So nimmt der Cu-Gehalt der Leber bei gastrektomierten Tieren sehr rasch ab und ist nach 5 Monaten ganz verschwunden; es fehlt die Salzsäurewirkung, wodurch die Resorption erheblich gestört wird. *Der Ort der Cu-Resorption* im Darmtrakt wurde von SACHS und Mitarbeitern festgestellt, indem beim Hund sog. THIRY-Fisteln angelegt wurden; Cu wurde dabei vor allem im oberen Dünndarm resorbiert und praktisch kaum in den mittleren und unteren Schlingen des Jejunums. Nicht jegliche Cu-Form der Nahrung kann nutzbar gemacht werden; im Rattenversuch haben z. B. SCHULTZE und Mitarbeiter gefunden, daß Cu als Cu-Caseinat oder als Hämocyanin usw. sehr gut utilisiert wird; sehr schlecht resorbiert wird dagegen z. B. Cu-Hämatoporphyrin, auch nicht in großer Menge. Ob das Cu in den Nahrungsstoffen in solcher Form und in größerer Menge vorkommt, ist nicht bekannt. RAVESTEYN schloß aus seinem Versuchsergebnis, nämlich, weil 3 Personen auf orale Gabe von 200 mg Cu-Sulfat keine Erhöhung des Serum-Cu-Spiegels zeigten, daß das Cu sofort in der Leber deponiert würde. Im Tierexperiment läßt sich aber zeigen (YOSIKAWA und Mitarbeiter, SACHS und Mitarbeiter), daß, allerdings viel größere Cu-Gaben zu einer Erhöhung des Plasma-Cu führen können.

Ausgeschieden wird Cu vor allem mit den Faeces, wenig durch den Urin. *Die Hauptausscheidung erfolgt durch die Leber. Der Cu-Gehalt der Galle steigt der Cu-Zufuhr entsprechend an* (HEILMEYER und Mitarbeiter). Der hohe Cu-Gehalt der Galle kommt auch im hohen Cu-Gehalt der Gallensteine zum Ausdruck; in Pigmentsteinen soll der Cu-Gehalt bis zu 3 g pro Kilogramm betragen und reine Pigmentsteine werden von GERLACH als „Kupfersteine" bezeichnet. Daß die Haupt-Cu-Ausscheidung durch die Leber erfolgt, geht auch aus Isotopenuntersuchungen hervor, wobei in der Gallenblase sehr viel von dem applizierten Radio-Cu nachzuweisen ist. Es ist zu vermuten, daß auch der *Dickdarm als Ausscheidungsorgan fungiert.* RAVESTEYN stellte z. B. fest, daß in der Galle 2—4 Std. nach einer i. v. Injektion von Cu der Cu-Gehalt ansteigt und weiterhin, daß der Cu-Gehalt in Galle und Stuhl quantitativ nicht parallel gehen und zog daraus den Schluß, daß auch der Darm als Ausscheidungsstätte für Cu dienen kann.

Die *Cu-Ausscheidung im Urin ist gering*; bei einem Erwachsenen mit niederem Cu-Gehalt der Nahrung haben HESS, SUPPLÉE und BELLIS einen Cu-Gehalt im Urin 0,09 mg pro Liter gefunden und bei einer anderen Person mit hohem Cu-Gehalt der Nahrung 0,14 bzw. 0,11 pro Liter Urin. Diese Abhängigkeit des Cu-Gehaltes im Urin vom Nahrungs-Cu wird von einem Teil der Autoren bestätigt, von anderen bestritten.

Auch durch die *Menstruationsblutung* und den *Schweiß* verliert der Organismus etwas Kupfer; die Mengen sind aber sehr gering (im Menstrualblut 0,55 mg Cu und im Schweiß 0,058 mg-% Cu, (LEVERSTON und BINKLEY, MITCHELL und HAMILTON).

Bei Säuglingen im Alter von 6—12 Monaten konnten HESS, SUPPLÉE und BELLIS im Urin ungefähr $^{1}/_{10}$ des Cu-Gehaltes der Frauenmilch finden (0,04—0,08 mg Cu pro Liter). Der Urin der 2—3 jährigen soll etwas

mehr Cu als der der Säuglinge enthalten (0,1—0,14 mg Cu pro Liter).
Ross und Rabinowitsch haben bei 50 Kindern im Alter von 8—17 Jahren
(bei normaler Kost) 0,04—0,52 mg Cu, M: 0,3 mg, pro Liter bzw. 0,026
bis 0,62 mg Cu, M: 0,16 mg, pro Tag Urinausscheidung errechnet.
*Die prozentualen-Werte der Schulkinder liegen nach diesen Untersuchungen
etwas höher als die der Erwachsenen.*

Die Ergebnisse von Bilanzuntersuchungen gehen aus Tab. 6 hervor.
Chou und Adolph schließen z. B. aus ihren Untersuchungen, daß mit
einer *Cu-Zufuhr von etwa 2 mg täglich ein Cu-Gleichgewicht beim Erwachsenen* erreicht ist. Einige Untersucher sind allerdings der Ansicht,

Tabelle 6. *Kupferbilanzen bei normalen Individuen.* (Nach Cartwright.)

Autor	Zahl der Fälle	Fälle	Cu-Aufnahme mg/Tag	Cu-Aus-scheidung mg/Tag	Bilanz mg/Tag	Reten-tion %
		Erwachsene				
Tompsett	6	Erw.	2,40	2,37	+ 0,03	1,2
Chou u. Adolph . . .	4	,,	2,31	1,97	+ 0,34	14,7
Ohlsen u. Daum . .	3	erw. Frauen	1,10	1,17	— 0,07	0
Leverton	24	,, ,,	2,50	2,00	+ 0,50	20,0
Leverton u. Binkley	65	,, ,,	2,65	1,80	+ 0,85	32,0
Holt u. Scoular . .	17	,, ,,	8,10	0,05	+ 7,6	93,8
		Kinder				
Scoular	3	Knaben	1,58	0,61	+ 0,97	61,7
Daniels u. Wright .	6	Kinder	1,59	1,17	+ 0,42	26,4
Macy	7	,,	5,03	2,02	+ 3,01	59,8

daß der Cu-Bedarf des Menschen noch nicht ganz sicher zahlenmäßig
festzulegen sei. Auf einer Konferenz für Therapie (from Cornell Univ.
School and New York Hosp. 1940) wurde z. B. angenommen, daß ein
Erwachsener von 70 kg Gewicht etwa 7 mg Cu täglich nötig habe. Nach
Darby werden vom Menschen nur 8—40% des täglich aufgenommenen
Cu retiniert und bei einer Zufuhr von 2 mg Cu soll die Bilanz gerade noch
positiv sein. Aus der Tab. 6 geht hervor, daß mit *zunehmender Cu-Zufuhr
auch mehr Cu retiniert wird.* Man wird sagen können, daß beim *Erwachsenen mit 2 mg täglicher Cu-Zufuhr das Minimum erreicht ist (bei einer
Zufuhr unter 2 mg droht eine negative Bilanz), und daß 3—7 mg Cu täglich
sicherlich ausreichend sind.*

Daniels und Wright vermuten, daß die Kost eines Kindes im Vor-
schulalter nicht weniger als 0,1 mg Cu pro Kilogramm enthalten dürfe.
Nach Elvehjem sollen aber manche Kostformen im Kindesalter weniger
Cu als 0,1 mg Cu pro Kilogramm enthalten. Macy errechnet, daß ein
8 jähriges Kind mit gewöhnlicher gemischter amerikanischer Hausmanns-
kost durchschnittlich im Tag 4,9 mg Cu aufnimmt und ein 11 jähriges
Kind etwa 5,2 mg. Genaue spektrographische Bilanzuntersuchungen bei
3 Knaben im Alter von 3—6 Jahren hat Scoular durchgeführt; die

durchschnittlichen Ergebnisse der 35 Bilanzversuche sind aus der Tab. 6 zu entnehmen. Da eine höhere Cu-Zufuhr, nämlich 0,085 bzw. 0,087 mg Cu/kg keine höheren Retentionen zeitigt als eine Zufuhr von 0,053 mg Cu/kg ist der Schluß zu ziehen, daß *zwischen 0,053 und 0,085 mg Cu/kg der tägliche Bedarf von Kindern zwischen 3 und 6 Jahren* liegt. Die errechnete Menge entspricht auch der von HARROW (0,1 mg Cu/kg täglich) im Textbook of Biochemistry, Philadelphia, Saunders Comp. 1940, angegebenen und liegt etwas tiefer als diejenige der Erwachsenen. Auch MACY gibt ähnliche Zahlen an: für 8jährige Kinder 0,1 mg Cu/kg und für 11jährige 0,08 mg Cu/kg.

IV. Der Cu-Gehalt verschiedener Nahrungsstoffe, verschiedener Milcharten.

Einzelangaben bezüglich des Cu-Gehaltes verschiedener pflanzlicher und tierischer Nahrungsstoffe sind in einer Tabelle in der Arbeit: BRENNER, „Die Bedeutung des Kupfers in Biologie und Pathologie unter besonderer Berücksichtigung des wachsenden Organismus, Erg. inn. Med. und Kinderheilk., Neue Folge, Bd. IV" aufgeführt. Der Gesamtdurchschnitt aller untersuchten Nahrungsmittel beträgt 13,5 mg Cu/kg Trockensubstanz (ELVEHJEM und HART). Die Zahlen schwanken zwischen 0,1 mg Cu/kg Frischsubstanz (Sellerie) und 24,1 mg Cu/kg Frischleber.

Der Cu-Gehalt *verschiedener Milcharten* ist aus der Tab. 7 zu entnehmen. Der Cu-Gehalt der Milch wird von verschiedenen Autoren recht unterschiedlich angegeben, was nicht nur auf methodischen Fehlern beruht. Die *wichtigste Ursache für die gefundenen Differenzen ist darin zu sehen, daß Milch, wenn sie längere Zeit in Metallgefäßen steht, Cu-reicher wird.* Insbesondere die Marktmilch, die verschiedene technische Prozesse durchgemacht hat, enthält viel mehr Cu als die Kuhmilch, die direkt in Cu-freie Gefäße gemolken wird! Unter Berücksichtigung dieser Umstände ist der Cu-*Gehalt der rohen frischen Kuhmilch zwischen 10—20 γ-%* zu veranschlagen, wobei die Jahreszeit einen Einfluß auf den Cu-Gehalt der Milch ausüben soll (nach DAHL im Winter nur Spuren von Cu, im Sommer durchschnittlich 13 γ-%). Das unterschiedliche Futter übt jedoch keinen Einfluß auf den Cu-Gehalt aus, ebensowenig die Zeit, die seit dem Kalben verstrichen ist. In der selbsthergestellten *Buttermilch* findet sich ungefähr genau so viel Cu als in der Vollmilch, während die käufliche Buttermilch bedeutend mehr Cu enthält. Besonders reich an Cu scheint die Kolostralmilch der Kuh zu sein (MCHARGUE).

Frauenmilch enthält mehr Cu als Kuhmilch, im Durchschnitt wohl doppelt so viel, nach ZONDEK und BANDMANN im 1. und 2. Laktationsmonat sogar das Dreifache des Kuhmilch-Cu-Gehaltes. Sehr Cu-reich ist

Tabelle 7. *Cu-Gehalt verschiedener Milchen* (γ-%).

Autor, Jahr	Methode	Vollmilch v. Rind	Frauenmilch	sonst. Milchsorten
FLEURENT u. LEVI (1920)		140		
BERTRAND (1920)		50		
SUPPLÉE u. BELLIS (1922)	Xanthate-Methode	20—80 (in Glasgefäßen)		
HESS, SUPPLÉE-BELLIS (1923)	Xanthate-Methode	55	40—61	Pasteur. Kuhmilch 60—70
McHARGUE (1925)	Xanthate-Methode	38 (in Cu-freien Gefäßen)		Vollmilch getrocknet 259
McHARGUE (1925)	Xanthate-Methode	Kolostrum der Kuh 130		Kolostrum der Kuh getrocknet 500
McHARGUE (1925)	Xanthate-Methode			Magermilch frisch 10 getrocknet 98
McHARGUE (1925)	Xanthate-Methode			Buttermilch frisch 13 getrocknet 134
McHARGUE (1925)	Xanthate-Methode			Pferdemilch frisch 30 getrocknet 346
QUERITHAULT (1927)	Gewichtsanalyt. Methode	60		
QUAM u. HELLWIG (1928)	Xanthate-Methode	26—45 (dir. in Glasgef. gemolk.)		3 Schafe 45—50 6 Ziegen 19—25
HART-STEENBOCK, WADDEL, ELVEHJEM (1928)	Veraschung, Fällung mit H_2S u. Xanthate-Meth.	14 Tiere 32		Pasteur. Kuhmilch (6 Fälle) 60—160 Buttermilch (3) 240—250 Eingedickte Milch 180—270
LINDOW, ELVEHJEM, PETERSON,	Biazzo-Meth.	13—16		Trockensubstanz, Vollmilch 120
DRABKIN, WAGGONER (1929, 1930)	Biazzo-Meth.	32		
ELVEHJEM, STEENBOCK, HART (1929)	Xanthate-Methode	12,9—18,4 Mittel 15		Ziegenmilch 11,4—19,6 Mittel 14
KRAUSZ (1930)			70	
GORTER, GRENDEL, WEYERS (1931)	Callan-Henderson-Meth.	9—14	21—28	Past. Milch 16—36 selbst hergestellte Buttermilch 10—11 käufl. Buttermilch 29—45 Ziegenmilch 13,7—15,6
ZONDEK, Bandmann (1931)	WARBURGsche Cystein-Meth. u. Veraschung	15—20	50—60	

Tabelle 7, (Fortsetzung.)

Autor, Jahr	Methode	Vollmilch v. Rind	Frauenmilch	sonst. Milchsorten

GORTER (1933)	Callan-Henderson-Meth.	9—14 Mittel 12	21—28 Mittel 24	Ziegenmilch 10—17
				   Mittel 15
				selbstbereitete
				   Buttermilch 11
				Vollmilch vor
				   Pasteuris. 12,5
				Vollmilch während
				   Pasteuris. 22
				Vollmilch 2 Std.
				   nach Past. 18
				käufl. Buttermilch
				        34

TOMPSETT (1934)	Callan-Henderson-Meth.	11—16 Mittel 13		
DAHL (1949)	Modifizierte Carbamat-Methode	13		Buttermilch 46
LESNÉ, BRISCAS (1937)	Callan-Henderson-Meth.	Im Frühjahr 17—50 Im Winter 9—21	Kolostrum 95—123 2. Monat 60—95 9. Monat 30—70	

das Kolostrum (LESNÉ, BRISKAS, FREUDENBERG). Gesetzmäßige Schwankungen innerhalb der Laktationsperiode konnten nicht ermittelt werden.

Der Säugling erhält mit den üblichen Milchverdünnungen (falls nicht große Verunreinigungen vorliegen), wenig Cu, da *Verdünnungs- und Zusatzstoffe* (Wasser, Zuckerarten, Schleime, Mehle) keinen nennenswerten Cu-Gehalt besitzen; lediglich der Karottensaft ist Cu-reich; der Cu-Gehalt der Zusatzstoffe liegt ungefähr in der Höhe dessen der Kuhmilch.

V. Kurzer kritischer Überblick über den Cu-Stoffwechsel beim Menschen.

Der innige Zusammenhang des Cu mit dem Wachstumsprozeß tritt uns von der frühen Embryonalzeit bis zum Ende der Pubertät entgegen. Schon im frühesten Fetalleben bilden sich Cu-Zentren überall da, wo sich entwickelnde oder wachsende Strukturen auftreten, oder wenn diese Stadien sich zu entwickeln beginnen bzw. kurz danach. Die *hohe Cu-Konzentration im fetalen Blute* nimmt gegen Ende des intrauterinen Lebens hin ab und zu gleicher Zeit *steigt der prozentuale und absolute Cu-Gehalt der Leber an.* Die Aktivität des Cu konzentriert sich zunehmend auf dieses Organ und *z. Z. der Geburt enthält die Leber das meiste Cu* und übertrifft sogar den prozentualen Cu-Gehalt der Erwachsenenleber um ein Vielfaches. Der tiefere Sinn und Mechanismus dieser fetalen Cu-Bewegungen ist bis jetzt noch nicht bekannt, die fundamentale Bedeutung für den Wachstumsprozeß aber nicht anzuzweifeln. *Sehr auffallend ist, daß mit dem genannten hohen Leber-Cu-Gehalt ein ebenso auffallender niedriger Serum-Cu-Gehalt parallel geht; es erscheint nicht ausgeschlossen, daß physiologischerweise ein niederer Serum-Cu-Gehalt in einer gewissen gesetzmäßigen Verbindung zu einem hohen Cu-Gehalt der Leber stehen kann.* So zeigt z. B. die Ratte einen ungewöhnlich hohen Serum-Cu-Spiegel (276—400 γ-%) und dabei sehr niedriges Leber-Cu (1,8—3,4 mg-%). der Hammel dagegen umgekehrt ein sehr niedriges Serum-Cu (16—29 γ-%) und ein hohes Leber-Cu (23,6—32,3 mg-%). Diese Tatsache gibt uns vielleicht einen *Hinweis, daß auch beim Menschen eine Cu-Verarmung des Körpers bzw. der Leber nicht unbedingt mit einem Absinken des Serum-Cu verbunden zu sein braucht; und daß ein Cu-Mangelzustand bei normalem oder erhöhtem Serum-Cu-Spiegel nicht mit Sicherheit auszuschließen ist.* Auch hier verhält sich das Cu gerade umgekehrt wie das Fe. Dem höheren Cu-Gehalt der Neugeborenenleber des Menschen wird sicherlich auch die weitere Aufgabe zufallen, die *Sgl-Zeit mit ihrer Cu-armen Ernährung zu überbrücken.* Wiewohl Cu-Bilanzuntersuchungen im Sgl-Alter nicht vorliegen, scheint der *Cu-Bedarf des Sgl in den ersten Monaten sehr groß zu sein und weder durch die Muttermilch noch durch die übliche Sgl-Nahrung gedeckt* zu werden. Dafür könnte vor allem die rapide prozentuale und absolute Abnahme des Leber-Cu in den ersten Lebensmonaten sprechen. Mit *Aufnahme von gemischter Kost wird dem Organismus aller Erfahrung und Berechnung nach genügend Cu* zugeführt, obwohl im einzelnen eine sehr unterschiedliche Utilisation des Cu vorliegt bzw. nur 8—10% der täglichen Cu-Aufnahme retiniert werden. Eine kritische Cu-Stoffwechsellage kann demnach beim Menschen nur unter ganz besonderen Umständen entstehen (Tierversuche s. oben!). Dementsprechend ist auch ein typischer Cu-Mangelsymptomenkomplex beim Menschen nicht bekannt geworden; es gibt aber gewisse Anämieformen, wenn auch selten, die einzig und allein mit der Zufuhr von Cu geheilt werden können (Roth u. a.). Bei der *Frühgeborenen-Anämie* scheint dem Cu als *pathogenetischer oder ätiologischer Faktor bzw. als Therapeuticum keine Bedeutung zuzukommen* (Axtrup u. a.). Die überwiegende Mehrzahl der Autoren ist der Ansicht, daß bei der *hypochromen Kinderanämie* und der *posthämorrhagischen Anämie* die *therapeutische Kombination Fe + Cu* (Verhältnis 10:1—20:1) *Besseres leistet als Fe allein.* Es besteht überhaupt die Möglichkeit, daß viele Erfolge, die auf die Anwendung von Fe-Präparaten zurückgeführt werden, infolge der Verunreinigung dieser Präparate mit Cu-Spuren erzielt worden sind! Auch die *statistisch gesicherte infektionsverhütende Wirkung prophylaktischer Fe + Cu-Gaben bei Kindern* unter bestimmten Heim-Bedingungen (USHER, MCDERMOT, LOZINSKI) weisen wohl auf einen latenten, im übrigen nicht greifbaren, Cu-Mangelzustand hin. Wenn MACKEY ähnliche Ergebnisse mit Fe-Präparaten allein erzielen konnte, so ist dazu zu bemerken, daß ihre angewandten Präparate durchschnittlich 1,8 mg-% Cu als Verunreinigung enthalten haben.

Das reziproke Verhalten von Fe und Cu tritt nicht nur in den *Serum-Metallkurven* durch die ganze Kindheit hindurch vor Augen, sondern auch beim Vergleich der *Werte von Mutter und Kind.* Bei der Geburt findet sich bei der Mutter ein Serum-Fe-Spiegel im Bereich der Norm, dagegen ein überaus hoher Cu-Spiegel; der Neugeborene zeigt umgekehrt einen niederen Cu-Serumspiegel und einen sehr hohen Serum-Fe-Gehalt. Die gewaltige Erhöhung des Blut-Cu der *Schwangeren* wird unterschiedlich erklärt. Am naheliegendsten ist die Vermutung, daß das vermehrte Cu hier vor allem als Baustein und Katalysator eines proteolytischen Fermentes bei der vermehrten Bildung von Abwehrstoffen dient und die *Cu-Erhöhung als eine mütterliche Abwehrreaktion* gegenüber den Stoffwechselprodukten des Embryos anzusehen ist (HEILMEYER, EFFKE-MANN, RÖTTGER).

Es liegt auf der Hand, daß der komplexe und vielseitige Wirkungsbereich des Cu die Grundlage zu typischen Änderungen des Cu-Stoffwechsels unter pathologischen Bedingungen geben muß. Am Krankenbett ist es vor allem die Verfolgung der *Wechselbeziehung zwischen Serum-Cu und Serum-Fe*, die einen wertvollen Einblick in die Pathogenese ermöglicht und großen diagnostischen und differentialdiagnostischen Wert besitzt.

Literatur.

Umfassende Literatur bei v. LINDEN: Erg. inn. Med. **17**, 116 (1919); MÜLLER: Erg. inn. Med. **48**, 444 (1935), und bei BRENNER: Erg. inn. Med. N. F. **4** (1953).

ABDERHALDEN, E., u. P. MÖLLER: Z. physiol. Chem. **176**, 95 (1928).

AWE, W.: Apotheker-Z. **62**, 7 (1949).

AXTRUP, S.: The blood copper in anaemias of children with special reference to premature cases. Lund: A.-B. P. H. Lindstedts Univ.-Bokhandel 1946.

BOYDEN, R., and V. R. POTTER: J. of Biol. Chem. **122**, 285 (1937/38).

BRENNER, W.: Z. Kinderheilk. **65**, 727 (1948).

BROOKS, C. McC.: J. of Physiol. **100**, 231 (1941).

CAMPIGLIO: siehe MÜLLER, Erg. inn. Med. **48**, 444 (1935).

CARTWRIGHT, G. E., P. J. JONES and M. M. WINTROBE: J. of Biol. Chem. **160**, 593 (1945).

CHOU, T., and W. H. ADOLPH: Biochemic. J. **29**, 476 (1935).

CHURCH, A. M.: Phil. Trans. London **159**, 627 (1869); continued Proc. Roy. Soc. (Lond.) **51**, 399 (1892).

COHEN, E., and C. A. ELVEHJEM: J. of Biol. Chem. **107**, 97 (1934).

COHN, E. J.: Blood **3**, 471 (1948).

COMAR, C. L., L. SINGER and G. K. DAVIS: J. of Biol. Chem. **180**, 913 (1949).

CUMINGS, J. N.: Brain **71/72**, 410 (1948/49).

DAHL, S.: Nord. hyg. Tidskr. **1949**, Nr. 9, 246.

DANIELS, A. L., and O. E. WRIGHT: J. Nutrit. 8, 125 (1934).

DARBY, W. J.: J. Amer. Med. Assoc. 142, 1288 (1950).

DAVIS, G. K., and H. HANNAN: J. Animal Sci. 6, 484 (1947).

EDELBACHER, S., u. FR. LEUTHARDT: Klin. Wschr. 12, Nr. 47, 1843 (1933).

EFFKEMANN, G., u. H. RÖTTGER: Klin. Wschr. 28, H. 13/14, 216 (1950).

EISLER, B., G. ROSDAHL u. H. THEORELL: Biochem. Z. 286, 435 (1936).

ELVEHJEM, C. A.: Physiol. Rev. 15, 471 (1935).

— and H. E. HOWE: J. of Biol. Chem. 82, 473 (1929).

EMMENS, C. W.: J. of Endocrin. 2, Nr. 1, 63 (1940).

ERDSTEIN, F., u. L. FÜRTH: Biochem. Z. 118, 256 (1921).

VON EULER, H.: Erg. Enzymforschg. 3, 157 (1934).

FEVOLD, H. L., F. L. HISAW and R. GREEP: Amer. J. Physiol. 117, 68 (1936).

FLESCH, P., and S. ROTHMAN: Proc. Soc. Exper. Biol. a. Med. 70, 79 (1949).

FREUDENBERG, E.: Ann. paediatr. (Basel) 169, 163 (1947).

GERLACH, W.: Virchows Arch. 294, 171 (1935).

GRAY, P.: Roux' Arch. 139, 732 (1939).

HÄUSLER, H.: Klin. Wschr. 13, 380 (1934).

— u. SCHNETZ: Biochem. Z. 275, 204 (1935).

HARRIS, G. W.: J. of Physiol. 100, 231 (1941).

HARROW: Textbook of Biochemistry. Philadelphia: Saunders Comp. 1940.

HEILMEYER, L., W. KEIDERLING u. G. STÜWE: Kupfer und Eisen als körpereigene Wirkstoffe und ihre Bedeutung beim Krankheitsgeschehen. Jena 1933.

HERKEL, W.: Beitr. path. Anat. 85, 513 (1930).

HESS, A. F., G. O. SUPPLEE and B. BELLIS: J. of Biol. Chem. 57, 725 (1923).

— and L. J. UNGER: Proc. Soc. Exper. Biol. a. Med. 19, 119 (1921/22).

HETTCHE, H. O.: Klin. Wschr. 18, Nr. 45, 1437 (1939).

HOLMBERG, C. G., and C. B. LAURELL: Acta chem. scand. 2, 550 (1948).

KAMEGAI, S.: J. of Biochem. 30, 33 (1939).

KARP, J.: Z. exper. Med. 89, 765 (1933).

KEIL, H. L., and V. E. NELSON: J. Labor. a. Clin. Med. 19, 1083 (1934).

LESNÉ, E., et S. BRISKAS: Acta paediatr. (Stockh.) 22, 123 (1937).

— P. ZIZINE et S. BRISKAS: C. r. Soc. Biol. (Paris) 121, 1582 (1936).

LEVERSTON, R. M., and E. S. BINKLEY: Biochemic. J. 26, 1022 (1932).

LINDOW, C. W., W. H. PETERSON and H. STEENBOCK: J. of Biol. Chem. 84, 419 (1929).

MACKAY, H.: Arch. Dis. Childh. 8, 145 (1933).

MACY, I. C.: Nutrizions and chemical growth in childhood. Vol. I.: Evaluation. Pp. 199, 1942. Springfield, Ill.: Charles C. Thomas.

MANN, T., and D. KEILIN: Proc. Roy. Soc. (Lond.) 126, 330 (1938).

MCHARGUE, J. S.: Amer. J. Physiol. 72, 583 (1925).

— Amer. J. Physiol. 77, 245 (1926).

MITCHELL, H. H., and T. S. HAMILTON: J. of Biol. Chem. 178, 345 (1949).

MORRISON, D. B., and T. P. NASH: J. of Biol. Chem. 88, 479 (1930).

NARASAKA, S.: Jap. J. Med. Sci. Trans. II. Biochem. 3, 175 (1937); 3, 273 (1937).

ODA, S.: Z. exper. Med. 84, 719 (1932).

PARFENTJEV, I. A., W. C. DEVRIENT and B. F. SOKOLOFF: J. of Biol. Chem. 92, 33 (1931).

PIRIE, N. W.: Biochemic. J. 25, 614 (1935).

RAMAGE, H., J. H. SHELDON and W. SHELDON: Proc. Roy. Soc. (Lond.) 113, 308 (1933).

VAN RAVENSTEIN, A. H.: Acta med. scand. (Stockh.) 118, 163 (1944).

ROSENTHAL, S. M., and C. VOEGTLIN: Physiol. Rev. 15, 471 (1935).

Ross, A., and I. M. Rabinowitch: J. of Biol. Chem. 111, 803 (1935).

Roth, F.: Med. Klin. 31, 1046 (1936).

Sachs, A., V. E. Levine and A. A. Fabian: Arch. Int. Med. 58, 523 (1936).

— — and W. O. Griffith: Arch. Int. Med. 60, 982 (1937).

— — A. Schmit and R. Hughes: Proc. Soc. Exper. Biol. a. Med. 46, 192 (1941).

Sarata, U.: Jap. J. Med. Sci. Trans. II, Biochem. 3, 1 (1935); 3, 55 (1935); 3, 63 (1935); 4, 207 (1938).

Saunders, F. J., and H. H. Cole: Endocrinology (Springfield, Ill.) 23, 302 (1938).

Schindel, L.: Beitr. path. Anat. 87, 768 (1931).

Schmidt, S.: Z. Immunforsch. 42, 32 (1925).

Schnetz, H.: Z. Klin. Med. 129, 739 (1936).

— Arch. exper. Path. u. Pharmakol. 178, 420 (1935).

— Klin. Wschr. 15, 646 (1936); 16, 664 (1937).

Schubert, G., W. Maurer u. W. Riezler: Z. inn. Med. 3, 170 (1948).

— u. W. Riezler: Klin. Wschr. 1947, H. 24/25, 304.

Schultze, M. O., and C. A. Elvehjem: J. of Biol. Chem. 102, 357 (1933).

— — and E. B. Hart: J. of Biol. Chem. 106, 735 (1934).

— — — J. of Biol. Chem. 115, 453 (1936).

Scoular, F. I.: J. Nutrit. 16, 437 (1938).

Smith, E. E., and P. Gray: J. of Exper. Zool. 107, Nr. 2, 183 (1948).

Stewart and Percival: Biochemic. J. 22, 559 (1928).

Tingey, A. H.: J. Ment. Sci. 83, 452 (1937).

Tompsett, S. L.: Biochemic. J. 28, 1544 (1934).

Usher, S. J., P. N. McDermot and E. Losinski: Amer. J. Dis. Childr. 49, 642 (1935).

Ussolzew, S.: Biochem. Z. 276, 431 (1935).

Walbum: Dtsch. med. Wschr. 51, 1148 (1925).

Whipple, G. H., and F. S. Robscheit-Robbins: Amer. J. Physiol. 92, 362 (1930).

Yosikawa, H.: Jap. J. Med. Sci. Trans. II, Biochem. 3, 195 (1935/36); 4, 219 (1939).

Zondek, S. G., u. M. Bandmann: Klin. Wschr. 2, 1528 (1931).

— — Dtsch. med. Wschr. 3, 91 (1933).

C. Der Kobaltstoffwechsel.

Von

WALTER BRENNER-Bonn.

I. Allgemeines.

Wie das Cu ist auch das Spurenelement Kobalt (Co) für den menschlichen Organismus als lebensnotwendig anzusprechen. Co fungiert als Zentralatom des Vitamins B 12 bzw. des Antiperniciosastoffes und ist hier wohl durch kein anderes Metall ersetzbar (RICKES und Mitarbeiter, SMITH, ADINALL). Kobaltkomplexe können auch enzymatische Vorgänge aktivieren (z. B. die alkalische Phosphatase) oder hemmen, und durch Kobaltsalz in einer Normalität von 0,01 wird z. B. die Aktivität der Leberkatalase stark erniedrigt (H. v. EULER, GLASER). Vor allem im zweiwertigen Zustand üben die Co-Verbindungen ihre Wirkung aus, die dem Dissoziationsgrad bzw. der Dissoziationsgeschwindigkeit parallel geht.

Die Lebensnotwendigkeit des Co für bestimmte höhere Tiere (Rinder, Schafe) ergibt sich aus dem Auftreten typischer Mangelkrankheiten (Coast disease in Australien, Bush sickness in Neuseeland usw.) infolge abnorm niedrigen Kobaltgehaltes des Futters bzw. des Bodens; hier liegt aber ein grundsätzlich anderer Mechanismus als beim Menschen vor, nämlich ein Zusammenhang des Co mit der Vitaminsynthese von Mikroorganismen im Wiederkäuermagen bzw. es wird eine Beeinflussung der symbiotischen Bakterienflora vermutet (RAY und Mitarbeiter, THOMPSON und ELLIS).

II. Kobalt und Blutbildung.

Die Co-Wirkung auf die Blutbildung ist nur in Gegenwart bzw. unter Mitwirkung von Cu und Fe möglich und nur dann, wenn der organische Teil des blutbildenden Vitamins B 12 im Überfluß vorhanden ist (v. EULER und GLASER, BEARD und ANDES). Beim Menschen und im Tierexperiment kommt es unter diesen Voraussetzungen nach Co-Gaben zu einer Vermehrung der Ery, des Hb, der Reticulocyteu und zu einer Stimulierung der erythropoetischen Knochenmarksteile. Dabei unterscheidet WEISSBECKER (1, 2) 2 Phasen: nach 2—4 Tagen tritt eine „Pseudoglobulie" im Sinne einer Blutverschiebung auf Grund einer Mobilisation von Depotblut (Folge einer Adrenalinausschüttung ?) auf, und nach weiteren 2—4 Tagen tritt dann die 2. Phase, der Anstieg der genannten Blutwerte auf Grund echter gesteigerter Erythropoese ein.

Oral werden vom erwachsenen Menschen Dosen von 100 mg Kobalt-chlorid über den ganzen Tag verteilt gut vertragen und i. v. löst Co-Chlorid in Dosen von 10—14 mg pro Tag bei einer Injektionsgeschwindig-keit von 2 mg pro Minute nur geringe Nebenerscheinungen aus [WEISS-BECKER (1, 2)]. *Der Reiz des Co auf das rote Mark ist demnach die wesent-liche Wirkung* und der erythropoetische Anteil der Sternalpunktate kann dabei bis zu 50% aller cellulären Formelemente ausmachen. Wohl als Zeichen gesteigerten Fe-Verbrauches sinkt das Serum-Fe nach Kobalt-gaben ab; bei genügender Fe-Reserve geht unter Kobaltwirkung der Hb-Aufbau dem Ery-Anstieg parallel, *bei Fe-Mangel ist* aber *eine deut-liche Dissoziation zu beobachten, wobei nur die Ery und nicht das Hb an-steigen.* Zu hohe Kobalt-Gaben führen auffallenderweise zu erhöhtem Serum-Eisen und sogar Hämosiderinablagerungen in den Organen, vielleicht als Folge gesteigerter Blutmauserung. Die erreichten Maxima des Ery, Hb- und Reticulocyten-Anstieges beim gesunden Erwachsenen gibt WEISSBECKER (1) mit 20—30% über den Ausgangswerten an!

Was den Wirkungsmechanismus betrifft, so scheinen Störungen des O_2-Transportes oder der O_2-Verwertung nach tierexperimentellen Ver-suchen von BUCCIERO und Mitarbeitern nicht ausschlaggebend zu sein; dagegen vermutet WEISSBECKER (1) auf Grund seiner Versuche, daß die Kobalt-Hyperglobulie Ausdruck einer Blut- bzw. Gewebsaredoxie ist, wobei Co die Wasserstoff-übertragenden Systeme blockieren soll. Der Hb-Anstieg wird mit Mobilisation des Fe aus dem RES erklärt (HEILMEYER, WINTROBE) bzw. mit gesteigerter Fe-Utilisation (WOLFF).

III. Sonstige Kobaltwirkungen.

Das weiße Blutbild ändert sich unter Kobalt-Zufuhr nicht. Die schon seit nahezu 20 Jahren bekannte Wirkung des Co auf die periphere Durchblutung (LE GOFF), wobei es zu einer Rötung des Gesichtes und der Acren mit Hitzegefühl, zu einem Anstieg der Hauttemperatur bis um 4° C und zum Aufschießen neuer Capillarschlingen im capillar-mikroskopischen Bild kommen kann, vermutet WEISSBECKER (1, 2) eine spezifische Schwermetall-Ionenwirkung. Weiterhin beobachtet man Steigerung des systolischen Blutdruckes (Minutenvolumenhochdruck), eine positiv ino- und chronotrope (myotonische) Wirkung am Herzen, Herabsetzung der Blutviscosität (JACQUEL) und ganz allgemein einen tonisierenden Effekt des Co.

IV. Kobaltverteilung im Organismus, Aufnahme, Ausscheidung.

Versuche am Menschen zeigen, daß im Urin etwa 8% des oral ge-gebenen Co ausgeschieden werden, das schon wenige Stunden nach Auf-nahme erscheint [WEISSBECKER (1), RENATI]. Die Hauptmenge scheidet der Mensch im Faeces aus, und zwar durch das Darmepithel und die Galle, wobei die Ausscheidung durch letztere von der Höhe des Serum-Kobalt-Spiegels abhängig zu sein scheint. Bei i. v. Applikation sinkt der erhöhte Kobaltspiegel in wenigen Minuten rasch ab und bleibt z. B. bei Gaben von 5 mg Co¨ bei 100 γ-% etwa 4 Std. lang konstant, um dann auf den Normalwert zu sinken. 65—70% des i. v. applizierten Co erscheinen schon im 48 Std.-Urin, während bei s.c. bzw. i.m. Gabe 20—25% bzw. 30—40% im 48 Std.-Urin ausgeschieden werden. *Bei Isotopen-Untersuchungen (Co^{59}) im Rattenversuch wurden nach 4 Tagen nur 5% in den Geweben gefunden, was die geringe Retention von Co demonstriert.*

Der Serum-Co-Gehalt beträgt nach WEISSBECKER (1, 2) beim erwachsenen Menschen 0,5—1,0 γ-% (Kobalt-Rhodanid-Reaktion) und WOLFF fand bei 8 Personen zwischen 18 und 45 Jahren (5 ♂ und 3 ♀) 0,17—1,48 γ-% Co im Serum, also recht deutliche Normalschwankungen (Emissionsspektrographische Methode). *Untersuchungen bei Kindern liegen nicht vor.* Über die Bedeutung des unterschiedlichen Kobalt-Gehaltes der menschlichen Organe (Tab. 1), wobei insbesondere der hohe Co-Gehalt des Pankreas und der Thymus auffällt, weiß man noch gar nichts.

Tabelle 1. *Kobaltgehalt menschlicher Organe in γ-% Frischsubstanz.*

Organe	Kobaltgehalt γ-%	Autoren
Pankreas	35	BERTRAND u. MACHEBOEUF
Milz	47	
Leber	25	
Niere	25	BERTRAND u. MACHEBOEUF,
Gehirn	4	BERGONZINI
Muskel	2,5	
Serum	0,5—1,0	WEISSBECKER

Tabelle 2. *Kobaltgehalt der wichtigsten Pflanzen und Nahrungsmittel in mg/kg Trockensubstanz.* (Nach WEISSBECKER.)

Nahrungsmittel	Kobaltgehalt mg/kg	Autoren
Hafer	0,02	BERTRAND u. MOKRAGNATZ, BERG
Reis	0,006	
Mais	0,001	
Weizen	0,002	
Kartoffel	0,063	
Erbsen	0,028	
Bohnen	0,011	BERTRAND u. MOKRAGNATZ,
Linsen	0,354	ALMAD-McCOLLUM
Kohl	0,07	
Möhren	0,02	
Spinat	0,074	
Tomaten	0,096	
Salat	0,054	
Rindfleisch	0,030	
Fisch	0,140	BERTRAND u. MACHEBOEUF
Kalbfleisch	0,035	
Kuhmilch	0,0—0,080	

Mit der Nahrung nimmt der Mensch täglich Spuren von Co auf (Tab. 2). Genauere Bilanzuntersuchungen existieren nicht. In der frischen Kuhmilch beträgt der Co-Gehalt 0—18 γ pro Liter (ELVEHJEM, PAULAIS).

V. Klinische Bedeutung des Kobalts.

Die Bedeutung des Co liegt in der genannten Blutwirkung. Zahlreiche Arbeiten heben übereinstimmend die ausgezeichnete Wirkung bei verschiedenen (besonders eisenrefraktären) Anämieformen hervor [z. B. akute und chronische Infekt-Anämie, Tumor-Anämie, Thalassämie, nephrogene und myxödematöse Anämie u. a. (WEISSBECKER, HEILMEYER, POPP und GEISBERGER, WILBERG, MEISSNER u. a.)]. Nach HEILMEYER ist Co das stärkste erythropoetische Reizmittel, das uns z. Z. zur Verfügung steht.

Eine weitere, sehr interessante klinische Bedeutung gewinnt das Co dadurch, daß die bakteriostatische Wirkung von Penicillin, von Mesohämatin und Streptomycin durch Zufügung von Kobaltlösungen ganz beträchtlich und die von Gantrisin und Protocid in geringem Grade verstärkt wird (KÄMMERER und EBERLE).

Literatur.

ADINALL, C. H.: Merk Rep. (Am.) Oktober 1948.

ALMAD-MCCOLLUM: Zit. nach WEISSBECKER.

BEARD, H. M., and E. J. ANDES: Amer. J. Physiol. **109**, 316 (1934).

BERG, R.: Die Spurenelemente. Leipzig: J. A. Barth 1940.

BERGONZINI, M.: Clin. med. ital.; zit. nach WEISSBECKER.

BERTRAND, G. M., et MOKRAGNATZ: Ann. Inst. Pasteur **44**, 543 (1930).

— et MACHEBOEUF: C. r. Acad. Sci. (Paris) **37**, 934 (1925).

BUCCIERO, M. C., and J. M. ORTEN: Blood **4**, 395 (1949).

v. EULER, H., u. A. GLASER: Dtsch. med. Wschr. **19**, 631 (1957).

ELVEHJEM: Zit. nach WEISSBECKER.

HEILMEYER, MÜLLER u. SCHUBOTHE: Klin. Wschr. **1951**, 333.

JACQUEL, M.: Semaine Hôp. **1950**, 4000.

KÄMMERER, H., u. A. EBERLE: Klin. Wschr. **1952**, 1083.

LE GOFF, J. M.: Presse méd. **1**, 231 (1934).

MACPHERSON, H. T., and J. STEWART: Biochemic. J. **32**, 376 (1938)

MEISSNER, F.: Dtsch. Gesundheitswesen **7**, 1254 (1952).

PAULAIS: Zit. nach WEISSBECKER.

POPP u. GEISBERGER: Wien. med. Wschr. **1952**, 831.

RAY, S. R. et al.: J. Nutrit. **34**, 595 (1947).

RENATI, F., e R. RUATA: Rass. med. industr. **11**, 351 (1937).

RICKES, E. L. et al.: Science (Lancaster, Pa.) **1948**, 396.

SMITH, E. L.: Nature (Lond.) **161**, 638 (1948).

THOMPSON, J. F., and G. H. ELLIS: J. Nutrit. **34**, 121 (1947).

WEISSBECKER, L.: (1) Kobalt als Spurenelement und Pharmakon. Beiheft zur Med. Mschr. H. 9, 1950, Wissenschaft. Verlagsgesellschaft M. R. N. Stuttgart.— (Umfangreiche Literatur!)

— (2) Dtsch. med. Wschr. **1950**, 116.

WILBERG, CH.: Münch. med. Wschr. **1950**, 1373.

WILKE, G., u. P. CONRATH: Arch. exper. Path. u. Pharmakol. **203**, 178 (1944).

WOLFF, H.: Klin. Wschr. **279**, 280 (1950).

Viertes Kapitel.

Kreislauf.

Von

Ulrich Köttgen-Mainz und Wilhelm Bolt-Köln-Lindenthal[1].

A. Fetaler Kreislauf.

Zustand vor der Geburt. Die Besonderheiten des Kreislaufes vor der Geburt sind vorwiegend dadurch gekennzeichnet, daß das Blut zur Aufnahme von Nährstoffen und Sauerstoff die Placenta durchströmen muß. dafür aber an den noch nicht in Tätigkeit befindlichen Lungen weitgehend vorbeigeleitet werden kann. Das in der Placenta arterialisierte Blut fließt durch die Nabelvene von der Placenta zum Körper, um bald nach Eintritt in denselben sich aufzuteilen in einen Anteil, der zur Vena portae hinzutritt, und einen zweiten, der durch den Ductus Arantii zur Vena cava inf. gelangt. Es kommt dementsprechend sofort zur Mischung von arteriellem und venösem Blut, wobei die Leber auf Grund der verhältnismäßig geringeren Beimischung venösen Blutes das am besten mit Sauerstoff versorgte Organ des Körpers darstellt. Der Blutstrom der Vena cava inf. trifft im rechten Vorhof mit demjenigen der Vena cava sup. zusammen, wobei es wiederum zu einer Durchmischung kommt. Ob die beiden Blutströme hierbei weitgehend aneinander vorbeigleiten und das Blut der Vena cava inf. vorwiegend durch das Foramen ovale in den linken Vorhof eintritt, ist noch unklar. Dragendorff lehnt als Anatom diese früher viel vertretene Auffassung ab, da nach seinen Beobachtungen die zentralen Enden beider Gefäße in stumpfen Winkel gegeneinander gerichtet sind, so daß ein Strudel entsteht, dessen Stromrichtung gegen die ventrale Herzwand gerichtet ist. Begünstigt wird die Durchmischung auch durch die im Vorhof infolge der Strombetterweiterung eintretende Verlangsamung sowie durch die intermittierende Tätigkeit der verschiedenen Herzhöhlen, die eine ungehinderte, glatte Durchströmung nicht zuläßt. In jüngster Zeit will man jedoch mit Hilfe von radioaktivem Phosphor diese Kreuzung beider Blutströme nachgewiesen haben (Everett und Johnson). Die Frage hat eine besondere Bedeutung

---

[1] Von W. Bolt stammt der Abschnitt B IV.

wegen der etwaigen Schlußfolgerung, daß das Gehirn in diesem Fall in der Fetalzeit eine verbesserte Sauerstoffversorgung aufweist.

In jedem Fall strömt auf Grund des im rechten Vorhof herrschenden relativ hohen Druckes ein Teil des Blutes durch das Foramen ovale in den linken Vorhof über und umgeht so den kleinen Kreislauf. Ein Teil des in der Arteria pulmonalis befindlichen Blutes wird — durch den Ductus Botalli — ebenfalls an den Lungen vorbei abgelenkt, so daß diese nur noch von einem bescheidenen, vorwiegend ihrer eigenen Ernährung dienenden Anteil durchflossen werden. Der übrige Kreislauf entspricht den späteren Verhältnissen, nur daß auf dem Wege über die Artt. iliacae, hypogastricae und umbilicales ein Teil des Blutes zu der sozusagen im Nebenschluß befindlichen Placenta zurückgeführt wird.

Die Kenntnis der geschilderten Strombahn läßt aber noch viele Fragen bezüglich der Blutverteilung offen. Während nach der Geburt das gesamte Blut das Organ des Gaswechsels, die Lungen, durchströmt, liegt ante partum die Placenta nur in einem Nebenschluß, dessen Größe im Verhältnis zum Gesamtkreislauf bisher unbekannt ist, so daß auch über das Ausmaß der Arterialisierung im fetalen Körper nichts ausgesagt werden kann. Einwandfreie Bestimmungen der zirkulierenden Blutmenge bei erhaltenem Placentarkreislauf, die mit den Verhältnissen beim bleibenden Kreislauf in Beziehung gesetzt Aufschlüsse vermitteln könnten, liegen ebenfalls nicht vor. Eine gewisse Vorstellung davon, wie klein in jedem Fall der Anteil des Nebenschlußkreislaufes nur ist, gibt ein Vergleich der Weite der Aorta und Artt. umbilicales. Während der mittlere Radius der Aorta asc. beim Neugeborenen 0,41 cm beträgt (THOMA), fanden HASELHORST und STROMBERGER als Summe der Durchmesser beider Nabelarterien 0,3 cm (bei Berechnung als einheitliches Gefäß). Berechnet man nach der Formel $r^2\pi$ die Querschnitte der Aorta und der beiden, getrennten Nabelarterien, so erhält man ein Verhältnis von 0,57 : 0,28 cm². Auch wenn man in Unkenntnis der Strömungsgeschwindigkeiten diese Werte nicht mit den diese Gefäße durchströmenden Blutmengen in Vergleich setzen darf, so vermitteln sie einem doch ein anschauliches Bild der sehr unterschiedlichen Gefäßkaliber. Da die Aortenweite von THOMA an der Leiche gemessen wurde und somit einer postmortalen Kontraktion unterlag, während HASELHORST und STROMBERGER bei ihrer Untersuchung der Nabelgefäße eine Verkleinerung zu vermeiden trachteten, dürften die Größenunterschiede in Wirklichkeit eher noch größer sein. Es ist demnach verständlich, wie geringfügig, mit den späteren Verhältnissen verglichen, die Sauerstoffversorgung des fetalen Körpers sein muß, wenn sich der Placentarstrom mit der wesentlich größeren Blutmenge des Körperkreislaufes mischt, wozu die in der Placenta beträchtlich geringere Arterialisierung des Blutes als später in der Lunge noch hinzukommt. Nach Gefäßpunktionen bei Schnittentbindungen in Lumbalanästhesie am wehenlosen Uterus haben denn auch HASELHORST und STROMBERGER nachgewiesen, daß der O_2-Gehalt des dem Fetus zufließenden arterialisierten Nabelvenenbluts kaum mehr als $^1/_5$ des normalen O_2-Gehalts des arteriellen Bluts beträgt, und daß der Fetus diesem — am O_2-Gehalt des venösen Nabelarterienbluts gemessen — beinahe $^4/_5$ des Sauerstoffs entnimmt, während später die arteriovenöse Differenz nur $^1/_3$ beträgt. Die diese Verhältnisse darstellende schematische Abbildung findet sich in „Blut (hämatologisch betrachtet)" auf S. 213 dieses Bandes.

Für die Kreislaufzeit im Placentarkreislauf bei wehenlosem Uterus anläßlich von Schnittentbindungen an einer vorsichtig vorgelagerten Schlinge der Nabelschnur stellten HASELHORST und STROMBERGER einen Durchschnittswert von 30 sec fest, der verständlicherweise hoch über den Werten des bleibenden Kreislaufes liegt. Allerdings kann diese Zahl nur als Annäherungswert genommen werden, da die Methode keine ausreichende Sicherheit gewährt, was auch bereits aus der großen Schwankungsbreite der Befunde abzulesen ist. Sofort nach der Geburt fand sich bei gutpulsierender Nabelschnur etwa der doppelte Wert, wofür der Grund in Störungen der Wehentätigkeit zu suchen ist.

Umstellung vom fetalen zum bleibenden Kreislauf. Mit dem Einsetzen der Lungenatmung und der Ausschaltung der Placenta ergeben sich eine Reihe grundlegender Umgestaltungen im Kreislauf. Eine wesentliche Voraussetzung für die weiter erfolgende Arterialisierung liegt in einer Änderung der Lungenstrombahn. Der Dehnungsreiz der sich entfaltenden Lunge wirkt sich vorwiegend auf die Arteriolen, Capillaren und Venen aus, die direkt in das elastische Netzwerk des Lungenparenchym eingebaut sind. Dagegen stellt v. HAYEK (1, 2) fest, daß die Arterien durch erweiterungsfähige Lymphräume vom Parenchym getrennt sind, so daß sie vom Dehnungszustand der Lungen unabhängig bleiben. Er konnte weiterhin darauf hinweisen, daß sich zur Zeit der Geburt in den feinsten Lungenarterien polsterartige Verdickungen der Intima aus epitheloiden Quellzellen finden, wie sie von anderen Sperrarterien bereits bekannt waren. Diese Polster, deren Schwellung wahrscheinlich durch Histaminwirkung ausgelöst wird, engen die Lungengefäße ein und erhöhen damit den Widerstand in dieser Strombahn. Unter Bezug auf die Feststellung von EFFKEMANN und WERLE, wonach die Histaminwerte des Blutes beim Fetus höher liegen als nach der Geburt, nimmt er an, daß dieser Abfall eine Entquellung der epitheloiden Sperrzellen hervorrufe und damit eine wesentliche Verbesserung der Durchströmung dieser Gefäße bedinge. Eigenartigerweise sind diese Sperrvorrichtungen weder bei jüngeren Feten noch bei älteren Kinden zu finden, was ebenfalls auf ihre besondere Bedeutung für die Kreislaufumstellung nach der Geburt spricht.

Diese Herabsetzung des Druckes im Lungenkreislauf hat nun ihrerseits mehrere Folgen. Die Druckminderung in der Art. pulmonalis zieht eine Entlastung des rechten Herzens nach sich, während im linken Vorhof der Druck auf Grund des verstärkten Zuflusses aus den Lungen ansteigt. Diese Druckumkehr begünstigt die Anlegung der Valvula foraminis ovalis und ihre allmählich erfolgende Verwachsung mit der Vorhofscheidewand. Für eine früher öfter angenommene, geringere Füllung des rechten Vorhofes nach der Geburt scheint demgegenüber weniger zu sprechen, zumal ja eine solche mit einer entsprechenden Verminderung des Minutenvolumens verbunden sein müßte, wofür keine Anhaltspunkte vorliegen. Die Druckverschiebung zwischen Art. pulmonalis und Aorta zugunsten dieser bringt gleichzeitig die Strömung im Ductus Botalli zum Stillstand wenn nicht zur Umkehr. Hierdurch wird ein Verschluß dieses Gefäßes ermöglicht, der durch starke Polster der Intima (DRAGENDORFF) und einen in Schneckenlinien angeordneten Verlauf der Muskulatur [v. HAYEK (2)] bewerkstelligt wird. Die Tatsache, daß der Ductus Botalli eine Innervation aufweist (BOYD), spricht dafür, daß ein nervöser Reiz hierbei eine entscheidende Rolle spielt. Beim neugeborenen Schaf konnten BARCLAY, BARCROFT u. a. mit Hilfe von Röntgenkontrastuntersuchungen nachweisen, daß der Verschluß etwa 6—8 min nach der Geburt, kurz vor dem des Foramen ovale, erfolgt. Es wäre jedoch verfehlt, anzunehmen, daß dieser vorerst funktionelle Verschluß und damit die Kreislaufumstellung bei allen Kindern mit gleicher Regelmäßigkeit verliefe. Die bei Neugeborenen nicht selten anzutreffenden, vorübergehenden Insuffizienzerscheinungen dürften zum Teil in einer verspäteten Anpassung ihre Erklärung finden. *Der bleibende organische Verschluß des Ganges ist erst mit etwa 6—12 Wochen erreicht, beim Foramenovale mit etwa 2—7 Monaten,* doch bleibt dieses bei 25—30% auch später noch teilweise offen.

Die letzte Stelle, an der es nach der Geburt zu einem entscheidenden Verschluß kommen muß, liegt in den Nabelgefäßen. Diese sind entgegen älteren Anschauungen nicht nervösen Reizen unterworfen. Durch eingehende Untersuchungen an der Art. umbilicalis konnte kürzlich GOERTTLER zeigen, daß die glatte Muskulatur hier ebenfalls ein System gekreuzter Spiralzüge bildet, dessen sinnvolle Ausrichtung es ermöglicht, daß die gleichen Muskelzüge vor der Geburt eine Erweiterung, nach derselben dagegen unter dem Einfluß der Abkühlung und Austrocknung der umliegenden Gallerte mit Änderung des Punctum fixum eine Verengerung und damit einen festen Verschluß bewirken. Eine weitere Sicherung ist nach Ergebnissen von WATZKA (1) darin zu erblicken, daß sich auch in den Nabelarterien wie an anderen Gefäßen Drosseleinrichtungen in Gestalt besonderer Längsmuskelwülste finden, die eine Gefäßsperre hervorrufen bzw. begünstigen können, so daß auch hierdurch bei einem etwaigen Abriß der Nabelschnur eine Verblutung vermieden wird.

B. Bleibender Kreislauf.

I. Anatomie des Herzens.

a) Feinerer Aufbau.

Von den Besonderheiten der Feinstruktur des kindlichen Herzens können hier nur einige wesentliche Züge gestreift werden. Das *Endokard* ist beim Neugeborenen durch eine im Vergleich zu später deutlich geringere Ausbildung des elastischen Gewebes gekennzeichnet. In den Kammern finden sich nur feine Fasern und Netzwerke, während die Vorhöfe schon elastische Lamellen erkennen lassen.

Die *Atrioventrikularklappen* zeigen bereits äußerlich am Schließungsrande beim Neugeborenen kleine Knötchenbildungen (Noduli Albini), die möglicherweise Reste eines fetalen Randwulstes darstellen. Von ihnen zu unterscheiden sind die höchstens 1,5 mm messenden kleinen Klappenhämatome, die ebenfalls bei einer größeren Zahl Neugeborener sich finden, um später zu verschwinden. In den Klappen zeigen sich noch Reste der zu einem früheren Zeitpunkt stärker entwickelten Muskulatur. Ob in normalen Segelklappen Gefäße vorkommen können oder nicht, ist nach DRAGENDORFF nicht endgültig geklärt.

Das *Myokard* ist beim Neugeborenen durch eng aneinanderliegende, schmale Muskelfasern und sehr zarte Entwicklung des interstitiellen Bindegewebes ausgezeichnet, während sich beim älteren Kind reichlich flüssigkeitsgefüllte Spalten findet. Das elastische Gewebe soll beim Neugeborenen und Kleinkind im Ventrikelmyokard fast ganz fehlen, in den Vorhöfen allerdings in feineren Geflechten vorhanden sein. In der Breitenentwicklung der Muskelfasern bestehen erhebliche Unterschiede. Nach SCHIEFFERDECKER beträgt der Querschnitt mit 1 Jahr 109 μ^2, mit 2—4 Jahren 136 μ^2 mit 15—16 Jahren 185 μ^2 und mit 22 Jahren 261 μ^2. *Die Bedeutung dieser frühkindlich geringen Muskelfaserdicke für die Erleichterung der Sauerstoff-Diffusion liegt auf der Hand.* Von besonderem Interesse sind neue Untersuchungen über die Zahl der Muskelkerne, die im Erwachsenenalter bekanntlich weitgehend konstant bleibt. Aus Untersuchungen von HORT geht nun hervor, daß die Zellzahl in einer bestimmten Raumeinheit in den ersten 7 Embryonalmonaten derjenigen des Erwachsenenalters entspricht, um sich dann bis zur Zeit der Geburt auf etwa die Hälfte zu vermindern. Dieser Rückstand wird jedoch vom linken Ventrikel in etwa 3 Monaten, vom rechten in etwas längerer Zeit wieder ausgeglichen. Die postfetale Verdoppelung erfolgt im Gegensatz zur Embryonalzeit durch eine amitotische Zellteilung. Während es bei der mitotischen Teilung zu einer Zellvermehrung kommt, erfolgt jetzt vorwiegend eine Zellvergrößerung, womit überwiegend bereits im jungen Säuglingsalter der Schlußschritt der Muskelkernentwicklung getan wird. Das weitere Längenwachstum geht zwischen den

Kernen vor sich. Erwähnt sei schließlich noch die schlechtere Capillarisierung des Herzmuskels bei Frühgeborenen, die derjenigen anderer Organe entspricht.

Das *Reizleistungssystem* ist nach DRAGENDORFF morphologisch noch schlechter als das des Erwachsenen von dem allgemeinen Muskelsystem zu differenzieren. Aus entwicklungsgeschichtlichen Untersuchungen ist bekannt, daß bei niederen Tieren und in frühembryonalen Stadien überhaupt noch keine Trennung zwischen spezifischem Reizleitungsgewebe und Arbeitsmuskulatur besteht (BENNINGHOFF). Eine Fortpflanzung von Reizen ist hier also noch in allen Richtungen möglich. Die auffällige Automatiemöglichkeit des Herzens frühgeborener Kinder (KÖTTGEN und FEYERABEND) dürfte zum Teil in dieser Pluripotenz seine Erklärung finden.

b) Form und Abmessungen.

Abgesehen von den unterschiedlichen Größenverhältnissen zeigt das Herz des jungen Kindes eine andere und zwar plumpere Form als das des Erwachsenen. Der Querdurchmesser ist beim Säugling relativ breiter, so daß die Breite beim Neugeborenen 130%, mit 1—2 Jahren 122%, mit 8—9 Jahren 115% und vom 11. Jahr ab 108% der Länge beträgt. Die folgende Tabelle zeigt die Maße im einzelnen.

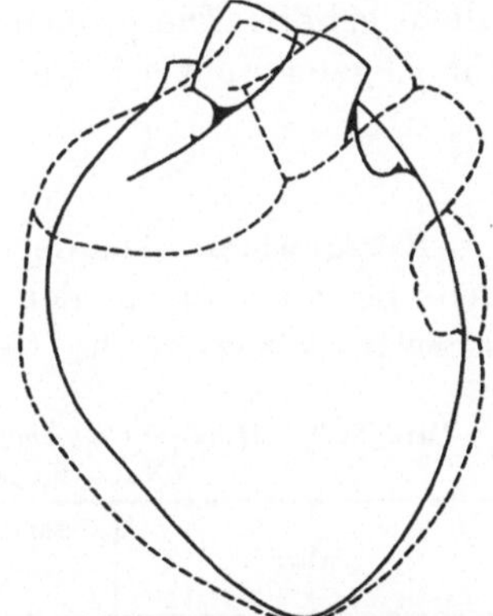

Abb. 1. Umriß des Herzens beim Erwachsenen ——— und Kind ------- auf gleiche Größe gebracht. (Nach DRAGENDORFF.)

Die Vorhöfe, insbesondere die Herzohren, nehmen beim jungen Kind einen relativ größeren Anteil des Herzens ein, wobei wieder die rechte Seite beim Säugling stärker betont ist. Die beigefügte Abbildung beleuchtet dies am besten. Während beim Erwachsenen die Herzspitze vom linken Ventrikel gebildet wird, beteiligen sich beim Säugling beide

Tabelle 1. *Lineare Maße von Kinderherzen (cm).* (Nach FALK.)

Alter	♂			♀		
	Breite	Länge	Dicke	Breite	Länge	Dicke
Neugeborener .	4,0	3,1	1,9	3,9	2,9	1,7
5—6 Monate .	4,9	3,9	2,6	4,7	3,8	2,6
1—2 Jahre. .	6,2	5,0	3,0	5,9	4,9	2,9
3—4 „ . .	6,6	5,5	3,3	6,2	5,4	3,1
5—6 „ . .	7,3	6,5	3,5	6,4	5,9	3,4
7—8 „ . .	7,6	7,0	3,5	7,3	6,2	3,2
9—10 „ . .	8,2	7,3	3,4	7,2	6,2	3,6
13—14 „ . .	8,2	7,8	3,7	8,3	7,8	3,8
Erwachsener. .	10,7	9,7	—	9,9	9,3	—

Tabelle 2. *Durchschnittswerte normaler Ostienweiten (Durchmesser) für beide Geschlechter gemeinsam berechnet.* (Nach KIRCH.)

Alter	Tricuspidal- ostium cm	Mitral- ostium cm	Pulmonal- ostium cm	Aorten- ostium cm
Neugeborener	3,9	3,2	2,7	2,0
1—5 Jahre	5,3	5,0	3,6	3,3
6—10 „	6,8	6,8	4,5	4,2
11—15 „	8,3	7,6	5,9	4,9
16—20 „	11,0	9,5	6,2	5,8

daran, falls nicht, allerdings seltener, die Spitze dem rechten Ventrikel allein gehört. Die großen Blutgefäßstämme sind ebenfalls relativ weit, ihr Abgang steht schräger zur Längsachse als später.

c) Herzmasse.

Herzgewicht. Aus der Besprechung des fetalen Kreislaufes ging bereits hervor, daß vor der Geburt durch Nebenschaltung des Placentarkreislaufes sowohl die Gesamtstrombahn wie die zirkulierende Blutmenge wesentlich größer sein muß und ist, um die geringe Arterialisierungsmöglichkeit in etwa zu kompensieren. *Dies bringt es zwangsläufig mit sich, daß dem fetalen Herzen eine erheblich stärkere Arbeit obliegt,* deren Erfüllung dadurch sichergestellt wird, daß es eine besonders reichliche Arbeitsmuskulatur besitzt. *Es drückt sich dies in seinem im Verhältnis zum übrigen Körper relativ hohen Gewicht aus.* Vergleicht man allerdings das Herzgewicht des Neugeborenen mit dem Gewicht von Körper

Tabelle 3. *Absolute Gewichte des Gesamtherzens.* (Nach FALK.)

Alter	Gesamtgewicht des Herzens in g	
	♂	♀
Fetus von 8 Monaten	8,24	—
Fetus von 9 Monaten	11,69	9,85
Neugeborenes. . . .	17,24	16,5
1—2 Monate . . .	20,1	21,3
5—6 „	32,95	30,0
11—12 „	44,2	44,2
1—2 Jahre	55,6	52,5
3—4 „	70,8	67,7
5—6 „	85,1	82,4
6—7 „	92,3	87,5
7—8 „	97,3	90,3
8—9 „	102,1	98,1
9—10 „	111,1	95,8
10—11 „	112,4	108,0
11—12 „	127,8	125,4
12—13 „	134,2	143,0
13—14 „	164,0	172,5
14—15 „	183,6	184,6
15—16 „	193,0	190,0
16—17 „	244,4	—

und Placenta zusammen, so ist das Verhältnis dem späterer Altersstufen angenähert (HELMREICH). Die Umstellung auf den bleibenden Kreislauf bringt durchaus nicht in Kürze bereits eine Angleichung an die Erwachsenenwerte, vielmehr kommt es nur zu einem langsamen Abfall auf einen Mindestwert des relativen Herzgewichtes, nach dessen Erreichung dieses wieder ansteigt. Der Wendepunkt liegt nach FALK im 9.—11. Jahr bei den Mädchen, im 10.—12. Jahr bei den Knaben, nach W. MÜLLER zwischen dem 16.—20. Jahr für beide Geschlechter (zwischenliegende Werte von FAHR und BENEKE). Bei der Bewertung der von den verschiedenen Forschern angegebenen und zum Teil beträchtlich divergierenden Zahlen muß man sich vor Augen halten, daß vorausgegangene Erkrankungen, auch wenn solche des Herzens ausgeschlossen wurden, die Muskelmasse in unterschiedlichem und im Einzelfall unbekanntem Ausmaß verändern konnten, was bei Vergleich mit den allerdings spärlichen autoptischen Befunden nach Tod infolge Unglücksfall deutlich hervortritt (OPPENHEIMER, zit. bei DRAGENDORFF). Einzelne Autoren haben

Tabelle 4. *Relatives Herzgewicht ($^o/_{oo}$ des Körpergewichts). (Nach Th. FAHR.)*

Alter	Anzahl der Fälle	♂	♀
Neugeborene bis 1 Monat . .	24	7,79	7,23
2—12 Monate .	80	7,31	7,56
2—5 Jahre . .	48	5,62	6,50
6—10 „ . .	27	6,72	6,93
11—15 „ . .	17	5,59	5,90
16—20 „ . .	63	5,76	5,79
21—30 „ . .	152	5,74	5,62
31—40 „ . .	120	5,96	5,51

zudem das Herz mit dem perikardialen Fett und den Gefäßen gewogen (Bruttogewicht), andere erst nach Entfernung desselben. Bei Ermittlung des Relativgewichtes ist zu bedenken, daß die vom Anatomen gefundenen Körpergewichte fast nie dem Normalwert entsprechen, bei Bezug auf durchschnittliche Meßtabellen von gesunden Kindern jedoch mit einem anderen Material gearbeitet wird.

Die Herzgewichte pflegen beim männlichen Geschlecht im allgemeinen etwas höher zu liegen, nur im 12.—14. Jahr werden sie von denen der Mädchen vorübergehend übertroffen.

Tabelle 5. *Absolutes und relatives ($^o/_{oo}$) Herzvolumen bei Knaben. (Nach F. W. BENEKE.)*

Alter	Absolutes Herzvolumen	Relatives Herzvolumen	Alter	Absolutes Herzvolumen	Relatives Herzvolumen
Neugeboren . .	14,0	4,37	9—11 Jahre . .	111,5	4,02
$^1/_4$ Jahr	25,8	4,53	13—14 „ . .	128,5	3,49
2 „	44,3	3,54	15 „ . .	130,0	2,85
4 „	60,0	3,75	16 „ . .	177,3	3,58
6 „	75,1	3,95	18 „ . .	202,4	3,52
7 „	99,0	4,71	20 „ . .	259,7	4,33

Ähnliche Angaben wie durch die Wägung des Herzens lassen sich durch Feststellung seines Volumens (Wasserverdrängung des eröffneten Organs) gewinnen. Vergl. die vorstehende Tabelle.

Insgesamt läßt sich bei Überblick über diese Angaben sagen, daß das Herz im allgemeinen mit dem Wachstum des übrigen Körpers Schritt hält. *Eine vorübergehende, funktionelle Insuffizienz wäre bei Berücksichtigung der Morphologie am ehesten bei älteren Schulkindern zu erwarten*, bis die allgemeine, unter dem Einfluß der Pubertät erfolgende Massenzunahme auch beim Herzen einen Umschwung herbeiführt. Man wird sich dieser Tatsache bei der Frage nach der Belastungsfähigkeit von Kindern dieser Altersstufe zu erinnern haben.

Rechtes und linkes Herz. Die Herzabschnitte halten bei dieser Entwicklung nun durchaus nicht etwa gleichen Schritt. Es ist das verständlich, wenn man bedenkt, daß dem rechten Ventrikel vor der Geburt infolge des noch breit geöffneten Ductus Botalli ein beträchtlicher Teil der Auswurfleistung in den großen Kreislauf obliegt, während er nach derselben nur noch die Durchströmung des wesentlich kleineren Lungenkreislaufes zu garantieren hat, was mit einer geringeren Drucksteigerung bewerkstelligt werden kann. *Infolgedessen braucht die Muskelmasse des rechten Ventrikels in der ersten Lebenszeit kaum zuzunehmen, während der linke Ventrikel ebenso wie der übrige Körper sich sprunghaft vergrößert.* Diese Verhältnisse spiegeln wider in der oben wiedergegebenen Tabelle von FALK und seien in einer weiteren Darstellung von W. MÜLLER noch einmal verdeutlicht, wobei gleichzeitig das Relativgewicht des linken Ventrikels ermittelt wurde. (Vom Septum wurden von MÜLLER auf Grund von Studien an einseitigen krankhaften Herzvergrößerungen 30,2% dem rechten und 69,8% dem linken Ventrikel zugerechnet.)

Tabelle 6. *Absolute Gewichte beider Herzkammern sowie Relativgewicht der linken Kammer.*

Alter	Rechte Kammer g	Linke Kammer	
		g	in ‰ des Körpergewichts
Neugeborener .	6,14	7,15	2,23
4—6 Monate .	6,55	12,35	1,87
7—12 ,, . .	8,04	16,31	1,93
2 Jahre. .	12,42	22,00	1,69
3 ,, . .	14,98	32,15	2,18
4—5 ,, . .	16,24	34,20	2,07
6—10 ,, . .	25,01	50,97	2,21
11—15 ,, . .	34,00	67,10	1,84
16—20 ,, . .	63,40	117,10	2,33

Vorhöfe und Kammern. Das Verhältnis der Herzkammern läßt sich nach den Berechnungen von W. MÜLLER und WIDERÖE auch durch Bezug der Gewichte aufeinander anschaulich darstellen, wodurch das Rückbleiben der rechten Seite ebenfalls klar hervortritt. *Überschlägig läßt sich etwa vom Kleinkindesalter an sagen, daß die Muskelmasse des linken Ventrikels diejenige des rechten um etwa das Doppelte übersteigt.*

Auch die Dicke der Herzwandung muß dementsprechend eine getrennte Entwicklung durchmachen. Der Vergleich durch Messungen ist jedoch durch die unterschiedliche Struktur beider Ventrikelwandungen erschwert, insofern auf der rechten Seite die Trabekularmuskulatur überwiegt, die bei den nur die Corticalis berücksichtigenden Messungen nicht erfaßt wird. Die stark unterschiedlichen Zahlenangaben verschiedener Autoren sind hierdurch verständlich. Insgesamt soll die Wandstärke des rechten Ventrikels bis zum 14. Lebensjahr um nur etwa 0,1 cm, die des linken dagegen um 1 cm zunehmen.

Im Laufe der Kindheit treten nicht nur Veränderungen im Anteil der beiden Herzhälften zu einander auf, sondern auch das Verhältnis der Vorhöfe zu den Ventrikeln verschiebt sich in dem Sinne, daß diese eine stärkere Gewichtszunahme aufweisen. Man kann zur Darstellung dieser Beziehungen mit W. MÜLLER einen sog. *Atrioventrikularindex* aufstellen, der sich von dem Verhältnis 1 : 4 oder 1 : 5 beim Säugling zu 1 : 6 oder mehr beim Erwachsenen verschiebt.

Ob man hieraus den Schluß ziehen kann, daß auch das Fassungsvermögen sich gleichmäßig verändert, d. h. daß bei der Geburt relativ große Vorhöfe später von einer überschießenden Ventrikelentwicklung überholt werden, steht dahin. Leider stehen kaum Angaben über deren Kapazität auf Grund anatomischer Untersuchungen zur Verfügung, obwohl sie beispielsweise für die Beantwortung der *Frage nach dem Verhältnis zwischen Schlagvolumen und*

Tabelle 7. *Gewicht der rechten Herzkammer, in Prozenten des Gewichtes der linken Herzkammer.*

Alter	W. MÜLLER	WIDERÖE
Neugeborener . . .	83,3	109,0
2 Wochen . . .	71,6	88,5
4 ,, . . .	63,5	72,0
2 Monate . . .	58,2	65,0
3 ,, . . .	55,3	62,5
4—6 ,, ...	52,4	57,0
7—12 ,, . . .	53,8	54,5
2 Jahre	54,3	56,0
4—5 ,, ...	48,6	51,5
6—10 ,, ...	47,9	50,5
11—15 ,, ...	48,4	52,0
16—20 ,, ...	52,5	56,5

Tabelle 8. *Gewicht der Herzvorhöfe in Prozenten des Gewichtes der Herzkammern.* (Nach W. MÜLLER.)

Alter	
Säuglingszeit	22,25
2 Jahre	20,45
3 ,, ...	19,33
4—5 ,, ...	17,87
6—10 ,, ...	17,00
11—15 ,, ...	17,25
16—20 ,, ...	17,75

Tabelle 9. *Fassungsvermögen der Herzräume.* (Nach HIFFELSHEIM und ROBIN.)

	rechter Vorhof cm³	linker Vorhof cm³	rechte Kammer cm³	linke Kammer cm³
Neugeborener	7—10	4—5	8—10	6—10
Erwachsener	100—185	100—130	160—230	143—212

Restblutmenge großes Interesse besitzen würden. Eine ältere, auf die Untersuchung einer nur kleinen Zahl von Fällen sich gründende Angabe findet sich bei HIFFELSHEIM und ROBIN.

II. Anatomie der Gefäße.

a) Arterien.

Zur Zeit der Geburt ist die Wandentwicklung der Hauptstämme der Arterien sowohl des elastischen wie des muskulären Typs weit vorgeschritten, dagegen zeigen die kleineren Gefäße besonders der Organe einen unterschiedlichen, wohl von Entwicklungsstand und funktioneller Bedeutung des versorgten Gebietes abhängigen Ausbildungsgrad. Neben der Längenzunahme wächst auch die Wanddicke, wie aus folgender Tabelle hervorgeht.

Tabelle 10. *Gefäßwanddicken in Millimeter*. (Nach I. KANI.)

Alter Jahre	Arteria pulmonalis	Aorta (über Klappen)	Carotis communis
1—2	0,79	0,83	0,55
3—4	0,91	1,14	0,59
5—6	0,66	1,23	0,60
7—8	0,72	1,36	0,89
9—10	1,16	1,39	0,79
11—13	1,07	1,49	0,90
14—16	1,01	1,41	0,90
17—19	1,12	1,58	0,90
20—22	1,12	1,58	0,93

Diese Dickenzunahme betrifft nun nicht alle Teile der Gefäßwand in gleichem Maße, sondern ist an der Intima und Media unterschiedlich stark zu beobachten, wobei sich die Arterien des elastischen und des muskulären Typs nicht gleichmäßig verhalten. An den elastischen Arterien ist der Wandbau der Media und Adventitia bereits weit vorgeschritten, insbesondere sind die elastischen Lamellen denen beim Erwachsenen recht ähnlich und weichen auch nach ihrer Zahl kaum ab. Im muskulären Aufbau scheinen desgleichen keine stärkeren Unterschiede vorzuliegen. *Um so eindrucksvoller ist dagegen der starke Ausbau der Intima, deren Wachstum fast ausschließlich die Zunahme der Wanddicke verursacht.* Die auslösenden Faktoren dieses Umbaues sind noch unbekannt.

Untersuchungen von ROLLHÄUSER über die Zugfestigkeit ergaben, daß dieselbe an der Aorta des Neugeborenen etwa das Zwei- bis Dreifache des Erwachsenenwertes beträgt, eine bemerkenswerte Ausnahme der Regel, daß junges Gewebe weniger Festigkeit besitzt als ausgereiftes. Es wird dies von ihm als Ausdruck einer sinnvollen Materialreserve aufgefaßt, die der kräftigen Herzarbeit dieser Altersstufe entspricht.

Umgekehrt verhält sich dagegen die Dehnbarkeit, die mit steigendem Alter abnimmt, nicht infolge geringerer Wandfestigkeit, sondern verminderter Dehnungsverlängerung. Die höchste Volumdehnbarkeit (wesentlich für die Windkesselwirkung) fand sich in der Aorta asc. und im Arcus.

Bei den Arterien des muskulären Types ist demgegenüber die Entwicklung der Intima schwankender und meist wesentlich geringer, während die Media vorwiegend durch Vermehrung der Muskelzellen einen erheblichen Zuwachs erfährt (DRAGENDORFF). Die Maßangaben einiger kennzeichnender Beispiele finden sich in der folgenden Tabelle.

Tabelle 11. *Dicke der Arterienwandschichten in Mikren (μ).* (Nach GRÜNSTEIN.)
Aorta (elastisch).

Alter	Intima	Zuwachs		Media	Zuwachs	
		absolut	%		absolut	%
Neugeborener . .	6	—	—	650	—	—
16 Jahre	54	48	800	856	206	31,7
Erwachsener (Mitte der 30) .	124	70	129	996	140	16,0

Carotis communis (elastisch).

Neugeborener . .	3	—	—	286	—	—
16 Jahre	34	31	1033	490	204	71
Erwachsener (Mitte der 30) .	98	64	188	628	138	28

Distales Ende der Iliaca communis (muskulär).

Neugeborener . .	6	—	—	30	—	—
16 Jahre	44	38	633	281	251	840
Erwachsener (Mitte der 30) .	58	14	31	398	117	42

Arterienweite. Die absolute Weite der Schlagadern nimmt während des Wachstums ständig zu, während die relative Weite bezogen auf die Körperlänge, auf deren Bedeutung besonders BENEKE hingewiesen hat, in der Kindheit vorwiegend eine umgekehrte Entwicklung erkennen läßt, d. h. dieses Maß nimmt ab.

Allerdings zeigen nicht alle Arterien eine gleichartige Veränderung. Einzelne wie z. B. die Art. pulm., die Aorta asc. und Carotis nehmen anfänglich auch an relativer Weite zu, um dann nach 2 Jahren der allgemeinen Entwicklung zu folgen, was wahrscheinlich auf ihre stärkere Durchströmung nach der postfetalen Kreislaufumstellung mit Schluß des Ductus Botalli zurückzuführen sein dürfte. Die Aorta abdomin. weist dagegen einen stetigen Abfall der relativen Umfangswerte auf. Ein Vergleich der absoluten Umfänge im ersten Jahr zeigt dementsprechend bei der Aorta asc. eine Zunahme um 50%, während das Maß der Aorta abdomin. ziemlich unverändert bleibt.

Tabelle 12. *Relative Arterienweite in Promillen der Körperlänge.*
(Nach F. W. Beneke.)

Alter	Pulmonalis	Aorta		Iliaca	Carotis
		ascend.	thoracic.	commun. sin.	
Totgeboren	47,6	37,5	32,4		
14 Tage bis 3 Monate . .	48,8	44,2	33,5	13,3	15,7
4—12 Monate	49,0	45,2	31,0	13,4	16,6
2 Jahre	50,9	46,9	31,7	12,9	17,5
3 „	47,7	43,9	30,7	11,5	16,7
4 „	42,4	41,8	28,1	11,7	14,5
6 „	40,9	38,9	26,2	11,0	12,9
7 „	40,6	37,0	26,6	12,1	13,0
11—13 „	37,9	36,9	23,6	11,3	11,6
15 „	36,0	33,0	23,8	11,2	11,3
16 „	33,8	33,2	23,1	11,1	11,0
18 „	34,9	33,1	23,9	11,3	10,5
20 „	36,6	34,3	24,6	11,7	10,7
21—25 „	36,7	35,1	25,3	11,7	10,4
25—30 „	37,9	36,4	26,2	12,1	10,7

Auch Helmreich wies auf die unterschiedlichen Verhältnisse zwischen der Weite der verschiedenen Abschnitte der Aorta und ihrer Äste hin. Vor der Geburt gleicht die Summe der Querschnitte der Blutgefäße, durch welche das Blut vom Aortenbogen abströmt, ungefähr dem Querschnitt der zuführenden Aorta asc. mit dem Ductus Botalli, so daß eine relativ günstige Blutversorgung des Kopfes gewährleistet ist. Mit dem Verschluß des Ductus Botalli verkleinert sich der Querschnitt der zuführenden Bahn anfangs wesentlich. Die Aorta abdomin. zeigt kurz nach der Geburt und Ausschaltung des Placentarkreislaufes für einige Monate eine absolute Verkleinerung, hat aber in der weiteren Entwicklung einen Querschnitt, der den der Summe der abgehenden Gefäße übertrifft, so daß ein dem starken Wachstum der unteren Körperhälfte entsprechender Blutzustrom ermöglicht wird. — Ein allgemeiner Umschwung mit nun wieder laufender Zunahme der relativen Weite ist um das 16.—18. Jahr zu beobachten.

b) Venen.

Die Angaben über Bau und Weite der Venen während der kindlichen Entwicklungszeit sind spärlich. Ihr Verlauf soll bei Kindern gestreckter sein als bei Erwachsenen, wobei besonders zur Reifezeit ein beträchtliches Wachstum eintreten soll (Dragendorff). Hiermit stimmen Angaben überein, wonach das Fassungsvermögen allmählich wesentlich zunehme. Strömungsmechanisch bedeutsam ist noch die Tatsache, daß die Zahl der funktionierenden *Venenklappen* in der Kindheit erheblich abnimmt, sei es daß sie insuffizient werden, sei es daß sie völlig verschwinden (Dragendorff). Dies trifft nicht nur für die Extremitäten zu, sondern gilt besonders auch für das Pfortadergebiet.

Eingehender studiert sind die relativen Wachstumsverschiebungen der beiden Hohlvenen zueinander, wobei die Vena cava inf. ein wesentlich stärkeres Wachstum zeigt. Die Parallele zu der allgemeinen körperlichen Entwicklung mit der gleichartigen Abnahme der relativen Schädelgröße verglichen mit Rumpf und Extremitäten liegt auf der Hand.

Tabelle 13. *Relative Venenweite in Promillen der Körperlänge.* (Nach HUSTEN.)

a) Vena cava superior		b) Vena cava inferior	
Alter		Alter	
Neugeborener	43,1—46,2	Neugeborener	
bis 2 Jahre . . .	(hin und her	bis 1 Jahr	23—25,0
	schwankend)	1—1¹/₂ Jahre . . .	26,9
3 „ . . .	41,1	1¹/₂—2 „ . . .	27,1
4—5 „ . . .	40,0	3 „ . . .	27,8
6—10 „		4—5 „ . . .	29,4
11—15 „ . . .	} 37,7—38,0	6—10 „ . . .	30,6
16—20 „ . . .		11—15 „ . . .	36,4
21—30 „ . . .	35,8	16—20 „ . . .	37,7
31—40 „ . . .	39,8	21—30 „ . . .	37,4
		31—40 „ . . .	40,3

Eine Gegenüberstellung der Weite beider Hohlvenen und der Aorta, wie sie sich aus den obigen Angaben errechnen läßt (BROCK), zeigt, daß

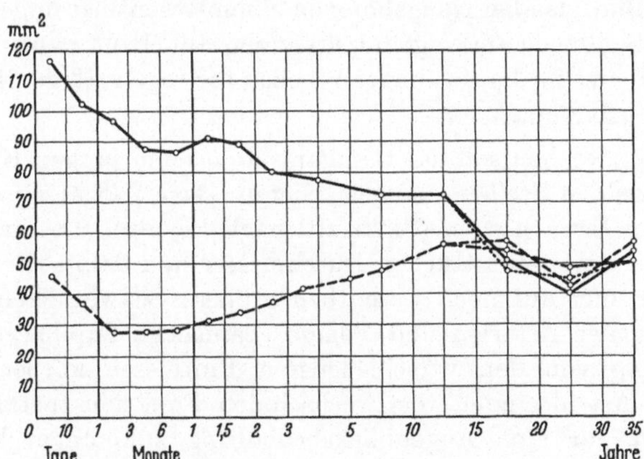

Abb. 2. Querschnittswerte der Hohlvenen in Quadratmillimeter bezogen auf 10 kg Idealgewicht. (Nach HUSTEN.)

Vena cava sup.: Männer —— Frauen ——
Vena cava inf.:

die für die peripheren Venen gefundene Tatsache einer Zunahme ihres Umfanges und damit ihres Fassungsvermögens auch für die großen Gefäßstämme zutrifft. Beim jungen Kind ist das venöse System enger und erreicht erst von der Pubertät an die bekannte doppelte Weite der arteriellen Strombahn. Vergl. die nachstehende Tabelle.

Tabelle 14. *Verhältnis der Aortenweite zur summierten Weite beider Venae cavae.* (Nach BROCK.)

Alter	Aortenweite	Summe der Weiten beider Hohlvenen
1. Lebensjahr	1	1,53
2. „	1	1,52
3. „	1	1,56
4.— 5. „	1	1,70
6.—10. „	1	1,80
11.—15. „	1	2,00
16.—20. „	1	2,25

c) Capillaren.

Die Tatsache, daß die Capillarisierung zahlreicher Organe bei Frühgeborenen noch ungenügend ist (Lungen, Herz, Leber, Nieren, Gehirn), zeigt an, daß dieser Teil der Gefäßbahn sich am Ende der Fetalzeit noch in starker Entwicklung befindet. Verständlicherweise ist die hiermit verbundene schlechtere Sauerstoff- und Nährstoffversorgung für die Funktion dieser Organe sehr bedeutsam, so daß man mit Recht Beziehungen zwischen ihrer Ausreifung und dem Grad ihrer Capillarisierung aufgestellt hat. Deutlich ist auch der Unterschied im capillarmikroskopischen Bild, das bei Neugeborenen einen wesentlich ungeordneteren Aufbau der Schlingen am Nagelfalz erkennen läßt (HOLLAND und MEYER), aus dem sich erst im Laufe einiger Wochen die regelmäßigen Haarnadelformen herausbilden.

Allgemein gesehen soll das Capillarsystem beim jungen Kind relativ weit, an einzelnen Stellen (Lungen, Nieren, Darm) sogar absolut weiter sein als beim Erwachsenen (SEITZ zit. nach HECHT). Die kritische Beurteilung der durchschnittlichen Durchmesser und damit der Kapazität stößt jedoch hier auf noch wesentlich größere Schwierigkeiten als bei der Messung der Arterien und Venen. Sämtliche Capillaren befinden sich abhängig von den verschiedensten Einflüssen körperlicher und psychischer Art in einem stets wechselnden Funktionszustand, so daß Maßangaben nur eine Augenblicksbedeutung zukommen kann. Die untere Grenze des Durchmessers durchströmter Capillaren wird jedenfalls durch die Größe der Blutzellen, insbesondere der größeren Leukocyten bestimmt. OTFRIED MÜLLER warnt deshalb mit Recht vor nur scheinbar exakten Zahlenangaben. Unter Berücksichtigung dieser Vorbehalte gibt er für den Nagelfalz die mittlere Weite des arteriellen Schenkels mit 0,009—0,012 mm und die des venösen Anteiles mit 0,02 mm an. Auch die Form der Capillarschlingen am Nagelfalz ist nicht als konstant zu betrachten, sondern ebenfalls von verschiedenen Einflüssen z. B. der Ernährung abhängig.

d) Drosselgefäße und arteriovenöse Anastomosen.

Abgesehen von dem bisher besprochenen Anteil des Gefäßsystems ist in den letzten Jahren zunehmend die Bedeutung besonderer Regulationseinrichtungen desselben erkannt worden, die für den je nach dem Funktionszustand stets wechselnden Blutbedarf der verschiedenen Körperteile und Organe die notwendigen Voraussetzungen schafft. Nach den Untersuchungen von WATZKA (1, 2) sind hierfür bedeutsame *Sperrvorrichtungen an den Venen in Form von Längsmuskelwülsten der Intima, bei denen eine Einengung des Gefäßlumens eine Stauung im vorgeschalteten Capillargebiet und damit möglicherweise einen verstärkten Stoffaustausch* hervorruft (Leber, Darm, Lungen, Haut, Nebennieren u. a.), *sowie solche an den Arterien, die eine Durchblutungsminderung bedingen* (Nabel, Schilddrüse, Lungen, Nieren u. a.). Andere Regulationsvorrichtungen in Gestalt von muskulösen *Sperrwülsten* oder Lagern von flüssigkeitsreichen, epitheloiden, quellfähigen Zellen befinden sich *an den arteriovenösen Anastomosen.* Je nach deren Öffnung oder Schließung wird der Blutstrom direkt in die Venen abgeleitet und der Druck in diesen erhöht oder durch das zugehörige Capillargebiet gepreßt. Solche Regulationsvorrichtungen finden sich nicht nur an sauerstoffhungrigen, sondern auch an bradytrophen Organen (Sehnen, Zwischenwirbelscheiben usw.), wo ihre Aufgabe darin erblickt werden kann, während verstärkter Muskelarbeit o. ä. das Blut von diesen abzuleiten. Diese Ausgleichsvorrichtungen sind für uns deshalb von großem Interesse, weil sie offenbar nach der Geburt zum Teil noch einem wesentlichen Ausreifungsvorgang unterliegen bzw. überhaupt erst noch gebildet werden (ROTTER, WATZKA mdl. Mitt.). Es wäre das insofern verständlich, als der Körper vor der Geburt weder Temperaturschwankungen noch einer zeitweise gesteigerten Arbeitsbelastung seiner Muskulatur oder inneren Organe ausgesetzt ist. Weitere Untersuchungen auf diesem Gebiet wären sehr erwünscht, kreislaufphysiologische Feststellungen scheinen diesen anatomischen Befunden zu entsprechen.

III. Einzelfunktionen des Kreislaufes.

a) Herzfrequenz.

Die Größe der Herzschlagfolge nimmt bei Kindern mit steigendem Alter ab. Auf die Bedeutung dieses Vorganges wird im Rahmen der Betrachtung der gesamten Kreislaufverhältnisse eingegangen werden. HELMREICH hat unter Hinweis auf Überlegungen PIRQUETs auf Beziehungen der Herzfrequenz zur Körpergröße speziell der Sitzhöhe aufmerksam gemacht. Die Pulsdauer, d. h. der reziproke Wert der Pulsfrequenz zeigt nach ihm eine direkte Beziehung zur dritten Wurzel aus dem Herzgewicht wie auch zu dieser aus dem Körpergewicht, sie ist aber auch proportional der Sitzhöhe. Zählt man den Puls soviele Sekunden, als die Sitzhöhe in Zentimetern beträgt, so kommt man nach ihm im ganzen Kindesalter auf eine Zahl von etwa 100.

Die Schwankungsbreite im Neugeborenenalter ist recht erheblich, stärkere Abweichungen nach unten wie oben sind nicht selten, wobei im Einzelfall schwer zu ermessen ist, inwieweit sie durch Schwierigkeiten der Kreislaufumstellung oder durch zentralnervöse Beeinträchtigungen hervorgerufen werden. Öfter zeigt sich in den ersten Lebenstagen eine vorübergehende Abnahme der Frequenz, die teils auf verminderte Körperwärme, teils auf Hunger zurückgeführt wurde. STOLTE und OHR meinen, daß sie mit der in diesen Tagen noch relativ hohen Erythrocytenmenge und der hierdurch nach Einsetzen der Lungenatmung besonders günstigen Sauerstoffversorgung in Beziehung zu bringen sei. Mit dem Rückgang der Hgb.- und Erythrocytenzahl nach einigen weiteren Tagen sei für einen gleich großen Sauerstofftransport eine Steigerung des Minutenvolumens durch Frequenzzunahme erforderlich.

Auch weiterhin sieht man unter den verschiedensten Umständen noch wechselnde Werte, weshalb die beifolgende Tabelle neben den Durchschnittszahlen auch noch die Streuung anzeigt. Erst außerhalb derselben ist mit sicher krankhaften Verhältnissen zu rechnen. Solche Schwankungen bestehen z. B. schon während jedes Tagesablaufes mit nachmittags höherer Frequenz.

Tabelle 15. *Durchschnittliche Werte der Pulsfrequenz in den verschiedenen Altersstufen.* (Nach LYON.)

Alter	Untere Grenze der Norm		Mittelwert		Obere Grenze der Norm	
Neugeborener .	70		120		170	
1—11 Monate .	80		120		160	
2 Jahre . .	80		110		130	
4 „ . .	80		100		120	
6 „ . .	75		100		115	
8 „ . .	70		90		110	
10 „ . .	70		90		110	
	♀	♂	♀	♂	♀	♂
12 Jahre . . .	70	65	90	85	110	105
14 „ . . .	65	60	85	80	105	100
16 „ . .	60	55	80	75	100	95
18 „ . .	55	50	75	70	95	90

Im späteren Alter wird im allgemeinen eine etwas höhere Frequenz beim Mädchen angegeben, wobei es bemerkenswert ist, daß es hier nicht wie bei zahlreichen sonstigen Werten in der Pubertät entsprechend der früheren Reifung beim weiblichen Geschlecht zu einer vorübergehenden Umkehr kommt. Bei gleichaltrigen Kindern pflegen die kleineren eine etwas höhere Pulsfrequenz aufzuweisen, bei gleichgroßen die jüngeren.

b) Blutdruck.

Arterieller Blutdruck. Die Blutdruckmessung stößt beim Kind wegen des stärkeren Wechsels zahlreicher zusätzlicher Faktoren auf wesentlich größere Schwierigkeiten als beim Erwachsenen. Am bedeutsamsten sind die stark unterschiedlichen Maße von Länge und Umfang des Oberarmes als der gebräuchlichsten Meßstelle. Es konnte von KIRSCHSIEPER (1, 2) durch Untersuchungen am Modell und am Lebenden festgestellt werden, daß der Meßfehler um so kleiner ist, je breiter die zur Anwendung kommende Manschette und je geringer die Dicke des Armes ist. *Nach seiner Erfahrung kann man mit einem guten Meßergebnis rechnen, wenn das Verhältnis der Manschettenbreite zum Oberarmumfang sich verhält wie etwa 1 : 2,5,* d. h. eine 4 cm breite Manschette ergibt nur bei jungen oder atrophischen Säuglingen richtige Ergebnisse. Eine Steigerung des Kompressionsmoduls der Gefäßwand als Ausdruck der geänderten Elastizität des Gefäßrohres führt zu einer Erhöhung der gemessenen Werte, während der Einfluß des überlagernden Gewebes und des Turgors unbedeutend zu sein scheint.

Tabelle 16. *Mittlere Blutdruckwerte beim Kind im mm Hg. (Nach KIRSCHSIEPER.)*

Alter	Mittelwerte Syst./Diast.	Amplitude
0—3 Monate . . .	74/51	23
3—6 ,, . . .	85/64	21
6—9 ,, . . .	86/63	23
9—12 ,, . . .	89/68	21
1—3 Jahre . . .	91/63	28
3—5 ,, . . .	95/59	36
5—7 ,, . . .	95/58	37
7—9 ,, . . .	97/58	39
9—11 ,, . . .	100/61	39
11—13 ,, . . .	104/66	38
13—14 ,, . . .	109/70	39
Jugendliche/ Erwachsene . .	116/76	40

Nach den Untersuchungen von ROBINOW und Mitarbeitern, die ebenfalls die Bedeutung der geeigneten Manschettenbreite betonen, findet sich bei Vergleich der indirekten Messung nach KOROTKOW und direkter Messung mit Hilfe von Arterienpunktion ein gleicher systolischer Druck, während beim diastolischen etwas größere Differenzen auftreten. Den Einflüssen seelischer Faktoren besonders im Krankenhaus haben CLAYTON und HUGHES eine Studie gewidmet, in der sie auf die starken Schwankungen (durchschnittliche Steigerungen von 10—30, gelegentlich bis 40 mm Hg) und dementsprechend Täuschungsmöglichkeiten bei fast allen Kindern hinwiesen, wobei sich der Blutdruck der schwerer Erkrankten im allgemeinen als stabiler erwies. Auf sonstige Fehlerquellen kann hier nicht eingegangen werden (siehe v. RECKLINGHAUSEN).

Leider sind bei einem großen Teil der früheren Blutdruckstudien, die sich zudem teilweise auf palpatorische Messungen beziehen, diese Täuschungsmöglichkeiten nicht ausreichend berücksichtigt worden, insbesondere wurden häufig zu kleine Manschetten benutzt, so daß den Ergebnissen keine volle Beweiskraft zukommt. Manche Angaben über auffällig hohe Blutdruckwerte finden so ihre Erklärung. Bei Jugendlichen ist zudem zu bedenken, daß Infektionskrankheiten öfter als früher angenommen Hypertonien hervorrufen können (ARNOLD), ohne daß die Betreffenden sonst krank erscheinen. Eine Aufstellung der unter Berücksichtigung dieser Faktoren gewonnenen Alterskurven der Blutdruckwerte kreislaufgesunder Kinder aus unserer Klinik (KIRSCHSIEPER) zeigt die Tabelle.

Es ergibt sich daraus, daß der diastolische Blutdruck, vom Neugeborenen-Alter abgesehen, nur einen unbedeutenden Anstieg aufweist, während ein solcher für die systolischen Werte deutlich ist. Die Amplitude vergrößert sich entsprechend diesem Kurvenverlauf mit steigendem Alter und erreicht schon am Ende der Kleinkinderzeit annähernd die Werte der Pubertätszeit. Als Schwankungsbreite der systolischen Zahlen kann im allgemeinen ein Wert von ± 15 —max. 20 angesehen werden. Die von RIEGER am Ende der Kindheit gefundenen Werte von max. 150 mm Hg systolisch (13—14 J.) können wir nicht bestätigen.

Tabelle 17. *Blutdruckwerte im 1. Lebensjahr bei 100 Kindern (5 cm breite Manschette, auskultatorische Methode)*. (Nach SUJOY und RAZNOVICH.)

Alter	RR Syst./Diast.	Alter	RR Syst./Diast.
1. Monat	59/30	7. Monat	80/48
2. „	70/39	8. „	84/44
3. „	65/42	9. „	85/55
4. „	76/41	10. „	91/50
5. „	77/41	11. „	92/58
6. „	78/40	12. „	95/58

Der Blutdruck des Neugeborenen wurde von BOWMAN an 100 Kindern studiert und folgende Durchschnittswerte gefunden: 1. Tag 55/38, 2. Tag 60/41, 3. Tag 60/42, 4. Tag 62/44 (oszillometrische Messung). SUJOY und RAZNOVICH verfolgten die Entwicklung im ersten Lebensjahr, erhielten allerdings recht hohe Werte.

Die unterschiedlichen Verhältnisse bei den Geschlechtern zeigt eine Kurve von SUNDAL. Während im allgemeinen bei Knaben etwas höhere Werte gefunden werden, kommt es in der Präpubertät, wie auch andere Untersucher nachwiesen, zu einer vorübergehenden Überhöhung bei den Mädchen. Es liegt auf der Hand, daß dies nur die allgemein beim weiblichen Geschlecht in dieser Periode vorauseilende Entwicklung widerspiegelt. Dieser Vorsprung ist dabei nicht etwa nur der ja ebenfalls beschleunigten Zunahme von Länge und Gewicht angegliedert, die zwar auch den Blutdruck beeinflussen, sondern offenbar bedingt durch die beim Mädchen früher einsetzende hormonale Umstimmung. In der kritischen Phase von 10—13 Jahren liegt nämlich nach SUNDAL der Blutdruck bei ihnen auch bei gleichen Körpermaßen etwas höher.

Die vom gleichen Verfasser festgestellten Unterschiede der sozialen Klassen, erhoben durch Vergleichsuntersuchungen in Oberschulen und Volksschulen, dürften nach ihm durch die durchschnittlich etwas höheren Körpermaße bei den Oberschülern ihre Erklärung finden. Daneben wäre wohl ein verstärkter Einfluß der Acceleration bei ihnen zu erwägen.

Capillardruck. Dieser ist abgehandelt im Kapitel „Haut" von J. BECKER.

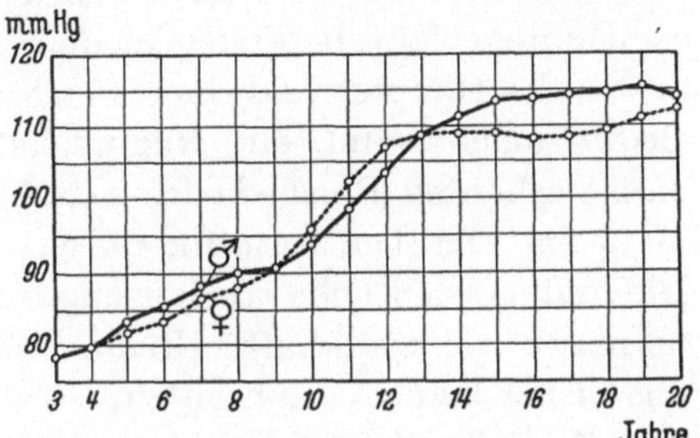

Abb. 3. Durchschnittlicher maximaler Blutdruck bei beiden Geschlechtern von 3—20 Jahren. (Nach SUNDAL.)

c) Zirkulierende Blutmenge.

Für die Zwecke der Blutmengenbestimmung sind die verschiedensten Verfahren auch im Kindesalter angewandt worden, von denen die Inhalationsmethode mit CO wegen ihrer Gefahren heute wohl allgemein verlassen ist. Am gebräuchlichsten war lange Zeit die Bestimmung nach Injektion von Kongorot- oder Trypanrot-Lösung, gegen die jedoch von mehreren Seiten stärkere Bedenken bezüglich ihrer Genauigkeit geäußert wurden, welche zum Teil durch Verwendung eines blauen Farbstoffes (Evans-Blue, Geigyblau) auf Grund seiner schärferen Abgrenzung gegen die Eigenfarbe des Serums und etwaige hämolytische Beimengungen vermindert werden können. Vergleichsuntersuchungen mit radioaktiv markierten Erythrocyten zeigten, daß die Abweichungen gegen diese Methode eine Schwankungsbreite von ± 10% aufwiesen, für klinische Zwecke also noch brauchbar sind (HORST und TINSCHERT). Ein weiteres Verfahren wurde kürzlich von KONRAD angegeben, bei dem mit Periston-Infusion gearbeitet wird. Die Ergebnisse mit *dieser* Methode scheinen an der *oberen* Grenze der Farbstoffwerte zu liegen.

Überblickt man verschiedene Übersichten, so kann man feststellen, daß die Angaben über die zirkulierende Blutmenge im Verhältnis zum Körpergewicht sich mit allerdings nicht unbeträchtlichen, individuellen, zum Teil wohl auch methodisch bedingten Schwankungen während der Kindheit in etwa gleicher Höhe von durchschnittlich *8—9%* bewegen [SECKEI (1), RUSSEL, KONRAD, WODENEGG]. Dicke Kinder scheinen dabei im allgemeinen eine geringere relative Blutmenge zu besitzen als magere. *Eine eindeutige Abweichung findet sich nur im jüngsten Säuglingsalter mit deutlich höheren Werten um 10%* [SECKEL (2)]. Eine frühere

24*

Angabe von Seckel über das Auftreten besonderer „Flutzeiten“ um das 6. und 12. Lebensjahr mit einer erhöhten Blutmenge ist in anderen Übersichten nicht gleichermaßen deutlich. Die Erwachsenenwerte liegen bei den verschiedenen Untersuchern mit durchschnittlich 7—8% niedriger als die des Kindesalters (Übersicht bei Horst und Tinschert).

Blutdepots: Mit der Bestimmung der zirkulierenden Blutmenge ist natürlich nur ein, wenn auch mengenmäßig entscheidender Teil des Gesamtblutes erfaßt, befindet sich doch ein anderer Teil sozusagen in Nebenarmen des Hauptstromgebietes und nimmt am Kreislauf unter normalen Bedingungen kaum teil. Nur in Zeiten besonderer Beanspruchung und damit erhöhten Blutbedarfes werden auch diese Depots in Leber, Milz, Haut und Darm entleert und die aktive Blutmenge hierdurch vergrößert. Die außerordentliche Bedeutung solcher regulativer Vorgänge unter normalen wie krankhaften Zuständen liegt auf der Hand. Leider stehen uns bisher keine Verfahren zur Verfügung, die es uns erlauben würden, den Auffüllungsgrad dieser in ihrem Fassungsvermögen gewiß sehr variablen Speicher zu erfassen und damit gleichzeitig eine genauere Auskunft über die Gesamtblutmenge beim Lebenden zu erhalten.

d) Kreislaufzeit.

Die Festlegung der Zeit, die zwischen der intravenösen Einspritzung einer Substanz und ihrem Nachweis an einer anderen Körperstelle im Capillargebiet verstreicht, kann bedeutsam sein, um einen Hinweis zu erhalten auf die Strömungsgeschwindigkeit des Blutes und auf eine etwa bestehende Rechts-Links-Verbindung im Herzen mit Auswurf von Mischblut. Besonders für die Differentialdiagnose angeborener Herzfehler mit begleitender Cyanose hat das Verfahren größeres Interesse gewonnen. Im Kindesalter erscheinen von den verschiedensten Prüfungsmöglichkeiten nur solche geeignet, die eine objektive Ablesung ermöglichen, da der Einschaltung subjektiver Momente wie z. B. bei der Äther-Decholinanwendung größere Fehlerquellen entsprechen. — Seckel hat für die Durchführung Histamin angewandt und das Auftreten des Rash im Gesicht beobachtet. Er kam bei Kindern bis zu 2 Jahren zu Werten von 14—17 sec, später von 17—30 sec. Viel verwandt wird jetzt die Injektion von Fluorescein (5% Fl. Lsg. mit 5% Bicarbonat, 1cm³ der Lsg.: kg K.G., max. 5 cm³). Die Ablesung hat im verdunkelten Raum zu erfolgen, wo man im Schein einer U.V.-Analysenlampe das Auftreten der Fluorescenz z. B. an den Lippen, der Konjunktiva, an einer kleinen Histaminquaddel oder einer sonstigen hyperämischen Hautstelle (z. B. einige Minuten nach kutaner Ritzung durch einen Tropfen Morphinlösung) beobachten kann. *Die Schwankungsbreite auch bei gesunden Probanden ist nicht unbeträchtlich*, die richtige Ablesung verlangt eine gewisse Übung. Die Tabelle gibt einen Überblick über die Ergebnisse verschiedener Altersstufen.

Aus der Übersicht geht hervor, daß der Verschluß der fetalen Kurzschlüsse offenbar, wie erwartet, schnell nach der Geburt erfolgt, und daß die Werte mit zunehmendem Alter *der Größenzunahme folgend* ansteigen.

Tabelle 18. *Kreislaufzeiten in verschiedenen Altersstufen (Fluoresceinmethode).*

Autor	Alter	Durchschnitt (Streuung)	Technik
Slobody	Neugeborene 1. Tag	4,8±0,7 (3,3—5,8)	Nabelvene — Lippe
Lesser	Neugeborene 1.—5. Tag	10,2±4,2	Handvene — Lippe
Gasul u. a.	0—2. Tag	6,5 (5—8,5)	Arm — Lippe
Witzberger u. Cohen	3—12 Monate	7 (5—9,1)	Arm — Lippe
Witzberger u. Cohen	3—13 Jahre	11,5 (7—16)	Arm — Lippe
Gasul	3—13 „	8,5 (5—12,5)	Arm — Lippe
Möller	5—15 „	10,7 (7—15)	Arm — Lippe
Möller	5—15 „	16,7 (13—22)	Arm — Handgelenk
Möller	5—15 „	21,9 (16—30)	Arm — Fußgelenk
Lange	Erwachsene	15,0—20,0	Arm — Lippe

Allerdings bleibt die Verlängerung der Zeit hinter dem Längenwachstum als Vergleichswert der durchmessenen Strecke erheblich zurück. Als Erklärung hierfür ist entweder eine Vergrößerung der Strömungsgeschwindigkeit oder eine unterschiedliche Öffnung arteriovenöser Anastomosen in den Lungen vorstellbar, durch die ein Teil des Blutes an dem weiteren Weg durch deren Capillaren vorbeigeführt würde. Die Bedeutung dieser Kurzschlüsse ist nicht zu vernachlässigen, schätzt doch v. Hayek (3), daß 10% der Gesamtblutmenge diesen Weg nehmen.

IV. Die kindlichen Kreislaufgrößen (in ihrem funktionellen Zusammenhange).

Bei einer *analytischen Betrachtung des kindlichen Kreislaufs* geht man am zweckmäßigsten von den kardinalen Kreislaufgrößen des *Herzminutenvolumens* (HMV) und des *Herzschlagvolumens* (HSV) aus. Wird das Herzminutenvolumen auf die Einheit der Körperoberfläche oder auf den Grundumsatz bezogen, so ergibt sich die Möglichkeit eines Vergleichs zwischen den verschiedenen Alters- und Entwicklungsstufen (s.u.).

Darüber hinaus muß man die der linken und rechten Herzhälfte vorgeschalteten Kreislaufabschnitte des großen und des kleinen Kreislaufs berücksichtigen. Dementsprechend werden der *periphere Gesamtwiderstand* (W) des Gefäßsystems und die *elastischen Eigenschaften des arteriellen Windkessels* eine größere Beachtung erfahren müssen. Diese sind neben dem Herzminutenvolumen an der Höhe des *arteriellen Blutdruckes* maßgeblich beteiligt. Schließlich ist es, besonders bei pathologischen Verhältnissen, aufschlußreich, die *Druckarbeit pro Herzschlag* (As) und die *Herzleistung* (L) zu kennen.

Das Verständnis für die gegenseitigen Abhängigkeiten der einzelnen Kreislauffaktoren ist in der Klinik durch die physikalische Methode zur Bestimmung der Kreislaufgrößen gefördert worden. Durch die sich bei *congenitalen Vitien* neuerdings ergebenden operativen Möglichkeiten kommt der Analyse der Kreislaufverhältnisse im Kindesalter eine besondere praktische Bedeutung zu.

a) Methoden.

Die in der Klinik anwendbaren Methoden zur Bestimmung der Kreislaufgrößen, speziell der zentralen Größe des Herzminutenvolumens, lassen sich in zwei Gruppen einteilen:

a) die *gasanalytischen Methoden,*

b) die *physikalische oder sphygmographische Methode.*

Der Berechnung des Herzminutenvolumens aus zirkulierender Blutmenge und mittlerer Kreislaufszeit, wie sie u. a. von SECKEL im Kindesalter durchgeführt wurde, *stellen sich Schwierigkeiten in der Bestimmung* der zirkulierenden Blutmenge und *besonders der mittleren Kreislaufzeit entgegen.* Während die *minimale Kreislaufzeit* einzelner Teilkreisläufe (etwa von der Vena mediana cubiti zur gleichen Vene des anderen Armes) mit Farbstoffen oder radioaktiven Substanzen objektiv faßbar ist, ist die *Bestimmung der mittleren Kreislaufzeit problematisch.* Die zirkulierende Blutmenge läßt sich jetzt durch P^{32}-radioaktiv markierte Erythrocyten mit hoher Genauigkeit ermitteln.

Die gasanalytischen Methoden. Die gebräuchlichen gasanalytischen Methoden basieren auf dem FICK*schen Prinzip* (FICK 1870). Wenn man den Sauerstoffgehalt des Blutes vor und nach Passage der Lunge kennt und gleichzeitig die Sauerstoffaufnahme des Organismus, so läßt sich in einfacher Weise das durch die Lunge fließende Blutvolumen berechnen. Es besteht folgende Beziehung:

$$\text{Herzminutenvolumen} = \frac{\text{Sauerstoffaufnahme pro Minute (in cm}^3\text{)}}{\text{arteriovenöse Sauerstoffdifferenz (in Vol.-\%)}}$$

Demnach sind folgende Größen zu bestimmen, um das Fördervolumen des Herzens berechnen zu können:

1. *Sauerstoffaufnahme.* Das kann spirographisch geschehen [z. B. mit dem zur Grundumsatzbestimmung in der Klinik angewandten Gaswechselapparat (KNIPPING 1924)] oder durch Sammeln der Exspirationsluft im DOUGLAS-Sack und Analyse nach HALDANE und PRIESTLEY.

2. Während diese Bestimmungen ohne Belästigung des Patienten verhältnismäßig einfach und genügend genau auszuführen sind, ist die

direkte Ermittlung der arterio-venösen Sauerstoffdifferenz wesentlich schwieriger, da sie Methoden erfordert, die den Patienten tangieren.

Wir müssen dazu *arterielles Blut* mittels Arterienpunktion gewinnen und simultan — das ist wichtig — *venöses Mischblut* aus dem rechten Herzen oder zuverlässiger aus der Arteria pulmonalis. Außerdem ist gleichzeitig mit den Blutentnahmen die Sauerstoffaufnahme des Organismus nach den oben genannten Verfahren zu bestimmen. Die Arterienpunktion führt man am zweckmäßigsten an der Arteria femoralis unterhalb des Leistenbandes in Lokalanästhesie aus. Das venöse Mischblut

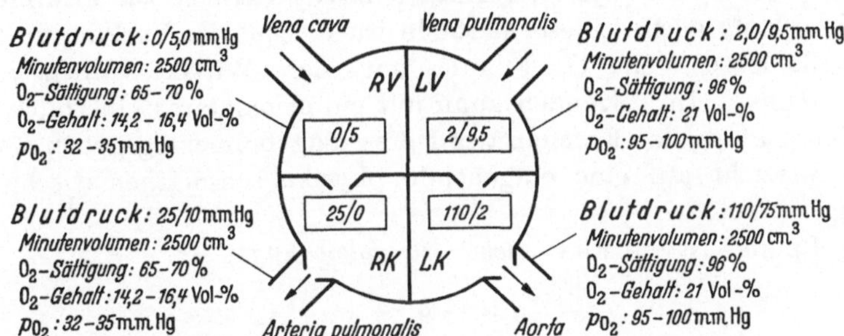

Abb. 4. Schematische Übersicht über Blutdruck, Fördervolumen und Sauerstoffwerte in den einzelnen Herzabschnitten bei einem 7jährigen Kinde.

wird durch Herzkatheterisierung (FORSSMANN) gewonnen. (Methode: siehe BOLT-FORSSMANN-RINK.)

Die Blutgasanalyse erfolgt nach VAN SLYKE und NEILL.

Analog läßt sich nach dem FICKschen Prinzip das Herzminutenvolumen auch über die Kohlensäure bestimmen:

$$\text{Herzminutenvolumen} = \frac{\text{Kohlensäureausscheidung pro Minute (cm}^3\text{)}}{\text{venös-arterielle Kohlensäuredifferenz (in Vol.-\%)}}$$

Da diese Methoden die Gewinnung von (venösem) Herzblut notwendig machen, sind sie routinemäßig natürlich nicht anwendbar. Nur bei den *congenitalen Angiokardiopathien* ist die Entnahme von Blutproben durch Katheterisierung aus den einzelnen Herz- und Kreislaufabschnitten im Kindesalter auch klinisch indiziert und zur Shuntanalyse vor einer evtl. Operation von großer Bedeutung. Vorstehende Abb. 4 gibt *die durch Herzkatheterismus zu erhaltenden,* sich hier als normal herausstellenden, *wichtigen Kreislaufwerte* bei einem 7jährigen Kinde im Rahmen einer schematischen Übersicht wieder.

Nach dem Ausgeführten ist es von Bedeutung, daß die arteriovenöse Differenz (und damit das Herzminutenvolumen nach dem FICKschen Prinzip) auch *ohne* Arterienpunktion und Gewinnung von venösem Herzblut *indirekt* ermittelt werden kann durch die *Acetylenmethode* GROLLMANs (Einatmung von C_2H_2) oder mittels der Stickstoffmethode

(Alveolarstufenverfahren nach KNIPPING), während die früher angewandte Stickoxydulmethode verlassen ist. Nach den Untersuchungen von CHAPMAN und Mitarbeitern ist die direkt bestimmte arteriovenöse Sauerstoffdifferenz um 24% kleiner als die indirekt nach der Acetylenmethode ermittelte avD, es besteht jedoch eine lineare Beziehung zwischen den nach beiden Methoden gewonnenen Werten. Nachteilig bei Durchführung von Kreislaufuntersuchungen mit der Acetylenmethode ist es, daß eine aktive forcierte Rückatmung aus dem Beutel durch den Probanden erforderlich ist.

Die physikalische oder sphygmographische Methode zur Bestimmung der Kreislaufgrößen. Diese Methode basiert auf der Verknüpfung der Pulswellenlehre von O. FRANK mit der Windkesseltheorie von E. H. WEBER. Im folgenden kann nur ein elementarer Überblick über die Entwicklung der Formeln des Herzschlagvolumens gegeben werden unter Verzicht auf eine eingehende physikalisch-mathematische Ableitung.

Drehpunkt ist die FRANK*sche Grundgleichung*:

$$\varkappa = \varrho \cdot a^2 \, ,$$

die besagt, daß *der Volumelastizitätsmodul* $\varkappa$ *des arteriellen Windkessels (reziprokes* Maß der Dehnbarkeit der Volumeinheit des in seiner Funktion einem Windkessel gleichkommenden Aorta-Iliaka-Rohres*) gleich* ist *dem Produkt aus* ϱ (Dichte oder *spez. Gewicht des Blutes* = 1,06) *und dem Quadrat der Pulswellengeschwindigkeit* a^2 *im Windkesselrohr.*

Auf Grund dieser Gleichung ist es also möglich, durch Messung der *Pulswellengeschwindigkeit*, die durch simultane Registrierung der Subclavia- und Femoralis-Pulskurve erfolgen kann, die Dehnbarkeit der Volumeneinheit des arteriellen Windkessels zu erfassen. Um daraus nun die Größe des Herzschlagvolumens zu bestimmen, ist es weiter notwendig

1. das *Volumen des arteriellen Windkessels,*

2. das *systolische Speichervolumen* (d. h. den Teil des Herzschlagvolumens, der während der Systole vom arteriellen Windkessel gespeichert wird) und

3. das *systolische Durchflußvolumen* zu ermitteln (2 + 3 = Herzschlagvolumen).

Ad 1: *Volumen des arteriellen Windkessels (L · Q):* Die wirksame *Windkessellänge (L)* ist zu ermitteln nach der Wellenlänge λ der Grundschwingung des arteriellen Systems (diese zu *bestimmen* aus der registrierten Schwingungsdauer des arteriellen Pulses). L beträgt nach FRANK $\lambda/2$ (Analogie zur doppelseitig gedeckten Pfeife), nach WEZLER-BÖGER $\lambda/4$ [Analogie zur einseitig gedeckten Pfeife, vgl. hierzu K. WEZLER und A. BÖGER, Zeitschrift für Kreislaufforschung 28, 391 (1936)]. BROEMSER-RANKE geben L mit $a \cdot s$ (Pulswellengeschwindigkeit · Systolendauer) an.

Um das *Volumen des Windkessels* zu erhalten, ist seine Länge L mit dem Aortenquerschnitt Q zu multiplizieren. Q kann röntgenologisch bestimmt werden oder, wenn das nicht möglich ist, den SUTERschen Tabellen entnommen werden.

Über Volumelastizitätsmodul und Volumen des arteriellen Windkessels kommt man rechnerisch an den wirksamen *Elastizitätskoeffizienten des Gesamtwindkessels*, der nach

$$\text{FRANK:} \quad E' = \frac{\varrho \cdot a^2}{Q \cdot \lambda/2}, \quad \left(\text{Dimension:} \ \frac{\text{Dyn}}{\text{cm}^5}\right)$$

$$\text{WEZLER-BÖGER:} \quad E' = \frac{\varrho \cdot a^2}{Q \cdot \lambda/4}$$

und nach

$$\text{BROEMSER-RANKE:} \quad E' = \frac{\varkappa}{Q \cdot a \cdot S} = \frac{\varrho \cdot a^2}{Q \cdot a \cdot S} = \frac{\varrho \cdot a}{Q \cdot S}$$

beträgt.

Ad 2 und 3: *Kennt man — nach vorstehenden Formeln ausgerechnet — die elastischen Eigenschaften des Gesamtwindkessels, so kann man bei gegebenen Blutdruckwerten das gespeicherte Volumen und daraus das Schlagvolumen berechnen.* Das Herzschlagvolumen setzt sich ja, wie bereits erwähnt, aus *systolischem Speichervolumen* und *systolischem Durchflußvolumen* zusammen. BROEMSER-RANKE berücksichtigen zur Bestimmung des Speichervolumens die Systolendauer, WEZLER-BÖGER setzen auf Grund der Ausmessung einer Stromstärkekurve beim Kaninchen systolisches Speichervolumen = systolisches Durchflußvolumen und kommen so in der Schlagvolumenformel zu einem Faktor 2.

Nach den einzelnen Autoren ergeben sich folgende **Formeln des Herzschlagvolumens:**

$$\text{O. FRANK:} \quad \text{HSV} = \frac{Q \cdot \lambda/2 \cdot \varDelta P}{\varrho \cdot a^2} \cdot 1,33,$$

$$\text{BROEMSER-RANKE:} \quad \text{HSV} = Z \cdot \frac{Q \cdot S \cdot \varDelta P \cdot t}{\varrho \cdot a \cdot D}$$

(t = Pulsdauer, D = Diastolendauer, Z = Korrekturfaktor)

$$\text{WEZLER-BÖGER:} \quad \text{HSV} = \frac{Q \cdot \lambda/4 \cdot \varDelta P \cdot 2}{\varrho \cdot a^2} = \frac{2 \varDelta P}{E'}$$

Bei Kenntnis des Herzminutenvolumens und des arteriellen Blutdruckes lassen sich weiter die folgenden Kreislaufgrößen berechnen (wobei allerdings zu berücksichtigen ist, daß diese Werte vom Herzminutenvolumen abgeleitet und nicht unabhängig bestimmt sind):

Peripherer Gesamtwiderstand (W) nach dem Ohmschen Gesetz:

$$W = \frac{pm}{i} = \frac{\text{arterieller Mitteldruck}}{\text{Herzsekundenvolumen}} \quad \left(\text{Dimension:} = \frac{\text{Dyn} \cdot \text{sec}}{\text{cm}^5}\right)$$

Druckarbeit pro Herzschlag: $As = \text{HSV} \cdot pm$; (Dimension: erg)

Herzleistung: $L = i \cdot pm$; (Dimension: erg/sec).

Im einzelnen muß hinsichtlich der Ableitung der Formeln und der Untersuchungstechnik auf die zitierten Originalarbeiten verwiesen werden und besonders auf das wichtige *Nomogramm von* F. MEYER, das die Berechnung wesentlich erleichtert.

Fehlermöglichkeiten der Methoden. Generell ist zu fordern, daß die Kreislaufuntersuchungen unter *Grundumsatzbedingungen* in bequemer Lagerung durchzuführen sind. Emotionelle Störungen müssen sorgfältig vermieden werden. Als einfaches Kriterium zum Ausschluß emotioneller Störungen kann die *Konstanz der Ruhepulszahl* angesehen werden (BOLT, COURNAND).

Bei der *gasanalytischen Methode* ist darauf zu achten, daß die Kontrolle der Sauerstoffaufnahme, die Entnahme der arteriellen und venösen Mischblutprobe simultan erfolgen. Die methodischen Fehler der Blutgasanalyse und der Bestimmung der Sauerstoffaufnahme sind klein und fallen bei exaktem Arbeiten nicht ins Gewicht.

Die *sphygmographische Methode* besitzt auf Grund der notwendigen physikalisch-mathematischen Simplifikationen und auf Grund der meßtechnischen Fehlermöglichkeiten eine Fehlerbreite, die absolut bis 50—60% und relativ bei Untersuchungen an derselben Person bis 20—30% betragen kann. (Einzelheiten s. auch bei ZISSLER.) Als indirekte Methode, die den Patienten nicht tangiert und beliebig oft wiederholbar ist, bildet sie bei ausreichendem Beobachtungsmaterial und sorgfältiger Befunderhebung ohne Zweifel eine Bereicherung für die Klinik.

b) Die Kreislaufgrößen im Kindesalter.

Bei der Aufstellung von *Normaltabellen* und beim Vergleich verschiedener Kinder untereinander bereitet der Altersunterschied und der individuell verschiedene

Tabelle 19. *Herzminutenvolumen in Litern.*

Alter in Jahren	Autoren							
	1	2	3	4	5	6	7	8
$^1/_2$		—		0,48				—
1		—		0,78				—
2		1,00						1,10 ± 0,16
3		1,29						1,32 ± 0,18
4		1,61						1,43 ± 0,19
5		1,85	2,04		2,28			1,56 ± 0,21
6		2,01	2,26				} 3,28	1,65 ± 0,22
7	2,62	2,20	2,45					1,87 ± 0,26
8		2,40	2,64				} 2,95	1,98 ± 0,27
9		2,60	2,80					2,15 ± 0,29
10	3,41	2,93	2,95		3,00		} 3,28	2,24 ± 0,31
11		3,10	3,08					2,33 ± 0,32
12		3,23	3,16			} 2,85		2,55 ± 0,35
13		3,34	3,24					2,68 ± 0,37
14	4,00	3,41	3,32					2,90 ± 0,40

Autoren:
1. Nach BOLT: FICKsches Prinzip, Herzkatheterisierung; unveröffentlicht.
2. Nach BOLT (1)
3. Nach KIRCHHOFF und JAKOBI ⎱ Physikalische Methode.
4. Nach GRASER
5. Nach WEZLER (1)
6. Nach NYLIN: Acetylenmethode von GROLLMAN.
7. Nach MÜLLER: Stickstoffmethode von PLESCH.
8. Nach BOLT-KLANTE: Nach dem *Herzindex von* GROLLMAN berechnet (HMV = 2,2 ± 0,3 l pro Quadratmeter Körperoberfläche).

Entwicklungsstand besondere Schwierigkeiten. Man kann diese umgehen, indem man z. B., wie bereits erwähnt, das Herzminutenvolumen pro Quadratmeter Körperoberfläche berechnet, d. h. den *Herzindex* nach GROLLMAN bildet. Jedoch weist die Bestimmung der Körperoberfläche im Kindesalter noch Mängel auf. Da eine der Hauptfunktionen des Kreislaufs darin besteht, die Gewebe mit Sauerstoff zu versorgen, ist es naheliegend, daß im allgemeinen enge Beziehungen zwischen Sauerstoffverbrauch und Herzminutenvolumen gegeben sind (vgl. LINDHARD). Wir haben versucht, die bestehenden Schwierigkeiten zu vermeiden, indem die Kreislaufgrößen auf den Sauerstoffverbrauch bzw. auf den Grundumsatz bezogen wurden, die weitgehend von der Körperoberfläche abhängig sind (s. weiter unten).

Tabelle 19 gibt eine vergleichende Übersicht über bisher im Schrifttum veröffentlichte Angaben der Herzminutenvolumina im Kindesalter.

In Tabelle 20 sind neben den Normalwerten des Herzschlag- und Minutenvolumens die übrigen mit der physikalischen Methode nach BÖGER-WEZLER bestimmten Kreislaufgrößen der Altersklassen von 3 Wochen bis 14 Jahren wiedergegeben (BOLT, GRASER).

Tabelle 20. *Die hämodynamischen Kreislaufgrößen im Kindesalter* ($\male$ und $\female$).
a) Im Säuglingsalter nach F. GRASER (1953). b) Vom 2.—14. Lebensjahr nach W. BOLT (1948).

Alter / Grundumsatz in Cal.	1 Mon.	3 Mon.	6 Mon. 440	1 520	2 630	3 720	4 800	5 855	6 900	7 940	8 1020	9 1090	10 1160	11 1245	12 1295	13 1370	14 1410
HSV in cm³	2,7	3,8	4,7	6,3	8,4	12,3	15,9	18,5	21,0	23,1	25,3	28,0	32,5	35,2	37,4	39,2	40,5
HMV in Litern	0,375	0,48	0,59	0,78	1,0	1,29	1,61	1,85	2,01	2,20	2,4	2,6	2,93	3,1	3,23	3,34	3,41
F	134	126	126	124	119	105	101	100	96	95	94	93	90	88	86	85,5	84
Ps in mmHg	78	80	80	82	97	102	103	103	105	105,5	107	108	110	112	114	116	118
Pd in mmHg	60	62	62	60	71	75	76	77	77	76,5	76	76	76	78	80	83	84
Pm in mmHg	69	71	71	71	82	87	88	89	89	89	89	90	91	93	95	97	99
a in cm/sec	550	530	520	510	460	450	439	432	428	425	424	424	428	433	438	443	448
E' dyn/cm⁵	16800	11600	10200	9300	8400	5800	4500	3920	3500	3380	3220	3020	2800	2600	2420	2230	2200
W dyn·sec/cm⁵	14500	11700	9500	7300	6550	5403	4376	3856	3549	3242	2975	2775	2482	2402	2362	2323	2325
As·10⁶ erg	0,25	0,37	0,45	0,59	0,92	1,43	1,87	2,19	2,49	2,75	3,02	3,36	3,96	4,37	4,74	5,07	5,35
L·10⁶ erg/sec	0,55	0,74	0,91	1,23	1,83	2,50	3,15	3,64	3,97	4,37	4,77	5,20	5,94	6,42	6,82	7,21	7,50

Normalwerte des Grundumsatzes und der hämodynamischen Größen. In der Altersklasse von 3 Wochen bis 1 Jahr Einzelbestimmungen, in der Altersklasse von 2—14 Jahren interpolierte Mittelwerte aus Abb. 5.
Die Abkürzungen bedeuten: HSV = Herzschlagvolumen, HMV = Herzminutenvolumen, F = Pulsfrequenz, Ps und Pd = systol. und diastol. Blutdruck, Pm = mittlerer Blutdruck, a = Pulswellengeschwindigkeit, E' = wirksamer Elastizitätskoeffizient des Gesamtwindkessels, W = peripherer Gesamtwiderstand, $As \cdot 10^6$ erg = Druckarbeit pro Herzschlag, $L \cdot 10^6$ erg/sec = Herzleistung.

Abb. 5 veranschaulicht den *Altersgang im Kurvenverlauf der maß-geblichen Kreislaufgrößen* unter Grundumsatzbedingungen *bei Knaben*

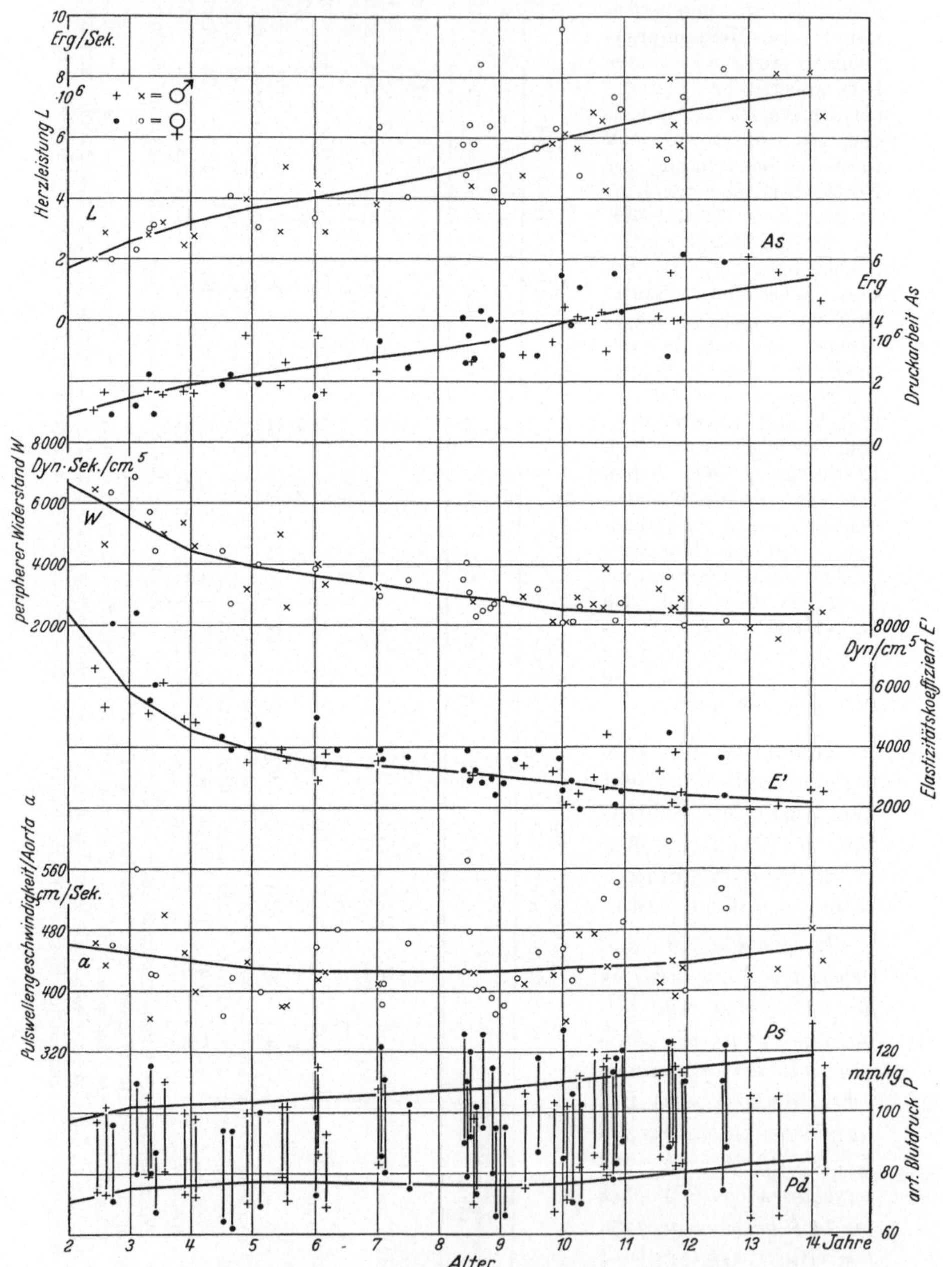

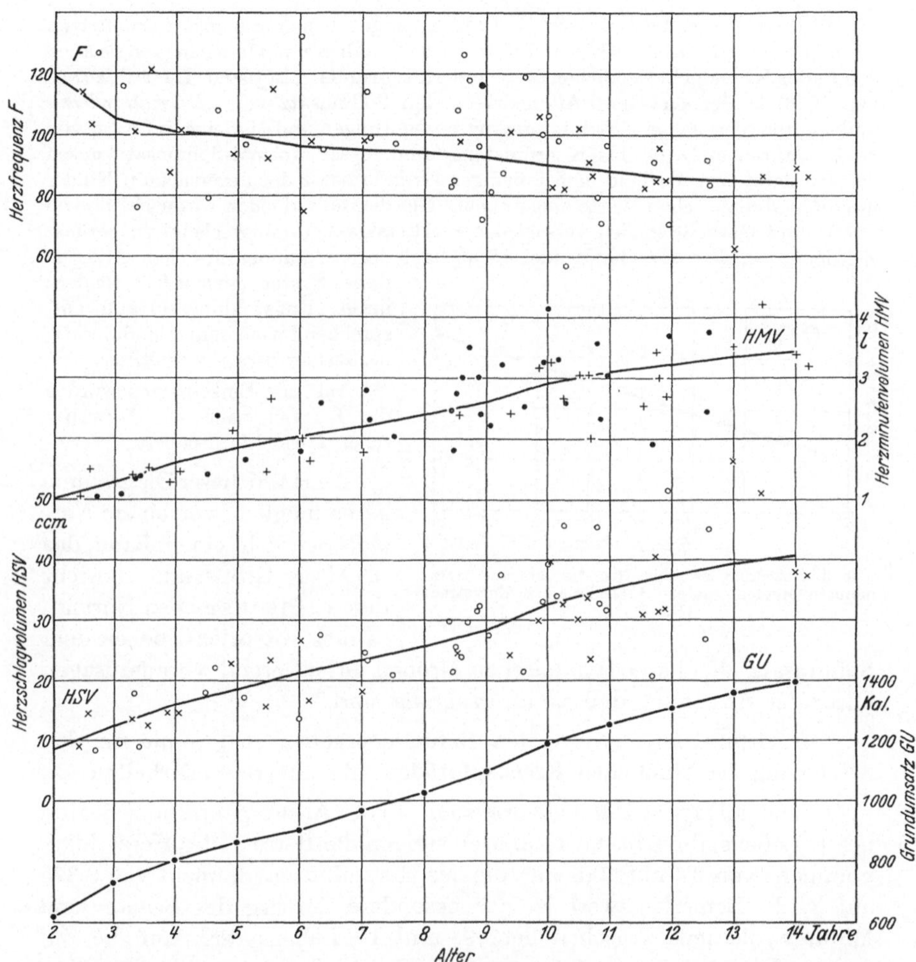

Abb. 5. Kreislaufgrößen unter Grundumsatzbedingungen bei Knaben und Mädchen von 2—14 Jahren.
[Nach BOLT (1).]

und Mädchen von 2—14 Jahren [BOLT (1)]. Um auch die Streuung zu
zeigen, sind die Werte der einzelnen Kinder eingezeichnet.

Zur Aufstellung dieser Kurven:

Da bei der Verschiedenheit des Entwicklungsstandes der Kinder innerhalb der
einzelnen Altersklassen ein Vergleich lediglich nach dem Alter nur schlecht möglich
ist und bei der Beurteilung eines Kindes neben dem Alter die Körpergröße, Gewicht
und Geschlecht zu berücksichtigen sind, erfolgte die Einordnung in die Kurven-
darstellung Abb. 5 nach dem Grundumsatz, zumal diese Art der Einordnung eine
besondere kreislaufphysiologische Berechtigung hat (s. unten). Der Grundumsatz
wurde nach KNIPPING bestimmt, der Sollumsatz nach KESTNER-KNIPPING berechnet.

Bei der Aufstellung der Kurven der Kreislaufgrößen wurde in folgender Weise
vorgegangen:

Wir berechneten nach den von v. PIRQUET angegebenen und später erweiterten Normalzahlen für Größe, Alter und Gewicht bei Knaben und Mädchen (wie sie auch den in der Klinik gebräuchlichen Meßbändern zugrunde gelegt sind, LUST-PFAUND-LER 1946) in den einzelnen Altersklassen den Sollumsatz von „*Normalkindern*" und stellten hiernach eine Sollumsatzkurve von Jungen und Mädchen im Alter von 2—14 Jahren auf. In das Koordinatensystem dieser Normal-Sollumsatzkurven wurden dann entsprechend dem jeweiligen Grundumsatz der untersuchten Kinder ihre hämodynamischen Werte eingetragen. Um die individuellen Unterschiede von Größe und Gewicht in den verschiedenen Altersklassen entsprechend zu berücksichtigen, wurden also die Kinder nicht nach ihrem standesamtlichen Alter in dieses System eingeordnet, sondern ihrem Entwicklungszustand entsprechend nach dem grundumsatzbezogenen *korrigierten Alter*.

Aus den Einzelwerten wurden die Kurven nach der NEWTON-schen Formel interpoliert.

An Hand dieser Diagramme ist es möglich, von einem *Normalkind*, d. h. einem Kind, das in Alter, Größe und Gewicht den v. PIRQUETschen Normalzahlen entspricht, neben dem

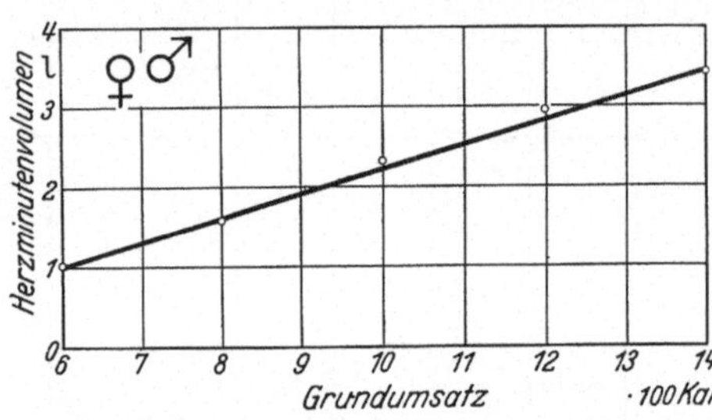

Abb. 6. Beziehung zwischen Grundumsatz und Herzminutenvolumen unter Vita-minima-Bedingungen. [BOLT (1).]

Sollumsatz die hämodynamischen Größen orientierend vorauszusagen unter der Annahme, daß sie alters*normal* sind.

Auf Grund der vorliegenden Befunde ergeben sich somit für den **Altersgang der kindlichen Kreislaufgrößen** folgende Besonderheiten:

1. *Herzschlag- und Minutenvolumen.* In der Altersspanne vom Beginn des 1. Lebensjahres bis zu 14 Jahren steigen die Beträge des Herzschlagvolumens von 2,7 auf 40,5 cm³, die des Herzminutenvolumens von 0,375 auf 3,4 l. Bemerkenswert ist der besondere Anstieg des Schlag- und Minutenvolumens zwischen dem 9. und 10. Lebensjahr. Auf die Zusammenhänge zwischen Pubertät und Kreislaufgrößen soll unten näher eingegangen werden.

Im untersuchten Bereich von 2—14 Jahren ergibt sich *zwischen Herzminutenvolumen und Grundumsatz eine lineare Beziehung* (Abb. 6).

Aus dieser graphischen Darstellung lassen sich bei bekannten Grundumsatzwerten die *Soll-Herzminutenvolumen-Werte* entnehmen.

Hier seien noch besonders die von NYLIN ermittelten Herzminutenvolumina angeführt (Abb. 7).

Die NYLINschen Werte der Herzminutenvolumina, die nach der Acetylenmethode bestimmt worden sind, decken sich also weitgehend mit den methodisch völlig voneinander unabhängig nach der physikalischen Methode bestimmten Werten.

Die *Herzschlagvolumen-Werte* weisen eine größere Streuung auf als die des Herzminutenvolumens. WEZLER nimmt für das Herzschlagvolumen eine Abhängigkeit vom Körpergewicht an.

2. *Frequenz.* Die Herzfrequenz sinkt in der Zeit vom Beginn des 1. Lebensjahres bis zum 14. Lebensjahr von 134 auf etwa 80. Unsere Mittelwertkurve deckt sich mit den von KATZENBERGER angegebenen Normalwerten. Die verhältnismäßig große Streuung entspricht den tatsächlichen Verhältnissen im Kindesalter. Frequenz und Herzschlagvolumen kompensieren sich durch gegensinnige Größenänderung derart, daß generell eine größere Konstanz des Herzminutenvolumens resultiert.

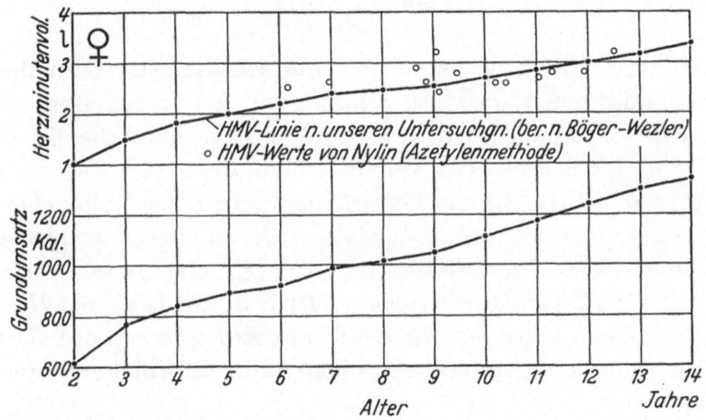

Abb. 7. ——— Herzminutenvolumen-Kurve bei Mädchen nach BOLT (1), (physikalische Methode); oooooo Herzminutenvolumenwerte bei Mädchen von NYLIN (Acetylenmethode).

3. *Der Blutdruck* (gemessen nach RIVA-ROCCI), *im* ersten Lebensjahr von etwa 78—82 mm Hg ansteigend, entspricht im Kindesalter mit Werten zwischen 100/70 bis 120/80 mm Hg schon im wesentlichen den Werten Erwachsener (vgl. auch DEBELER). Es ist zu bemerken, daß die von SUNDAL angegebenen palpatorisch bestimmten Blutdruckwerte (Abb. 3) tiefer liegen als die nach RIVA-ROCCI auskultatorisch gemessenen Werte.

4. Die *Pulswellengeschwindigkeit* a in der Aorta, *die,* wie erwähnt, *ein unmittelbares Maß der Volumdehnbarkeit des arteriellen Windkessels gibt, weist* bei den untersuchten Kindern von 2—14 Jahren mit mittleren Werten zwischen 420 und 460 cm/sec *eine Größenordnung auf, die deutlich unter derjenigen der Erwachsenen liegt.* Vom 6. Lebensjahr ab zeigen die Werte eine leicht ansteigende Tendenz in einer Größenordnung, die den WEZLERschen Befunden entspricht, ebenso denen von LUDWIG und HALLOCK, ROMINGER und MEYER sowie denen von KIRCHHOFF. Letzlich sind jedoch *die Unterschiede innerhalb der Altersspanne vom 2.—14. Jahr nur gering.*

5. Der *Elastizitätskoeffizient (E')* und damit der elastische Widerstand *des arteriellen Windkessels* nach BÖGER-WEZLER *zeigt bei frühester Feststellung (1. Lebensmonat) die höchsten Werte* mit 16800 Dyn/cm⁵, *die fortschreitend bis zum 14. Jahr auf* 2200 Dyn/cm⁵ *abfallen.* Hier findet sich also ein enormer Altersunterschied der Werte vom 1.—14. Jahr. Im ganzen resultiert eine geringere Streuung als bei der Pulswellengeschwindigkeit, bedingt durch kompensatorische Änderung des Windkesselvolumens. Die im Vergleich zu den Befunden bei Erwachsenen hohen E'-Werte des Kindesalters erklären sich nach WEZLER daraus, daß die E'-Kurve entsprechend der Formel:

$$E' = \frac{\varrho \cdot a^2}{Q \cdot \lambda/4}$$

als Interferenzkurve zwischen dem Volumelastizitätsmodul der Aorta ($\varkappa = \varrho \cdot a^2$) und dem Windkesselvolumen ($Q \cdot \lambda/4$) aufzufassen ist.

Die in der Kindheit hoch liegende E'-Kurve hat fallende Tendenz, da mit dem Wachstum das Windkesselvolumen ($Q \cdot \lambda/4$) in distaler Richtung verhältnismäßig rascher größer wird als der Volumelastizitätsmodul ($\varrho \cdot a^2$). *Da das arterielle System des Kindes, entsprechend den hohen Werten seines Elastizitätskoeffizienten E', eine geringe Dehnbarkeit besitzt, zeigt die Blutdruckamplitude ($\varDelta P$) trotz des kleineren Herzschlagvolumens im Kindesalter fast die Größe des Erwachsenen* auf Grund folgender, der BÖGER-WEZLERschen Schlagvolumenformel entsprechenden Beziehung:

$$E' = \frac{2 \cdot \varDelta P}{\mathrm{HSV}}$$

6. Der *periphere Strömungswiderstand des arteriellen Systems,*

$$W = \frac{\text{arterieller Mitteldruck}}{\text{Herzsekundenvolumen}} ,$$

dessen Höhe vorwiegend von den Arteriolen bestimmt wird, weist ähnlich wie E' mit Beginn des 1. Lebensjahrs die höchsten Werte auf (mit 14500 Dyn · sec/cm⁵), die bis auf 2300 Dyn · sec/cm⁵ im 14. Jahr absinken. Auch hier findet sich, ähnlich wie bei E' eine verhältnismäßig nur geringe Streuung. *Der Abfall des peripheren Widerstandes während der Jugend wird von* WEZLER *als physikalischer Ausdruck des Wachstums gedeutet,* wobei sowohl die Kaliber*zunahme* der einzelnen Gefäße als auch die Vermehrung parallel liegender Gefäßbezirke entsprechend der Organvergrößerung in Betracht zu ziehen sind.

7. Der *Quotient E'/W*, der ein Maß für die Dämpfung des arteriellen Systems ist, verhält sich im Kindesalter mit Werten um 1,0 ähnlich wie beim Erwachsenen.

8. Die *Druckarbeit des linken Ventrikels je Herzschlag* (Herzschlagvolumen · mittlerer arterieller Druck) zeigt entsprechend dem Anstieg

von Schlagvolumen und Blutdruck eine Zunahme von $0{,}25 \cdot 10^6$ erg auf über $5{,}0 \cdot 10^6$ erg.

9. Die *Herzleistung der linken Kammer* (Sekundenvolumen · mittlerer arterieller Druck) steigt von etwa $0{,}5 \cdot 10^6$ erg/sec auf $7{,}5 \cdot 10^6$ erg/sec an.

10. *Blutdruck.* WEZLER betont auf Grund seiner Untersuchungen die modellmäßige Ähnlichkeit des kindlichen Kreislaufs mit dem des Erwachsenen. Nach der Theorie des Blutdrucks von WEZLER ist die *Erklärung dafür, daß der Blutdruck des Kindes weitgehend in der Größenordnung der Erwachsenen liegt*, in folgendem zu sehen: Die Höhe des Blutdruckes, der durch die Komponenten HMV, W, E' bestimmt wird, kommt so zustande, daß in das entsprechend kleinere elastische Arteriensystem des Kindes mit hohem Elastizitätskoeffizienten E' (also geringer Dehnbarkeit) ein kleines Blutvolumen eingepreßt wird, das über einen im Vergleich zum Erwachsenen erhöhten Gesamtwiderstand W nach der Peripherie abfließt. Beim Kinde besitzen die für die Höhe des Blutdrucks maßgeblichen einzelnen Komponenten wohl eine andere Größenordnung als im späteren Leben, sie sind jedoch so abgestimmt, daß der resultierende Blutdruck etwa gleich dem des Erwachsenen ist.

Aus diesen Ausführungen erhellt, daß eine einseitige Betrachtung des Herzminutenvolumens als der wichtigsten Kreislaufgröße zur Beurteilung des normalen wie auch des pathologischen Kreislaufgeschehens nicht ausreichend ist. Um Einblick in die Dynamik von Herz und Kreislauf, besonders auch im Kindesalter zu erhalten, ist die Kenntnis der übrigen hämodynamischen Faktoren ebenso wichtig. Erst die Übersicht über alle maßgeblichen Kreislaufgrößen gestattet eine sichere Beurteilung der arteriellen Seite des Kreislaufs und gibt die Erklärung für die besonderen Verhältnisse im Kindesalter, auf die speziell für die Zeit der *Pubertät* im folgenden eingegangen werden soll.

c) Hämodynamische Kreislaufgrößen und Pubertät[1].

Besonders aufschlußreich, auch im Hinblick auf die spätere Entwicklung des Kreislaufs im mittleren Alter und im Senium, sind die Verhältnisse in der unruhigen Zeit Präpubertät und Pubertät. Des Zusammenhangs halber werden hier die Verhältnisse der Pubertät vorangestellt.

Normale Verhältnisse. Als eines der frühesten äußeren Zeichen der beginnenden Pubertät kann die Steigerung des Längenwachstums angesehen werden (Abb. 8). Die Verlaufskurve des Längenwachstums beim weiblichen Geschlecht in den beiden ersten Lebensdezennien zeigt mit

---

[1] Nach BOLT (2) und BOLT-LEWIN. Vgl. auch die Ausführungen über die Pubertät in diesem Werke bei LENZ (Wachstum und Skeletsystem), THOMAS (Innere Sekretion), STUTTE (Psychologie des Kindesalters).

Einsetzen der Pubertät vom 10. Lebensjahre an eine besondere Wachstumszunahme. Die gesteigerte Wachstumsgeschwindigkeit (deutlich kenntlich an der Kurve des 1. Differentialquotienten $\dfrac{d\,\text{Länge}}{d\,\text{Alter}}\Big)$ läßt nach Erreichen des 14. Lebensjahres zur Zeit des Eintritts der Menarche nach. Eine ähnliche Entwicklung zeigt das *Gewichtswachstum* und die Zunahme des Grundumsatzes.

Dementsprechend erfahren auch die *Kreislaufgrößen* eine Beeinflussung.

Zur Gewinnung der hämodynamischen Kreislaufgrößen im Verlauf der Pubertätsentwicklung untersuchten wir 70 Mädchen im Alter von 6—17 Jahren unter Grundumsatzbedingungen nach der sphygmographischen Methode unter Benutzung der Formel von Böger-Wezler. Die Verlaufskurven der Kreislaufgrößen wurden jeweils aus über 840 Einzelwerten nach der Newtonschen Formel interpoliert (Abb. 9).

Im einzelnen ergab sich folgendes:

Der *Grundumsatz* zeigt zwischen dem 9.—13. Lebensjahr einen besonders deutlichen Anstieg. Die Zunahme des *Herzschlagvolumens*

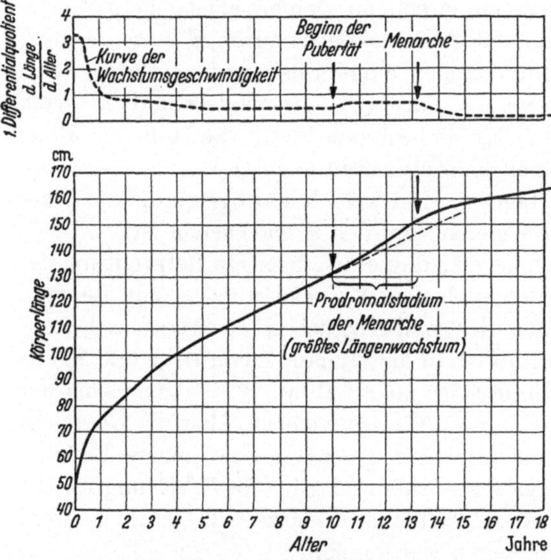

Abb. 8. Längenwachstum und Wachstumsgeschwindigkeit bei Mädchen von 0—18 Jahren nach deutschen Durchschnittszahlen [Bolt (2) und Bolt-Lewin].

ist in dieser Altersspanne ausgeprägt, wobei vom 11. Lebensjahr an die Werte jedoch stärker streuen. *Charakteristisch für die Pubertät* (bzw. die 2. puberale Phase) *ist ein erhöhter Vagustonus*, der sich besonders auch am Kreislauf zeigt (vgl. auch Wezler, Kirchhoff und Jakobi). Die Mittelwerte der Herzfrequenz zeigen im Verlauf der Entwicklung einen Abfall von 108 auf 78 bei verhältnismäßig starker Streuung. Auffällig ist in dieser Entwicklungsperiode eine deutlich hervortretende *respiratorische Arrhythmie*, auf die u. a. auch Schlomka hingewiesen hat. Das *Herzminutenvolumen* weist einen ähnlichen Anstieg auf wie der Grundumsatz (von 2,2 l im 7. auf 3,65 l im 17. Jahr). Es ließ sich zeigen, daß der zu dieser Zeit gesteigerte Sauerstoffbedarf durch eine adäquate Steigerung des Herzminutenvolumens gedeckt wird.

Der *arterielle Blutdruck* entspricht mit Werten zwischen 100/70 bis 120/80 mm Hg schon im wesentlichen den Werten Erwachsener. Die Blutdruckamplitude weist eine zunehmende Tendenz auf. Der Elastizitätskoeffizient des arteriellen Windkessels fällt von 3900 bis auf 2000 absolute Einheiten (Dyn/cm⁵), und ebenso fällt der periphere Gesamtwiderstand von 3300 auf 2200 absolute Einheiten (Dyn · sec/cm⁵). Die Druckarbeit pro Herzschlag (HSV · pm) steigt von 2,4 auf 6 · 10⁶ erg an, die Herzleistung (pm · i) von 4,5 auf 8 · 10⁶ erg/sec und erreicht damit schon im wesentlichen die Werte Erwachsener.

Die Amplitudenvergrößerung des Blutdrucks in der Pubertät ist, wie sich auch aus den WEZLERschen Untersuchungen ergibt, durch eine ausgesprochene Herzschlagvolumen-Erhöhung bei hohem Vagustonus bedingt. Sie kommt trotz des niedrigen Elastizitätskoeffizienten zustande. Das Absinken des peripheren Gesamtwiderstandes im Verlaufe der Pubertät wird von WEZLER, wie bereits erwähnt, als physikalischer Ausdruck des Wachstums gedeutet, wobei es sowohl zu einer Kaliberzunahme der einzelnen Gefäße als auch zu einer Vermehrung parallel liegender Gefäßbezirke entsprechend dem Organwachstum kommt.

Kurz zusammengefaßt ergibt sich so im Verlaufe der *Pubertätsentwicklung* folgender Gang der Kreislaufgrößen:

Das *Herzminutenvolumen* steigt etwa entsprechend der *Grundumsatzzunahme* während der Hauptwachstumsperiode an. Der besonders ausgeprägten *Herz-*

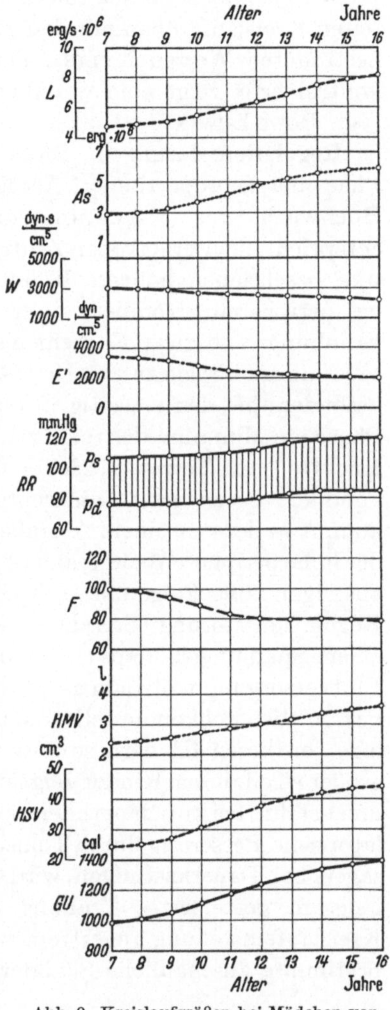

Abb. 9. Kreislaufgrößen bei Mädchen von 7—16 Jahren [BOLT (2)].
(Erläuterung der Abkürzungen s. Tab. 20)

schlagvolumenzunahme steht eine *Frequenzabnahme* gegenüber. Der *Elastizitätskoeffizient* des arteriellen Windkessels und der *periphere Gesamtwiderstand* sinken im Verlaufe der Entwicklung auf Werte ab, die unter denen Erwachsener liegen. Die *Druckarbeit des linken* Ventrikels pro Herzschlag und die *Herzleistung* steigen auf Werte an, die der Größenordnung Erwachsener nahekommen. Der *Blutdruck* erfährt unter Vergrößerung der Amplitude einen Anstieg auf die Werte Erwachsener.

Der Vergleich dieser mit der sphygmographischen Methode ermittelten Kreislaufgrößen mit den gasanalytisch nach der Acetylenmethode bestimmten Werten Nylins, der 12 Mädchen über 4 Jahre eingehend kontrollierte, zeigt eine weitgehende Übereinstimmung der Ergebnisse (vgl. Bolt-Lewin).

Regulationsstörungen. Diese kommen besonders in der 1. puberalen Phase bei disproportioniert Accelerierten und bei Kindern mit isoliertem Hochwuchs vor (Kirchhoff und Eichler). Ihr Kreislaufverhalten entspricht einer ergotropen Zentralisation, wie sie Duesberg und Schröder beschrieben haben. *W* und *E'* zeigen also analog der Einengung des peripheren Strombettes gegenüber den normalen Alterswerten eine Erhöhung, und zwar *E'* mehr als *W*. Was das Schlagvolumen betrifft, so ist dieses infolge zweier Umstände verkleinert. Einmal besteht (und besonders bei den einseitig in der Länge Emporgeschossenen) in dieser Phase ein Minimum des relativen Herzgewichts. Zweitens ist der venöse Rückfluß zum Herzen durch Venolenhypotonie verringert, was das Schlagvolumen, besonders in aufrechter Haltung, verkleinern muß. Hierbei kommt es dann zu einem Absinken des systolischen Blutdrucks, während der hohe periphere Widerstand (Arteriolenspasmus) den diastolischen eher ansteigen läßt: Folge ein „Amplitudenschwund" ähnlich der hypotonen Regulationsstörung Schellongs, welche bei stärkster Ausprägung einem Spannungskollaps (Duesberg und Schröder) entspricht. Um die Blutversorgung trotzdem möglichst gut zu gestalten, erfolgt eine starke, bekanntlich unökonomische, Zunahme der Herzfrequenz, deren Ausgangslage bei diesen Kindern sowieso schon höher ist als altersnormal. Der größere Teil dieser Kinder zeigt nur eine orthostatische Kreislaufstörung und erfährt bei kurzdauernden sonstigen Kreislaufbelastungen eine zirkulatorische Besserung durch Tonisierung des venösen Schenkels. Das Versagen bei Dauerleistungen wird nicht durch Schonung, sondern durch langsam gesteigertes Training überwunden, wodurch eine vagotone Kreislaufeinstellung angestrebt wird. Eine für den praktischen Kliniker bestimmte anschauliche Schilderung dieser Dinge gibt Schmidt-Voigt.

V. Klinische Untersuchungsverfahren.

a) Perkussion und Auskultation.

Auf Grund der räumlich kleinen Verhältnisse ist die Bestimmung der Herzgröße und Form bei jungen Kindern perkussorisch mit nur geringerer Genauigkeit möglich als später, wobei die stärkere Wölbung des Brustkorbes erschwerend hinzukommt. Der rechte Herzrand läßt

sich am rechten Sternalrand bzw. 1 cm lateral, der linke beim Säugling
1—2 cm außerhalb der Mamillarlinie, bei Kleinkindern und jüngeren
Schulkindern meist in derselben feststellen. Die obere Grenze soll die
3. Rippe nicht überschreiten. Dementsprechend findet sich der Spitzen-
stoß beim Säugling ebenfalls etwas außerhalb der Mamillarlinie im
3.—4. Intercostalraum, mit 2 Jahren im 4., mit 6—7 Jahren im 5. Intercostalraum, wobei er in die Mamillarlinie zu rücken pflegt.

Bei der Auskultation liegt der entscheidende Unterschied gegenüber
dem Erwachsenen in der *Häufigkeit des Auftretens akzidenteller Geräusche*
und der noch physiologischen Betonung des 2. Pulmonaltonus. Die
Abgrenzung der stets sy-
stolischen, akzidentellen
Geräusche von organi-
schen kann schwierig sein,
da sichere objektive Un-
terscheidungsmerkmale
fehlen und auch pho-
nokardiographisch bisher
nicht mit ausreichender
Genauigkeit zu ermitteln
sind. Hinweise, jedoch
nicht Beweise für akziden-
tellen Ursprung sind u. a. durch wechselnde Stärke speziell bei Lage-
änderung oder nach Arbeit gegeben. Die Häufigkeitsverteilung solcher
Geräusche zeigt die nebenstehende Abbildung.

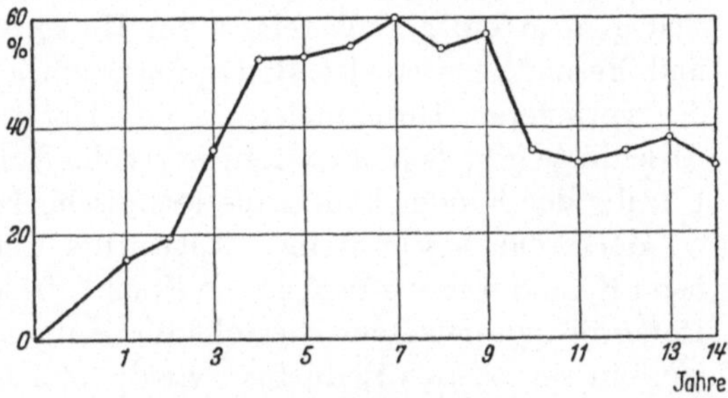

Abb. 10.　Häufigkeit accidenteller Herzgeräusche nach
EPSTEIN

Im Säuglingsalter treten sie am seltensten auf, doch muß man entgegen älteren Darstellungen gerade auch bei Neugeborenen mit ihnen
rechnen, wobei die Möglichkeit einer verspäteten Schließung fetaler
Kommunikationen oder eine vorübergehende relative Insuffizienz zu
erwägen ist. Bei fortlaufenden Untersuchungen 260 gesunder Kinder
fand EPSTEIN bei 18% der Prüflinge geringfügige, sporadische, elektro-
kardiographische Abweichungen, jedoch keine statistisch signifikanten
Zusammenhänge zwischen diesen und dem Auftreten akzidenteller Geräusche. Bei dem größten Teil der Kinder waren einmal beobachtete
Geräusche noch über Jahre zu verfolgen.

b) Röntgenuntersuchung.

Herzform. Entsprechend den anatomischen Verhältnissen zeigt der
Herzschatten im Röntgenbild besonders im Säuglingsalter und im geringeren Grade beim Kleinkind deutliche Abweichungen. Auffällig sind
dabei die relative Größe, die mehr kugelige, plumpe Gestalt mit geringerer Differenzierung der Herzbögen links und seine stärkere Quer-
lagerung. Auch der obere Mittelschatten ist meist breiter als später,

wofür die stärkere Ausbildung der Thymus, bei unruhigen, schreienden und pressenden Kindern die starke Anschwellung der Vena cava sup. mit verantwortlich zu machen ist. Überhaupt wird die Beurteilung der Herzgröße des Säuglings in vielen Fällen durch die kaum zu bemessende Auflagerung der Thymus auf dasselbe sehr erschwert, da die Konturen beider im Sagittalbild oft nicht zu trennen sind. Scheinbare Herzvergrößerungen bei klinisch sonst unverdächtigen, gut gedeihenden Säuglingen sind deshalb mit großer Zurückhaltung zu bewerten.

Auch das Röntgenkymogramm erlaubt gerade beim jungen Kind deutliche Unterschiede gegenüber höheren Altersstufen festzustellen, die sich u. a. in einer auch relativ zur Herzgröße vermehrten Zackengröße und Besonderheiten des Bewegungsraumes ausprägen (KÖTTGEN). Bei der geringeren Differenzierung des Herzrandes in die verschiedenen Abschnitte gibt es nicht selten wertvolle Aufschlüsse, doch erschwert die Unruhe der Kinder häufig die technische Durchführung.

Herzgrößenbestimmung. Angesichts der größeren Schwierigkeiten beim Kind durch die Perkussion einen befriedigenden Aufschluß über die Herzgröße zu gewinnen, besteht für röntgenologische Messungen gerade hier ein verstärktes Bedürfnis. Leider stehen aber der Gewinnung wirklich genauer Angaben auch größere Hindernisse im Wege. Es ist allgemein zur Kritik jedes Röntgenmeßverfahrens des Herzens zu sagen, daß wir es nicht wie der Anatom nur mit seiner Masse selbst zu tun haben, seine Größe vielmehr vom Füllungsgrad abhängig ist, der seinerseits durch zahlreiche, z. T. schwankende, extrakardiale Faktoren (z. B. orthostatische Kollapsneigung) verändert wird. Auch des Einflusses der Herzfrequenz mit einer verminderten Füllung bei Tachykardie, der schon beim Gesunden schwankenden Restblutmenge sowie des unterschiedlichen Minutenvolumens mit seiner gleichsinnigen Änderung der Herzgröße ist zu gedenken (HOLZMANN). Zudem sind uns meist aus technischen Gründen nicht einmal Volumbestimmungen möglich, wir müssen uns vielmehr mit der Ausmessung einiger ausgewählter Vergleichslinien oder -flächen in einer bzw. zwei Ebenen begnügen. Weitere Ungenauigkeiten müssen sich ergeben durch den je nach der Herzphase wechselnden Füllungsgrad, durch Unterschiede des Zwerchfellstandes abhängig von Atmung und Größe der Bauchorgane, Fehler bei der Zentrierung sowie durch ungewollte Preßatmung. Es kann so nicht wundernehmen, daß beim Erwachsenen von verschiedenen Untersuchern Schwankungen der Herzbreite bei mehrmaligen Messungen von durchschnittlich 0,5 cm, nicht selten sogar von 1—2 cm beobachtet wurden. Diese Fehlerquellen sollte man sich bei der Abschätzung der verschiedenen Meßverfahren untereinander stets vor Augen halten, um sich vor Illusionen bezüglich der Genauigkeit zu bewahren.

Für die Gewinnung der Herzmasse kommt bei Kindern die später viel angewandte Orthodiagraphie wegen der Unruhe derselben nicht in Frage, man ist vielmehr auf Herzfernaufnahmen im Abstand von 1,5 bis 2 m angewiesen. Die hierdurch entstehende Verzeichnung gegenüber der Orthodiagraphie beträgt nach KÖHLER und SURMONT für beide Herzränder bei der 2 m-Aufnahme etwa 4 mm (1,5 m : 5 mm). Sie spielt, solange gleichartige Aufnahmen verglichen werden, praktisch keine Rolle. *Die üblichen Vergleichswerte beziehen sich auf Aufnahmen im Stehen oder Sitzen.* Die geläufigsten linearen Herzmaße sind folgende:

1. Transversaldurchmesser Tr, als Summe der beiden Medianabstände Mr + Ml.

2. Längsdurchmesser L, die Verbindung vom rechten Vorhofsgefäßwinkel zur Herzspitze.

3. Breite Br, als Summe der beiden längsten Lote vom rechten bzw. linken Herzrand auf den Längsdurchmesser (unterer und oberer Querdurchmesser, u Q + o Q).

4. Neigungswinkel gebildet durch den Längsdurchmesser und eine durch die Herzspitze gezogene Horizontale.

Die von KIRSCH angegebene Herzhöhe (das Lot vom rechten Vorhofgefäßwinkel auf die durch die Herzspitze gezogene Horizontale) hat sich wenig eingeführt. Auch die beim Erwachsenen öfter durchgeführten Messungen am Seitenbild sind bei Kindern nur vereinzelt vorgenommen worden, zumal die Beziehungspunkte sich auf einem solchen wesentlich schwerer mit ausreichender Genauigkeit bestimmen lassen.

Die Herzfläche kann entweder planimetrisch oder durch das Herzrechteck aus L · Br bestimmt werden, wobei von BERNUTH für das Kindesalter ein weitgehend gleichsinniges Verhalten beider Werte nachgewiesen hat. Die scheinbar größere Genauigkeit der Planimetrie wird durch die Notwendigkeit der Ergänzung der oberen und unteren Grenzen wieder gemindert, da diese dem subjektiven Ermessen doch gewissen Raum läßt.

Beziehungen der Herzgröße zu sonstigen Körpermaßen. Die alleinige Feststellung der verschiedenen Abmessungen des Herzens vermag uns noch kein befriedigendes Urteil über dasselbe zu verschaffen, sie gewinnen erst eine Bedeutung durch ihre Beziehung zu der sonstigen körperlichen Verfassung. Es kann dabei einmal eine Korrelation gesucht werden zum Alter, zur Größe oder dem Gewicht. Nachprüfungen in dieser Richtung haben jedoch ergeben, daß in der Wachstumsphase so erhebliche Schwankungsbreiten auch bei Normalfällen bestehen, daß eine genauere Beurteilung nicht möglich ist (v. BERNUTH, VEITH). Es ist im übrigen schon aus methodischen Gründen bedenklich, Längen- oder Flächenmaße auf das Gewicht zu beziehen, da es sich hier um Werte verschiedener Dimensionen handelt. Berechtigter wäre schon ein

Vergleich der Herzfläche mit der Körperoberfläche (Josephi), doch ergab eine Nachprüfung durch Maresh und Washburn an einem großen Material, daß auch hier die Schwankungsbreite beträchtlich ist. Diese Autoren verfolgten laufend die Herzmaße von 38 Knaben und 29 Mädchen zwischen 0,5—6 Jahren (insgesamt 1028 Aufnahmen) und konnten eindrucksvoll darstellen, daß bei kurvenmäßiger Aufzeichnung sowohl der Herzfläche wie des Transversaldurchmessers nie glatte Verläufe sich darstellen, was ebenfalls die Fehlerquellen dieser Messungen beleuchtet. Die Korrelation der genannten Herzmaße nur zu der Körpergröße oder dem Gewicht kann die unterschiedlichen Verhältnisse verschiedener Kinder schon deshalb nicht genügend wiedergeben, weil konstitutionelle Faktoren hierbei außer Ansatz bleiben. Es wird infolgedessen nicht wundernehmen, daß derartige einfache tabellarische Zusammenstellungen unter Bezug auf ein anderes Körpermaß im allgemeinen nicht befriedigten und sich in der Praxis nicht durchsetzten. Für eine beschränkte Größenklasse (9—15jährige Knaben) hat Urban eine Vergleichstabelle zwischen Transversallungendurchmesser, Herzfläche, Rohrer-Index und Körpergröße, Gewicht sowie Alter aufgestellt.

Lungenherzquotient. Wesentlich brauchbarere Ergebnisse ließen sich dadurch erzielen, daß das Verhältnis der transversalen Herzbreite zur Lungenbreite in Beziehung gesetzt und der Quotient aus beiden angegeben wurde. Diese Berechnung wurde zuerst von Groedel bei Untersuchungen an Erwachsenen durchgeführt, später jedoch auch vielfach bei Kindern angewandt. Als grober Durchschnittswert kann dabei gelten, daß die Lungenbreite etwa das Doppelte der Herzbreite, der Quotient also ungefähr 2,0 beträgt. Überraschenderweise findet sich fast während des ganzen Kindesalters ein Quotient etwa gleicher Größenordnung, nur im Säuglingsalter liegt der Wert deutlich niedriger, was also einem relativ größeren Herzen entsprechen würde. Man sieht allerdings auch bei den übrigen Zahlen, daß das Herz mit zunehmendem Alter während der Kindheit relativ kleiner wird, was sich ja völlig mit den anatomischen Feststellungen deckt.

Der große Vorzug dieser Berechnung besteht u. a. darin, daß sie sich sehr leicht an Hand der Fernaufnahme auch ohne Kenntnis anderer Daten durchführen läßt. Bedenken bestehen insofern, als starke Schwankungen des Zwerchfellstandes eine entsprechende Lage — und damit Breitenänderung des Herzens mit sich bringen müssen und daß abnorme Thoraxverhältnisse ebenfalls zu Fehlschlüssen über die Herzgröße Anlaß geben können. Diese letzten lassen sich jedoch durch Betrachtung des Brustkorbes unschwer erkennen, und zur Beurteilung des für die Messung geeigneten Zwerchfellstandes kann ein Wert des Herzneigungswinkels von 45° (43°—48°) als Richtlinie angegeben werden. Stärkere Abweichungen wären in Rechnung zu stellen. Im übrigen geht aus Untersuchungen von

Kirsch hervor, daß die Größe des Herzneigungswinkels für den Ausfall des Groedelschen Quotienten entgegen der allgemeinen Erwartung nur eine begrenzte Bedeutung besitzt. Es zeigt sich nämlich, daß auch bei stark schwankenden Neigungswinkeln, wie sie in allen kindlichen Altersklassen oberhalb des Säuglingsalters mit recht ähnlicher Verteilung vorkommen, der Durchschnitt der bei solchen Fällen gemessenen Quotienten sich in recht engen Grenzen bewegt.

Auch der Vergleich des Groedelschen Herz-Lungenquotienten mit dem Herzhöhenquotient (Hh/Tr) läßt ebenfalls nach den Feststellungen von Kirsch erkennen, daß jener vorwiegend echte Größenunterschiede und nicht nur Lageänderungen anzeigt. Es

Tabelle 21. *Groedelscher Herzlungenquotient* in *den verschiedenen Altersklassen.* (Ausgerechnet von Brock nach den Tabellen von Bamberg und Putzig sowie O. Kirsch.)

Alter	Groedelscher Herzlungenquotient	
	V	Durchschnitt
1. Vierteljahr .	1,67—2,09	**1,83**
2. u. 3. ,,	1,71—2,05	**1,89**
4. u. 5. ,,	1,73—2,01	**1,91**
2—4 Jahre . . .	1,79—2,31	**1,93**
4—8 ,, . . .	1,73—2,25	**2,01**
8—12 ,, . . .	1,75—2,34	**1,97**
12—15 ,, . . .	1,83—2,46	**2,01**

ist das insofern auch verständlich, als bei exspiratorischem Zwerchfellhochstand und Herzquerlagerung auch die Lungenbreite gleichsinnig anwächst. Bei Betrachtung der verschiedenen Konstitutionstypen haben wir ebenfalls verwandte Verhältnisse, insofern der Schmalbrüstigkeit des Leptosomen normalerweise ein schlankes Herz entspricht[1], dem pyknischen Habitus dagegen ein plumpes. Im übrigen würde ein bei diesem gefundenes, relativ großes Herzmaß durchaus unseren Erwartungen entsprechen, wissen wir doch aus den oben besprochenen Wägungen, daß das Herzgewicht in einer nahen Beziehung zum

Tabelle 22. *Herzneigungswinkel und Groedelscher Herzlungenquotient nach* O. Kirsch.

Neigungswinkel	Herzlungenquotient	
°	V	Durchschnitt
30—42	1,74—2,22	2,0
43—48	1,79—2,23	2,03
49—56	1,88—2,46	2,09

Körpergewicht steht, d. h. bei einem kleinen Pykniker ist das relative Herzgewicht hoch.

Nimmt man hinzu, daß Brock berechnen konnte, daß die Schwankungsbreite sich durchaus innerhalb der Grenzen bewegt, die v. Bernuth für seinen Herzflächenquotienten angab, so kann man ihm voll beipflichten, daß der Groedelsche Quotient auch im Kindesalter ein durch

---

[1] Nach Brock und Stemmler ist der Brustkorb des Asthenikers allerdings recht häufig in seinem Transversaldurchmesser *keineswegs* verschmälert (dafür dann meist besonders flach).

seine leichte Berechnung sehr brauchbarer und dabei doch für die übliche Orientierung ausreichend genauer Maßstab ist. Eine ähnliche Auffassung ist auch von MARESH und WASHBURN auf Grund ihrer Erfahrungen vertreten worden.

Herzflächenquotient. Aus dem Wunsche heraus, die Genauigkeit der Herzmessungen durch Berücksichtigung noch weiterer Maße zu vergrößern, hat v. BERNUTH umfangreiche Untersuchungen angestellt, bei denen die Beziehungen der Körperlänge, des Transversallungendurchmessers, Brustumfanges und des Gewichtes zu der Herzfläche bzw. dem Herzrechteck untersucht wurden. Am günstigsten erwiesen sich ihm dabei die folgenden Quotienten:

$$1. \quad \frac{\text{Körperlänge} \times \text{röntgenolog. Transversallungendurchmesser}}{\text{Herzfläche}} = 39,3\ (31\text{—}47)$$

$$2. \quad \frac{\text{Körperlänge} \times \text{röntgenolog. Transversallungendurchmesser}}{\text{Herzrechteck}} = 29,3\ (23\text{—}35).$$

Es zeigte sich dabei, daß beide Formeln gleichermaßen brauchbar sind, so daß man im allgemeinen wohl der zweiten den Vorzug geben wird, um auf ein Planimeter verzichten zu können. Bei genauerer Aufgliederung nach Altersstufen bzw. Körpergrößen läßt sich auch hier die bekannte relative Verkleinerung des Herzens mit steigenden Jahren verfolgen.

Tabelle 23. *Herzquotient nach* v. BERNUTH.

Größengruppe cm	Alter in Jahren	$\dfrac{\text{Körperlänge} \times \text{Transversallungendurchmesser}}{\text{Herzfläche}}$
< 76	0—1	36,5
77—90	2,5	37,3
90,5—100	3,1	38,0
100,5—110	4,9	39,4
110,5—120	6,9	38,2
120,5—130	8,3	39,6
130,5—140	10,1	39,1
140,5—150	11,5	40,9
150,5—177	13,10	42,1

Es liegt auf der Hand, daß dieser Quotient, der zwei Dimensionen berücksichtigt, zu noch genaueren Vergleichsmaßen kommen muß, zumal gerade hierdurch auch die konstitutionellen Breitenschwankungen stärker mit erfaßt werden. Trotzdem zeigt die Schwankungsbreite recht erhebliche Ausschläge vom Durchschnitt nach oben und unten, wobei zwei Drittel der Werte in einen Streuungsbereich von ± 10% und etwa 92% in einen Bereich von ± 20% fallen. Unter Berücksichtigung dieser Tatsachen hat sich die v. BERNUTHsche Formel an vielen Orten wie auch uns durchaus bewährt (MARESH und WASHBURN, SCHARMENTKE).

Tabelle 24. *Prozentuale Verteilung der Werte des Herzflächen- und des Herzrechtecks-quotienten, deren arithmetisches Mittel = 100 gesetzt.* (Nach v. BERNUTH.)

Gruppe des betr. Quotienten	Körperlg. × Transversallungendurchm. Herzfläche		Körperlg. × Transversallungendurchm. Herzrechteck	
	% der Fälle			
	♂	♀	♂	♀
90—110	66	64	67	61
85—115	83	79	86	77
80—120	93	90	95	90

Um auch die Messung der Körpervergleichsfläche allein aus dem Röntgenbild ableiten zu können, wurde von SCHARMENTKE empfohlen, das sog. Brustrechteck zum Herzrechteck in Beziehung zu setzen. Als Maß des Brustrechtecks wird dabei die Summe der beiden Rechtecke rechts und links aus Lungenhöhe (Zwerchfell-rippenwinkel bis Lungenspitze) × Lungenbreite angegeben (ähnliche Berechnung von UNGERLEIDER und GUBNER). An einer allerdings geringen Zahl von 70 Fällen wurde ein Quotient von 4,06 (3,64 bis 4,35) ermittelt.

Die Berechnung des Herzflächenquotienten nach HECHT bezieht auch das Gewicht ein und muß deshalb schon aus methodischen Erwägungen außer Betracht bleiben. Das gleiche gilt für die Berechnung nach JOSEPHI (Körperoberfläche:Herz-fläche), da für die Bemessung der Körperoberfläche ebenfalls das Gewicht mit ver-wandt wird. Die Fehlerquellen der Methode werden ersichtlich, wenn man berück-sichtigt, daß schnelle Schwankungen des Körpergewichtes z. B. durch Einlagerung oder Ausschwemmung von Wasser den Quotienten ändern müssen, auch wenn keine Herzgrößenänderung eintritt. Echte Vergleiche mit dem Körpergewicht wären nur mit dem Herzvolumen möglich, doch haben sich Bestimmungen desselben bei Kindern von wenigen Untersuchungen abgesehen (LEHMKUHL, AXÉN und LIND) kaum eingebürgert, weshalb wir von einer genaueren Besprechung absehen.

c) Elektrokardiogramm.

Unsere Kenntnisse über das Verhalten auch des normalen EKG im Säuglings- und Kindesalter sind so angewachsen, daß es im Rahmen dieser Darstellung nicht möglich ist, einen einigermaßen erschöpfenden Überblick zu vermitteln. Wir müssen uns daher auf die Schilderung ent-scheidender Besonderheiten beschränken und bezüglich aller Einzelheiten auf monographische Arbeiten wie die von NÁDRAI (1), STOLTE und OHR sowie NICOLSON verweisen. *Will man die Verhältnisse in wenigen Worten vorschauend zusammenfassen, so findet sich beim jungen Kind im Gegensatz zum Erwachsenen ein auffälliger Rechtstyp, kürzere Überleitungszeit und QRS-Dauer sowie höhere Frequenz.*

P-Zacke: Beim Neugeborenen zeigt sich häufig eine hohe und breite P-Zacke am deutlichsten in Abl. II, in den nächsten Monaten nimmt sie an Größe ab, um vom zweiten Halbjahr an langsam bis zur Pubertät wieder anzuwachsen. Das hohe P des Neugeborenen ist dabei sicher nicht abhängig von der Größe der Vorhöfe, da dann die Umstellung langsamer erfolgen würde, sondern als Ausdruck ihrer besonderen Belastung

Tabelle 25. *Zeit- und Spannungswerte des Elektrokardiogramms*
(Die Zeitwerte in 0,01 Sek., Spannungs-

Alter	Freq.	P-Dauer	Höhe der P-Zacke in Ableitg.			P-Q-Zeit	QRS-Dauer	Höhe der Q-Zacke		
			I	II	III			I	II	III
Frühgeb. 0—3 Tage	136	5,0	1,0	1,8	0,8	10,3	4,2	0	1,0	1,6
Neugeborene										
0—3 Tage . .	125	(4) 5,3 (7)	($^1/_2$) 1,0 (2)	(0) 2,0 (3)	0,8 (2)	(7) 10,7 (14)	(4) 4,2 (7)	0 (2)	1,1 (4)	($^1/_2$) 2,5 (5)
4—8 ,, . .	136	(4) 5,0 (7)	($^1/_2$) 1,0 (2)	(0) 1,8 (3)	0,9 (2)	(7) 10,5 (14)	(4) 4,3 (7)	0,1 (2)	1,3 (4)	($^1/_2$) 2,5 (5)
9—21 ,, . .	139	(4) 4,9 (7)	($^1/_2$) 0,8 (2)	(0) 1,4 (3)	0,7 (2)	(7) 10,2 (14)	(4) 4,3 (7)	0,1 (2)	1,1 (4)	($^1/_2$) 2,5 (5)
22—42 Tage . .	136	(4) 4,9 (7)	($^1/_2$) 0,8 (2)	(0) 1,4 (3)	0,7 (2)	(7) 10,5 (14)	(4) 4,3 (7)	0,1 (2)	1,2 (4)	($^1/_2$) 2,5 (5)
$1^1/_2$—3 Monate .	137	(4) 4,5 (7)	($^1/_2$) 0,9 (2)	(0,5) 1.3 (3)	0,7 (2)	(7) 10,4 (14)	(4) 4,3 (7)	0,1 (2)	1,4 (4)	($^1/_2$) 2,5 (5)
3—6 ,. .	137	(4) 4,7 (7)	($^1/_2$) 0,9 (2)	(0,5) 1,3 (3)	0,8 (2)	(7) 10,6 (14)	(4) 4,3 (7)	0,2 (2)	1.4 (4)	($^1/_2$) 2,9 (7)
6—9 Monate .	130	(4) 4,8 (7)	($^1/_2$) 0,9 (2)	(0.5) 1,4 (3)	0,8 (2)	(8) 11,0 (16)	(4) 4,3 (7)	0,4 (2)	1,5 (4)	($^1/_2$) 3,2 (9)
9—12 ,, . .	126	(4) 5,0 (7)	($^1/_2$) 1,0 (2)	(0,5) 1,4 (3)	0,8 (2)	(8) 11,1 (16)	(4) 4,4 (7)	0,3 (2)	1,3 (4)	($^1/_2$) 3,6 (10)
1—2 Jahre . .	124	(4) 5,2 (7)	($^1/_2$) 0,9 (2)	(0.5) 1,3 (3)	0,8 (2)	(8) 11,9 (16)	(4) 4,5 (7)	0,3 (2)	1,6 (4)	($^1/_2$) 3,4 (10)
2—5 Jahre . .	115	(4) 7,2 (7)	($^1/_2$) 1,3 (3)	(0,1) 1,8 (4)	1,0 (3)	(10) 12,4 (17)	(4) 6,2 (8)	1,4 (5)	1,3 (5)	(0) 3,0 (8)
6—9 ,, . .	99	(4) 7,8 (8)	($^1/_2$) 1,2 (3)	(0,1) 1,7 (4)	1,0 (3)	(11) 13,0 (18)	(4) 6,4 (8)	0,9 (5)	1,1 (5)	(0) 1,5 (8)
9—12 ,, . .	92	(4) 8,1 (8)	($^1/_2$) 1,5 (3)	(0,1) 1,7 (4)	1,0 (3)	(11) 13,5 (20)	(4) 6,6 (10)	0,7 (5)	0,8 (5)	(0) 1,4 (8)
13—14 Jahre . .	85					(11) 14,1 (20)				

aufzufassen (STOLTE und OHR). Die normalen Schwankungen sind recht
beträchtlich. Die spätere Zunahme von P dürfte nach ALBERS und URBAN
mit der Frequenzabnahme zusammenhängen, da sie bei Kindern und
Erwachsenen gleiche Breite von P bei gleicher Frequenz fanden.

PQ-Dauer: Sie kann in den ersten Lebenstagen etwas länger sein als
im späteren Säuglingsalter, um dann einen stetigen Anstieg bis zur
Pubertät aufzuweisen. Diese Zunahme ist z. T. abhängig von der sin-
kenden Frequenz, doch konnte CAMMANN auch einen Einfluß des Alters
wahrscheinlich machen. Auf eine eigenartige Schwankung im Verlauf
dieser Entwicklung machten KIRCHHOFF und BURMEISTER aufmerksam,
die vom 6.—11. Lebensjahr eine Verzögerung der altersbedingten Zunahme von PQ fanden. Unter Hinweis auf die von ihnen auch bei
sonstigen Kreislaufuntersuchungen beobachtete, verstärkt sympathico-
tone Einstellung in diesen Jahren führen sie die auch in bezug auf den
RR-Abstand relative Kürze von PQ auf eine erhöht positiv dromotrope
Wirkung zurück.

QRS-Dauer: Auch hier finden sich wieder um so kürzere Zeiten, je
jünger das Kind ist. Inwieweit ebenfalls die Frequenzänderung eine
Rolle spielt, ist nicht entschieden (CAMMANN). FURMAN und HALLORAN
fanden in den ersten zwei Monaten keine Beziehung. Setzt man die etwa
50—100% betragende Verlängerung mit den linearen Herzmaßen z. B.
der Herzlänge in Relation, die von der Geburt bis zum 16. Jahr sich
knapp verdreifacht, so ist eine gewisse Verbesserung der Leitfähigkeit
möglich, bedeutend dürfte sie nicht sein. Eine Bezugsetzung zwischen
QRS-Dauer und Herzgewicht (LEPESCHKIN), aus der eine entscheidende
Verlängerung abzulesen wäre, ist unstatthaft, weil es sich um unterschiedliche Dimensionen handelt. Im Säuglingsalter findet sich häufig

im Kindesalter nach 1500 Fällen aus der Literatur nach LEPESCHKIN.
werte in 0,1 mV, Grenzwerte in Klammern).

Höhe der R-Zacke			Höhe der S-Zacke			Typen-index	Höhe der T-Zacke			T_{III} in % O — + — Σ
I	II	III	I	II	III		I	II	III	
1,8	4 2	5,0	4,4	2,4	0,8	—1,1	1,0	1,4	0,4	40 10 26 76
(0) 2,2 (14)	(¹/₂) 6,6 (16)	(2) 9,0 (15)	(3) 6,1 (12)	2,0 (3)	0,4 (3)	—1,3	(0) 1,2 (5)	(0) 1,2 (4)	0,4 (3)	18 12 36 56
(0) 2,0 (14)	(¹/₂) 5,4 (16)	(2) 8,5 (15)	(3) 6,3 (12)	3,0 (3)	0,4 (3)	—1,4	(0) 1,7 (5)	(0) 2,2 (4)	0,4 (3)	22 8 22 52
(1) 2,6 (14)	(¹/₂) 5,8 (16)	(2) 8,7 (15)	(3) 6,0 (12)	2,4 (3)	0,3 (3)	—1,3	(1) 2,2 (5)	(1) 2,4 (4)	0,4 (3)	28 14 24 66
(1) 3,3 (14)	(¹/₂) 6,5 (16)	(2) 9,2 (15)	(3) 5,8 (12)	1,9 (3)	0,1 (3)	—1,0	(1) 2,5 (5)	(1) 2,6 (4)	0,4 (3)	30 6 16 52
(2) 5,4 (14)	(¹/₂) 7,8 (7)	(2) 6,8 (15)	(0) 3,1 (12)	1,8 (9)	0,1 (3)	—0,39	(1) 2,3 (6)	(1) 2,9 (7)	0,8 (3)	22 6 17 45
(2) 5,8 (14)	(3) 8,7 (7)	(2) 7,8 (15)	(0) 3,4 (12)	1,3 (13)	0,2 (3)	—0,57	(1) 2,8 (6)	(1) 3,4 (7)	0,7 (3)	21 11 13 45
(2) 5,7 (14)	(3) 8,9 (19)	(2) 6,8 (15)	(0) 3,7 (12)	1,0 (8)	0,2 (2)	—0,35	(1) 3,0 (6)	(1) 3,4 (7)	1,0 (3)	10 11 8 35
(2) 7,4 (14)	(3) 9,6 (19)	(2) 5,9 (15)	(0) 3,1 (12)	1,2 (5)	0,2 (2)	—0,15	(1) 3,2 (6)	(1) 3,7 (7)	1,1 (3)	19 9 6 34
(2) 7,9 (14)	(3) 9,8 (19)	(2) 5,8 (15)	(0) 2,8 (12)	1,0 (5)	0,1 (2)	—0,04	(1) 3,1 (6)	(1) 3,5 (7)	1,1 (3)	11 7 7 25
(5) 10,0 (22)	(7) 14,8 (32)	(3) 19,9 (25)	(0) 2,6 (6)	1,9 (7)	2,0 (6)	+0,23	(1) 3,5 (6)	(1) 3,4 (6)	1,4 (4)	45
(5) 10,0 (22)	(7) 14,6 (32)	(3) 10,7 (25)	(0) 2,3 (6)	1,8 (7)	2,5 (6)	+0,01	(1) 3,2 (6)	(1) 3,5 (6)	1,6 (4)	54
(5) 9,3 (22)	(7) 14,7 (32)	(3) 10,2 (25)	(0) 1,9 (6)	1,7 (7)	2,0 (6)	—0,05	(1) 3,3 (6)	(1) 3,6 (6)	1,7 (4)	40
						—0,03				30

ein besonders tiefes Q_{III}, das für diese Altersstufe noch nicht als krankhaft anzusehen ist. Knotenbildungen in QRS_{II} oder $_{III}$ sind bei Neugeborenen nicht selten und können wie einige andere Abweichungen als Ausdruck einer vorübergehenden, gutartigen Schädigung angesehen werden. Bei Brustwandableitungen rechts vom Sternum kann QRS M-Form auch bei Gesunden annehmen, wenn die QRS-Dauer nicht verlängert und der zweite Anstieg schmal ist (TUDBURY und ATKINSON).

ST-Strecke: Auffällig ist die beim Neugeborenen häufig um den dritten bis vierten Tag zu findende Hebung dieses Abschnittes (—0,05 bis 0,1 mV). Die Grenzen zwischen den geringeren, noch physiologischen und den selteneren, ausgeprägten, oft pathologischen Hebungen (0,1 bis 0,2 mV) sind fließend [NÁDRAI (2)]. Bei älteren Säuglingen kommen deutliche Hebungen nur selten vor. Senkungen in der Ableitung II während der ersten Lebenstage oder Ableitung III auch etwas später sind bei Gesunden sehr viel seltener. Bei Brustwandableitungen am Neugeborenen fanden TUDBURY und ATKINSON oft eine tiefe Senkung von 1,2—2 mV besonders an der rechten Seite. In den folgenden Jahren hat man bei höherer Frequenz oft einen steileren Verlauf von ST ohne klare Abgrenzung von T.

T-Zacke: In den ersten Lebenstagen bestehen sehr niedrige, auch isoelektrische T-Abläufe in allen Ableitungen. Bei negativem T_I und $_{II}$ bemerkten PÜTZ und ULLRICH öfter in der Vorgeschichte eine lange Geburt, Narkose der Mutter oder Asphyxie, die eine Schädigung in solchen Fällen nahelegen. — Vom vierten Tage an wächst die Höhe von T_I und $_{II}$, womit sie auch die Höhe von P übertreffen. T_{III} zeigt dagegen ein wechselvolles Verhalten, beim Säugling ist es in der Hälfte der Fälle isoelektrisch bzw. negativ, um mit steigendem Alter immer häufiger positiv zu werden. Auf der vorderen Brustwand ist T rechts und oben negativ, links unten positiv, in einer engen Übergangszone diphasisch (±). Während diese Zone beim Erwachsenen nie weiter links verläuft als Mitte Sternum, ist sie bei Kindern unter 16—18 Jahren im allgemeinen um so weiter nach links verschoben, je jünger das Kind ist, jedoch nie weiter als bis zur Medioclavicularlinie (LEPESCHKIN). Bezüglich weiterer Besonderheiten der T-Zacken in den ersten Wochen bei Brustwandableitung sei auf die Untersuchungen von FURMAN und HALLORAN verwiesen.

QT-Dauer: Abgesehen von den ersten Lebenstagen und Frühgeborenen, wo NÁDRAI (2) z. T. Verlängerungen fand, liegen sonst die kindlichen Werte innerhalb der Schwankungsbreite nach den Normalangaben von BAZETT und ASHMAN sowie HEGGLIN und HOLZMANN. Diese Feststellungen wurden auch von anderen Untersuchern bestätigt (CAMMANN, STOLTE und OHR).

TP-Dauer: Die Dauer dieser Erholungsphase ist vorwiegend von der Frequenz, gegebenenfalls allerdings auch von einer Verlängerung von QT abhängig. Angesichts der bereits psysiologischen Tachykardie ist TP bei jungen Kindern schon normalerweise kurz, mäßige, relative Frequenzsteigerungen können sie dementsprechend zum Verschwinden bringen bzw. zu Überlagerungen von T und P führen. Eine U-Zacke ist beim jungen Kind eine Seltenheit [NÁDRAI (1)].

Respiratorische Arrhythmie: Je jünger das Kind ist, am deutlichsten bei Frühgeborenen, desto geringer sind atmungsbedingte Frequenzschwankungen auf Grund der allgemein' höheren Tachykardie zu beobachten. Immerhin fand NÁDRAI (1) im Säuglingsalter bereits bei 30% eine respiratorische Arrhythmie, doch steigt diese Zahl im Schulalter auf 90—100% an, so daß umgekehrt ein gewisser regelmäßiger Frequenzwechsel gerade als Zeichen normaler Verhältnisse gewertet werden kann, da er bei Erkrankungen öfter verschwindet.

EKG-Typ: Eine der auffälligsten Abweichungen des EKG des *jungen* Säuglings besteht in dem vorwiegend gefundenen Rechtstyp, den NÁDRAI (2) während der ersten 3 Wochen bei 98% feststellte. In den folgenden Monaten kommt es zu einer fortschreitenden Umstellung, im zweiten Trimenon fand er ihn nur noch in der Hälfte der Fälle und im vierten Trimenon ist er meist bereits verschwunden. Angesichts der bei Säuglingen ja meist deutlichen Querlage des Herzens kann dieser Rechtstyp nicht wie später üblich durch eine Drehung der Herzachse um die Sagittalachse verursacht sein, sondern wahrscheinlich durch eine Drehung um die Längsachse mit stärkerer Einstellung des Herzens in die Frontalebene (HOLZMANN). Ein weiterer wichtiger Grund ist in dem frühkindlich stärkeren Entwicklungsgrade des rechten Herzens zu erblicken, vgl. Tab. 6, S. 360. STOLTE und OHR lehnen allerdings diese Erklärung ab und wollen in dem Rechtstyp den Ausdruck eines besonderen funktionellen, altersspezifischen Verhaltens sehen, dem sie den ausgeprägten Linkstyp des Greisenalters gegenüberstellen.

Frühgeborenen-EKG: Grundlegende Unterschiede gegenüber den Verhältnissen beim reifen Neugeborenen bestehen nicht. Häufiger findet sich bei ihnen eine Niederspannung und ein relatives Überwiegen der negativen Zacken, deutlichere Verlängerungen der QT-Dauer sowie schließlich die Zeichen einer „Myokardschädigung", wie sie bei reifen Kindern sich in geringerem Umfang in den ersten Lebenstagen ebenfalls nachweisen lassen.

d) Leistungsprüfungen.

Der Wunsch nach genauen Prüfungen der Leistungsfähigkeit des Herz-Kreislaufsystems ist fraglos auch im Kindesalter besonders groß, sind doch hier die subjektiven Angaben des Kranken weniger sicher verwertbar als beim Erwachsenen, wozu noch die bekannte Erfahrungstatsache hinzutritt, daß nicht wenige Kinder ihre Beschwerden zu verkleinern trachten, um sich keine Beschränkungen auferlegen zu müssen.

Dementsprechend ist eine Fülle von Prüfungsverfahren angegeben worden, deren Wert dennoch beschränkt ist. Eine Schwierigkeit liegt bereits darin begründet, daß es uns überwiegend im Rahmen einer solchen Untersuchung nicht möglich ist, Einflüsse von seiten des Herzens, des peripheren Kreislaufes und des beide steuernden Zentralnervensystems mit genügender Genauigkeit voneinander zu trennen, ist doch die funktionelle Verflechtung derselben außerordentlich eng. *Dabei ist in der Praxis besonders die Bedeutung des Nervensystems oft entscheidend, so daß bei labilen und ängstlichen Kindern sowie unkritischer Beurteilung leicht Fehldeutungen auf Grund von Einzelbefunden zustande kommen können,* die einer z. B. nur der Zeit oder den Umständen bedingten Situation entspringen. Auch hier wie an so vielen anderen Stellen ist die Wichtigkeit einer genauen Vorgeschichte und laufenden Überwachung der Verhaltensweise kaum zu überschätzen. Es bedarf wohl keiner näheren Begründung, daß die Feststellung einer einwandfreien Leistungsminderung (Stauung, Dyspnoe o. ä.) eine Belastungsprobe überflüssig, nicht selten sogar gefährlich erscheinen läßt. Auf der anderen Seite ist es nicht berechtigt, aus einer normal ausfallenden Leistungsprüfung auf eine sichere Gesundheit von Herz und Kreislauf zu schließen. Die so stark unterschiedliche Aktivität verschiedener Kinder und damit ihr wechselnder Betätigungsdrang bzw. bei älteren ein sportliches Training muß schon bei Gesunden zu einer großen Streuungsbreite der Normalwerte führen, die sich infolgedessen nur mit Vorbehalt festlegen lassen und sich gewiß zum Teil mit krankhaften Befunden überdecken. Auch das Ausmaß der notwendigen bzw. zumutbaren Belastung muß bei ihnen sich der jeweiligen Lebensführung anpassen, so daß ein strenges Haften an Tabellenwerte unzweckmäßig ist. Im folgenden werden nur einige gebräuchliche und bewährte Leistungsprüfungen besprochen und bewußt darauf verzichtet, eine geschlossene Übersicht zu geben.

HÖGLERscher Trinkversuch. Fußend auf der bekannten Tatsache, daß durch eine Herzinsuffizienz der normale Diureserhythmus mit stärkerer Ausscheidung am Tage zunehmend im Sinne einer Nykturie verschoben wird, baut sich die Prüfung auf die Beobachtung der Ausscheidungsverhältnisse auf. Durchführung:

1. Kurz vor Versuchsbeginn gründliche Urinentleerung (evtl. auch eine Stunde zuvor), um 6.00 bis 6.30 (bzw. 8.00 bis 8.30) Trinken von 300—700 cm³ Tee oder Fruchtsaft, 6 Std. Urin sammeln und Gesamtmenge messen.

2. Zwei bis drei Tage später gleicher Versuch um 24.00. Ist die in der Nacht ausgeschiedene Menge größer oder gleich der des Tages, so ist das Ergebnis pathologisch. Während des Versuches muß Bettruhe eingehalten werden. Er ist undurchführbar bei Fieber, Durchfällen oder Erkrankungen der Harnwege. Bei pathologischem Ausfall kann der Versuch nach Anwendung von Strophantin oder Cedilanid über einige Tage wiederholt werden; jetzt gebesserter oder normaler Ausfall spricht für eine kardiale Genese der Insuffizienz.

Der Versuch gibt, wenn auch nicht in allen Fällen, doch meist brauchbare Ergebnisse und hat sich bei Zuständen einer latenten Insuffizienz HARTENSTEIN, HONERLA und JAKOBS wie auch unserer Klinik (SCHÄFER) bewährt.

Zweistufen-Probe *(Two-Step Test)*. Seit langem war es gebräuchlich, den Anstieg und späteren Abfall von Pulsfrequenz, Blutdruck und evtl. Atmung nach mäßigen körperlichen Belastungen wie 10—20 Kniebeugen oder Treppensteigen zu verfolgen. Beim Kreislaufgesunden war eine Rückkehr zum Ausgangswert nach 2 bis spätestens 4 min zu erwarten. Ungenügend berücksichtigt wurde hierbei meist die unterschiedliche Leistungsfähigkeit je nach Alter und Übung. Eine genauere Dosierung ergibt die genannte Probe nach MASTER.

Durchführung: Messung von Blutdruck und Puls in Ruhe, danach wird das Kind aufgefordert, binnen 1¹/₂ min so oft 2 Stufen von 23 cm Höhe auf- und abzusteigen, wie es den alters- und geschlechtsentsprechenden Angaben der Tabelle entspricht. Nach einer Ruhepause von 2 min neuerliche Messung von Puls und Blutdruck, wobei deren Werte höchstens um 10 beim Normalen gestiegen sein dürfen. Bei pathologischem Ausfall kann der Versuch später mit einer geringeren Zahl von Aufstiegen wiederholt werden, bis die Grenze der Normalreaktion erreicht ist. Aus der Differenz läßt sich ein gewisses Maß der Kreislaufinsuffizienz ableiten (z. B. 15/20 = 75%). Auch diese Prüfung, die besonders in den USA empfohlen wird (BEHRENDT, LYON), ist komplexer Natur und erlaubt so *keine sichere Unterscheidung zwischen Schäden des Herzens und des peripheren Kreislaufes.* Sie kann leicht zweckmäßig ausgebaut werden durch gleichzeitige Aufnahme eines EKG vor und sofort nach der Belastung sowie 3 und 8 min später (MASTER und Mitarbeiter), dessen Verlauf später besprochen sei.

Tabelle 26. *Zahl der Aufstiege beim 2-Stufen-Test (Tow-Step-Test).*

Gewicht	Knaben Alter in Jahren			Mädchen Alter in Jahren		
kg	5—9	10—14	15—19	5—9	10—14	15—19
18—22	35	36		35	35	33
23—27	33	35	32	33	33	32
28—31	31	33	31	31	32	30
32—36	28	32	30	28	30	29
37—40	26	30	29	26	28	28
41—45	24	29	28	24	27	26
46—49	22	27	27	22	25	25
50—54	20	26	26	20	23	23
55—58	18	24	25	18	22	22
59—63	16	23	24	16	20	20
64—67		21	23		18	19
68—72		20	22		17	17
73—76		18	21		15	16
77—81			20		13	14
82—86			19			13
87—90			18			12

Kreislaufprüfung nach SCHELLONG. Der Versuch gliedert sich in mehrere Teile, um nach Möglichkeit ein differenziertes Urteil über die Verhaltensweise sowohl des peripheren Kreislaufes wie des Herzens unter verschiedenen Belastungen zu gewinnen. Einleitend erfolgt die Messung von Puls und Blutdruck im Liegen über mehrere Minuten, bis ein gleichmäßiges Niveau erreicht ist, dann wird sie im Minutenabstand in aufrechter Körperhaltung über 10—20 min fortgesetzt *(Stehversuch).* Nach neuerlicher Beruhigung im Liegen folgt der *Belastungsversuch* (Treppensteigen bzw. 20 Kniebeugen), dessen Auswirkungen an Puls und Blutdruck beobachtet werden. In beiden Fällen wird außerdem ein EKG im Schnellauf geschrieben, dessen QRS-Strecke zur Prüfung einer etwaigen Verbreiterung gemessen wird. Die Pulsschreibung erfolgt zweckmäßig während des ganzen Stehversuchs bzw. nach der Belastung mit Hilfe des EKG, um auch kurzdauernde Veränderungen zu erfassen. Dieses kann so als Steh- bzw. Belastungs-EKG ausgewertet werden (vgl. weiter unten).

Diese Versuchsanordnung erweist sich durch die Verbindung von Stehprobe und Belastung gerade auch im Kindesalter als außerordentlich zweckmäßig, haben wir hier doch mit zahlreichen orthostatischen

Kreislaufstörungen zu rechnen. Man·wird bei der Durchführung natürlich auch auf das Gesamtverhalten (Blässe, Schwindel, Schweißausbruch) zu achten haben. Wesentlich ist es nach unserer Erfahrung, die Kinder vor dem Versuch von dessen Ungefährlichkeit zu überzeugen und ihnen während desselben psychische Ablenkungen fernzuhalten, da anderenfalls mit erheblichen Fehlern zu rechnen ist. Wir haben durch THIELE an 50 in jeder Beziehung gesunden Kindern zwischen 7—10 Jahren den normalen Ablauf in dieser Altersstufe ermitteln lassen, der sich in der folgenden Tabelle widerspiegelt.

Tabelle 27. *Durchschnittsergebnisse der Kreislaufprüfung nach* SCHELLONG *bei 50 gesunden Kindern zwischen 7—10 Jahren.* (H. THIELE.)

Mittelwerte von	Pulsfreq.	RR	T-II-Höhe	T-III-Höhe	Typ. Ind.
in Ruhe	81	96/59	0,356 mV	0,055 mV	+ 0,12
nach 20 min bzw.					
10 min Stehen .	90	93/65	0,285 mV	—0,046 mV	+ 0,065
nach Belastung . .	97	112/61	0,338 mV	0,092 mV	—0,108

Während diese Zahlen Mittelwerte wiedergeben, kann gesagt werden, daß die *normalen Grenzwerte im Stehversuch* bei einer *Pulsfrequenzsteigerung bis 30%*, einer *Einengung der Blutdruckamplitude bis 50%* und einer *Abflachung von* T_{II} *bzw.* T_{III} *bis 0,2 mV* liegen. Abgesehen von einem *verstärkten* Amplitudenschwund bei *hypotonem Kollaps* ist auch ein gleichsinniges, stärkeres Absinken sowohl des systolischen wie diastolischen Blutdruckes pathologisch *(hypodynamer Kollaps)*, was gleichermaßen für Senkungen von ST oder Negativwerden von T_I und T_{II} gilt (REINDELL). Beim Belastungsversuch waren nach 2 bis spätestens 4 min die Ausgangswerte wieder erreicht. Gute Erfahrungen mit dieser Prüfung hatte auch NITSCH, nur bei 10% seiner Probanden und zwar stets solchen mit vegetativer Stigmatisation fand er starke Schwankungen.

Steh-EKG. Von einzelnen Autoren wurde die *ausschließliche* Aufzeichnung des EKG nach längerem Stehen empfohlen. Nach unseren Erfahrungen, die bei Kindern mit klinisch einwandfreien orthostatischen Kreislaufstörungen durchaus nicht immer gleichsinnige Abweichungen der Puls- und Blutdruckkurve sowie des EKG ergaben, erscheint es uns richtiger, gleichzeitig Pulsfrequenz, Blutdruck und EKG zu registrieren (s. oben), womit natürlich der Wert des Steh-EKG nicht grundsätzlich geleugnet sein soll. Man darf im übrigen, wie REINDELL nachdrücklich betont hat, den Grad der Veränderung im EKG nicht mit dem der allgemeinen Blutverschiebung und einer hierdurch etwa bedingten Minderdurchströmung der Coronararterien gleichsetzen, da das EKG entscheidend durch zusätzliche, nervöshormonale Einflüsse verändert werden kann, während kreislaufanalytisch gesicherte, orthostatische Verminderungen von Schlag- und Minutenvolumen ohne EKG-Veränderungen einhergehen können.

FRISCHKNECHT hat für die Auswertung des Steh-EKG auf die Bedeutung der Feststellung des Achsendifferenzwinkels zwischen R-Vektor und T-Vektor verwiesen. Bei vegetativ labilen Kindern fand er Durchschnittswerte von 29° im Liegen und 61° im Stehen, gibt aber keine Normalwerte an. Auch er betont, daß das Steh-EKG sich gegenüber anderen Teilsymptomen einer vegetativen Dystonie weitgehend autonom und individuell verhält, was den Nutzen verschiedenartiger Prüfungen nahelegt.

Belastungs-EKG. Auch dieser Prüfung gegenüber gilt die oben ausgesprochene Warnung, daß ihre Durchführung nicht zu Schäden des Kranken führen darf. Man wird also zweckmäßig stets zuvor ein Ruhe-EKG aufnehmen und beurteilen, um Fälle mit pathologischer Stromkurve insbesondere bei Verdacht auf das Vorliegen eines Myokardschadens grundsätzlich auszuschließen. Bezüglich des Ausmaßes der vorausgehenden Belastung sind wieder das Alter wie der Trainingszustand zu berücksichtigen, weshalb genaue Dosierungsvorschriften kaum möglich sind. Die Belastung soll in jedem Fall eine wirkliche körperliche Anstrengung bedeuten, da oft nur nach einer solchen geringere Abweichungen, die uns ja besonders interessieren, deutlich werden, ohne auf der anderen Seite die Leistungsfähigkeit zu übersteigen. Den Grad sollte der Arzt nach dem allgemeinen Eindruck unter der Arbeit bestimmen, weshalb die Übertragung auf technische Hilfskräfte ihre Bedenken hat. Es kommen hierfür Kniebeugen in Frage, die jedoch bei jüngeren Kindern oft eine sehr ungewohnte Betätigung darstellen, Treppensteigen (auch in Form des Stufen-Test s. oben) oder rhythmisches Heben und Senken der Beine auf dem Untersuchungslager. Die Abnahme hat sofort nach der Belastung (technisch oft schwer durchführbar) sowie nach 3, 6, 10 min zu erfolgen. Beschränkung etwa auf das 3-Minutenergebnis führt nicht selten zu Fehlurteilen (LAURENTIUS und KLOPFFLEISCH).

Physiologische Veränderungen: Bei Kindern fanden LAURENTIUS und SCHÜLER im wesentlichen: 1. Zunahme der respiratorischen Arrhythmie, 2. Verkürzung der Überleitungszeit, 3. Verkürzung der P-Zacke, negatives P_{III} kann positiv werden, 4. Verschmälerung des Kammerkomplexes und Abnahme der Anfangsschwankung in Ableitung I, 5. das Zwischenstück verläuft in fast 75% isoelektrisch, 6. T_I wird kleiner, T_{II} in 67% höher, in 19% kleiner, negatives T_{III} kann positiv werden. Zusätzlich fand v. DUNGERN nach Arbeit eine Verkürzung der elektrischen Systolendauer.

Es wäre hinzuzufügen, daß P besonders in Ableitung II und III oft eine Vergrößerung aufweist, Doppelgipfligkeit von P_{II} kann verschwinden.

26*

Eine feste Bindung von Frequenzzunahme und PQ-Verkürzung muß nicht bestehen, zumal sich der gesteigerte Sympathicotonus und eine leichte Ermüdung des Reizleitungssystems gegensinnig beeinflussen können (HOLZMANN). Verlängerungen von PQ sofort nach der Arbeit kommen beim Gesunden nicht vor, wohl dagegen in der weiteren Erholungsphase unter dem Einfluß einer starken vagalen Bremsung. — Gegenüber der von SCHELLONG als wesentlich betrachteten Messung der Breite von QRS (bei Schnellauf des Apparates mit Geschwindigkeit von 10—12 cm/sec) bei der normalerweise nach Arbeit eine Verkürzung, selten eine Verlängerung jedoch stets unter 2 σ auftritt, sind von verschiedenen Untersuchern starke Bedenken geäußert, so daß wir auf ihre genauere Besprechung verzichten, zumal Nachprüfungen bei Kindern nicht bekannt wurden.

Von besonderer Bedeutung ist dagegen die Beurteilung des Kammerendteiles, an dem sich die verschiedenen Stoffwechsellagen oft besonders deutlich ablesen lassen. Die *ST-Strecke* verläuft nach Arbeit häufig steiler und kann geringgradig gesenkt sein (weniger als 0,1 mV), wobei als Niveaulinie PQ und nicht TP anzusehen ist (REINDELL), da anderenfalls Irrtümer z. B. durch Verschmelzung von T und P oder durch stärkeres U auftreten können. Deutlichere Senkungen sind vereinzelt auch durch ein negatives T möglich. Nach leichteren Belastungen fanden SCHLOMKA und REINDELL öfter sofort nach dieser eine Abflachung von T (Primärverkleinerung), die jedoch bei Rückgang nach wenigen Minuten kein Zeichen eines „Myokardschadens" bedeutet. Nach starker Belastung sowie bei Ungeübten und vegetativ Labilen kommt es dagegen nach einer anfänglichen Erhöhung von T in der späteren Erholungsphase zu einer Erniedrigung (Sekundärverkleinerung), die als Hinweis auf eine vorübergehende Funktionsstörung und damit auf die Grenze der Leistungsfähigkeit zu werten ist. Bei Kindern fand EHNI in der Mehrzahl ihrer Fälle ebenfalls eine Primärverkleinerung von T nach Belastung. Nach STOLTE und OHR weist die QT-Dauer gerade nach Belastung eine strenge Frequenzabhängigkeit auf. Findet sich also trotz Frequenzsteigerung eine gleiche oder längere Dauer von QT, so weist dies auf eine Störung hin.

Auf krankhafte Befunde näher einzugehen ist hier nicht der Ort. Es sei nur betont, daß gröbere Änderungen der Reizbildung oder Verlängerungen der Reizleitung, stärkere Senkungen von ST über 0,1 mV und vollständige Abflachungen oder sogar Senkungen von T als abwegig zu betrachten sind.

Literatur.

ALBERS u. URBAN: Z. Kreislaufforsch. **32**, 311 (1940).
ARNOLD: Akute Infektionskrankheiten und Hochdruck. Stuttgart: Georg Thieme 1949.

AXÉN and LIND: Acta paediatr. (Stockh.) **32**, 84 (1945).

BARCLAY, BARCROFT et al.: Amer. J. Anat. **69** (1941).

BEHRENDT: Diagnostic Tests for Infants and Children. — Interscience Publishers. New York 1949.

BENEKE: Die anatomischen Grundlagen der Konstitutionsanomalien. — Schr. Marburger Ges. zur Beförderg. d. Naturwiss. 1878.

BENNINGHOFF: Diagnostik und Therapie der Herzinsuffizienz. Darmstadt: Steinkopf 1951.

v. BERNUTH: Erg. inn. Med. **39**, 691 (1931).

BING, R. J.: Advances in Internal Medicine, Vol. V. Chicago 1952.

BÖGER, A., u. K. WEZLER: Z. Kreislaufforsch. **28**, 553 (1936).

BOLT, W.: (1) Klin. Wschr. **26**, 590 (1948).

— (2) Rhein.-Westf. Ges. inn. Med. 1948.

— W. FORSSMANN u. H. RINK: Med. Klin. **48**, (1953).

— — u. W. KLANTE: Z. Kreislaufforsch. **36**, 374 (1944).

— u. H. LEWIN: Z. Geburtsh. **130**, 133 (1949).

BOWMAN: Amer. J. Dis. Childr. **46**, 949 (1933).

BOYD: J. of Anat. **72**, 146 (1936).

BROCK, J.: Biologische Daten für den Kinderarzt, Band 1, Berlin 1932.

— u. STEMMLER: Z. Kinderheilk. **51**, 322 (**1931**).

BROEMSER, PH., O. F. RANKE: Z. Biol. **90**, 467 (1930); Z. Kreislaufforsch. **25**, 11 (1933).

CAMMAN: Mschr. Kinderheilk. **82**, 24 (1940).

CHAPMAN, C. B., H. L. TAYLOR, C. BORDEN, R. V. EBERT and A. KEYS: J. Clin. Invest. **29**, 651 (1950).

CLAYTON and HUGHES: J. of Pediatr. **40**, 462 (1952).

COURNAND, A.: Mündl. Mitteilung.

DEBELER, K.: Med. Klin. **1941**, Nr. 48, 1199.

DRAGENDORFF: Handbuch der Anatomie des Kindes. Bd. II. München: J. F. Bergmann 1938.

DUESBERG, R., u. W. SCHROEDER: Pathophysiologie und Klinik der Kollapszustände. Leipzig 1944.

v. DUNGERN: Z. Kreislaufforsch. **31**, 739 (1939).

EFFKEMANN u. WERLE: Arch. Gynäk. **1940**, I

EHNI: Z. Kinderheilk. **71**, 549 (1952).

EPSTEIN: J. of Pediatr. **32**, 39 (1948).

EVERETT and JOHNSON: Amer. J. Physiol. **162**, 147 (1950).

FAHR: Handbuch der ärztlichen Forschung im Weltkrieg 8, 1921.

FALK: Zit. n. DRAGENDORFF.

FICK, A.: Sitzgsber. physik.-med. Ges. Würzburg **1870**, 16.

FORSSMANN, W.: Klin. Wschr. 8, 2085 (1929); Münch. med. Wschr. **78**, 489 (1931); Verh. dtsch. Ges. Kreislaufforsch. **17**, 3 (1951).

FRANK, O.: Sitzgsber. Ges. Morph. u. Physiol. München **1926**, 38; Z. Biol. **90**, 405 (1930).

FRISCHKNECHT: Helvet. paediatr. Acta **4**, 327 (1949).

FRONTALI e CAREDAU: Boll. Soc. ital. Pediatr. **1**, 173 (1932).

FURMAN and HALLORAN: J. of Pediatr. **39**, 307 (1951).

GALLE, P.: Skand. Arch. Physiol. (Lpz.) **47**, 174 (1926).

GASUL, MARINO and CHRISTIAN: J. of Pediatr. **34**, 460 (1949).

GOERTTLER: Morphol. Jb. **91**, 368 (1951).

GRASER, F.: Klin. Wschr. **1953**, 135.

GROLLMAN, A., u. H. BAUMANN: Schlagvolumen und Zeitvolumen des gesunden und kranken Menschen. 3. Aufl. Berlin 1928.

GRÜNSTEIN: Arch. mikrosk. Anat. **47** (1896).

GUNDOBIN: Die Besonderheiten des Kindesalters. Berlin 1912.

HALLOCK, PH.: Arch. Int. Med. **54**, 770 (1934).

HARTENSTEIN: Mschr. Kinderheilk. **97**, 212 (1949).

HASELHORST u. STROMBERGER: Z. Geburtsh. **102**, 16 (1932).

v. HAYEK: (1) Z. Anat. **114**, 9 (1948).

— (2) Ärztl. Wschr. **1**, 251 (1946).

— (3) Die menschliche Lunge. Berlin-Göttingen-Heidelberg: Springer 1953.

HECHT: Jb. Kinderheilk. **133**, 26 (1931).

HELMREICH, E.: Physiologie des Kindesalters. Berlin 1931.

HIFFELSHEIM u. ROBIN: Zit. n. DRAGENDORFF.

HÖGLER: Klin. Wschr. **23**, 306 (1944).

HOLLAND u. MEYER: Münch. med. Wschr. **1919**, 1191.

HOLZMANN: (1) In SCHINZ-BAENSCH-FRIEDL, Lehrbuch der Röntgen-Diagnostik, 5. Aufl., Bd. III. Stuttgart: Georg Thieme 1952.

— (2) Klinische Elektrokardiographie. Stuttgart: Georg Thieme 1947.

HONERLA u. JACOBS: Z. Kinderheilk. **66**, 560 (1949).

HORST u. TINSCHERT: Ärztl. Forsch. **6**, I/539 (1952).

HORT: Virchows Archiv **323**, 223 (1953).

HUSTEN: Verh. dtsch. path. Ges. **20** (1925).

IRWIN and WINSOR: J. of Pediatr. **33**, 656 (1948).

JOSEPHI: Amer. J. Dis. Childr. **50**, 929 (1935).

KANI: Virchows Arch. **201** (1920).

KATZENBERGER, A.: Z. Kinderheilk. **9**, 167 (1913).

KESTNER, O., u. H. W. KNIPPING: Die Ernährung des Menschen, 3. Aufl. Berlin 1928.

KIRCH: Z. menschl. Vererbgs.- u. Konstit.lehre **7**, 235 (1921).

KIRCHOFF u. BURRMEISTER: Z. Kreislaufforsch. **41**, 812 (1952).

KIRCHHOFF, H. W., u. W. JACOBI: Z. Kinderheilk. **70**, 578 (1952).

— u. R. EICHLER: Z. Kinderheilk. **72**, 113 (1952).

KIRSCH: Beih. z. Jb. Kinderheilk. **(1929)** H. 23.

KIRSCHSIEPER: (1) Z. Kinderheilk. **71**, 422 (1952).

— (2) Z. Kinderheilk. (im Druck).

KNIPPING, H. W.: (1) Münch. med. Wschr. **1924**, 553.

— (2) Beitr. Klin. Tbk. **87**, 465 (1936); **88**, 503 (1936); **89**, 96 (1937).

KÖTTGEN: Erg. inn. Med. **56**, 1 (1939).'

— u. FEYERABEND: Mschr. Kinderheilk. **100**, 244 (1952).

KONRAD: Z. Kinderheilk. **71**, 379 (1952).

LAURENTIUS: Arch. Kreislaufforsch. **10**, 346 (1942).

— u. KLOPFFLEISCH: Münch. med. Wschr. **1940**, 1045.

— u. SCHÜLER: Klin. Wschr. **1938**, 625.

LEHMKUHL: Jb. Kinderheilk. **123**, 66 (1929).

LEPESCHKIN: Das Elektrokardiogramm, 2. Aufl. Dresden-Leipzig: Theodor Steinkopff 1947.

LESSER: Amer. J. Dis. Childr. **83**, 645 (1952).

LINDHARD, J.: Skand. Arch. Physiol. (Lpz.) **35**, 117 (1918).

LUDWIG, H.: Z. exper. Med. **99**, 352 (1936).

LYON: In Textbook of Pediatrics. MITCHELL-NELSON, 5. Aufl., Philadelphia: Saunders 1950.

MARESH and WASHBURN: Amer. J. Dis. Childr. **56**, 33 (1938).

MASTER: Amer. Heart. J. **10**, 495 (1935).

— FRIEDMAN and DACK: Amer. Heart J. **24**, 77 (1942).

MASTER, NUZIE, BROWN and PARKER: Amer. J. Med. Sci. **207**, 435 (1944).

MEYER, F.: Klin. Wschr. **17**, 1647 (1938).

MÖLLER: In MANNHEIMER, Morbus caeruleus. Basel-New York: Karger 1949.

MÜLLER, E.: Z. Kinderheilk. **7**, 266 (1913).

MÜLLER, O.: Die feinsten Blutgefäße des Menschen. 2. Aufl., Bd. 1. Stuttgart: F. Enke 1937.

MÜLLER, W.: Die Massenverhältnisse des menschlichen Körpers. Hamburg-Leipzig 1883.

NÁDRAI: (1) Erg. inn. Med. **60**, 688 (1941).

— (2) Z. Kinderheilk. **60**, 285 (1939).

NICOLSON: Clinical Electrocardiography in Children. New York: Macmillan & Co. 1953.

NITSCH: Mschr. Kinderheilk. **96**, 296 (1948/49).

NYLIN, G.: (1) Z. klin. Med. **118**, 584 (1931).

— (2) Skand. Arch. Physiol. (Lpz.) **66**, 97 (1933).

— (3) Acta med. Scand. Suppl. (Stockh.) **69** (1935).

PÜTZ u. ULLRICH: Z. Kinderheilk. **63**, 136 (1942).

RANKE, O. F.: Verh. dtsch. Ges. Kreislaufforsch. Anhang zu Bd. **15**, 1 (1949).

RECKLINGHAUSEN: Blutdruckmessung und Kreislauf. Leipzig: Theodor Steinkopff 1940.

REINDELL: Diagnostik der Kreislauffrühschäden. Stuttgart: F. Enke 1949.

RIEGER: Arch. Kinderheilk. **118**, 123 (1939).

ROBINOW, HAMILTON, WOODBURY and VOLPITTO: Amer. J. Dis. Childr. **58**, I, 102 (1939).

ROLLHÄUSER: Verh. anat. Ges. 49. Versammlg. Heidelberg 1951, S. 181.

ROMINGER, E., u. MEYER: Z. Kinderheilk. **52**, 577 (1932).

ROMINGER: Arch. Kinderheilk. **73**, 81 (1923).

ROTTER: Ärztl. Forsch. **3**, 73 (1949).

RUSSEL: Arch. Dis. Childh. **24**, 88 (1949).

SCHÄFER: Diss. Mainz 1951.

SCHARMENTKE: Arch. Kinderheilk. **140**, 29 (1950) und Diss. Mainz 1950.

SCHELLONG: Regulationsprüfung des Kreislaufs. Dresden: Theodor Steinkopff 1938.

SCHIEFFERDECKER: Pflügers Arch. **165** (1916).

SCHLOMKA u. REINDELL: Arb.-Physiologie **8**, 173 (1934).

SCHMIDT-VOIGT: Kreislaufstörungen in der ärztlichen Praxis. Aulerdorf: Editio Cantor 1950.

SECKEL, H.: (1) Jb. Kinderheilk. **127**, 149 (1930).

— (2) Jb. Kinderheilk. **126**, 83 (1930).

— (3) Jb. Kinderheilk. **131**, 87 (1931).

— (4) Jb. Kinderheilk. **138**, 56 (1933).

SLOBODY, ROOK, LEVBURY and Morcy: Pediatrics **6**, 254 (1950).

STOLTE u. OHR: Handbuch der Kinderheilkunde, Ergänzungswerk, Bd. I, 4. Aufl. Berlin: Springer 1942.

SUJOY et RAZNOVICH: J. Pronca med. argent. **36**, 955 (1949); zit. nach Exacopha Med., Pediatr. III, 2528.

SUNDAL: Z. Kinderheilk. **47**, 742 (1929).

SURMONT: Arch. Mal. Coeur **25**, 148 (1932).

SUTER: Naunyn-Schmiedebergs Arch. **39**, 289 (1897).

THIELE: Diss. Mainz 1951.

THOMA: Zit. n. DRAGENDORFF.

TUDBURY and ATKINSON: J. of Pediatr. **36**, 466 (1950).

UNGERLEIDER and GUBNER: Amer. Heart J. **24**, 494 (1942).

URBAN: Mschr. Kinderheilk. **79**, 91 (1939).

VEITH: Jb. Kinderheilk. **68**, 205 (1908).

VIERORDT: Zit. n. DRAGENDORFF.

WATZKA: (1) Z. ärztl. Fortbild. **40**, 5 (1943).

— (2) Z. mikrosk. Forsch. **39**, 521 (1936.

WEBER, E. H.: HILDEBRANDTs Handbuch der Anatomie, Bd. 3, S. 70, 1831.

WETZEL: Handbuch der Anatomie des Kindes, Bd. I. München: J. F. Bergmann.

WEZLER, K., u. A. BÖGER: (1) Z. Kreislaufforsch. **28**, 391 (1936),

— — (2) Z. Kreislaufforsch. **28**, 759 (1936).

— — (3) Erg. Physiol. **41**, 292 (1939).

— (1) Z. Altersforsch. **3**, 199 (1942); **4**, 1 (1942).

— (2) Verh. dtsch. Ges. Kreislaufforsch. **15**, 1 (1949).

— (3) Verh. dtsch. Ges. Kreislaufforsch. Anhang zu Bd. **15**, 18 (1949).

WIDERÖE: Zit. n. DRAGENDORFF.

WITZBERGER and COHEN: J. of Pediatr. **22**, 726 (1943).

WODENEGG: Diss. Zürich 1951.

ZISSLER, J.: Arch. Kreislaufforsch. **19**, 58 (1953).

Fünftes Kapitel

Atmungsapparat.

Von

JOACHIM BROCK-Hamburg und E. PÜSCHEL-Bochum.

A. Anatomisches.

I. Nase und Nasennebenhöhlen.

1. Normale Anatomie[1].

Der Rücken der knöchernen *Nase* wird von den beiden Nasenbeinen gebildet, seine Form ist aber weitgehend abhängig von der Ausbildung der innen gelegenen Nasenscheidewand, auf der die Nasenbeine aufliegen. Die Seitenwände der Nase bilden die sog. Stirnfortsätze der Oberkiefer. Nach vorne zu werden die genannten Knochen durch knorpelige Platten fortgesetzt, welche mit dem knorpeligen (vorderen) Anteil des Nasenseptum verbunden sind.

Die knöcherne Nasenhöhle zerfällt durch die Nasenscheidewand in 2 Teile. Das Dach derselben bilden (von vorn nach hinten) Nasenbein, Stirnbein, Siebbein und Keilbein; die mediale Begrenzung ist die Nasenscheidewand, gebildet aus sagittaler Platte des Siebbeins und dem Pflugscharbein. Den Boden und die laterale Wand bilden Oberkiefer und Gaumenbein, lateral oben liegt das Siebbein.

Die *Muscheln* gehen von den Seitenwänden der Nase aus, und zwar oberste und mittlere Muschel vom Siebbein, die unterste ist ein selbständiger Knochen, der von der Nasenfläche des Oberkiefers ausgeht.

Nebenhöhlen. Hinter der oberen Muschel befindet sich die Öffnung der Keilbeinhöhle, zwischen oberer und mittlerer Muschel münden in den oberen Nasengang die hinteren Siebbeinzellen, zwischen mittlerer und unterer Muschel in den mittleren Nasengang vordere Siebbeinzellen, Stirn- und Kieferhöhle, zwischen unterer Muschel und hartem Gaumen in den unteren Nasengang der Tränennasenkanal. Hinter der unteren Muschel mündet die vom Mittelohr herkommende Tube.

2. Die besonderen Verhältnisse im Kindesalter[2].

Nase. Die Nase des Neugeborenen ist sowohl nach ihrer Gestalt als auch nach ihrer inneren Ausbildung kein verkleinertes Abbild der

---

[1] Vgl. Lehrbuch der topographischen Anatomie von CORNING.

[2] Näheres bei PETER (s. Literaturverzeichnis).

Erwachsenennase. Durch die Disproportion zwischen der auf häutiger
Grundlage erwachsenen Schädelkapsel und dem enchondral entstandenen
Gesichtsskelet ist die Nase des Neugeborenen im ganzen relativ sehr klein.
wodurch diese im höchsten Grade „platyrhin“ erscheint. Während ferner
beim Erwachsenen Siebbein- und Oberkieferabschnitt fast dieselbe
Höhenausdehnung haben, ist beim Neugeborenen letzterer nur halb so
hoch wie ersterer. Eine Folge davon ist, daß der untere Nasengang durch
die untere Muschel verschlossen ist. Auch die anderen Nasengänge sind
bei ziemlich plumper Gestalt der Muscheln sehr eng, so daß das Neugeborene nur durch die Pars communicans zwischen Muscheln und Nasenscheidewand atmet. Dazu kommt, daß der sich nach hinten anschließende
Abschnitt, die Choanen, welche den Ausgang zum Pharynx bilden, sehr
eng ist: Maße am Skelet des Neugeborenen 5 × 5 mm, Höhe mit 6 Monaten 9, mit 2 Jahren 10, mit 6 Jahren 15, mit 14 Jahren 20 mm. Entsprechend kleiner müssen die Dimensionen in vivo sein, besonders dann.
wenn die Schleimhaut geschwollen ist, wodurch beim Säugling die Nasenatmung rasch völlig verlegt wird. Das weitere Nasenwachstum erfolgt
hauptsächlich auf Kosten des Oberkieferabschnittes. So kann vom
3. Jahr an der mittlere Nasengang voll benutzt, der untere vom 3. Jahr
an etwas und vom 7. Jahr an voll zur Atmung herangezogen werden.

Die absolute Breite der Nasenbrücke, in Höhe des unteren Orbita-
randes gemessen, wird vom 3. Lebensjahr an geringer und nimmt vom
17.—19. Jahre wieder zu. Sie erreicht aber nicht mehr die Breite der
Dreijährigen (GOLDSTEIN).

Nebenhöhlen. Bezüglich aller Nebenhöhlen ist hervorzuheben, daß
diese anfangs nur Buchten (Recessus) der mit Schleimhaut ausgekleideten
Nasenhöhle darstellen, welche erst allmählich in die nach ihnen benannten
Knochen unter Resorption derselben hineinwachsen und damit zu Höhlen
(Sinus) werden.

Keilbeinhöhle. Beim Neugeborenen betragen ihre Dimensionen durchschnittlich 2,3 × 2,4 × 2 mm, die Öffnung ist nadelstichartig. Über die
weitere Entwicklung vgl. Abb. 118, S. 212 bei PETER. Bis zum 2. Lebensjahre sind die Dimensionen etwa verdreifacht, bis zum 6. Jahre auf das
5—10fache angewachsen, beim Erwachsenen etwa 20mal so groß. Die
für Operationen wichtige Entfernung vom Naseneingang beträgt beim
Neugeborenen $2^1/_2$ cm, mit 3 Jahren $4^1/_2$, mit 6 Jahren 5, mit 12 Jahren 6
und beim Erwachsenen 7 cm.

Siebbeinzellen. Diese sind auch beim Neugeborenen schon sehr gut
entwickelt, wie aus den trefflichen Abb. 102—107 (S. 201/203) bei PETER
hervorgeht, welche übrigens auch die Entwicklung der übrigen Nebenhöhlen wiedergeben. So kommt es, daß sich in den Siebbeinzellen auch
beim jungen Kinde schon vom Nasenraum aus eine eitrige Entzündung
entwickeln kann, was besonders bei Scharlach vorkommt und sich

infolge der Verbindungen zur Orbita in einer Verschwellung des betreffenden Auges zeigt.

Stirnhöhle. Die Maße der Stirnbucht betragen beim Neugeborenen
im Mittel 4 × 3¹/₂ × 2 mm; die Eingrabung in das Stirnbein beginnt
erst am Ende des 1. bzw. Anfang des 2. Lebensjahres, die Ausdehnung
bleibt aber gering, so daß die Stirnhöhle bis zum Ende des 6. Lebensjahres meist nur eine kleine Blase darstellt.

Die Stirnhöhlen sind im Röntgenbild schon im Alter von 3 Jahren
nachzuweisen. Im Alter von 4 Jahren dehnen sie sich bis zum oberen
Orbitarand aus und zeigen vom 7. Lebensjahr ab Buchten und Septen.
Mit 15 Jahren erreichen sie fast ihre endgültige Größe. Sie können doppelseitig oder auch nur einseitig angelegt sein. Bis zu 5 Jahren fehlen sie
in fast 75% aller Fälle im Röntgenbild, mit 5—10 Jahren sind sie in
37% und mit 10—15 Jahren in 22% nicht sichtbar. Bei Erwachsenen
fehlen sie noch in 20%. Stirn- und Kieferhöhlen sind im allgemeinen
links größer als rechts und bei Jungen größer als bei Mädchen (Stern,
Maresh, Richter).

Kieferhöhle. Auch hier besteht beim Neugeborenen erst eine Bucht,
deren Dimensionen nach Peter 5¹/₄ × 10 × 3¹/₂ mm betragen. Das Eindringen in den Knochen wird dadurch erleichtert, daß dieser reichlich
Spongiosa entwickelt. — Die Kieferhöhle ist bereits am Ende des 1. Lebensjahres im Röntgenbild festzustellen und entwickelt sich bis zum
5. Lebensjahr schnell, dann langsamer. Sie erreicht mit 15 Jahren ihre
größte Breite und mit 40 Jahren ihre größte Höhe.

Über die Entwicklung von Kiefer- und Stirnhöhle gibt nähere Auskunft folgende abgekürzte Tabelle in Anlehnung an Peter, über ihre

Tabelle 1a. *Anatomische Dimensionen der Nasennebenhöhlen in Millimetern.*
(Nach Peter.)

Alter	Kieferhöhle			Stirnhöhle		
	Höhe	Länge	Breite	Höhe	Länge	Breite
Neugeborene .	5	8	3	4,5	3	3
1 Jahr .	7	11	8	6	5	5
5 Jahre .	15	31	12	7	6	(6)
12—15 Jahre .	23	25	18	14	12	17
Erwachsene . .	32	25	30			

Maße im Röntgenbild unterrichtet die Tabelle nach Stern. Es handelt
sich bei der letzteren um Durchschnittsmaße für 565 Jungen und Mädchen
bei occipito-frontaler Strahlenrichtung. Zahlenangaben für die Geschlechter, Maximum- und Minimumzahlen sowie die Zahlenwerte von weiteren
1000 Erwachsenen sind hier nicht berücksichtigt.

 Atmungsapparat.

Tabelle 1 b. *Röntgenologische Dimensionen der Nasennebenhöhlen in Millimetern.*
(Nach STERN.)

| Alter Jahre | Kieferhöhle | | | | Stirnhöhle | | | |
| | Höhe | | Breite | | Höhe | | Breite | |
	rechts	links	rechts	links	rechts	links	rechts	links
1—5	18,8	20,9	14,5	15,2	5,4	6,3	7,3	8,6
5—10	26,4	28,7	18,3	19,8	13,5	15,5	15,7	15,6
10—15	36,1	38,4	24,2	25,3	19,2	20,3	24,3	26,4
15—20	40,5	42,4	24,1	25,9	22,3	21,5	25,3	27,3

II. Nasaler und oraler Teil des Nasopharynx.

Beim Säugling ist die Höhe des Naseninnern im Vergleich zu der niederen Mundhöhle relativ beträchtlich. Hinzu kommt noch als weitere Eigentümlichkeit, daß Nasenboden und hintere Rachenwand, die beim Erwachsenen etwa senkrecht zueinander stehen, beim Säugling einen sehr stumpfen Winkel bilden. Dies hat zur Folge, daß die für die niedrige Mundhöhle sowieso schon große Zunge der schrägen hinteren Rachenwand in längerer Ausdehnung anliegt. So erklärt sich die besonders bei jungen Säuglingen beträchtliche Schwierigkeit, bei der Racheninspektion die Partien zu Gesicht zu bekommen, die unterhalb einer Linie liegen, die etwa durch die Mitte beider Gaumenmandelnischen geht. Nähere Angaben bei HEIDERICH (1. c. S. 360 ff.).

III. Lymphatischer Rachenring.

Anatomie. Funktionell gehört zum Respirationstrakt auch der lymphatische Rachenring (WALDEYER). Zu diesem rechnen einmal die Tonsillen — die in der Schleimhaut des Rachendaches liegenden Rachenmandeln *(Tonsilla pharyngea)*, die zwischen vorderen und hinteren Gaumenbögen liegenden Gaumentonsillen *(Tonsillae palatinae)* und die Anhäufungen von lymphatischem Gewebe in der Schleimhaut des hinteren Zungenrückens *(Pars tonsillaris linguae)* — ferner lymphatisches Gewebe, das die Schleimhaut, besonders der hinteren Rachenwand sowie der sog. Seitenstränge des Pharynx mehr diffus infiltriert, so daß ihre Oberfläche in pathologischen Fällen wie gekörnt erscheint (Granulae). Das Epithel der Tonsillen ist ein geschichtetes Plattenepithel, das durch eine bindegewebige Kapsel von dem lymphatischen Gewebe getrennt ist. Dieses besteht aus diffusen Lymphocytenansammlungen und Follikeln, welche Keimzentren enthalten. Hypertrophische Tonsillen zeichnen sich dadurch aus, daß die Follikel zahlreicher und größer sind und außerdem mehr Keimzentren enthalten, während für die (physiologische) Atrophie das Umgekehrte gilt.

Die Rachenmandel zeigt nach der Geburt gegenüber den anderen Anteilen des WALDEYERschen Rachenringes nach neueren pathologisch-anatomischen Untersuchungen eine schnelle Entwicklung (so daß ihr als „Focus“ in der ersten Hälfte der Kindheit eine größere Bedeutung zukommt, als den Gaumenmandeln) und ist in der Mehrzahl der Fälle um die Zeit der Pubertät im Stadium vorgeschrittener Involution. Die Gaumenmandel entwickelt sich später als die Rachenmandel, dann aber verhältnismäßig schnell. Bei 6—15 jährigen Kindern besteht kein wesentlicher Unterschied in der Entwicklung der verschiedenen Anteile des Rachenrings mehr. Der Seitenstrang wird langsamer als die übrigen Anteile ausgebildet und ist im Durchschnitt erst gegen Ende des Pubertätsalters ausgeprägt. *Der Entwicklungsgang ist also ein kranio-caudaler* wie RÖSSING und MATHIES nach der besonderen Sektionsmethode von GRÄFF in seinem Institut nachwiesen.

Diese Alterswandlungen sind von klinischer Seite schon früher durch die Pirquet-Schule genau verfolgt worden. Unterscheidet man 5 Größenkategorien — 1. Tonsillen in der Ruhe unsichtbar, 2. Tonsillen erreichen nicht den hinteren Gaumenbogen, 3. Tonsillen füllen die Tonsillenbucht, ohne die Gaumenbögen zu überragen, 4. Tonsillen überragen die Gaumenbögen deutlich und wölben u. U. den vorderen Gaumenbogen stärker vor. 5. Tonsillen stoßen als tumorartige Gebilde beinahe in der Mitte aneinander — so findet man nach SCHÖNBERGERs Untersuchungen an 5670 Kindern folgende Altersverteilung:

Tabelle 2a. *Prozentsatz der verschiedenen Tonsillengrößen in den einzelnen Altersklassen.* (Auf Grund von Zahlenangaben SCHÖNBERGERs.)

Tonsillen-größe	Monate			Alter in Jahren							
	0 bis 3	bis 6	bis 12	bis 2	bis 3	bis 4	bis 6	bis 10	bis 13	bis 15	bis 20
1	98 {94	96 {40	86 {34	50 {14	24 {6	23 {9	20 {6	31 {8	35 {10	39 {15	60 {23
2	4	56	52	36	18	14	14	23	25	24	37
3	2	4	11	31	49	38	40	38	36	$35^1/_2$	28
4	0 {0	0 {0	3 {3	19 {19	29 {25	39 {28	40 {32	31 {23	29 {21	$25^1/_2$ {22	12 {10
5	0	0	0	0	4	10	7	4	4	$1^1/_2$	0
Tonsillen entfernt	0	0	0	0	0	1	1	4	4	2	2

25 Jahre später hat LEIBER an 3246 Jenaer Kindern nach demselben Prinzip Untersuchungen durchgeführt. In der Tab. 2b sind die Prozentsätze für die Gruppen 4 und 5 und „Mandel entfernt“ angegeben, wobei nach dem Vorgang der anderen Tabelle in den höheren Altersstufen die Werte zusammengezogen wurden. Gegenüber den Untersuchungen von SCHÖNBERGER an Wiener Kindern aus dem Jahre 1925 besteht eine Vorverlegung des Anfangs, des Höhepunktes und des Rückgangs der Tonsillenhypertrophien um 3—4 Jahre (Fünfjährige haben nach diesen Untersuchungen einen Hundertsatz von 55,7 für die Gruppen 4 und 5).

Da dieses Ergebnis der allgemeinen Entwicklungsbeschleunigung der Jugend der letzten Jahrzehnte entspricht, werden enge Querverbindungen zwischen dem Entwicklungsgang der Tonsillen und der inneren Sekretion angenommen. Die Entwicklungsbeschleunigung reicht bis in das Kleinkindalter hinein. Gesetzmäßige Zusammenhänge zwischen der Körperlänge und dem Körpergewicht sind nicht nachzuweisen. Nur für das Säuglingsalter wird eine sichere Beziehung zwischen Gewicht und der Tonsillenhypertrophie angenommen. Den Tonsillen wird, obwohl zwischen Körper*wachstum* und der Hypertrophie Beziehungen bestehen, keine endokrine Funktion zugeschrieben. Vielmehr sind sie von der Tätigkeit des Hypophysenvorderlappens, der ACTH-Bildung und der Leistung der Nebenniere abhängig. Sind diese überschießend, wie in der Pubertät, so sollen die Hypertrophien zurückgehen. (Siehe hierzu den folgenden Abschnitt „Physiologisches")

Tabelle 2b. *Es sind nur die Gruppen 4, 5 und „Mandeln entfernt" wiedergegeben in Hundertsätzen zum Vergleich.* (Auf Grund von Zahlenangaben LEIBERS.)

Tonsillen-größe	Alter in Jahren							
	0 bis 1	bis 2	bis 3	bis 4	bis 6	bis 10	bis 13	bis 15
4	9,3 { 8,81	33,5 { 31,1	45,5 { 36,0	48,6 { 34,7	49,3 { 36,9	37,5 { 24,4	32,5 { 22,8	22 { 17,6
5	0,49	2,4	9,5	13,9	12,4	11,3	9,1	2,6
Mandeln entfernt	0	0	0	0	0	1,8	0,6	1,8

Beim Neugeborenen sind die Gaumentonsillen nur sehr schwach entwickelt (siehe die vorstehenden Tabellen), *im Laufe der weiteren Entwicklung nimmt dann die Häufigkeit der kleinen Tonsillen immer mehr ab, die der großen immer mehr zu, bis mit dem 4.—6. Lebensjahr ein Maximum der durchschnittlichen Tonsillendimensionen erreicht ist, worauf die Tonsillen wieder eine allmähliche Reduktion erfahren.* Diese kann man wohl nur auf eine dem Menschen eigentümliche Alterswandlung seines Körpers beziehen, denn die Gelegenheit zu Infekten bleibt sich doch etwa immer gleich, ihre vergrößernde Wirkung auf die Tonsillen müßte sich also immer mehr summieren. Dagegen könnte die allmähliche Vergrößerung der Gaumentonsillen von der Geburt bis zum 6. Lebensjahr bei der exponierten Lage des lymphatischen Rachenringes natürlich eine Folge der steigenden Häufigkeit durchgemachter Infekte, also konditionell sein. Doch ist zu bedenken, daß das gesamte lymphoide Gewebe des Körpers — wenn auch Höchstpunkt der Entfaltung und Beginn der Involution für die einzelnen lymphatischen Apparate verschieden sind — im Kindesalter auf der Höhe seiner Entwicklung steht, im Gegensatz zu dem Zustande beim Erwachsenen (WETZEL)[1]. LEIBER glaubt sogar, daß die

---

[1] Vgl. dazu auch den Abschnitt Thymus im Kapitel „Drüsen mit innerer Sekretion" (Bd. 2).

infektiösen Reize, die die Tonsillen laufend aufnehmen, gegenüber den engen Korrelationen zur hormonellen Gesamtsituation des sich entwickelnden Körpers, die durch die Acceleration bedingt ist, stark zurücktreten. Was die absoluten Lymphocytenzahlen im strömenden Blut betrifft, so beginnen sie sich allerdings schon sehr früh, nämlich vom 2. Lebensjahr ab, zu verringern.

Den Keimzentren werden neuerdings mesenchymale und phagocytäre Eigenschaften zuerkannt; denn es konnte durch intratonsilläre Vitalfärbung gezeigt werden, daß sie die Eigenschaft der Kolloidspeicherung besitzen. Damit werden sie in den Mandeln zu einem lokalen Teil des reticuloendothelialen Systems und übernehmen dieselbe Funktion wie sie in den übrigen Organen diesen zufällt (TAILLENS). Diese Tatsachen lassen sich für die alte Theorie der Infektionsabwehraufgabe der Tonsillen verwerten.

Physiologisches. Des Zusammenhanges wegen sollen an dieser Stelle auch einige Fragen der Mandelphysiologie besprochen werden, die bislang Bedeutung hatten.

Sind die Mandeln Eintrittsorgane oder Ausscheidungsorgane für Krankheitserreger? Sicher beides. Die Möglichkeit der Ausscheidung von Krankheitserregern aus dem Blute durch die Mandeln zeigt sich, wenn Kinder 2 Tage (ohne grippale Zeichen!) hoch fiebern, ehe dann Rötung, Schwellung und lacunäre Beläge der Gaumenmandeln die „Diagnose" ermöglichen. Andererseits können natürlich Krankheitserreger von der Oberfläche der Mandeln aus genau so in den Organismus aufgenommen werden, wie sicher von der Schleimhaut des ganzen Nasenrachenraums, und werden dabei zuweilen auch eine Angina hervorrufen (was als Abwehrvorgang sogar günstig sein mag). Durchaus ins Gebiet des Pathologischen gehört es natürlich, wenn die Mandeln auf solchem Wege so geschädigt werden, daß sie zu einem selbständigen chronischen Infektionsherd für den Körper im Sinne der fokalen Infektion werden. — Da die Tonsillen nach zahlreichen Untersuchungen kein zuführendes Lymphgefäßsystem besitzen und in ihren Krypten massenhaft lebende Mikroorganismen beherbergen, wird die Funktion der Tonsillen auch so gedeutet, daß durch Toxineinschwemmung über die Lymphknoten in die Blutbahn eine ständige Selbstimmunisierung des Körpers verursacht wird (LEATHART).

Sind die Mandeln Inkretorgane? Es kann hier nicht auf die ältere Literatur eingegangen werden, welche bei Voss nachgelesen werden kann. Nur seien einige Untersuchungen mitgeteilt, welche im Hinblick auf den klinischen Eindruck angestellt wurden, daß tonsillektomierte (nicht tonsillotomierte!) Kinder nach der Operation oft ein auffallendes Wachstum zeigen. Voss konnte zeigen, daß mit Tonsillarsubstanz gefütterte Kaulquappen in Wachstum und Differenzierung hinter den mit Fleisch gefütterten Kontrollen weit zurückblieben. Und PELLER machte anläßlich der Berufsberatung von 30 000 Jugendlichen für die Knaben folgende statistische Feststellung: Die Träger hyperthrophischer Tonsillen waren durchschnittlich um 1,5 cm kleiner und 1,5 kg leichter, die Tonsillektomierten um 1,9 cm größer und 2,4 kg schwerer als der Durchschnitt aller Gleichaltrigen. Der Unterschied zwischen den beiden Gruppen, die sozial gleich zusammengesetzt waren, betrug also 3,4 cm und 3,9 kg. Die Neigung zu höherem Gewicht nach Tonsillektomie wurde von ALPER und ROSENBAUM bestätigt. Sie fanden weiter, daß hellfarbige Kinder 2—5mal so häufig Adenoide und hypertrophische Tonsillen haben als dunkelfarbige. Das bringen sie mit der erhöhten Neigung Hellfarbiger zu Infekten in Verbindung.

Diese Auffassungen, besonders die letztere, werden von EIGLER in Zweifel gezogen und als widerspruchsvoll bezeichnet. Auf Grund des Studiums der vergleichenden Anatomie der lymphatischen Organe und der vergleichenden Verdauungsphysiologie der Wirbeltiere glaubt er nicht, daß den lymphocytären Zellelementen der Tonsillen antibakterielle Aufgaben zufallen. Vielmehr ließen sich in den Gaumen- und Rachenmandeln *Fermente*, reichlich Lipase und Labferment, weniger Amylase nachweisen. Auch in den Mandelpfröpfen konnten Fermente, eine Amylase und ein Labferment, gefunden werden. Diese werden wahrscheinlich durch die Lymphocyten, die hauptsächlich beim Kauen und Verschlucken trockener Speisen in reichlicher Menge aus den Krypten, dem Kryptenepithel und geringer aus dem subepithelialen Lymphgewebe abgegeben werden, in den Magen-Darm-Kanal gebracht. EIGLER sieht in dem lymphatischen Gewebe der Mandeln ein eigenes Organsystem des Verdauungskanals und hält einen Zusammenhang zwischen der Verdauung und der Physiologie des Rachenrings für sicher.

IV. Kehlkopf.

Die Besonderheiten des kindlichen Kehlkopfes, vor allem beim Neugeborenen, können hier nur kurz erwähnt werden. Das relativ dicke Zungenbein liegt, weil der Kehlkopf zunächst um 3 Wirbelkörper höher als beim Erwachsenen angelegt ist, beim Neugeborenen unmittelbar über dem Schildknorpel. Die hohe Lage des Kehlkopfes hat, wie PEIPER in Bd. 2 ausführt, die wichtige Folge, daß der Säugling gleichzeitig atmen und schlucken kann. Der Kehlkopf selber ist relativ länger als beim Erwachsenen und nach unten trichterförmig verengt. Die Epiglottis, bei der Kürze des kindlichen Halses bei der Racheninspektion oft sehr gut zu sehen, hat in den ersten Lebensjahren eine mehr konkave, nahezu rinnenförmige Gestalt. Der von den Schildknorpelplatten gebildete Winkel ist anfangs stumpfer als späterhin. Ein beschleunigtes Wachstum und gleichzeitig eine Differenzierung zwischen männlichem und weiblichem Kehlkopf setzt erst in der Präpubertät ein. Die Länge der Stimmbänder beträgt bei Neugeborenen 0,42—0,45 cm, bei 16 jährigen Knaben 1,65, bei 16 jährigen Mädchen 1,50 cm, bei erwachsenen Männern 1,90 und bei erwachsenen Frauen 1,51 cm.

Die Funktion der verschiedenen Kehlkopfmuskeln. Bei der Phonation wirken sämtliche Muskeln zusammen, die Mm. vocales als Spanner der Stimmlippen (Stimmbänder, Stimmfalten), die übrigen als Fixatoren ihrer Ansätze, wodurch ihre Anspannung erst ermöglicht wird. Die Stimmlippen enthalten das zartere Ligamentum vocale und den „kräftigeren" M. vocalis. Letzterer ist kaum von dem noch stärker entwickelten, zwar *innen* verlaufenden, aber nach unten und lateral sich anschließenden M. thyreo-arytaenoideus „externus" zu trennen. Beide verlaufen von der Innenfläche des Schildknorpels zum Gießbeckenknorpel, wobei der M. vocalis an der Fovea oblonga desselben ansetzt.

Einzige Öffner der Stimmritze sind die (äußeren) Mm. crico-arytaenoidei postici, die außen von der hinteren breiten Fläche des Ringknorpels zum Processus muscularis des Gießbeckenknorpels verlaufen und diesen auf seiner Gelenkfläche zur Seite ziehen. Da bei einer *beginnenden* Recurrenslähmung zuerst die Fasern für diese Muskeln betroffen werden, bewirkt ihre Lähmung, die sog. Posticuslähmung, durch Übergewicht der Antagonisten (u. a. der Mm. crico-arytaenoideus lateralis und arytaenoideus transversus) — bei Doppelseitigkeit der Parese — hochgradige inspiratorische Dyspnoe bis zur Gefahr des Erstickens. Bei *fortschreitender Recurrenslähmung* besteht dagegen eine dauernd weite Glottis mit ungestörter Atmung, aber völliger Stimmlosigkeit. Im ersteren Falle findet sich beim Laryngoskopieren der pathologische Befund während der Atmung, im letzteren beim Intonieren.

Die Stimme. Der Kehlkopf hat neben seiner Aufgabe, die Luft zur Lunge zu leiten, noch eine weitere: die Erzeugung der *Stimme* und Hilfeleistung beim Sprechen. Die Stimme wird durch rhythmische Schwingungen der angespannten wahren Stimmlippen erzeugt, wobei nicht die Schwingungen selbst, sondern die Verdichtung und Verdünnung der zum Sprechen dienenden Ausatmungsluft im Luftrohr oberhalb der Stimmritze den Klang hervorbringen. Die Tonhöhe der Stimme hängt von der Stärke des Luftstromes beim Anblasen und von der Spannung und Länge der Stimmbänder ab. Beim *Sprechakt* (Bildung von Vokalen und Konsonanten) werden Lippe, Kiefer, Zunge und Gaumensegel zu Hilfe genommen. Die *Vokale* erhalten ihren Klang durch die besondere Formung der Mundhöhle und durch Hebung und Senkung der Zunge und des Zäpfchens, wobei der Kehlkopf verschieden hoch steht. Die *Konsonanten* B, P, W, F und M werden zwischen beiden Lippen gebildet, während D, T, S und seine Abarten J, L, N und das Zungen-R zwischen Zunge und hartem Gaumen entstehen. Von der Zunge und dem weichen

Gaumen werden K, G, Ch, Ng und Nk sowie das Gaumen-R geformt, zwischen den Stimmbändern das H.

Die *Tonhöhe* des ersten Schreis des Säuglings ist oft gemessen und liegt bei a'. Bei dem schnellen Wachstum des Kehlkopfes nimmt auch der Stimmumfang entsprechend zu. Im 1. Lebensjahr umfaßt die Stimme bereits 3 Töne, im 12. aber $1^1/_2$ Oktaven. Die Stimme ändert sich unter dem Einfluß der endokrinen Drüsen während der Pubertät. Bei Knaben ist der Stimmwechsel wegen des schnelleren Wachstums des männlichen Kehlkopfes auffallender als bei Mädchen. Im Anschluß an die bekannten Erscheinungen des Stimmbruchs wird der Sprechklang der Stimme bei Knaben um eine Oktave und bei Mädchen um eine Terz tiefer. Der Stimmumfang erweitert sich bei Knaben mehr nach der Tiefe, bei Mädchen mehr nach der Höhe, dabei gewinnt die Stimme die Klangfarbe der Erwachsenen und verliert den typischen Kinderklang.

V. Luftröhre.

Über die topographischen Verhältnisse gibt folgende Tabelle Aufschluß:

Tabelle 3.

Alter	Unterer Rand des Ringknorpels	Bifurkation
Neugeborener	3.—4. Halswirbel	3. Brustwirbel (unterer Rand)
1 Jahr 3—4 Jahre }	4.—5. Halswirbel	}4. Brustwirbel (Mitte)
5—6 Jahre 7 Jahre }	5.—6. Halswirbel	}5. Brustwirbel (Mitte)
13 Jahre	6. Halswirbel	5. Brustwirbel (unterer Rand)

Der in diesen Zahlen zum Ausdruck kommende Descensus der Luftröhre um 2 Wirbelkörperhöhen entspricht nur der Verschiebung der Zwerchfellkuppe, die in der Zeit von der Geburt bis zum 12. Lebensjahr auch um 2 Wirbelkörper tiefer tritt. Die Wand der Trachea ist bei der Geburt relativ dick, trotzdem ist ihre Fähigkeit, äußerem Druck standzuhalten, beim Neugeborenen noch sehr gering. Die Kaliberverhältnisse sind natürlich anfangs außerordentlich klein, so daß eine zu Dyspnoe führende Verlegung ebenso wie in der Nase, auch in diesem tieferen Abschnitt des Luftrohres leicht möglich ist. Nähere Angaben sind aus nebenstehender Tabelle ersichtlich.

Etwas größere Maße gibt ENGEL an. Von den beiden Hauptbronchien ist nach diesem Autor der linke etwas enger als der rechte. Die Durchmesser von Trachea, rechtem und linkem Hauptbronchus verhalten sich zueinander wie 100:84:70.

Tabelle 4. *Luftröhrenmaße in Zentimetern*. (Nach SCAMMON.)

Alter	Länge (vom unteren Rande des Ringknorpels bis zur Bifurkation)	Sagittaler Durchmesser	Frontaler Durchmesser
0—1 Mon.	4	0,36	0,50
1—3 Mon.	3,8	0,46	0,61
3—6 Mon.	4,2	0,50	0,58
6—12 Mon.	4,3	0,56	0,62
1—2 J.	4,5	0,65	0,76
2—3 J.	5,0	0,70	0,88
3—4 J.	5,3	0,83	0,94
4—6 J.	5,4	0,80	0,92
6—8 J.	5,7	0,92	1,00
8—10 J.	6,3	0,90	1,01
10—12 J.	6,3	0,98	1,13
12—14 J.	6,4	1,03	1,11
Erwachsener	12,0	1,72	1,47

VI. Lungen.

1. Volumen und Gewicht der Lungen.

Die vorliegenden Daten über Größe (Volumen) und Gewicht der Lungen in den verschiedenen Altersstufen erscheinen recht widerspruchsvoll. Sie sind, Säuglinge betreffend, ganz überwiegend an pathologischem Sektionsmaterial (Dystrophiker und Atrophiker) erhoben, auch sind die angewandten komplizierten Untersuchungsmethoden (Näheres bei ENGEL) kaum geeignet, ein völlig zutreffendes Bild von den Verhältnissen in situ zu geben. Es wird deshalb auf die Wiedergabe der zahlreichen bei ENGEL gebrachten Tabellen und Kurven verzichtet.

Lungenvolumen. Rechte und linke Lunge verhalten sich durchschnittlich etwa wie 4:3. Das Volumen (Raumgröße) *beider zusammen* beträgt, auf das Körpergewicht bezogen, nach ENGELs Untersuchungen während des 1. Lebensjahres $^1/_{16}$—$^1/_{25}$ (durchschnittlich $^1/_{20}$), in Prozent ausgedrückt 4,0—6,4% (durchschnittlich 5%). Eine Altersentwicklung im Sinne einer Abnahme der habituellen „Inspirationsstellung" des Säuglings-Brustkorbes und damit der Lungenentfaltung kann ja nach den Untersuchungen von BROCK und STEMMLER über den oberen Aperturwinkel des Brustkorbes in den ersten 13 Lebensjahren im *ersten* Lebensjahr kaum nachweisbar sein und ist es auch nicht. Über die Zeit danach scheinen keine vergleichbaren Untersuchungen über das Lungenvolumen vorzuliegen.

Die Intercostalwülste bzw. Rippenfurchen, welche man besonders paravertebral häufig bei jungen Säuglingen auf dem Obduktionstisch findet, dürften in erster Linie auf einer besonderen Nachgiebigkeit der Intercostalräume infolge schwach entwickelter Intercostalmuskulatur beruhen. Daneben spielt vielleicht der in diesem Alter relativ größere

Umfang und also die größere Raumbeanspruchung der Mediastinal-
organe: Thymus, Herz und große Gefäße eine Rolle.

Lungengewicht. Im Gegensatz zu den Verhältnissen beim Lungenvolumen unterrichtet über das *Lungengewicht* auch *jenseits* des Säuglingsalters folgende Tabelle:

Tabelle 5. *Frischgewichte der Lungen in Gramm.*

Alter	Nach COPOLETTO und WOLBACH		Nach ENGEL
	rechts	links	rechts
3 Tage . .	22	20	27
3 Wochen	31	27	30
4 Mon. . .	37	33	39
5 Mon. . .	38	35	49
7 Mon. . .	49	41	65
12 Mon. . .	64	57	74
2 J. . . .	88	76	104
4 J. . . .	90	85	82
8 J. . . .	150	146	—
12 J. . . .	201	190	—

Ein sicherer Altersgang des beidseitigen Lungengewichts pro Kilogramm Körpergewicht ergibt sich selbst dann nicht, wenn man, wie
JUNKER, nur möglichst einwandfreie Kinder verwertete. Das Lungengewicht ist ja auch zu sehr von der Blutfülle des Organs zum Zeitpunkt
des Todes abhängig. Man kann nach den Zahlen von JUNKER nur sagen,
daß es *möglicherweise* von etwa 16,9 im 1. Lebensjahr auf etwa 13,5 g/kg
im 17. absinkt.

Innerhalb des 1. Lebensjahres kann man nach ENGEL das Lungenvolumen durch Multiplikation des Frischgewichtes mit durchschnittlich
2,5 ermitteln.

Der von ENGEL gebrauchte Ausdruck „spezifisches“ Gewicht für das
Verhältnis: Frischgewicht bzw. Trockengewicht dividiert durch das
Lungenvolumen (also Gewebe *plus Luftgehalt in situ!*) scheint nach phy-
sikalischen Gepflogenheiten nicht angebracht und könnte etwa durch
„Relativgewicht“ ersetzt werden. Es genügt zu wissen, daß im 1. Lebens-
jahr dieses Relativgewicht für Frischgewebe 0,4 und — da dieses 20%
Trockensubstanz enthält — für diese 0,08 beträgt.

2. Die Feinstruktur der Lunge und ihre Entwicklung.

Der Acinus. ENGEL unterscheidet zunächst einen „großen Acinus“,
welcher jenseits einer terminalen Bronchiole beginnt. Solch ein „großer
Acinus“ besteht aus dem System der aus einer terminalen Bronchiole
hervorgehenden respiratorischen Bronchiolen und ihren Anhangs-
gebilden, wobei jeweils der letzte respiratorische Bronchiolus mit den
2 (bis 4) Luftsäckchen, in die er hineinführt, „terminaler Acinus“ genannt

wird. Jedes Luftsäckchen besteht aus 1. einem mehr oder minder zylindrischen Kanal, 2. den vom Zentralkanal ausgehenden Alveolen, 3. dem Endbüschel von Alveolen (Infundibulum genannt).

Bei einem Vergleich zwischen verschieden großen Tieren ergibt sich, daß die Acini *nicht* der Körpergröße angepaßt sind mit der Folge, daß eine kleine Lunge, wie z. B. die der Maus, im Schnitt weniger zahlreiche Acini und einen einfacheren Bronchialbaum aufweist.

Wie verhält sich der Acinus während der Entwicklung des Menschen vom Fetus zum Erwachsenen? Die Lunge des Fetus bzw. der Frühgeburt ist noch weniger differenziert als beim Neugeborenen, die erweiterten Acini sind mit spärlichen Alveolen bedeckt, so daß auch die respiratorische Oberfläche pro Kubikzentimeter klein ist. ENGEL sieht unter klinischen Gesichtspunkten darin *eine* Grundlage der Unzulänglichkeit der Atmung Frühgeborener, welche deshalb frische, kühle Luft und gelegentlich O_2 nötig hätten.

Was die Größenverhältnisse der terminalen Acini betrifft, so hat ENGEL durch mühevolle Auswertung mikroskopischer Präparate (Näheres in seiner Monographie) folgende annähernden Werte errechnet (Tab. 6).

ENGEL liest aus diesen Zahlen heraus (wobei er wohl eine noch nicht völlige Entfaltung der Neugeborenenlunge in Rechnung stellt), daß die Größe der einzelnen Acini im 1. Lebensjahre nicht in dem Maße zunähme

Tabelle 6. *Rauminhalt der terminalen Acini in Kubikmillimeter.*

Alter	cmm
0 Mon. .	0,047
1 Mon. .	0,168
2—8 Mon. .	0,140
10 Mon. .	0,195
12 Mon. .	0,524
2 J. . .	0,686
3 J. . .	0,949
5 J. . .	1,522
6 J. . .	1,882
12 J. . .	3,456

wie das Lungenvolumen, das sich während dieser Zeit vervierfacht. Schon daraus gehe hervor, daß in dieser Zeit die *Zahl* der Acini zunehmen muß, was nach dem Autor durch Zunahme der „Generationen" der respiratorischen Bronchiolen geschieht. Erst mit dem 3. Lebensjahr geht das Wachstum des einzelnen Acinus stärker voran. In dieser Zeit macht auch die morphologische Differenzierung des einzelnen Acinus stärkere Fortschritte, die sich besonders in der *Vermehrung der Alveolenzahl* ausdrückt. (Nach ENGEL: Die „Knospe" des primitiven Acinus beim Neugeborenen hat sich immer mehr entfaltet.) Besonders erheblich ist die Größenzunahme des Acinus während der Schulzeit bis zu der Pubertät, wobei dann sogar ihre Zahl pro Raumeinheit zurückgeht. Bei der Bearbeitung dieser Fragen wurden von ENGEL u. a. die (teilweise abweichenden) Arbeiten von BROMAN und WILLSON, BREMER, LONGACRE und JOHANSMANN verwertet.

Was den *Feinbau der Alveolen* betrifft, so ist die alte Lehre ihrer Auskleidung mit einer homogenen Membran zugunsten der Vorstellung verlassen, daß ihre Oberfläche nur aus Capillaren ohne deckende Membran zu bestehen scheint, eine Entwicklung, welche schon in der Fetalzeit mit Durchbruch von Capillaren durch das Alveolarepithel beginnt. Bei Lungeninaktivität, wie beim länger dauernden Lungenkollaps, sollen die Reste des Epithels wieder proliferieren. Aus den Untersuchungen von BROMAN u. a. ist nämlich zu entnehmen, daß die Lunge von geschlechtsreifen Ratten, denen der rechte Unterlappen entfernt ist, zu *regenerativen Vorgängen* fähig ist. Dabei wird die geblähte Restlunge in funktionell vollwertiges Lungengewebe durch echte Alveolenvermehrung umgewandelt. Dieser Vorgang geht nach HILBER über 4 Entwicklungsstadien, wobei zunächst die Wände der überblähten Alveolen stark proliferieren und in einen geschlossenen Epithelverband übergehen. Anschließend tritt eine Epithelsprossung auf. In das Lumen der sich so neubildenden Alveolen werden kubische Epithelzellen abgestoßen. Diese regenerative Lungenhyperplasie gilt nicht nur für das Tierexperiment, sondern konnte auch für den jugendlichen Menschen von R. W. MÜLLER und H. HILBER bestätigt werden.

Das *Stützgewebe der Lungen* besteht aus reticulären, elastischen und Muskel-Fasern, von denen die elastischen vorherrschen. Es ist besonders beim Fetus (Frühgeborenen), aber auch noch beim Neugeborenen und in den ersten Lebensmonaten schwach entwickelt, aber schon im 2. Halbjahr ist eine zunehmende Festigung der Lunge durch Zunahme des Stützgewebes unverkennbar, welche dann in der Schulperiode mit ihrer Vergrößerung der Acini (siehe oben) besondere Fortschritte macht.

B. Physiologie[1].

I. Respiratorischer Gaswechsel.

Die Verhältnisse der Blutgase, der respiratorische Gaswechsel und seine Regulation werden im Abschnitt Säurebasenstoffwechsel abgehandelt.

II. Atmungsmechanismus.

Fetale Atmung. Die langjährige Meinungsverschiedenheit, ob der Säugling schon vor der Geburt atmet, scheint durch die Untersuchungen von EHRHARDT, W. REIFFERSCHEID und SCHMIEMANN, SNYDER und ROSENFELD im positiven Sinne entschieden worden zu sein. Die schon früher beobachteten kleinen rhythmischen Atembewegungen des Feten in utero sind durch Injektion von Kontrastmitteln in den Amnionsack vor dem Röntgenschirm bestätigt worden. Die Aufnahme von Kontrast-

---

[1] Zur Ergänzung vgl. den Abschnitt über „Neurologie der Atmung" von PEIPER im Kapitel „Nervensystem" (Bd. 2).

mitteln in die Lunge und in den Darm konnte durch intrauterine und postmortale Aufnahmen beim Menschen gesichert werden. Bei graviden Meerschweinchen wurde durch Injektion von Tusche, Gentianaviolett und Trypanblau und bei Kaninchen durch Tusche die alveolare Resorption und Phagocytose erwiesen. Bei diesen Untersuchungen wurde auch die intrauterine Trinkfunktion geklärt.

Die Atmung vom Säuglingsalter bis in die Schulkindzeit. Die normale Atmung ist bekanntlich Nasenatmung. Bei Säuglingen kann diese wegen der Enge ihrer Choanen durch Katharrhe im hinteren Teil der Nase besonders leicht unterbunden werden. Andererseits ist ihnen die Mundatmung sehr erschwert, weil infolge der geschilderten Gestalt ihres Nasopharynx die Zunge dabei leicht angesaugt wird und über den Kehldeckel zurücksinkt. Aber auch abgesehen davon, befindet sich der junge Säugling dauernd gewissermaßen in einem Zustande „physiologischer Atmungsinsuffizienz". Seine Rippen verlaufen horizontal, die oberen sogar ein klein wenig aufwärts (Brock und Stemmler), so daß er im wesentlichen nur mit dem Zwerchfell atmen kann, dessen Zusammenziehung gleichzeitig die unteren Rippen etwas hebt (Pfuhl). Dem Tiefertreten des Zwerchfelles setzen aber die Abdominalorgane, die große Leber und der durch das große Nahrungsvolumen oft stark gefüllte Magendarmkanal, bei der horizontalen Körperlage einen besonderen Widerstand entgegen, so daß die Atemtiefe schon normalerweise sehr flach ist und auch bei erhöhtem Sauerstoffbedarf nicht wesentlich vertieft werden kann, so daß eine Befriedigung des O_2-Bedarfes nur durch weitere Steigerung der schon hohen Atemfrequenz möglich ist. Vom 2. Halbjahr ab beginnen sich die Rippen zu senken (was übrigens nicht mit der zunehmenden Gewohnheit aufrechter Körperhaltung zusammenhängen kann, da ständig liegende Idioten oder Krüppel dieselbe Thoraxentwicklung zeigen), so daß nun ein thorakoabdominaler Atmungstypus beobachtet wird. Damit wird auch eine größere Vertiefung der Atmung möglich, und demzufolge ist gegen Ende des 1. Lebensjahres die Atemfrequenz schon bedeutend niedriger als in den ersten Lebenswochen, obgleich das Minutenvolumen der Atmung pro Körperkilogramm jetzt noch höher ist als beim jungen Säugling (vgl. Tab. 11, S. 430). Allmählich tritt die thorakale Atmung immer mehr in den Vordergrund sowohl bei ruhiger Atmung als auch bei erhöhtem O_2-Bedarf, welcher nun immer mehr durch Vertiefung statt durch Beschleunigung der Atmung befriedigt werden kann. Es besteht jedoch ein Unterschied in dem Sinne, daß bei den Mädchen der abdominelle Anteil der Atmungsleistung für gewöhnlich stärker erhalten bleibt, was für die erwachsene Frau auch gelten soll, sofern durch die Art der Kleidung die abdominelle Atmung nicht künstlich unterdrückt wird. Vergleiche zu diesem Abschnitt auch die Arbeit von Gregor (2).

III. Atmungsfrequenz.

Die Zahlen für die Atemfrequenz während der Wachstumsperiode sind in Tab. 11, S. 430 im Zusammenhange nach verschiedenen Angaben der Literatur mitgeteilt. *Besonders bemerkenswert ist das der Wandlung des Atemmechanismus entsprechende Absinken der Atemfrequenz während des 1. Lebensjahres, in dem die Stoffwechselintensität doch noch zunimmt* (während ihr weiteres allmähliches Absinken etwa dem Abfall des Grundumsatzes parallel läuft). Atemzahl und Pulszahl ändern sich *normalerweise* immer entsprechend. Ihr gegenseitiges Verhältnis beträgt beim Neugeborenen der „physiologischen Atmungsinsuffizienz" entsprechend $1:2^1/_2$, steigt bis Ende des 1. Lebensjahres auf $1:3^1/_2$ und später auf $1:4$.

Beim Säugling sind die meisten Werte für die Atemzahlen im Schlaf gewonnen. Sie sind beträchtlichen Schwankungen unterworfen (VOGT, VORMITTAG), besonders differieren sie beim Zählen im wachen Zustand. Auch hat einen gewissen Einfluß auf die Höhe der Atemzahl die bei den Untersuchungen verwendete Apparatur.

IV. Die Atmungsleistung.

Die natürliche Atmungsleistung erfährt man einmal durch Bestimmung des Atemvolumens, d. h. des Volumens des einzelnen Atemzuges, andererseits durch Bestimmung der in der Zeiteinheit, nämlich in einer Minute, gewechselten Luftmenge. des sog. Minutenvolumens. Es gilt also für beide Größen die Beziehung: Atemvolumen × Atemfrequenz = Minutenvolumen.

Das Atemvolumen entspricht der *natürlichen* Tiefe der Atmung. Andererseits besteht ein gewisses Interesse daran, festzustellen, ein wie großes Luftquantum *maximal* mit einem Atemzug gewechselt werden kann. Diese Luftmenge entspricht der „Vitalkapazität" des betreffenden Individuums.

1. Vitalkapazität.

Zu ihrem Verständnis ist die Kenntnis folgender Größen wichtig, deren Werte hier für den Erwachsenen angegeben sind.

a) *Residualluft* (Restluft): nach tiefster Exspiration noch immer in den Lungen verbleibende Luftmenge (800—1600 cm³, Mittelwerte 1000—1200 cm³).

b) *Reserveluft* (Vorratsluft): Luftmenge, die nach ruhiger, müheloser Exspiration noch nachträglich bei angestrengter Ausatmung ausgetrieben werden kann: Mittelwert etwa 1300 cm³.

c) *Komplementärluft* (Ergänzungsluft): Luftmenge, die über die ruhige Einatmung hinaus noch zusätzlich mit Anstrengung eingeatmet werden kann. Ihr Mittelwert liegt zwischen 2400—2800 cm³.

d) Respirationsluft (Atemvolumen, Atemluft): Luftgröße, die bei ruhiger Atmung mit einem Atemzuge ein- und ausgeatmet wird. (300 bis 700 cm³, Mittel 400—500 cm³). Nach einer ruhigen Ausatmung enthält die Lunge a + b = 2500 cm³, nach einer ruhigen Einatmung $a + b + d = 3000$ cm³. Danach wird also mit einem Atemzug für gewöhnlich $^1/_6$—$^1/_7$ der Lungenluft gewechselt, was dazu stimmt, daß mit 6—8 Atemzügen die Lungenluft völlig erneuert wird. Bei Muskeltätigkeit wird sowohl das Atemvolumen durch Vertiefung der Atmung gesteigert als auch die Frequenz erhöht. Das Minutenvolumen kann dadurch auf 10 → 20 → 40 l ansteigen.

e) Vitalkapazität (Bestluft) ist die Luftgröße, die von der tiefsten Einatmung ausgehend bis zur völligen Ausatmung aus den Lungen ausgepreßt werden kann und aus der Summe von Reserveluft, Respirationsluft und Komplementärluft besteht ($b + d + c = e$). Durchschnittswert für männliche Erwachsene (Sportler) 4,0—4,8 l (RAINOFF), für Frauen liegen die Werte niedriger. Bei Kindern beträgt b etwa 22%, c 63% und d 15% der Vitalkapazität [PÜSCHEL (3)]. Über die Residualluft (a) liegen bei Kindern bisher keine Untersuchungen vor.

Unter *Total-* oder *Maximalkapazität* der Lunge versteht man die Summe von e (Vitalkapazität oder „Bestluft") + a (Residualluft oder „Restluft").

Tabelle 7. *Vitalkapazität und Körperlänge.*
(Nach STEWART und SHEETS.)

Körperlänge cm	Vitalkapazität (cm³)	
	♂	♀
95—100	732	625
105	850	742
110	967	902
115	1163	1082
120	1323	1182
125	1442	1302
130	1638	1495
135	1790	1730
140	1948	1835
145	2227	1926
150	2413	2175
155	2510	2348
160	2842	2527
165	3210	2812

Da beim Kinde sich die Größe der Vitalkapazität fortlaufend ändert, hat man schon früh versucht, bestimmte *Regelbeziehungen* festzulegen. Dabei hat die *Ordnung nach dem Alter* die Erwartungen nicht erfüllt. Eine bessere Berechnung als nach dem Alter läßt sich bei Vergleich mit dem Körpergewicht durchführen. Hierbei ist auch das *Verhältnis Vitalkapazität zum Körpergewicht* wenig eng und gleichmäßig. Auch die *Sitzhöhe* (Maß vom Scheitel bis zur Sitzfläche) wurde in die Berechnungen einbezogen. Die dabei aufgestellten Formeln sind nach MUMFORD und YOUNG der Berechnung nach der Körpergröße unterlegen. Ebensowenig fanden die Vorschläge Anklang, die Vitalkapazität nach den Formeln der *Körperoberfläche*, wie sie von BENEDICT und TALBOT und von E. und D. DUBOIS angegeben sind, zu berechnen. Naturgemäß wurde auch das Verhältnis von Vitalkapazität zu *Brustumfang* untersucht. Es

sind einzelne Indexzahlen angegeben, die sich im Laufe der Jahre als
wenig zuverlässig erwiesen. Ausführliche Darstellung dieser Verhältnisse mit Angabe der verschiedenen Formeln s. Püschel (4).

Tabelle 8. *Vitalkapazität und Körperbautypus.* (Nach Serebrowskaja.)
1 dolichomorph, 2 mesomorph, 3 brachymorph.

Alter Jahre		Länge cm	Gewicht kg	Brustumfang cm	Vitalkapazität cm³
8	1	123	22,5	61	1370
	2	121	23,5	61,5	1220
	3	119	24,0	62,6	1250
10	1	132	26,0	64,2	1730
	2	129,7	27,1	65,7	1589
	3	127,8	28,0	66,9	1500
12	1	142	33,5	67,0	2360
	2	139	34,0	67,5	2270
	3	135	35,0	69,1	2250
14	1	152	38,9	71,3	2730
	2	148	40,6	72,4	2540
	3	146	41,2	73,6	2500

In all diesen Untersuchungen finden sich zahlreiche Hinweise, daß
die *Beziehung der Vitalkapazität zur Körperlänge* die besseren Vergleichswerte gibt. Als Beispiel hierfür möge Tab. 7 dienen, die von Stewart
und Sheets auf Grund eines großen Zahlenmaterials gewonnen wurde.
Mädchen haben auch hierbei niedrigere Bestluftwerte als die Jungen.

Die Versuche, immer wieder neue Formeln und Tabellen aufzustellen,
zeigen, daß mit *einem* Vergleichsmaß allein für das Kindesalter eine
völlig befriedigende Bewertung der Vitalkapazität nicht möglich ist.

Tabelle 9. *Vitalkapazität und Körperbautypus.*
(Nach Schlesinger.)
1 leptosom, 2 eurysom.

Alter Jahre		Länge cm	Gewicht kg	Vitalkapazität cm³
9	1	135	28,0	1700
	2	133	32,5	1800
10	1	141	31,6	1900
	2	136	35,7	1800
11	1	146	34,3	2000
	2	141	38,7	2000
13	1	152	39,3	2400
	2	154	48,9	2700
14	1	160	46,1	2900
	2	160	55,4	3100
16	1	171	55,3	3600
	2	165	61,4	3800

Daher haben sich verschiedene Untersucher bemüht, in ihren Tabellen
mehrere Körperfaktoren zu berücksichtigen.

Serebrowskaja hat an russischen (Tab. 8) und Schlesinger an
deutschen Schulkindern (Tab. 9) Messungen durchgeführt, die den

Körperbautyp in den Mittelpunkt der Betrachtungen stellen. Dabei kommt die erstere zu dem Schluß, daß die dolichomorphen (leptosomen) Kinder bei gleichem Alter höhere Bestluftwerte haben als brachymorphe (eurysome), obgleich die Brustkorbweite der letzteren, auch absolut gemessen, größer ist. SCHLESINGER weist in mehreren Arbeiten darauf hin, daß bis zur Pubertät sich wohl manche Unregelmäßigkeit in der Aufeinanderfolge der Vitalkapazitätswerte bei den einzelnen Körperbautypen findet, dann aber der leptosome Typ die niedrigsten Durchschnittswerte aufweist. Die Meinungen sind also entgegengesetzt. Ordnet man aber ihre Werte nach der Körperlänge, so ergibt sich mit jeweils einer geringen Ausnahme eine sinnvolle Staffelung, während das Körpergewicht keinen Zusammenhang zeigt.

In neuerer Zeit hat ANTHONY aus den über die Vitalkapazität des Erwachsenen vorliegenden Zahlen einen *Koeffizienten* $\dfrac{\text{Vitalkapazität}}{\text{Sollgrundumsatz}}$ berechnet, welcher durchschnittlich 2,3 beträgt. Der Sollgrundumsatz wurde nach den Tabellen von KESTNER-KNIPPING ermittelt. Für Kinder hat PÜSCHEL (1) wesentlich niedrigere Werte für den Koeffizienten gefunden, die sich mit zunehmendem Alter und geringer steigendem Grundumsatz erhöhten. Diese Werte sind in Tab. 10 wiedergegeben und mit den, auf Grund der angegebenen Zahlenunterlagen berechneten

Tabelle 10. *Koeffizient* $\dfrac{\textit{Vitalkapazität}}{\textit{Grundumsatz}}$.

Alter Jahre	SEREBROWSKAJA	SCHLESINGER	PÜSCHEL
8	1,30		1,22
10	1,38	1,57	1,57
11			1,69
12	1,45		
13		1,79	} 1,78
14	1,86	1,87	

(Erwachsene nach ANTHONY: 2,3.)

Werten von SEREBROWSKAJA und SCHLESINGER (2, Tab. 2) verglichen. Obwohl die Zahlen von PÜSCHEL und SCHLESINGER mit verschiedenen Apparaten (KNIPPING-Apparat, BARNES-Trockenspirometer) ermittelt wurden, stimmen sie weitgehend überein. Die niedrigen Zahlen Moskauer Schulkinder für das jüngere Alter hängen wahrscheinlich mit den geringeren Werten der Vitalkapazität für diese Altersstufen zusammen.

Eindeutig ergibt sich, daß der Koeffizient zunächst viel niedriger ist als beim Erwachsenen, und daß er trotz allmählichen Anstiegs auch mit 14 Jahren noch weit unter den Erwachsenenwerten liegt. Das kann ja auch nicht anders sein, da hier eine anatomische Größe, die immerhin weitgehend den Körpermaßen parallel geht, mit einer funktionellen, dem Grundumsatz, verglichen wird, welcher pro Kilogramm Körpergewicht doch bekanntlich um so höher liegt, je jünger ein Individuum ist. *Praktisch wichtig ist, daß man bei dieser Art der Berechnung auf die*

Körperbautypen keine Rücksicht zu nehmen braucht, denn die Variabeln Alter, Gewicht, Körperlänge, Geschlecht sind ja schon im Grundumsatzwert berücksichtigt. Deshalb zeigen leptosome und eurysome Kinder, sofern sie nur gleich alt sind, keine Abweichungen des Koeffizienten voneinander. Man braucht also nur den Grundumsatz nach KESTNER-KNIPPING zu berechnen, um den Voraussagewert zu erhalten. *Grundumsatz* mal *Koeffizient = Vitalkapazität.* Da die Berechnung der Sollkalorien das Alter bereits miterfaßt, kann auf obige Staffelung nach dem Alter verzichtet werden. Für die Kaloriengruppe 800—899 wurde bisher der Faktor 1,2, für 900—999 1,22 (Faktor unsicher, da zu wenig Fälle), für 1000—1099 1,54, für 1100—1199 1,57, für 1200—1299 1,72, für 1300 bis 1399 1,78, für 1400—1499 1,8 und für 1500—1599 1,82 angegeben. Aus der Berechnung der Sollvitalkapazität lassen sich nach dem für Kinder mitgeteilten Schlüssel auch die Sollanteile der Reserve-, Atem- und Komplementärluft berechnen.

Bei Säuglingen und jüngeren Kleinkindern läßt sich bis jetzt die Vitalkapazität weder bestimmen noch berechnen. Wohl sind einzelne tiefe Atemzüge, z. B. beim Schreien, verzeichnet. Ihre Werte sind ungenau, da möglicherweise Atem- und Komplementärluft, aber selten die Vorratsluft erfaßt werden können. DEMING und HANNER fanden bei 18 Säuglingen, die sie vom 1.—10. Lebenstag fast täglich untersuchten, folgende Zahlen: höchster Wert 181, niedrigster 121 cm^3. Mitte der Schreiwerte 130—140 cm^3. HOWARD und BAUER sahen im 1. Lebensmonat 149 cm^3 als Höchstwert. (ECKSTEIN und ROMINGER hatten bei einer unvollkommeneren Apparatur niedrigere Schreiwerte: bei 3 tägiger Frühgeburt 17, bei Säuglingen im 2. Monat 36, im 6. Monat 51 und im 12. Monat 75 cm^3. Mit 17 Monaten erreicht 1 Kind bei 129 cm^3 erst die Werte von Neugeborenen der anderen Untersucher.)

2. Atemvolumen und Minutenvolumen.

Zur Feststellung der Vitalkapazität ist eine verständige, aktive Mitarbeit des Untersuchten erforderlich, weshalb vor dem 6. Lebensjahr, wie bereits ausgeführt, kaum einwandfreie Ergebnisse gewonnen werden können. Merkwürdigerweise stehen aber der Messung des *natürlichen* Atemvolumens, wie aus den großen Unterschieden zwischen den verschiedenen Literaturangaben hervorgeht, sogar noch schwerer zu meisternde Schwierigkeiten entgegen. Diese beruhen auf der Neigung vieler Versuchspersonen, während der Einschaltung in die Apparatur unbewußt anders, und zwar meistens intensiver zu atmen, als unter sonst gleichen Bedingungen. Besonders die von HELMREICH untersuchten Kinder zeigen eine gewaltige Überventilation. Es gibt nämlich 2 Wege, um die experimentell gefundenen Atemvolumina und Minutenvolumina auf ihre

Wahrscheinlichkeit zu prüfen: einmal die Berechnung des Atemäquivalentes und zweitens einen Vergleich mit den Zahlenwerten, die über die Perspiratio insensibilis und ihren pulmonalen Anteil vorliegen. Und da die vorliegenden Zahlenangaben über die experimentell ermittelten Atem- und Minutenvolumina so wenig befriedigen, ist BROCK für die Zwecke dieses Buches überhaupt den Weg gegangen, dieselben auf zweierlei Weise zu *berechnen*.

Zur Berechnung aus dem ausgeschiedenen Wasserdampf können folgende Daten nach JEAN MEYER dienen: Zimmerluft von etwa 18° C, zu etwa 66% mit Wasserdampf gesättigt, enthält pro Liter 0,010 g H_2O. Dieser Wert (der Einatmungsluft) muß von dem Wassergehalt der Ausatmungsluft abgezogen werden. Diese hat nach neueren Feststellungen höchstens eine Temperatur von 32—33° C, ist andererseits mit Wasserdampf gesättigt. Das ergibt einen Gehalt von etwa 0,037 g H_2O/Liter. Die eigentliche Ausscheidung pro Liter Ausatmungsluft beträgt also 0,037—0,010 = 0,027 g H_2O. Andererseits gelten folgende Beziehungen: 1 g Wasserabgabe entspricht 0,584 Calorien. Und zwar erfolgen auf diesem Wege der Wasserverdampfung (Perspiratio insensibilis) durchschnittlich 28% der Gesamtwärmeabgabe. Weiter weiß man, daß durchschnittlich ein Drittel davon auf die Wasserdampfausscheidung mit der Ausatmungsluft entfällt. Man kann also zunächst auf diese Weise aus dem Kraftwechsel (Grundumsatz) die Wasserausscheidung durch die Lungen berechnen, und weiterhin, auf Grund der oben angeführten Daten von MEYER aus dieser das Atemvolumen. Diese komplizierte Berechnung wurde dadurch sehr erleichtert, daß zufällig dabei folgende Zahlenbeziehungen herauskamen: Grundumsatz/Kilogramm $\times$ 4 = Minutenvolumen/Kilogramm! Kennt man nun weiterhin die durchschnittliche Atemfrequenz, so ist auch das einzelne Atemvolumen leicht zu berechnen.

Die andere Art der Berechnung stützt sich auf die Werte des *Ventilationsäquivalents* (ANTHONY und KNIPPING):

$$\frac{\text{Minutenvolumen}}{\text{Minutenverbrauch von } O_2 \text{ bzw. Minutenproduktion von } CO_2 \times 10}$$

Nach ANTHONY beträgt dieses beim Erwachsenen im Mittel für O_2 2,75, für CO_2 3,45 (was auch einem respiratorischen Quotienten von 0,80 entspricht). KNIPPING gibt als mittleren Wert 2,4 an, der bei 300 gesunden Erwachsenen aus Zahlen zwischen 1,8 und 3,0 errechnet wurde. Die Werte von ANTHONY beziehen sich auf die Untersuchung von 25 Männern und Frauen mit einer Schwankungsbreite für O_2 zwischen 2 und 4,5, für CO_2 zwischen 2,5 und 5,0. Bei 30 jungen Polizeibeamten betrug das Mittel für O_2 2,9 (2,3—3,7) und für CO_2 3,3 (2,7—4,3). WISSLER *fand bei 57 Kindern im Alter zwischen 5 und 14 Jahren für die einzelnen Altersstufen verschiedene Mittelwerte zwischen 2,17 und 2,45.* Die

Streuwerte waren 1,8 bis 3,1. PÜSCHEL konnte nachweisen, daß das Atemäquivalent nach Nahrungsaufnahme kleiner war als im Nüchternzustand.

Die Richtigkeit der Äquivalentwerte kann nach folgender Gleichung kontrolliert werden, in welcher bedeuten x den CO_2-Gehalt der Ausatmungsluft, a den CO_2-Gehalt der Alveolarluft, i den CO_2-Gehalt der Einatmungsluft (alle in Vol.-%), A das Atemvolumen, S den schädlichen Raum (Hohlraum der zuführenden Luftwege, für Kinder nach Tab. 4 berechenbar): $x \cdot A = (A - S) \cdot a + S \cdot i$.

Setzt man z. B. für Erwachsene die entsprechenden Werte ein — $A = 400$ cm³, $S = 140$ cm³, $a = 5,5$ Vol.-%, $i = 0,03$ Vol.-% — so erhält man für x, also den CO_2-Gehalt der Ausatmungsluft, 3,6 Vol.-%. Nach dem Ventilationsäquivalent von 3,45 für CO_2 enthält die Ausatmungsluft jedoch knapp 3,0 Vol.-% CO_2. In den Versuchen von ANTHONY hatte danach eine 20%ige Überventilation stattgefunden, wenn man die Richtigkeit der obigen Gleichung und der in sie eingesetzten Zahlenwerte unterstellt. Diese stimmen aber mit den bekannten Werten über die CO_2-Spannung in der Alveolarluft, bzw. im Blute überein.

In der folgenden Tab. 11 sind nun die kindlichen Atemvolumina in der angegebenen Weise aus der Perspiratio insensibilis bei Grund-

Tabelle 11. *Atemvolumina im Kindesalter (Kubikzentimeter), berechnet aus der Perspiratio insensibilis, kontrolliert durch Berechnung der Ventilationsäquivalente.*

	Alter Jahre								
	Neu-geboren	$^1/_4$	$^1/_2$	1	3	6	11	14	Er-wachsen
Grundumsatz . . . . (pro Kilogr.)	48	52	52	55	50	42	35	32	24
Minutenvolumen . . . (pro Kilogr.)	**192**	**200**	**208**	**220**	**200**	**168**	**140**	**128**	**96**
Minutenvolumen . . . absolut	635	1100	1500	2200	2900	3200	4200	5000	6150
Atemfrequenz[1] . . .	42	40	36	32	27	25	22	19	15
Atemvolumen . . . . absolut	15,1	27,5	41,7	68,7	107,4	120,8	191	263	410
Atemvolumen . . . . (pro Kilogr.)	4,5	5,0	5,7	6,87	7,4	6,3	6,37	6,7	6,4

Ventilationsäqui-valent:

$$\frac{\text{Minutenvolumen}}{O_2\text{-Minutenverbrauch} \times 10}$$

Mit leichten Schwankungen Mittel 2,71

---

[1] Während des Druckes erschien die auf ein sehr großes Zahlenmaterial gestützte Dissertation von H. J. KREFT (Münster 1953). Danach müßten niedrigere Zahlen für die Atemfrequenz eingesetzt werden, nämlich für die Altersklassen Neugeborener 38—42, $^1/_4$ Jahr 30—35, $^1/_2$ Jahr 24—29, 1 Jahr 23—24, 3. Jahr 18—22, 4. Jahr 18—22. Dieses würde die Atemvolumina entsprechend erhöhen.

umsatzbedingungen berechnet. Die für sie errechneten Ventilationsäquivalente stimmen fast genau mit den Zahlen von Anthony überein. Daraus ergibt sich, daß die aufgestellten Atemvolumina wenigstens für die Kinder jenseits des Säuglingsalters keineswegs zu niedrig sein können und eher noch etwas zu hoch liegen.

Für das Säuglingsalter mögen sie dagegen genau stimmen, denn für den Säugling ist ja eine etwa 15%ige Erniedrigung der CO_2-Spannung im Blute als Ausdruck einer entsprechenden Überventilation nachgewiesen.

Experimentelle Ermittlungen des Atem- und Minutenvolumens beim Säugling. Vergleicht man diese Werte mit den in der experimentellen Literatur vorliegenden, so kommen ihnen die Zahlen von Boutourline-Young und Smith, die bei 17 Neugeborenen am 1.—3. Lebenstag im Mittel ein *Minutenvolumen* von 182 (109—227) cm³ *pro Körperkilogramm* fanden, am nächsten. Höhere Werte erhielten Murphy und Thorpe bei 50 Neugeborenen im Alter von wenigen Stunden bis zu 10 Tagen mit 220 cm³/kg-Körpergewicht. Noch höher liegen die Werte von Howard und Bauer mit 250, 2 cm³ und von Deming und Hanner mit 280,6 cm³/kg Körpergewicht. Bei Kindern der 1.—13. Lebenswoche ermittelten Deming und Washburn einen Wert von 288,8 cm³/kg. Für 15 gesunde Säuglinge im Alter von $^1/_2$—11 Monaten geben Eckstein und Rominger einen Mittelwert des Minutenvolumens je Kilogramm von 174 (107—242) cm³ an. Brühl erhielt bei 2 gesunden Säuglingen im Alter von $7^1/_2$ Monaten Werte von 279 und 455 cm³/kg. Die meisten Werte liegen zweifellos höher als die errechneten. Bei der Betrachtung dieser Zahlen ist die Verschiedenartigkeit der für die Versuche gebrauchten Apparaturen zu berücksichtigen.

Das gleiche gilt von den Gregorschen Werten (1), der die *absoluten Atemvolumina* vom 1. — 3. — 6. — 12. Monat von 23 → 41 → 51 → 78 cm³ ansteigen sah. Auffallend niedrige Atemvolumina für die gleichen Altersstufen fanden Eckstein und Rominger: 13— 14 — 18 — 19 cm³, allerdings bei hohen Atemfrequenzen. Für das Neugeborenenalter werden von Boutourline-Young und Smith ein Atemvolumen (tidal volume) von 16,8 cm³ (mittlere Atemzahl 39, Atemvolumen pro Kilogramm Körpergewicht 4,76), von Murphy und Thorpe 16,7 cm³ (mittlere Atemzahl 43,1), von Howard und Bauer 16,5 cm³ (48) und von Deming und Hanner 19,8 cm³ (44) angegeben. Von Deming und Washburn wurde für das 1. Lebensvierteljahr bei 27 Säuglingen ein absolutes Atemvolumen im Mittel von 27,3 cm³ bei einer mittleren Atemfrequenz von 41 gefunden.

Die Verhältnisse bei frühgeborenen Säuglingen sind noch wenig studiert. Ihrem Grundumsatz/Kilogramm nach müßten sie eher geringe Minutenvolumina pro Kilogramm haben, vgl. „Kraftwechsel" (Bd. 2). Shaw und HOPKINS fanden jedoch mittels Körperplethysmographie Minutenvolumina von 426 cm³/kg. ECKSTEIN und ROMINGER stellten bei einer besonders kleinen Frühgeburt von 1030—1100 g Körpergewicht am 3. bzw. 17. Lebenstage sogar Minutenvolumina von 663 bzw. 572 cm³/kg fest. Diese hohen Werte der älteren Untersuchungen können wohl kaum anders als mit einer abnormen Reaktion auf die Versuchsbedingungen erklärt werden! BOUTOURLINE-YOUNG und SMITH untersuchten 24 Frühgeburten im Gewicht von 1,55—2,19 kg und fanden im Mittel ein absolutes Atemvolumen von 13,3 cm³ bei einer mittleren Atemzahl von 32,9.

Verhältnisse im Kindesalter. Unwahrscheinliche Werte liegen auch über das spätere Kindesalter vor. *Während die Minutenvolumina der 5—14 jährigen Kinder* WISSLERs (Mittelwerte 110—180 cm³/kg) *sich mit den Angaben der Tab. 11 nahezu decken* und die Ergebnisse von 6—11-jährigen Kindern PÜSCHELs (2) mit etwa 180 (142—240) cm³/kg sich nicht allzuweit von ihnen entfernen, stehen die von HELMREICH besonders bei Kleinkindern erhobenen Werte — vom 2.—5. Lebensjahre Minutenvolumina je Kilogramm von 497! — 790 cm³ — wohl außer jeder Diskussion, was schon aus den Ventilationsäquivalenten für O_2 von 5,5—8,2 hervorgeht, die sich daraus ergeben und die mit den abnorm niedrigen CO_2-Gehalten der Ausatmungsluft übereinstimmen, die der Autor bei seinen Versuchen fand. Dasselbe trifft zu, wenn man die Zahlenangaben von DE BRUIN für die gleichen Altersstufen ausrechnet. Der niedrigste Wert ist 275 und der höchste 625 cm³/kg. Im Schulalter, in dem die Gefahr der Überventilation geringer ist, liegen bei ihm die Werte zwischen 200—300 cm³ je kg.

Aus Tab. 11 ergeben sich folgende

Eigentümlichkeiten der kindlichen Atmungsleistung: Die *absoluten Minutenvolumina* steigen von der Geburt bis zur Reife, obgleich sich das Gewicht in dieser Zeit verzwanzigfacht, nur auf das Zehnfache an, weil die Kraftwechselhöhe der Gewichtseinheit in dieser Zeit auf die Hälfte absinkt.

Demgegenüber werden die *Atemvolumina* nicht nur durch Gewichtswachstum und Stoffwechselhöhe bestimmt, sondern entscheidend noch durch einen dritten Faktor, die Atemfrequenz, beeinflußt. Die beiden ersten Faktoren würden auch ein allmähliches Anwachsen aufs Zehnfache bewirken, da aber gleichzeitig die Atemfrequenz auf etwa ein Drittel absinkt, steigt das Atemvolumen (des einzelnen Atemzuges) von der Geburt bis zur Reife auf ungefähr das Dreißigfache an.

Auch wenn man den Faktor des Gewichtswachstums ganz ausschaltet, indem man das Atemvolumen je Kilogramm berechnet, wirkt sich die zunehmende Verlangsamung und entsprechende Vertiefung der Atmung gegenüber dem Absinken der Kraftwechselhöhe noch so aus, daß der

Erwachsene bei 6,4 cm³ Atemvolumen je Kilogramm mit an der Spitze steht und nur vom Dreijährigen weit übertroffen wird, bei dem ein noch relativ hoher Kraftwechsel mit einer schon deutlich verlangsamten und vertieften Atmung zusammentrifft.

Das niedrigste Atemvolumen/Kilogramm hat anscheinend der ganz junge Säugling, dessen Stoffwechselintensität noch nicht der des älteren Säuglings gleichkommt und dessen Minutenvolumen sich bei seiner hochfrequenten Atmung auf besonders viele Atemvolumina verteilt.

Diese Zusammenfassung bezieht sich im wesentlichen auf eine theoretische Betrachtung der Atmungs*leistung*. Über Atmungsmechanismus und Atmungsfrequenz s. S. 422. Andere, mehr klinisch wichtige Eigentümlichkeiten sind im genannten Kapitel von PEIPER zu finden.

Literatur.

ABT, J. A.: Pediatrics I, 345ff. Philadelphia: W. B. Saunders 1923.

AEBY, C.: Der Bronchialbaum der Säugetiere und des Menschen. Leipzig 1880.

ANTHONY, A. J.: Dtsch. Arch. klin. Med. **167**, 1 (1930).

ALPER u. S. ROSENBAUM: Fol. oto-laryng. orient. **3**, 102 (1936).

BOUTOURLINE-YOUNG, H. J. and C. A. SMITH: Amer. J. Dis. Childr. **80**, 753 (1950).

BREMER, J, L.: Contrib. Embryol. **25**, 83 (1935).

BROCK, J., u. E. STEMMLER: Z. Kinderheilk. **51**, 322 (1931).

BROMAN, J.: Verhandlungsber. anat. Ges. in Anat. Anz. **57**, 83 (1923).

BRÜHL: Mschr. Kinderheilk. **53**, 1 (1932).

COPOLETTO, J. M. and S. B. WOLBACH: Amer. J. Pathol. **9**, 55 (1938).

DE BRUIN, M.: Acta paediatr. (Stockh.) **14**, 1 (1933).

DEMING, J., and J. P. HANNER: Amer. J. Dis. Childr. **51**, 823 (1936).

DEMING, J., and A. H. WASHBURN: Amer. J. Dis. Childr. **49**, 108 (1935).

ECKSTEIN, A., u. E. ROMINGER: Z. Kinderheilk. **28**, 1 (1921).

EHRHARDT, K.: Münch. med. Wschr. **1939 I**, 915.

EIGLER, G.: Arch. Ohrenheilk. **140**, 1 (1935).

ENGEL, ST.: Die Lunge des Kindes. Stuttgart: G. Thieme 1950.

GOLDSTEIN, M. S.: Amer. J. Physic. Anthrop. **25**, 101 (1939).

GRÄPER, L.: Brustorgane des Kindes. Handbuch der Anatomie des Kindes. Bd. 1, S. 293, 1928.

GREGOR, K.: (1) Arch. f. Anat. **1902**, Suppl. 2, 59.

— (2) Arch. Kinderheilk. **35**, 272 (1903).

GUNDOBIN, A. P.: Die Besonderheiten des Kindesalters. S. 135ff. Berlin: Allgem. med. Verlagsanstalt 1912.

HEIDERICH, F.: Kopf, Hals, Bauch und Becken des Kindes. Handbuch der Anatomie des Kindes. Bd. 1, S. 321, 1934.

HELMREICH, E.: Z. Kinderheilk. **42**, 536 (1926).

HILBER, H.: Z. Anat. **112**, 488 (1943); Klin. Wschr. **1947**, 244.

HOWARD, PH. J., and A. R. BAUER: Amer. J. Dis. Childr. **77**, 592 (1949).

KESTNER, O., u. H. W. KNIPPING: Die Ernährung des Menschen. Berlin: Julius Springer 1928.

KNIPPING, H. W., K. JANSEN u. K. STROMBERGER: Beitr. Klin. Tbk. **80**, 304 (1932).

KREFT, H. J.: Die Atemzahlen im frühen Kindesalter. Inaug.-Diss. Münster 1953.

LEATHART, P. W.: Brit. Med. J. No. 4059, 835 (1938).

LEIBER, B.: Mschr. Kinderheilk. **100**, 259 (1952).

Loewy, A.: Die Gase des Körpers und der Gaswechsel. Handbuch der Biochemie, 2. Aufl. Bd. 6, S. 1, 1926.

Longacre u. Johansmann: Zit. Engel, S. 195.

Maresh, M. M.: Amer. J. Dis. Childr. 60, 55 (1940).

Mathies, W.: Beitr. path. Anat. 94, 389 (1935).

Meyer, J.: Rev. franç. Pédiatr. 1925 I, 409.

Müller, R. W.: Mschr. Kinderheilk. 85, 50 (1940).

Mumford, A. A., and M. Young: Biometrika (Lond.) 15, 109 (1923).

Murphy, D. P., and E. S. Thorpe: J. Clin. Invest. 10, 545 (1931).

Peller, S.: Z. Konstit.lehre 17, 604 (1933).

Peter, K.: Die Nase des Kindes. Handbuch der Anatomie des Kindes, Bd. 2, 184, 1929, und der Kehlkopf des Kindes, Bd. 1, S. 525.

Pfuhl, W.: Wachstum und Proportionen. Handbuch der Anatomie des Kindes, Bd. 1, S. 191, 1938.

Püschel, E.: (1) Mschr. Kinderheilk. 58, 280 (1933).

— (2) Mschr. Kinderheilk. 57, 349 (1933).

— (3) Mschr. Kinderheilk. 65, 105 (1936).

— (4) Erg. inn. Med. 61, 786 (1942).

Rainoff, R.: Z. Konstit.lehre 13, 531 (1928).

Reifferscheid, W.: Z. Geburtsh. 122, 316 (1941).

— u. R. Schmiemann: Zbl. Gynäk. 63, 146 (1939).

Richter, H.: Die normale Entwicklung der menschlichen Nase, insonderheit der Siebbeinzellen. Habilitationsschrift. Erlangen 1932.

— Arch. Ohrenheilk. 141, 54 (1936).

Rössing, F.: Beitr. Path. Anat. 105, 17 (1940).

Scammon, R. E.: In Abts Pediatrics, S. 345.

Schlesinger, E.: (1) Z. Kinderheilk. 49, 159 (1930).

— (2) Z. Kinderheilk. 56, 550 (1934).

Schönberger, M.: Z. Kinderheilk. 39, 367 (1925).

Serebrowskaja, M. J.: Z. Konstit.lehre 14, 411 (1929).

Shaw, L. A., and F. R. Hopkins: Amer. J. Dis. Childr. 42, 335 (1931).

Smith, C. A.: The Physiology of the Newborn Infant. 2. Aufl. S. 50. Springfield, Ill. USA: Ch. C. Thomas, Publisher 1951.

Snyder, F. F., and M. Rosenfeld: Canad. Med. Assoc. J. 38, 338 (1936).

Stern, L.: Röntgenologische Betrachtung der Entwicklung und Ausdehnung der Nasennebenhöhlen. Diss. Marburg 1939.

Stewart, Ch. A., and O. B. Sheets: Amer. J. Dis. Childr. 24, 83, 451 (1922).

Taillens, J. P.: Acta otolaryng. (Helsingfors) Suppl. 56, 327 (1947).

Vogt, H.: Mschr. Kinderheilk. 42, 460 (1928).

Vormittag, St.: Mschr. Kinderheilk. 58, 249 (1933).

Voss, O.: Arch. Ohrenheilk. 121, 1 (1929).

Wetzel, G.: Die blutbildenden Organe. Die Luftröhre und die Lunge des Kindes. Handbuch der Anatomie des Kindes. Bd. 1, S. 140 und 563, 1938.

Wilson, H. G.: Amer. J. Anat. 41, 97 (1928).

Wissler, H.: Schweiz. med. Wschr. 71, 177 (1941).

Sechstes Kapitel

Ernährung (Nahrungsbestandteile und praktische Grundlagen der Ernährung).

Von

ALFRED ADAM-Erlangen.

Die Bestandteile der für die Ernährung des gesunden Kindes, insbesondere des Säuglings, in Betracht kommenden Nahrungsmittel werden bezüglich ihrer chemischen Zusammensetzung, physikalischen Eigenschaften und bakteriologischen Bedeutung besprochen. Besondere Berücksichtigung finden die Frauenmilch, Kuhmilch, Cerealien, Vegetabilien und Vitamine.

I. Milch.

Allgemeines.

·Das spezifische Produkt der Milchdrüse des Menschen und der verschiedenen Säugetiere enthält alle für den Aufbau des Säuglings erforderlichen Nahrungsbestandteile in ebenso optimaler wie sparsamer Form und Menge. Der Gehalt an eigentlichen Aufbaustoffen, Eiweiß und Mineralien, ist um so größer, je kürzer die Gewichtsverdoppelung des Neugeborenen ist (BUNGEsches Gesetz (s. Tabelle 1).

Aus Durchströmungsversuchen am Kuheuter hat man berechnet, daß etwa 400—500 l Blut die Milchdrüsen durchströmen müssen, damit 1 l Milch gebildet wird. Die Synthese der wichtigsten Bestandteile ist von der im übrigen Organismus sehr verschieden. Als Kohlenhydrat enthält jede Milch nur Lactose, die sonst nirgendwo im Körper vorkommt. Während der Glucoseanteil derselben direkt vom Blut entnommen wird, soll die Galaktose aus Glucose-6-Phosphat

Tabelle 1.

	Verdoppelung des Geburtsgewichtes in Tagen	Gehalt der Milchart an	
		Eiweiß %	Mineralien %
Mensch	120	1,30	0,28
Pferd	60	2,14	0,35
Rind	47	3,50	0,75
Ziege	22	3,76	0,85
Schaf	15	5,15	0,93
Schwein	14	6,20	1,07
Hund	9	9,72	0,91

28*

mittels einer in der Leber gefundenen Galaktokinase zu Galaktose-1-Phosphat umgewandelt werden. Der Glykogengehalt der ruhenden Milchdrüse dient wahrscheinlich als Speicher. Für die Fettbildung sollen die Neutralfette des Blutserums dienen, während die Phospholipoide des Serums nicht verwertet werden. Nach FOLLEY c. s. und POPJÁK c. s. werden die kurzkettigen Fettsäuren nicht als langkettige gespalten, sondern werden in der Brustdrüse unter Mithilfe von Kohlenhydraten direkt aus Essigsäure gebildet. Für einen intensiven Eiweißstoffwechsel der Brustdrüse spricht die Tatsache, daß sie neben der Leber das einzige Organ ist, das Harnstoff bildet, und daß sie eine Arginase enthält.

Nach SHUKERS c. s. gehen bei frei gewählter Diät in die Frauenmilch über: 50—30% der zugeführten Calorien, 21—12% des Eiweißes, 47—24% der Kohlenhydrate, 74—43% des Fettes, 41—15% des Calciums und 11—6% des Phosphors.

1. Biochemie der Milch.

Tabelle 2. *Chemische Zusammensetzung der Milch.*

	Frauenmilch %	Kuhmilch %	Ziegenmilch %
Eiweiß	1,0—1,50	3,20	3,70
Caseinogen	0,50	2,80	3,02
Albumin	1,00	0,50	0,86
Originärer Rest-N .	0,024	0,021	
Fett	3,0—4,00	3,50	4,00
Milchzucker	7,00	4,00	4,50
Mineralien	0,28	0,75	0,85
Calorien	60—70	65	75

Die Werte der Bestandteile schwanken je nach Ernährungszustand und Ernährungsweise der Frau und je nach Rasse, Gesundheit und Ernährungsweise der Tiere. *Im Hunger kann der Albumingehalt der Frauenmilch bis auf 0,5% sinken, während der Caseingehalt etwa gleich bleibt* (SPIESS). Die Werte schwanken ferner im Laufe des Tages und sogar während der Entleerung der Milchdrüse. Die Frauenmilch enthält an organisierten Bestandteilen durchschnittlich 5000—6000 Zellen pro Kubikzentimeter (MORELLI). In Zellkulturen läßt sich amöboide Bewegung und Phagocytose der Zellen nachweisen (BORSARELLI).

a) Das Milcheiweiß.

Die Milchen von Mensch, Pferd, Esel, Hund und Katze sind sog. Albuminmilchen, die von Rind, Büffel, Schaf, Ziege, Renntier und Lama sog. Caseinmilchen. Globulin ist in reifer Frauen- und Kuhmilch nicht enthalten.

In frischer Frauenmilch sind Polypeptide, Peptide und Aminosäuren nachweisbar, außerdem ein proteolytisches und ein Harnstoff in Ammoniak spaltendes Ferment (ERICKSON c. s.). Der Harnstoffgehalt der Frauenmilch wird mit 45 mg-% angegeben (LESNÉ). *Im allgemeinen gleicht der Nichtprotein-Stickstoff der Frauenmilch dem des Blutes und hat Höchstwerte am Nachmittag und Abend* (ERICKSON c. s.).

Größere Mengen Albumosen und Peptone fehlen in frischer Kuhmilch und entstehen wahrscheinlich durch bakteriellen Abbau. Dasselbe trifft auch für höhere NH$_3$-Werte zu (KLUGE). Der originäre Rest-N beträgt in Frauenmilch 24,6 mg-% und in Kuhmilch 21,0 mg-%.

Tabelle 3. *Stickstoffwerte.*

	Frauenmilch mg-%	Kuhmilch mg-%
Casein-N	105,1	294,4
Albumin-N . . .	91,0	75,9
Amino-N.. . . .	5,5	3,8
Albumosen-N . .		30,8
Pepton-N		22,7
Harnsäure-N . .	3,4	1,1
Kreatinin-N . . .	1,3	1,5
Kreatin-N. . . .	1,9	2,1
NH$_3$—N	—	1,1
Harnstoff-N . . .	12,0	10,2

Die Aminosäurewerte von *reinem* Casein und Albumin aus Frauenmilch bzw. Kuhmilch unterscheiden sich wenig voneinander. Dagegen

Tabelle 4. *Aminosäurengehalt der Frauenmilch- und Kuhmilch-Eiweiße.*
(Nach WILLIAMSON.)

	Frauenmilch		Frauenmilcheiweiß [1]	Kuhmilch		Kuhmilcheiweiß [1]
	Casein %	Album. %	%	Casein %	Album. %	%
Essentielle Aminosäuren						
Valin	5,0	4,1	4,4	5,3	4,0	5,1
Leucin	12,2	16,7	15,3	14,4	17,4	14,9
Isoleucin	6,3	4,3	5,0	5,2	4,2	5,1
Phenylalanin	5,8	4,8	5,1	5,5	4,5	5,4
Methionin	2,3	1,7	1,9	3,1	2,4	3,0
Threonin	4,5	4,0	4,2	4,6	4,3	4,6
Lysin	5,6	6,6	6,3	6,0	6,2	6,1
Arginin.	3,4	5,0	4,5	3,9	3,6	3,9
Histidin	2,0	1,5	1,7	2,0	1,4	1,9
Tryptophan	1,5	2,3	2,0	1,3	2,1	1,4
Nicht essentielle Aminosäuren						
Glykokoll	0,0	0,0	0,0	0,4	0,0	0,3
Alanin	2,0	2,5	2,3	2,3	2,6	2,4
Tyrosin	5,5	4,5	4,8	5,5	3,5	5,2
Serin.	5,4	4,2	3,6	5,0	4,0	4,9
Cystin	0,6	3,8	2,7	0,4	3,1	0,8
Asparaginsäure . . .	4,6	9,3	7,7	4,2	9,6	5,1
Glutaminsäure . . .	20,9	12,5	15,3	21,9	13,7	20,6
Prolin	8,9	3,5	5,3	8,1	4,0	7,4

In der Spalte Frauenmilcheiweiß: Methionin + Cystin = 4,6. In der Spalte Kuhmilcheiweiß: Methionin + Cystin = 3,8.

[1] Berechnet aus 66,7% Albumin + 33,3% Casein aus Frauenmilcheiweiß und 15,6% Albumin + 84,4% Casein aus Kuhmilcheiweiß.

treten infolge der verschiedenen Casein-Albumin-Korrelation erhebliche Unterschiede zwischen Frauenmilch und Kuhvollmilch bzw. Kuhmilchverdünnungen zutage. *Eine* $^1/_3$*-Kuhmilch ist weder qualitativ noch quantitativ der Frauenmilch entsprechend. Eine* $^1/_2$*-Kuhmilch weist einen Mangel an Tryptophan auf. Erst eine* $^2/_3$*-Kuhmilch zeigt mit Ausnahme von Cystin mindestens* 100% *der Aminosäurenwerte der Frauenmilch.* Selbst eine Kuhvollmilch läßt das Cystindefizit erkennen. Der hohe Cystingehalt der Frauenmilch spricht für seine besondere Bedeutung beim Säugling. Der 3 mal höhere Gehalt der Kuhmilch an Methionin, der anderen schwefelhaltigen Aminosäure, gleicht das Cystindefizit nicht aus, da der Säugling nicht in gleichem Maße den Schwefel von Methionin auf Cystin übertragen kann wie der Erwachsene (THURAU). Im Serum schwangerer Frauen findet sich ein

Tabelle 5. *Aminosäurengehalt von Frauenmilch und Kuhmilch.* (Nach WILLIAMSON.)

	Frauenmilch %	Kuhmilch %
Essentielle Aminosäuren		
Valin	0,066	0,171
Leucin	0,228	0,490
Isoleucin	0,075	0,167
Phenylalanin	0,077	0,177
Methionin	0,029	0,099
Threonin	0,063	0,151
Lysin	0,094	0,200
Arginin	0,067	0,127
Histidin	0,025	0,063
Tryptophan	0,031	0,047
Nicht essentielle Aminosäuren		
Glycokoll	0,000	0,011
Alanin	0,035	0,075
Tyrosin	0,073	0,172
Serin	0,069	0,160
Cystin	0,041	0,027
Asparaginsäure	0,116	0,166
Glutaminsäure	0,230	0,680
Prolin	0,080	0,250
Eiweißmenge	1,5%	3,2%

Die Werte von Methionin bis Cystin sind zusammengefaßt als: Methionin + Cystin = 0,07 (Frauenmilch) bzw. Methionin + Cystin = 0,126 (Kuhmilch).

erhöhter Methioningehalt, während der Cystingehalt niedrig ist. Im Serumeiweiß Neugeborener besteht gerade ein umgekehrtes Verhältnis (WHIPPLE u. a., s. THURAU).

Glykokoll läßt sich nach WILLIAMSON in Frauenmilch quantitativ nicht nachweisen. Nach FASOLD spricht eine Farbreaktion von ZIMMERMANN mit o-Phthalaldehyd für einen gewissen Glykokollgehalt.

Durch Einstellung eines *künstlichen* Casein-Albumin-Gemisches aus Kuhmilcheiweiß auf die Konzentrationen der Frauenmilch kann zwar ein mindestens 100%-Gehalt an einzelnen Aminosäuren gegenüber Frauenmilch erzielt werden, doch entsprechen die Werte größtenteils nur annähernd denen der Frauenmilch. Außerdem ist bisher nichts über Unterschiede in der Art der Aufspaltung von Polypeptidketten bekannt, z. B. Strepogeninbildung als kurze Polypeptidkette.

In Bilanzversuchen ergab sich eine höhere biologische Wertigkeit des *Lactalbumins* gegenüber dem Casein (EDELSTEIN und LANGSTEIN). Die

Tabelle 6. *Aminosäurenwerte von Frauenmilch und Kuhmilchverdünnungen.* (Nach WILLIAMSON.)

	Frauenmilch %	1/3-Milch %	1/2-Milch %	2/3-Milch %
Essentielle Aminosäuren				
Valin	0,066	0,057	0,086	0,114
Leucin	0,228	0,162	0,245	0,325
Isoleucin	0,075	0,055	0,083	0,110
Phenylalanin	0,077	0,059	0,088	0,117
Methionin	0,029	0,033	0,050	0,067
Threonin	0,063	0,050	0,076	0,101
Lysin	0,094	0,066	0,100	0,133
Arginin	0,067	0,042	0,064	0,085
Histidin	0,025	0,021	0,032	0,042
Tryptophan	0,031	0,016	0,024	0,032
Nicht essentielle Aminosäuren				
Glykokoll	0,000	0,004	0,006	0,008
Alanin	0,035	0,024	0,037	0,049
Tyrosin	0,073	0,058	0,086	0,115
Serin	0,069	0,053	0,080	0.106
Cystin	0,041	0,009	0,014	0,019
Asparaginsäure . . .	0,116	0,055	0,083	0,110
Glutaminsäure . . .	0,230	0,225	0,340	0,450
Prolin	0,080	0,084	0,125	0,168
Eiweißmenge	1,5 %	1,1 %	1,7 %	2,2 %

Tabelle 7. *Aminosäurenwerte einer albuminadaptierten Mischung aus Kuhmilcheiweiß* (1,2 Albumin + 0,6% Casein). (Berechnet nach WILLIAMSON.)

	„Albuminmilch"
Essentielle Aminosäuren	
Valin	0,081 = 134% des Frauenmilchwertes
Leucin	0,301 = 132% ,,
Isoleucin	0,083 = 110% ,,
Phenylalanin	0,088 = 109% ,,
Methionin	0,048 = 165% ,,
Threonin	0,081 = 119% ,,
Lysin	0,112 = 119% ,,
Arginin	0,067 = 100% ,,
Histidin	0,029 = 116% ,,
Tryptophan	0,034 = 110% ,,
Nicht essentielle Aminosäuren	
Glykokoll	0,002 —
Alanin	0,046 = 130% ,,
Tyrosin	0,076 = 104% ,,
Serin	0,079 = 114% ,,
Cystin	0,041 = 100% ,,
Asparaginsäure	0,143 = 123% ,,
Glutaminsäure	0,301 = 130% ,,
Prolin	0,098 = 122% ,,
Eiweißgehalt	1,8% = 120% ,,

Wachstumswirkung im Tierversuch ist eine größere (BOLLING c. s., DANIEL c. s.).

Das Casein *ist ein Nucleoalbumin und stellt ein P-haltiges Salz der schwachen Caseinsäure dar.* Es ist in Makromolekülen kolloidal gelöst. Durch Labferment (Chymase) zerfällt es in zwei Moleküle Paracaseincalcium, den eigentlichen Käsestoff. Die Gerinnsel aus ungekochter Milch sind fest, die aus gekochter Milch durch Ausfall von Ca-Ionen locker und unvollständig. Durch Zusatz von Ca-Ionen wird die Gerinnung vollständig und das Gerinnsel derb. Die Retraktion der Labgerinnsel der Kuhmilch wird durch Erhöhung der Acidität und Fermentkonzentration beschleunigt (Gyr). Durch Säuregerinnung entsteht eine Ca-Säure-Verbindung und die Caseinsäure wird frei gemacht. Der isoelektrische Punkt liegt bei p_H 4,6. Die ausgefällte Caseinsäure ist in Alkalien leicht löslich. Eine 50%-Verdünnung der Milch veranlaßt weichere Gerinnselbildung. Die Gerinnselhärte nimmt in folgender Reihenfolge ab: Salzsäure, Phosphorsäure, Milchsäure, Citronensäure (KUGELMASS).

Eine maximale Fällung des Caseins läßt sich durch Natriumacetat erzielen: Zu 10 cm³ Milch 80 cm³ Wasser (40°), 1 cm³ Essigsäurelösung, nach 10 min 1 cm³ n/1-Natriumacetatlösung zusetzen (ROWLAND).

Kolloidale Zustandsform. Das Casein findet sich in der Milch als kolloiddisperse Phase in Form von Submikronen und Amikronen von 0,1—0,005 μ^1 Durchmesser und läßt sich durch Zentrifugieren mit 27 500 Umdrehungen ausschleudern. Das *Albumin* findet sich in Form von Amikronen von 0,015—0,005 μ Durchmesser. Es koaguliert bei Temperaturen über 60° bei p_H 6,6. Es wird durch Lab nicht verändert und ist ein *dem Serumeiweiß nahestehendes Protein.* Mittels Ultrazentrifuge läßt sich ein Unterschied zwischen dem Molkenalbumin von Mensch und Tier nachweisen (DEUTSCH).

Ultramikroskopische uud mikrochemische Untersuchung des kolloidalen Zustandes des Kuhmilch-Caseins ergab zwei molekulare Formen: größere lipoide Lactokonien und kleinere ultramikroskopisch sichtbare staubförmige Teilchen. In Frauenmilch sind ultramikroskopisch keine Caseinpartikel zu erkennen. Wahrscheinlich bedingt der hohe Albumingehalt der Frauenmilch durch Schutzkolloidwirkung den hohen Dispersionsgrad des Frauenmilch-Caseins. Zusatz von Gummi arabicum erhöht den Dispersionsgrad des Kuhmilchcaseins und macht ihn dem der Frauenmilch ähnlich. Die Viskosität wird dadurch gesteigert und die Oberflächenspannung herabgesetzt (SPOLVERINI). Nach WAHLMANN sind in Frauenmilch nach Ultrafiltrationsmessungen wenig, in Kuhmilch reichlich Teilchen der Größenordnung 700 m μ^1 enthalten. Dagegen enthält Frauenmilch reichlich Teilchen der Größenordnung

---

[1] $1 \mu = \frac{1}{1000}$ mm $(10^{-3}$ mm$)$. — 1 m$\mu = \frac{1}{1000000}$ mm $(10^{-6}$ mm$)$.

200—300 mμ, Kuhmilch wenig. Bei Säure- oder Magensaftzusatz verkleben die Submikronen miteinander und reißen die Fettkügelchen mit. Wie ersichtlich, liegen die Werte von WAHLMANN, welche 0,7 bzw. 0,2—0,3 μ entsprechen, höher als die oben angegebenen.

Im Elektrophoresediagramm erscheint das Lactalbumin als β-Lactoglobulinfraktion, als welche sie richtiger bezeichnet werden müßte. Milch- und Serumeiweißkörper sind elektrophoretisch verschieden (SCHÄFER). In Frauenmilch ist elektrophoretisch ein α-, β- und γ-Casein zu unterscheiden. Das α-Casein hat viel, das γ-Casein hat wenig Phosphor. An α-Casein ist nicht mehr als an β- und γ-Casein enthalten. Das α-Casein ist fermentativ schwer spaltbar. Das Kuhmilchcasein ist leichter fermentativ spaltbar als das Frauenmilchcasein. Das fermentresistente Casein der Frauenmilch ist P-reich und bildet leicht lösliche Ca-Salze (MELLANDER).

Mit den genannten Größenunterschieden der Caseinteilchen hängt es zusammen, daß Frauenmilch viel feiner gerinnt als Kuhmilch. Darauf beruht auch eine Unterscheidungsmethode von Frauen- und Kuhmilch mittels CaCl$_2$-Zusatz. Dieser ergibt bei Frauenmilch keine sichtbare Flockung. Andererseits kann durch Ca-Reduktion der Molkensalze eine der Frauenmilch ähnliche feine Gerinnung der Kuhmilch erreicht werden (LEMKE).

Erkennungsmöglichkeit von Frauenmilchverfälschungen. Beide Milcharten lassen sich durch *präzipitierende Lactosera* unterscheiden, die durch Vorbehandlung von Kaninchen mit Milch gewonnen werden. Mit diesen lassen sich Verfälschungen der Frauenmilch mit Kuhmilch nachweisen. Die Präcipitation ist noch bei 30 min Erhitzen der Milch auf 62,5° zu erhalten, geht aber bei Erhitzen auf 70—75° verloren (BARTHELEMI). Auch ein bezüglich Albumin- und Caseingehalt der Frauenmilch angenähertes Gemisch aus Kuhmilch-Casein und -Albumin gibt mit Lactoserum eine spezifische Fällung bis herunter zu 10% Verfälschung einer Frauenmilch (SAGER, KAYSER, URBACH). (Trotzdem müssen die Caseinarten von Frauen-, Kuh- und Ziegenmilch z. T. gemeinsame Eiweißbestandteile haben, da bei sensibilisierten Meerschweinchen auf i. v.-Injektion einer anderen Caseinart anaphylaktische Reaktionen auftreten können [ANDERSON c. s.].) Ein Unterschied der Milcharten zeigt sich auch bei *Ultraschalleinwirkung* (454 kH), insofern die Oberflächenspannung bei Frauenmilch dadurch stark herabgesetzt wird (KASAHARA). Noch eine andere Unterscheidungsmöglichkeit ist mittels *Refraktometrie* gegeben. Wenn Refraktometerwerte eines Quecksilberoxydnitratserum der Frauenmilchprobe unter 45—46 Skalenteile bei 17,5° betragen, so zeigen sie Verfälschungen mit mindestens 5% Wasser 5% Kuhmilch oder 5% Ziegenmilch an (ZARIBNICKY). Das *Acetatpuffer-Calcium-Reagens* von FREUDENBERG zeigt noch Verfälschung von 4%

Kuhmilch an (FLIES). (Molar-Acetatpuffer von p_H 4,5—4,6 mit 2% $CaCl_2$ siccum. Zu 1 cm³ gibt man 1 cm³ Frauenmilch und 5 cm³ Wasser, zentrifugiert und erhält bei Verfälschung einen Bodensatz.)

Im *UV-Licht* fluoresciert Frauenmilch bläulich, Kuhmilch gelblich. Doch ist die Methode nur bei Frischmilch anwendbar. Nach JOCHIMS verursacht Lactoflavingehalt der Frauenmilch eine gelbliche Farbe. Sonnenlichteinfluß und Säuerung veranlassen bei Kuhmilch bläuliche Farbe. Ebenso geben Kondensmilch und homogenisierte Kuhmilch eine bläuliche Farbe.

b) Fette und Lipoide der Milch.

Milchfett. Der Fettgehalt der Kuhmilch ist wesentlich von der Ernährung der Tiere und ihrer Rasse abhängig. Braunes und rotbuntes Vieh gibt weniger Milch, aber höheren Fettgehalt, schwarzbuntes Vieh mehr Milch mit niedrigerem Fettgehalt. Der Fettgehalt der Frauenmilch steht im allgemeinen in umgekehrtem Verhältnis zur Milchmenge und wird stark von der Höhe der Fettzufuhr bestimmt (SHUKERS c. s.). Nach LUCADOU steigert Hefezufütterung den Fettgehalt der Kuhmilch um etwa 13%. Lactoflavin und Aneurin allein sind wirkungslos, dagegen ist die Mischung beider Vitamine von Wirkung, sowohl bei Sommer- wie Winterfütterung. Der Fettgehalt der Frauenmilch ist umgekehrt proportional der in der Brust gerade enthaltenen Milchmenge und vom Druck auf Brust und Brustwarze abhängig. Er steigt zwischen 1. und 14. Lactationstag an (WIDDOWS c. s.). Eine Beziehung von Milchmenge und Fettgehalt wird von diesen Autoren abgelehnt. Der Fettgehalt der Frauenmilch kann zwischen 0,5 und 10% schwanken (GÖLZ). Am Ende der Mahlzeit ist der Fettgehalt am höchsten und beträgt im Mittel das $2^1/_2$—3fache des Anfangswertes (COCCHERI). Das Fett findet sich in Gestalt von Fettkügelchen in emulgiertem Zustande in der Milch. *Bei Frauenmilch beträgt der Durchmesser der Fettkügelchen durchschnittlich 1 μ, bei Kuhmilch etwa 10 μ. Der Fettkern ist von einer Euglobulin-Phosphatidhülle umgeben, deren klebrige Natur die Traubenbildung der Fettkügelchen und damit das Aufrahmen fördert* (VAN ES. MOHR). Durch Zentrifugieren kann der Fettgehalt auf 0,05% herabgesetzt werden. Die Menge der Fettkügelchen der Kuhmilch schwankt zwischen 1 und 6 Millionen pro Kubikzentimeter. Durch Erhitzen über 61° verliert der Hüllenstoff seine traubenbildende Eigenschaft. Durch *Homogenisieren* der Milch, d. h. Pressen bei hohem Druck von 150—300 Atü durch feinste Düsen von etwa 1/100—1/10 mm Durchmesser wird die Schutzhülle zerrissen und die Fettkügelchen der Kuhmilch bis etwa auf die Größe der in Frauenmilch verkleinert. Die zerrissenen Fettkügelchen werden dann zu etwa 25% von kolloidalem Casein eingehüllt, das infolge leichterer Verdaulichkeit die fermentative Angreifbarkeit des Fettes erleichtert.

Damit ist eine Verminderung der Aufrahmefähigkeit und ein mehr sahneartiger Geschmack der Kuhmilch verbunden. Die Reste der alten Hülle lassen sich auszentrifugieren. Andererseits erhöht das Homogenisieren die chemische Labilität des Fettes gegen Lichteinwirkung durch Oxydation der ungesättigten Fettsäuren (BURIANA) und den Lipaseeinfluß. Die Milchlipase wird daher meistens vorher durch Pasteurisieren zerstört, und die Milch wird zweckmäßig in dunkle Flaschen abgefüllt. Der hohe Kolloidschutz der Lipoid-Eiweiß-Adsorptionsverbindung der Fetthülle, die beim Buttern z. T. frei wird, bringt es mit sich, daß Buttermilch, die aus gesäuertem *Rahm* von mindestens 20% Fettgehalt hergestellt ist, beim Kochen ein feines und weiches Gerinnsel gibt, während aus gesäuerter Magermilch hergestellte Sauermilch gleichen Fettgehaltes wie gewöhnliche Buttermilch grobe und harte Gerinnsel liefert (MOHR).

Das Milchfett hat einen *Schmelzpunkt* von 31—36°. Noch bei 16°, also unter dem *Erstarrungspunkt* von 19—24° ist das Fett flüssig = Unterkühlungszustand. Bei 10° ist alles Fett im festen Aggregatzustand und es treten Kristalle im Innern der ihre Kugelform verlierenden Fetttröpfchen auf.

Das Kuhmilchfett enthält folgende Fettsäuren, die aber nur zu 40% als Triglyceride, im übrigen als komplizierte Komplexverbindungen vorliegen:

Tabelle 8.

	1 g Butterfett enthält cm³ 0,1 n-	4 g Butterfett (= 100 cm³ Kuhmilch) enthalten cm³ 0,1 n-	
Buttersäure	4	16	Flüchtige Fettsäuren
Capronsäure	2,15	8,6	
Caprylsäure	0,72	2,88	
Palmitinsäure	6,71	26,8	Nichtflüchtige Fettsäuren
Myristinsäure	11,10	44,4	
Ölsäure	14,89	56,6	

Die Fette der verschiedenen Milcharten unterscheiden sich durch die verschiedene Mengenverteilung der Triglyceride.- Das Frauenmilchfett enthält mehr an Ölsäure, der einzigen ungesättigten Fettsäure, die hier vorkommt. Es enthält *auch mehr Linolsäure als Kuhmilchfett.*

Das Olivenöl entspricht in seinem Aufbau mehr dem an Triolein reichen Fett der Frauenmilch als das Butterfett. Olivenöl

Tabelle 9.
Unterschied des Fettsäuregehaltes (ROLLER).

	Frauenmilchfett %	Kuhmilchfett %
Ölsäure	52,0	27,0
Linolsäure	1,5	—
Stearinsäure	11,5	11,0
Palmitinsäure	30,0	19,0
Niedrig gesättigte Fettsäuren	5,0	43,0

wird vom Säugling zu 93%, Butterfett nur zu 57% ausgenützt. Auch Leinöl, Sesamöl und Kokosöl sind in dieser Hinsicht dem Butterfett überlegen (FRONTALI). Die HÜBLsche *Jodzahl*, d. h. die Grammenge Jod, die von 100 g Fett absorbiert wird, beträgt bei Frauenmilch 32—42, bei Kuhmilch 32. Ein weiterer wesentlicher Unterschied besteht in dem viel geringeren Gehalt der Frauenmilch an flüchtigen Fettsäuren. Sie betragen nur etwa $^1/_{13}$ der in Kuhmilch vorhandenen.

Tabelle 10.

	Frauenmilchfett	Kuhmilchfett
Spezif. Gewicht bei 37°	0,966	0,923
Schmelzpunkt	32°	30°
Erstarrungspunkt	22,5°	21°
Brechungsexponent	1,467	1,460
Brennwert	9392	9392
Gesamt-Fettsäuren	3,71 mmg[1]	3,85 — 4,20 mmg
Freie Fettsäuren	0,028—0,036 mmg	0,076—0,08 mmg
(auf Gesamt-Fettsäuren berechnet)	(etwa 0,7—1,4%)	(etwa 2%)
Flüchtige wasserlösliche Fettsäuren	0,036—0,044 mmg	0,5—0,54 mmg
(auf Gesamt-Fettsäuren berechnet)	(etwa 0,95—1,26%)	(etwa 13%)
Ungesättigte Fettsäuren . . .	1,74—1,81 mmg	1,18—1,58 mmg
(auf Gesamt-Fettsäuren berechnet)	(etwa 64—67%)	(etwa 29,5—39,5%)

Der höhere Gehalt der Tiermilchen an flüchtigen Fettsäuren läßt sich nach BORRA und GOLDSCHMIDT durch eine Modifikation der BAUERschen *Reaktion* nachweisen: 1 Tropfen Milch auf Objektträger mit 1 Tropfen Nilblausulfatlösung gemischt, zeigt bei Frauenmilch rötlichorange bis gelbe Färbung der Fettkügelchen, bei Kuh-, Schaf- und Ziegenmilch einen bläulichen bis blaugelben Farbton. Die Prüfung der flüchtigen Fettsäuren erfolgt durch Bestimmung der REICHERT-MEISSLschen *Zahl*, die angibt, wieviel Kubikzentimeter n/10 NaOH zur Bindung der aus 5 g Fett in 110 cm³ Destillat übergehenden flüchtigen Fettsäuren benötigt werden. Nach BORSARELLI beträgt bei Frauenmilch die REICHERT-MEISSLsche Zahl für die flüchtigen Fettsäuren = 2,557, die POLENSKEsche *Zahl* für die nicht flüchtigen niederen Fettsäuren = 0,589. Bei Kuhmilch beträgt die REICHERT-MEISSLsche Zahl = 27, der Prozentgehalt für nicht flüchtige Fettsäuren ist etwa gleich dem der Frauenmilch.

Essentielle Fettsäuren. Zu einem wesentlichen Teil beruht die Bedeutung der Nahrungsfette auf ihrem Gehalt an bestimmten höheren,

---

[1] mmg = Millimol auf 1 g Fett.

ungesättigten Fettsäuren. Zu diesen gehören: Linolsäure, Linolensäure, Arachidonsäure, und $\Delta^{9,\ 11}$-Oktadiensäure.

Tabelle 11. *Gehalt der Fette an essentiellen Fettsäuren in Prozent.*

Tierische Fette	Pflanzliche Fette
Kuhmilch . . 0,15—0,23	Olivenöl . . . . 4,0—14,0
Butter . . . 1,9 —4,0	Sonnenblumenöl 52,0—64,0
Margarine . . 2,0 —5,0	Sojaöl . . . . . 56,0—63,0
Rinderfett . . 1,1 —5,0	
Leberfett . . 3,0 —7,0	

Die vom Menschen benötigten Mengen an essentiellen Fettsäuren sind sehr gering. Selbst bei fettarmer Ernährung wird genügend zugeführt (s. Bordens Review of Nutrition Research 9, 1948).

Lipoide. Neben den Triglyceriden sind in der Milch noch Phosphatide und Sterine enthalten. Die Sterine findet man hauptsächlich in der Magermilch. Entfettete Milch enthält etwa 30% weniger Phosphatide als nicht entfettete. Nach Angaben von DEGKWITZ enthalten:

Tabelle 12.

	Frauenmilch %	Kuhmilch %
Lecithin und Cephalin .	0,05	0,05—0,1
Cholesterin	0,05—0,138	0,05—0,125
Ergosterin.	—	0,1 —0,14

Cholesterin. Nach COCCHIERI enthält Frauenmilch 0,021% Cholesterin, Kuhmilch, Pferde- und Ziegenmilch 0,013—0,014%. Andere Autoren geben niedrigere Werte an. Nach MÜHLBOCK beträgt der Cholesterinanteil des Frauenmilch*fettes* 1%, auf die Milch berechnet 0,026% in Frauenmilch, im Gegensatz zu 0,009% in Kuhmilch. Er findet sich fast nur in freier, unveresterter Form. Nach BUBANI fanden sich in Frauenmilch in Anfangsportionen 0,014%, in Endportionen 0,022%. Eine Übersicht über den Cholesteringehalt verschiedener Nahrungsmittel gibt STRINGFIELD (s. Tabelle 13).

Tabelle 13. *Cholesteringehalt in Milligramm-Prozent.*

Eidotter . .	2647
Hirn . . .	1500—2000
Nieren. . .	200—340
Leber . . .	300
Butter . .	76—220
Käse . . .	83—88
Erbsen . .	25—61
Frauenmilch	12
Kuhmilch .	11—30
Weißbrot .	14
Orangen . .	13

Die Phosphatide, Lecithin und Cephalin, enthalten 1 Molekül Glycerin-Phosphorsäure und 1 Molekül einer organischen Base. Das Lecithin enthält Cholin und das Cephalin enthält Neurin. Nach LOBSTEIN und FLATTER bilden die Phosphatide der Kuhmilch mit den

Eiweißkörpern kolloide Komplexe oder leicht lösliche chemische Bindungen. Nach REWALD beträgt der Gesamt-Phosphatidgehalt der Kuhmilch 0,0314%, der Gehalt an alkohollöslichen Phosphatiden (Lecithin) 0,0183%, an alkoholunlöslichen (Cephalin) 0,0131%. Nach HILDITCH enthalten Kuhmilchphosphatide, je nach Herkunft (s. Tabelle 14).

Weitere Angaben über Fett und Lipoide s. ZARIBNICKY.

Zur Fettbestimmung in der Milch dient am häufigsten das GERBER*sche Butyrometer.* Zur Lösung des Caseins wird eine bestimmte Milchmenge mit konzentrierter H_2SO_4 und etwas Amylalkohol gemischt, zentrifugiert und die Menge des abgeschiedenen Fettes an einer Eichskala in Prozent abgelesen. In das besonders geformte Butyrometer gibt man 10 cm³ reiner technischer H_2SO_4 (spezif. Gewicht 1,820 bis 1,825), 11 cm³ Milch, 1 cm³ reinen Amylalkohol, mischt vorsichtig, zentrifugiert in besonders gebauter Zentrifuge 5 min bei 1000—1200 Umdrehungen pro Minute, stellt das Gefäß in ein Wasserbad von 65° und liest nach Einstellen des unteren Randes der Fettsäule auf Nullpunkt den Fettgehalt direkt in Prozenten ab. Andere Verfahren sind weniger gebräuchlich.

Tabelle 14.

Prozent an:	Milch	
	Schweizer Herkunft	Englischer Herkunft
Myristinsäure	3,2	5,5
Palmitinsäure	21,0	13,4
Stearinsäure	7,3	9,0
Arachinsäure	12,3	20,9
$C_{26}H_{52}O_2$-Säure	5,2	10,0
Tetradecensäure	0,0	0,0
Hexadecensäure	4,3	4,9
Ölsäure	32,5	23,5
Octadecadiensäure . . .	6,4	0,0
Ungesättigte Fettsäuren. (C_{20}—$_{22}$)	7,8	12,8

c) Milchzucker.

Die Lactose kommt ebenso wie das Casein sonst weder im Tier- noch im Pflanzenreich vor. Der gewöhnliche Milchzucker, der aus Kuhmilchmolke gewonnen wird, ist ein α-Lactosehydrat. Aus diesem bildet sich in Lösungen, in Abhängigkeit von Temperatur und Zeit, z. T. eine andere Form, die β-Lactose. Dabei tritt ein Gleichgewichtszustand von etwa 60% β-Lactose und 40% α-Lactose ein. Auf 93,5° erhitzte, gelöste Gleichgewichtslactose geht ganz in die β-Lactose über und wird auf diese Weise technisch gewonnen. Andererseits geht die β-Lactose in Lösung schon bei Körpertemperatur wieder in die Gleichgewichtsform über, was bei Ernährung mit β-Lactose zu beachten ist. Die β-Lactose der Frauenmilch enthält hauptsächlich β-Galaktosido-4-Glucose und eine kleine Menge β-Galaktosido-6-Glucose. Der technische Milchzucker ist entweder α- oder β-Galaktosido-4-Glucose, bedingt durch die verschiedene sterische Anordnung der Hydroxylgruppe am 1. Kohlenstoffatom der Glucose. In Milch und Milchzuckerlösung stellt sich das Gleichgewicht mit Überwiegen der β-Lactose zu 60—65% her, gleichgültig, ob von α- oder β-Lactose ausgegangen wird (E. MÜLLER). Die β-Lactose hat einen ausgesprochen süßen Geschmack, im Gegensatz zur α-Lactose. Neben Lactose findet sich in Frauenmilch noch eine Gynolactose, eine Allolactose und wahrscheinlich ein nicht reduzierender Zucker, welche die Gleichgewichtslage beeinflussen. Die Gynolactose ist linksdrehend ([α]-25°) und hat nur geringes Reduktionsvermögen. Die Allolactose ist rechtsdrehend und entspricht im Reduktionsvermögen der Lactose (POLONOVSKI).

Die Frage, in welcher Form der Milchzucker in der Kuhmilch wirklich *enthalten ist, konnte bisher nicht einwandfrei geklärt werden*, da jede chemische Behandlung der Milch zwecks Molkengewinnung die Gleichgewichtslage verändern dürfte. HABILD konnte keinen unterschiedlichen Gehalt der Frauenmilch und Kuhmilch an α- und β-Lactose gegenüber wäßrigen Milchzuckerlösungen feststellen. β-Lactose soll die Bifidumflora schneller und leichter fördern als die α-Lactose.

d) Mineralien der Milch.

Tabelle 15. *Mittelwerte in Milligramm-Prozent.*
(Nach Zusammenstellung von CZERNY-KELLER und SCHALL-HEISLER.)

mg in 100 cm³	K	Na	Ca	Mg	Fe	P	S	Cl
Frauenmilch	25,4	7,4	28,6	3,8	0,07	8,3	?	41
Kuhmilch	78,0	27,0	120,8	11,5	0,02	42,2	37,9	103

Mit Ausnahme von Fe enthält die Frauenmilch etwa ein Drittel der Mineralien der Kuhmilch (0,27% : 0,75%). Fe ist dagegen 3 mal so viel wie in Kuhmilch vorhanden. DEGKWITZ gibt folgende Ionenwerte an:

WALLGREN gibt als Fe-Gehalt an: Frauenmilch = 0,437 mg-⁰/₀₀, Kuhmilch = 0,239 mg-⁰/₀₀, Ziegenmilch = 0,356⁰/₀₀ und hebt die individuellen Schwankungen hervor. Das Eisen der Molke hängt an den Immunglobulinen der Milch und nicht am Lactalbumin (SCHÄFER). Nach ADAMSCIK und BEZNÁK schwankt der tägliche Ca-Gehalt der Frauenmilch zwischen 8,5 und 30 mg-%, mit einem Minimum am Morgen. In

Tabelle 16.

	Frauenmilch mg-%	Kuhmilch mg-%
K	27,7	61,0
Na	6,9	26,8
Ca	22,9	85,0
Mg	2,2	8,4
Fe	0,14	0,05
P	5,5	18,2
Cl	47,5	136,8

normaler Frauenmilch beträgt der Cl-Gehalt etwa $^1/_6$ des Blutplasmas (SJOLLEMA). Intravenöse Eisenzufuhr erhöht nicht immer den Eisengehalt der Frauenmilch (NEUWEILER).

Eine Rekonstruktion der *ursprünglichen Salze* geben BOSWORTH und VAN SLYKE mittels Äquivalenzberechnung (s. Tabelle 17).

Kuhmilch ist mit 0,25 mg-% reicher an *Citronensäure* als Frauenmilch mit 0,12 mg-% und Ziegenmilch mit 0,17 mg-% (BAUMGÄRTEL). Der *Milchsäuregehalt* der Frauenmilch beträgt durchschnittlich 11,5 mg-% ohne Rücksicht auf Geburtenhäufigkeit und Alter der Mutter (YAMADA). Der *Oxalsäure*gehalt der Frauen- und Kuhmilch schwankt zwischen 10 und 15 mg-%. Er ist weder von der Kost noch vom Blutspiegel abhängig und steigt während der Lactation etwas an (FROLA). Der

Tabelle 17.

	Frauenmilch mg-%	Kuhmilch mg-%	Ziegenmilch mg-%
Kaliumchlorid	0	0	160
Natriumchlorid	0	0	95
Calciumchlorid	59	119	115
Monokaliumphosphat . .	69	0	73
Dikaliumphosphat . . .	0	230	0
Dicalciumphosphat . . .	0	175	92
Tricalciumphosphat . . .	0	0	62
Monomagnesiumphosphat	27	103	0
Dimagnesiumphosphat .	0	0	68
Trimagnesiumphosphat .	0	0	24
Kaliumcitrat	103	52	250
Natriumcitrat	55	222	0
Gesamtsalze	313	901	939

*Kupfer*gehalt der Frauenmilch beträgt 0,06 mg-% und ist 3 mal höher als in Kuhmilch (ZONDEK und BANDMANN). Der *Bleigehalt* ist in Kuhmilch höher als in Frauenmilch. Er beträgt in roher Kuhmilch 0,059 mg-%, in Kuhmagermilch nur 0,006—0,026 mg-% (KASAHARA). Verhältnismäßig hoch ist der Kupfergehalt im Colostrum der Frauenmilch (LESNÉ c. s.).

Jod, Mangan, Fluor, Aluminium, Zink kommen nur in Spuren vor. In Kropfgegenden ist der Jodgehalt der Frauenmilch höher als in anderen Gegenden, besonders in den ersten Monaten der Lactation (TURNER).

Über die Zustandsformen des Phosphors in der Milch besteht noch keine Einigkeit, was hauptsächlich an methodischen Schwierigkeiten

Tabelle 18. *Verteilung der Phosphorverbindungen in Frauen- und Kuhmilch in Milligramm-Prozent.* (Ausgerechnet nach BOMSCOV.)

	Ges.-P	Säure-unlösl. P	*Säure-lösl. P* =	Anorgan. Phosphat +	Pyro-Phosphat +	Hexose-Phosphat +	Rest-P
Frauenmilch							
nach BOMSCOV	14,6	2,8	11,7	5,5	0,70	0,60	5,0
nach LENSTRUP	14,2	2,6	11,6	5,1	—	—	—
Kuhmilch							
nach BOMSCOV	90,4	15,8	74,5	57,3	6,4	0,00	10,9
nach LENSTRUP	95,4	17,1	78,3	67,1	—	—	—

liegt (LENSTRUP, BOMSKOW, HOCHHEIMER, DE TONI und GRAF). Wir bringen nachstehend eine Tabelle nach BOMSKOW. Der säureunlösliche P ist zum größten Teil Casein-P, zu einem kleinen Anteil Phosphatid-P. Das Pyro-Phosphat macht nach BOMSKOW den größten Teil der Adenyl-Pyro-Phosphorsäure aus.

Nach BOMSCOV ist der Gehalt an organischem Phosphor und Pyrophosphat (Adenylpyrophosphors) in Kuhmilch etwa 10 mal so hoch wie in Frauenmilch, die übrigen organischen P-Verbindungen nur etwa 3 mal so hoch. Die Kuhmilch enthält nur 2 organische säurelösliche P-Verbindungen, die Frauenmilch mindestens 3 (Pyrophosphat, Hexosephosphorester und eine noch unbekannte Restfraktion, die aber kein glycerinphosphorsaurer Ester ist).

Nach DE TONI und GRAF sind in *Frauenmilch* durchschnittlich 5,33 mg-% anorganischer P enthalten, und im Mittel 3,74 mg-% hydrolysierbarer P. Die Hydrolyse erfolgte durch die Phosphatase der Milch. Ein pyrophosphorischer Anteil von P kommt, im Gegensatz zu BOMSCOV, nach diesen Autoren in Frauenmilch nicht vor. Hexosephosphorische Ester sind im Durchschnitt zu 0,6 mg-% vorhanden. Der organische Restphosphor (BOMSCOV) der Frauenmilch besteht zum großen Teil aus Glycerophosphaten. In *Kuhmilch* sind im Mittel 60,95 mg-% anorganischer P, in Ziegenmilch 61,78 mg-% enthalten. Längeres Kochen erhöht bei Kuhmilch den anorganischen P, dagegen nicht bei Frauen- und Ziegenmilch. Der beim Kochen hydrolysierte Anteil des organischen P wird durch Phosphatase frei gemacht und besteht fast ausschließlich aus Pyrophosphaten. Ein Teil des organischen P der Frauen- und Ziegenmilch, nicht der Kuhmilch, besteht aus Hexosephosphor, und zwar im Mittel 4,35 mg-%. Nach MAI ist Lactacidogen ein regelmäßiger Bestandteil der Milch und kommt in geringen Mengen auch in der tätigen Brustdrüse vor. Die Milchdrüse besitzt ein Lactacidogen abbauendes Ferment.

e) Physikalische Konstanten der Milch.

Durch Wasserzusatz zur Kuhmilch wird das spezifische Gewicht der Milch folgendermaßen verändert:

Tabelle 19.

	Vollmilch	Abgerahmte Milch
Reine Milch	1029—1033	1032—1036
Zusatz von $^1/_{10}$ Wasser	1026—1029	1029—1032
Zusatz von $^2/_{10}$ Wasser	1023—1026	1026—1029
Zusatz von $^3/_{10}$ Wasser	1020—1023	1023—1026

Fälschungen durch Abrahmen und Zusatz von $^1/_{10}$ Wasser lassen sich also durch Prüfung des spezifischen Gewichtes nicht sicher erkennen. Hoher Fettgehalt erniedrigt sogar das spezifische Gewicht.

Die elektrische Leitfähigkeit der Frauenmilch hat als Mittelwert X = 27,12. Das Maximum beträgt 42,14, das Minimum 18,90. Die chemische Zusammensetzung hat keinen Einfluß, ebensowenig Alter der Mutter, Lebensweise und Zahl der Geburten (FASELLA).

Tabelle 20. *Physikalische Konstanten* (z. T. nach RAUDNITZ).

	Frauenmilch	Kuhmilch	Ziegenmilch
Trockensubstanz	13,0%	12,0%	13,0%
Calorien pro Liter	736—790	673	803
Spez. Gewicht bei 15°	1032	1028—1032	1027—1038
Spez. Gewicht des Fettes		930	
Spez. Gewicht der fettfreien Trockensubstanz		1600	
Schmelzpunkt	30—34°	31—34,6°	30—35°
Erstarrungspunkt	19—22,5°	25—30°	31°
Gefrierpunkt	0,5—0,63°	0,54—0,59°	0,57°
Reaktion gegen Lakmus	alkalisch	amphoter	amphoter
Basenbindungsvermögen für 100 cm³ in cm³ n/10 Lauge (THÖRNER)	2,0—2,5	17,5	
Säurebindungsvermögen für 100 cm³ in cm³ n/10-Säure	8,5	32—55	
Vollständige Caseinfällung bei Zusatz von cm³ n/10 Essigsäure pro 100 cm³ bei 40°	17	100	
Isoelektrischer Punkt des Caseins	p_H 4,6	p_H 4,6	
Isoelektrischer Punkt des Albumins		p_H 5,5	

Aktuelle und Titrationsacidität. Die *aktuelle Acidität* der Frauenmilch beträgt p_H 6,97—7,10, der Kuhmilch 6,40—6,70. Kuhmilch gerinnt beim Kochen bei p_H 5,89, bei 20° erst bei p_H 4,2.

Die verschiedene aktuelle Acidität ermöglicht die Unterscheidung frischer Frauenmilch und Kuhmilch bei Verwendung von Indicatoren, deren Umschlag im Zwischenbereich der verschiedenen p_H-Werte liegt. Zusatz einer 1% alkoholischen (60%) *Neutralrotlösung* färbt Frauenmilch orangegelb, Kuhmilch rosarot (MORO). Zusatz von gesättigter, wäßriger, durch Licht tiefrot gewordener *Hämatoxylinlösung* oder 0,5%-Hämateinlösung ergibt bei Zusatz von 1 Tropfen zu 2 cm³ Frauenmilch tiefrote, bei Kuhmilch gelbrote Färbung (SOLÉ, FREUDENBERG). 2 Tropfen einer 0,6%-*Bromthymolblaulösung* in 2—3 cm³ Frauenmilch ergibt rote, in Kuhmilch gelbe Farbe. Die Probe läßt mindestens 10% Kuhmilchzusatz erkennen (OBES POLLERI). Ein verbreitetes Prüfverfahren besteht in Feststellung der *Fluorescenz* in ultraviolettem Licht (Analysenlampe-Hanau) nach KAYSER. Frauenmilch zeigt Blaufluorescenz, Kuhmilch Gelbfluorescenz. Durch höheren Lactoflavingehalt nach Genuß von Leber oder Niere kann auch Frauenmilch Gelbfluorescenz zeigen (KAYSER, R. MÜLLER).

Die *Titrationsacidität*, die den Gehalt an Puffersubstanzen (Casein, Carbonat, Phosphat, Citrat) bestimmt, beträgt:

Tabelle 21.

pro 100 cm³	THÖRNER-Grade	SOXHLET-HENKEL-Grade
Frauenmilch	2,0—5,5 cm³ n/10 NaOH	1—2 cm³ n/4 NaOH
Kuhmilch	15—20 cm³ n/10 NaOH	6—8 cm³ n/4 NaOH

Bestimmung der THÖRNER-*Grade:* Zu 10 cm³ Milch 5 Tropfen einer 5%-alkohol. Phenolphthaleinlösung. Titrieren mit n/10 NaOH bis Rosafärbung. Multiplikation mit 10.

Bestimmung der SOXHLET-HENKEL-*Grade:* 50 cm³ Milch, 2 cm³ 2%-alkohol. Phenolphthaleinlösung. Titrieren mit n/4 NaOH bis zur Rosafärbung. Multiplizieren mit 2.

Alkoholprobe: Mischen von gleichen Teilen Kuhmilch mit 68%-Alkohol. Frischmilch gibt keine Flockung. Bei „ansaurer" Milch mit 9 SoXHLET-HENKEL-Graden tritt Flockung ein.

Die Flockung der Frauenmilch ist wegen der Schutzkolloidwirkung des hydrophilen Albumins erheblich feiner als die der Kuhmilch mit ihrem hohen Gehalt an hydrophobem Casein.

Stutenmilch nähert sich bezüglich Pufferungskapazität der Frauenmilch und zeigt ebenfalls eine weiche und zarte Gerinnung (FREUDENBERG).

Das Labferment spaltet das Casein (originär als Caseinogen bezeichnet) in zwei Teile Paracasein, von denen jeder elementar dem Casein entspricht. H-Ionen erhöhen die Spaltbarkeit. Erst die Calcium-Ionen, die auch durch andere mehrwertige Kationen, wie Mg, Br oder Sr ersetzt werden können, entmischen die hydrophobe Suspension durch Entladen des Paracaseins. Andererseits laden mehrwertige Anionen, wie lösliche Citrate, das Paracasein auf und stabilisieren es, so daß die Labfällung verzögert wird.

Erhitzen der Milch führt zu folgenden Veränderungen: Gerinnung des Albumins bei 55°. Veränderung des Caseins im Sinne feinerer Flockbarkeit. Beeinträchtigung der Labfähigkeit durch Unlöslichwerden von Kalksalzen. Zerstörung der Fermente und Antikörper bei 60°. Senkung der Acidität mit Ausfallen basischer Verbindungen der Erdphosphate. Bei hoher Temperatur Karamelisierung des Milchzuckers.

Durch Erhitzen der Molke auf 100° bei p_H 7, anschließende Abkühlung auf 40° und Einstellen auf p_H 5,5 kann aus Kuhmilch ein *lyophiles Albumin* gewonnen werden (ADAM).

f) Biologische Eigenschaften der Milch.

Fermente: *Tabelle 22.*

	Frauen-milch	Kuhmilch
Hydrolasen		
Esterase: Zoolipase	++	+ (n. LUCCA o)
Karbohydrase: Zooamylase . .	+	+
Protease, Peptidase, Amidase .	+	+
Desmolasen		
Oxydoreductase	+	+
Schardinger Enzym	o	+
Peroxydase	+—	++
Katalase	++	+
Reductase	+	+
Glycolytisches Ferment . . .	+	+

Der hohe Lipasegehalt der nicht erhitzten Frauenmilch ist verdauungs-
physiologisch von erheblicher Bedeutung (FREUDENBERG). Die Lipase
spaltet gut die Ester niedrigmolekularer Fettsäuren. Taurocholsaures
Natrium steigert die Spaltung. Nur bei Tributyrin tritt durch Gallensäuren eine Hemmung ein. Das ursprüngliche Ferment bewirkt an sich
keine Lipolyse des Milchfettes oder von Olivenöl. Aktivatoren sind die
Gallensäuren der Dioxy- und Trioxy-Cholanreihe, nicht der Monoxyreihe,
ferner Magensaft sowie Extrakte der Magenmucosa. Die letztgenannte
Wirkung beruht nicht auf einer „Lipokinase" (CORDES), sondern auf
einer Beeinflussung des Fettes durch die Magenlipase (FREUDENBERG).
Die Frauenmilchlipase ist keine Prolipase, sondern wirkt erst nach
der Magenlipase, indem sie von dieser hinterlassenen Mono- und
Diglyceride angreift. Die Frauenmilchlipase findet sich in der Eiweiß-
fraktion der Molke und ist an die Fraktion der Globuline gebunden.
Die Aktivitätskurve zeigt optimale Wirkung bei p_H 7 und unter p_H 5
steiles Absinken. Inhibitoren für die durch Gallensäuren aktivierte
Lipase sind die Alkaliseifen. Kalksalze, Peptide und Aminosäuren heben
diese Hemmung auf (FREUDENBERG). Die Frauenmilchlipase ist chinin-
und atoxylfest, im Gegensatz zu der Serumlipase (LUCCA).

Die *Peroxydasereaktion* ist von praktischem Wert für den Nachweis
der Kuhmilcherhitzung über 80° (Hocherhitzungsverfahren). Die Prüfung
erfolgt mit der Guajakprobe: Zusatz von 1 Tropfen 0,2%-H_2O_2-Lösung
und 0,5 cm³ Guajaktinktur zu 5 cm³ Milch gibt bei unter 80° pasteurisierter Milch eine himmelblaue Farbe. $^1/_2$ Std. bei 65° pasteurisierte
und bei 71—74° kurzzeiterhitzte Milch verhält sich wie unerhitzte.
Da *Reduktase* auch von Bakterien gebildet wird, dient die Reduktase-
probe zum praktischen Nachweis bakterieller Verunreinigung der Kuhmilch. Zum Nachweis werden 20 cm³ mit 0,5 cm³ gesättigter alkoholi-
scher Methylenblaulösung und 195 cm³ Aqua dest. gemischt. Die Mischung
wird so lange bei 38° gehalten, bis die blaue Farbe in eine weiße um-
schlägt. Aus der Dauer der Reaktionszeit (mindestens $5^1/_2$ Std.) schließt
man auf den Reinheitsgrad der Milch.

Die *Aldehyd-Reduktase* (SCHARDINGER-Enzym) dient ebenfalls zum
Nachweis der Hocherhitzung der Kuhmilch. Die kritische Reaktion
erfolgt bei 70° in 15 min, bei 80° sofort, bei 65° in 45 min.

Die *Katalase* stammt von polymorphkernigen Leukocyten und ist
daher in Kolostralmilch physiologisch, in Kuhmilch pathologisch bei
Blutbeimengung und Euterentzündung. Bakterienvermehrung steigert
den Katalasegehalt. Frauenmilch ist normaliter 100mal reicher an
Katalase alsKuhmilch. Die Katalase haftet an den Fettkügelchen der
Milch. Auch der Katalasegehalt des menschlichen Blutes ist höher als bei
Tieren (KOEPPE). Bald nach der Geburt läßt der Katalasegehalt der
Milch nach.

Frauenmilch enthält eine alkalische (p_H-Optimum 9,2) und eine saure (p_H-Optimum 5,1) *Phosphatase.* Sie ist mit der des Blutes nicht identisch. Die alkalische Phosphatase wird durch Mg aktiviert, die saure nicht. Am meisten enthält das Colostrum (GIRI).

Frauenmilch enthält so viel *Diastase,* daß 2 cm³ in der Lage sind, 100 cm³ 6%-Mondaminkleister in $^1/_4$—$^1/_2$ Std. zu verflüssigen. Kuh- und Schafmilch können es nicht. Nur Kuhcolostrum enthält eine geringe Menge Diastase (SCHLACK und SCHARFNAGEL). Während der Menstruation sinkt der Diastasegehalt der Frauenmilch (STEINERT und POPP).

In Frauenmilch sind stets *Lysozyme* vorhanden, die den Keimgehalt der Milch vorübergehend herabsetzen (BLATT und KESSLER).

Immunkörper: Vgl. Kapitel „Immunbiologie". Die üblichen Erhitzungsmethoden zur Entkeimung der Kuhmilch zerstören die Immunkörper mehr oder weniger vollständig.

Vitamine: Frauenmilch ist reicher an Vitamin A und C als Kuhmilch. Der Vitamin D-Gehalt ist in Frauen- und Kuhmilch gering und etwa gleich. Sonst enthalten beide Milchen fast sämtliche bekannten Vitamine. Näheres s. Abschnitt „Vitamine".

g) Andere biologisch wirksame Substanzen in der Milch.

Der natürliche *Agglutinationstiter gegen B. coli* ist in der ersten Woche des Puerperiums in Brustmilch und Blut nahezu gleich, dagegen bei Coli-Immunisierung am Ende der Schwangerschaft in Milch wesentlich niedriger als in Serum (SODANO). Über Gehalt an Immunkörpern s. Kapitel „Immunbiologie".

Frauenmilch hat bei lokaler Anwendung eine starke, die Blutgerinnung fördernde Eigenschaft. Sie ist noch in Verdünnung 1:64 nachweisbar und ist stärker als die von Clauden und Coagulen. Die Wirkung zeigt sich auch gegenüber Kaninchen-, Hunde-, Meerschweinchen- und Gänseblut. Menschliches Colostrum, Hexenmilch, Schaf-, Kuh- und Ziegenmilch sind wenig wirksam. Bei Erhitzen auf 100° geht die Eigenschaft verloren (KRASZEWSKI c. s.). Oral und parenteral fehlt die Wirkung (SOLÉ).

Der *Cholingehalt* der Frauenmilch ist z. Z. der Menstruation um das 4fache erhöht (FÖRSTERLING).

Die Frauenmilch enthält ein *Salol-spaltendes Ferment,* das in Colostrum weniger vorhanden ist (TAKAI).

In Frauenmilch kommen alle 4 Blutgruppen-Antikörper vor (DUJARRIC DE LA RIVIÈRE). In 61% fanden sich *Isohämagglutinine.* X-Agglutinine sind besonders häufig in Colostrum vorhanden (BIRÓ).

Mittels der ASCHHEIM-ZONDEKschen Probe läßt sich der Übergang von männlichen und weiblichen *Hormonen* in Frauenmilch, Frauencolostrum, Kuh- und Ziegenmilch nachweisen (MUGGIA).

Die Wassermannsche und Kahnsche *Luesreaktion* stimmt in Milch und Blut fast genau überein (Wong).

In Milch eierreich ernährter Frauen ließ sich mit der Prausnitz-Küstnerschen Reaktion *Eiklarantigen* nachweisen (György). Das in Frauenmilch enthaltene *Histamin* stammt wahrscheinlich aus zerfallenen Leukocyten und beträgt 0,05—1,0 γ pro Kubikzentimeter (Rex-Kiss).

Menstruationsmilch hat eine schädigende Wirkung auf Keimung von Lupinen und auf die Metamorphose der Froschlarven (Borsarelli). *Auch nicht manifest menstruierende stillende Frauen scheiden in 3—4 wöchigem Cyclus den Giftstoff aus.* Bei Verfüttern der Milch an Meerschweinchen ist der Stoff im Blute nachweisbar (Mommsen und Eltz).

h) Übergang von Medikamenten und Alkaloiden in Milch.

Phenolphthalein, Kalomel, Senna und *Rhabarber* waren in Frauenmilch nicht nachweisbar. *Aloe* ließ sich nachweisen, hatte aber keine abführende Wirkung auf den Säugling. Nur *Cascara* zufuhr zeigte manchmal chemischen und klinischen Befund (Tyson c. s.). *Morphin, Codein, Salicylsäure* und *Jodkali* gehen nicht oder nur in unschädlichen Spuren über. Nur *Natriumbromid* ließ sich in größerer Menge nachweisen (Kwit c. s.). *Phenylbarbitursäure* und ihr Natriumsalz gehen bei 120 mg in refracta dosi und bei 90 mg auf einmal gegeben über, ohne bei Mutter und Kind sedativ zu wirken (Tyson c. s.). *Sulfanilamid* und *Acetylsulfanilamid* gehen über, ohne toxisch zu wirken, bei 4 g in 3 Dosen gegeben (Pinto). *Prontosil* überstieg nicht 1,6 % der zugeführten Menge und erwies sich als unschädlich (Hac c. s.). *Nicotin* ist bei Zigarettenraucherinnen in der Milch nachweisbar. Doch ist ein schädlicher Einfluß auf Lactation und Säugling nicht wahrscheinlich (Thomson). Die Hauptmenge wird in 4—5 Std. im Urin ausgeschieden (Emanuel). *Chloroform* und *Chloralhydrat* läßt sich in Milch nachweisen, *Morphium* nicht regelmäßig. In Narkose geborene Kinder sind schläfrig und haben herabgesetzten Tonus (Afanevskij c. s.). An sich enthält die Frauenmilch Spuren von *Alkohol* (0,02—0,2 $^0/_{00}$). Nach Weingenuß steigt der Alkoholgehalt der Milch auf 0,16—0,66$^0/_{00}$. Auf größere Mengen steigt der Alkoholgehalt des Blutes der Kinder auf 0,13—0,14$^0/_{00}$, ohne Schäden zu verursachen (Fiorentini).

Die Brustdrüse bildet also im allgemeinen einen Wall gegen den Übergang von Arzneimitteln und Giften. Sie behält diese Grenze bis zur Vergiftung der Mutter (Dreyfus-Sée).

2. Colostrum.

Kurz vor und nach der Entbindung wird in kleinen Mengen (10 bis 20 cm³ am 1. Tag) ein Sekret der Brustdrüse entleert, das sich von der Dauermilch grundsätzlich unterscheidet. Bei Aufhören der Lactation tritt wieder Kolostralmilch auf. Eine gelbliche Farbe des Colostrum rührt von der Färbung des Fettes mit Carotinoiden her, eine rötliche von Blutbeimengung. Infolge hohen Globulin- und Albumingehaltes gerinnt Colostrum beim Kochen. Mikroskopisch enthält es die Colostrumkörperchen, die nach CZERNY mit emulgiertem Fett beladene Leukocyten darstellen. Sie treten immer auf, wenn es zur Milchstauung kommt, und sie besitzen phagocytäre Eigenschaften. Sie dienen zur Entfernung nicht resorbierten Fettes. Der Milchzucker gestauter Milch dagegen wird durch den Urin ausgeschieden. In der Kolostralmilch erhält das Neugeborene eine globulin- und albuminreiche Nahrung, die in ihrer Zusammensetzung dem Blutserum nahe kommt. Die Fettmenge ist kaum anders als die der Frauenmilch, der Aschegehalt etwas höher. Der Calorienwert beträgt 100—150/100 cm³, das spezifische Gewicht 1050 bis 1060. Durch den hohen Gehalt an γ-Globulin ist Colostrum reich an Antikörpern.

Tabelle 23. *Frauen-Colostrum.*

Zeit	Trocken-substanz %	Eiweiß %	Fett %	Kohlen-hydrat %	Asche %
28—51 Std. post partum	14,45	5,80	4,08	4,09	0,48
56—60 Std. post partum	12,98	3,17	3,92	5,48	0,41
5—6 Tage post partum	11,02	2,04	2,89	5,74	0,34
Kuh-Colostrum.					
24 Std. post partum . .	13,49	5,83	3,41	3,38	0,87
48 Std. post partum . . .	13,58	4,02	5,10	3,64	0,82
5—6 Tage post partum. .	11,78	3,80	3,20	4,00	0,78

Bei Frauenmilch überwiegt die Globulinmenge des Colostrum den Caseingehalt um das 2—4fache. Das Kolostralfett zeichnet sich durch eine hohe Jodzahl bis zu 68 aus, die mit dem menschlichem Körperfett übereinstimmt. Der Lipoidgehalt ist niedriger als in Dauermilch. Nach BIRK enthält Colostrum mehr Natrium und Phosphor als reife Frauenmilch. SCHLOSS fand keine Erhöhung des P-Wertes. Auch nach GOLDMANN ist von Na 4—5mal mehr als in reifer Frauenmilch enthalten, während K nahezu gleich ist.

Die rasche Änderung, insbesondere der Trockensubstanzmenge und des Globulin-Albumin-Gehaltes, beim Tier zeigt Tabelle 24.

Die Gefrierpunktserniedrigung beträgt bei Frauencolostrum $\triangle$ 0,56 bis 0,60. Colostrum ist nicht labfähig und ist für Proteasen in vitro schwerer angreifbar (FREUDENBERG).

Kuhcolostrum enthält im wäßrigen Anteil reichlicher Tributyrinase als frische Kuhmilch.

Frauencolostrum enthält 3,2% des Prothrombingehaltes des Blutes, Kuhcolostrum dagegen 20%, während der Prothrombingehalt der reifen Kuhmilch nur 0,46% von dem des Blutes entspricht (SCHØNEHEYDER).

Bei Übergang zu reifer Milch nimmt Na, Ca und Mg ab und K zu. Das Verhältnis von K:Na beträgt bei Colostrum 0,93, bei reifer Milch 3,22 und im Serum 0,07 (STEFFEN).

Tabelle 24. *Kuh-Colostrum.*

Prozent-Gehalt	Sofort	Zeit nach dem Abkalben			
		12 Std.	24 Std.	2 Tage	3 Tage
Wasser	73	79	82	86	87
Trockensubstanz . .	27	21	18	14	13
Casein	2,7	4,0	4,4	3,2	3,3
Albumin + Globulin .	16,6	8,9	5,0	2,2	0,9
Fett	3,5	4,5	4,8	4,2	3,9
Zucker	3,0	2,0	2,9	3,5	4,1
Salze	1,2	1,6	1,0	0,9	0,8
Spez. Gewicht	1060—1080	1042	1035	1032	1032
Säuregrade	12—18	11	10	9	8
(SOXHLET-HENKEL)					

Der Cu-Gehalt des menschlichen Colostrum beträgt 0,075 bis 0,123 mg-% (LESNE).

An *Fermenten* enthält *Frauen-Colostrum:* Peptidase, Oxydo-Reduktase, Katalase, Carbohydrase, Diastase, Saccharase, Esterase, Monobutyrase, Tributyrase, Ricinus- und Olivenöl zersetzendes Ferment (KATSU). Den Blutgruppen entsprechende und zur Gruppe X gehörige Isohämagglutinine sind im Colostrum reichlicher vorhanden als in Milch (BIRO). Typhusagglutinine können übergehen (ADDESSI). Es enthält Antikörper, die bei peroraler, subcutaner und intravenöser Zufuhr Meerschweinchen gegen tödliche intraperitoneale Infektion mit B. coli schützen (REPETTI). Diphtherie-Antitoxin kommt zu 1/500—1/50 AE/cm³ im menschlichen Colostrum vor, verschwindet aber bald (HOVEN VAN GENDEREN). In den ersten Tagen nach der Entbindung finden sich 48—50 ME Follikulin pro 1000 cm³, die später abnehmen (TSCHAJKOVJKY).

Die „Hexenmilch" Neugeborener hat kolostralen Charakter. Ihre Trockensubstanz beträgt 7,4—12,5%. Sie enthält viel Globulin in ihrem reichen Eiweißwert und viel Nicht-Eiweiß-N, viel Peroxydase und Phosphatase (DAVIES).

3. Lactation.

Der *Übergang von Colostrum zu reifer Milch* vollzieht sich bei der Frau in den ersten Tagen post partum. *Gewöhnlich erfolgt am 3.—4. Tage das „Einschießen" der reifen Milch.*

Endokrine Einflüsse. Man nimmt an, daß das Corpus luteum die Ausbildung der Drüsenalveolen, und daß das Follikelhormon das Wachstum der Milchgänge bewirkt. Die Milchsekretion setzt erst unter der

Wirkung eines Hypophysen-Vorderlappen-Hormons (Prolactin) ein (ERHARDT). Ein Sperrmechanismus der Hormone des Ovarium, deren Quelle die Placenta ist, muß erst fortfallen (HEROLD). *Die unter dem Einfluß der Placenta heranwachsenden Schwangerschaftszellen des Hypophysen-Vorderlappens speichern zunächst das Prolactin. Nach Ausstoßen der Placenta wird das Hormon entleert.* Dann läßt die Wirkung nach, und der Saugreiz unterhält die Milchsekretion (KRAUS, NELSON c. s.). Die myoepithelialen Korbzellen, welche die Alveolen auspressen, werden durch einen Bestandteil des Sekrets des Hypophysenhinterlappens angeregt. Beim Saugen oder Stillen tritt bei Frauen und Kaninchen eine vorübergehende Diuresehemmung auf. (CROSS, KALLIALA c. s.) Elektrische Reizung des Nucleus supraopticus, des nervösen Zentrums des Hypophysenhinterlappenhormons, führt gleichfalls zu Milchauspressung (CROSS c. s.), während Thermokoagulation des Tractus supraoptico-hypophyseus die reflektorische Milchausschüttung durch Saugreiz unterdrückt. Ein lactationsfördernder Stoff wird im Urin vom 3. bis 4. Wochenbettage an ausgeschieden (HOFFMANN). Er fehlt bei Hypogalaktie und ist mit dem Follikelhormon nicht identisch (LANGECKER und SCHENK). Das Corpus luteum hat keinen fördernden Einfluß auf die Milchsekretion (DE JONGH). Ebenso fördert Prolactinzufuhr *später* nicht die Milchbildung (BÜTTNER), obgleich es im Urin, Blut und der Milch der Wöchnerinnen nachweisbar ist (VOSS). Da eine Störung der Nebennierenfunktion durch Hypophysektomie das Ingangkommen der Lactation hindert, ist anzunehmen, daß auch hormonale Substanzen der Nebenniere für die Milchproduktion von Bedeutung sind (NELSON). Prolactin ist auch im Hinterlappen der Hypophyse, in der Placenta und der Leber nachgewiesen worden (VOSS). Thyroxin hemmt die Milchsekretion. Durch Thyronorman und Dijodthyrosin konnten Mehrleistungen erzielt werden (KÜSTNER, SCHLUTTIG, TÖRNE, VÖLZ). Kampfer bringt durch Hemmung der Atmung der Drüsenzellen die lactierende Brust zum Erliegen (ROSENBLATT).

Mittels ABDERHALDEN-Reaktion ist nachweisbar, daß die häufigste Ursache einer Hypogalaktie eine hypophysäre, weniger eine hypophysär-ovarielle und selten eine ovarielle Insuffizienz ist (R. ABDERHALDEN). *Hypogalaktische Frauen scheiden im Wochenbett reichlich Follikulin aus, während es im Harn lactierender Frauen fehlt* (ROSS). Auch kann durch Injektion von Follikelhormon die Milchsekretion gehemmt werden (PERALTA RAMOS). Zusammenfassendes über die hormonalen Vorgänge bei der Lactation s. PREISSECKER.

Bei der graphischen Registrierung des Milchflusses tritt zunächst eine gleichmäßige Tropfenentleerung ein, dann 2—3 min scheinbares Versiegen und anschließend plötzlicher Milchfluß. In gleichem Sinne erfolgt nach anfänglichem Ansteigen ein kurzer Stillstand und dann ein Anstieg des Fettgehaltes der Milch (VINCENT). Nach Beobachtungen an 1500 Neugeborenen kann die ,,physiologische'' Gewichtsabnahme durch Anlegen $1/_2$ Stunde nach der Geburt weitgehend vermieden werden. Sie ist ebenso wie die Bradycardie der Neugeborenen eine Folge des Hungerns (ARŠAVSKIJ).

Während eines Stillens wird in den ersten 6 min wenigstens die Hälfte, in den ersten 9 min 80% der Gesamtmenge getrunken (PRATESI). *Die Menge der sezernierten Milch und ihr Fettgehalt verhalten sich umgekehrt proportional,* und jede Drüse hat ihre eigene sekretorische Aktivität (VINCENT und VIAL).   Der prozentuale Gehalt an Eiweiß, Fett, Lactose, Trockensubstanz, Gesamtasche, Ca und P, ist beiderseits gleich (BROWN c. s.). Im Verlaufe einer Mahlzeit nehmen Trockensubstanz und Phosphor zu. Als konstant erweist sich der Chlor-Lactose-Quotient (MACY c. s.). Der Ca-Gehalt zeigt morgens ein Minimum und abends ein Maximum (ADAMCSIK). Der Eiweißgehalt nimmt bis 6. Monat etwas ab, um dann gleich zu bleiben, ebenso Gesamtasche und Ca-Gehalt. Fett- und Phosphor-Gehalt nehmen anfangs ab, später zu (NIMS c. s.). Die Nahrungsaufnahme, die während der Schwangerschaft, gemessen an Calorien, Eiweiß, Fett, Kohlenhydraten, Ca und P, gleich sein kann, steigt während der Lactation um etwa 60% an (SHUKERS c. s.). Vollstillfähige Frauen bleiben zu 85% ohne *Menstruation,* ebenso bei echter Hypogalaktie. *Wiedereinsetzen ist nicht die Ursache, sondern die Folge des Nachlassens der Milchsekretion* (FREUND). Die während der Lactation, wie es meistens der Fall ist, wieder einsetzende Menstruation ist keine Kontraindikation gegen das Weiterstillen. Nur bei eintretender Konzeption ist das Abstillen wegen zu starker Belastung des weiblichen Organismus zu empfehlen. Beim Stillen während der Menstruation werden bei einzelnen Kindern Trinkunlust, Unruhe, Blässe, Gewichtsstillstand und auch dyspeptische Störungen beobachtet. Ob die Menstruationsstoffe dafür verantwortlich sind, ist nicht mit Sicherheit erwiesen (MOMMSEN, ELTZ).

   Eiweißgehalt der Milch. Durch anstrengende Arbeit kommt es zur Verminderung des Eiweiß- und Fettgehaltes, nicht so sehr des Milchzuckers (ANDREIS). Im Hunger sinkt in erster Linie der Albuminwert auf etwa die Hälfte, während der Caseingehalt normal bleibt (SPIESS). Jede einseitige Diät verringert die Milchmenge. Hunger verringert bei milchreichen Frauen die Menge stark, bei milcharmen Frauen fällt es weniger auf. Lactose wird durch einseitige Diät nicht, Eiweiß kaum, Fett stark beeinflußt (RUŽIČIĆ). Nach dem Ersten Weltkriege wurde die Eiweißverminderung weniger häufig beobachtet als nach dem Zweiten. Durch Steigerung des Nahrungseiweißes von täglich 80—90 g auf 140 bis 150 g läßt sich der Eiweißgehalt der Brustmilch nur um 5% erhöhen. Durch Senkung der Eiweißzufuhr auf 60 g täglich verringert er sich nur um 7% (DEEM).

Fettgehalt der Milch. *Der Prozentgehalt an Fett steigt während einer Mahlzeit von etwa 2% auf 7%* (HOFMANN). Nach längerer Nachtpause ist der Fettgehalt morgens am niedrigsten, die Milchmenge dagegen am höchsten. Dann erfolgt innerhalb 4 Std. eine starke Zunahme des Fettgehaltes bei starker Abnahme der Milchsekretion. Anschließend sinken Fettgehalt und Milchmenge ab, die Fettmenge schneller als die Milchmenge, die nur wenig abnimmt (DEEM, ENGEL, WIDDOW c. s., NIMS c. s.). Die Tagesfettmenge schwankt zwischen 3,4% und 5,6%. Bei Fortfall der nächtlichen Entleerungspause ändert sich an diesem Kurvenablauf wenig (NIMS c. s.). Der durchschnittliche Fettgehalt des Tagesquantums bleibt trotz verschiedener Tagesmengen an Milch ungefähr gleich, so daß die Milchmenge ansteigen kann, ohne daß die Fettmenge abnimmt. Meistens werden 4—5% Fett gefunden. Es gibt aber auch Frauenmilch mit 5% und solche mit 3% und darunter. Das kann von Einfluß auf die Gewichtszunahme von Brustkindern sein, die fettarme Frauenmilch erhalten.

Nach RUŽIČIĆ wiesen 5 Primiparae bei reiner Brotkost nur einen Fettgehalt ihrer Milch von 2% auf. Nach Zufuhr von 250 g Butter stieg der Fettgehalt nach 3 Std. stark an und erreichte ein Maximum nach 12 Std. Nach DEEM hatten 5 Frauen bei täglicher Zufuhr von 85—95 g Fett einen Milchfettgehalt von 3,59%, während nach 230—275 g Fettzufuhr täglich der Fettgehalt nur auf 4,3% anstieg, also um 20%. Innerhalb gewisser Grenzen ist also der Unterschied nur gering. Es besteht auch keine feste Beziehung zwischen Milchmenge und Fettgehalt.

Milchzucker der Milch. Schwankungen des Milchzuckergehaltes der Frauenmilch unter den für Eiweiß- und Fettgehalt geltenden Bedingungen sind nicht nachweisbar.

Lactagoga. Ein Ingangbringen der Milchsekretion ist nur durch gründliche und regelmäßige, d. h. 3—4 mal täglich erfolgende Entleerung der Brust zu erzielen, am besten durch den natürlichen Saugreiz (CZERNY). Eine UV-Bestrahlung der Brüste hat nur suggestiven Wert (ANTONOV). Injektion von Follikelhormon soll höchstens das Ingangkommen anregen. Die Bedeutung der Ernährung für die Leistungsfähigkeit der Brustdrüse ergibt sich aus dem oben Gesagten.

4. Milchwirtschaft.

a) Milchhygiene.

Auf dem Wege vom Erzeuger zum Verbraucher ist die Milch einer Reihe von Schädigungsmöglichkeiten und auch notwendigen Behandlungen ausgesetzt, die ihren Nährwert beeinträchtigen. Die Qualität des Rohproduktes hängt von der Gesundheit der Tiere, von der Rasse und der Fütterungsweise ab. Molkereitechnisch wird der Fettgehalt als Qualitätsmesser benutzt. Es ist aber wesentlich, daß auch der Eiweißwert, außer durch die Ernährung, durch Krankheiten der Milchtiere vermindert wird.

Praktisch wichtiger ist die Eiweißdenaturierung durch bakterielle
Verunreinigung des als Nährboden sehr empfindlichen Naturproduktes.
Auch die harmlosen Milchbakterien verbrauchen nicht nur einen Teil
des Milchzuckers und Fettes, sondern auch des Eiweißes. Auch die Milchsäurebildner greifen das Eiweiß an, wenn auch die endliche Säurekonzentration der Eiweißverdauung bald ein Ziel setzt.

Die Ausgangsmilch kann durch Milchschmutz (Haare, Hautschuppen,
Staub- und Schmutzteile), durch Mikroorganismen und chemische Gifte
aus den Gefäßen verunreinigt sein. Durch Filtrieren oder Zentrifugieren
lassen sich nur grobe Schmutzpartikel entfernen. Der Bakteriengehalt
wird dadurch sogar vermehrt, weil Bakterienverbände zerrissen werden.
Menschenpathogene Milchbakterien stammen vom Tier (TB, Abortus
Bang, Enteritis- und Mastitiserreger) oder vom Menschen (TB, Typhus,
Paratyphus, Scharlach- und Anginaerreger, Diphtherie und Ruhr).
Unter den sog. Saprophyten sind B. coli, B. lactis aerogenes und Milchsäurebakterien wegen ihrer Ubiquität besonders wichtig. In die Gruppe
gesundheitsschädlicher Saprophyten gehören sporenbildende Proteolyten, Proteus, Pyocyaneus, B. botulinus und Buttersäurebacillen.

Der Keimgehalt frisch gemolkener Milch beträgt etwa 200 Keime
pro Kubikzentimeter, bei ungenügender Euterpflege steigt er auf etwa
300000 Keime/cm³ an. Die nachträgliche Keimvermehrung ist von Zeit
und Temperatur abhängig.

Tabelle 25. *Zahl der Keime in 1 cm³.* (FREUDENREICH.)

	bei 15°	bei 25°	bei 35°
Zu Beginn .	9300	9300	9300
Nach 3 Std.	10000	18000	30000
Nach 6 Std.	25000	172000	12000000
Nach 9 Std.	46000	1000000	35000000
Nach 24 Std.	5700000	50000000	577000000

Hieraus ergibt sich auch die Notwendigkeit der *raschen Tiefkühlung*
auch der pasteurisierten Milch, weil die nicht vernichteten Keime und
Sporen wieder wuchern.

Gesetzliche Bestimmungen über den zugelassenen Keimgehalt der
rohen Marktmilch, der pasteurisierten und der Markenmilch sind in
Deutschland nicht erlassen. Nur in Vorzugsmilch dürfen nicht mehr
als 100000 Keime pro Kubikzentimeter bei Abgabe an den Verbraucher
vorhanden sein. In den USA beträgt die obere, noch zugelassene Keimzahl in 1 cm³ der Certified-milk 10000, der A-milk (für Säuglinge)
30000 und der B-milk (übliche Konsummilch) 100000 Keime. Das

praktisch Erreichbare sind 5000 Keime pro Kubikzentimeter bei Rohmilch und 1000 Keime pro Kubikzentimeter bei pasteurisierter Milch (Barnes). Wegen ihres schnellen Verbrauches spielt die Keimvermehrung in roher Frauenmilch keine so große Rolle. Weiteres s. Konservierungsverfahren für Frauenmilch.

Die wichtigsten, die Milch zur Säuerung und Gerinnung bringenden Bakterien sind die *Milchsäurebakterien.* Hierher gehören: Mikrococcus casei, der Milchsäure und Lab bildet, Streptococcus lactis, der Milchsäure und geringe Mengen Essigsäure, Bernsteinsäure usw. bildet und sich am häufigsten spontan vermehrt, Streptococcus thermophilus, Lactobacillen, die kräftig Milchsäure bilden, und Coli-Aerogenes-Bakterien. Nach ihrer Hitzeabtötung können sporenbildende Anaerobier lebhafte Buttersäuregärung verursachen. Die sog. Süß- oder Labgerinnung, die schon bald nach dem Melken auftreten kann, ist durch Labkokken und Bakterien der Coli-Aerogenes-Gruppe bedingt. Die Labkokken können sich im Milchkanal und der Cysterne des Euters ansiedeln.

Die für den Säugling als Erreger der Dyspepsie und Intoxikation bedeutsamen pathogenen *Dyspepsiecoli* sind bisher nicht in Kuhrohmilch gefunden worden (Boehm-Aust). Auch Colistämme aus Frauenmilch sind für den Säugling in der Regel nicht pathogen (Ritschel).

Bei Labung wird die Gärtätigkeit der Milchsäurebakterien beschleunigt und verstärkt (Politi). Durch Zusatz von Citronensäure (0,4%) wird das Wachstum acidophiler Keime gefördert, dasjenige von Coli, Mikro- und Tetrakokken gehemmt, das von Proteus und Subtilis bleibt unbeeinflußt (Goeters). Die Menge der ionisierten Säure ist wichtiger als die H-Ionenkonzentration (Bach). Typhusbacillen gehen erst bei einem Säuregrad von 17—20 und bei 37° in sterilisierter Milch nach 24 Std. zugrunde, Paratyphus- und Breslaubacillen erst nach 2 Wochen (Kliewe und Eldracher). Milchsäurestreptokokken verhindern das Wachstum von Typhus- und Diphtheriebacillen. Paratyphus B und Streptococcus pyogenes werden mehrere Wochen nicht beeinflußt. B. coli und B. lactis aerogenes hemmen die Entwicklung pathogener Keime, während Proteolyten ihr Wachstum stark begünstigen (Doskočil). In Butter bleiben Bakterien der Salmonella-Gruppe, die sich in Milch bei 15° schnell vermehren, 2—3 Monate und länger bei Aufbewahrung bei 15° und 3° am Leben (Pullinger und Kemp). Auch massive Vermehrung von B. coli ruft weder sichtbare noch durch Geruch oder Geschmack feststellbare Veränderungen der Kuhmilch hervor (Bessau). Bei einem Säuregrad von p_H 4,7—3,9 ist Coliwachstum aufgehoben (Bock und Binder). Zu den Citronensäurevergärern gehören B. lactis aerogenes-β-Kokken, Proteus, Subtilis und Milch-Fäkalstreptokokken, dagegen nicht Milchsäurelangstäbchen, Mikrokokken, Tetrakokken und

Coli (GOETERS). Beim Zentrifugieren gehen 90% der Buttersäure-bacillen in den Rahm über (HOHSTETTLER c. s.). In Trockenmilch fanden sich pro Gramm 98000 Keime, meistens Sporenbildner (MATTOON).

b) Übertragung menschenpathogener Tierseuchen
durch Milch.

Die wichtigsten sind Tuberkulose, Abortus Bang-Infektion, Euterentzündung, Maul- und Klauenseuche. Weniger in Betracht kommen Milzbrand, Pocken, Actinomycose, Tollwut und Lungenseuche.

Die Tuberkulose der deutschen Milchviehbestände hat zugenommen. 1949 waren 45% der geschlachteten Kühe tuberkulös. Mit der Größe der Bestände nimmt die Zahl tuberkulin-positiver Tiere bis auf fast 99% zu. In kleinen Beständen sind 76% der Bestände tuberkulin-negativ. Milchhygienisch ist die Eutertuberkulose am wichtigsten. Die durch bovine TB beim Menschen hervorgerufene Tbc.-Erkrankung beträgt bei Kindern unter 5 Jahren im Durchschnitt 26%, bei Kindern von 5—15 Jahren 27% und bei Personen über 16 Jahren 6% der Tuberkuloseerkrankungen. Die Zahlen sind regionär sehr verschieden. Im allgemeinen gehen sie dem Verseuchungsgrade der Tierbestände parallel. An boviner Tbc. erkrankte Menschen können bovine Tbc. auf Kühe übertragen. Ein Warnungszeichen ist heute die Verbreitung boviner Tbc. in der Landbevölkerung. Sie ist mit 9,6% größer als in den Städten mit 0,46% (ICKERT). In den Städten sind heute 30%, auf dem Lande 51% der Familien Tbc.-infiziert. Unterernährung, wie sie für die Entstehung übertragbarer Tbc. eine Rolle spielt, kommt bei der Landbevölkerung nicht in Frage. Bei tuberkulöser Meningitis wurden in 16—17% bovine TB gefunden (ICKERT). Die bovine extrapulmonale Tbc. ist in den letzten 12 Jahren um das Dreifache angestiegen (LANGE). Selbst gut genährte und gesund erscheinende Tiere, die reichlich Milch liefern, können wochenlang TB an der Milch ausscheiden, bevor die Erkrankung bemerkbar wird.

Nach Inkrafttreten des Milchgesetzes war der Prozentsatz TB-haltiger Milchproben von durchschnittlich 20% auf 3% gesunken. Kurz nach dem Zweiten Weltkriege verschlechterte sich die Lage wieder, teils durch Zunahme der Rindertuberkulose, teils durch unzureichende Pasteurisierung an manchen Stellen. WAGENER fand 1949 in 10% „pasteurisierter" Marktmilchproben lebende TB. In einer anderen Versuchsserie wurden 1950 bis zu 18% kurzzeiterhitzter Vollmilchproben als TB-infiziert gefunden (MUNZ, HERZER). 1952 wies WAGENER in durchschnittlich 5,82% von angeblich hoch- oder kurzzeiterhitzten Flaschenmilchproben lebende bovine TB nach. In einem besonderen Falle fanden sich in 17,3% von Flaschenmilchproben einer Molkerei lebende bovine TB, und solche Milch wurde sogar für Schulmilchspeisung ausgegeben. Es besteht kein Zweifel, daß eine unzureichende Hitzeentkeimung, insbesondere das Fehlen von Temperaturreglern an den Plattenerhitzern, die Ursache solcher Mißstände ist. *Von Bedeutung ist, daß sich lebende TB in Butter 100 Tage virulent erhalten können, daß in Stichproben 250000 lebende TB in 1 cm³ Butter gefunden wurden* (WIESE), und daß sich TB in Sauermilch und Buttermilch noch nach 3 Wochen lebend erhalten können (ICKERT). Bei uns sterben angeblich noch jährlich 1800 Menschen an boviner Tbc.-Infektion, während z. B. in Norwegen und Finnland die bovine Tbc. erloschen ist. Einen besonderen Anstieg hat die Infektion der Kälberbestände erfahren, da die Jungtiere nicht nur von Alttieren angesteckt werden, sondern auch durch die aus Sammelmolkereien zurückfließende und hier z. T. unzureichend pasteurisierte Magermilch. Auf diese Weise hat auch die Ferkeltuberkulose zugenommen.

Als *Hauptgrund* für die stärkere Ausbreitung der bovinen Tbc. hat sich *eine* an vielen Stellen *unzureichend durchgeführte Pasteurisierung* herausgestellt, eine Folge der Kriegs- und Nachkriegszeit. Seit dieser Erkenntnis hat sich die Lage an vielen Stellen deutlich gebessert.

Eine Nachprüfung der verschiedenen Erhitzungsverfahren hat ergeben, daß sowohl die Dauer-Pasteurisierung wie die Kurzzeit- und Hocherhitzung vollständig ausreichen, um TB abzutöten. Voraussetzung ist die einwandfreie Durchführung der Verfahren. Im Interesse der Erhaltung möglichst vieler hitzeempfindlicher Wirkstoffe der Milch und wegen der größeren technischen Sicherheit der Kurzzeiterhitzung ist diese der aus Sicherheitsgründen vielfach eingeführten Hocherhitzung vorzuziehen. *Für die Kurzzeiterhitzung wird die Innehaltung von 76—78° während 45 sec vorgeschlagen* (BECK, Milchwissenschaft 1951, S. 387). *Die Abtötungsgrenze für TB liegt bei 68° für 40—45 sec.*

Das in Deutschland bisher durchgeführte Tbc.-Bekämpfungsverfahren nach OSTERTAG beruht auf Ausmerzung der Tbc.-*infektiösen* Tiere. Dabei wird wohl das Unkraut abgeschnitten, aber es wächst immer wieder nach (GRAUB). Die Erfolge, die in außerdeutschen Ländern erzielt wurden, beweisen, daß nur die Beseitigung aller tuberkulin-*positiven Tiere* das Mittel der Wahl ist. In USA wurde dieses Verfahren schon 1917 eingeführt, wo der Durchseuchungsindex allerdings nur 4—6% betrug. 1947 wurden dort nur noch 0,2% der Tiere als tuberkulin-positiv befunden (GRAUB). Auch in anderen Ländern liegen die Verhältnisse besser als bei uns. Dieses Sanierungsverfahren ist nach dem Kriege an zahlreichen Stellen Westdeutschlands mit Erfolg in Angriff genommen worden. Die Kosten gehen z. T. zu Lasten des Verbrauchers, z. T. erfolgt staatliche Unterstützung. Nur Milch aus tuberkulin-negativen Beständen kann nach Pasteurisierung ungekocht genossen werden. Jede andere Marktmilch, auch pasteurisierte, ist vorsichtshalber vorher aufzukochen, wenn sie zur Ernährung des Kindes verwendet werden soll.

Auch bezüglich der *Banginfektion* und der *Euterentzündung* der Rinder hat sich bei uns in den letzten 20 Jahren wenig geändert. Diese Verseuchung ist aber nicht so groß wie bei der Tuberkulose. Bemerkenswert ist, daß sich unter den Mastitiserregern auch menschenpathogene Keime (Angina-, Scharlachstreptokokken, Bakterien der Salmonella-Gruppe, Coli und Pneumokokken) befinden können, während die eigentlichen Galt-Streptokokken nicht menschenpathogen sind. Bangbakterien haben eine geringe Widerstandskraft gegen Erhitzung (Näheres über Milchhygiene s. KLIMMER-SCHÖNBERG.).

Der Hauptangriffspunkt der Milchhygiene ist heute auf die Hygiene beim Produzenten verlagert. Die schnelle Vermehrung aller in die Milch gelangenden Keime fordert gebieterisch die Gewinnung einer keimarmen Milch von gesunden Tieren durch gesunde Menschen. Schnelle Kühlung in den Sammelstellen nach sauber durchgeführtem Melkverfahren, schnelle Anlieferung an die Sammelmolkereien, einwandfreie Hitze-entkeimung, Flaschenabfüllung mit festsitzenden Verschlüssen und kühle Aufbewahrung im Haushalt sind Grundforderungen, die an eine für Kinder bestimmte Milch zu stellen sind. *Besondere Vorsicht ist bei Milch, Sahne, Butter, Buttermilch und Quark aus ländlichen Betrieben geboten.* Die großstädtischen Molkereibetriebe verfügen großenteils über hygienisch einwandfreie Anlagen. Doch hängt auch hier der Keimgehalt der Ablieferungsmilch von dem der Anlieferungsmilch ab.

Giftstoffe und Arzneimittel können auch in Kuhmilch übergehen. An Giftstoffen kommen solche von Giftpflanzen in Frage. Bei Mischmilch großstädtischer Molkereien ist eine Gefährdung der Konsumenten gering, bei Milch aus einzelnen Stallhaltungen aber zu beachten.

Menschenpathogene Keime können auch von Melk-, Molkereipersonal und Milchhändlern in die Kuhmilch gelangen. In Betracht kommen Typhus-, Paratyphus-, Ruhr-, Scharlacherreger, ferner Erreger septischer Halsentzündungen, Diphtherie, Tuberkulose und Cholera. Typhusbacillen entwickeln sich in Milch schneller und reichlicher als Paratyphusbacillen. In saurer Milch sind Paratyphus- und Enteritisbakterien länger haltbar als Typhusbacillen. Auch in Butter und Quarkkäse können sich Erreger von Typhus, Paratyphus, Ruhr, Scharlach, Masern und Poliomyelitis mehrere Tage bis Wochen lebend erhalten. Choleraerreger sind wenig haltbar. Der Typus humanus der TB ist wiederholt in Milch nachgewiesen worden. Rinder erkranken kaum an humaner Tuberkulose durch Infektion von tuberkulösen Menschen, wenn auch in Lungen und Lymphknoten lebende humane TB gefunden werden können.

Die sozialhygienische Bedeutung der Kuhmilch liegt in ihrem hohen Nährwert bei niedrigem Preis im Verhältnis zu anderen hochwertigen Nahrungsmitteln. Für einen Arbeiterstundenlohn konnten in Deutschland sowohl 1938 wie 1951 4 l Vollmilch gekauft werden (SCHRÖDER). Trotzdem beträgt der tägliche Durchschnittsverbrauch pro Kopf der Bevölkerung in Westdeutschland nur 250 cm³, nach Abzug der Eigenverbraucher, der Konsum der Jugendlichen über 10 Jahre und der Erwachsenen sogar nur 100 cm³ pro Tag. In USA und Schweden dagegen beträgt der tägliche Verbrauch pro Kopf der Bevölkerung im Durchschnitt rund 750 cm³. In Bayern ist der Bierverbrauch pro Kopf der Bevölkerung größer als der Milchverbrauch. Für die Steigerung des Milchkonsums ist in erster Linie die Qualität, Bekömmlichkeit und der Geschmack der Milch ausschlaggebend. Das beweisen die Erfahrungen mit einer allen Anforderungen entsprechenden Milch für Kinder. In Nürnberg, wo zum ersten Mal eine *keimarme, homogenisierte, kurzzeiterhitzte und D-vitaminierte Milch aus Tuberkulin-negativen Viehbeständen* zur Ausgabe gelangte, stieg der Umsatz innerhalb 2 Jahren rapid an und wurde auch nicht durch eine allgemeine Preissteigerung der Milch im Absatz gehemmt. An weiteren Stellen Westdeutschlands wurden dieselben Erfahrungen gemacht. Der durchschnittliche Keimgehalt beträgt 5000 Keime pro Kubikzentimeter (Förg). Diese Milch ist für eine im „Neuen Deutschen Milchgesetz“ vorgesehene „Deutsche Markenmilch“ von richtungweisender Bedeutung.

Rohe und dauerpasteurisierte *Frauenmilch* haben einen hohen bactericiden Titer, der durch Erhitzen auf 70° verloren geht. Er ist gegen obligate Milchbakterien, pathogene Darmbakterien und Coli wirksam. Kolostralmilch ist noch stärker wirkend (Goeters). Ein verschiedene Saprophyten tötendes und auflösendes Prinzip ist auch in Stuten- und Eselsmilch, dagegen nicht in Kuh- und Ziegenmilch nachweisbar (Martilotti).

c) Entkeimungsverfahren.

Von Ausnahmen abgesehen kommt Milch für Kinder nur als Mischmilch in den Handel. Der damit verbundene Unsicherheitsfaktor zwingt in allen Fällen, Sammelmilch einem Entkeimungsverfahren zu unterwerfen. Dabei ist Wert darauf zu legen, daß keine chemischen oder physikalischen Methoden angewandt werden, die zur Denaturierung der Grundstoffe oder erheblicher Zerstörung labiler Wirkstoffe führen können. Bei dem jetzigen Stande der Milchwissenschaft müssen wir uns damit zufriedengeben, daß die Milch bei

> *Hocherhitzung* 15 sec auf 85°
> *Kurzzeiterhitzung* 45 sec auf 71—74°
> *Dauererhitzung* $^1/_2$ Std. auf 63—65°

erwärmt wird. Dabei gehen wertvolle labile Wirkstoffe zugrunde.

Andere Entkeimungsverfahren, wie H_2O_2-Behandlung, Säurezusatz, starke UV-Bestrahlung, Ultraschall- und Röntgeneinwirkung oder Zusatz von Antibioticis, wie Streptomycin, sind zwar z. T. recht wirksam, zerstören aber gerade in solchen Fällen den nativen Charakter der Milch und vor allem die Vitamine. Von den harmloseren Verfahren hemmt der Säurezusatz wohl eine Keimvermehrung, bietet aber keine Gewähr für Abtötung pathogener Bakterien. Die Antibiotica-Wirkung ist von der Resistenz der Keime abhängig und fördert mit der Zeit die Züchtung resistenter Krankheitserreger.

d) Konservierung von Frauenmilch.

Zur *Konservierung von Frauenmilch* kann außer der Herstellung von Trockenmilchpulver, dem Einfrieren und der Sterilisierung im strömenden Wasserdampf, der Zusatz von organischen Säuren oder von Antibioticis verwendet werden. Die beiden letzten Verfahren und das Einfrieren dienen insbesondere zur Konservierung von Rohmilch. Man kann Milchsäure benutzen (Adam), Citronensäure (Roos und Kindler; 2 Citretten auf 100 cm³ Frauenmilch), Streptomycin (2 mg-%) nach LINNEWEH und POETSCHKE, oder Aureomycin nach OCKLITZ und SCHMIDT (2 mg-%, ausgehend von 400 γ Aureomycin perorale in n/10-Citronensäure gelöst). Antibioticazusatz bietet aber keine Sicherheit gegen sekundäre Verunreinigung mit Dyspepsiecoli. Durch Citronensäurezusatz wird B. coli gehemmt, Milchsäurebakterien werden gefördert (BAUMGÄRTEL). Nach Roos gehen bei Citronensäurezusatz die Inhibine und das C-Vitamin allmählich verloren, während Lipase und Diastase erhalten bleiben. Ein ziemlich schonendes Erhitzungsverfahren ist die Dauerpasteurisierung der Frauenmilch (¹/₂ Std. bei 63—65°), wobei thermolabile Wirkstoffe z. T. erhalten bleiben. Frauenmilch, besonders in Sammelstellen eingelieferte, aber auch frische, kann erhebliche Keimzahlen aufweisen (einige 100000 bis mehrere Millionen pro Kubikzentimeter). Auch der Coligehalt ist oft nicht unerheblich. Unter 1000 Colikeime pro Kubikzentimeter Frauenmilch fanden sich nur in 10—20% frisch entleerter Proben. In Sammelmilch können 100000—10 Millionen Colikeime pro Kubikzentimeter enthalten sein (RITSCHEL). Bei Mastitis fiel die Keimfreiheit bzw. Keimarmut der Frauenmilch auf. Die Frage der Konservierung der Frauenmilch hängt eng mit der Organisation der *Frauenmilchsammelstellen* zusammen und auch mit der Frage nach Wert einer konservierten Frauenmilch für die Säuglingsernährung. Alle Verfahren, welche die labilen Wirkstoffe der Frauenmilch zerstören, müssen den Aufzuchtwert beeinträchtigen. Zur Prüfung sind besonders die Erfahrungen bei der Ernährung Frühgeborener geeignet. Tatsächlich sind Morbidität und Mortalität Frühgeborener bei Ernährung mit erhitzter Frauenmilch größer als bei roher Frauenmilch (CATEL, KLEINSCHMIDT). Am besten hat sich die eingefrorene Frauenmilch, insbesondere die „Gefriertrocknung" bewährt, während es bei erhitzter Milch zu schlechterer Fettausnützung (Verlust der Lipase), Veränderungen im Mineral- und Eiweißstoffwechsel, Verlust der Bactericidine, des C-Vitamins, Abnahme der Citronensäure und des Phosphors im Ultrafiltrat kommt (CATEL). *Trotzdem behält auch die ihrer labilen Wirkstoffe beraubte Frauenmilch ihre Überlegenheit gegenüber jedem künstlichen Nahrungsgemisch. Daher sind Frauenmilchsammelstellen eine segensreiche Einrichtung.* Seit ihrerBegründung durch M. KAYSER im Jahre 1919 haben sie im In- und Auslande eine außerordentliche Verbreitung gefunden. Ebenso wie bei Gewinnung einer hochwertigen Kuhmilch ist auch hier die keimarme Gewinnung und rasche Konservierung von ausschlaggebender Bedeutung.

e) Homogenisierung der Kuhmilch.

Außer den Unterschieden der qualitativen Zusammensetzung besitzt die Kuhmilch physikalisch-chemische Eigenschaften, die sie wesentlich von der Frauenmilch unterscheiden. Es betrifft die gröbere Emulsion des Fettes und die Grobflockigkeit und Härte der Caseingerinnsel bei

Lab- und Säurefällung. Zum Teil wird die Caseingerinnung durch den Zusatz von kolloidalen Lösungen (Schleim, Mehlabkochung) verbessert. Der Durchmesser der Fettkügelchen beträgt in Kuhmilch etwa $10\,\mu$, in Frauenmilch $^1/_{10}$—$^1/_{100}$ des Wertes. Der größere Umfang bedingt höhere Anforderungen an die Fettverdauung. Das gleiche trifft für die Verdaulichkeit des Caseins zu. Diese Nachteile lassen sich durch *Homogenisieren* in günstigem Sinne beeinflussen, ohne daß damit eine chemische Veränderung verbunden ist. Beim Homogenisieren wird die Milch unter hohem Druck von 150—300 Atmosphären durch feine Düsen oder Spalten von $^1/_{10}$—$^1/_{100}$ mm gepreßt. Sie erfährt dadurch einen sahneartigen Geschmack, rahmt nicht mehr auf, und der Kochgeschmack tritt weniger in Erscheinung. Der Durchmesser der Fettkügelchen wird auf etwa $0{,}2$—$0{,}8\,\mu$ verkleinert und den Verhältnissen bei der Frauenmilch angeglichen. Die Herabsetzung der Aufrahmfähigkeit ist durch Zerstörung der klebrigen Fetthülle bedingt. Die Milch muß in dunklen (braunen) Flaschen abgefüllt werden, da die verkleinerten Fettkügelchen eine höhere chemische Labilität gegen Lichteinwirkung erfahren. Die Caseingerinnsel der homogenisierten Milch sind feiner und weicher. Es kommt zu einer Oberflächenvergrößerung des Eiweißes um etwa 230%, ähnlich wie bei Eierschnee (s. TROUT). In USA unterscheidet man den "hard curd" der unbehandelten Milch von dem "soft curd" der homogenisierten. Man stellt einen "curd tension test" an, der mittels Schneidemethode die Härte der Gerinnsel mißt (SPUR und WOLMANN), und den "curd number test", der die Größe der Caseingerinnsel bestimmt. Das Verfahren ist standardisiert und verlangt für homogenisierte Milch einen curd number test von 200. Frauenmilch hat den höchsten Wert von etwa 300 (SPUR). Vorheriges Pasteurisieren erhöht die Feinheit der Gerinnung. Die Viscosität der Milch wird durch Adsorption von Proteinen an die vergrößerte Oberfläche der Fetteilchen erhöht. Es wird angenommen, daß Agglomerate von Caseinmolekülen verkleinert werden.

In USA, wo praktisch die gesamte Trinkmilch homogenisiert wird, hat die Geschmackverbesserung mit zu einer erheblichen Steigerung des Milchkonsums geführt. Er beträgt etwa $^3/_4$ Liter pro Kopf der Bevölkerung, während in Deutschland nur $^1/_4$ Liter, und nach Abzug der Säuglinge und Kinder unter 10 Jahren, nur $100\,cm^3$ pro Tag verbraucht werden. Die Einführung der Homogenisierung an vielen Stellen des deutschen Bundesgebietes hat auch hier den Milchkonsum erheblich gesteigert.

Verdauungsversuche in vitro mit Pepsin, Pankreasferment bzw. Duodenalsaft von Säuglingen ergaben, daß homogenisierte Milch eine schnellere Fettspaltung und Eiweißverdauung aufweist (ILGNER und THURAU, BABCOCK). *Fettverdauung* mit Pankreaslipase: nach 30 min um 73%, nach 45 min um 140%; mit Duodenalsaft: nach 30 min um 90%, nach 45 min um 118%. *Eiweißverdauung:* nach je 2 Std. peptischer und tryptischer Verdauung bei p_H 5 bzw. p_H 7 waren in homogenisierter Milch 27 % und nach je 3 Std. 30 % mehr lösliche Eiweißkörper vorhanden als in gewöhnlicher Milch. Bei kürzerer Zeit fand BABCOCK noch günstigere Verhältnisse.

Eine Verbesserung der Resorption wird durch Homogenisieren nicht erzielt. Das ist verständlich, da alle verdaulichen Bestandteile der Milch vor der Resorption in ihre kleinsten Bausteine aufgespalten werden müssen. Diese sind genau die gleichen, ob die Milch homogenisiert ist oder nicht. Es ist nur anzunehmen, daß homogenisierte Milch geringere Anforderungen an die Magen-Darmsaftsekretion stellt und dadurch die Verdauungsarbeit erleichtert. Versuche in dieser Richtung sind nicht bekannt.

Bei Frühgeborenen wird A-Vitamin aus homogenisierter Milch schneller resorbiert (EMMET HOLT jr.). ILGNER und THURAU schließen aus Beobachtungen an über 400 akut und chronisch ernährungsgestörten Säuglingen, daß der leichter mögliche Übergang von einer diätetischen Behandlung zu einer homogenisierten $^2/_3$-Vollmilch auf eine bessere Verdaulichkeit hinweist. JOCHIMS sah keinen Vorteil der Homogenisierung gegenüber einer durch Kolloidzusatz (Schleim, Mehlabkochung) feiner und weicher geronnenen gewöhnlichen Milch bez. Gewichtszunahme, Infektresistenz und Dyspepsiehäufigkeit. Da diese Kriterien nicht von der physikalisch-chemischen Beschaffenheit der Milch, sondern von der Art der Zusammensetzung des Nahrungsgemisches abhängen, und in dieser Hinsicht kein Unterschied gegenüber den mit nicht homogenisierter Milch ernährten Kontrollen bestand, können die Ergebnisse nicht beweiskräftig sein, um eine Homogenisierung der Säuglingsmilch abzulehnen. THURAU sah eine Verkürzung der Magenverweildauer bei homogenisierter Milch. HADARY fand eine prozentuale Entleerung des Magens bei homogenisierter Milch nach 2 Std. zu 50,7 % und bei nicht homogenisierter zu 40 %; nach 4 Std. war das Verhältnis 80,7 : 76,4 %. EBEL fand nach 4—5 Std. ebenfalls keinen nennenswerten Unterschied mehr. SAGER sah keine schnellere Fettresorption bei Ernährung mit homogenisierter Milch und schließt daraus, daß keine Änderung der Grenzflächenspannung durch Homogenisieren erfolgt. Diese ist auch eine Folge der Verdauungsleistung. Nach REINKE besteht kein Unterschied im Aminosäurenanstieg im Serum nach Mahlzeiten mit homogenisierter und nicht homogenisierter Milch. Nach SCHIAPARELLI ist auch zwischen Ernährung mit Frauenmilch und Kuhmilch kein Unterschied im Aminosäurenanstieg nachweisbar.

f) D-Vitaminierung der Trinkmilch.

In der Kuhmilch sind ebenso wie in der Frauenmilch nur sehr geringe Mengen D-Vitamin enthalten (etwa 0,002 mg $= 2\gamma$ pro Liter). Dagegen findet sich in der Kuhmilch eine erhebliche Menge Provitamin, hauptsächlich

7-Dehydrocholesterin, die Vorstufe von D_3, weniger Ergosterin, die Vorstufe von D_2. Wenn das Brustkind seltener an Rachitis erkrankt als das künstlich genährte, so liegt das nicht nur an der D-Vitaminreduktion durch Verdünnung der Kuhmilch, sondern auch an Stoffwechselfaktoren, die den Baustoffwechsel weniger belasten. Der Vorschlag, die rachitogene Komponente der Kuhmilchernährung durch D-Vitaminierung der Kindermilch zu kompensieren, ist 1928 zuerst in Deutschland gemacht und erprobt worden. Es gibt zwei Verfahren: das Provitamin durch UV-Bestrahlung zu aktivieren (SCHEER) und kristallinisch reines D_2 oder D_3 in ausreichender Menge der Milch zuzusetzen (ADAM). Bei der *UV-Bestrahlung der Milch* (SCHEER) entsteht vorzugsweise Vitamin D_3 neben anderen unwirksamen oder toxischen Bestrahlungsprodukten. Albuminveränderungen, die mittels Elektrophorese oder WELTMANN-Koagulationsband nachweisbar sind, treten erst bei 30 sec langer Bestrahlung auf. Experimentell ist an Serumeiweißkörpern eine Denaturierung im Sinne eines irreversiblen Umbaus mit Vermehrung der Sulfhydril- und Disulfidgruppen nachgewiesen worden (WENIG). Ebenso wurde bei zahlreichen Vitaminen (A, B_1, B_2, B_6, C, K) festgestellt, daß durch UV-Bestrahlung eine teilweise Zerstörung eintreten kann, die z. T. auf Oxydation beruht. Bei der nur 0,5—5 sec dauernden technischen Milchbestrahlung fallen diese Veränderungen aber nicht ins Gewicht (HELLBRÜGGE). Zur UV-Bestrahlung der Milch dienen Apparaturen von C. A. STEINHEIL (München) und von Siemens-Schuckert-Erlangen. Wegen der sehr geringen Eindringtiefe der UV-Strahlen von höchstens 0,5 mm muß die Milch in dieser Schichtdicke vor der Quecksilber-Dampflampe vorbeifließen. Innerhalb einer $1/_2$ sec soll nach SCHEER eine Umwandlung des Provitamins bis zu 50% erfolgen können. Theoretisch ist die Stärke der Aktivierung von dem Provitamingehalt der Milch abhängig. Dieser ist im Winter bei Stallfütterung der Tiere geringer als im Sommer (KOLLATH). Praktisch soll dieser Nachteil nach DIEMAIR nicht ins Gewicht fallen. Gemessen im Testversuch an der jungen rachitischen Ratte wird die Milch höchstens bis zu 100—130 IE D-Vitamin pro Liter angereichert. Kontrollen haben ergeben, daß die Werte oft wesentlich darunter liegen. WAGNER fand in UV-bestrahlter Wintermilch überhaupt keine Erhöhung des ursprünglichen D-Vitamin-Gehaltes, in Sommermilch nur 8,8—11,1 IE pro Liter. Er führt diese geringe Vitaminierung der Sommermilch auf die Aufnahme von Viehfutter zurück, das durch Sonnenbestrahlung aktiviert worden ist. Bei Zusatz von Provitaminen zur Milch konnte er nachweisen, daß eine Bestrahlung von 0,5—1 sec keine Vitaminvermehrung ergab. Erst nach 10 min langer Bestrahlung ergab sich eine Ausbeute von etwa 15% des zugesetzten Provitamins als Vitamin D. Solche Milch ist für den menschlichen Genuß nicht mehr geeignet. Auch LINNEWEH fand in UV-bestrahlter Wintermilch

D-Vitamin-Werte von höchstens 50 IE, in Sommermilch von etwa 80-100 IE Scheer gibt demgegenüber an, daß die Milch bis zu 200 bis 400 IE pro Liter durch UV-Bestrahlung angereichert werden kann. Es ist zu berücksichtigen, daß bei Überbestrahlung das entstandene D-Vitamin wieder zerstört wird, eine Erscheinung, die Adam auch bei UV-Bestrahlung von Lebertran beobachtet hat. Das neu gebildete D-Vitamin ist an das Milchfett gebunden. Die zusätzliche Einschaltung eines komplizierten Arbeitsganges verlangt sorgfältige Reinigungsprozeduren an den Bestrahlungsgeräten wegen möglicher Keimvermehrung (Kalk-brenner) und dauernde Regenerierung der Quecksilber-Dampflampen. Bei der Milchbestrahlung spielt die Organisations-, Zeit- und Kosten-frage eine wesentliche Rolle, da die Betriebskosten und die Amortisierung bzw. Leihgebühr der Anlage in Rechnung gesetzt werden müssen. Die Erhöhung des Milchpreises hält sich aber mit brutto 1 Pfennig in bescheidenen Grenzen. In USA, wo sich ebenfalls herausstellte, daß die Vitaminanreicherung bestenfalls 130 IE pro Liter betrug und zur Rachitis-prophylaxe nicht ausreichte, ist man von der UV-Bestrahlung der Milch abgekommen und führt seit etwa 20 Jahren fast nur das Zusatzverfahren durch.

Hövels c. s. untersuchten in Frankfurt/M., wo die gesamte Trinkmilch UV-bestrahlt wird, 473 Säuglinge klinisch, röntgenologisch und mittels Bestimmung der Serumphosphatase und des anorganischen Serumphosphors auf floride Rachitis. Eine solche wurde angenommen, wenn wenigstens zwei der Teste positiv ausfielen. Der Prozentsatz florider Rachitis bei Säuglingen, die überhaupt keinen Rachitis-schutz erhalten hatten, betrug 71,3% unter 208 Fällen. Von 132 Säuglingen, die UV-betrahlte Milch erhalten hatten, erkrankten 60 (= 45,4%). Von 91 Säuglingen, die sowohl UV-bestrahlte Milch wie Vigantol erhalten hatten, erkrankten 41 (=45,1%). Der Rachitisschutz trat bei UV-bestrahlter Milch verhältnismäßig spät ein. Noch im 3. Lebensmonat waren 18 von 25 Kindern rachitisch. Es bestand dabei kein Unterschied gegenüber Säuglingen, die keinen Rachitisschutz erhalten hatten (39 Rachitiker unter 54 drei Monate alten Säuglingen). Erst mit 4—6 Monaten nahm die Rachitishäufigkeit bei den mit UV-bestrahlter Milch ernährten Kindern erkennbar ab.

Bei dem *D-Vitamin-Zusatzverfahren* (Adam) wird die erforderliche Menge D_3 in kristallinisch reiner Form der Milch zugesetzt. Das Verfahren wurde 1927 zuerst in Deutschland im Großversuch mit Erfolg erprobt. Seit etwa 20 Jahren wird es in USA in großem Ausmaße angewandt und seit 1950 auch in Deutschland in zunehmendem Grade eingeführt. Eine Beteiligung unerwünschter Nebenprodukte und die Verwendung komplizierter Apparatur fallen fort. In USA hat sich der Zusatz von 400 IE D_3 pro Quart (= 945 cm³) Milch als notwendig und ausreichend erwiesen (Präparat: „Deltaxin“ der Sterwin Chemical Inc.-New York). Das zur Lösung des D-Vitamins dienende Propylen-glykol verdunstet zwar schwer, ist aber körperfremd. In Deutschland, wo andere klimatische und soziale Verhältnisse herrschen, werden nach dem Vorschlage von Adam 750—1000 IE D_3 (= 18,75—20 γ D_3) pro Liter Milch zugesetzt. Bei einer durchschnittlichen Tagestrinkmenge von 500 cm³ Milch erhält der Säugling die als ausreichend bekannte Menge von 375—500 IE D_3. (Über den D-Vitamin-Bedarf des Menschen in den verschiedenen Altersklassen s. Abschnitt „D-Vitamin" in diesem Kapitel.) Das Verfahren ist sehr einfach. Um z. B. 1000 Liter Milch mit 1000 IE D_3 pro Liter anzureichern, werden 5 cm³ einer 0,5 prozentigen alkoholischen D_3-Lösung zugesetzt. Dazu werden 5 cm³ der Stammlösung zunächst in 1 Liter Milch unter Rühren eingetropft. Dieses Vorkonzentrat wird der Gesamtmenge der Milch zugesetzt und durch das üblicherweise eingebaute Rührwerk vermischt. Die alkoholische D_3-Lösung wird durch Bayer-Leverkusen oder E. Merck-Darmstadt geliefert. Die Lösungen stehen in Abfüllmengen von 25 cm³ für 5000 Liter und von 100 cm³ für 20000 Liter Milch zur Verfügung. Die Kosten betragen bei 750 IE pro Liter = 0,12 Pfennig und bei 1000 IE/Liter = 0,13 Pfennig. Das zugesetzte D-Vitamin ist, an kolloidales Eiweiß gebunden, in der wäßrigen Phase der Milch enthalten und kann mit dem Fett nicht aufrahmen. Eine Steigerung der Vitaminwirkung durch die Bindung an Milcheiweiß erfolgt nicht (Grab). Die Adsorption an Milcheiweiß verbessert nur die Resorption gegenüber einer öligen Lösung von D-Vitamin (Wodsack). Der Alkoholgehalt der Milch wird durch das Lösungsmittel weniger erhöht, als er normaliter in der Frauenmilch enthalten ist. Die vitaminierte Milch kann gekocht werden, da D-Vitamin bis 100° nicht hitzeempfindlich und wenig oxydationsempfindlich ist. Eine toxische Wirkung erscheint ausgeschlossen. Statt 5 cm³ müßten 30—60 Liter der Vitamin-Stammlösung auf 1000 Liter Milch zugesetzt werden, um eine schädliche Wirkung zu entfalten. Das liegt wegen der kleinen zur Verfügung stehenden Abfüllmengen außerhalb des Bereiches technischer Möglichkeit.

Die für die Milch-Vitaminierung erforderliche *Höhe der Dosierung* hängt von dem Grade der Absorption der direkten und indirekten UV-Strahlung der Sonne durch Dunst- und Nebelbildung, dem Breitengrade, der Höhe über dem Meeresspiegel, den Domestikationsverhältnissen und dem Trinkmilchkonsum ab. In den USA reichen bei dem hohen Konsum an Trinkmilch ($^3/_4$ Liter pro Kopf der Bevölkerung) geringere D-Vitaminmengen pro Liter Milch aus. In Deutschland liegen die genannten Bedingungen ungünstiger, um auch die übrigen Altersklassen ausreichend mit D-Vitamin zu versorgen. Im allgemeinen können das ältere Kind und der Erwachsene ihren *Bedarf* durch Sonnenbestrahlung und in geringem Grade auch aus der Nahrung decken. Eine zusätzliche D-Vitamin-Zufuhr ist dagegen bei Menschen erforderlich, die unter Mangel an Sonnenlicht und Calciummangel in der Nahrung leiden. Bei der verfeinerten Ernährung des Städters ist mit dieser Möglichkeit eher zu rechnen, als bei der Landbevölkerung. Einen höheren Bedarf haben Puberale infolge des verstärkten Knochenwachstums und schwangere und stillende Mütter infolge der Ca- und P-Verluste. Im höheren Alter steigt der D-Vitaminbedarf wieder an, weil die Ca-Resorption verschlechtert ist, der häufigere Aufenthalt im Zimmer zu UV-Lichtmangel führt und die Nahrungsaufnahme verringert ist. Der optimale tägliche D-Vitaminbedarf des Menschen ist in allen Altersklassen ungefähr gleich. Er beträgt etwa 400—600 IE (= 10—15 γ) D_2 oder D_3 (s. Abschnitt „D-Vitamin" in diesem Kapitel). Gegen eine fortlaufende Verabreichung D-vitaminierter Milch an ältere Kinder und Erwachsene bestehen nach den 20 jährigen Erfahrungen in den USA keine Bedenken. Da das D-Vitamin im menschlichen Körper wenig gespeichert und zum großen Teil zerstört wird, außerdem fein verteiltes D-Vitamin besser resorbiert und ausgenützt wird, ist die tägliche Zufuhr vitaminierter Milch vorteilhafter als die Stoßprophylaxe. Wenn der tägliche Milchkonsum der deutschen Bevölkerung mit Hilfe einer „Deutschen Markenmilch" (keimarm gewonnen, aus Tbc.-freien Viehbeständen, homogenisiert und D-vitaminiert) wenigstens auf $^1/_2$ Liter gesteigert werden könnte, dann würden auch ältere Kinder und Erwachsene ausreichend mit D-Vitamin versorgt werden. Besonders ist die Schulmilchspeisung mit D-vitaminierter und homogenisierter Milch anzustreben. Es ist hervorzuheben, daß bei täglichem Verbrauch von $^1/_2$ Liter D-vitaminierter Milch der Säugling weniger als die Hälfte einer Stoßprophylaxe mit Vigantol erhält. Eine D-vitaminierte Milch sollte nur dort eingeführt werden, wo eine einwandfreie Trinkmilch in den Handel gebracht werden kann. Die Milch sollte entweder aus Tbc.-freien Beständen stammen oder die Plattenerhitzer für die Kurzzeiterhitzung müssen mit einwandfrei arbeitenden Temperaturreglern ausgerüstet sein.

Der *Wert der D-Vitaminierung der Trinkmilch* liegt nicht allein in der „stummen" Rachitisprophylaxe. Die feinere Verteilung in der Milch gewährt auch eine bessere und schnellere Resorption als bei Verwendung einer öligen Lösung. Außerdem dürfte der hohe Ca- und P-Gehalt der Kuhmilch, der im Verdauungsprozeß gleichzeitig mit verarbeitet wird, eine bessere Ausnutzung im Knochenaufbau erfahren. Die zur Rachitisprophylaxe erforderliche Tagesmenge beträgt etwa 400 IE D_2 (= 10γ) oder 300 IE D_3 (= 8 γ). Gemessen an den bei der Vigantolöl- bzw. Vigantolstoßprophylaxe erforderlichen täglichen Wirkungsmengen von 3333 IE bzw. 6666 IE (s. Abschnitt „D-Vitamin") sind die ausreichenden D-Vitaminmengen bei dem Zusatzverfahren erstaunlich niedrig. Sie betragen nur 375 IE bei der deutschen und 200 IE bei der amerikanischen Dosierung. Trotzdem treten nur $^1/_2$—$^1/_3$ so viel Rachitisfälle dabei auf als bei der Vigantolprophylaxe. Die D-vitaminierte Milch leistet also energetisch etwa das 36—54fache eines Vigantolstoßes (ADAM, KOLLMANN, KÜSTER c. s., SIMON c. s., KRAFCZYK).

KRAFCZYK untersuchte in Erlangen, wo eine durch Zusatzverfahren D-vitaminierte Milch zur Verfügung steht, vorzugsweise in der lichtarmen Jahreszeit 241 Säuglinge klinisch, röntgenologisch und mittels Bestimmung der Serumphosphatase und des anorganischen Serumphosphors auf floride Rachitis. Eine solche wurde angenommen, wenn wenigstens zwei Teste positiv ausfielen. Der Prozentsatz florider Rachitis bei Säuglingen, die überhaupt keinen Rachitisschutz erhalten hatten, betrug 33,3% unter 123 Fällen. Die zur Rachitisprophylaxe dienende D-vitaminierte Milch mußte in Menge von etwa 500 cm³ mindestens 4 Wochen lang gegeben sein. Frühgeborene erhielten von Geburt an oft viel geringere Mengen. Von 50 Säuglingen, die D-vitaminierte Milch erhalten hatten, erkrankten 2 Frühgeborene mit Geburtsgewicht unter 2000 g. Sie heilten ohne zusätzliche Behandlung aus. Unter den restlichen Säuglingen befanden sich 14 Frühgeborene, die nicht erkrankten. Ein Vigantolschutz wurde dann angenommen, wenn die Verabreichung mindestens 4 Wochen, höchstens aber 3 Monate, zurücklag und 10 mg D_3 betrug. Von 68 Säuglingen, die Vigantolschutz aber keine D-vitaminierte Milch erhalten hatten, erkrankten 6 an Rachitis. Bei D-vitaminierter Milch war der Rachitisschutz im 2. Lebensmonat erkennbar.

Diese Beobachtungen decken sich im wesentlichen mit denen anderer Beobachter, die sich auf den klinischen Test allein stützten. In Nürnberg sank die Rachitishäufigkeit nach Beobachtungen in der Säuglingsfürsorge bei 2 Monate alten Kindern nach der Einführung der D-vitaminierten Milch von 26,5% auf 6,8% (KOLLMANN). In Oldenburg, wo die gesamte Trinkmilch mit 1000 IE/Liter versetzt wird, erkrankten 6% der Säuglinge, die nur D-vitaminierte Milch erhalten hatten, gegenüber 22,3% der Säuglinge, die Vigantol allein erhalten hatten (SIMON und PRENZEL). Im Stadtgebiet Erlangen, wo D-vitaminierte Milch zur Verfügung steht, wurde in der Säuglingsfürsorge eine Rachitishäufigkeit von 3,5% festgestellt. Im Landgebiet Erlangen, wo es keine D-vitaminierte Milch gibt, aber eine gewissenhafte Vigantol-Stoßprophylaxe in der Fürsorge durchgeführt wird, fanden sich 10% Rachitiker (SAILER).

Gegenüber der Vigantolprophylaxe ist der Rachitisschutz durch D-vitaminierte Milch also frühzeitiger und sicherer wirksam und eignet sich auch zur „Frühprophylaxe".

Kontrolle einer D-Vitaminierung der Milch. In USA wird der Tierversuch an der rachitischen Ratte verwendet. Dieser ist zeitraubend und kostspielig. VOGEL und NEUKAM geben eine D_3-Bestimmung aus dem Unverseifbaren der Milch mittels Papierchromatographie an. Es gibt auch ein Verfahren zum Nachweis des *A-Vitamins*. Es kann daher erwogen werden, der alkoholischen D-Vitaminlösung eine bestimmte Menge von A-Vitamin zuzusetzen. Durch Bestimmung der Höhe des A-Vitamingehaltes einer angereicherten Milch läßt sich dann indirekt die Höhe des Gehaltes an D-Vitamin ermitteln (ADAM). Der A-Vitaminbedarf des künstlich Ernährten wird anscheinend ausreichend gedeckt. Aber der natürlich ernährte Säugling erhält etwa 5 mal mehr A-Vitamin und 3 mal mehr Provitamin Carotin als der künstlich ernährte. Die eigentliche Bedeutung dieses hohen A-Vitamin- und Provitamingehaltes der Frauenmilch ist unbekannt. ADAM ernährte 3 Monate lang 80 Säuglinge mit einer Milchmischung, der auf $^{1}/_{2}$ Liter Kuhmilch die gleiche Menge A-Vitamin zugesetzt war, die in 800 cm³ Frauenmilch enthalten ist (4000 IE A-Vitamin und 750 IE D_3-Vitamin auf 1 Liter Kuhmilch). Es wurde weder eine Schädigung festgestellt, noch ließ sich ein Vorteil erkennen. Doch fehlen entsprechende Maßstäbe dafür.

Simon hat genaue Vorschläge für eine sorgfältige Buchführung und Aufsichtskontrolle bei der Durchführung einer D-Vitaminierung der Trinkmilch in Molkereibetrieben gemacht.

g) Milchgesetz vom 31. 7. 1930.

Der Verkehr mit Milch und Milcherzeugnissen ist durch das Milchgesetz mit den Ausführungsbestimmungen des Reiches und der Länder und durch das Lebensmittelgesetz geregelt. Es enthält Begriffsbestimmungen, Verbote zum Schutz der Gesundheit, Grundsätze für die Beurteilung. Das Milchgesetz sieht vor, daß ohne besondere Genehmigung der Milch nichts entzogen und nichts hinzugefügt werden darf. Vom Bundesministerium für Ernährung usw. ist eine Neubearbeitung des Milchgesetzes im Gange (s. Klimmer und Schönberg, G. Mantey).

Besondere Vorschriften sind für „Markenmilch" und „Vorzugsmilch" erlassen. Als *Markenmilch* darf nur Milch aus Betrieben bezeichnet werden, welche die Genehmigung einer Überwachungsstelle besitzen, und deren Milch von dieser fortlaufend kontrolliert wird. Der Viehbestand muß durch einen Tierarzt alle 3 Monate klinisch bzw. bakteriologisch untersucht werden. Er muß dem staatlichen Tuberkulosetilgungsverfahren angeschlossen sein. Auch der Gesundheitszustand des Melkpersonals und der übrigen beschäftigten Personen ist laufend zu überwachen. Fettgehalt und Keimzahl der Milch müssen gewissen, nach den örtlichen Verhältnissen sich richtenden Mindestforderungen entsprechen. Markenmilch kann, wenn nicht aus äußeren Gründen die Pasteurisierung angeordnet ist, roh abgegeben werden, aber nur in verschlossenen Gefäßen, für Anstalten auch in plombierten Kannen.

Bei *Vorzugsmilch* werden über die für Markenmilch geltenden Bestimmungen hinaus von der Landesbehörde weitergehende Anforderungen gestellt. Sie betreffen insbesondere Fett- und Keimgehalt, Ausfall der Tuberkulinprobe und die Fütterungsweise. Diese Bestimmungen sind in den einzelnen Ländern nicht die gleichen und bedürfen einer einheitlichen Regelung und Ergänzung.

Ein „Neues Milchgesetz" zur Schaffung einer „Deutschen Markenmilch" ist auf Bundesebene in Vorbereitung.

h) Milchkonserven.

In zunehmendem Maße finden industriell hergestellte „Kondensmilch" und „Trockenmilch" auch in der Säuglingsernährung Boden. In den USA wird Kondensmilch sehr geschätzt, in Großbritannien auch

Trockenmilch. Bei uns liegen nur wenige größere Erfahrungen vor, da die Kosten der Herstellung einer Einführung hinderlich sind.

Kondensmilch ist eine im Vacuum ohne oder mit Zucker auf $^1/_2$—$^1/_3$ ihres Volumens eingeengte und im Autoklaven über 100° bis $^1/_4$ Std. sterilisierte Milch. Die zur Erhöhung ihrer Haltbarkeit *gezuckerte* Kondensmilch enthält gewöhnlich 40—45% Rohrzucker. Aus homogenisierter Milch hergestellte Kondensmilch wird bevorzugt. In guter Kondensmilch ist der Keimgehalt niedrig und beträgt wenige Hundert pro Kubikzentimeter. In ungesüßter Kondensmilch können aerobe und anaerobe Sporenbildner zu Veränderungen führen, in gesüßter Saccharose vergärende Kokken, Hefen und Schimmelpilze. Die Verdaulichkeit der evaporierten Milch ist gut, die Magenverweildauer sogar verkürzt. Sonst sind alle thermolabilen Wirkstoffe zum Teil zerstört, das C-Vitamin etwa zur Hälfte (SCHEER). Bei 13—15 min Erhitzung auf 115—117° C tritt ein Verlust an Vitamin A um etwa 30%, Vitamin B_1 um 30%, Vitamin B_2 und Nicotinsäure um 3—17,5 %, Vitamin C um 25% ein. Maßgeblich ist also der Ausgangswert. Mittels Papierchromatographie und Elektrophorese sind Veränderungen an den Eiweißkörpern nachweisbar.

15 min Erhitzen auf 115—118°, ebenso wie Lagerung über 16 Monate, ändert den Nährwert kondensierter Milch für Ratten nicht nennenswert, dagegen Lagern über 5 Jahre (HODSON).

Trockenmilch wird in der Regel entweder mittels Walzentrocknungsverfahren oder durch Verstäubungsverfahren gewonnen. Bei dem Sprühverfahren nach KRAUSE wird die Milch in einem Trockenturm zerstäubt, in den auf 120—130° erhitzte Luft eingeleitet wird. Der restliche Wassergehalt beträgt etwa 4%. Je feiner das Pulver ist, desto geringer ist die Netzbarkeit, d. h. desto leichter klumpt es beim Anrühren mit Wasser. Die kolloidale Löslichkeit des Pulvers nimmt mit dem Älterwerden ab. Man muß mit erheblicher Abnahme innerhalb 4—6 Monaten rechnen. Auch entwickelt sich allmählich ein talgiger Geruch und Geschmack. Durch Abfüllen unter Kohlensäure oder Stickstoff kann den Veränderungen vorgebeugt werden. Die Keimzahl ist bei Zerstäubungspulver größer als bei Walzenpulver und kann erheblich sein. Zur Gerinnung führender Zusatz von Säuren (Citronensäure, Milchsäure) zur Ausgangsmilch setzt den Keimgehalt herab und erhöht die Haltbarkeit. Das oxydationsempfindliche Vitamin C ist größtenteils zerstört. Nicht luftdicht verschlossene Trockenmagermilch weist nach längerem Lagern einen Verlust an allen essentiellen Aminosäuren auf. Bei luftdichtem Verschluß wurde nur eine geringe Abnahme an Lysin und Methionin gefunden (HODSON c. s.).

Das Bestreben, eine nicht kondensierte *Sterilmilch* in den Handel zu bringen, muß besonders für den Säugling als bedenklich bezeichnet werden. Solche Milch ist im Autoklaven bei Temperaturen bis zu 120° völlig keimfrei gemacht. Durch Sterilisieren kann auch eine keimreiche und bakteriell bereits denaturierte Milch keimfrei gemacht werden. Abgesehen davon, daß alle thermolabilen Wirkstoffe größtenteils zerstört sind, ist bekannt, daß Proteine, die bis zu 30 min auf 110—140° erhitzt sind, fermentativ schwer aufspaltbar sind. Die Ausnutzbarkeit des Eiweißes sinkt mit zunehmender Hitzebehandlung. Im Hundeversuch wurde Verzögerung des Wachstums, Hypoproteinämie, Anämie und Leberverfettung beobachtet, im Rattenversuch verursachte 30 min Erhitzen der Milch auf 120° Sterilität (AEHLE). Trocken- oder Hocherhitzung der Milch führt zu einer Reaktion des Caseins mit Milchzucker (MAILLARD-Reaktion), die im Rattenversuch Wachstumshemmung verursacht. KOFRANYI (Max Planck-Institut f. Arbeitsphysiologie, Dortmund) wies eine geringere Spaltung der Sterilmilch durch Trypsin, im Gegensatz zur Spaltung durch Pepsin, nach. Das läßt auf eine Schädigung der basischen Aminosäuren (Lysin, Arginin, Histidin) schließen. Diese sind tatsächlich vermindert. Damit läßt sich die Verminderung der biologischen Wertigkeit des Eiweißes der Sterilmilch erklären. C-Vitamin wird beim Sterilisieren völlig zerstört, B_1-Vitamin zu 21%. Beim Lagern im Licht geht A-Vitamin in 2 Monaten zu 40%, B_2-Vitamin in 3 Monaten zu 40% zugrunde (MIJLL DEKKER). Versuche an Säuglingen sind, auch bei Vitaminergänzung, wegen ihrer Kurzfristigkeit und der Schwierigkeit einer Beurteilung des Effektes schwer verwertbar. Eher können Versuche an kurzlebigen Tieren Anhaltspunkte ergeben. Versuche an jungen Ratten haben ungünstige Resultate gezeitigt. Die Tiere blieben in Gewicht und Größenwachstum zurück (SCHÖNBERG, Tierärztl. Hochschule, Hannover). Die Kenntnis der Bedeutung labiler Wirkstoffe beim Säugling ist unzureichend, wenn man bedenkt, daß über den Wert des hohen A-Vitamin- und C-Vitamin-Gehaltes der Frauenmilch gegenüber dem der Kuhmilch nichts bekannt ist.

i) Milchprodukte.

Rahm-Magermilch. Das Aufrahmen der Milch wird durch Traubenbildung der Fettkügelchen beschleunigt. Durch Zerstörung der die Fettkügelchen umgebenden Euglobulin-Lecithin-Hülle beim Kochen rahmt gekochte Milch schlechter auf. Durch Stehenlassen einer Rohmilch bei 10—15° gewinnt man innerhalb 24 Std. einen *Rahm* von 10—14 Vol.-%. Durch Zentrifugieren wird der Fettgehalt des Rahmes gesteigert. Der sog. Kaffeerahm enthält 10%, der Doppelrahm 20% und der Schlagrahm 34% Fett. Für die Fettabscheidung ist eine Temperatur von 34° optimal. Die beim Zentrifugieren gewonnene *Magermilch* enthält bei neuzeitlichem Zentrifugenbetrieb nur noch 0,02—0,1% Fett, beim Sattenverfahren 0,8%. Eiweiß-, Zucker- und Aschegehalt des Rahmes entspricht im wesentlichen dem der Vollmilch.

Butter. Beim Buttern von Sahne werden die Hüllen der Fettkügelchen entweder durch Schaumbildung entfernt, oder sie werden beim Altern und Säuern des Rahmes chemisch verändert, so daß die Butterbildung erleichtert wird (MOHR und EICHSTADT). Wenn auch theoretisch Rahm eine Emulsion von Fett in Wasser und Butter eine Emulsion von Wasser in Fett darstellt, so liegen doch eine Reihe komplizierter Vorgänge dazwischen, die es nicht erlauben, einfach von einer Phasenumkehr zu sprechen. Der Fettgehalt der Butter beträgt durchschnittlich 83,7 %. Der gesetzliche Höchstgehalt an Wasser beträgt 16 %. Süßer Rahm läßt sich schwerer buttern als saurer. Der Rahm muß eine gewisse „Reifung" erfahren, bei der infolge Säurebildung eine Überführung des kolloidalen Zustandes des Caseins in einen Gelzustand eine Rolle spielt. Er erleichtert die Verdichtung der Fettkügelchen während der Schaumbildung. Diese spontane Reifung erfolgt am besten bei Temperaturen von 12—15°. Zur Vermeidung von Butterfehlern erfolgt heute die Reifung durch Zusatz eines Säureweckers, der in Reinkulturen von Streptococcus lactis-Arten besteht.

Die **Buttermilch** ist das Restprodukt, das beim Ausbuttern von saurem Rahm übrig bleibt. Chemisch unterscheidet sie sich nicht wesentlich von einer sauren Magermilch. Ein Unterschied besteht aber in dem höheren Lecithingehalt, der aus der Hülle der Fettkügelchen stammt und durch Kolloidschutz eine feinere und weichere Gerinnung ermöglicht. Ferner ist der Milchzuckergehalt durch Milchsäuregärung um etwa 0,5 % verringert. Der Fettgehalt beträgt durchschnittlich noch 0,5 %. Bei Buttermilchpräparaten, die als Heilnahrung dienen, ist er meistens auf 1,5 % erhöht, wodurch leichter Kalkseifenbildung zustande kommt.

Sauermilch eignet sich ebenfalls als Heilnahrung bei akuten und chronischen Ernährungsstörungen. Sie wird *durch Spontansäuerung oder* besser *Beimpfung mit kleinen Mengen Säurewecker* aus Reinkulturen von Milchsäurebakterien gewonnen. Ihr Fettgehalt kann durch Mischen von Vollmilch und Magermilch nach Wunsch auf einen bestimmten Fettgehalt eingestellt werden. Eine feinere Gerinnung wird durch vorheriges Abkochen der Milch erzielt. Bei Verwendung homogenisierter Milch als Ausgangsmaterial ist dies nicht nötig. Diese zeichnet sich durch besonders feine und weiche Gerinnung aus. Da das Fett der homogenisierten Milch wegen der feineren Verteilung leichter verdaut wird, braucht der Fettgehalt der Vollmilch nicht immer reduziert zu werden, wenn grundsätzlich eine $^2/_3$-Sauermilch verwendet wird. In diesem Falle beträgt der Fettgehalt etwa 2 %.

Säuremilch ist eine durch Zusatz organischer Säuren, wie Milchsäure, *Citronensäure*, Essigsäure, zur Gerinnung gebrachte Milch. Der Unterschied gegenüber der Buttermilch und der Sauermilch ist das Fehlen des teilweisen Abbaus des Milchzuckers und der bakteriellen Veränderung der Eiweißkörper. Die Caseinsäure ist in gleicher Weise abgespalten und das Ca als das entsprechende Salz in Lösung gebracht. Ihre diätetische Wirkung liegt zwischen Buttermilch bzw. Sauermilch und nicht gesäuerter Milch. Um ein p_H von 4,6 zur vollständigen Gerinnung bei Stubentemperatur zu erzielen, sind

von 20% Milchsäure 1 Teelöffel auf 200 cm³ Vollmilch
von 10% Essigsäure 1 Teelöffel auf 100 cm³ Vollmilch
von „Citretten"   1 Stück   auf 100 cm³ Vollmilch erforderlich.

Käse. Das durch Lab ausgefällte Paracasein ist der eigentliche Käsestoff. Beim Laben wird das Fett mit eingeschlossen. Er schwankt je nach Fettgehalt der Ausgangsmilch zwischen 10—50%. Durch den Gehalt an verschiedenen Bakterien, Bakteriengemischen und Pilzen kommt die Mannigfaltigkeit der gereiften Käsesorten zustande. Durch Abtrennen von Ca und P bei Verwendung von Sauermilch zu Quark- oder Sauermilchkäse enthalten die Sauermilchkäse geringere Mengen von Aschenbestandteilen (4% bei Sauermilchkäse, 9% bei Labkäse). Labkäsesorten enthalten außerdem große Mengen NaCl-Zusatz.

Molke. Die *Labmolke* enthält den Milchzucker, das Albumin und etwa die Hälfte des Ca- und P-Gehaltes der Milch, außerdem weniger Mg und SO_3. Die *Sauermolke* hat infolge der Bakteriengärung einen um etwa 0,5% geringeren Milchzuckergehalt, sonst den Albumin- und Aschengehalt der Gesamtmilch und Spuren von Fett, außerdem im wesentlichen Milchsäure.

Tabelle 26. *Zusammensetzung der Kuhmilchprodukte.*

Produkte	Eiweiß %	Fett %	Zucker %	Salze %	Cal.
Kuhmilch	3,2	3,5	4,0	0,75	65
Rahm	3,2	10—20—34	4,0	0,75	124, 217, 340
Magermilch . . .	3,2	0,2—0,8	4,0	0,75	37—41
Labkäse	12—27	10—50	4,0	9,00	350—420
Sauermilchquark					
aus Vollmilch .	17	33	3,5	1,3	420
aus Magermilch	17	1,2	3,5	1,3	98
Labmolke	0,5	0,2	4,0	0,45	21
Sauermolke . . .	0,5	0,2	3,5	0,54	15
Butter	0,7	83,7	0,5	1,2[1]	785
Buttermilch . . .	3,0	0,5	3,5	0,75	37

II. Pflanzliche und tierische Nahrungsmittel.

1. Cerealien.

Das Getreidekorn besteht aus Schale und Mehlkern (Endosperm). Die Schale besteht aus der Fruchthaut (zur Mutterpflanze gehörig) und der Samenhaut (zum Samenkorn gehörig). Beide bestehen aus wenigen Schichten zusammengedrückter, verholzter Zellen. Sie enthalten Cellulose, Hemicellulose, Pentosane, Proteide, Farbstoff und Mineralien. Die äußerste Schicht des Mehlkernes ist die „Kleberschicht", die aus dickwandigen Zellen mit hochwertigem Eiweiß besteht. Sie enthalten aber keinen Kleber. Als diesen bezeichnet man das biologisch minderwertige Eiweiß des Mehlkerns. Das Korn ist von einem Cellulosegerüst durchsetzt, in dessen Maschen die Endospermzellen liegen. Es sind

---

[1] gesalzene Butter: 2,4.

dünnwandige, mit Stärkekörnern angefüllte Zellen, in denen das Proto-
plasma (Klebereiweiß) ein schwammiges Netzwerk bildet. Sie bilden
den als Nahrung für den Keimling bestimmten Reservestoff. Der Keimling oder Embryo liegt als kleines Zäpfchen der Basis des Korns an
und ist reich an hochwertigem Eiweiß, Eiweißbausteinen, Lipoiden und
Vitaminen.

Schalen, Kleberschicht und Keimling sind zäh-elastisch, der Mehlkern hart und spröde. Letzterer zerfällt beim Mahlen leichter und kann
dadurch von der „Kleie" durch Sieben und Beuteln abgetrennt werden.
Beim Roggenkorn macht die Kleie 23%, beim Weizenkorn 18,5% aus.

Tabelle 27. *Zusammensetzung der verschiedenen Teile des Weizenkorns.*
(Nach MENDEL und OSBORNE.)

	Endosperm (Mehlkern)	Kleie	Embryo (Keimling)
Anteil an dem Gesamt-eiweißgehalt des Kornes in Prozent	74	22	4
	Zusammensetzung in Prozent		
Eiweiß.	11,1	17,6	40,2
Stärke	77,5	—	—
Pentosane	1,8	32,7	?
Fett und Lipoide	1,2	8,2	13,5
Asche	0,4	8,6	4,8

Tabelle 28. *Chemische Zusammensetzung des Vollkorns.*

	Eiweiß %	Fett %	Kohlen-hydrate %	Wasser %	Cal.
Weizen	12,0	1,8	68,7	13,4	348
Roggen	11,2	1,6	69,1	13,4	344
Hafer	10,2	5,3	59,7	12,8	336
Reis	4,6	1,2	71,1	12,6	322
Mais.	9,4	4,1	69,4	13,3	362
Gerste	9,7	2,0	68,5	12,9	339

Tabelle 29. *Chemische Zusammensetzung der Mehle.*

	Eiweiß %	Fett %	Kohlen-hydrate %	Wasser %	Cal.
Weizenmehl	11,6	1,6	72,3	12,6	359
Roggenmehl	10,0	1,1	73,8	13,0	354
Hafermehl	14,4	6,8	66,5	9,8	395
Reismehl.	7,4	0,7	79,0	12,3	361
Maismehl	9,6	3,1	71,7	13,0	362
Gerstenmehl	9,1	1,4	75,3	11,6	359

Tabelle 30. *Chemische Zusammensetzung von Stärkemehl.*

	Eiweiß %	Fett %	Kohlen-hydrate %	Wasser %	Cal.
Weizenstärke	1,1	0,2	84,1	13,9	352
Maisstärke	0,4	0,1	89,7	9,8	370
Reisstärke	0,8	0,0	85,2	13,7	353
Kartoffelstärke	0,9	0,1	80,7	17,8	335

Tabelle 31. *Chemische Zusammensetzung des Keimlings.*

	Eiweiß %	Fett %	Kohlen-hydrate %	Wasser %	Cal.
Weizenkeimling	35,8	11,1	18,4	12,0	326
Roggenkeimling.	39,3	10,5	19,9	12,0	345

Tabelle 32. *Mineralbestandteile der Mehle (in Milligramm-Prozent).*

	K	Na	Ca	Mg	Fe	P	S	Cl
Weizenmehl	93,5	1,3	2,4	2,8	0,94	48,3	0,96	2,1
Roggenmehl	247,0	—	12,9	83,5	15,4	182,0	53,2	73,0
Hafermehl	172,0	30,0	71,3	80,5	15,7	101,0	158,0	123,0
Reismehl.	30,7	7,2	7,8	23,0	1,4	40,2	—	—

Chemische Zusammensetzung und Mineralgehalt schwanken je nach dem Ausmahlungsgrade der Mehle.

Tabelle 33. *Aminosäurengehalt des Mehleiweißes* (g-%). (Nach Literaturangaben bei LANG und RANKE.)

	Hafer	Roggen	Reis	Weizen	Gerste	Mais	(Soja)	(Kartoffel)
Valin	5,3	5,0	6,3	4,1	5,1	5,3	4,2	4,8
Leucin	6,5	6,2	7,7	6,8	5,5	15,0	6,6	} 11,3
Isoleucin	4,2	4,0	5,1	3,6	3,8	6,4	4,7	
Phenylalanin . .	4,6	3,0	4,6	3,8	5,7	4,8	5,7	5,4
Methionin . . .	1,0	1,1	1,4	1,0	1,0	1,4	2,0	1,6
Threonin	3,6	3,9	3,6	3,0	3,6	3,0	4,0	0,8
Lysin	3,0	3,3	2,8	2,5	2,4	2,3	5,8	5,0
Arginin	7,4	5,4	8,7	4,5	4,5	4,7	5,8	4,4
Histidin	2,2	2,2	2,3	2,0	1,8	2,2	2,3	1,7
Tryptophan . . .	1,3	1,3	1,3	1,4	1,1	0,5	1,6	4,8
Tyrosin	4,1		5,6	4,4		5,5	4,1	
Cystin	1,4		1,4	1,8		1,5	1,9	1,7

Der biologische Wert der Pflanzeneiweißkörper ist wesentlich niedriger als der von tierischem Eiweiß. Er beträgt für Hafereiweiß = 54, Roggeneiweiß = 56, Reiseiweiß = 60, Weizeneiweiß = 54, Gersteneiweiß = 54, Maiseiweiß = 59, Sojaeiweiß = 70, Erbseneiweiß = 45, Hefeeiweiß = 68, Kartoffeleiweiß = 79. Das beruht in erster Linie auf dem geringen Gehalt an Lysin und Methionin. Größere Defizite ergeben sich auch für Valin und Tryptophan. Durch Ergänzen von Cerealien und Leguminosen mit Milch, Fleisch oder inneren Organen kann ein biologisch minderwertiges Eiweiß hochwertig ausnutzbar gemacht werden, theoretisch auch durch Zusatz fehlender Aminosäuren. Bei Zusatz von synthetischen Aminosäuren, die Racemate darstellen, also auch Aminosäuren der d-Reihe enthalten, ist zu beachten, daß nicht alle dl-Aminosäuren voll verwertbar sind. Das trifft für dl-Histidin, dl-Phenylalanin und dl-Tryptophan zu.

Das mikroskopische Bild ist für die einzelnen Stärkearten recht typisch, sowohl bezüglich des Aufbaus wie der Größe.

Die Stärkekörner enthalten Amylose und Amylopectin. Nach SAMEC (Handbuch der Kolloidwissenschaft) ist der *Amylose- und Amylopectingehalt der Stärkesorten* sehr unterschiedlich:

Tabelle 34.

	Amylose	Amylopectin
Reisstärke	61,8	38,2
Maisstärke	55,3	44,7
Weizenstärke	40,4	59,6
Kartoffelstärke	26,5	73,6

Die Amylosewerte verhalten sich also umgekehrt proportional den Amylopectinwerten (s. E. MÜLLER).

Die *Amylose* stellt ein polymerhomolog zusammengesetztes Polysaccharid dar. In dem linearen Makrokolloid sind alle Glucosemoleküle α-1,4-glykosidisch verknüpft. Die Zahl der Bausteine und damit die Kettenlänge ist sowohl in den einzelnen Stärkearten wie in den verschiedenen technischen Stärkeprodukten, wie sie in der Säuglingsernährung verwendet werden, recht verschieden. Dies drückt sich vor allem in ihrem unterschiedlichen viskosimetrischen Verhalten aus.

Das *Amylopectin* ist ein polymerhomolog zusammengesetztes Polysaccharid, das eine mehr pappelbuschförmige, unregelmäßig linearverzweigte Molekülform hat, bei der die gradlinigen Ketten ebenfalls eine α-1,4-glykosidische Verknüpfung zeigen, die Verzweigungen im Molekül aber aus einer α-1,6-glykosidischen Verknüpfung hervorgehen. Dadurch enthält das Amylopectin nicht nur eine Maltose, sondern auch eine Isomaltose in seinen Disaccharidbausteinen.

Die Amylose diffundiert beim Quellen der Stärkekörner bei 50 bis 65° in Wasser aus. Das Amylopectin kann aus den amylosefreien Stärkekörnern durch wiederholtes Kochen bei 120° gewonnen werden. Die Amylosefraktion ist im Gegensatz zur Amylopectinfraktion instabil. Sie verliert allmählich ihre Viscosität und koaguliert schließlich (= Retrogradation). Nach dem Trocknen geht Amylose kaum mehr in Lösung, Amylopectin leicht. *Amylose ist* sonst *leicht löslich, Amylopectin nur quellbar* (E. Müller). Die Amylosen stellen ein Gemisch von Maltoseketten verschiedenen Polymerisationsgrades dar. Hochmolekulare Amylosen werden von Diastase langsamer abgebaut als niedermolekulare und diese wieder langsamer als Amylopectin (näheres s. E. Müller, K. Heyns).

Schleime. *Außer den beiden genannten Bestandteilen weist die Handelsstärke noch ein Gemisch anderer linearkolloidaler, makromolekularer Stoffe auf, die aus Pentosanen, Pflanzengummi und pflanzlichen Schleimstoffen bestehen.* Ihre chemische Struktur ist noch recht unklar. Diese Stoffe können vom Säugling infolge β-glykosidischer Bindung nicht abgebaut werden (J. Ströder und E. Müller). *Sie besitzen die Fähigkeit, schon in kleinsten Mengen die Viskosität der Stärkelösung erheblich zu steigern.* Dieses Wirkungsprinzip liegt den aus Körnerfrüchten hergestellten *Schleimen* zugrunde, die aus Reis, Gerste, Hafergrütze, Haferflocken hergestellt werden. Die Verwendung des Vollkornschrotes und Vollkornmehles (Keller) sucht den Nachteil der Calorienarmut der Schleime auszugleichen. Doch enthalten diese Produkte reichlich Cellulose und fördern durch ihren Gehalt an Puffersubstanzen die Gärung. Ein cellulosefreies Produkt läßt sich durch eine Kombination von Cerealschleimstoffen mit Stärke erreichen („*Semolin*"), deren diätetischer Wert darin gesehen wird, daß eine stark adsorptive, reizmildernde und die Peristaltik des Dünndarmes beruhigende Wirkung ausgelöst wird, weil die Viscosität im ganzen Magen-Darm-Kanal aufrecht erhalten wird.

Die Darmbakterienflora wird bei „Semolin" vorwiegend acidophil, ähnlich wie bei Vollkornschrot- bzw. Mehlnahrung.

Mehlabkochung. Während bei Schleimabkochungen nur 3—4%ige Kohlenhydratabkochungen gewonnen werden, lassen sich mit Mehlabkochungen höhere Kohlenhydratkonzentrationen herstellen, in der Regel 5%. Durch längeres Kochen zerfällt das Stärkekorn und es entsteht der sog. Stärkekleister. Die Mehle haben verschiedene Dickungs-(Quell-)Fähigkeit. Besonders groß ist sie bei Maismehl (und Kartoffelmehl), geringer bei Reismehl. Daher verwendet man bei Maismehlabkochung nur Konzentrationen von 2—5%, bei Reismehl dagegen von 5—10%. Der Reis ist sehr arm an Schleimstoffen. *Die Bedeutung des konzentrierten Reisschleims* nach Bessau *liegt in erster Linie an der Möglichkeit, ein im Dünndarm bakteriell nicht angreifbares Kohlenhydrat in hoher Konzentration bei Ernährungsstörungen anzubieten* und so den Brennstoffbedarf des ernährungsgestörten Säuglings zu decken. Bei leicht gärfähigen kristallinen Zuckern ist das nicht möglich.

Die Förderung der Gärung ist bei den verschiedenen Mehlen unterschiedlich. Gersten-, Mais- und Reismehl gelten als weniger gärfähig als Hafer- und Weizenmehl. Im Rattenversuch ergibt Füttern mit Reisstärke einen um 20% höheren Leberglykogengehalt als bei Weizen-, Mais- und Kartoffelstärke (Danopoulos).

Vollkornmehl ist in Form des aus Roggenmehl gebackenen (teilweise dextrinierten) und vermahlenen Knäckebrotes (JAMIN) und des Weizen-Vollkornmehles und Weizenvollkornschrotes (KELLER) als Zusatz zur Säuglingsernährung empfohlen worden.

Dextrine. Durch Rösten, Amylase- oder Säureeinwirkung wird Stärke zu Dextrinen und weiter zu Maltose und Dextrose gespalten. Als Abbaustufen werden je nach der Farbreaktion mit Jod blaufärbbares Amylodextrin, rotbraunes Erythrodextrin, farbloses Achroodextrin und farbloses Maltodextrin unterschieden. Durch Hydrolyse werden stufenweise verschieden große Gruppen von Maltoseketten abgespalten. Malzamylase enthält eine α- und eine β-Amylase. Bei 70° wird die β-Amylase zerstört. Die α-Amylase baut die Stärkekette in kleinere Bruchstücke ab, während die β-Amylase jeweils nur ein Maltosemolekül abspaltet. Die α-Amylase wird daher als Dextrinogenamylase und die β-Amylase als Saccharogenamylase bezeichnet. Die Umwandlung der Stärke bis zu Maltose ist nie vollständig. In Abhängigkeit von Stärkeart und Enzympräparat werden höchstens 55—90% Maltose gebildet. Den Rest bilden die schwer angreifbaren „Grenzdextrine" oder Restkörper.

Bei dem Abbau der Amylose mit β-Amylase entstehen keine Grenzdextrine, beim Abbau von Amylopectin 40—56%. Beim Abbau der Stärke durch α-Amylase kommt es nur zu einer 29—32%-Verzuckerung. Dabei wird vorzugsweise die Amylose angegriffen. In Grenzdextrinen kommen wahrscheinlich 6-α-Glucosidbindungen (Isomaltoseverbindungen) vor. Unter 20 Maltosebindungen steht eine Isomaltosebindung. Bei Abbau der Stärke durch β-Amylase kommt eine Verzuckerung bis zu 60% zustande. Dabei wird das Amylopectin schneller angegriffen. α-Amylase bildet nur Maltose, aber keine Dextrose.

Die Malzamylase ist ein Gemisch aus Saccharogen- und Dextrinogenamylase. Die tierischen Amylasen (Pankreasdiastase) entsprechen dem Dextrinogenamylasetyp, doch ist die verzuckernde Fähigkeit stärker ausgeprägt (näheres s. HEYNS).

Technische dextrinisierte Mehlprodukte. *Zwieback* und *Keks* stellen durch Back- und Röstprozeß mehr oder weniger dextrinhaltige Mehlprodukte dar. Eine große Zahl von „Kindermehlen" hat als Grundlage dextrinisierte Mehle. Manche enthalten Zusätze von kristallinischem Zucker oder Milchpulver (z . B. Nestle's-Kindermehl). Milch- und zuckerfrei sind „Kufeke-Mehl" (13,1% Eiweiß, 0,6% Fett, 11,9% lösliches, 76,7% unlösliches Kohlenhydrat, 1,8% Asche), „Töpfer's Keksmehl nach Prof. MOLL " (10% Eiweiß, 20% lösliches, 60% unlösliches Kohlenhydrat). Die sog. *Kindermehle* erfreuen sich großer Beliebtheit in der Ernährung des gesunden Säuglings, obwohl die mit Zusätzen versehenen dem Kinderarzt Schwierigkeit in der Eingliederung in die künstliche Ernährung bereiten.

Eine besondere Rolle spielen die sog. „*Nährzucker*". Als leicht resorbierbare, schwerer gärfähige Dextrin-Maltose-Gemische dienen sie hauptsächlich als Kohlenhydratzusatz zu antidyspeptisch wirkenden Nährgemischen. Die bekanntesten Handelspräparate sind „Soxhlet's Nährzucker" (41% Dextrin, 52% Maltose, 1,25% NaCl), „Töpfer's Nährzukker" (43% Dextrin, 50% Maltose, 1,5% NaCl), „Löflund's Nährzucker" (60% Dextrin, 40% Maltose, kein NaCl) und „Alete-Nährzucker (50% Maltose, 50% Dextrin). Während die drei erstgenannten durch Abbau von Stärkekleister mittels Malzamylase gewonnen werden, welche die Stärke in ihren β-Bindungen bis zu β-Maltose aufspalten, wird der Alete-Zucker durch Abbau mittels einer α-Amylase (Aspergillus-Amylase) in den α-Bindungen bis zu α-Maltose hergestellt, ähnlich wie es im Körper durch die α-Amylase des Pankreas erfolgt. MALYOTH spricht diesem „körpernahen" Zucker eine bessere Resorption und Glykogenbildung zu. Klinisch ist der Unterschied nicht von ausschlaggebender Bedeutung (SCHÜRER). Alle Nährzucker, auch Alete-Nährzucker, enthalten immer eine α- und β-Maltose (PETUELY).

Der verhältnismäßig hohe Gehalt der Nährzucker an gärfähiger Maltose erfordert bei der Dyspepsiebehandlung eine gewisse Vorsicht in der Dosierung, so daß nur selten mehr als 5% Zusatz zu Milchmischungen zulässig sind. Ein in USA gebräuchlicher Nährzucker, „Dexin", enthält nur 24% Maltose und 75% Dextrine und 0,25% Mineralien (MAY). *Am weitesten ist die Dextrinisierung bei geringstmöglicher Maltosebildung im „Dexamyl"* (Töpfer-Werk, Dietmannsried im Allgäu) *durchgeführt. Es enthält nur etwa 5% Maltose und im übrigen fast nur Dextrine.* Es wird aus Reismehl-Stärkekleister mittels Dextrinogenamylase gewonnen und ist bakteriell schwer angreifbar. Beim Trocknungsprozeß wird ein Teil der zunächst vollständig verflüssigten Dextrine weniger löslich. Die geringe bakterielle Angreifbarkeit für B. coli ermöglicht, auch schwere Dyspepsien und Intoxikationen frühzeitig mit so hohen Kohlenhydratmengen zu ernähren, daß der Calorienbedarf des künstlich ernährten Säuglings bald im Verhältnis der Eiweiß- Brennstoff-Korrelation des Frauenmilch-ernährten Kindes gedeckt werden kann. Man kann mit 5% beginnen und bald auf 10%—15% Zusatz steigern. Außerdem besitzt das Dexamyl die Eigenschaft, die Bifidumflora des natürlich ernährten Kindes zu fördern und so eine coli-antagonistische Wirkung mit Einschränkung schädlicher Abbauprodukte des Coli-Stoffwechsels auszuüben. Ein Cystinzusatz ergänzt das bei Kuhmilchernährung vorhandene Cystindefizit und unterstützt die Entstehung der Bifidumflora.

Brot. Die *Frage nach dem notwendigen Grade der Ausmahlung des Mehles*, das zur Brotherstellung dient, hängt mit der Bedeutung der Ballaststoffe (Cellulose, Hemicellulose, Lignin, Pectin und Asche) zusammen.

Tabelle 35. *Chemische Zusammensetzung des Brotes.*

	Eiweiß %	Fett %	Kohlen-hydrate %	Wasser %	Cal.
Weißbrot (Brötchen) . .	6,8	0,5	57,8	33,7	270
Graubrot (Weizen-Roggen)	7,5	0,3	51,8	38,5	246
Knäckebrot	11,1	2,1	69,1	7,9	348
Roggenbrot	6,4	1,1	50,4	39,7	244
Weizenzwieback	9,9	2,6	75,5	9,5	374

Tabelle 36. *Mineralbestandteile des Brotes* (mg-%).

	Cellulose %	K	Na	Ca	Mg	Fe	P	S	Cl
Weißbrot . .	0,31	49,5	183	29,2	30,0	0,14	70,0	122	478
Roggenbrot . .	0,80	47,3	110,5	10,7	7,3	4,5	60,0	68,5	341
Vollkornbrot									
Schlüterbrot .	3,0—4,0	143,0	134	20,0	47,2	1,74	73,0	172	224
Simonsbrot . .		222,0	177	44,3	47,5	1,84	81,0	145	478
Weizenzwieback	0,85	78,0	30,4	37,3	15,7	1,90	53,5	102	122

Dem Zuge der Zeit, feine Mehle zu bevorzugen, steht die Forderung mancher Ernährungsphysiologen und Kliniker gegenüber, ein hochausgemahlenes, möglichst Vollkornmehl, zur Brotherstellung zu verwenden. Für die Ernährung des Kindes, ja Säuglings, stehen feinste mehlartige Vollkornerzeugnisse zur Verfügung. In Notzeiten tritt immer der Zwang einer möglichst starken Ausmahlung des Mehles in Erscheinung, während in normalen wirtschaftlichen Zeiten ein Brot aus wenig ausgemahlenem Mehl allgemein bevorzugt wird. Einerseits kann festgestellt werden, daß es Backverfahren gibt, die ein gut bekömmliches, wenig sauerschmeckendes Vollkornbrot liefern, andererseits läßt die Backtechnik bezüglich Herstellung eines bekömmlichen Brotes oft zu wünschen übrig. Die starke Pufferungsfähigkeit der Kleiebestandteile führt vielfach zu starken Gärerscheinungen im Darm, besonders bei vegetativ labilen Menschen. Dagegen kann die Stempelwirkung der unverdaulichen und schwer verdaulichen Bestandteile bei darmträgen Menschen die Peristaltik fördern. Auch wirkt nach RUBNER die Kleie stark sekretfördernd durch Gehalt an Allectinen. Je höher der Ausmahlungsgrad, desto dunkler ist das Brot und desto schlechter die Ausnutzbarkeit des Energiegehaltes und um so größer die ausgeschiedene Kotmenge. Infolge der Celluloseeinhüllung ist das Kleieeiweiß vom menschlichem Darm kaum verwertbar, während die Kleie vom Pflanzenfresser durch bakteriellen Abbau in dem langen Dickdarm gut verarbeitet wird. Nur eine sehr feine Zerkleinerung des Korns dürfte die Ausnutzung für den Menschen verbessern. Bei der heute üblichen Herstellungsweise von Vollkornbrot geht etwa die Hälfte des Eiweißes verloren. Dazu kommt der erhöhte Stickstoff-Verlust durch vermehrtes Sekreteiweiß. Weizenbrot wird besser ausgenutzt als Roggenbrot. Bei Weizenbrötchen beträgt der N-Verlust im Kot 6,8%, bei Roggenbrötchen 50%. Menschen mit empfindlichem Magen-Darm-Kanal führen sich die Cellulose besser durch Gemüse und Obst zu (KESTNER und KNIPPING). In Deutschland wird hauptsächlich ein Brot aus Roggenmehl oder einem Gemisch aus Weizen- und Roggenmehl gegessen.

Zur Lockerung des Teiges durch CO_2-Entwicklung dient entweder Sauerteig, der ein Gemisch aus Hefen und Bakterien enthält, bei Weizengebäcken Hefe, bei Kuchengebäcken meist Backpulver. Die Backfähigkeit ist durch die als Kleber wirkenden Eiweißstoffe des Mehles (Gliadin und Glutenin) bedingt. Beim Altbackenwerden nimmt die Kruste Wasser auf, von außen und aus der Krume, und in der Krume schrumpfen die Stärkekörner durch Wasserabgabe an das Klebereiweiß und lösen sich von den Kleberteilchen, was im Krümeligwerden zum Ausdruck kommt.

Das in der Kleie enthaltene Phytin, wird in Form einer unlöslichen Ca-Mg-Verbindung der Inositphosphorsäure, mit dem Stuhl wieder ausgeschieden, wenn die Phytase des Vollkorns durch den Backprozeß zerstört und das Phytin nicht durch Bakterien- und Hefegärung bei der Brotteiggärung aufgespalten wird. Dadurch kann es bei vorzugsweiser Vollkornernährung zu negativer Kalkbilanz kommen. In England hat man im Kriege diesem Umstande Rechnung getragen und das Brot mit Ca angereichert (156 g $CaCO_3$ auf 100 kg Mehl). Der Vitamingehalt des Mehles nimmt mit dem Grade der Ausmahlung zu, da die Vitamine vorzugsweise im Keimling enthalten sind.

Tabelle 37. Vitamingehalt (mg-%).

	Vollkorn	Mehl, 75% Ausmahlung
Pro-A (Carotin)	3,3	0
B_1 (Aneurin)	5,0	0,7
B_2 (Lactoflavin)	1,3	0,4
B_6 (Pyridoxin)	4,4	2,2
PP (Nicotinsäureamid)	57,0	7,7
Pantothensäure	50,0	23,0
E (Tocopherol)	3,0	0

Der Vitamin B-Verlust wird bei kleiearmem Brot z. T. durch den Vitamin B-Gehalt des Sauerteigs bzw. der Hefe ausgeglichen. Bei einem für Roggenmehl empfehlenswerten Ausmahlungsgrade von 65—70% und für Weizenmehl von 70—75% halten sich die Vitamin B-Verluste in mäßigen Grenzen. Die dem groben Brot zugeschriebene bessere

Entwicklung und Erhaltung des *Gebisses* scheint zum Teil auf der stärkeren Kauarbeit zu beruhen. Diese führt neben der erhöhten Speichelsekretion, welche die mechanische Zahnreinigung begünstigt, zu stärkerer Durchblutung des Zahnfleisches und der Kiefermuskeln und beeinflußt günstig die Gebißstellung.

2. Vegetabilien.

a) Kartoffeln und Hülsenfrüchte.

Tabelle 38. *Chemische Zusammensetzung.*

	Eiweiß %		Fett	Kohlen-hydrate	Wasser	Calorien
		verwertbar	%	%	%	
Kartoffeln . .	2,0	1,6	0,2	20,9	74,9	96
Erbsen	23,4	16,0	1,9	52,7	13,8	330
Bohnen . . .	23,7	17,0	2,0	56,1	11,2	346
Linsen	26,0	18,0	1,9	52,8	12,3	341
Sojabohnen . .	33,7	23,0	19,2	27,1	10,1	428

Tabelle 39. *Mineralbestandteile* (mg-%).

	K	Na	Ca	Mg	Fe	P	S	Cl
Kartoffeln	275	10,0	15,7	35,6	0,87	39	110	50
Erbsen	407	8,5	84,0	110,3	7,00	187	?	36
Bohnen	525	16,0	130,0	130,5	3,13	220	?	?
Linsen	260	90,0	82,5	?	12,60	144	255	84

Die Ausnutzung der *Kartoffel* ist mit Rücksicht auf den Calorienwert sehr gut und kommt für die N-Ausnützung dem von feinstem Brot gleich. Die biologische Wertigkeit (THOMAS) des Kartoffeleiweißes entspricht etwa $^4/_5$ von der des Rindfleisches und übertrifft sogar etwas die des Caseins. Kartoffeln haben auch einen hohen Sättigungswert. Ihr hoher Vitamin C-Gehalt läßt beim Lagern nach.

Die *Hülsenfrüchte* (Leguminosen) haben einen hohen Eiweißgehalt. Aber die in Zellwände eingeschlossenen Eiweißstoffe sind schlechter verwertbar als tierisches Eiweiß und biologisch minderwertiger, bei Erbsen etwa die Hälfte wie bei Rindfleisch. Da die Rohfaser der Schalen die Ausnützung der Nährstoffe herabsetzt, empfiehlt es sich, die Schalen nach dem Kochen durch ein Sieb zu entfernen oder besser Hülsenfruchtmehle zu verwenden. Die Sojabohne ist außer ihrem hohen Eiweißgehalt auch wegen ihres hohen Fettgehaltes wertvoll. Sojabohnen enthalten einen Trypsin-Inhibitor, der die tryptische Aufspaltung ihres Eiweißes hemmt. Durch Erhitzen im Autoklaven wird er denaturiert und unwirksam.

Der hohe Lysingehalt des Sojaeiweißes ermöglicht Pflanzenproteine zu ergänzen. Die Ausnutzung richtig vorbehandelter Soja ist gut. Sojamehl eignet sich in der Ernährung des Kindes nur in Verbindung mit tierischem Eiweiß. Die N-Resorption und N-Retention sind bei Ernährung mit Sojamilch unzureichend. Es kommt zu starker alkalotischer Stoffwechselrichtung mit hoher Harnalkalität (KRAUSE und LASSEN, YEU). Bei Ernährung mit Sojamehl sinkt die P-Retention und steigt die Ca-Ausscheidung (STEARNS c. s.).

Tabelle 40. *Aminosäurengehalt von Soja-eiweiß* (g-%). (Nach KUIKEN und LYMNA.)

Valin	5,34
Leucin	7,98
Isoleucin	5,31
Phenylalanin	5,08
Methionin	1,40
Threonin	3,90
Lysin	6,65
Arginin	7,72
Histidin	2,23
Tryptophan	1,53
Glutaminsäure	18,40

Tabelle 41. *Aminosäurenwerte von Erbseneiweiß* (g-%). (Nach Angaben bei LANG und RANKE.)

Valin	4,0
Leucin	6,4
Isoleucin	4,1
Phenylalanin	4,8
Methionin	1,0
Threonin	3,9
Lysin	5,0
Arginin	8,9
Histidin	1,2
Tryptophan	0,7
Cystin	1,2

Sonnenblumen-Aleuronat ist reicher an Stickstoff als Sojabohne und reich an Phosphat. Es eignet sich aber auch nur vorübergehend zur Säuglingsernährung (LEVESQUE, MARQUEZY).

b) Gemüse.

Der hohe Wassergehalt von 80—95% bedingt einen sehr geringen Nährwert der Gemüse. Von diätetischer Bedeutung sind der stuhlbildende Cellulosegehalt, der hohe Alkali- und Eisengehalt und die Vitamine. Die Ausnützung der an sich schon geringen Nährstoffe wird durch die schwere Angreifbarkeit der Zellwände erschwert, in die sie eingeschlossen sind. Der Geschmackswert der Gemüse ist beachtlich.

Bei der küchenmäßigen Verarbeitung der Gemüse läßt sich nicht immer das Weggießen des Kochwassers, das Mineralien und Vitamine enthält, vermeiden, weil scharf schmeckende und riechende Stoffe entfernt werden müssen. An Vitaminen kommt in erster Linie das C-Vitamin in Betracht, außerdem kommt A-, B_1- und B_2-Vitamin vor. Der Vitamingehalt von Gemüsekonserven ist unterschiedlich. BISCHOFF und GRASEDYCK-RENNER fanden in Konserven von Rosenkohl und Kohlrabi viel Vitamin C, gleichwertig waren Spinat, Grünkohl, Weißkohl und Blumenkohl, während Mohrrübenkonserven vitaminarm waren. Stalldüngung setzt den Vitamin A-Gehalt gegenüber Stall- und Mineraldüngug herab, ist dagegen bezüglich B- und C-Vitamin gleichwertig (WENDT c. s.). Bei Zugabe von Spinat oder Mohrrüben zu Milchkost fand EDELSTEIN beim Säugling eine Verminderung der Retention von N, Asche, CaO und P_2O_5, wahrscheinlich durch Verschlechterung der

Tabelle 42. *Chemische Zusammensetzung der Gemüse* (g-%).

Gemüsearten	Eiweiß %	Fett %	Kohlenhydrate %	Wasser %	Calorien
Kohlrabi	2,5	0,2	5,9	89,3	36
Mohrrüben	1,2	0,3	9,1	86,8	45
Schwarzwurzeln	1,0	0,5	14,8	80,4	69
Spargel	2,0	0,1	2,4	93,7	19
Rhabarber	0,7	0,1	3,0	94,7	16
Spinat	2,3	0,3	1,8	93,3	20
Kopfsalat	1,4	0,3	1,9	94,9	16
Blumenkohl	2,5	0,3	4,6	90,9	32
Grünkohl	4,9	0,9	10,3	80,5	71
Rosenkohl	5,3	0,5	6,7	84,6	54
Weißkohl	1,5	0,2	4,2	92,1	25
Wirsingkohl	2,7	0,5	5,0	89,6	36
Tomaten	1,0	0,2	4,0	93,4	26
Gurken	0,6	0,2	0,9	97,7	8
Radieschen	1,2	0,2	3,8	93,3	22

Vom Eiweiß der Gemüse sind nur 50—70% ausnutzbar.

Tabelle 43. *Mineralgehalt der Gemüse* (mg-%).

Gemüsearten	K	Na	Ca	Mg	Fe	P	S	Cl
Kohlrabi	168	27,8	90	48	12,2	55	39	57
Mohrrüben	112	58	59	19,4	2,6	20,6	18	34
Schwarzwurzeln . .	120	45	46	23,6	9,8	58	40	31
Spargel	82	10,8	13,6	11	0,56	17,5	41,5	53
Rhabarber	147	11,5	42,6	33	3,0	18,3	—	32
Spinat	370	35,4	59	57	15,4	83	103	127
Kopfsalat	160	29	108	38,6	19,2	20,6	15	79
Blumenkohl	58	24	99	17,5	0,14	29	—	29
Grünkohl	280	2,2	114	30,5	10,2	56	170	60
Rosenkohl	187	1,9	25	20	2,9	64	195	40
Weißkohl	237	15,6	50	23,6	2,9	47	62	37
Wirsingkohl	118	11,2	41,5	12	0,6	22,3	44,5	7
Tomaten	157	63	43	51	8,1	20,3	18	69
Gurken	86	6,7	20	11	1,5	11,6	11,2	37
Radieschen	65	38	51	7,8	4,5	11,6	11,9	44

Ausnutzung durch den Darm. Ein Unterschied zwischen frischem und Konservengemüse ergab sich nicht. Nach TISDALL c. s. ist der Eisengehalt von Spinat zwar 3 mal größer als in Tomaten, aber der an löslichem Eisen ist gleich. Der CaO-Gehalt des Spinats wird infolge hohen Oxalsäuregehaltes nicht verwertet, während der CaO-Gehalt der Tomaten gut ausgenützt wird. Gekochter Spinat enthält 4 mal mehr Vitamin A als eingemachte Tomaten. B_1 ist in gekochtem Spinat nur zur Hälfte von dem in gekochten Tomaten, Vitamin C nur zu einem Viertel enthalten.

Für eine gute Ausnützung der Gemüse ist die feine Pürierung von großer Bedeutung.

c) Obst.

Der Wert des Obstes beruht auf dem durch seinen Gehalt an Dextrose, Fructose, Fruchtsäuren und Aromastoffen bedingten Wohlgeschmack, auf seinem Vitamingehalt und seiner u. U. abführenden Wirkung, wobei Cellulosegehalt und andere Stoffe mitwirken. Der Wassergehalt ist hoch, der an Eiweiß noch geringer als bei Gemüsen und die Ausnützung schlecht. Nur Nüsse, Eßkastanien und Mandeln haben infolge ihres hohen Eiweiß- und Fettgehaltes einen wirklichen Nährwert. Der Eiweißgehalt des Obstes schwankt um 1%, der an Fruchtsäuren, mit Ausnahme der Citrone (5,39%), zwischen 1 und 2%, der an Kohlenhydraten, mit Ausnahme der Banane (22,8%) ungefähr zwischen 10 und 20%, der Calorienwert, mit Ausnahme der Banane ($= 100$), etwa zwischen 40 und 70 pro 100 g.

Tabelle 44. *Chemische Zusammensetzung von Hartschalenobst* (g-%).

	Eiweiß %	Fett %	Kohlenhydrate %	Calorien
Haselnüsse	17,4	62,6	7,2	682
Walnüsse	16,7	58,5	13,0	666
Erdnüsse.	27,5	44,5	15,7	591
Eßkastanien . . .	6,1	4,1	39,7	226
Mandeln	21,4	53,2	13,2	637

Hartschalenobst ist reich an K_2O, CaO, MgO und P_2O_5.

Obst ist reich an Kalium. Es erhöht die Alkalireserve (KAULBERSZ c. s.).

d) Cellulose.

Ein menschliches oder tierisches, die Cellulose spaltendes Ferment gibt es nicht. Dagegen besitzen gewisse Bakterien, wie sie im Pansen des Wiederkäuers oder im Dickdarm von Mensch und Tier vorkommen, ein Cellulose spaltendes Ferment (Cytase). Aber beim Menschen werden nur dünne Zellmembranen von Obst, Gemüse und Mehl gelöst, gröbere nur in geringem Ausmaße. Die Zellmembran der Pflanzen enthält außer der eigentlichen Cellulose nach RUBNER noch Pentosane, Lignin und Hemicellulose. Der Stickstoffverlust ist bei cellulosereicher Nahrung also hoch und wird durch eine verstärkte Sekretion der Verdauungssäfte bei cellulosereicher Nahrung noch erhöht. Für die Ausnützung cellulosehaltiger Nahrungsmittel spielt die küchentechnische Zubereitung, Kochen und feines Pürieren, eine ausschlaggebende Rolle.

Neben der Aufschließung wertvollen Zellinhaltes ist die darmfüllende und Peristaltik auslösende Eigenschaft von Bedeutung. Die Darmperistaltik unterliegt dem ,,Alles- oder Nichts-Gesetz'', bei dem erst bei einem bestimmten Füllungsdruck eine Welle ausgelöst wird. Fehlt dieser mechanische Reiz, so wird der Darminhalt zu langsam fortbewegt. Daher haben die Fleischfresser einen kurzen, muskelkräftigen und die Pflanzenfresser einen langen Darm. Besonders der Dickdarm der Fleischfresser ist kurz und eng und der der Pflanzenfresser weit und lang. Der Mensch steht in der Mitte zwischen beiden. In der Zeit des Wachstums kann die Entwicklung des Darmes beim Menschen noch beeinflußt werden. Zur besseren Ausnutzung der Alkalisalze, Vitamine und anderer Wirkstoffe (Auxone?) aus cellulosehaltigen Nahrungsmitteln kann die Ernährung des Kindes frühzeitig auf die Fähigkeit einer besseren Verwertung eingestellt werden. Aufgabe der Ernährung ist es, sämtliche entwicklungsmöglichen Funktionen der Verdauungsorgane so zu üben, daß sie möglichen Anforderungen gerecht werden können, ohne Insuffizienzerscheinungen zur Folge zu haben. Nach KELLER kann (und soll!) schon der Säugling Weizenvollkornschrot in feinster Vermahlung erhalten. Die Stärke des Weizenmehles wird bei Verwendung von Weizenvollkorn im Vergleich zu reiner Weizen*stärke*, nicht Weizenmehl, besser ausgenutzt. Der Abbau der Weizenstärke ist, gemessen an der Maltosebildung, dagegen geringer (KELLER).

Die Mängel, die dem feineren Brot anhaften, sucht man in USA durch Zusatz von Salzen und Vitaminen auszugleichen. Auch eine Verbesserung der biologischen Wertigkeit des Broteiweißes ist bis zu gewissem Grade durch Zusatz von Hefe oder Sojamehl (3—5%) möglich. Durch reine Verbesserung der Mahltechnik und der Brotzubereitung ist bisher im allgemeinen kein entscheidender Fortschritt erzielt worden. In der Regel wird der Weg beibehalten, die vom Pflanzenfresser gut verwertbare

Tabelle 45. *Von cellulosehaltigen Nahrungsmitteln werden in Prozent der Einfuhr nicht resorbiert:*

	Stickstoff %	Calorien %
Feines Weizenbrot	12,3	4,5
Weizenmehl, 70% ausgemahlen	24,6	7,1
Vollweizen	25,8	11,0
Roggenmehl, 72% ausgemahlen . . .	39,7	11,7
Roggenmehl, 82% ausgemahlen . . .	40,3	13,5
Hafermehl	30,4	13,4
Reis, geschält.	19,3	4,9
Mais.	15,5	8,3
Gerste	31,5	9,5
Kartoffel, gekocht.	20,4	5,6
Mohrrüben	38,9	12,7
Kopfsalat	21,4	16,7
Weißkraut, Rotkraut	27,8	20,0
Blumenkohl	28,0	21,2
Spinat	27,0	24,3
Erbsen, grün	28,8	20,9
Äpfel	131,6	11,6
Erdbeeren	91,3	32,8

Kleie durch Verfüttern an das Vieh, wenn auch mit Nährstoffverlust. zur Gewinnung von Fett und hochwertigem Eiweiß zu verwerten.

Die *Keimlinge* sind auch für den Menschen sehr gut verwertbar, Sie enthalten ein hochwertiges Eiweiß und sind reich an Lipoiden. Mineralstoffen und Vitaminen. Ihre geringe Haltbarkeit erschwert ihre Verwendung.

3. Zucker, Honig, Malzextrakt.

Über kristalline Zucker s. „Kohlenhydrat-Stoffwechsel‟. Über Milchzucker s. „Milch‟.

Säuglinge besitzen gegen Dextrose eine höhere Toleranz als ältere Kinder. Die Lävulosetoleranz ist bei beiden gleich. Dextrose, Nährzukker und Stärkesirup ergeben die höchsten Blutzuckerkurven. Dann folgt Honig, Saccharose, Lävulose und Lactose. Mit Ausnahme der Dextrose wird Honig am schnellsten assimiliert, ohne den Blutstrom mit Zucker zu überlasten (SCHLUTZ c. s.).

Honig. Es gibt Honigtau-, Blüten- und Zuckerfütterungshonig. Bei der Umwandlung des Honigtaus oder des Nektars kommt es außer Eindickung zur Invertierung von Rohrzucker, Abbau von Dextrinen, Fructosebildung aus Dextrose, Aufbau dextrinartiger Stoffe und Bildung organischer Säuren. Bei der Reifung des Honigs wirken sich Fermente weiter aus. Die meisten Honige haben einen Keimgehalt von 100 bis 1000 pro 1 g (Subtilis, Sarcine, Staphylokokken, Hefen, Penicillumarten). Als übersättigte Zuckerlösung mit nur 20% Wassergehalt ist der Honig haltbar. In einer 20%-Lösung wirkt Honig bactericid auf Coli, Typhus- und Diphtheriebacillen. An Fermenten enthält der Honig Amylase, Invertase, Katalase, Oxydase und Phosphatase. Proteolytische und lipolytische Fermente fehlen. Der Zucker des Honigs besteht zu 34—37% aus Dextrose, 34—38% aus Lävulose, geringen Mengen Maltose, Melizitose und Dextrinen. Der N-Gehalt beträgt im Mittel 0,35%. An Säuren sind Apfelsäure, Citronensäure und Milchsäure vorhanden. Der Vitamingehalt ist minimal. Die Honigasche enthält hauptsächlich Kalium und Phosphorsäure. Spurenelemente sind viele vorhanden. Im Nährwert steht dem Honig der durch Behandlung von Rohrzucker mit Säuren bereitete Kunsthonig gleich, der ebenfalls ein Invertzucker ist (SPÖTTEL).

Malzextrakt. Durch Keimen der feuchten Gerste wird eine teilweise Diastasierung der Stärke erzielt. Durch anschließendes Darren wird die Keimung unterbrochen und durch Ausziehen mit Wasser (Maischen) werden die löslichen Stoffe extrahiert. Durch Eindampfen werden sirupöse und durch Eintrocknen trockene Malzextrakte gewonnen. Der sirupöse „Löflund'sche Malzextrakt‟ enthält 4,5% Eiweiß, 58,5% Maltose, 13,5% Dextrine und 1,4% Mineralstoffe, bei einem Wassergehalt von 22,2%. Der Calorienwert beträgt 322 pro 100 g. Den alkohollöslichen Extraktivstoffen des Malzextraktes wird eine zusätzliche ansatzfördernde Wirkung zugeschrieben (Aron).

4. Fleisch, Fisch, Eier, Hefe.

Die Ausnutzung von Fleisch-, Organ-, Schlachtabfalleiweiß von Warmblütern und die von Fischfleisch ist ausgezeichnet. Der biologische Wert des Eiweißes für den Menschen beträgt nach Thomas für Rindfleisch = 100, Vollei = 94, Fisch = 94, Eieralbumin = 91, Casein = 70. An der Ratte geprüft (Mitchell) ergibt sich folgende Reihenfolge: Vollei, Eieralbumin, Milch, Lactalbumin, Eiereiweiß, Fisch, Rinderleber, Rinderniere, Rindfleisch, Casein. Gemessen am Wachstumswert für die Ratte (A. Albanese) zeigt sich folgende Reihenfolge: Vollei, Rindfleisch, Rinderherz, Rinderniere, Lactalbumin, Magermilchpulver, Rinderleber, Eiereiweiß, Casein. Eine enge Beziehung zwischen biologischem Wert und Gehalt an essentiellen Aminosäuren hat die Kenntnis der Aminosäurewerte in den Vordergrund gerückt. Dabei zeigte sich, daß, gemessen an der Menge essentieller Aminosäuren, das Vollei den höchsten biologischen Wert besitzt. Bei der Ausnutzung spielt die Art der Zubereitung eine wesentliche Rolle, wobei gewöhnliches Kochen gut vertragen wird, schlecht dagegen Autoklavieren über 100° sowie Lagern im Trockenzustande. Näheres im Kapitel „Eiweißstoffwechsel".

Tabelle 46. *Aminosäurengehalt tierischer Eiweiße.* (Nach Zusammenstellung von Lang und Ranke.) g Aminosäuren pro 100 g Protein mit 16% N.

	Vollei	Eier-		Fleisch	Fisch-fleisch	Leber	Niere	Gehirn	Serum-eiweiß
		Eiweiß	Gelbei						
Valin	7,3			5,8	5,8	6,2	5,3	4,9	6,0
Leucin	9,2			8,0	7,1	8,4	7,9	13,4	18,0
Isoleucin . . .	8,0			6,3	6,0	5,4	5,2	3,6	3,0
Phenylalanin .	6,3	5,5	5,7	4,5	4,8	6,1	5,5	4,9	5,4
Methionin . .	4,1	4,4	3,6	3,2	3,2	3,2	2,7	3,0	1,9
Threonin . . .	4,9	4,1	3,6	5,3	5,1	4,8	4,6	5,8	6,3
Lysin	7,2	6,5	5,5	7,6	7,8	6,7	5,5	6,2	8,0
Arginin	6,4	5,8	8,2	7,2	7,4	6,6	6,3	6,6	5,8
Histidin	2,1	2,2	2,6	1,9	2,2	3,1	2,7	2,6	2,6
Tryptophan .	1,5	1,6	1,6	1,2	1,3	1,8	1,7	1,3	1,7
Cystin	2,4	2,3	1,9	1,1	1,6	1,3	1,5	1,8	3,6

s. R. J. Block und D. Bolling, The Amino Acid Composition of Proteins and Foods, Springfield 1945.
R. J. Block, Advances in Protein Chemistry II, 199, New York 1945.
Vgl. den Aminosäurengehalt des Frauenmilch- und Kuhmilcheiweißes in Tab. 4

Die Frage, ob bereits für junge Säuglinge ein Ersatz von Milcheiweiß durch Fleisch u. a. möglich bzw. zweckmäßig ist, befindet sich noch im Stadium der Erprobung. Leberpüree, Thymus und Ei werden bereits im ersten Lebensjahr bei richtiger Anwendung gut vertragen und ausgenützt (Czerny-Keller). Leverton und Clark haben Säuglinge im Alter von 6 Wochen 6 Monate lang mit einer Milchmischung ernährt, der 25% ihres Eiweißgehaltes durch feinst püriertes Fleisch ersetzt (durchschnittlich 27 g Rind-, Kalb-, Schweine- und Lammfleisch). Die Kohlenhydrate wurden entsprechend reduziert. Es wurde nicht nur der Hämoglobin- und Erythrocytenabfall im Gegensatz zu den Kontrollen vermieden, sondern ihr Wert sogar gehoben. Auch befanden sich die Säuglinge in besserem Allgemeinzustande. In USA werden kleine, für 1 Mahlzeit reichende Konservendosen mit feinst püriertem Fleisch verschiedener Art in den Handel gebracht. Das feine Pürieren kann durch die neuzeitlichen Zerkleinerungsmaschinen (Turmix, Starmix, Multimix) erheblich erleichtert werden.

Der *biologische Wert der Hefe* (THOMAS) beträgt 71 gegenüber Milch = 100. Der Wachstumswert im Rattenversuch ist sehr gering (ALBANESE). Der Eiweißgehalt der Brauereihefe beträgt 42%. Hefeeiweiß hat nur Ergänzungswert für Cerealieneiweiß, wie Weizen und Mais. Besonders hoch ist sein Gehalt an

Tabelle 47. *Aminosäurenwerte der Hefe* (g-%) (Nach Zusammenstellung bei LANG und RANKE.)

	Brauereihefe %	Nährhefe %
Valin	5,0	5,4
Leucin	7,4	6,8
Isoleucin	5,9	5,8
Phenylalanin . . .	4,1	2,9
Methionin	2,7	2,8
Threonin	5,5	5,1
Lysin	7,5	8,0
Arginin	4,3	4,0
Histidin	2,8	2,3
Tryptophan . . .	1,3	1,2
Cystin	1,0	1,1

B-Vitaminen. Lebende Hefe wird schlecht ausgenutzt, Trockenhefe dagegen sehr gut, da die Zellwände zerstört sind. Der Purinstickstoff der Hefe ist mit 0,83% recht hoch.

STENGER hat nach vorhergehenden Versuchen an der Ratte gezeigt, daß bei Säuglingen und Kleinkindern Holzzuckerhefe im Gemisch mit Pflanzen- und Tiereiweiß (Keratinhydrolysat, Molkeneiweißquark) als vollwertige Nahrung betrachtet werden kann.

Bedeutung der Aminosäuren. Nach ALBANESE c. s. beträgt der *Bedarf des Säuglings* an Tryptophan 23 bis 40 mg pro Kilogramm Körpergewicht, an Methionin 99 mg/kg

Tabelle 48. *B-Vitamingehalt der Brauereihefe* (γ-%).)Nach R. BRAUDE

B$_1$ (Aneurin) . . .	30—150
B$_2$ (Lactoflavin) .	35— 80
B$_6$ (Pyridoxin) . .	30—100
Pantothensäure .	120—250
Nicotinsäure . . .	100—500
Biotin	20— 75

und an Isoleucin 90 mg/kg. Das ist *das 5fache des Bedarfs des Erwachsenen.* Etwa ein Sechstel des Methionins läßt sich durch Cystin ersetzen. ALBANESE c. s. fand beim Säugling einen Methioninbedarf von 85 mg/kg, wenn kein Cystin gegeben wurde, und von 65 mg/kg bei Zusatz von 1% Cystin zur Nahrung[1]. Auffallend ist der hohe Cystingehalt

[1] Zu diesen Bedarfszahlen vergl. auch die Ausführungen von BROCK im Abschnitt „Eiweißstoffwechsel" (Bd. 2).

der Frauenmilch und der niedrige an Methionin, während die Kuhmilch sich umgekehrt verhält.

Es ist wichtig, daß *alle essentiellen Aminosäuren gleichzeitig in ausreichendem Maße verabfolgt werden,* und daß eine Speicherung freier Aminosäuren nicht stattfindet. Es kommt also darauf an, daß die Eiweißkörper auch gleichmäßig schnell gespalten und resorbiert werden. Die Verwertung der Aminosäuren unterliegt dem *Minimumgesetz,* d. h., wenn von einer Aminosäure zu wenig angeboten wird, dann werden auch alle anderen Aminosäuren nur im gleichen Verhältnis verwertet. Mangel oder Fehlen einer essentiellen Aminosäure bedingen also eine generelle Störung des Eiweißstoffwechsels. Muß trotz des Mangels einer essentiellen Aminosäure ein für den Organismus wichtiges Protein aufgebaut werden, so wird ein weniger wichtiges Protein, meistens Muskeleiweiß, abgebaut, um die betreffende Aminosäure zu gewinnen. Der Rest des angegriffenen Eiweißes wird sofort vollständig abgebaut und ein relativ großer Teil durch den Harn ausgeschieden. Gewichtsabnahme und negative N-Bilanz sind die Folgen.

Es ist von praktischer Bedeutung, daß sich der Eiweißbedarf des wachsenden und erwachsenen Organismus, auch in langfristigen Versuchen, vollwertig durch zusammengesetzte Proteinhydrolysate decken läßt, wenn sämtliche essentiellen Aminosäuren ausreichend enthalten sind. Das hat in der diätetischen Behandlung schwerer akuter Ernährungsstörungen große praktische Bedeutung erlangt (ADAM). Es besteht aber ein Unterschied, ob die Aminosäurengemische peroral oder parenteral verabfolgt werden. *Nach parenteraler Zufuhr übersteigt die Amino-N-Ausscheidung über das Dreifache die Ausscheidung bei peroraler Zufuhr* (ECKHARDT und DAVIDSON)! *Die Ausschaltung des Pfortader-Leberweges ist also von Nachteil.* Auch die rectale Zufuhr dürfte eine unzureichende Resorption bedingen. Nach W. C. ROSE ist zur Aufrechterhaltung eines N-Gleichgewichtes (beim Erwachsenen) eine höhere Energieaufnahme nötig, als wenn das Eiweiß intakt gefüttert wird.

Für die Beurteilung von Eiweißverlusten ist wesentlich, daß der Verlust von 1 g Serumeiweiß eine Verminderung des Eiweißbestandes des Organismus um 30 g Organeiweiß anzeigt, ein Befund, der zwar beim Hunde erhoben wurde, aber wahrscheinlich auch für den Menschen zutrifft. *Aminosäuregemische müssen auf fermentativem Wege gewonnen werden, da bei Säurehydrolyse große Verluste, insbesondere an Tryptophan, eintreten.* Fermentativ gewonnene Präparate sind die folgenden:

Aminosäurengemische für perorale Ernährung: ,,Nutramigen,, (MEAD JOHNSON, Evansville, Indiana, USA) ,,Aminovit'' (BOEHRINGER, Mannheim), ,,Sangamin'' (BENCKISER, Ludwigshafen), ,,Proteal'' (GUIGOZ, Schweiz). Als Ausgangsprotein dient meistens Kuh-Casein z. T. auch Rinderblut.

5. Rohkost.

(Vegetarische Kost.)

Rohkost und vegetarische Kost haben in erster Linie diätetische Bedeutung. Beim Kinde spielen sie keine wesentliche Rolle. Bedenklich sind nur einseitige Kostformen, in denen hochwertiges Eiweiß in unzureichendem Maße zugeführt wird. Die Erfahrungen von Hungerperioden haben deutlich gezeigt, daß dabei nicht nur die Gewichtszunahme, sondern auch das Längenwachstum der Kinder leiden (ADAM, ROMINGER und DROESE). Bei einseitiger Brot- bzw. Kartoffelernährung braucht das Calorienangebot nicht zu leiden, und doch hungert das Kind, weil es volumenmäßig nicht die nötige Eiweißmenge konsumieren kann, die den nötigen Aufbauwert der Nahrung des wachsenden Organismus gewährleistet. Dieselben Bedenken sind bei vegetarisch eingestellten Angehörigen eines Kindes anzumelden.. Gegen eine Rohkost, in der die erforderliche Menge an hochwertigem Eiweiß durch Milch, Milchprodukte und Eier enthalten ist, kann nur eingewendet werden, daß die Ausnutzung der Nährstoffe in manchen Cerealien und Vegetabilien, welche nicht einem Kochprozeß unterworfen werden, unzureichend ist.

Von weiterem Interesse ist die Frage, ob in rohen Nahrungsmitteln noch andere für Wachstum und Stoffwechsel wichtige Stoffe enthalten sind, die durch industrielle, durch küchentechnische Verarbeitung oder durch Erhitzen zerstört werden und keine Vitamine sind (*Auxone* KOLLATHs). Auxonhaltig sind nach Rattenversuchen: Getreide, Kartoffel, Zuckerrübe, Ölfrüchte, Obst, Vollmilch, Eier, keimlinghaltige Kleie, Buttermilch und Gelbei im Rohzustande. Nicht auxonhaltig sind: Feinmehl, Stärke, Zucker, Öle, Säfte, Butter und Weißei. Eine ausreichende Zufuhr könnte nach KOLLATH z.B.durch zusätzlichen Genuß eines Getreidefrischbreies erreicht werden.

III. Vitamine.

Die Vitamine, Hormone und Fermente werden wegen ihrer engen Beziehungen zueinander unter dem gemeinsamen Begriff „Wirkstoffe“ oder „Biokatalysatoren“ zusammengefaßt. Eine scharfe Trennung zwischen exogenen Vitaminen und endogenen Hormonen ist nicht aufrecht zu erhalten, da der Organismus einzelne Vitamine wie ein Hormon aus einem vorgebildeten Stoff bilden kann, das Vitamin A aus Carotin und das Vitamin D aus Ergosterin oder 7-Dehydrocholesterin. Ihre Zufuhr ist also nicht unbedingt erforderlich. Ferner stellen manche Vitamine als Koferment Teilbestandteile der Fermente dar. Das eigentliche Ferment enthält als Holoferment eine Kombination von Apoferment, einen hochwertigen Eiweißkörper von Substratspezifität, und ein Koferment, das, meist mit Phosphorsäure gekoppelt, aus einem Vitamin besteht.

So ist das Koferment des Fermentes Karboxylase das mit 2 Molekülen Phosphorsäure gekoppelte Vitamin B_1, das Koferment des gelben Atmungsstoffes das mit 1 Molekül Phosphorsäure verbundene Vitamin B_2. Es ist wahrscheinlich, daß auch die Hormone Anteile von Fermenten sind (s. R. ABDERHALDEN).

Man unterscheidet:

Tabelle 49.

Fettlösliche Vitamine	Wasserlösliche Vitamine
A = Anti-Xerophthalmie-Vitamin D = Antirachitisches Vitamin E = Tocopherol, Antisterilitäts-V. K = Antihämorrhagisches Vitamin	B-Vitamine B_1 = Aneurin B_2 = Lactoflavin (Riboflavin) PP-Faktor = Niacin (Nicotinsäure u. Nicotinsäureamid) Pellagra-Schutzvitamin B_6 = Pyridoxin (Adermin) Pantothensäure (Faktor W) Biotin (Vitamin H) α-Liponsäure p-Aminobenzoesäure (Vitamin H 1) Folinsäure (Pteroylglutaminsäure) B_{12} C-Vitamin (Ascorbinsäure) P-Vitamin = Permeabilitäts-Vitamin

In großen Dosen haben manche Vitamine eine pharmakologische Wirkung. Bei Zubereitung, Lagerung und Konservierung können z. T. erhebliche Verluste eintreten. Lichtempfindlich sind: Lactoflavin, Pyridoxin, Vitamin K. Thermolabil sind: Aneurin, Pantothensäure, Folinsäure. Oxydabel sind: Vitamin C, Vitamin A, Vitamin D und Vitamin E.

In vielen Pflanzen sind Stabilisatoren für Vitamin C enthalten, z. B. in Citronen. In grünen Gemüsen nimmt der Vitamingehalt beim Lagern rasch ab. Bei längerem Warmhalten gekochter Speisen nimmt der Vitamin C-Gehalt bis zum völligen Verschwinden ab. Schwermetallspuren (Kupfer, Messing) beschleunigen die Oxydation des Vitamin C. Eindosen unter Luftabschluß schützt vor Zerstörung.

Von B_1 gehen bei Erhitzen und Eindosen 20—30% verloren, ebenso von Pantothensäure und Folinsäure. Durch Fortgießen von Kochwasser geraten erhebliche Mengen wasserlöslicher Vitamine zu Verlust. Die fettlöslichen Vitamine gehen bei der Hydrierung der Fette zugrunde. Adsorptionsmittel verschlechtern die Resorption der Vitamine.

K-Vitamin und B-Vitamine werden z. T. durch Darmbakterien, besonders acidophile, synthetisiert. Aus rohen und gekochten Gemüsen werden Vitamin A und seine Provitamin Carotin schlecht resorbiert, erheblich besser bei Zulage von Fett oder Lecithin. Ein Synergismus oder Antagonismus der Vitamine ist nicht sicher erwiesen (RIETSCHEL). Nur bei großen Dosen von Vitamin D soll eine A-Hypovitaminose entstehen (THOENES).

Tabelle 50. *Vom National Research Council 1948 empfohlene tägliche Vitaminmengen.* (Nach Zusammenstellung von LANG und RANKE.)

	A (IE)	B_1 mg	B_2 mg	Niacin mg	C mg	D (IE)
Unter 1 Jahr	1500	0,4	0,6	4	30	400
1—3 Jahre	2000	0,6	0,9	6	35	400
4—6 Jahre	2500	0,8	1,2	8	50	400
7—9 Jahre	3500	1,0	1,5	10	60	400
10—12 Jahre	4500	1,2	1,8	12	75	400
13—15 Jahre (Mädchen)	5000	1,3	2,0	13	80	400
13—15 Jahre (Knaben)	5000	1,5	2,0	15	90	400

In der Gravidität und während der Lactation sollen 6000—8000 IE Vitamin A, 1,5 mg B_1, 2,5—3,0 mg B_2, 15 mg Niacin, 100—150 mg Vitamin C und 400 IE Vitamin D zugeführt werden. *Die für Vitamin C angegebenen Werte entsprechen den Sättigungswerten, aber nicht einem notwendigen Minimalbedarf,* der bei 20—30 mg liegt. Die Zahlen für Vitamin A sind unter der Voraussetzung berechnet, daß etwa zwei Drittel der Zufuhr als Carotin erfolgt. Gesunde Erwachsene haben nur einen geringen Bedarf an Vitamin D, solche, die Nachtarbeit leisten oder zu wenig Sonnenlicht erhalten, benötigen besondere Vitamin-D-Zufuhr.

Tabelle 51. *Vitamingehalt von Frauen- und Kuhmilch.* (Nach HILDEBRANDT.)

	A mg-%	β-Carotin mg-%	B_1 mg-%	B_2 mg-%	B_6 mg-%	Nicotin- säureamid mg-%	C mg-%	D γ-%
Frauenmilch .	0,15	0,04	0,01	0,05	0,1	0,15	4-7	0,01
Kuhmilch . .	0,07	0,03	0,04	0,17	0,1	0,30	1,6	0,06

1. Fettlösliche Vitamine.

a) Vitamin A.

Das Vitamin A wird aus tierischen Nahrungsmitteln oder Pflanzen direkt oder in Form eines seiner Provitamine aufgenommen. Als Provitamine gelten α-, β- und γ-Carotin, Kryptoxanthin, Myxoxanthin u. a., in erster Linie ist es das β-Carotin. Durch Aufnahme von 2 Molekülen Wasser entstehen aus diesem 2 Moleküle Vitamin A. Vitamin A kann synthetisch gewonnen werden (R. KUHN, C. O. R. MORRIS). Der Umbau aus Provitamin erfolgt vorwiegend in der Leber. Die oxydative Aufspaltung der Provitamine findet wahrscheinlich in der Dünndarmschleimhaut statt. Aus α- und γ-Carotin entsteht nur 1 Molekül Vitamin A.

Vitamin A ist sehr empfindlich gegen Oxydation und wird durch
UV-Licht zerstört. Es ist wenig empfindlich gegen Erhitzung. Vitamin A
und Thyroxin sind Antagonisten (Kühnau und Stepp).

$$
\begin{array}{c}
CH_3 \quad CH_3 \\
\diagdown \; \diagup \\
C \\
\diagup \quad \diagdown \\
H_2C \qquad C-CH=CH-C=CH-CH=CH-C=CH-CH_2OH \\
H_2C \qquad C-CH_3 \qquad\quad CH_3 \qquad\qquad\qquad CH_3 \\
\diagdown \; \diagup \\
C \\
H_2
\end{array}
$$

Vitamin A.

Biologische Testung. Als Ratteneinheit wird diejenige Menge bezeichnet, welche bei täglicher Gabe innerhalb 5 Wochen eine wöchentliche Gewichtszunahme von 3 g nach Mangeldiät bewirkt und eine eventuell auf-
getretene Xerophthalmie zum Verschwinden bringt. Sie entspricht etwa
$1,8\;\gamma$ Carotin. Für das Verschwinden einer Kolpokeratose wird die
5—10fache Menge benötigt. Die Auswertung erfolgt durch Vergleich
mit der Wirksamkeit von reinem β-Carotin ($0,6\;\gamma$ β-Carotin entspricht
1 IE Vitamin A). 1 IE entspricht $0,3\;\gamma$ Vitamin A.

Chemischer und physikalischer Nachweis. Im Unverseifbaren von
Tranen und Organextrakten können die unveränderten Wirkstoffe
spektroskopisch, spektrophotometrisch und kolorimetrisch bestimmt
werden, ferner nach Zusatz gesättigter Lösung von Antimontrichlorid
kolorimetrisch nach ihrem „Blauwert" (Carr-Price-Reaktion).

Natürliches Vorkommen. *In der Pflanzenwelt kommt fast nur das
Provitamin vor, in der Tierwelt fast nur das Vitamin A selbst. Die Pflanzenfresser bilden aus dem Carotin das Vitamin A und speichern dieses vorzugsweise in der Leber.* Die Fähigkeit zur Umwandlung ist verschieden,
bei der Ratte quantitativ. Im *Pflanzenreich* besteht im allgemeinen ein
Parallelismus von Carotingehalt und Farbstoffbildung. An *IE pro 100 g*
finden sich guter Gehalt in Brombeeren, Heidelbeeren, Himbeeren,
roten Johannisbeeren; geringer Gehalt in Erdbeeren und Weintrauben,
Äpfeln und Birnen; hoher Gehalt in Pfirsichen und besonders Aprikosen
(2800 IE in frischen, 8000 IE in getrockneten). Guter Gehalt auch in
Kürbis. Orangen enthalten 4800—6400 IE., Citronen nur 192 IE, im
Saft sogar nur 42 IE, Bananen 200 IE, Kohlsorten nur Spuren. Nach
Scheunert und Wagner beträgt der Vitamin A-Gehalt bei Kerbel fast
10000 IE pro 100 g, bei grünem Porree 6650 IE, Kohlrabi 10000 IE,
Blumenkohlblättern 13300 IE, während Blumenkohl selbst praktisch
frei ist! Reichlicher Gehalt findet sich in Spinat (4000—8000 IE/100 g),
Tomaten (22000—50000 IE/100 g), im Tomatensaft nur 512—950 IE
je 100 cm³, in Mohrrüben 3200—8000 IE/100 g.

32*

Tierische Nahrungsmittel (Fleisch und Fischfleisch), sind arm an Vitamin A. Einen hohen Gehalt hat Leber (12000—35000 IE/100 g in Rind- und Schweineleber, 15000—150000 IE/100 g in Kalbsleber). Geräucherte Fische, Bückling, Sprotten, Flunder, Räucheraal haben einen guten Gehalt, weil das Vitamin offenbar aus der Leber in das Fleisch diffundiert. Schweinefett ist arm an Vitamin A (100 IE/100 g) (HENRY c. s.), ebenso pflanzliche Öle, wie Sesamöl und Kokosnußöl. Eine der wichtigsten Quellen bildet die Butter (1500—4000 IE bei Trokkenfutter, 2800—8500 IE bei Weidegang, ein Teil davon als Provitamin). Doch schwankt der Gehalt nach dem Provitamingehalt des Futters. Palmöl ist Vitamin A-reich und enthält 20000 IE/100 g, mehr als Karotten, grünes Blattgemüse und Sommerbutter (SCHEUNERT).

Frauenmilch ist reicher an A-Vitamin als Kuhmilch. Sie *enthält nach* NEUWEILER *im Durchschnitt 330 IE Vitamin A und 66 IE* (40 mg-%) *Carotin* pro 100 cm³, nach WILLSTAEDT 150—600 IE Vitamin A pro 100 cm³. Kolostralmilch und Frühmilch sind am reichsten an Vitamin A und Carotin (300—1000 IE Vitamin A/100 cm³). Vitamin A- bzw. Carotinzulage zur Nahrung erhöhen den Gehalt in Frauenmilch (NEUWEILER). Dagegen soll Lebertran in der Schwangerschaft ohne Einfluß sein (DANN). Der Vitamin A-Spiegel im Blut sinkt im letzten Viertel der *Schwangerschaft*. Die Placenta ist für Vitamin A durchgängig. Durch zustäzliche Gaben von Vitamin A oder Carotin wird der Blutspiegel der Mutter erheblich gehoben, aber nicht im Nabelschnurplasma (LEWIS c. s.). Nach oraler Zufuhr von täglich 30000 IE Vitamin A tritt häufig, aber nicht regelmäßig, ein Anstieg von Vitamin A und Carotin in Blut und Milch stillender Frauen auf, manchmal nur des Carotins (MILANTI). Der Gehalt an Vitamin A und Carotin ist unabhängig vom Fettgehalt der Milch (FRIEDERICHSEN). Auch bei beträchtlichen A-Reserven übersteigt der A-Gehalt der Milch nicht eine gewisse Grenze (DEBRÉ und BUSSON). Eine *Tageszufuhr von 150 cm³/kg Körpergewicht an Frauenmilch entspricht etwa 500 IE Vitamin A und 100 IE Carotin.*

Kuhmilch enthält im Sommer 150—300 IE Vitamin A/100 cm³, im Winter nur 60—100 IE/100 cm³ (WILLSTAEDT), nach DORNBUSCH 100—130 IE/100 cm³ im Sommer und 60—80 IE/100 cm³ im Winter (dazu etwa 33 IE Carotin). Durch Grünfütterung kann der Vitamin A-Gehalt verzehnfacht werden (LUNDBORG). Der Gehalt im Kuhcolostrum entspricht etwa dem der Frauenmilch (DANN). Hochgebirgsmilch enthält mehr als Flachlandmilch (BUBANI).

90% der Carotinoide bestehen aus Carotin, 10% aus Xantophyll. das kein Provitamin ist (DE HAAS und MEULEMANS). Milchpulver. gezuckerte Kondensmilch und sterilisierte Mich enthalten nur 20—55 IE Vitamin A/100 cm³ der hergestellten Milch (MEULEMANS und DE HAAS).

Pasteurisieren (¹/₂ Std. Erhitzen auf 63°) schädigt das Vitamin A mehr als kurzes Aufkochen. Es geht dabei über die Hälfte verloren (LUND-BORG). *Rechnet man bei Kuhmilchernährung mit einer Tageszufuhr von 100 cm³ pro Kilogramm Körpergewicht, so entspricht das praktisch etwa einer Zufuhr von 100 IE Vitamin A und 33 IE Carotin pro Kilogramm, d. h. etwa ein Fünftel an Vitamin A und ein Drittel an Carotin gegenüber Frauenmilchernährung.*

Das Eigelb von Hühnereiern enthält 8800 IE pro 100 g, ein Dotter (etwa 15,5 g) 1750 IE Vitamin A. Tierische Futtermittel erhöhen den Vitamingehalt. Kräftige Dotterfärbung spricht für hohen Vitamin- und Carotingehalt (HARMS). Guter Dorschlebertran enthält 240000 IE Vitamin A, Heilbutt-Lebertran noch mehr.

Es gibt *standardisierte Vitamin A-Lösungen* in Öl. Das Präparat „Vogan-Neu" (Synthetisches Vitamin A-Acetat, Bayer, Leverkusen, Merck, Darmstadt) enthält 50000 IE/cm³ oder pro Dragée. Gleich hoch der Gehalt der „Arovit-Dragées" der Deutschen Hoffmann La Roche A.G. Durch Verwendung von Lösungsmitteln, die eine feine Emulsion in Wasser geben, wird die Resorption verbessert, so daß geringere Dosierungen möglich sind.

Obgleich das Vitamin A durch Oxydation unwirksam und durch Erhitzen über 100° rasch zerstört wird, ist bei küchentechnischer Verarbeitung von Leber oder Auslassen von Butter ein den Bedarf unterschreitender Verlust nicht zu befürchten. In manchen Ländern wird Vitamin A und Carotin der Margarine zugesetzt.

Vitamin A-Gehalt der Leber beim Menschen. Das Neugeborene kommt mit nur geringen A-Depots zur Welt, während der Fetus eine Vitamin A-reiche Leber hat (NEUWEILER). Auch im Nabelschnurblut finden sich nur sehr geringe Mengen Vitamin A und Carotin (WENDT c. s.). Bei plötzlich verstorbenen gesunden Erwachsenen wurden 39000 IE Vitamin A pro 100 g Leber gefunden. Pro 100 g Leber fanden sich bei Säuglingen bis zu 4 Wochen 1700 IE, bei Kindern bis zu 3 Monaten 1400 IE, vom 9.—18. Monat 7300 IE und bis zum Alter von 3 Jahren 9900 IE (ELLISON und MOORE). Die Erwachsenenleber kann 10000 bis 150000 IE/100 g enthalten. Provitamin ist in der Leber nur sehr wenig enthalten. Zahlreiche *innere Organe* enthalten Carotinoide. Die Retina ist reich an Carotin. Nennenswerte Mengen Vitamin A finden sich beim Menschen, der Reihenfolge nach, in Hoden, Milz, Lunge, Nebennieren, Nieren, Gehirn und Fettgewebe. Frauen verfügen über mehr Vitamin A als Männer. Voraussetzung für eine genügende Speicherung ist eine ausreichende Versorgung mit Vitamin E, wahrscheinlich weil es einen Oxydationsschutz liefert. Bei reichlicher Carotinzufuhr, z. B. nach reichlichem Karottengenuß, kann der Carotinwert im Blute auf 600 γ[1]

---

[1] 1 γ = 0,001 mg.

(= 1000 IE β-Carotin) ansteigen und eine Ablagerung von Carotin in der Haut stattfinden (Xanthosis). Vitamin A wird besser resorbiert als Carotin (LEONHARDI).

Blutspiegel. Im Blute überwiegt das Carotin mit 10—30 γ = etwa 40 IE/100 cm³, den Vitamin A-Gehalt mit 3—4,5 γ = 10—20 IE je 100 cm³ (NYLUND und WITH). Im Herbst findet sich die größte Menge (STEPP). Auch die Kost ist von Einfluß. Vitamin A und Carotin werden in Stuhl und Urin nicht ausgeschieden (v. DRIGALSKI).

Bedarf. Der Tagesbedarf des Erwachsenen beträgt 2500—5000 IE (= 1—2 mg) Vitamin A, und 5000—10000 IE β-Carotin (= 3—6 mg). Nach dem Test der Dunkeladaptation wird der *Minimalbedarf* des Erwachsenen mit 20—40 IE/kg Körpergewicht angegeben (Accessory Food Factors Commitee. CALLISON und ORENT-KEILES). Der Säugling soll täglich 19—38 IE/kg Körpergewicht an Vitamin A benötigen (NYLUND c. s.). Nach den obigen Angaben über den Vitamin A-Gehalt von Frauenmilch und zubereiteter Kuhmilch ist demnach der Bedarf des Säuglings ausreichend gedeckt. *Bei Frauenmilch wird ein großer Vitamin A-Überschuß angeboten.* Die Bedeutung dieses Überschusses ist nicht bekannt.

Wertbestimmung.   1 IE Vitamin A = 0,39 γ.
 1 IE β-Carotin = 0,6 γ.
 1 U.S.P. (amerikanische)-Einheit = 3—5 IE.

Biologische Wirkungen. Durch Mangel an Vitamin A werden in erster Linie alle Epithelzellen geschädigt und zu abnormer Verhornung angeregt. Am Auge kommt es zur Metaplasie der Cornealzellen, zu squamösen und keratinisierten Zellen mit Tendenz zu Ulcerationen (Keratomalacie). Verbunden mit Herabsetzung der Tränensekretion kommt es zur Austrocknung (Xerophthalmie). An der Haut entstehen Hyperkeratose, Pigmentierung, Glanzverlust und Trockenheit der Haare. Es kommt zur Verminderung der Salzsäuresekretion, Neigung zu Durchfällen, Bildung von Gallensteinen, Nieren- und Blasensteinen. Degeneration des Keimepithels der Samenkanälchen, Resorptionssterilität und Cyclusstörungen, Veränderungen am Dentin und Schmelz der Zähne und Veränderung der Knochenstruktur mit Neigung zu übermäßigem Dickenwachstum. Ein wichtiges Symptom ist die Nachtblindheit. Der Sehpurpur ist ein Vitamin A enthaltendes Protein, das an den Stäbchen, die das Dämmerungssehen ermöglichen, vorhanden ist. HAUBOLD hat auf einen Zusammenhang von Vitamin A-Mangel in der Nahrung und Carotinarmut der Pflanzen mit der Kropfverbreitung in entsprechenden Gebieten hingewiesen. Vitamin A beeinflußt die bei Ozaena gestörte Funktion des Flimmerepithels der Nasenschleimhaut.

Der zur Vitamin A-Bestimmung dienende Kolpokeratosetest eignet sich nach BRUGSCH auch zum Nachweis latenten A-Mangels bei weiblichen Säuglingen und bei Knaben in Form der Untersuchung des Rectalabstriches.

Das Vitamin A besitzt keine antiinfektiösen Eigenschaften. Bei Infektionen erschöpfen sich aber die A-Reserven.

Zum Nachweis des A-Mangels wird die Hemeralopie bzw. die Reflexerregbarkeit des Auges gegen Licht herangezogen.

b) Vitamin D (Calciferol).

Vitamin D ist wenig empfindlich gegen Erhitzen bis 160° und wenig gegen Oxydation. Nur bei Verteilung auf großer Oberfläche tritt eine Zerstörung durch Luftsauerstoff ein. Die Wirkung des Vitamin D kommt mehreren chemischen Verbindungen zu: D_1, D_2, D_3, D_4 und D_5. Alle D-Vitamine sind Abkömmlinge von Sterinen, den Provitaminen, aus denen sie durch Bestrahlung mit UV-Licht entstehen. *Das Vitamin D_2 geht aus einem pflanzlichen Sterin, dem Ergosterin, hervor.* Als Zwischenstufen der UV-Bestrahlung entstehen Lumisterin und Tachysterin. Das D_1 ist ein Additionsprodukt von D_2 und Lumisterin. *Das Vitamin D_3 stammt aus einem tierischen Sterin, dem 7-Dehydro-Cholesterin.* D_2 und D_3 unterscheiden sich nur durch die Seitenkette. Die des D_2 ist ungesättigt, die des D_3 ist gesättigt. Die Bestrahlungsprodukte des 22-Dihydro-Ergosterin und des 7-Dehydro-Sitosterin bilden die Vitamine D_4 und D_5.

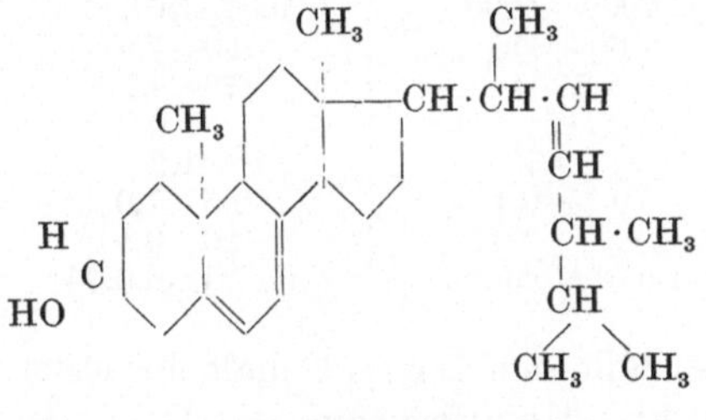

Ergosterin

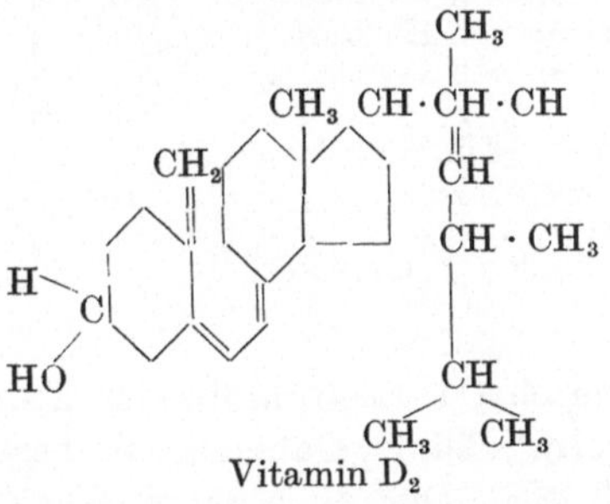

Vitamin D_2

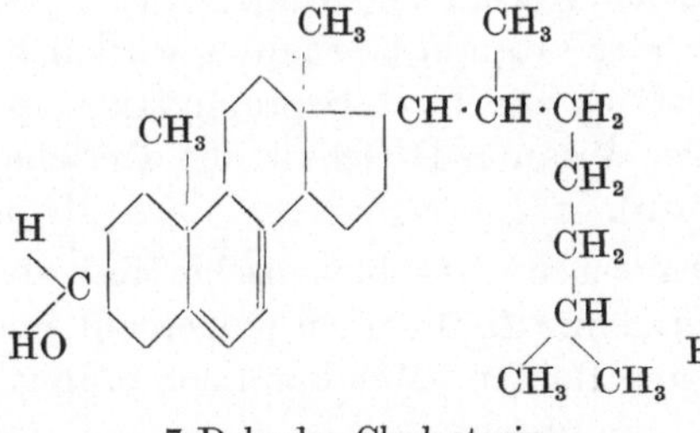

7-Dehydro-Cholesterin

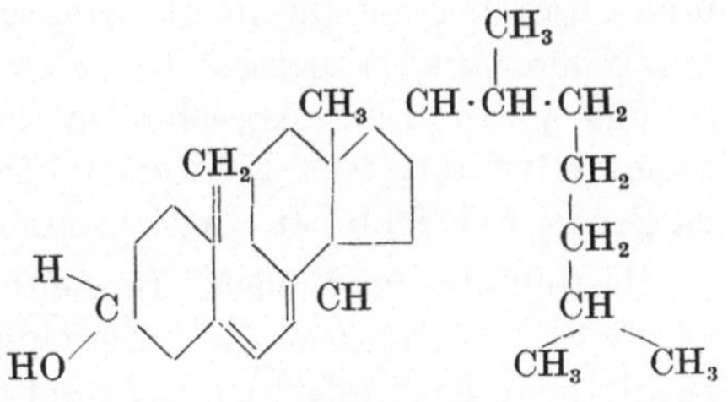

Vitamin D_3

Das einzige natürlich (bei Fischen) vorkommende Vitamin D ist das D_3. Mensch und Säugetier vermögen das 7-Dehydro-Cholesterin selbst zu bilden und nach Transport in die Haut wird es durch UV-Strahlung in D_3 umgewandelt. Außer in der Haut wird es in Leber, Nieren, Nebennieren und Gehirn abgelagert. Von den in der Haut vorkommenden Sterinen entfallen beim Säugling 0,15% und beim Erwachsenen 0,43% auf das Provitamin. Vitamin D_2 kommt nur bei Lebewesen vor, die Ergosterin mit der Nahrung aufnehmen. So enthält das Hühnerei Ergosterin, weil Hühner Würmer fressen, die reichlich Ergosterin enthalten, und weil sie, im Gegensatz zu Säugetieren, auch pflanzliche Sterine aus dem Darm resorbieren können. Alle die UV-Strahlen absorbierenden Stoffe (Fensterglas, Kleidung, Nebel, Staub) verhindern die Vitaminbildung in der Haut.

Vorkommen von Vitamin D. Die Fische nehmen das D_3-Vitamin wahrscheinlich aus dem Zooplankton auf und speichern es in der Leber. Der Gehalt in Butter, Milch und Eigelb ist von der Art des Futters und der Intensität der Sonnenbestrahlung der Tiere abhängig. Verhältnismäßig große Mengen finden sich in Pilzen. Schmalz enthält mit 23—44 IE (= 0,5—1,0γ) je 100 g ebensoviel wie Sommerbutter (HENRY c. s.).

Tabelle 52. *Vitamin-D_3-Gehalt von Nahrungsmitteln* (nach VOGEL-KNOBLOCH).

	IE / g	γ / 100 g
Lebertran von Thunfisch	60000	150000
Lebertran von Heilbutt	2000—4000	5000—10000
Lebertran von Dorsch	60—300	150—750
Eidotter	1,5—5	3,75—12,5
Steinpilz, Pfifferling	0,8	2,0
Rindsleber	0,5	1,2
Butter	0,2—0,4	0,5—1,0
Frauenmilch, Kuhmilch	0,0—0,04	0,0—0,1
	im Mittel 0,02	im Mittel 0,05

Durch UV-Bestrahlung der Mütter läßt sich der D_3-Gehalt der Milch steigern. Bei D_2-Gaben (z. B. bestrahlte Hefe) scheiden sie D_2 in der Milch aus. Die Milch rachitischer Mütter enthält weniger Provitamin und Vitamin D als die nicht rachitischer (SABRI und FIRKY). In Milch von Kühen, die UV-bestrahlt werden oder Vitamin D erhalten, wird nicht so viel Vitamin D ausgeschieden, daß es zur Rachitisprophylaxe ausreicht (BÜNGER, VAN NIEKERK). Der Vitamin-D-Gehalt der Tierleber ist gering und fehlt oft ganz (TOVERUD).

Bestimmungsmethoden. Brauchbar ist nur die biologische Methode, nämlich der Rattentest: Rachitisschutz bzw. -Heilung bei jungen auf eine rachitogene Kost (McCOLLUM) gesetzten Ratten. Man kann den prophylaktischen und den kurativen Test durchführen.

Tabelle 53. *Kostformen zur Erzeugung experimenteller Rachitis bei der Ratte.*

Diät 3143 von McCollum c. s. %	Diät 2965 von Steenbock u. Black %
Gelber Mais 33	Gelber Mais 76
Weizengluten 15	Weizengluten 20
Weizen 33	Calciumcarbonat . . 3
Gelatine 15	NaCl 1
Calciumcarbonat . . 3	
NaCl 1	

Die Kostformen sind sehr reich an Ca und arm an P.

Die chemischen Farbreaktionen (HALDEN, BROCKMANN und CHEN) und die spektographische Methode (FUCHS) sind zu wenig empfindlich und nicht streng spezifisch. Als „Internationale Einheit" (IE) bezeichnet man die Menge Vitamin, welche bei der Ratte die gleiche antirachitische Wirkung hat wie 0,025 γ D_2. Die sog. U.S.P.-Einheit ist in USA gebräuchlich und entspricht der IE. Unter 1 „Klinische Einheit" werden 100 Ratteneinheiten verstanden. Die tägliche Rattenschutzdosis beträgt 0,02—0,03 γ D_2, entspricht also auch etwa einer IE.

Der klinische Heileffekt von D_2 und D_3 ist offenbar gleich, nur werden beim Menschen von D_3 drei Viertel der Menge von D_2 für den gleichen Effekt benötigt, nach HOUET sogar nur $^1/_2$ der Dosis. Ein deutlicher Unterschied ergibt sich in der relativen Wirksamkeit bei Ratte ($D_2 = 100$ gesetzt) und Küken:

$$\begin{array}{lcc}
 & \text{Ratte} & \text{Küken} \\
\text{Vitamin } D_2 & 100 & 100 \\
\text{Vitamin } D_3 & 131 & 2500
\end{array}$$

Resorption und Wirkungsweise. (Nach GRAB). Vitamin D wird ziemlicher rasch im Dünndarm resorbiert, wobei die Galle mitwirken muß. Im Stuhl findet man von kleinen Mengen nichts mehr, von größeren 20% und mehr. Die Resorption nach oraler Darreichung ist von der Konzentration des D-Vitamins, dem Lösungsmittel und dem Verteilungsgrade abhängig. Bei einmaliger Gabe einer Schutzdosis braucht man bei Ratten etwa die zehnfache Menge wie bei kleinen täglichen Dosen. *Je konzentrierter die Vitaminlösung ist um so kleiner ist der Anteil, der ausgenutzt wird.* Auch beim Menschen ist *die Ausnutzung um so vollständiger, je geringer die Konzentration und je feiner die Verteilung* ist. Dies hängt damit zusammen, daß das Vitamin in langsam ablaufende Stoffwechselvorgänge des wachsenden Knochens eingreift, und die Speicherungsfähigkeit begrenzt ist. Bei intramuskulärer Injektion einer öligen Lösung oder von Vitaminkristallen tritt die Wirkung zwar langsam ein, hält aber lange an (AUHAGEN). Bei Injektion eines Hydrosols tritt die Wirkung rasch ein. Die intravenöse Injektion entspricht in ihrer Wirksamkeit der oralen Zufuhr. Die klinische

Wirksamkeit ist vom Lösungsmittel unabhängig. Reines D-Vitamin ist in Wasser praktisch unlöslich, dagegen phosphoryliertes D-Vitamin.

In 100 cm³ Blut fand man beim gesunden Säugling schätzungsweise 25—50 IE, bei Rachitikern nur 7 IE, bei gesunden Erwachsenen 33 bis 165 IE. Man findet das D-Vitamin in allen Organen, nach hohen Dosen und früher Untersuchung mehr, nach kleinen Dosen und später Untersuchung weniger. *Im Gegensatz zur Fischleber speichert die Säugetierleber kein D-Vitamin. Die Speicherungsfähigkeit ist überhaupt gering.* Man findet selbst bei hohen Dosen nicht einmal 10% des eingegebenen D-Vitamins. Für eine Aktivierung des D-Vitamins in der Leber besteht kein Anhaltspunkt. Vielmehr wird *D-Vitamin im Körper in wesentlichem Ausmaße inaktiviert und zerstört.* Nicht resorbiertes D-Vitamin wird, auch bei intramuskulärer Injektion, im oberen Dünndarm und im Stuhl ausgeschieden. Daher rührt die relativ gute Verträglichkeit der Stoß-dosen, aber auch ihre kurze Wirkungsdauer. Die Ausscheidung in der Milch der Frau ist auch bei hohem Blutspiegel sehr gering. Höherer Fett-gehalt der Nahrung verbessert die Resorption. Von Lactose ist bekannt, daß sie die Ca- und P-Retention verbessert. *Milchzufuhr steigert die D-Vitaminwirkung bei Verabfolgung zusammen mit D-Vitamin um das Dreifache*, bei getrennter Gabe um das Zweifache. Die Steigerung der Verdauungs- und Resorptionsleistung und die gleichzeitige Verarbeitung von D-Vitamin und resorbiertem Ca und P der Milch dürften die Ursache hierfür sein (ADAM). Eine Steigerung der D-Vitamin-Wirkung durch Bindung an Milcheiweiß (Lactalbumin) besteht nicht. Auch für die Wirkung UV-bestrahlter Milch ist eine solche „Symplex"-artige Bindung abzulehnen, zumal hier das Vitamin an das Fett gebunden ist.

D-Vitamin fördert die enterale Resorption von Ca und Phosphat. Zunehmend mit steigender Dosis fördert es die Mineralisierung des osteoiden Gewebes, unter Abnahme der Ca-Ausscheidung im Harn. Das Maximum der Mineralisierung wird nach 60—72 Stunden erreicht und sinkt nach 9 Tagen allmählich bis zum Nullpunkt nach 16 Tagen. Vor Eintritt des Heilungsvorganges ist das Produkt aus Ca und P im Serum erhöht. Die Ca-Resorption erfolgt durch zwei Mechanismen: einen im oberen Dünndarm, der von Vitamin D unabhängig ist, und einen zweiten im unteren Dünndarm, der durch Vitamin D gefördert wird. Die Resorption von Phosphat wird durch Vitamin D nur in Gegenwart von Ca gefördert. Die vermehrte Ca-Resorption durch Vitamin D ist von der altersbedingten Wachstumsintensität abhängig. Bei Erwachsenen ist der Einfluß geringer als bei Jugendlichen. Es ist wahrscheinlich, daß das Ca in einer komplex gebundenen und dadurch besser membran-passierenden Form durch die Darmwand tritt. Glycerophosphat steigert nämlich die D-Vitamin-Wirkung um das 3,5fache. Auch Citronensäure, die im Knochen zu 70% des gesamten Citronensäure-Gehaltes des Tierkörpers gebunden ist, erleichtert durch Bildung eines leicht löslichen Calciumkomplexes die Ca-Resorption. Menschliche Rachitis kann durch Verabreichung von citronensauren Salzen ohne D-Vitamin zur Heilung gebracht werden (ROMINGER). Gleichzeitig wird die Phosphatanreicherung im Knochen gefördert. Dabei wird auch eine, Phosphorsäureester spaltende Phosphatase durch D-Vitamin um das Zweifache in ihrer Wirkung gesteigert. Die Phosphatasen bewirken die Abspaltung bzw. Anlagerung von Phosphorsäure in organischen Verbindungen. Bei menschlicher Rachitis ist die Phosphatase im Serum erhöht. Ihre Bestimmung dient neben dem erniedrigten P-Gehalt im Serum und dem klinischen und röntgenologischen Befunde zum Nachweis einer floriden Rachitis.

Bedarf an D-Vitamin. Der *optimale tägliche D-Vitaminbedarf des Menschen ist in allen Lebensaltern ungefähr gleich*[1]. Er beträgt 400 bis 600 IE (= 10—15 γ) D_2 oder D_3. Der *Minimalbedarf des Säuglings* wird auf 80 IE (= 2 γ) bis 135 IE (= 3,4 γ) pro Tag geschätzt (JEANS und STEARNS). Schwangere und stillende Frauen, ebenso Menschen im höheren Alter, haben einen größeren Bedarf an D-Vitamin. Der geringe D-Vitamingehalt der Frauenmilch und Kuhmilch, der in beiden durchschnittlich nur 20 IE (= 0,5 γ) pro Liter beträgt, ermöglicht nicht, die höhere Rachitisdisposition des künstlich ernährten Säuglings aus einem D-Vitaminmangel allein zu erklären. Es ist anzunehmen, daß die größere Belastung des Betriebsstoffwechsels bei künstlicher Ernährung auch den Baustoffwechsel des wachsenden Knochengewebes in Mitleidenschaft zieht. An dieser Belastung sind sowohl der Eiweiß- wie der Kohlenhydrat- und der Mineralstoffwechsel beteiligt. Durch Ernährung mit Rinderserum als Eiweißgrundlage, dessen Aminosäurengehalt dem der Frauenmilch ähnlicher ist als dem der Kuhmilch, konnten REINLEIN und GEERING floride Rachitis ohne D-Vitaminzufuhr zur Heilung bringen. Die erhöhte Diastaseausscheidung im Harn bei florider Rachitis hat ADAM auf eine Störung des Kohlenhydratstoffwechsels bezogen. Er konnte Symptome manifester Tetanie durch Insulininjektion vorübergehend beseitigen.

Nach Aufhören des Skeletwachstums ist der absolute D-Vitaminbedarf nicht mehr so groß. REGINSTER veranschlagt ihn mit 200 IE (= 5 γ) pro Tag. Im allgemeinen kann der Erwachsene wie das ältere Kind seinen Bedarf aus Nahrung und Sonnenbestrahlung decken. Eine zusätzliche Zufuhr ist dagegen bei Menschen erforderlich, die unter Mangel an direkter oder indirekter UV-Licht-Bestrahlung und Calciummangel in der Nahrung leiden. Bei der verfeinerten Ernährung des Städters ist mehr damit zu rechnen als bei der Landbevölkerung. Während der letzten

---

[1] In theoretischer Betrachtungsweise pro kg Körpergewicht berechnet, sinkt der Bedarf während der Wachstumsperiode aber natürlich stark ab, und dies wohl entsprechend der abnehmenden Wachstumsintensität des Skeletes (Herausgeber).

Monate der Schwangerschaft und während der Stillzeit ist der Bedarf der Mütter an Ca und P stark erhöht. Damit ist ein größerer Bedarf an D-Vitamin verbunden. Durch D-Vitaminzufuhr bei der Mutter läßt sich der D-Vitamingehalt der Frauenmilch kaum über 80 IE ($= 2\,\gamma$) pro Liter steigern. Er deckt also ungefähr den Minimalbedarf des Säuglings. Einen erhöhten D-Vitaminbedarf haben auch Puberale infolge des neu einsetzenden Knochenwachstums. In höherem Alter steigt der Bedarf wieder, weil die Ca-Resorption verschlechtert ist, der häufigere Aufenthalt im Zimmer zu UV-Lichtmangel führt und die Nahrungsaufnahme verringert ist. Der *optimale D-Vitaminbedarf* ist also nicht in allen Altersklassen gleich.

Toxicität des D-Vitamins. Vitamin D_2 ist in hohen Dosen im Tierversuch giftiger als D_3. Rachitiker sind recht unempfindlich und vertragen relativ hohe Dosen. Wenn das diffusible, komplex gebundene Calcium im Serum die Grenze von 7,5 mg/100 cm³ übersteigt, dann treten toxische Erscheinungen auf. Es kommt zu Verminderung des Albumins und Erhöhung des Globulins im Serum. Die Schädigung trifft unter den Organen hauptsächlich die Nieren. Die Ca- und P-Ausscheidung in Harn und Stuhl wird erhöht. Die Angaben über die Toxicitätsdosis schwanken. Im allgemeinen schätzt man seit Einführung der kristallinisch reinen Produkte die Gefahr nicht mehr so hoch ein (Lévy, Sapir, Mignon). Man nimmt an, daß die Grenze etwa bei 200000 IE ($= 5$ mg) pro Kilogramm Körpergewicht liegt. Als unterste Grenze werden 20000 IE ($= 0,5$ mg)/kg Körpergewicht angegeben (Lang und Ranke).

Handelspräparate des reinen D-Vitamins.

1. „D_3-Vigantol“. Ölige Lösung. 1 cm³ ($= 30$ Tropfen) enthält 0,5 mg kristallisiertes Vitamin D_3. 1 mg $= 40000$ IE.

2. „D_3-Vigantol forte“. Ölige Lösung in Röhrchen zu 1 cm³ $= 10$ mg D_3 zur Stoß-Prophylaxe und zu 1,5 cm³ $= 15$ mg zur Stoß-Therapie. 10 mg $= 400000$ IE. 15 mg $= 600000$ IE.

3. „D_3-Vigantol-forte-Tabletten“. 1 Tablette enthält 5 mg $D_3 = 200000$ IE.

4. „Vigantol forte pro injectione“. 1 Ampulle enthält 1 cm³ zu 15 mg $D_2 = 600000$ IE.

5. „D_3-Vigantol forte pro injectione“. 1 Ampulle enthält 15 mg $D_3 = 600000$ IE.

6. „0,5prozentige alkoholische Lösung von D_3“. Bei Zusatz von 3,75 cm³ zu 1000 Liter Milch enthält 1 Liter Milch $= 750$ IE ($= 18,75\,\gamma D_3$), ½ Liter Milch $= 375$ IE D_3 ($= 9,37\,\gamma\ D_3$).

7. „D_3-Vigantol-Kalktabletten“ enthalten pro Tablette 500 IE D_3 und 0,5 g Calc. phosphoric. bibasicum.

Handelspräparate von D-Vitamin, an Milcheiweiß gebunden, sind schlecht haltbar. Die Annahme einer Steigerung der D-Vitamin-Wirkung durch Bindung an Milcheiweiß ist nicht berechtigt.

Dosierung des D-Vitamins. *Prophylaktisch* werden täglich von D_3-Vigantol 2(—3)mal 5 Tropfen gegeben. Insgesamt gibt man 3mal 10 cm³ Vigantol mit einmonatigen Pausen vom Herbst bis in das Frühjahr hinein vom 2. Lebensmonat an. Der Vigantol-*Stoß* mit je 10 mg „D_3-Vigantol forte" wird in der 4. und 8. Lebenswoche verabfolgt. Verträglicher und einfacher zu geben ist der Vigantolstoß mit je 2 bis 3 „D_3-Vigantol forte-Tabletten" in etwas Milchnahrung gelöst. *Parenterale* Prophylaxe ist sowohl mit D_2 wie mit D_3 möglich. Die Wirkung tritt nur langsam ein, hält aber viel länger an. Die Methode eignet sich also im allgemeinen nur zur Prophylaxe. Bei der Ratte hält die Wirkung bei D_3 länger an als bei D_2. Das Wirkungsoptimum liegt in der 3. bis 4. Woche nach der intramuskulären Injektion. Es sind erheblich kleinere Dosen ausreichend als bei der oralen Verabfolgung. GERSTENBERGER schlägt die Injektion von 12500 IE ($= 302\ \gamma$) zur allgemeinen Prophylaxe vor. Die Wirkung hielt wenigstens fünf Monate an. Sogar für Frühgeborene reichte die Dosis von 6250 IE ($= 151\ \gamma$) für sechs Monate aus. KENN sah bei 6250 IE, d. h. nur $^1/_{66}$ der oralen Stoß-Prophylaxedosis, eine gute prophylaktische Wirkung bei Frühgeborenen[1]. Die Wirkung von D_2 war schlechter als die von D_3. Roos konnte mit 6250—12500 IE eine, wenn auch langsam eintretende Heilwirkung erzielen. BERTHOLD konnte mit 25000 IE D_2 oder D_3 ($= 625\ \gamma$) keinen befriedigenden therapeutischen Effekt erreichen.

Über *Rachitisprophylaxe mit D-vitaminierter Milch* s. Abschnitt „Milch" in diesem Kapitel.

Therapeutisch werden von „D_3-Vigantol" 2—3mal 10 Tropfen mehrere Wochen lang bis zur vollständigen Heilung gegeben. Der Vigantol-*Stoß* mit je 15 mg „D_3-Vigantol forte", oder besser mit je drei Stück „D_3-Vigantol forte-Tabletten", auf drei Tage verteilt, wird einmal oder nach Bedarf mehrmals in Abständen von 2—4 Monaten durchgeführt.

Abhängigkeit der prophylaktisch wirksamen D-Vitaminmengen von der Art der Verabreichung. Bei Berechnung der ausreichenden Tagesmenge von D-Vitamin zur Rachitisprophylaxe ergeben sich erhebliche Unterschiede in der *Wirkungsmenge pro Tag* bei verschiedener Verabreichung.

	Wirkungsmenge pro Tag	
	IE	γ
D_3-*Vigantolöl*		
30 Tage lang je 10 Tropfen.		
Insgesamt 5 mg = 200000 IE		
Ergibt bei 2 Monate Wirkungsdauer pro Tag:	3333	83
D_3-*Vigantolstoß*		
Einmalige Gabe von 10 mg		
Ergibt bei 2 Monate Wirkungsdauer pro Tag:	6666	166

[1] Vergl. dazu die Anmerkung auf der folgenden Seite.

	Wirkungsmenge pro Tag	
	IE	γ

Intramuskuläre Injektion
12 500 IE = 302 γ

Ergibt bei 5 Monate Wirkungsdauer pro Tag: 82   2

D_3-Vitamin-Zusatz zu Milch (ADAM)
750 IE pro Liter Milch

Ergibt bei Verbrauch von tägl. $^1/_2$ Liter pro Tag: 375   9,37

D_3-Vitaminzusatz zu Milch in USA

Ergibt bei Verbrauch von tägl. $^1/_2$ Liter pro Tag: 200   5

UV-bestrahlte Milch (SCHEER)
0—100 IE pro Liter
(Wirkung unzureichend, s. Abschnitt „Milch")

Ergibt bei Verbrauch von tägl. $^1/_2$ Liter pro Tag: 0—50   0—1,55

Die Verabreichung des D-Vitamins in öliger Lösung als Vigantolöl
oder Vigantolstoß verlangt wesentlich höhere Dosierung als die bei
intramuskulärer Injektion und bei der durch Zusatzverfahren vitaminierten Milch. Der Unterschied ist aus dem im Abschnitte „Resorption
und Wirkungsweise" Dargelegten verständlich: 1. kleine Dosen werden
besser resorbiert als große, 2. fein verteiltes D-Vitamin wird bei oraler
Gabe besser resorbiert und ausgenützt, 3. D-Vitamin wird bei oraler Gabe
wenig gespeichert, 4. bei gleichzeitiger Verabreichung in fein verteilter
Form, zusammen mit den Ca- und P-Salzen der vitaminierten Milch,
wird die Ausnützung im Knochenstoffwechsel gefördert, 5. bei parenteraler Gabe erfolgt eine sichere, wenn auch langsame Resorption. Die
Berechnung der Wirkungsmenge pro Tag ergibt, daß man bei täglicher
Prophylaxe mit Vigantolöl halb so viel D-Vitamin braucht, wie beim
Vigantolstoß. Die kleinste Wirkungsmenge wird bei intramuskulärer
Injektion benötigt. Ein weiterer Vorteil besteht in der fast dreimal länger
anhaltenden Wirkungsdauer als beim Vigantolstoß und der Möglichkeit
einer „Frühprophylaxe". Wenn die Injektion am Ende der ersten Le-
benswoche erfolgt, dann kann schon am Ende der 6. Lebenswoche mit
Eintritt der Wirkung und mit einer 5—6 Monate andauernden D-Vitamin-
Versorgung gerechnet werden. Das Verfahren eignet sich auch zur
Prophylaxe bei Brustkindern und Frühgeborenen. In der Praxis dürfte
die intramuskuläre Injektion von D-Vitamin hauptsächlich den Ent-
bindungsanstalten vorbehalten sein, während in Säuglingsfürsorge und
Familie die orale Stoß-Prophylaxe mit „D_3-Vigantol forte-Tabletten"
einfacher ist. Es wäre zweckmäßig, wenn zur prophylaktischen i. m. Injektion Abfüllungen zu 12 500 IE in 1 cm^3 (= 0,3 mg) bereit gestellt würden[1].

---

[1] Inzwischen schlug GLEISS (Düsseldorfer Kinderklinik) auf der Tagung der
Deutschen Gesellschaft für Kinderheilkunde Bad Kissingen 1953 für deutsche Verhältnisse bei Frühgeborenen unter Ablehnung der bei ihnen u. U. toxisch wirkenden
üblichen ziemlich massiven oralen D_3-Stöße, 1,5-3,0 mg D_3 i.m. (als notwendig) zur
postnatalen Rachitisprophylaxe vor (Herausgeber).

Bei Verwendung der mittels Zusatzverfahren D_3-vitaminierten Milch wird nur $^1/_{18}$ der Stoß-Prophylaxedosis an Wirkungsmenge gebraucht. Trotzdem treten nur ein Halb bis ein Drittel so viele Rachitiserkrankungen als bei der Vigantolprophylaxe auf. Die durch Zusatzverfahren vitaminierte Milch leistet also energetisch etwa das 36—54fache des Vigantolstoßes. Die dem Vigantolstoß noch anhaftenden Mängel werden damit fast ganz beseitigt. Unter günstigen klimatischen und sozialen Bedingungen dürfte nach den Erfahrungen in USA die in Deutschland aus Gründen der Sicherheit um fast das Doppelte höhere Dosierung verringert werden können. Die UV-bestrahlte Milch erlaubt wegen der Unsicherheit der Vitaminierung keinen zuverlässigen Vergleich mit Methoden, die auf genauer Vitamindosierung beruhen (s. Abschnitt „Milch"). Wo molkereitechnische Voraussetzungen gegeben sind, dürfte für den künstlich ernährten Säugling die Prophylaxe mit der durch Zusatz D_3-vitaminierten Milch die „Methode der Wahl" bedeuten.

c) Vitamin E (Tokopherol).

Vitamin E ist fettlöslich. Es ist gegen Erhitzen und Luftsauerstoff beständig. Durch UV-Licht und stärkere Oxydationsmittel wird es zerstört. Es gibt ein α-, β- und γ-Tokopherol. Das α-Tokopherol kommt in der Natur am häufigsten vor. Es besitzt auch die größte biologische Wirksamkeit.

$$\alpha\text{-Tokopherol (E-Vitamin)}$$

Vitamin E ist stark speicherungsfähig. Reich an E-Vitamin sind Getreidekeimlinge und Pflanzenöle. Frauenmilch enthält erheblich mehr als Kuhmilch. Vitamin E ist im Nabelschnurblut enthalten. Von tierischen Organen weisen Nebennieren, Hypophyse, Fettgewebe, Hirn, Milz und Lunge relativ am meisten E-Vitamin auf.

Physiologisches. Als Vitamin E-Mangel zeigt sich bei beiden Geschlechtern im Tierversuch Unfruchtbarkeit. Beim männlichen Tier beruht sie auf Hodenschädigung mit Störung der Spermatogenese, beim weiblichen Tier tritt keine Schädigung der Keimdrüsen auf, die Befruchtung erfolgt normal, aber es kommt zu Unterentwicklung der Feten, die allmählich resorbiert werden (Resorptionssterilität). Außerdem kommt es bei beiden Geschlechtern zu Degeneration von Nervenbahnen und Muskelfasern.

Während das Vitamin E in der Veterinärmedizin zur Bekämpfung der symptomlosen Sterilität von Zuchtstieren und der Verkalbungsseuche der Rinder und Schweine eine erhebliche Rolle spielt, ist über die Bedeutung des Vitamin E für den Menschen wenig bekannt. Ein Anwendungsgebiet in der Humanmedizin ist der habituelle Abort. Vitamin E-Zufuhr steigert weder Milchmenge noch Fettgehalt der Milch bei Frauen (BENNHOLDT-THOMSEN).

Aus der Bienenzucht ist bekannt, daß sich Bienenköniginnen nur aus Larven entwickeln, die Vitamin E-reich ernährt werden, andernfalls entstehen Arbeiterbienen.

Normal ernährte Menschen haben einen Vitamin E-Gehalt des Blutes von etwa 0,95—1,20mg-%. In der Schwangerschaft steigt er auf 1,80 mg-%. Frauen, die zu Aborten und Frühgeburten neigen, haben einen niedrigen Serumspiegel an E-Vitamin. Bei Umrechnung der für das Tier erforderlichen Mengen auf den Menschen läßt sich ein Tagesbedarf von 30 mg vermuten.

Tabelle 54. (Nach VOGEL-KNOBLOCH.)

In 100 g sind enthalten	mg E-Vitamin
Weizenkeimlingsöl .	150—420
Maisöl	250
Sojaöl	120
Margarine	67—87
Kopfsalat	9—35
Kohl	8
Bohnen	4
Eier	3
Olivenöl	3,1
Hafer	2,1
Brotmehl, dunkel	2,1
Brotmehl, hell . .	1,4
Karotten	1,5
Frauenmilch . . .	0,943 (0,4—3,3)
Kuhmilch . . .	0,061 (0,02—0,1)

d) Vitamin K (α-Phyllochinon).

Vitamin K ist fettlöslich und sehr lichtempfindlich.

Es kommt in erster Linie in den grünen Teilen der Pflanzen vor. Mit dem Chlorophyll ist es chemisch verwandt. Früchte enthalten weniger Vitamin K. Von tierischen Organen ist die Leber am reichsten, weniger sind in Muskulatur, Milz und Blutplasma enthalten, sehr wenig in Frauenmilch.

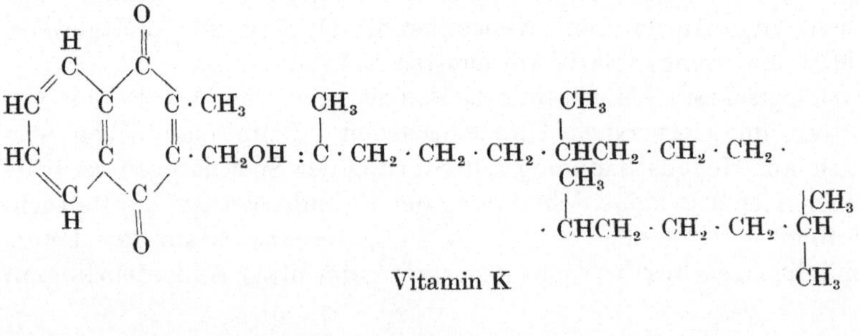

Vitamin K

Physiologisches. Bei Vitamin K-Mangel ist die Gerinnungszeit des Blutes verlängert. *Nur unter Einfluß von Vitamin K kann Prothrombin gebildet werden, und zwar in der Leber.* Vitamin K passiert offenbar nur in geringem Maße die Placenta. Daher besteht bei Neugeborenen, bei denen die K-bildende Darmflora fehlt, eine physiologische Hypothrombinämie durch Vitamin K-Mangel *und* ungenügend ausgebildete Leberfunktion. Zur Prophylaxe sind 2—5 mg K-Vitamin pro Tag erforderlich. Die Resorption aus dem Dünndarm ist nur in Gegenwart von Gallensäuren möglich. Zahlreiche Bakterien , wie B. coli, bilden Vitamin K. Bei Dysbakterie des Darmes durch Antibiotica, wie Aureomycin, Chloromycetin und Terramycin, muß Vitamin K zugeführt werden. Andererseits übt Vitamin K eine bakteriostatische und fungostatische Wirkung auf eine Reihe pathogener Mikroorganismen aus. Das Vitamin wird in der Leber gespeichert. In der Regel ist infolge der Synthese durch die Darmbakterien und Zufuhr durch Nahrung die Vitamin K-Versorgung ausreichend. Die Tageszufuhr mit der Frauenmilch beträgt 20—40 γ.

Klinisches. In erster Linie werden Vitamin K-Präparate bei Resorptionsstörungen (mechanischem Stauungsikterus, Cöliakien) angewandt. Bei Hypoprothrombinämie durch Leberschädigung ist es unwirksam. Bei Blutungen der Neugeborenen werden z. B. 10 mg „Synkavit" oder 15 mg „Karan" gegeben.

2. Wasserlösliche Vitamine.

a) Vitamin B$_1$ (Aneurin, Thiamin).

Vitamin B$_1$ ist wasserlöslich, hitzeempfindlich und wird durch Alkalien und Oxydationsmittel leicht zerstört. Gegen Luftsauerstoff ist es widerstandsfähig.

Vitamin B$_1$ findet sich in fast allen pflanzlichen und tierischen Geweben, in meist geringer Menge. Vor allem ist es in den Schalen der Getreidekörner enthalten, also auch in den Vollkornmehlen. Sehr reich an Vitamin B$_1$ ist Hefe. Verhältnismäßig viel enthalten Leber, Fischrogen und Schweinefleisch.

B$_1$ geht in das Kochwasser über. Durch Kochen werden 5—25% zerstört. Das B$_1$ ist als salzsaures Aneurinchlorid im Handel.

$$
\begin{array}{ccccccc}
 & C & & & & Cl & \\
N & \diagdown\,C & \!\!\!—CH_2—\!\!\!— & N & — & C—CH_3 & \\
\| & | & & \| & & \| & \cdot\, HCH \\
H_3C—C & C—NH_3 & & HC & & C—CH_2—CH_2CH & \\
\diagdown N\diagup & (NH_2Cl) & & \diagdown S\diagup & & &
\end{array}
$$

Pyrimidinkomponente   Thiazolkomponente
= Salzsaures Aneurinchlorid

B_1 wird anscheinend nur von Pflanzen gebildet, auch von Bakterien. In tierischen Organen wird es gespeichert. In evaporierter Milch ist es zu 39—54% zerstört.

Biologisches. B_1 ist für den normalen Ablauf des Kohlenhydratstoffwechsels unentbehrlich. Bei Fehlen kommt es zu Anhäufung von Brenztraubensäure, einem Zwischenprodukt, das beim Abbau des Traubenzuckers entsteht, in Blut und Geweben, besonders im Zentralnervensystem. Die weitere Umwandlung der Brenztraubensäure, wahrscheinlich in Milchsäure, erfolgt durch ein Ferment, dessen Koferment das Vitamin B_1, in Form der *Aneurin-Diphosphorsäure,* ist. Wegen seines Angriffs an der Karboxylgruppe der Brenztraubensäure wird das Ferment auch als Karboxylase und das *Koferment* als *Ko-Carboxylase* bezeichnet. Die Anhäufung der Brenztraubensäure führt zu Werten von 0,75—1,30 mg-% im Blute. B_1-Mangel macht sich durch Störungen am Nervensystem bemerkbar, für dessen Stoffwechsel das Vitamin wichtig ist.

Tabelle 55.

In 100 g sind enthalten	B_1-Vitamin in γ
Schweinefleisch, Schweineniere . . .	660
Schweineleber	450
Rindsleber	450
Rindfleisch	100
Eidotter	100
Fische	60—80
Kuhmilch	20—50
Frauenmilch	10—30
Bierhefe	7000
Bäckerhefe	2000
Weizenkeimlinge	1200
Roggenkeimlinge	600
Weizenvollkornbrot	310
Roggenvollkornbrot	110
Haselnüsse	300
Walnüsse	200
Grüne Erbsen	175
Nudeln	150
Bohnen	120
Tomaten	120
Kartoffeln	100
Linsen	90
Weißbrot	63
Kopfsalat	60
Spinat	60
Birnen	60
Mohrrüben	60
Äpfel	40
Bananen	45
Orangen, Mandarinen	40
Reis	40

Es kommt zu Veränderungen der Chronaxie. In der Muskulatur setzt B_1-Mangel die Aktivierung der Adenylsäure-Desaminase herab. B_1 hemmt die Cholinesterase und verstärkt dadurch die Wirkung des Acetylcholins (Vagusstoff).

B_1-Mangel führt zu neuritischen und kardiovasculären Erscheinungen. (Sinusbradykardie). Die ausgeprägte Krankheitsform der Beriberi, wie sie nach einseitigem Genuß von poliertem Reis auftritt, ist z. T. noch durch die Eiweißarmut und den Mangel an anderen Vitaminen bedingt (Ödemform). Leichtere Grade von B_1-Mangel zeigen Gewichtsverlust,

Anorexie, Herabsetzung der Magensekretion, Muskelschwäche, Veränderungen im EKG und psychische Störungen. Eine Speicherung *größerer* Mengen gibt es nicht. 50% finden sich in der Muskulatur, etwa 30% in der Leber. Die höchste Konzentration findet sich im Herzen. Der mittlere *Gehalt an* freiem *Vitamin im Blute* beträgt 7 γ-%, an Aneurin-Diphosphorsäure 15 γ-%. B$_1$ wird in Harn und Schweiß ausgeschieden.

Nach peroraler und parenteraler Zufuhr steigt der B$_1$-Gehalt der Frauenmilch an, um längere Zeit die 5fache Höhe des Ausgangswertes zu behalten (NEUWEILER). Bei niedrigen Ausgangswerten sahen WIDENBAUER und HECKLER nur geringe Erhöhung in der Milch, stärkere im Harn. In der Milch kommt B$_1$ in freier und in phosphorylierter Form vor (NEUWEILER). Der freie Anteil beträgt bei Frauenmilch 50—60%, bei Kuhmilch 50—80%. Frische Preßhefe ergibt keine Ausnützbarkeit, dagegen getrocknete und im kochenden Wasser abgetötete (KINGSLEY c. s.). Erhöhte Kohlenhydratzufuhr steigert den B$_1$-Bedarf.

Wertbestimmungen erfolgen mit dem Taubentest (Bradykardie und Krämpfe), dem Rattentest (Wachstumsstillstand) und dem Phycomycestest (Schimmelpilzwachstum). Chemische Methoden erlauben das freie Vitamin colorimetrisch allein zu bestimmen. *1 IE entspricht 3 γ Aneurinchloridhydrochlorid.*

Bedarf. Als Mindestbedarf werden etwa 0,6 mg und als optimale Dosis 1—2 mg pro Tag angenommen, *Schwangere haben höheren Bedarf,* da der Fetus beträchtliche Mengen aufnimmt. Für den Säugling nimmt NEUWEILER einen Tagesbedarf von 16 γ pro Kilogramm an, d. i. doppelt so hoch wie der Bedarf des Erwachsenen. Bei Frauen- und Kuhmilchernährung ist der Bedarf des Säuglings gedeckt, wozu noch die *B$_1$- Produktion durch Darmbakterien* kommt. *Doch ist es fraglich, wie weit B$_1$ vom Darm aus resorbiert wird.*

Klinisch findet B$_1$ Anwendung bei Neuritiden, Neuralgien, thyreotoxischen Zuständen. Appetitmangel bei Kleinkindern kann manchmal durch hohe B$_1$-Injektionen behoben werden.

b) Vitamin B$_2$ (Lactoflavin, Riboflavin).

Vitamin B$_2$ ist wasserlöslich, unempfindlich gegen Hitze, Oxydationsmittel und Mineralsäuren. Durch UV-Licht wird es zerstört.

Es gehört zur Gruppe der Flavine, ist in Wasser wenig, gut in 10% Harnstofflösung löslich und zeigt in dieser gelbgrüne Fluorescenz. Nur die Lactoflavin-Phosphorsäure besitzt Vitamincharakter. Das B$_2$-Vitamin ist weit verbreitet.

Biologisches. Im Tierversuch kommt es bei B$_2$-Mangel zu Wachstumsstillstand und Dermatitis. Ausfallserscheinungen sind beim Menschen nicht mit Sicherheit nachgewiesen worden. Auffallend ist der niedrige Gehalt der Frauenmilch an B$_2$. *Lactoflavin-Phosphorsäure ist* *das Koferment des gelben Atmungsfermentes.* Dieses wirkt in einem Fermentsystem mit, das Oxydo-Reduktions-Prozesse steuert, d. h. Wasserstoff an Verbindungen anlagert (Reduktion) oder Verbindungen entzieht (Oxydation). Systeme, die befähigt sind, Wasserstoff aufzunehmen

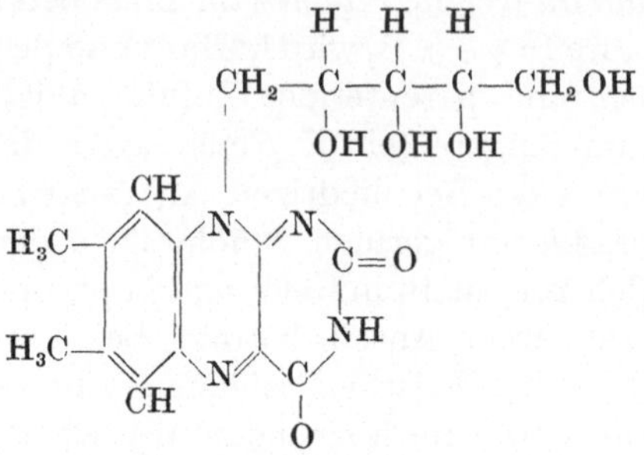

$$
\begin{array}{c}
\mathrm{CH_2-C-C-C-CH_2OH} \\
\end{array}
$$

B$_2$-Vitamin (Lactoflavin)

oder abzugeben, nennt man Redox-Systeme, z. B. Cystein $\rightleftarrows$ Cystin, Ascorbinsäure $\rightleftarrows$ Dehydro-Ascorbinsäure, (SH)-Glutathion $\rightleftarrows$ (S-S)-Glutathion. Die Phosphorylierung des Lactoflavins erfolgt in der Darmwand. Infolge der weiten Verbreitung des B$_2$ ist ein Mangel an diesem Vitamin für den Menschen nicht zu befürchten. Für Milchsäurebakterien ist B$_2$ ein unentbehrlicher Wachstumsfaktor. Auch B$_2$ wird nur aus getrockneter oder erhitzter Hefe, aber nicht aus frischer Hefe, verwertet (PRICE c. s.).

Die Gelbfluorescenz der Kuhmilch im UV-Licht ist durch Lactoflavin bedingt. Bei vorwiegend vegetabil ernährten Frauen, und nach Lebergenuß (R. MÜLLER) kann es auch Gelbfluorescenz der Frauenmilch geben.

Der Bedarf des Erwachsenen wird auf 1,8 mg pro Tag geschätzt, der des *Brustkindes* scheint nach dem geringen Gehalt der Frauenmilch niedrig zu sein. NEUWEILER nimmt für den *Säugling* $^1/_6$—$^1/_7$ des Erwachsenenbedarfs an.

Die Gefahr eines B$_2$-Mangels besteht bei Magen-Darmstörungen und bei der Cöliakie.

Tabelle 56.
(Zusammenstellung bei R. ABDERHALDEN.)

100 g Nahrungsmittel enthalten	mg B$_2$
Schweineleber	3,170
Bäckerhefe	3,000
Rinderleber	1,730
Fischrogen	1,400
Rinderherz	0,910
Weizenkeime	0,570
Magerkäse	0,400
Kalbfleisch	0,335
Hering.	0,300
Hühnerei	0,300
Schweinefleisch	0,240
Spinat	0,235
Kuhmilch	0,170
Grünkohl	0,140
Roggenbrot	0,073
Weizenbrot.	0,050
Kartoffeln	0,050
Frauenmilch	0,015—0,050

c) **Nicotinsäure, Nicotinsäureamid** (PP-Faktor = Antipellagra-
faktor. Pellagra-Preventive-Faktor).

Nicotinsäure geht z. T. im Körper in ihr Amid über. Als solches ist es
im Handel. Beide zusammen werden auch als „Niacin" bezeichnet.
Das Nicotinsäureamid ist wasserlöslich und unempfindlich gegen Erhitzen und Oxydation.

$$\text{Nicotinsäureamid}$$

Nicotinsäureamid

Vorkommen. Nicotinsäure ist eine 3-Pyridincarbonsäure. Das Vitamin ist weit verbreitet. Vor allem kommt es in Leber, Weizenkeimlingen und Hefe vor. Größere Mengen finden sich auch in Fleisch von
Säugetieren, Fischen und Sojabohnen. Fast frei sind Kartoffeln, Mais-
und Roggenmehl, Speck und Öle.

Tabelle 57. *Nicotinsäuregehalt in Milligramm-Prozent.*
(Nach DEL REGNO.)

Rindfleisch . . .	11,00	Eiereiweiß . . .	2,40
Mischmehl	10,20	Äpfel	1,78
Eigelb	7,70	Kuhmilch . . .	0,30
Tomaten	2,45	Frauenmilch. . .	0,10
Kartoffeln	2,45	Frauen-Kolostr. .	0,19

Biologisches. Fehlt das Vitamin, so fördert es beim Menschen, Hund
und Schwein die Entstehung der Pellagra-Erkrankung, mit Erscheinungen an Haut, Verdauungstractus und Zentralnervensystem. Das Vitamin findet sich in den Zellen vor allem in der Amidform. Besonders
reich daran sind die Nebennieren. Als Bestandteil der Ko-Zymasen
(Kodehydrasen) spielt es im Kohlenhydratstoffwechsel eine wichtige
Rolle. Ferner ist es am Umsatz der Farbstoffkomponente des Blut-
farbstoffes beteiligt, bei Mangel an diesem Wirkstoff kommt es zu
Porphyrinurie. Mensch und Tier können Tryptophan in Nicotinsäure
umwandeln. Da Maiseiweiß tryptophanarm ist, kommt Pellagra in
Gegenden gehäuft vor, wo viel Mais verzehrt wird. Da Pellagra durch
Ernährung mit hochwertigem Eiweiß geheilt werden kann, sind wahr-
scheinlich eine Reihe von Faktoren am Zustandekommen dieser Erkrankung beteiligt.

Bedarf. Der Tagesbedarf des Menschen wird auf 10 mg geschätzt.
Er wird mit der üblichen Nahrung gedeckt. Frühere höhere Angaben
bezogen sich auf Beobachtungen an Pellagrakranken. Als Tagesbedarf

für den *Säugling* gibt VERROTH 120—140 γ pro Kilogramm Körpergewicht an. Der Maximalwert des Nicotinsäureamids in Colostrum und Milch übersteigt auch nach großen Dosen nicht 0,34—0,54 mg-% (LWOFF und MOREL).

d) Vitamin B$_6$ (Pyridoxin, Adermin).

Vitamin B$_6$ ist wasserlöslich, unempfindlich gegen Erhitzen und Oxydation. Es wird durch UV-Licht zerstört. Ebenso wie Nicotinsäure ist es ein Pyridinabkömmling. Im tierischen Organismus kommen praktisch nur der Aldehyd Pyridoxal und das Amin Pyridoxamin vor, in der Pflanze etwa 50% des Vitamins Pyridoxin.

Pyridoxin = Vitamin B$_6$ Pyridoxal   Pyridoxamin

B$_6$ kommt hauptsächlich in Hefe, Leber und Weizenkeimlingen vor. Auch Hühnerei und Fischfleisch sind ziemlich reich daran. Milch, Kartoffeln, Grünkohl und Spinat enthalten wenig.

Biologisches. Beim Fehlen von B$_6$ kommt es bei Ratten zu einer charakteristischen Dermatitis (Rattenpellagra, P. GYÖRGY). Für Milchsäurebakterien ist es ein unentbehrliches Vitamin. B$_6$ ist in hohem Maße mit dem Umsatz der Aminosäuren verbunden. Bei Mensch und Tier ist für die Umwandlung des Tryptophan in Nicotinsäure das Pyridoxin erforderlich. Auch für den Fettstoffwechsel ist es anscheinend von Bedeutung. Beim Menschen sind noch keine Erscheinungen bekannt, die auf B$_6$-Mangel zurückgeführt werden können.

Der Vitamin B$_6$-Gehalt der Frauenmilch beträgt im Mittel 9,86 mg-$^0/_{00}$, des Colostrum 16,97 mg-$^0/_{00}$. Kuhmilch enthält bei Frischfutter-Fütterung der Tiere mehr als bei Trockenfütterung (COLARIZI).

Als Tagesbedarf werden schätzungsweise 2,6 mg angenommen. Die tägliche Zufuhr durch Nahrungsmittel wird auf 3—5 mg geschätzt.

e) Pantothensäure.

Dieses zuerst als Hefewuchsstoff erkannte Vitamin ist wasserlöslich und gegen Erhitzen und Sauerstoff beständig. Wie sein Name besagt, ist es weit verbreitet. Hefe, Reisschalen, Säugetier- und Fischleber sind die ergiebigsten Quellen. Fleisch, Milch, Mehl und Gemüse enthalten nur geringe Mengen.

$$CH_3$$
$$HOH_2C\text{—}C\text{—}CHOH\text{—}CO\text{—}NH\text{—}CH_2\text{—}CH_2\text{—}COOH$$
$$CH_3$$

Pantothensäure

Das Vitamin ist für Hefe- und Bakterienwachstum von Bedeutung. Bei manchen Tieren (z. B. Ratten) ruft sein Mangel Ergrauen des Pelzes hervor. Beim Menschen hat es offensichtlich keine Beziehungen zum Ergrauen der Haare. Über die Bedeutung für den Menschen ist noch kaum etwas bekannt. Anscheinend hat das Vitamin die Aufgabe der „Feineinstellung" des Thyroxinbedarfs und -angebotes der Zelle zu regulieren, was eine Anwendung bei Hypothyreosen (gegen Haarausfall) und Hyperthyreosen rechtfertigt (GLANZMANN, EHRENGUT). Bei B-Mangelkrankheiten kommt es zur Verminderung der Pantothensäure im Blute.

Der Tagesbedarf wird auf 10—50 mg geschätzt.

f) Biotin.

Wie Pantothensäure ist auch Biotin ein Hefe- und Bakterienwuchsstoff. Es fördert das Wachstum von Keimlingen.

Biotin (Vitamin H), α-Biotin   β-Biotin

Im tierischen Organismus ist es in allen Organen vorhanden. Besonders reichlich ist es in Carcinomgewebe gefunden worden, aber nicht in allen bösartigen Tumoren. *Bei Mensch und Säugetieren wird der Bedarf durch Synthese des Vitamins durch die Darmbakterien gedeckt.* Mit dem Harn werden täglich 10 γ und mehr ausgeschieden. Das ist erheblich im Verhältnis zu dem Befunde, daß Biotin noch in Verdünnung 1:400 Milliarden das Hefewachstum fördert. Bei Fütterung von großen Mengen rohem Eiweiß an Ratten kommt es zu Dermatitis, Paralyse und Tod, da sich ein im Eiereiweiß enthaltener toxischer Eiweißfaktor, das Avidin, mit Biotin zu einem stabilen Komplex verbindet. Auch beim Menschen sind, wenn auch nicht regelmäßig, toxische Dermatitiden auf Genuß von großen Mengen roher Eier beobachtet worden, die durch Biotinzufuhr geheilt werden konnten. Biotin ist mit dem Stoffwechsel der

Brenztraubensäure verbunden, es aktiviert die Desaminierung einiger Aminosäuren und ist anscheinend auch mit dem intermediären Stoffwechsel der Ölsäure verknüpft.

g) α-Liponsäure.

α-Liponsäure ist wahrscheinlich ein neues Glied des Vitamin B-Komplexes. Es wurde aus unlöslichen Leberrückständen gewonnen. Es kristallisiert in schwach gelb gefärbten Plättchen von niedrigem Schmelzpunkt, ist wenig in Wasser und gut in Fettlösungsmitteln löslich. Es spielt als Ko-Ferment der Oxydation von Brenztraubensäure zu Essigsäure eine Rolle. Damit in Zusammenhang steht seine Acetat ersetzende Wirkung bei verschiedenen Milchsäurebakterien. Es ersetzt die 15 millionenfache Menge von Acetat im Bakterien-Nährboden. Über seine Struktur und sonstigen biologischen Eigenschaften ist noch nichts bekannt (L. J. REED c. s.).

h) p-Aminobenzoesäure.

p-Aminobenzoesäure ist wasserlöslich und unempfindlich gegen Erhitzen und Oxydation. In tierischen Organen findet man es in Spuren. 50% der gesamten Substanz ist in der Muskulatur enthalten. Es ist ein wichtiger Wuchsstoff für Mikroorganismen und ist als *Antagonist von Sulfonamiden* von großer Bedeutung. Bereits in Verdünnung $1:10^{11}$ bewirkt es optimales Bakterienwachstum. Die durch Sulfanilsäure bedingte Hemmung des Bakterienwachstums kann durch p-Aminobenzoesäure aufgehoben werden. Das Vitamin ist das Ko-Ferment zu einem wichtigen Wachstumsferment der Bakterien und kann durch Sulfanilsäure verdrängt werden. Dadurch kommt die Fermentwirkung nicht mehr zustande. Aber die Bindung ist schwach und kann durch p-Aminobenzoesäure wieder verdrängt werden. Die in der Therapie angewandten Sulfonamid-Abkömmlinge besitzen eine stärkere Haftfähigkeit als die Sulfanilsäure.

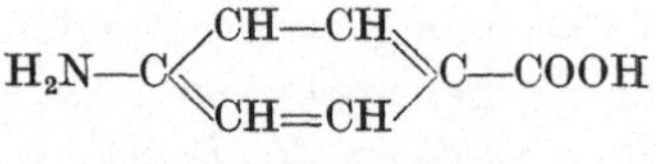

$$H_2N-C{\large\langle}\overset{\textstyle CH-CH}{\underset{\textstyle CH=CH}{}}{\large\rangle}C-COOH$$

p-Aminobenzoesäure

p-Aminobenzoesäure kommt in Menge von 10 γ pro 100 cm³ in Kuhmilch vor (THOMPSON c. s.). Über den Gehalt in der Frauenmilch ist nichts bekannt.

i) Folinsäure (Pteroylglutaminsäure).

Folinsäure ist hitzeempfindlich. Es wurde zuerst aus Blättern (Spinat) gewonnen. Daher stammt die Bezeichnung Folinsäure. Es ist identisch mit dem Lactobacillus casei-Faktor.

$$\text{Folinsäure.}$$

OH · · · · · · · · · · H · · · · · · · · · · CH$_2$ · COOH
C · · · · N · · · · · · · C · · · · · · · · · CH$_2$
N · · · C · · · C—CH$_2$—NH—C · · · CH · · · · · ·
· · · · · · · · · · · · · · · · · · · C—CO—NH—CH—COOH
H$_2$N · C · · C · · CH · · HC · · · ·
· · · · · N · · · N · · · · · · · CH

Biologisches. Fehlende Zufuhr erzeugt im Tierversuch einen makrocytäre, hyperchrome Anämie. Bei den meisten Versuchstieren entwickelt sich eine Leukopenie. *Darmbakterien können Folinsäure synthetisieren. Dadurch wird der Normalbedarf des Menschen gedeckt.* Im Harn des Erwachsenen werden täglich 5—20 γ ausgeschieden, relativ viel auch im Schweiß.

Die Folinsäure besteht aus einem Pteridinkern, einer p-Aminobenzoesäure und Glutaminsäure. Nach Folinsäuregaben kommt es zu einer Knochenmarksproliferation mit starker Erythro- und Leukopoese und Auftreten von Riesen-Megakaryocyten, bei makrocytären Anämien zu einer Reticulocytenkrise. Die Folinsäure soll durch den extrinsic-intrinsic-Faktor (= liberating factor) im Magen-Darmkanal erst frei gemacht werden.

Klinisches. Die Folinsäure erwies sich als wertvoll in der Behandlung der Cöliakie, der Sprue-Erkrankung, bei der sich eine makrocytäre Anämie, Leukopenie, Glossitis und Diarrhoe findet. Des weiteren wird Folinsäure in der Behandlung makrocytärer Anämien angewandt.

Der Bedarf des Menschen wird auf 0,1—0,2 mg täglich geschätzt.

k) Vitamin B$_{12}$.

Das Vitamin enthält Kobalt, ist linksdrehend und hat die Summenformel:

$$C_{61—64} \ H_{86—92} \ O_{13}N_{14}PCo.$$

B$_{12}$ stellt den Antiperniciosastoff (extrinsic factor) der Leber *dar* und ist ein unentbehrlicher Wuchsstoff für Lactobacillus casei. Es ist in höchster Konzentration in der Leber gespeichert enthalten. Es wirkt in Tagesdosen von 4—10 γ bei der Behandlung der Perniciosa und heilt nicht nur die Anämie, sondern auch die Glossitis und Rückenmarksdegeneration. Eine gute Wirkung zeigt es auch bei der Behandlung der Sprue-Erkrankung. Da auch Thymin eine Verbesserung des Blutbildes bei der Perniciosa bewirken kann, ähnlich wie die Folinsäure, ergeben sich Beziehungen zwischen Folinsäure, Vitamin B$_{12}$ und Thymin bzw. Thymidin, dem Desoxyribosenucleotid des Thymins. Bei der Synthese der Thymonucleinsäure aus der Pyrimidinbase Uracyl wird dem B$_{12}$ und der

Folinsäure ein katalytischer Einfluß zugeschrieben. *Vitamin B_{12} reguliert allgemein Zellwachstum und Kernreifungsvorgänge.* Für Ausnützung und Resorption des B_{12} *(„extrinsic factor" — äußerlicher Faktor)* sind bereits im Magensaft Enzyme notwendig ("intrinsic factor" — innerlicher Faktor). CASTLE hält den „intrinsic factor" für einen Träger des Vitamins B_{12} durch die Darmmembran. *Die normale Darmbakterienflora ist für die Bildung des Vitamins von wesentlicher Bedeutung,* was bei B_{12}-Mangelernährung eine Rolle spielt (L. LUDWIG). Im Dünndarm eingetretene Coli-Besiedlung (Säuglingsdyspepsie, perniciöse Anämie, Cöliakie, Achylia gastrica) führt zu B_{12}-Verlusten, da B. coli das Vitamin stark bindet. Normalerweise wird das Vitamin in der Leber gespeichert und durch Folinsäure wieder frei gemacht.

1) Vitamin C (Ascorbinsäure).

Vitamin C ist wasserlöslich. Bei Sauerstoffabschluß ist es unempfindlich gegen Erhitzen, dagegen sehr empfindlich gegen Oxydationsmittel. Besonders in Gegenwart bestimmter Schwermetalle, wie Kupfer, wird es schon durch den Luftsauerstoff zerstört. UV-Bestrahlung verursacht Schädigung, ebenso diffuses Tageslicht und Sonnenlicht (KROKER). Das natürliche Vitamin C ist die rechtsdrehende l-Ascorbinsäure. Es besitzt ein starkes Reduktionsvermögen. Hierauf beruhen die chemischen Nachweismethoden. Ascorbinsäure geht durch Abgabe von 2 H-Atomen leicht in Dehydro-l-Ascorbinsäure über, ein im Körper reversibler Oxydo-Reduktions-Vorgang.

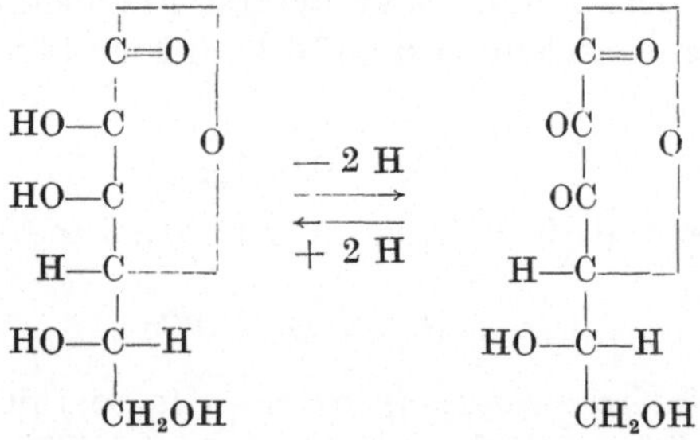

$$
\begin{array}{ccc}
\begin{array}{l}
\text{C}=\text{O} \\
\mid \\
\text{HO}-\text{C} \\
\mid \qquad\;\; \text{O}\\
\text{HO}-\text{C} \\
\mid \\
\text{H}-\text{C} \\
\mid \\
\text{HO}-\text{C}-\text{H} \\
\mid \\
\text{CH}_2\text{OH}
\end{array}
&
\begin{array}{c}
-\,2\,\text{H} \\
\xrightarrow{\qquad} \\
\xleftarrow{\qquad} \\
+\,2\,\text{H}
\end{array}
&
\begin{array}{l}
\text{C}=\text{O} \\
\mid \\
\text{OC} \\
\mid \qquad\;\; \text{O}\\
\text{OC} \\
\mid \\
\text{H}-\text{C} \\
\mid \\
\text{HO}-\text{C}-\text{H} \\
\mid \\
\text{CH}_2\text{OH}
\end{array}
\end{array}
$$

l-Ascorbinsäure   Dehydro-Ascorbinsäure

In stark saurer Lösung ist Vitamin C ziemlich beständig, wenig in neutraler und noch weniger in alkalischer Lösung.

Vorkommen. Vitamin C findet sich in sehr unterschiedlichen Mengen in jeder pflanzlichen und tierischen Zelle. Fleisch, Fette, Kuhmilch (Butter, Käse), Getreide (Mehl, Brot) enthalten so wenig, daß sie für die C-Versorgung des Menschen keine praktische Bedeutung haben. Die wichtigsten Quellen sind frische Gemüse, Obst und konsumbedingt besonders die Kartoffel. Beim Kochen gehen 15—25% des Vitamins in das

Kochwasser über. Beim Zubereiten der Speisen, Konservieren und Lagern gehen durch Oxydation beträchtliche Mengen verloren. Besonders nachteilig sind lange Warmhaltung und Wiederaufwärmen von Speisen. Mehrmonatiges Lagern der Kartoffeln führt zu 30—50% Verlust. Durch Trockenkonservieren von Gemüse geht fast alles verloren, durch übliches Konservieren 30—40%. Frischer, nach Milchzuckerzusatz getrockneter Orangensaft behält seinen Vitamin C-Titer 15 Monate lang (GERSTEN-BERGER). Kartoffelpreßsaft eignet sich zur Vitamin C-Zufuhr für Säuglinge und Kleinkinder, weniger für Frühgeborene, wenn andere Vitaminträger nicht zur Verfügung stehen. Er enthält etwa 5 mg-% Vitamin C (CATEL). *Frauenmilch enthält im Winter und Frühjahr 1,8—2,3 mg-%, im Sommer 2,5—5,5 mg-% (BAUMANN), Kuhmilch etwa 1,6 mg-%.*

Tabelle 58.

100 g Nahrungsmittel enthalten	mg Vitamin C	100 g Nahrungsmittel enthalten	mg Vitamin C
Hagebutten	400	Grüne Erbsen	15
Schwarze Johannisbeeren	160	Kartoffeln	13
Zitronenschale	150	Pfirsich	8
Apfelsinenschale	150	Bananen	8
Grünkohl	87	Kopfsalat	8
Meerrettich	70	Äpfel	6
Blumenkohl	57	Karotten	6
Erdbeeren	58	Mohrrüben	6
Kohlrabi	50	Frauenmilch	4—7
Weißkohl	50	Kirschen	5
Apfelsine	50	Weintrauben	3
Citrone	45	Kuhmilch	1,6
Rotkohl	46	Rindfleisch	1,5
Spinat	44	Schweinefleisch	1,5
Kalbsleber	33	Käse	1
Schweineleber	26	Butter	0,3
Himbeeren	25	Eier	0
Radieschen	25	Brot	0
Tomaten	24	Hefe	0
Grüne Bohnen	15		

Die *Bestimmung der Ascorbinsäure* erfolgt im Meerschweinchenversuch. Mittels chemischer Methoden kann durch Reduktion auch der Anteil an Dehydro-Ascorbinsäure festgestellt werden. Die kleinste Menge, die bei C-frei ernährten Meerschweinchen das Auftreten des Skorbuts verhindert, wird als „Meerschweinchen-Einheit" bezeichnet. Sie beträgt 0,5 mg Ascorbinsäure. *Unter 1 IE Vitamin C versteht man die Menge von 0,05 mg l-Ascorbinsäure.*

Biologisches. Vom Vitamin C steht im wesentlichen fest, daß es ein Redox-System darstellt. Ob es ein Ko-Ferment oder Baustein eines solchen ist, wie die Vitamine des B-Komplexes, ist nicht bekannt. Das Vitamin findet sich in größerer Menge vor allem in endokrinen Drüsen, was darauf hindeutet, daß es für den Hormonstoffwechsel bedeutsam ist.

Arbeitende Zellen haben einen hohen Vitamin C-Gehalt, ruhende einen geringen. Auch Phagocyten sollen reich an Vitamin C sein. Ein synergistisches Verhalten besteht zwischen Hormonen in Nebennieren-Rinde und -Mark und Vitamin C. Die Oxydation des Vitamin C wird gehemmt. Vitamin C ist ein Antagonist des Schilddrüsenhormons. Ein Synergismus besteht auch zwischen Vitamin C und B_1. Fermente, wie Blutkatalase, Kathepsin und Arginase, werden durch Vitamin C in ihrer Wirkung gesteigert, Amylasen dagegen gehemmt.

Die *Rolle der Ascorbinsäure im Zellstoffwechsel* ist noch unklar. Die durch seine Natur als Redox-System gegebene Möglichkeit eines Wasserstoffüberträgers ist sehr unwahrscheinlich, da Gewebe skorbutischer Tiere keine verminderte Gewebsatmung zeigen und Vitamin C keine Steigerung der O_2-Aufnahme bewirkt. Eine enzymatische Hydrierung der Dehydro-Ascorbinsäure kommt im tierischen Organismus anscheinend nicht vor. Vitamin C greift in den Stoffwechsel der aromatischen Aminosäuren ein. Es beseitigt die Ausscheidung von Stoffwechselprodukten, wie p-Oxyphenyl-Brenztraubensäure, p-Oxyphenyl-Milchsäure und Homogentisinsäure, bei der Fütterung von Säuglingen mit Tyrosin oder Phenylalanin. Auch die Oxydation der Linolensäure bei Skorbut wird verhindert.

Tabelle 59. *Vitamin C-Gehalt in Milligramm pro 100 g.*

Organ	mg
Hypophysen-Vorderlappen	150
Corpus luteum	143
Nebennierenrinde	108
Nebennierenmark	108
Hypophysen-Hinterlappen	73
Leber	36
Linse	28,5
Thymus	19,5
Gehirn	18
Schilddrüse	16
Niere	11
Pankreas.	11
Netzhaut	11
Herz	4,5
Muskel	1,5

Ascorbinsäure ist zur normalen Funktion mesenchymaler Gebilde, insbesondere zum Aufbau intercellulärer Substanzen, unentbehrlich. Bei Vitamin C-Mangel ist die Wundheilung verzögert. Die Ursachen der abnormen Capillardurchlässigkeit bei Skorbut ist noch ungeklärt. Histologische Veränderungen und Mangel an Bindesubstanz des Gefäßendothels sind nicht nachweisbar.

Mit Ausnahme der Primaten und des Meerschweinchens können die meisten Tiere Vitamin C selbst bilden. Bis zu gewissem Grade ist aber auch der Mensch zur Synthese fähig. Stillende Frauen scheiden mehr Ascorbinsäure mit der Milch aus, als ihrer Zufuhr entspricht. Auch für Säuglinge wird eine eigene Bildung von Vitamin C vermutet.

Der *Gehalt des Blutes an Vitamin C* liegt zwischen 0,6 und 1,2 mg-% und ist wesentlich von der Zufuhrmenge abhängig. Bei einem Schwellenwert im Plasma, der bei 1,1—1,8 mg-% liegt, wird die Ascorbinsäure im

Harn ausgeschieden. Unter normalen Verhältnissen wird etwa 1 mg pro Tag ausgeschieden. *Bei starker Belastung werden nach einigen Tagen 80—90% des zugeführten Vitamins im Harn wieder gefunden.*

Bedarf. Niedere Ausscheidungs- und Blutwerte lassen keinen Schluß auf den wirklichen Bedarf zu. Man kennt wohl einen gewissen „Sättigungswert“, der durch tägliche Zufuhr von 1,0—1,6 mg pro kg Körpergewicht erreicht wird, aber dieser besagt nichts über den wirklichen Bedarf des Menschen. Zur Heilung von schwerstem Skorbut genügen beim Erwachsenen schon überraschend kleine Mengen von 10 mg täglich, also etwa ein Zehntel des Sättigungswertes. Offenbar ist eine tägliche Zufuhr von 20—30 mg Vitamin C ausreichend. Höhere Zufuhren lassen keinen Effekt auf den Gesundheitszustand erkennen.

Symptome des Vitamin C-Mangels treten erst nach langer Latenzzeit auf. RIETSCHEL und SCHICK sahen nach 160 Tagen C-freier Ernährung noch keine Krankheitssymptome beim Erwachsenen auftreten. Ob aber eine Menge von 20—30 mg täglich das Optimum darstellt, ist noch nicht erwiesen, ebensowenig wie der Zustand der Sättigung als Optimum gelten kann.

Bei der Gravidität, Lactation, bei Infektionskrankheiten, Intoxikationen und Verbrennungen ist der C-Bedarf erhöht. Einen Einfluß auf die Resistenz gegen Infektionskrankheiten durch C-Zufuhr kann man nicht feststellen. Die sog. Frühjahrsmüdigkeit hat mit C-Hypovitaminose offenbar nichts zu tun.

RIETSCHEL nimmt an, daß die Ascorbinsäure als Katalysator nur z. T. verbraucht wird, und daß der Organismus als Sparmaßnahme die Rückresorption verbessern kann.

Vitamin C-Bedarf des Säuglings. Während der Erwachsene bei einer Tageszufuhr von 20—30 mg/kg Körpergewicht, d. h. 0,3—0,4 mg/kg, auskommt, erhält der Säugling bei Ernährung mit 150 cm³ Frauenmilch/kg = 7,5 mg Vitamin C/kg, also etwa die 20fache Menge. Bei Ernährung mit 100 cm³ Kuhmilch/kg erhält der Säugling nur etwa 1,5 mg/kg, vorausgesetzt, daß der Kuhmilchgehalt selbst nicht durch Oxydation herabgesetzt ist, *was in der Regel der Fall ist* (vgl. folgenden Absatz). Trotzdem sieht man bei Kuhmilchernährung keine Häufung von Erkrankungen an MÖLLER-BARLOW, und bei erheblicher Mehrzufuhr von Vitamin C ist kein Einfluß auf Gedeihen, Wachstum und Anfälligkeit gegen Infekte wahrzunehmen (BISCHOFF und MÜLLER). Andererseits haben Brustkinder einen höheren Ascorbinsäuregehalt im Serum als Flaschenkinder, die regelmäßig Orangensaft erhalten (SNELLING). Bei künstlicher Ernährung von Säuglingen mit Vitamin C-freier Trockenmilch fand HAMIL c. s. die tägliche Menge von 10 mg Vitamin C, in Form von Citronensaftpulver, als die minimale Schutzdosis gegen Skorbut. Nach ROHMER braucht der Säugling täglich 1 mg Vitamin C/kg

Körpergewicht, Neugeborene und Frühgeborene 2,6 mg/kg, WIDENBAUER bestimmte im Bilanzversuch die Vitamin C-Menge, die zur Auffüllung des Sättigungsdefizites erforderlich war und stellte für 4—6 Monate alte Säuglinge eine Tagesmenge von 40 mg fest. Es liegen also ähnliche Verhältnisse wie beim Erwachsenen vor: die Minimaldosis ist erheblich niedriger als die Sättigungsdosis, und die Optimaldosis ist nicht bekannt. *Es bleibt offen, wozu die großen Mengen in der Frauenmilch dienen.*

Einfluß der Behandlung der Kuhmilch auf den Vitamin C-Gehalt. Durch diffuses Tageslicht erfolgt innerhalb 6 Std. eine weitgehende irreversible Oxydation des Vitamin C, durch direktes Sonnenlicht schon in 20—30 min. Abfüllen in roten oder braunen Flaschen verhütet die Lichtoxydation. Bei Lichtschutz ist der Verlust bei Kühlschranktemperatur minimal, bei Zimmertemperatur gehen in 8 Std. 9—11%, in 24 Std. 23—34% verloren. *Bei kurzem Aufkochen gehen nur 3—4% zu Verlust,* beim Dauer-Pasteurisieren von 65° dagegen 35% (CIMMINO), mehrere Minuten langes Kochen schädigt noch mehr. Beim Sterilisieren im Autoklaven bei 110° gehen 43% nach 10 min und 50% nach 30 min verloren. In Kondensmilch und Trockenmilch ist nur die Hälfte bzw. ein Viertel der Ausgangsmenge enthalten (RANDOIN und PERROTEAU). In pasteurisierter, tiefgekühlter Milch ist das Vitamin C besser haltbar als in roher Milch, weil die schädigende Peroxydase zerstört ist (FAILLA).

$$m)\ \text{Faktor P. (Permeabilitätsvitamin).}$$

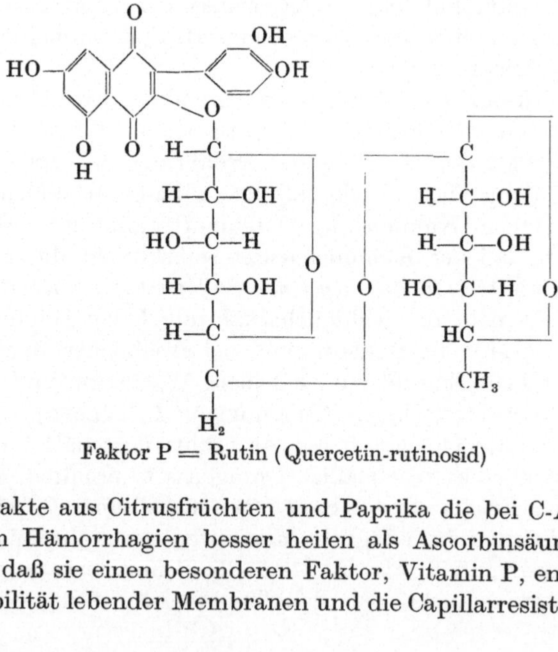

Faktor P = Rutin (Quercetin-rutinosid)

Da Extrakte aus Citrusfrüchten und Paprika die bei C-Avitaminose auftretenden Hämorrhagien besser heilen als Ascorbinsäure, wird angenommen, daß sie einen besonderen Faktor, Vitamin P, enthalten, der die Permeabilität lebender Membranen und die Capillarresistenz steigert.

(Szent-György). Dieser Faktor wirkt auch auf die Permeabilitätssteigerung, die zu Ödemen und Transsudaten führt. Ein „*Citrin*" genannter Extrakt erwies sich als Gemisch zweier Flavonolglucoside Hesperidin und Eriodictin, die jedoch für sich nicht wirksam sind. Ferner wurde ein dem Eriodictin nahestehendes gelbes Glucosid, das „Rutin" gewonnen, das in der Schale von Citrusfrüchten, Wurzeln, Stengeln und Früchten vieler Pflanzen vorkommt und die Eigenschaft des postulierten Vitamin P besitzt. Die Wirkungsweise ist noch unbekannt. Therapeutisch wird Rutin in Dosen von 60—400 mg angewandt.

IV. Praktische Grundlagen der Ernährung des Säuglings.

Die künstliche Ernährung des gesunden Säuglings hat im Laufe der Zeit dauernd Wandlungen erfahren. Sie befindet sich in weiterer Entwicklung. Die Fülle der Nahrungsvorschriften erschwert es, klarere Gesichtspunkte für den Bedarf des gesunden Säuglings an einzelnen Nahrungsbestandteilen und ihrer Korrelation zu gewinnen. Dazu kommen besondere Verhältnisse bei Frühgeborenen, akuten und chronischen Ernährungsstörungen, die andere Erfordernisse in der Auswahl der Nahrungsbestandteile bieten.

Als Richtschnur für die Zusammensetzung von Nahrungsgemischen auf Kuhmilchbasis hat von jeher die Frauenmilch gegolten. Die Entwicklung scheint dem Bestreben nach Annäherung an die FrauenmilchZusammensetzung ein gewisses Recht zu geben. Es hat sich aber herausgestellt, daß der gesunde Säugling ein außerordentliches Anpassungsvermögen auch an Nahrungsgemische besitzt, die sich in ihrer Zusammensetzung weit von der Frauenmilch unterscheiden. In vielen Fällen leisten solche Mischungen sogar mehr als scheinbar an die Zusammensetzung der Frauenmilch angenäherte Gemische. Auf der anderen Seite bietet die Frauenmilch nicht immer die zur Ernährung ausreichende Grundlage, wenn besondere Anforderungen, wie bei Frühgeborenen, und besondere Verhältnisse, wie bei Ernährungsstörungen, vorliegen, oder wenn ein Hungerzustand der Mutter die qualitative Zusammensetzung der Frauenmilch beeinträchtigt.

Die Frauenmilch bietet dem Säugling eine Nahrung, die in ebenso vollkommener wie sparsamer Form ihrer Bestandteile alle Bausteine für Bau und Betriebsstoffwechsel anbietet, die unter geringstmöglicher Belastung seines enteralen und intermediären Stoffwechsels und bei geringstmöglichem Abfall an Schlacken, das Wachstum und die Organfunktionen so entwickeln, daß die Anpassung an die Außenwelt, also Leistungsfähigkeit und Widerstandskraft, in geradezu optimaler Weise möglich wird. In dieser Hinsicht kann man noch heute von einem Geheimnis der Frauenmilch sprechen.

Die Rohstoffe der für die künstliche Ernährung verwendeten Nahrungsmittel stellen eine solche Fülle andersartiger Kombinationen und zum großen Teil Verschiedenartigkeit ihrer chemischen Zusammensetzung dar, daß es praktisch unmöglich erscheint, mit ihrer Hilfe eine „künstliche Frauenmilch" zu konstruieren. Als ein gewisser Maßstab für die Schaffung von Verdauungsverhältnissen ähnlich denen bei Frauenmilchernährung wird die Entstehung einer künstlichen Bifidumflora angesehen, wie sie für das mit Frauenmilch ernährte gesunde Kind charakteristisch ist. Diese ist wohl ein Anhaltspunkt dafür, daß sich Abbauprodukte entwickeln lassen, die für B. bifidum günstige Lebensbedingungen geben und die Bildung von bakteriellen Endprodukten der Verdauung unterstützen, welche als vorteilhaft oder zum mindesten weniger schädlich gelten können, als sie bei einer bakteriellen Mischflora im Dickdarm gebildet werden. Dazu kommt die starke B_1- und B_2-Bildung durch Bifidum. Es muß aber festgestellt werden, daß der gesunde Säugling auch bei einer Mischflora anscheinend ausgezeichnet gedeihen kann, und daß die Zusammensetzung einer bifidogenen Nahrung durchaus nicht der Muttermilch besonders ähnlich zu sein braucht. Solche Nahrungsgemische scheinen auch u. U. mehr für das B. bifidum als für den Säugling von Vorteil zu sein. Denn manche bifidogene Nahrungen werden wohl vom darmgesunden aber nicht vom darmlabilen Säugling toleriert, wobei die Bifidumflora auch zu verschwinden pflegt. Trotzdem besitzt die künstliche Bifidumflora ohne Zweifel eine erhebliche diätetische Bedeutung, solange sie besteht, denn sie unterdrückt die Coliflora, deren Stoffwechsel-Endprodukte schädlich zu sein pflegen und in der sich pathogene Dyspepsiecoli finden können. *Es ist also notwendig, die künstliche Nahrung nicht nur für den Säugling, sondern auch für seine Darmflora adäquat zu gestalten.* In dieser Hinsicht befinden wir uns z. Z. noch im Anfang einer Entwicklung. Zwar kommt der Säugling mit potentieller Energie zur Spaltung, Resorption, intermediären Verarbeitung und zur Ausscheidung nicht adäquater Nahrungsbestandteile und ihrer Abbauprodukte zur Welt, aber das Mehr an Leistung bedeutet u. U. auch ein Mehr an Belastung, das nicht in allen Fällen durch Training bewältigt werden kann. Man darf wohl von der Voraussetzung ausgehen, daß die arteigene Nahrung seiner Leistungsfähigkeit besser angepaßt ist, und daß sowohl sein Bau- wie Betriebsstoffwechsel geringerer Belastung und Schädigungsmöglichkeit ausgesetzt ist als bei jeder künstlichen Nahrung. Daher machen sich Belastungsfolgen am ehesten im unreifen Entwicklungszustande des Frühgeborenenzustandes und des 1. Trimenons und im bereits geschädigten Zustande bei Ernährungsstörungen am deutlichsten bemerkbar. Es ist üblich, gerade diese Zustände als Maßstäbe für die Leistungsfähigkeit künstlicher Nahrungsgemische zu werten. Von einem gewissen Reifungszustande der Organe und ihrer Funktionen an, der um die Mitte des 1. Lebensjahres erreicht wird, ist eine funktionelle Belastung sogar zweckmäßig, um alle potentiellen Möglichkeiten der Leistungsfähigkeit und Anpassung zur Entfaltung kommen zu lassen. Forschung und Empirie haben gelehrt, daß der Säugling aus der künstlichen Nahrung mit zwar viel Abfall an nicht verwertbarem Material alle jene Bausteine entnehmen muß, die in optimaler Form und mit geringem Abfall in der Frauenmilch enthalten sind. Letzten Endes entscheidet das „Experiment", ob die energetische Belastung tragbar oder eine einseitige Überbelastung schädlich ist.

1. Milchmischung mit Kohlenhydratanreicherung und „Albuminmilch".

Die übliche „Normalnahrung" basiert auf der BUDINschen Zahl, nach der der Säugling 100 cm³ Vollmilch pro Kilogramm Körpergewicht erhalten soll. Die absolute Vollmilchmenge soll aber im 1. Lebensjahre möglichst nicht 500 cm³ überschreiten. Das entspricht im 1. Trimenon etwa einer $^1/_2$-Milch, bis zum 6. Lebensmonat einer $^2/_3$-Milch und später einer Vollmilch. Die Verdünnung erfolgt bei $^1/_2$-Milch in der Regel mit 3% Schleimen, bei $^2/_3$-Milch mit 5% Mehlabkochung, und die Gesamtmenge erhält einen Zusatz kristallinen Zuckers von 5%.

Infolge der erheblichen Unterschiede in der Casein-Albumin-Korrelation bestehen erhebliche Differenzen im Aminosäurengehalt zwischen Frauenmilch und Kuh-Vollmilch bzw. Kuhmilchverdünnungen, wie in Tab. 6, S. 439, aufgezeigt wurde. Auf Prozentsätze gegenüber Frauenmilch berechnet ergibt sich:

Tabelle 60. *Prozentgehalt an Aminosäuren gegenüber Frauenmilch = 100%* (berechnet nach WILLIAMSON).

	$^1/_3$-Milch %	$^1/_2$-Milch %	$^2/_3$-Milch %	Vollmilch %
Essentielle Aminosäuren				
Valin	86	131	172	260
Leucin	68	108	142	215
Isoleucin	73	110	146	222
Phenylalanin	77	114	192	230
Methionin	144	172	230	342
Threonin	79	120	160	240
Lysin	71	106	142	213
Arginin	63	95	126	190
Histidin	84	128	168	252
Tryptophan	52	77	103	152
Nichtessentielle Aminosäuren				
Glykokoll	+	+	+	+
Alanin	71	106	140	215
Tyrosin	78	118	158	235
Serin	77	116	154	230
Cystin	22	34	46	66
Aspaparginsäure	47	73	95	143
Glutaminsäure	98	148	196	296
Prolin	104	156	210	315
Eiweißgehalt	76	113	146	224

Nach dieser Tabelle ist eine $^1/_3$-Kuhmilch weder qualitativ noch quantitativ der Frauenmilch entsprechend, und auch eine $^1/_2$-Kuhmilch weist noch einen Mangel an Tryptophan auf. Erst eine $^2/_3$-Kuhmilch zeigt, daß, mit Ausnahme von Cystin, mindestens 100% der Aminosäurewerte in der üblichen Tagesmenge enthalten sind. Selbst eine Kuh-Vollmilch läßt ein Cystindefizit erkennen, das durch die schlechtere Resorption aus Kuhmilch (BLASZÓ) noch verstärkt wird. Von den stärkeren Verdünnungen müßten verhältnismäßig große Mengen gegeben werden, um den Aminosäurebedarf zu decken. *Daher wird immer mehr die $^2/_3$-Kuhmilchmischung als Grundnahrung empfohlen* (ROMINGER; REUSS u. a.). Während bei einer $^1/_3$-Milch nur 76% des Eiweißgehaltes der Frauenmilch angeboten werden, beträgt das Angebot bei $^1/_2$-Milch = 113%, bei $^2/_3$-Milch = 145% und bei Vollmilch = 224% desselben. (Dies gilt nur für einen 1,5% Eiweißgehalt der Frauenmilch.) Das bedeutet bei den höheren Konzentrationen eine zusätzliche Belastung des Eiweißstoffwechsels. Scheinbar sehen wir, daß gesunde Säuglinge das Eiweißüberangebot verarbeiten können, und bei Ernährungsstörungen bevorzugen wir besonders eiweißreiche Heilnahrungen auf Vollmilchgrundlage. Es ist nicht geklärt, ob diese Belastung bei labilen Kindern für die Leistungsfähigkeit und besonders die natürliche Widerstandskraft nicht doch von Nachteil ist. Erfahrungen mit Auslösung eines Milchnährschadens bei Eiweißmilch sprechen dafür. *Es mehren sich deshalb die Bestrebungen, durch Änderung der Casein-Albumin-Korrelation aus den Kuhmilch-Bestandteilen eine „humanisierte" Säuglingsnahrung herzustellen.* Tatsächlich kann dadurch eine Annäherung an die Aminosäurewerte der Frauenmilch erreicht werden, wie die Zusammensetzung einer „Albuminmilch" aus 1,2% Lactalbumin und 0,6% Casein der Kuhmilch (vgl. Tab. 7 auf S. 439).

Von Handelspräparaten enthält „*Humana-Milch*" nach LEMKE (Milchverwertung G.m.b.H., Herford) etwa 0,9% Casein und 0,5% Albumin, „Correla-Milch" 0,7% Casein und 0,95% Albumin. Durch Calciumentzug wird bei „Humana-Milch" eine der Frauenmilch ähnliche Feinheit der Gerinnung erzielt (LEMKE). ADAM sah bei einem Gemisch von 0,6% Casein und 1,2% Albumin, $^1/_3$-Labmolke und Zusatz von 12% „Dexamyl" eine gewisse Überlegenheit bezüglich Aufbauwert gegenüber einer $^2/_3$-Buttermilch mit 2% Eiweißgehalt, obwohl mit einer schwereren Verdaulichkeit des Albumins gerechnet werden mußte. Vielleicht läßt sich die Verdaulichkeit des Albumins durch Verwendung des nach dem Verfahren von ADAM gewonnenen lyophilen Albumins (TÖPFER-Werk, Dietmannsried) verbessern.

Die Bedeutung des zweiten Kohlenhydrates in Form von Polysaccharidlösungen (Schleim, Mehlabkochung, Dextrinpräparate) *liegt wohl in erster Linie in der Förderung eines Gärzustandes im Dickdarm, der für eine acidophile Darmflora von Vorteil ist.* Für das Brustkind ist ja eine ausgesprochen acidophile Bifidum-Gärflora typisch. *Außerdem unterstützt das 2. Kohlenhydrat als Schutzkolloid die Feinheit der Caseingerinnung und hat eine peristaltikregelnde Wirkung.* Auch die länger anhaltende Wasserbindung an die Ingesta hat vielleicht Bedeutung. Die Feinheit der Gerinnung des Caseins kann auch durch andere Schutzkolloide, wie Gelatine, Gummi arabicum oder Agar, erreicht werden. Eine Gärungsförderung ist besonders den Vollkornmehlen (z. B. von STEINMETZ) eigen. Zur Milchverdünnung wird eine 5%-Abkochung verwendet. Von geröstetem Vollkornmehl aus Knäckebrot können bis zu 20% einer $^1/_2$-Milch zugesetzt werden (ARNDT).

Eine wichtige Rolle spielt die *Eiweiß-Brennstoff-Korrelation* (Eiweiß : Fett + Kohlenhydrate) der Säuglingsnahrung. Bei Frauenmilch beträgt diese Korrelation = 1:9,5. Bei einer $^1/_2$-Milch mit Schleim und 5% Zucker beträgt sie = 1:7,5, bei einer $^2/_3$-Milch mit 5% Mehlabkochung und 5% Zucker = 1:6,8, bei einer Buttermilch (1,5% Fettgehalt mit 3 bzw. 5% Nährzucker = 1:4 bzw. 1:4,7. Bei KELLER*scher Malzsuppe* ($^1/_2$-Milch mit 8% Malzsuppenextrakt und 4% Mehl) macht sie 1:9,5 wie bei Frauenmilch aus. Doch eignet sich diese nur für besondere Zwecke, wie Milchnährschaden oder Neigung zu Obstipation. Der Malzsuppenextrakt enthält 12,4% Dextrine und 47% karamelisierte Maltose. Jede Anreicherung einer Milchmischung mit kristallinem Zucker führt aber im Milieu der Kuhmilch verhältnismäßig leicht zu dyspeptischen Störungen. Daher ist die Eiweiß-Brennstoff-Korrelation auf diesem Wege nicht zu verbessern. Dazu eignen sich nur die Polysaccharide, wie „*konzentrierter Reisschleim nach* BESSAU" oder möglichst reine *Dextrinpräparate nach* ADAM *(„Dexamyl-Töpferwerk"),* wenn man das Fett als Brennstoffträger wegen Dyspepsiegefährdung ebenfalls vermeiden will. Von konzentriertem Reisschleim kann in Milch eine Konzentration von 6—8% maximal als trinkfähig hergestellt werden. Bei dem leicht löslichen „Dexamyl" ist ein 10—15%-Zusatz leicht möglich. Die Korrelation beträgt bei $^2/_3$-Milch mit 6—8% Trockenreisschleim und 5% Zucker 1:9 bzw. 1:10, bei $^2/_3$-Milch mit 10—15% Dexamyl = 1:8,5 bzw. 1:10,5. Der Vorteil beider Nahrungsgemische besteht in ihrem antidyspeptischen Charakter.

2. Säuremilchen.

Weit verbreitet ist die Methode, durch Zusatz organischer Säuren, die leicht verbrennbar sind und den Mineralhaushalt nicht belasten, künstliche *Säuremilchen* herzustellen. Das Casein wird zu Caseinsäure und löslichen Kalksalzen aufgespalten und durch Zusatz von Schutzkolloiden in Form von Mehl wird eine feine Gerinnung und leichtere Verdaulichkeit des Caseins erreicht. Vorteilhaft wirkt sich vorheriges kurzes Aufkochen oder besser die Homogenisierung der Milch aus. Im allgemeinen bevorzugt man eine $^2/_3$-Milch mit 2% Mondamin, 5% Zucker, 0,4% Milchsäure bzw. Zusatz 1 Citrette (Benckiser) (= 0,5 g Citronensäure) pro 100 cm³ Vollmilch. Handels-Trockenpräparate sind: *„Lactana"-Töpferwerk*-Dietmannsried-Allgäu (eine $^2/_3$ Milchsäurevollmilch in Pulverform mit 10% „Dexamyl" und dem *Bifidum-Wuchsstoff* von ADAM), *„Alete-Milch"* (Vollmilch mit Citronensäure und Alete-Nährzucker) und die *Nestle*-Präparate *„Pelargon* grün" (Milchsäure-Vollmilch ohne Kohlenhydratzusatz) und „Pelargon rot" ($^2/_3$-Milchsäuremilch mit 2% Weizenmehl und 5% Nährzucker). Der Säurezusatz hat den besonderen Vorteil der Haltbarkeit einer für den ganzen Tag fertig gestellten Milchmischung infolge der Hemmung der Bakterienvermehrung durch den höheren Säuregrad. Ferner wird durch die Vorsäuerung die bei der stark gepufferten Kuhmilch erhöhte Magensekretion eingeschränkt. Die von MÜLLER und ROMINGER angegebene *Milchsäure-Malzmilch* wird mit einem Milchsäure-Malzextrakt, *„Säuglingsmalz-Töpferwerk"*, auf der Basis einer $^2/_3$-Milch hergestellt. Zu $^2/_3$ l abgekochter und abgekühlter Vollmilch werden unter Schlagen $^1/_3$ l 5%-Weizenmehlabkochung, 3% Zucker und 4% „Säuglingsmalz" zugesetzt.

3. Milchgemische mit Fettanreicherung.

Der Wert einer Fettanreicherung liegt nicht nur in der Mehrzufuhr von Brennstoff und fettlöslichen Vitaminen. Es ist eine Erfahrungstatsache, daß die Säuglinge dabei einen besseren Fettansatz und ein rosigeres Aussehen haben, vielfach auch widerstandsfähiger gegen banale Infekte sind. Bei Frühgeborenen und Dystrophikern wird nicht selten bei Fettanreicherung der Nahrung der Fettansatz besser ermöglicht als bei Kohlenhydratanreicherung, manchmal überhaupt erst dadurch gefördert. Hier dürfte eine Unreife bzw. eine Erschöpfung des Fettaufbauvermögens aus Kohlenhydraten eine Rolle spielen. CZERNY und KLEINSCHMIDT verbesserten die im Milieu der Kuhmilch schwierige Verträglichkeit zusätzlicher Fettmengen dadurch, daß sie in der *„Buttermehl-Nahrung"* die flüchtigen Fettsäuren durch Erhitzen der geschmolzenen Butter entfernten und durch das Einbrennen von Mehl und Butter in Form einer „Butter-Mehl-Schwitze" das Mehl durch Dextrinisieren leichter angreifbar machten. Die mit Wasser gelöschte Schwitze enthält entweder 7% Butter, 7% Weizenmehl und 5% Zucker oder 5% Butter, 5% Weizenmehl und 4% Zucker. Mit solchen Gemischen werden $^1/_3$-, $^1/_2$- oder $^2/_3$-Milchmischungen hergestellt, so daß eine größere Variationsbreite möglich ist. Der Fettgehalt entspricht etwa dem der Frauenmilch und ebenso die Eiweiß-Brennstoff-Korrelation. Für darmlabile Kinder hat KLEINSCHMIDT eine *Buttermilch-Butter-Mehlnahrung* angegeben. In diesem Falle wird die Einbrenne ohne Wasser der Buttermilch direkt zugesetzt, sie besteht aus 1—3% Butter, 3% Mehl und 5% Zucker. Bei 3% Fett besteht eine Korrelation Eiweiß:Brennstoff wie 1:7.

Moro gab als konzentrierte „*Buttermehlvollmilch*" ein Gemisch von Vollmilch mit 5% Butter, 5% Mehl und 5% Zucker und einen „*Butter-mehlbrei*" („Moro-Brei") mit 5% Butter, 7% Mehl und 5% Zucker an, ohne Butter und Mehl vorher zu rösten. Adam säuerte die verdünnte Milch durch Milchsäure oder Citronensäure an, um die Verträglichkeit des Caseins durch Gerinnung zu erleichtern: „*Säurefettmilch*". Eine ein-fache Hausvorschrift für die Herstellung einer „$^1/_2$-Säurefettmilch" lautet: 400 Milch, 400 Wasser, 4 gestrichene Eßlöffel Zucker, $2^1/_2$ gestr. Eßlöffel Weizenmehl, 2 gestr. Teelöffel Butter kalt anrühren, kurz auf-kochen, abkühlen, 2 Teelöffel 20%-Milchsäure oder 4 Citretten zusetzen. Für eine „$^2/_3$-Säurefettmilch": 500 Vollmilch, 300 Wasser, 4 gestr. Eß-löffel Zucker, $2^1/_2$ gestr. Eßlöffel Weizenmehl, 2 gestr. Teelöffel Butter, kalt anrühren, kurz aufkochen, abkühlen, 3 Teelöffel 20%-Milchsäure oder 5 Citretten.

Rominger hat eine gesäuerte Sahnekonserve empfohlen („*SÄ-SA der Deutschen Milchwerke Zwingenberg*"), mit der eine gesäuerte fettange-reicherte Säuglingsnahrung aus Frischmilch hergestellt wird. Zu 50 Teilen Frischmilch werden 10 Teile „SÄ-SA"-Konserve, 40 Teile Schleim oder Mehlabkochung und 5 Teile Kochzucker zugesetzt, z. B. 450 Frischmilch, 90 g „SÄ-SA", 360 Schleim und 9 g Zucker. Müller und Rominger berichten auch über gute Fettverträglichkeit im Milieu einer mit 10% karamelisierten Milchzucker und 3,5% Butter versetzten $^1/_2$-Milch.

Da das Frauenmilchfett einen höheren Gehalt an Triolein besitzt, das sich durch gute Ausnutzbarkeit auszeichnet, empfiehlt Frontali eine „*Ölmilch*". Statt mit Butter wird eine Einbrenne, analog der „Butter-mehlnahrung" mit Olivenöl hergestellt. Die zur Herstellung einer $^1/_2$-Milch verwendete Öl-Mehlschwitze enthält 5—9% Olivenöl, 6—9% Mehl. Der Zuckerzusatz beträgt 6—9%, auf die Einbrenne berechnet.

Als „*Synthetic Milch Adapted*" („SMA") bezeichnet Gerstenberger eine in ihrer chemischen Zusammensetzung der Frauenmilch angenäherte Milchmischung mit 1,3% Eiweiß, 3,5% Fett und 7,3% Milchzucker. Bei dieser ist besonders die Trioleinanreicherung des Fettes berücksichtigt und durch eine Mischung von 40% Talg, 10% Schmalz, 20% Kokosöl, 20% Kokosbutter und 10% Lebertran der Fettzusammensetzung in der Frauenmilch angepaßt.

Wenn der eigentliche physiologische Zucker, der Milchzucker, diätetisch in Mißkredit geraten ist, so liegt es daran, daß er eine bestimmte Nährstoff-Korrelation benötigt (E. Müller) und fettarme und milchzuckerreiche Nahrungsgemische leicht dyspeptische Störungen auslösen. Der Kern-punkt liegt wahrscheinlich in der Förderung einer acidophilen Darmflora, welche die colireiche Mischflora unterdrückt. *Das dyspeptogene Fett wird* daher *im Milieu einer acidophilen Flora besser toleriert*. Um die Lactose, richtiger die Galactose, gut auszunützen und das Fett zu einem verträglichen Nährstoff zu machen, ist eine richtige Kombination beider notwendig. Der Galactoseanteil der Lactose wird durch Fett auch besser verwertet (SCHANTZ c. s.).

Diese Erfahrungen sind in der von SCHÄFER und WERNER angegebenen „*Buka*" verwertet. Diese Nahrung besteht aus Buttermilch mit 2% Mondamin und einer Milchzucker-Fett-Einbrenne (aus 25 g Butter + 80 g Milchzucker pro Liter hergestellt). Infolge ihres hohen Gehaltes an karamelisiertem, schwer resorbierbarem Milchzucker soll die Nahrung bifidogen wirken.

Im allgemeinen sind die fettangereicherten Milchgemische allerdings nur für den darmgesunden Säugling bestimmt. Bei darmlabilen Kindern besteht die Gefahr einer Dyspepsieauslösung. Bei guter Verträglichkeit wird für alle fettangereicherten Milchmischungen die bessere Widerstandskraft gegen banale Infekte der Luftwege, das gute Fettpolster und die frische, rosige Gesichtsfarbe hervorgehoben.

4. Die Bifidumflora fördernde Milchgemische.

Das eindrucksvolle Bild der Überwucherung einer einzigen Bakterienart im Brustmilchstuhl, des Thermobacterium bifidum, legt die Vermutung nahe, daß diese Flora mit dem besonderen Wert der arteigenen Nahrung zusammenhängen müsse. Es ist erwiesen, daß B. bifidum die Entwicklung einer Mischflora, wie sie für das künstlich ernährte Kind in der Regel typisch ist, und bei der B. coli besonders hervortritt, unterdrückt. *Man kann in dieser überwuchernden Kraft des Bifidum eine der vielleicht wichtigsten Schutzmaßnahmen gegen exogene und endogene Coliinfektion sehen*, einen natürlichen Selbstreinigungsmechanismus, der an Großartigkeit dem unserer Seen und Flüsse gleichkommt. Ebenso wie jede Pflanze außer günstigen Nährstoffen eine bestimmte Bakterienflora des Bodens verlangt, stellt die Bifidumflora wahrscheinlich außerdem eine Art *Bodenflora* dar, welche die Ausnützung der Abbauprodukte der Nahrung am besten unterstützt und die Bildung schädlicher Stoffe, wie Amine, Indol u. a., verhütet. *In mancher Beziehung ist Bifidum in seinem Verwendungsstoffwechsel geradezu ein Antagonist von B. coli, insbesondere der pathogenen Dyspepsiecoli*. In Kulturen übt Bifidum eine antagonistische Wirkung gegen Coli, Pneumokokken, Proteus und Milch-Mesentericus aus, dagegen nicht gegen Streptokokken und Staphylokokken (J. B. MAYER). Bifidum bildet 3 mal so viel Vitamin B_1 und 5 mal so viel Vitamin B_2 als B. coli, aber weit weniger Vitamin K (BOVENTER). Bifidum wird durch Lactose, Maltose, Casein, und Eisensalze in vitro gefördert und durch Stärke, Dextrin, Kalkseifen und Kalksalze gehemmt (ADAM). Die ersten Versuche, mit künstlichen Nahrungsgemischen eine Bifidumflora zu erzielen, wurden von ADAM mit einer kalkphosphatreduzierten, milchzuckerreichen und fettangereicherten $^1/_3$-Milch erfolgreich angestellt. Die künstliche Entwicklung einer Bifidumflora ist ein komplexes Phänomen, das von einer Reihe von Faktoren abhängt. Sie verlangen die Entstehung von Verdauungsprodukten, welche einen geeigneten Nährboden für Bifidum abgeben. Das ergibt sich schon aus der Beobachtung, daß bei gewissen Nahrungsgemischen, die eine starke Verdünnung der Kuhmilch, hohen Milchzuckergehalt oder karamelisierten Milchzucker bzw. Malzsuppenextrakt aufweisen, eine Bifidumflora bevorzugt in Erscheinung treten kann. Dabei führt die Verhütung der Kalkseifen- und Kalkphosphatbildung durch Milchverdünnung, die verzögerte Kohlenhydratresorption bei den genannten Zuckerarten zu einem für Bifidum geeigneten Dickdarmmilieu. Auch die teilweise bifidumfördernde Wirkung der Vollkornmehle hängt mit der verzögerten Resorption und Gärungsförderung im Dickdarm zusammen.

Die Mehrzahl der bifidogenen Nahrungen berücksichtigt diese Umstände. BESSAU ist die praktische Förderung des Problems zu verdanken. Die von ihm angegebene bifidogene Nahrung enthält eine durch Pepsin gelabte $^2/_5$-Milch, 3% Fett, 2% Stärke, 8% zum Zwecke der Resorptionsverlangsamung karamelisierten Milchzucker und einen Zusatz von 0,03% des bifidumfördernden Cystins, außerdem p-Aminobenzoesäure, um das Bakterienwachstum zu unterstützen.

BESSAU-*Nahrung.*

I. 400 cm³ Vollmilch
    20 g Butter oder Sesamöl   } homogenisieren
    0,5 cm³ Vigantol
+ 20 g Maismehl
    5 min unter Schlagen aufkochen.
II. 80 g Milchzucker
    in 400 cm³ Wasser lösen und 1 Std. ohne Druck kochen
       I. und II. auf 40° abkühlen

+   4 g Pepsin DAB 5, gelöst in 50 cm³ Wasser
    $^1/_2$ Std. bei 40° stehen lassen

+   5 mg Ferrum reductum
    gelöst in 4,5 cm³ Acid. lactic. offic. + 50 cm³ Wasser
+   0,3 g Cystin   }
+   1 mg p-Aminobenzoesäure   } gelöst in 25 cm³ n/1 NaOH
+ 100 mg Ascorbinsäure
+ Wasser ad 1000 cm³

KLEINSCHMIDT gab eine $^2/_5$-Citretten-Buttermehlnahrung mit 6% Milchzuckerzusatz als bifidogene Nahrung an: 400 Vollmilch mit 2% Mondamin + 4 Citretten, 600 Einbrenne mit 30 g Butter, 30 g Mehl, 60 g Milchzucker.

Die von MALYOTH angegebene „*Alete-Frühnahrung*" (Alete) enthält 2,8% Eiweiß, 2,5% Fett, 0,43% Mineralstoffe, 5,25% β-Lactose (Gesamtmilchzucker = 7,65%), 1,65% „Alete-Nährzucker" und Citronensäure + Milchsäure. Der Hauptwert wird auf die sterische Form des Milchzuckers gelegt. Bemerkenswert ist, daß der hohe Eiweißgehalt, der etwa einer $^2/_3$-Milch entspricht, die auf Grund des Verwendungsstoffwechsels des Bifidum (ADAM) eher fördernde Wirkung des Caseins erkennen läßt, daß aber die in diesem Präparate erfolgte Reduktion der Molkensalze auf den Wert in der Frauenmilch mit besonderer Verringerung des Calcium auf die Hälfte der bifidumhemmenden Wirkung der Kalkseifen- und Kalkphosphatbildung entgegentritt. Wegen der leichten Umwandlung der β-Lactose in die Gleichgewichtslactose wird das Trockenpräparat erst unmittelbar vor dem Füttern mit Wasser versetzt. Die Bedeutung der zum Zwecke der Bifidumförderung bevorzugten β-Lactose ist umstritten.

Auch bei der „*Humana-Milch*" (Milchverwertung G.m.b.H. Herford) tritt nach LEMKE eine Bifidumflora, wenn anscheinend auch langsam, in Erscheinung. Der Gehalt dieser Nahrung an 0,9% Casein, 0,5% Albumin, 3,3% Fett, 7,5% Milchzucker und 0,4% Mineralien mit zusätzlicher erheblicher Reduktion des Calcium bietet auf Grund der Kenntnisse des Verwendungsstoffwechsels des Bifidum (ADAM) Möglichkeit zur Förderung einer acidophilen Flora mit Bifidumvermehrung. Ähnliche Bedingungen liegen bei der „Correla-Milch" vor, die 0,7% Casein, 0,95% Albumin, 3,5% Fett, 6,5% Milchzucker und 0,45% Mineralien enthält.

PETUELY und KRISTEN stellen die These auf, daß außer den für Bifidum adäquaten Nährstoffen noch ein vitaminartiger, labiler Wirkstoff, ein „Bifidus-Faktor", erforderlich sei, der kristallinisch herstellbar sei. Sie beobachteten, daß eine längere Zeit gestandene Frauenmilch weniger gut zur Bifidumentwicklung geeignet sei, und nehmen an, daß der Bifidus-Faktor darin zerstört sei. In einer milchzuckerhaltigen Kuhmilchmischung, die an sich nicht ausreicht bifidogen zu wirken, genügt ein „Frauenmilchsockel" von einem Fünftel der Gesamtmenge, um eine Bifidumflora zu entwickeln. Dasselbe sei durch Zugabe des „Bifidus-Faktor" möglich. Auffallenderweise hat dieser Faktor in vitro keine bifidumfördernde Wirkung und bei ernährungsgestörten Säuglingen, besonders Frühgeborenen, kann die Bifidumflora trotz reiner Ernährung mit Frauenmilch vollständig verschwinden. Die Autoren nehmen daher an, daß eine besondere „Bifidum-Bereitschaft" des Darmes vorhanden sein muß. Sie geben an, daß sie in den bisherigen bifidogenen Nahrungen den Faktor in geringen Mengen gefunden haben.

J. B. MAYER verwendet eine Milchmischung, in der vorher B. bifidum in Reinkultur gezüchtet und gleichzeitig eine Milchgerinnung durch die Säurebildung eingetreten ist. Diese Nahrung wird aus evaporierter, auf

Vollmilchkonzentration verdünnter Konservenmilch mit 7% Milchzucker (evtl. Nährzucker) und Bifidum-Reinkultur hergestellt und als $^2/_3$-Milch verwendet. Es handelt sich also nicht um eine bifidogene Milch im eigentlichen Sinne. Die Bifidumflora hält sich auch nur so lange, wie die Reinkultur verfüttert wird.

Bei den erwähnten bifidogenen Nahrungen handelt es sich durchweg um solche, in denen als Kohlenhydrat Milchzucker verwertet wird. Sämtliche Autoren heben hervor, daß ihre Nahrungsgemische nur für den gesunden Säugling bestimmt sind, da der Milchzucker einer fettreichen Kuhmilchverdünnung beim darmlabilen Kinde leicht Dyspepsie auslösen kann.

ADAM war bemüht, eine bifidogene Nahrung zu entwickeln, die gleichzeitig eine antidyspeptische Wirkung besitzt, um sowohl eine Ernährung des gesunden wie des ernährungsgestörten Säuglings zu ermöglichen. Da außer Lactose auch Maltose bifidumfördernd wirkt, die Maltose aber bei dem fermentativen Abbau der ausgesprochen antidyspeptisch wirkenden Dextrine entsteht, verwendete er ein durch α-Amylase gewonnenes Dextringemisch. Dieses enthält genuin nur 5% Maltose. Im Dünndarm wird jeweils soviel Maltose gebildet, wie es der diastatischen Leistungsfähigkeit des Pankreas entspricht, wobei diese Dextrine von dort etwa vorhandenen pathogenen Colibakterien nicht angegriffen werden können. Von dem Präparat „*Dexamyl*“, *Töpferwerk Dietmannsried*, können auch bei schweren akuten Ernährungsstörungen sofort 5% und später 10% als Zusatz zu Heilnahrungen (Aminosäuregemischen, Buttermilch) zugesetzt werden. Dadurch kann die Brennstoffversorgung ausreichend gedeckt werden. KRAINICK und RICHARZ konnten schnelle Abnahme der Blutketone und raschen Blutzuckeranstieg schon bei 5% „Dexamyl“ nachweisen. Das „*Dexamyl*“ enthält einen Zusatz des bifidumfördernden Cystins, das gleichzeitig zur Aminosäureergänzung der verwendeten $^2/_3$-Milchmischungen dient, und den *Bifidum Wuchsstoff* von ADAM. *Bei gesunden Kindern entwickelt sich auf 10—13% Zusatz* von „Dexamyl“ *zu* $^2/_3$-*Vollmilch in 2—4 Tagen eine Bifidumflora.* Bei ernährungsgestörten Säuglingen fand PATZ im Durchschnitt bis zur Ausbildung der Bifidumflora eine Zeit von $8^1/_2$ Tagen, bei Frauenmilchnahrung in 7 Tagen. Ebenso wie bei Frauenmilch-Ernährung tritt auch bei „Dexamyl“-Milch anläßlich parenteraler Infekte, insbesondere bei Antibioticatherapie, öfters ein Umschlag nach der Seite einer acidophilen Mischflora auf, sogar bei Wetterumschlägen.

Entsprechend der besseren Fettverträglichkeit im Milieu einer acidophilen Darmflora bietet die bifidumfördernde Eigenschaft der „Dexamyl“-$^2/_3$-Milch (10% Zusatz) die Möglichkeit, auch bei darmlabilen Kindern Fett zuzusetzen und damit den Fettansatz gerade bei Frühgeborenen und Dystrophikern zu fördern. Verwendet wird ein Zusatz von 2% Olivenöl oder Butter.

Das *Töpfer-Werk*, Dietmannried-Allgäu gibt folgende trinkfertige bifidogene Nahrungsgemische mit *Bifidum-Wuchsstoff* (ADAM) heraus: 1. *„Dexaminol"* ($2^1/_2$% Aminosäuregemisch in Pulverform mit $^1/_4$ Labmolke und 5% „Dexamyl" zur Ernährung bei schwersten akuten und chronischen Ernährungsstörungen), 2. *„Butamyl"* ($^2/_3$-Buttermilch in Pulverform mit 5% „Dexamyl" zur Ernährung bei mittelschweren und leichten akuten und chronischen Ernährungsstörungen und zur Zwiemilchernährung Frühgeborener und sehr junger Säuglinge), 3. *„Lactana"* ($^2/_3$-Milchsäurevollmilch in Pulverform mit 10% „Dexamyl" zur Ernährung des gesunden Säuglings in jedem Lebensmonat und zur Zwiemilchernährung).

5. Heilnahrung.

Unter „Heilnahrungen" können allgemein solche Nahrungsgemische verstanden werden, die einen ungünstigen Nährboden für die bei akuten und z. T. auch chronischen Ernährungsstörungen im Dünndarm vermehrten pathogenen Dyspepsiecoli (ADAM) *darstellen,* bzw. ihrer Vermehrung keinen Vorschub leisten. *Man kann daher von einer „antibakteriellen Diät"* (ADAM) *sprechen.* Der Verwendungsstoffwechsel der in Betracht kommenden Colirassen ist zum großen Teil bekannt (ADAM). Vermehrungsfördernd wirken kristalline Zucker, Polypeptide, Alkaliseifen und Alkalisalze. Hemmend wirken Stärke, Dextrine, manche Aminosäuren, Caseinsäure, Caseinate und Eisensalze. *Die Bedeutung dieses Gesichtspunktes geht daraus hervor, daß alle teils empirisch gebräuchlichen, teils durch Forschung begründeten Heilnahrungen im Sinne einer Hemmung des Coliwachstums wirken.* Der gebräuchliche Hafer- und Gerstenschleim und unter den verkleisterten Mehlprodukten der konzentrierte Reisschleim enthalten die von Coli nicht angreifbare Stärke. Je reiner die Produkte sind, desto höhere Konzentrationen sind anwendbar (10% Reisschleim nach BESSAU). Zu den bakteriell schwer verwertbaren Polysacchariden gehören die dextrinhaltigen Nährmittel (dextrinisierte Mehle und Zwieback). Die viel gebrauchten „Nährzucker" enthalten zu etwa 50% Dextrine und 50% Maltose. Wegen ihres hohen Maltosegehaltes, der colifördernd wirkt, erlauben sie bei toxischen Durchfallerkrankungen nur begrenzte Konzentrationen bis zu 5%. Das amerikanische „Dexin" enthält 75% Dextrine und 25% Maltose. Das „Dexamyl" (Töpferwerk) enthält zu 95% dextrinisiertes Reismehl und nur noch 5% Maltose. Ein Teil der Dextrine wird beim Trocknungsprozeß vielleicht zu stärkeähnlichen Substanzen polymerisiert. Da „Dexamyl" auch in hohen Konzentrationen flüssig ist, können höhere Konzentrationen von 10—15% leichter verfüttert werden. Dazu unterstützt seine bifidogene Eigenschaft die Unterdrückung der Colivegetation.

Theoretisch sind auch sehr leicht resorbierbare kristalline Zucker, wie Dextrose, für Heilnahrungen brauchbar, da bei rascher Resorption wenig für Colibakterien im Dünndarm übrig bleibt. Doch ist dabei das Risiko einer Störung der Resorption mit verbunden, das wohl ihrer Verwendung nicht hat zum Durchbruch verhelfen können.

Als *Eiweißkörper*, die von Coli schwer verwertet werden, *kommen* die von ADAM eingeführten *Aminosäuregemische*, ferner *Casein, Caseinate und Serumeiweiß in Frage*. Sie sind die Hauptbestandteile der Heilnahrungen. Von grundsätzlicher Bedeutung ist der Aminosäurewert der Eiweißsubstanzen. Sie müssen alle für den Wiederaufbau von Organeiweiß erforderlichen essentiellen und möglichst auch der nicht essentiellen Aminosäuren in richtigem Mischungsverhältnis enthalten. Aminosäuregemische müssen durch fermentativen Abbau hochwertiger Proteine (Casein, Albumin, Serumeiweiß, Leber) gewonnen werden, da bei der Säurehydrolyse wertvolle essentielle Aminosäuren, besonders Tryptophan, zerstört werden. Erprobte *Aminosäuregemische sind „Aminovit"* (BOEHRINGER, Mannheim), *„Sangamin"* (BENCKISER, Ludwigshafen a. Rh.), *„Proteal"* (GUIGOZ, Vuadens, Schweiz), *„Nutramigen"* (MEAD JOHNSON, Evansville, Indiana, USA). Aminosäuren werden sehr schnell resorbiert und beseitigen am schnellsten den mit Hypalbuminämie einhergehenden gefährlichen Eiweißhunger des schweren Dyspeptikers. Ihre Anwendung erfolgt in $2^1/_2$%-Konzentration unter Zusatz von $^1/_4$-Labmolke und geeigneten, polysaccharidhaltigen Kohlenhydraten („Trockenreisschleim" oder „Dexamyl"). *Ein trinkfertiges Aminosäurenpräparat in Pulverform ist „Dexaminol" (Töpferwerk Dietmannsried-Allgäu). Es enthält 5% „Dexamyl" und den Bifidum-Wuchsstoff von* ADAM. (S. „Bifidum fördernde Milchgemische".)

Buttermilch. Die bewährte Buttermilch verdankt ihren Ruf als Grundlage von Heilnahrung ihrem Gehalt an fein geronnenem, bakteriell z. T. angegriffenem Casein, ihrer Fettarmut und ihrem, wenn auch nur geringen Milchzuckerabbau. Ihr hoher Gehalt an löslichen Kalksalzen erlaubt es, den Fettgehalt, der sonst nur 0,1% beträgt, auf 1,5—2,0% zu erhöhen, da sich mehr unlösliche Kalkseifen bilden können. Der höhere Säuregrad schränkt außerdem die bei der stark gepufferten Kuhmilch erhöhte Sekretionsleistung des Magens ein. Der Wert einer Buttermilch hängt wesentlich von der Feinheit und Weichheit der Caseingerinnsel ab. In dieser Hinsicht ist eine *aus gesäuerter Sahne* gewonnene Buttermilch einer aus Vollmilch hergestellten oder einer spontan gesäuerten Magermilch gleichen Fettgehaltes überlegen. Die beim Buttern frei werdenden Euglobulin-Phosphatidhüllen der Fettkügelchen bilden nämlich einen guten Kolloidschutz bei der Gerinnung. Ihr *gleichwertig, vielleicht sogar überlegen, ist eine aus homogenisierter Vollmilch hergestellte Sauermilch, da hier die Feinheit und Weichheit der Caseingerinnsel besonders günstig ist.* Auch ermöglicht die durch Homogenisieren erfolgte Verkleinerung der Fettkügelchen eine bessere Fettverdaulichkeit, so daß zur Herstellung einer Heilnahrung von einer spontan oder durch Beimpfen mit Säurewecker gesäuerten Vollmilch mit 3—3,4% Fettgehalt ausgegangen werden kann. Als $^2/_3$-Sauermilch enthält sie dann 2—2,2% Fett. In Verbindung mit „Dexamyl" als Kohlenhydratzusatz hat sich eine solche fettreiche Sauermilch als Heilnahrung bei leichten bis mittelschweren Dyspepsien, ferner in der Reconvalescenz von Intoxicationen und zur Ernährung von Dystrophikern und Frühgeborenen bewährt.

Zur Förderung feinerer Gerinnung pflegt der Buttermilch bei Selbstherstellung 2% Mondamin als Kolloidschutz zugesetzt zu werden. Handelspräparate sind: „Holländische Anfangsnahrung" (Töpferwerk, Dietmannsried) in Pulverform, „Eledon" (Nestle) und „Edelweiß-Buttermilch" (Edelweiß-Milchwerke, Kempten), die beiden letzten ebenfalls in Trockenform. Zur Vermeidung einer Eiweiß- und Molkensalz-Überlastung hat sich auch bei den Buttermilchen die Verwendung als $^2/_3$-Buttermilch mehr bewährt als die Voll-Buttermilch. *Eine trinkfertige $^2/_3$-Buttermilch in Pulverform ist „Butamyl" (Töpferwerk Dietmannsried-Allgäu). Sie enthält 5% „Dexamyl" und den Bifidum-Wuchsstoff von* ADAM. S. „Bifidum fördernde Milchgemische".

Eiweißmilch. Eine Milchzucker- und Molkensalzreduktion unter Caseinanreicherung ist besonders in der „*Eiweißmilch*" von FINKELSTEIN ausgeprägt: „*Eiweißmilch*" (Töpferwerk, Dietmannsried), in Kondensform, „*Caseinolact*" (Alete) in Trockenform. Die Eiweißmilch enthält die volle Labcaseinmenge aus 1 l Vollmilch mit vollem Fettgehalt, aufgeschwemmt in $^1/_2$ l Buttermilch und $^1/_2$ l Wasser. Der hohe Fettgehalt von 2,5% der fertigen Nahrung wird durch die reichlichen Kalksalze, welche die Kalkseifenbildung fördern, in seiner B. coli-fördernden Wirkung gemildert. Die Eiweißmilch erfüllt durch ihren niedrigen Milchzuckergehalt und hohen Caseingehalt die Anforderungen an eine antibakterielle Diät. Der bei wochenlanger Ernährung mit Eiweißmilch eintretende Milchnährschaden mit Kalkseifenstühlen kann durch Erhöhung des Kohlenhydratzusatzes, oder Zusatz einer Einbrenne nach KLEINSCHMIDT, verhindert werden. Die „*Larosanmilch*" von STOELTZNER („*Larosan*" von Hoffmann la Roche) stellt ein Ersatzpräparat der Eiweißmilch dar, bei dem 20 g Larosan, ein Calciumcaseinat, zu $^1/_2$ l Vollmilch und $^1/_2$ l Schleim zugesetzt werden.

Es ist durchaus möglich, auch auf anderer Eiweißgrundlage eine antibakterielle Heilnahrung aufzubauen, z. B. mit „*Humanserum*" oder *Rinderserum* („*Boviserin*", Behringwerke), die beide hochwertige Proteine enthalten, die von Coli schwer angegriffen werden (ULLRICH). Als Eiweißkonzentration kommen 2% in Frage. REINLEIN und GEERING heben die Steigerung der Euglobulin-Fraktion im kindlichen Serum bei Ernährung mit „Boviserin" hervor.

Als antibakteriell wirksam müssen auch alle *nährstoffarmen Produkte* gelten, die vorzugsweise *Cellulose oder Pectin* enthalten, da diese auch nicht von B. coli angegriffen werden können. Man schreibt ihnen außerdem *adsorbierende, wasserbindende und peristaltikregelnde* Eigenschaften zu. Hierher gehören: die „*Karottensuppe*" (MORO)[1], das Mohrrüben-Trockenpulver „*Daucaron*" (Kali-Chemie), das „*Carotosan*" (WÜLFING), die „*Apfeldiät*" („*Aplona*" Kali-Chemie) und das *Johannisbrotmehl* („*Arobon*" Nestle). Wegen ihrer außerordentlichen Nährstoffarmut bedeuten sie bei zu langer und einseitiger Anwendung eine Hungergefährdung des ernährungsgestörten Säuglings. Als Zusatz zu hochwertigen Heilnahrungen verbessern sie die Stuhlkonsistenz. Bei Apfeldiät ist Verschlechterung der S- und P-Bilanz, der Ca-Bilanz und negative N-Bilanz mit Absinken des Rest-Stickstoffs im Serum auf ein Drittel beobachtet worden (HÜTKER). Die Karottensuppe erfreut sich bei manchen Kinderärzten besonderer Beliebtheit.

6. Milchfreie Nahrungsgemische.

„Lactopriv" (Töpferwerk) aus Soja,
„Sojabasan" (Hensel-Werk, Magstadt) aus Soja,
„Materna-Nahrung" nach BROCK und RÖNTSCH (Klopfer, Dresden bezw. Protina, München) aus Roggenkeimlingen,
„Mandel-Molkenmilch".

Bezüglich Zusammensetzung und Zubereitung der betreffenden Nahrungen siehe ROMINGER: „Richtlinien für die Kinderkost". Diese Nahrungsgemische enthalten kein tierisches Eiweiß und dienen vorzugsweise zur *Ernährung Allergiekranker.* Wegen ihres Mangels an hochwertigem Eiweiß sind sie nur vorübergehend verwertbar. Sie werden besser durch allergenfreie Aminosäuregemische ersetzt.

V. Praktische Grundlagen der Kleinkinderernährung.

Anstelle der Milch als Träger hochwertigen Eiweißes treten z. T. Fleisch, Fisch, Organfleisch, Eier, Quark und Käse, sobald mit etwa $1^1/_2$ Jahren das Milchgebiß ausreichend entwickelt ist. Die Milchmenge wird auf $^1/_2$ l pro Tag reduziert. ROMINGER gibt als empfehlenswerte Nahrungsmittel an (s. Tab. 61).

Zu den von LEVINE empfohlenen Eiweißzufuhren (2,6—2,1 g/kg im 7.—9. bis 2,0—1,7 g/kg im 13.—15. Lebensjahr) vgl. die Ausführungen von BROCK im Kapitel „Eiweißstoffwechsel.

---

[1] 500 g Karotten schälen, zerkleinern, mit 1 l Wasser 1—2 Std. kochen, durch Haarsieb passieren, auf 1 l auffüllen und 3 (— 6) g NaCl zusetzen.

Tabelle 61.

Milch und Milchprodukte	Eier	Fett	Fleisch	Nährmittel
Kuhmilch	gekocht	Butter	Rindfleisch	Mehl
Ziegenmilch	(weich od. hart)	Schmalz	Kalbfleisch	Grieß
Magermilch	gebraten	Öl	Schweinefleisch	Reis
Sahne	Rührei	Margarine	Hammelfleisch	Vollkornmehl
Buttermilch	Zuckerei		Leber	Haferflocken
Dickmilch			Niere	Röstflocken
Quark			Hirn	Mondamin
Weichkäse			Kalbsbries	Maismehl
Sahnekäse			Geflügel	Sago
			Kochfisch	Kartoffelmehl
			Würstchen	Sojamehl
			Teewurst	
			Leberwurst	

Gemüse	Kartoffeln	Brot	Obst	
Mohrrüben	geschält	Semmeln	Äpfel, geschält	
Spinat	mit Schale	Weißbrot	Birnen, geschält	
Blumenkohl	Kartoffelbrei	Schwarzbrot	Steinobst, ent-	
Rosenkohl	Kartoffelklöße	Vollkornbrot	kernt	
Wirsingkohl	Bratkartoffel	Knäckebrot	Beerenobst	
Steckrüben		Zwieback	rohe Obstsäfte	
grüne Erbsen		Keks	Citronensaft	
grüne Bohnen			Nüsse, gerieben	
Kopfsalat			Apfelsinen	
Tomaten			Mandarinen	
Radieschen			Bananen	
Gurken				

VI. Praktische Grundlagen der Schulkindernährung.

Für das Schulkind empfiehlt ROMINGER:

Tabelle 62.

Milch und Milchprodukte	Eier	Fett	Nährmittel
Kuhmilch	Hühnerei	Butter	Weizenmehl
Ziegenmilch	Entenei	Butterschmalz	Roggenmehl
Magermilch	Gänseei	Schweineschmalz	Grieß
Buttermilch	Mövenei	Gänseschmalz	Haferflocken
Dickmilch	(gebacken,	Entenschmalz	Röstflocken
Sahne	gekocht,	Margarine	Graupen
Quark	Rührei,	Öl	Grütze
Weichkäse	Zuckerei)		Buchweizenmehl
Rahmkäse			Grünkern
			Mondamin
			Sago
			Kartoffelmehl
			Reis
			Sojamehl

Tabelle 62. (Fortsetzung.)

Brot	Fleisch		Kartoffeln
Semmeln	Rindfleisch	Geflügel aller Art	geschält
Weißbrot	Kalbfleisch	Wild	mit Schale
Schwarzbrot	Hammelfleisch	Fisch (gekocht,	Kartoffelbrei
Vollkornbrot	Schweinefleisch	gebraten, geräu-	Kartoffelklöße
Schrotbrot	Schinken	chert)	Bratkartoffeln
Knäckebrot	Rauchfleisch	Salzhering	Kartoffelsuppe
Zwieback	Speck	Bückling	
Keks	Würstchen	Mettwurst	
Kuchen	Leber	Sülzenwurst	
	Niere	Leberwurst	

Obst	Gemüse		
Äpfel	Rotkohl	weiße Bohnen	
Birnen	Weißkohl	grüne Bohnen	
Steinobst	Grünkohl	grüne Erbsen	
Beerenobst	Rosenkohl	Mohrrüben	
Quitten	Steckrüben	Rettich	
Apfelsinen	Sauerampfer	Radieschen	
Bananen	Kohlrabi	Tomaten	
rohe Obstsäfte	Sellerie	Gurke	
Zitronensaft	Spinat	saure Gurke	
	Spargel	Kürbis	
		Blattsalat	

Literatur.

ABDERHALDEN, R.: Vitamine, Hormone und Fermente. Berlin, Wien: Urban und Schwarzenberg 1943.
— Zbl. Gynäk. **1942**, 1173.
ADAM, A.: Z. Kinderheilk. **29**, 65 (1921); **29**, 306 (1921); **31**, 331 (1922).
— Klin. Wschr. **1925**, 1551; **1928**, 1828.
— J.b Kinderheilk. **110**, 186 (1925); **117**, 15 (1927).
— Berliner Pädiaterkongreß 1947.
— Mschr. Kinderheilk. **27**, 425 (1924); **97**, 171 (1949); **97**,500(1950); **99**, 51 (1951).
— Milchwissenschaft **1950**, 383.
ADAMCSIK, F., u. A. v. BEZNAK: Klin. Wschr. **1931**, II, 2219.
— — Orv. Hetil. **1932**, 303.
ADDESSI e DE MARIA: Riv. ital. Ginec. **14**, 403 (1932).
AEHLE, H.: Mschr. Kinderheilk. **62**, 44 (1934).
— Dtsch. Ges. Kinderheilk. Braunschweig 1934.
AFANEVSKIJ, K., u. A. VLADIMIRSKIJ: Z. Akuš. **44**, 42 (1933) (russ.).
ALBANESE, A.: s. LANG-RANKE, Stoffwechsel und Ernährung, Springer 1950.
— Adv. Protein Chem., Press. Inc., New York 1947, **3**.
ALBRECHT, R.: Klin. Wschr. **1939**, II, 1550.
AMMON u. DIRSCHERL: Fermente, Hormone und Vitamine. Leipzig 1938.
ANDERSON, A. F., O. M. SCHLOSS and H. C. STUART: Amer. J. Dis. Childr. **44**, 1178 (1932).
ANDREIS, N., e P. MANFRINI: Med. ital. **23**, 57, 85, 119 (1942).
ANSELMINO, K. J., u. F. HOFFMANN: Zbl. Gynäk. **1934**, 2770.
ANTONOV, A.: Arch. Méd. Enf. **39**, 216 (1936).

ARNDT, H.: Kinderärztl. Prax. **1950**, 201.

ARON: Jb. Kinderheilk. **92**, 82 (1920).

ARSAVSKIJ, A.: Vopr. Pediatr. **20**, 45 (1952) [s. Cbl. Kinderheilk. **45**, 5 (1953)].

ASAKURA, K.: Tohoku J. Exper. Med. **19**, 25 (1932).

ASTROWE, PH. S., and R. A. MORGEN: Amer. J. Dis. Childr. **49**, 912 (1935).

AUHAGEN und GRAB: Milchwissenschaft **1950**, 299.

BABCOCK,: J. Milk Techn. **2**, 26 (1939).

BACH, D.: C. r. Acad. Sci. (Paris) **192**, 1680 (1931).

BALSMELLI, F.: Z. Vitaminforsch. **8**, 136 (1938).

BARNES, D. J., F. COPE, H. A. HUNSCHER and I. G. MACY: J. Nutrit. **8**, 647 (1934).

BARNES, M. E.: J. Publ. Health **26**, 561 (1936).

BARTALINI, C.: Riv. Clin. pediatr. **31**, 591 (1933).

BARTHÉLEMI, G.: Lait **21**, 225 (1941).

BASU, N. K.: Z. Vitaminforsch. **8**, 190 (1933).

BAUMANN, T.: Klin. Wschr. **1932 II**, 1267.

— Abh. Kinderheilk. Herausgeg. v. A. CZERNY, Berlin: S. Karger 1936.

— Mschr. Kinderheilk. **68**, 356 (1937).

— Schweiz. med. Wschr. **1937, II**, 962.

BAUMGÄRTEL, TR.: Mschr. Kinderheilk. **72**, 27 (1938).

— Mschr. Kinderheilk. **73**, 353 (1938).

BAUZA, J. A.: Arch. Pediatr. Uruguay **3**, 153 (1932).

BAYER, W.: Arch. Kinderheilk. **120**, 189 (1940).

BECHTEL, H. E., and C. A. HOPPERT: J. Nutrit. **11**, 537 (1936).

BENACCHIO, L.: Diagnostica e Technica Labor. **10**, 81 (1939).

BENDER, R. C., and G. C. SUPPLEE: Amer. J. Dis. Childr. **45**, 995 (1933).

BENNHOLDT-THOMSEN, C.: Klin. Wschr. **1940 I**, 102.

BENSON, R. A., and F. T. KIMBALL: Arch. of Pediatr. **64**, 476 (1947).

BENTIVOGLIO, G. C.: Atti 13, Congr. pediatr. ital. **1930**, 409.

— Riv. Clin. pediatr. **31**, 3 (1933).

BERG, R.: Nahrungs- u. Genußmittel. Dresden 1929.

BERNHEIM-KARRER, J.: Schweiz. med. Wschr. **1934 I**, 8.

— Wien. med. Wschr. **1936 II**, 742.

BESSAU, G.: Dtsch. med. Wschr. **1933 II**, 1419, 1461.

— Scritti med. in onore Jemma 1, 175 (1934).

— Dtsch. Ges. Kinderheilk. Würzburg 1936.

— Dtsch. med. Wschr. **1938 I**, 397.

BEUMER, H.: Med. Klin. **1935 II**, 1035.

BICKEL, A.: Dtsch. med. Wschr. **1936 II**, 1164.

BIEBER, A.: Riv. Clin. pediatr. **34**, 865 (1936).

BIGWOOD, E. J.: Bull. Organist. Hyg. **6**, 306 (1937).

BIRÓ, ST.: Magy. orv. Arch. **32**, 142 (1931).

— Mschr. Geburtsh. **93**, 354 (1933).

BISCHOFF, H., u. L. GRASEDYCK-RENNER: Mschr. Kinderheilk. **78**, 45 (1939).

— u. K. MÜLLER: Mschr. Kinderheilk. **91**, 330 (1942).

BLASZÓ, S.: Ann. paediatr. (Basel) **152**, 302 (1939).

BLATT, M. L., and E. H. HARRIS: J. of Pediatr. **11**, 455 (1937).

— and H. KESSLER: Amer. J. Dis. Childr. **53**, 768 (1937).

BOCK, H., u. W. BINDER: Mschr. Kinderheilk. **65**, 285 (1936).

BOEHM-AUST, B.: In Vorbereitung.

BOLLING, D., R. J. BLOCK and B. F. CHOW: Arch. of Biochem. **13**, 323 (1947).

BOMSCOV, CH.: Z. Kinderheilk. **53**, 527 (1932); **54**, 779 (1933).

Bömer, A., Juckenack u. T. Tillmanns: Handbuch der Lebensmittelchemie. Berlin: Springer 1933.

Borra, V., e M. Goldschmidt: Pediatria Riv. **39**, 1234 (1931).

Borsarelli, F.: Riv. Clin. pediatr. **31**, 189 (1933); **31**, 664 (1933).

— Boll. Soc. ital. Pediatr. **2**, 331 (1933).

Bosworth and van Slyke: J. of Biol. Chem. **24**, 187 (1916).

Braude, R.: Chemistry and Industry **1948**, 259.

Brock u. Röntsch: Z. Kinderheilk. **58**, 612 (1937).

Brockmann: Klin. Wschr. **1937**, 1383.

Brown, Minerva, Icie, Nims and Hunscher: Amer. J. Dis. Childr. **43**, 40 (1932).

Brugsch, H.: Mschr. Kinderheilk. **98**, 116 (1950).

Bubani, L.: Boll. Soc. ital. Pediatr. **2**, 613 (1933).

— Atti 15. Congr. ital. Pediatr. **1934**, 536, 574.

Bünger: Verh. internat. Milchwirtsch. Kongr. 1. Sect. **1931**, 56.

Burulanå, L.: Biochemic. J. **31**, 1452 (1937).

— et A. Furtunescu: Lait **21**, 8 (1941).

Büttner, W.: Geburtsh. u. Frauenheilk. **4**, 109 (1942).

Callison, E. C., and E. O. Keiles: J. Nutrit. **39**, 153 (1947).

Caredu, G., e G. Preto: Riv. Clin. pediatr. **33**, 167 (1935).

Catel, W.: Dtsch. Z. Verdgs.- usw. Krkh. **1**, 129 (1938).

— Mschr. Kinderheilk. **81**, 334 (1940).

— Dtsch. med. Wschr. **1941** I, 203; **1953**, 1137.

— u. I. Zenker: Dtsch. med. Wschr. **1940** II, 959.

Cimmino, A.: Quad. Nutriz. **5**, 239 (1938).

Coccheri, P.: Lattante **3**, 284 (1932); **3**, 223 (1932).

— Boll. Soc. ital. Pediatr. **3**, 518 (1934).

Cocchi, C.: Atti 13, Congr. pediatr. ital. **1930**, 428.

Colarizi, A.: Riv. Clin. pediatr. **40**, 321 (1942).

Cordes, L.: Diss., Das Problem der Aktivierung der Frauenmilchlipase. Marburg a. d. L. 1938.

Daniel, F. K., and E. H. Harvey: J. Nutrit. **33**, 429 (1947).

Daniels, A. L.: Amer. J. Dis. Childr. **62**, 127 (1941).

Dann, W. J.: Biochemic. J. **30**, 1644 (1936).

Danopoulus, E.: Biochem. Z. **299**, 100 (1938).

Davies, W. L., and A. Moncrieff: Biochemic. J. **32**, 1238 (1938).

Debré, R., et A. Busson: C. r. Soc. Biol. (Paris) **114**, 1164 (1933).

Deco, M.: C. r. Soc. Biol. (Paris) **130**, 817 (1939).

Degkwitz: Handbuch der Kinderheilkunde. Pfaundler-Schlossmann I, S. 270, 1931.

del Regno, F., A. de Rienzo e A. Vescia: Quad. Nutriz. **7**, 241 (1940).

de Toni, G., u. G. Graf: Z. Kinderheilk. **60**, 74 (1938).

Deutsch, H. F.: J. of Biol. Chem. **159**, 437 (1947).

Diemair u. Wanderscheid: Z. anal. Chem. **129**, 263 (1949).

Dornbusch, A. C., W. H. Peterson and F. R. Olson: J. Amer. Med. Assoc. **114**, 1748 (1940).

Doskočil, A.: Acta paediatr. (Stockh.) **11**, 582 (1930).

Dreyfus-Sée, G.: Rev. Méd. **51**, 198 (1934).

v. Drigalski, W.: Klin. Wschr. **1935** I, 338.

— Erg. inn. Med. **55**, 29 (1938).

Droese u. Rominger: Z. Kinderheilk. **67**, 615 (1949).

Dujarric de la Rivière et N. Kossovitch: Bull. Acad. méd. Paris **117**, 370 (1937).

— — Nourisson **26**, 22 (1938).

EBEL, D.: Z. Kinderheilk. **72**, 342 (1953).

ECKHARDT, R. D., u. C. S. DAVIDSON: s. LANG-RANKE, Stoffwechsel und Ernährung S. 150. Berlin-Göttingen-Heidelberg: Springer-Verlag 1950.

— u. LANGSTEIN: Z. Kinderheilk. **20**, 112 (1919).

EDELSTEIN, E.: Z. Kinderheilk. **52**, 483 (1932).

VAN EEKELEN en J. H. DE HAAS: Nederl. Tijdschr. Geneesk. **1934**, 2671.

EHRENGUT, W.: Arch. Kinderheilk. **143**, 140 (1951).

EHRHARDT: Münch. med. Wschr. **1936**, 1163.

ELLISON, J. B., and TH. MOORE: Biochemic. J. **31**, 165 (1937).

EMANUEL, W.: Z. Kinderheilk. **52**, 41 (1931).

EMERSON, P. W., and W. PLATT: J. of Pediatr. **2**, 472 (1933).

EMMET HOLT jr.: Amer. Ped. Soc., French Lick, Mai **1950**.

VAN EMSTER, K.: Lebensmittel-Unters. u. -Forsch. **82**, 498 (1941).

ENGEL, CHR.: Z. Vitaminforsch. **12**, 220 (1942).

ERICKSON, B. NIMS, M. GULICK, H. A. HUNSCHER and I. G. MACY: J. of Biol. Chem. **106**, 145 (1934).

— — N. STONER and I. G. MACY: J. of Biol. Chem. **103**, 235 (1933).

v. EULER, H.: Gesdhführ. **6**, 155 (1942).

FAILLA, G.: Lait **19**, 455 (1939).

FASELLA, F.: Lattante **3**, 120 (1932).

FASOLD, H.: Z. Kinderheilk. **53**, 568 (1932).

FIORENTINI, A.: Probl. alimentare **2**, 40 (1932).

FÖRG: Mschr. Kinderheilk. **99**, 46 (1951).

FORSSELL, P.: Acta paediatr. (Stockh.) **23**, Suppl. 1 (1938).

FÖRSTERLING, W. K.: Cholingehalt der Frauenmilch. Diss. Leipzig 1936.

FRANK, A.: Mschr. Kinderheilk. **69**, 138 (1937); **74**, 251 (1938).

FREUND, W.: Med. Klin. **1932** I, 748.

FRIDERICHSEN, C., u. T. K. WITH: Ann. paediatr. (Basel) **153**, 113 (1939).

FRIEBEL. H., u. L. WALKOWIAK: Med. Klin. **1951**, Nr. 7.

FROLA, G.: Riv. Clin. pediatr. **35**, 919 (1937).

FRONTALI, G.: Riv. Clin. pediatr. **22**, 145 (1924).

— Acta paediatr. (Stockh.) **16**, 381 (1933).

— Mschr. Kinderheilk. **75**, 189 (1938).

GERSTENBERGER, H. J.: Mschr. Kinderheilk. **97**, 127 (1949).

— D. N. SMITH and G. L. HACKER: J. of Pediatr. **3**, 93 (1933).

GIRI, K. V.: Hoppe-Seylers Z. **243**, 57 (1936).

GLANZMANN, E.: Jb. Kinderheilk. **133**, 129 (1931).

— Z. Vitaminforsch. **16**, 332 (1945).

GLEIS: Verh. dtsch. Ges. Kinderheilk. Bad Kissingen 1953.

GOETERS, W.: Z. Kinderheilk. **60**, 77 (1938); **60**, 87 (1938); **61**, 184 (1939).

GOLDMANN: Jb. Kinderheilk. **151**, 263 (1938).

GÖLZ, H.: Lait **20**, 145 (1940).

GRAB: Mschr. Kinderheilk. **99**, 80 (1951).

— Mschr. Kinderheilk. **101**, 163 (1953).

GRIEBEL, C.: Ernährung **2**, 68 (1937).

GYÖRGY, P.: Jb. Kinderheilk. **132**. 1 (1931).

GYR: Ann. paediatr. (Basel) **163**, 314 (1944).

DE HAAS, J. H., u. O. MEULEMANS: Z. Vitaminforsch. **7**, 1 (1938).

HABILD, G.: Jb. Kinderheilk. **67**, 206 (1949/50).

HAC, L. R., F. L. ADAIR and H. C. HESSELTINE: Amer. J. Obstetr. **38**, 57 (1939), BRENTON, B. M., L. REYNOLDS, M. W. POOLE and I. G. MACY: Amer. J. Dis. Childr. **56**, 561 (1938).

HADARY, c. s.: J. Dairy Sci. (Amerik.) **26**, 259 (1943).

HANSEN, R. G., and P. H. PHILIPPS: J. of Biol. Chem. **171**, 223 (1947).

HARMS, F.: Z. Fleisch- u. Milchhyg. **51**, 294, 303 (1941).

HARRIS, L. J., and S. N. RAY: Lancet **1935** I, 71.

HAUBOLD: Münch. med. Wschr. **1950**, 239, 429.

— Med. Klin. **1950**, 353.

— Ärztl. Forsch. **1950**, 149, 219.

HELBRÜGGE, TH. FR., L. SCHEID-SEYDEL u. H. MARTIN: Z. Kinderheilk. **70**, 1 (1951).

HENNEBERG: Handbuch der Lebensmittelchemie **3**, S. 429, 1935.

HENRY, K. M., T. W. GOODWON, S. K. KON and R. A. MORTON: Lancet **1941** I, 311.

HEROLD, L.: Med. Klin. **1936** II, 1489.

HEUPKE, W.: Diätetik. Die Ernährung des Gesunden u. Kranken. Dresden u. Leipzig: Th. Steinkopf 1940.

HEYNS: Die neueren Ergebnisse der Stärkeforschung. Die Wissenschaft 103. Vieweg 1949.

HILDITCH, TH. P., and L. MADDISON: Biochemic. J. **35**, 24 (1941).

HILDEBRANDT, A.: Med. Klin. **1944**, 402.

HINTZE: Geschichte und Geographie der Ernährung. Leipzig 1934.

HOCHHEIMER: Z. Kinderheilk. **54**, 48 (1933).

HODSON, A. Z., and G. M. KRUEGER: Arch. of Biochem. **12**, 51 (1947).

HÖVELS, O. c. s.: Z. Kinderheilk. **71**, 286 (1952).

HOFFMANN, FR.: Zbl. Gynäk. **1936**, 2882; **1937**, 35.

HOHSTETTLER, H., K. SAHLI u. M. BINZ: Mitt. Lebensmittelunters. **32**, 76 (1941).

HOUET, R.: Ann. paediatr. (Basel) **172**, 28 (1949).

VAN GENDERN, HOVEN: Z. Immunforsch. **83**, 54 (1934).

HÜTKER, H.: Arch. Kinderheilk. **100**, 2 (1933).

ILGNER, G., u. THURAU: Milchwissenschaft **1952**, 378.

— Mschr. Kinderheilk. **99**, 218 (1951).

JEANS, P. C.: J. Amer. Med. Assoc. **106**, 2066, 2150 (1936).

— J. Amer. Med. Assoc. **143**, 177 (1950).

— and G. STEARNS: J. of Pediatr. **13**, 730 (1938).

— — Proc. Soc. Exper. Biol. a. Med. **92**, 1464 (1935).

JOCHIMS, J., c. s.: Z. Kinderheilk. **72**, 321 (1953).

DE JONGH, S.: Acta Brev. néerl. Physiol. **2**, 119 (1932).

KALKBRENNER: Z. Hyg. **129**, 9 (1949).

KASAHARA, M., u. SH.-I. NOSU: Jb. Kinderheilk. **145**, 78 (1935).

— u. S. OGATA: Z. Kinderheilk. **61**, 28 (1939).

KATSU, Y.: Jap. J. Obstetr. **14**, 268 (1931).

— Jap. J. Obstetr. **16**, 2, 10, 21 (1933).

KAUFFMANN, F., u. W. v. DRIGALSKI: Klin. Wschr. **1933** I, 306.

KAULBERSZ-MARYNOWSKA: Pedjatr. polska 14, 261 (1934).

KAY, H. D.: Volume jubilaire en l'honneur de LOUIS C. E. DAPPLES. p. 262, 1937.

KAYSER, M. E.: Münch. med. Wschr. **1935** II, 1447, 1698; **1937**, 136, 712.

— Arch. Gynäk. **161**, 382 (1936).

KELLER, W.: Z. Kinderheilk. **64**, 339 (1943).

— Arch. Kinderheilk. **141**, 163 (1950).

KENN: Mschr. Kinderheilk. **98**, 479 (1950).

KESTNER u. KNIPPING: Die Ernährung des Menschen. Berlin: Springer 1928.

KINGSLEY, H., NESS and H. T. PASSONS: J. Nutrit. **34**, 321 (1947).

548   Ernährung (Nahrungsbestandteile u. praktische Grundlagen der Ernährung).

KLEINSCHMIDT, H.: Kinderärztl. Prax. 11 (1940).
— Österr. Z. Kinderheilk. 3, 55 (1949).
KLIEWE, H., u. E. ELDRACHER: Zbl. Bakter. I. Orig. 135, 269 (1935).
KLIMMER, M.: Klin. Wschr. 1931 II, 1994.
— u. SCHÖNBERG: Milchkunde und Milchhygiene. Hannover: M. u. H. Schaper 1951.
KLUGE, H.: Z. Lebensmittel-Unters. u. -Forsch. 71, 232 (1936).
KOEHNE, M., and E. MORRELL: Amer. J. Dis. Childr. 47, 548 (1934).
KOEPPE, H.: Arch. Kinderheilk. 111, 166 (1937).
KOLLATH, W.: Z. inn. Med. 2, 31 (1947); Molkereiztg. 49 (1949).
— Der Vollwert der Nahrung. Stuttgart: Wissenschaftl. Verlagsges. 1950.
KÖNIG: Handbuch der Nahrungsmittelchemie. 5. Aufl. Bd. 2.
KRAFCZYK, S.,: Dr.-Dissert. Erlangen 1953.
KRAINICK u. RICHARZ: Z. Kinderheilk. 70, 253 (1952).
KRASZEWSKI, W., u. L. LINDENFELD: Klin. Wschr. 1935 I, 863.
KRAUS, E. J.: Klin. Wschr. 1935 II, 1718.
KRAUSE, G., u. M. TH. LASSEN: Arch. Kinderheilk. 100, 226 (1933).
KROKER, F.: Milchwirtsch. Forsch. 19, 318 (1938).
KUGELMASS, I. N.: Arch. Dis. Childh. 12, 25 (1937).
KÜHNAU, J., u. W. STEPP: Münch. med. Wschr. 1933 I, 87.
KUIKEN, K. A., and C. M. LYMAN: J. Nutrit. 36, 359 (1948).
KÜSTER, F., u. WESTHAUS: Milchwissenschaft 1951, 271.
KÜSTNER, H.: Münch. med. Wschr. 1934 II, 1261.
KWIT, N., and R. A. HATCHER: Amer. J. Dis. Childr. 49, 900 (1935).
LANG, K., u. O. F. RANKE: Stoffwechsel und Ernährung. Berlin-Göttingen-Heidel-
    berg: Springer-Verlag 1950.
LANGECKER u. SCHENK: Med. Klin. 1936, 1104.
LEASE, E. J., J. G. LEASE, J. WEBER and H. STEENBOCK: J. Nutrit. 16, 571 (1938).
LEMKE, H.: Mschr. Kinderheilk. 99, 409 (1951).
LEONHARDI, G.: Z. inn. Med. 2, 376 (1947).
LESNÉ, E., DREYFUSS-SÉE et LARDE: Acta paediatr. (Stockh.) 16, 539 (1933).
— et J. HUBER: Bull. internat. Protect. Enfance Nr. 147, 41 (1937).
— ZIZINE et BRISKAS: Bull. Soc. Pédiatr. 34, 569 (1936).
LEVERTON, R. M., and G. CLARK: J. Amer. Med. Assoc. 134, 1215 (1947).
LEVESQUE, J.: Bull. méd. 1935, 517.
LEVINE: Proteins and Amino Acids in Nutrition, p. 318. New York: Reinhold
    Publishing Corporation 1948.
LÉVY, SAPIO et MIGNON: Arch. des Mal. Appar. digest. 38, 205 (1949).
LEWIS, J. M., O. BODANSKI, M. C. C. LILIENFELD and H. SCHNEIDER: Amer. J.
    Dis. Childr. 73, 143 (1947).
LIEGNER, P.: Zbl. Gynäk. 1933, 244.
LINNEWEH: Med. Klin. 1949, 44, 166, 666. — Hessisches Ärzteblatt Juni 1953.
LOBSTEIN, J. E., et M. FLATTER: Lait 15, 946 (1935).
LOJANDER, W.: Acta Soc. med. fenn. Duodecim A 18, 1 (1935).
v. LUCADOU, W.: Klin. Wschr. 1941 I, 115.
LUCCA, A.: Riv. Clin. pediatr. 29, 1056 (1931) .
LUDWIG, L.: Klin. Wschr. 1951, 77.
LUNDBORG, M.: Biochem. Z. 231, 274 (1931); 259, 27 (1933).
LUNDE, G.: Z. Vitaminforsch. 8, 97 (1938).
LWOFF, A., u. M. MOREL: C. r. Soc. Biol. (Paris) 136, 379 (1942).
MACY, G. ICIE, B. NIMS, M. BROWN and H. A. HUNSCHER: Amer. J. Dis. Childr. 42,
    569 (1931).
MAI: Mschr. Kinderheilk. 51, 391 (1932).

Malyoth, G.: Z. Kinderheilk. **56**, 590 (1934).
— Klin. Wschr. **1939** II, 1240 u. 1270.
Mantey, G.: Das Reichsmilchgesetz und die preußischen Ausführungsbestimmungen, Z. Gesdhverw. **4**, 25 (1933).
Marquezy, R. A.: Bull. Soc. Pédiatr. Paris **29**, 375 (1931).
Martilotti, F.: Pediatria Riv. **44**, 1097 (1936).
Mattick, E. C. V., and H. D. Kay: J. Dairy Res. **9**, 58 (1938).
Mattill, H. A.: Annual Rev. Biochem. **10**, 395 (1941).
Mattoon, H. E.: Amer. J. Dis. Childr. **44**, 16 (1932).
May, E. W.: Arch. of Pediatr. **52**, 95 (1935).
Mayer, J. B.: Z. Kinderheilk. **65**, 319 (1948).
— Mschr. Kinderheilk. **97**, 420 (1949).
— Mschr. Kinderheilk. **98**, 189 (1950).
Mellander: Mschr. Kinderheilk. **97**, 177 (1949).
Meulemans, O.: Amer. J. Dis. Childr. **56**, 14 (1938).
Milanti, G.: Riv. Clin. pediatr. **39**, 361 (1941).
Mohr u. Eichstädt: Butter. Handbuch der Lebensmittelchemie. Bd. 3, S. 238 (1935).
— Mschr. Kinderheilk. **99**, 37 (1951).
Mommsen u. Eltz: Mschr. Kinderheilk. **51**, 393 (1932).
Morelli, G. M.: Atti 13. Congr. pediatr. ital. **1930**, 426.
Morgan, A. F.: Annual Rev. Biochem. **10**, 337 (1941).
Mori: Mschr. Kinderheilk. **71**, 183 (1937).
Moro: Münch. med. Wschr. **1908** I, 1637.
— Mschr. Kinderheilk. **18**, 97 (1922).
Muggia, A.: Scritti med. in onore Jemma **2**, 921 (1934).
Mühlbock, O.: Z. Kinderheilk. **56**, 303 (1934).
Müller, E.: Arch. Kinderheilk. **102**, 129 (1934).
— Jb. Kinderheilk. **146**, 197 (1936).
— Z. Kinderheilk. **65**, 269 (1947).
— Mschr. Kinderheilk. **97**, 253 (1949).
— u. E. Rominger: Kinderärztl. Prax. **7/8**, 236 (1948).
Müller, R.: Klin. Wschr. **1937** I, 807.
Nadrai, A.: Arch. Kinderheilk. **116**, 235 (1939).
Nelson, W. O. c. s.: Proc. Soc. Exper. Biol. a. Med. **36**, 136 (1937).
— u. J. J. Pfiffner: Anat. Rec. **51**, 51 (1931).
Neuweiler, W.: Z. Vitaminforsch. **4**, 39 (1935); **4**, 259 (1935); **5**, 104 (1936).
— Klin. Wschr. **1935** II, 1040; **1937** II, 1348; **1938** I, 296.
— Schweiz. med. Wschr. **1935** I, 539.
— Die Vitamine der Milch unter besonderer Berücksichtigung der Frauenmilch. Bern: Hans Huber 1936.
— Klin. Wschr. **1941** II, 1072.
— Z. Vitaminforsch. **9**, 338 (1939).
— Kinderärztl. Prax. **11**, 299 (1940).
van Niekerk, J.: Mschr. Kindergeneesk. **2**, 525 (1933).
Nims, B., I. G. Macy, H. Hunscher and M. Brown: Amer. J. Dis. Childr. **43**, 1062 (1932).
Nylund, C. E., and T. K. With: Vitamine und Hormone **2**, 125 (1942).
Obes Polleri, J., y M. C. Saizar: Arch. Pediatr. Uruguay **8**, 505 (1933).
Ocklitz, H. W., u. E. F. Schmidt: Arch. Kinderheilk. **142**, 21 (1951).
Olevski, M. I., u. A. P. Borissova: Eksper. Med. **3**, 10 (ukrainisch).
Paech, K.: Ernährung **2**, 167 (1937).

Patz, O.: Mschr. Kinderheilk. **99**, 353 (1950).

Peralta Ramos u. E. Colombo: Dtsch. med. Wschr. **1938** I, 782.

Petuely: Ann. paediatr. (Basel) **170**, 96 (1948).

— u. Kristen: Österr. Z. Kinderheilk. **6**, 173 (1951).

Pinto, Sh. S.: J. Amer. Med. Assoc. **111**, 1914 (1938).

Plaut, F., u. M. Bülow: Klin. Wschr. **1934** II, 1744.

Poetschke: Klin. Wschr. **27**, 476 (1949).

Politi, I.: Ann. Microbiol. **2**, 31 (1941).

Polonovski, M.: Lait **12**, 738 (1932).

— Vol. jubil. en l'honneur de L. E. C. Dapples **1937**, 323.

— et A. Lespagnol: C. r. Soc. Biol. (Paris) **107**, 301 (1931).

Pratesi, R.: Boll. Soc. ital. Pediatr. **2**, 76 (1933).

Preissecker, E.: Erg. inn. Med. **54**, 702 (1938).

Price, E. L., M. M. Marquette and H. T. Parsons: J. Nutrit. **34**, 311 (1947).

Pullinger, E. J., u. A. K. Kemp: J. of Hyg. **38**, 587 (1938).

Quaife, M. L.: J. of Biol. Chem. **169**, 513 (1947).

Randoin, L., et A. Perroteau: Lait **30**, 29 (1950).

Reed, L. J., G. de Busk, J. C. Gunsalus and C. H. Homberger jr.: Science
(Lancaster, Pa.) **114**, 93 (1951).

Reginster, A., u. A. Thomas: Arch. internat. Pharmacodynamie **72**, 457 (1946).

Reinlein u. Geering: Arch. Kinderheilk. **140**, 114 (1950).

Repetti, M.: Fol. gynaec. (Genova) **31**, 505 (1934).

v. Reuss, A.: Wien. klin. Wschr. **1937** I, 602.

— Med. Klin. **1941** I, 268.

Rewald, B.: Lait **17**, 225 (1937).

Rex-Kiss, B., u. Fr. Went: Z. Klin. Med. **139**, 26 (1941).

Reinke, W.: Z. Kinderheilk. **72**, 347 (1953).

Rietschel, H.: Dtsch. med. Wschr. **1938** II, 1382.

— Ber. physik. med. Ges. Würzburg **62**, 105 (1939).

— u. J. Mensching: Klin. Wschr. **1939** I, 273.

— u. Schick: Klin. Wschr. **1939** II, 1285.

— Kinderärztl. Prax. **14**, 171 (1943).

Rievel: Handbuch der Milchkunde, Hannover 1926.

Rohmer, P., N. Bezssonoff et E. Stoerr: Nourrisson **22**, 286 (1934).

— Vol. jubil. en l'honneur de L. E. C. Dapples **1937**, 341.

Roller, P. E.: J. of Pediatr. **4**, 238 (1934).

Rominger, E.: Öff. Gesdh.dienst **3**, A 41 (1937).

— Erg. Vitamin- u. Hormonforsch. **2**, 104 (1939).

— Richtlinien für die Kinderkost. Berlin-Göttingen-Heidelberg: Springer-Verlag
1947.

— Arch. Kinderheilk. **130**, 53 (1944); **134**, 236 (1948).

— u. Heinz u. Müller: Z. Kinderheilk. **65**, 101, 637 (1947).

— u. E. Müller: Kinderärztl. Prax. **9**, 411 (1938).

Roos: Mschr. Kinderheilk. **98**, 457 (1950); **99**, 67 (1951).

— u. Kindler: Mschr. Kinderheilk. **97**, 494 (1949).

Rosenblatt, J.: Zbl. Gynäk. **1933**, 1190.

Ross, J. R.: Endocrinology (Springfield, Ill.) **22**, 429 (1938).

Rowland, S. J.: J. Dairy Res. **9**, 30 (1938).

Rubner: Handbuch der Lebensmittelchemie I, S. 1145, 1933.

Ružičić, U. S.: Mschr. Kinderheilk. **60**, 172 (1934).

— Mschr. Kinderheilk. **72**, 71 (1938).

— and Dumitrescu: Arch. Dis. Childh. **11**, 61 (1936).

SABRI, I. A., and M. M. FIKRY: Arch. Dis. Childh. **7**, 239 (1932).
— — Arch. Dis. Childh. **10**, 377 (1935).
SAGER, KAYSER u. URBACH: Kinderärztl. Prax. **1951**, 504, 505, 507.
SCHÄFER: Mschr. Kinderheilk. **99**, 69 (1951).
SCHALL, H.: Nahrungsmitteltabelle. Leipzig: J. A. Barth 1939.
SCHANTZ c. s.: J. of Biol. Chem. **1942**, 1922, 381.
SCHEER, K.: Arch. Kinderheilk. **117**, 180 (1939).
— Med. Klin. **1952**, 184.
SCHEUNERT, A.: Klin. Wschr. **1940** I, 342.
— Vitamine. Handbuch der Lebensmittelchemie von BAMES, B. BLEYER u. J. GROSSFELD. XVI. Berlin: Springer 1942.
— u. J. RESCHKE: Biochem. Z. **304**, 340 (1940).
— M. SCHIEBLICH u. J. RESCHKE: Hoppe-Seylers Z. **235**, 91 (1935).
— u. K. H. WAGNER: Biochem. Z. **304**, 42 (1940).
SCHIAPARELLI: Riv. Clin. pediatr. **33**, 946 (Zbl. Kinderheilk. **31**, 241).
— Arch. ital. Pediatr. **1935**, 592 (Cbl. Kinderheilk. **33**, 82).
SCHIMANSKI, M.: Z. Kinderheilk. **63**, 778 (1943).
SCHLACK, H., u. W. SCHARFNAGEL: Mschr. Kinderheilk. **51**, 273 (1931).
SCHLUTTIG, H.: Eine neue innersekretorische Methode zur Steigerung der Milchsekretion bei Wöchnerinnen. Diss. Leipzig 1934.
SCHLUTZ, F. W., E. M. KNOTT, J. L. GEDGOUD and I. LOEWENSTAMM: J. of Pediatr. **12**, 716 (1938).
SCHØNHEYDER u. S. B. THOMSEN: Acta physiol. scand. (Stockh.) **4**, 309 (1942).
SCÜRER: Ann. paediatr. (Basel) **162**, 1 (1944).
SHUKERS, C. F., I. G. MACY, E. DONELSON, B. NIMS and H. A. HUNSCHER: J. Nutrit. **4**, 399 (1931).
— — B. NIMS, E. DONELSON and H. A. HUNSCHER: J. Nutrit. **5**, 127 (1932).
SJOLLEMA, B.: Nederl. Tijdschr. Geneesk. **1931** II, 3547.
SIMON, H. A. c. s.: Milchwissenschaft **1951**, 267.
— u. PRENZEL: Tagung Deutsche Ges. Kinderheilk., Wiss. Ausst. 1952.
SINIOS: Dtsch. med. Wschr. **1949**, 1246.
— Mschr. Kinderheilk. **98**, 1, 38 (1949).
SNELLING, C. E.: J. of Pediatr. **15**, 824 (1939).
SODANO, A.: Arch. Obstetr. **40**, 77 (1933).
SOLÉ, A.: Klin. Wschr. **1935** II, 1354.
— Mschr. Kinderheilk. **63**, 383 (1935).
SPIESS: Mschr. Kinderheilk. **97**, 242 (1949).
SPOLVERINI, L.: Arch. Kinderheilk. **95**, 278 (1932).
SPÖTTEL: Honig und Trockenmilch. Leipzig: Arbeitsgem. med. Verlage 1950.
SPUR, J. Dairy Sci. **31**, 1, 199 (1948).
— u. WOLMAN: J. Dairy Sci. **25**, 409 (942).
STEARNS, G., M. J. LOELKE, J. B. MCKINLEY and E. A. GOFF: Amer. J. Dis. Childr. **46**, 7 (1933).
STEFFEN, FR.: Schweiz. med. Wschr. **1931**, I, 204.
STEINERT, J., u. G. PAPP: Z. Kinderheilk. **56**, 201 (1934).
STENGER, K.: Klin. Wschr. **1948**, 236 u. 630.
STEPP, W.: Ernährungslehre. VIII. Berlin: Springer 1939.
— KÜHNAU u. SCHROEDER: Die Vitamine. Stuttgart 1938.
STRINGFIELD, O. L.: Amer. J. Digest. Dis. **5**, 15 (1937).
TAKAI: Tohoku J. Exper. Med. **29**, 71, 82 (1936).
TISDALL, FR. F., T. G. H. DRAKE, P. SUMMERFELDT and S. H. JACKSON: J. of Pediatr. **11**, 374 (1937).

THOENES, F.: Dtsch. med. Wschr. 1935 II, 2079.

THOMPSON, W. B.: Amer. J. Obstetr. 26, 662 (1933).

THOMPSON, ISBELL and MITCHELL: J. of Biol. Chem. 148, 285 (1943).

TÖRNE, H.: Münch. med. Wschr. 1935 II, 1921.

TOVERUD, K. U.: Acta paediatr. (Stockh.) 22, 91 (1938).

TROUT: J. Dairy Sci. 8, 627 (1948); 31, 627 (1948).

TSCHJKOVJKY, V. K., S. A. GUIL et A. K. KOUSNETZOVA: Nourrisson 24, 367 (1936).

TURNER, R. G.: Amer. J. Dis. Childr. 48, 1209 (1934).

TYSON, R. M., E. A. SHRADER and H. H. PETLMAN: J. of Pediatr. 11, 824 (1937); 13, 86 (1938).

ULLRICH: Mschr. Kinderheilk. 96, 43 (1948).

VERROTTI, I.: Pediatria Riv. 50, 20 (1942).

VINCENT, C.: C. r. Soc. Biol. (Paris) 112, 1419 (1933).

— et M. J. VIAL: Lait 13, 686, 904, 989, 1116, 1250 (1933).

VÖLZ, K.: Zbl. Gynäk. 1935, 2061.

VOGEL, E., u. NEUKOMM: Milchwissenschaft 8, 284 (1953).

VOSS, H. E.: Erg. Physiol. 44, 96 (1941).

WAGENER, K.: Molkerei-Käserei Ztg. 1953, Nr. 22.

WAGNER, K. H.: Milchwissenschaft 1952, 396; Hessisches Ärzteblatt Juni 1953.

WAHLMANN, H.: Diss. München 1934.

WALLGREN, A.: Rev. franç. Pédiatr. 8, 257 (1932).

WENDT, H. c. s.: Klin. Wschr. 1936 I, 222.

— PIES, PRÜFER, BARTH, SCHRÖDER, CATEL, DOST, SCHEUNERT, REITER u. ERTEL: Ernährung 3, 53 (1938).

WIDDOWS, S. T., and M. F. LOWENFELD: Biochemic. J. 27, 1400 (1933).

WIDENBAUER, F.: Mschr. Kinderheilk. 87, 12 (1936).

— u. F. HECKLER: Z. Kinderheilk. 60, 683 (1939).

WILLIAMSON: J. of Biol. Chem. 156, 47 (1944).

WILLSTAEDT, H., u. T. K. WITH: Hoppe-Seylers Z. 253, 133 (1938).

WINKLER, W.: Handbuch der Milchwirtschaft. Wien: Springer 1931.

WODSACK: Mschr. Kinderheilk. 99, 76 (1951).

WONG, D. H., and A. I. H. WONG: Chinese med. J. 46, 168 (1932).

YAMADA, S.: Mitt. med. Akad. Kioto 20, 219 (1937).

YEU, L. (Paris): Les Edit. Véga 1933, 105.

ZARIBNICKY, F.: Z. Kinderheilk. 63, 543 (1943).

— Erg. inn. Med. 64 II, 1217 (1945).

ZIEGELMAYER, W.: Die Ernährung des deutschen Volkes. Dresden-Leipzig 1947.

ZONDEK, S. G., u. M. BANDMANN: Klin. Wschr. 1931 II, 1528.

Siebentes Kapitel.

Verdauung und Darmbakterien.

Von

ALFRED ADAM-Erlangen.

A. Anatomie des Verdauungsapparates.

a) Mundhöhle.

Die Mundhöhle des Neugeborenen und jungen Säuglings ist so niedrig, daß jeder freie Raum fehlt. Dadurch wird die Saugfähigkeit begünstigt. An Stelle der Alveolarfortsätze liegen die niedrigen Alveolarwülste. Die Zunge ist verhältnismäßig kräftig entwickelt, der frei bewegliche Teil ist kurz. Gegenüber dem späteren Alter unterscheidet sich der feinere Bau durch die mehr lockere Fügung des Stratum MALPIGHI. Die *Lippen* des Neugeborenen weisen zwei Zonen auf, eine äußere glatte und eine innere Zone mit stärkerer Papillenentwicklung. Kurz nach dem Saugen erscheint die innere Zone angeschwollen und in quere Abschnitte geteilt, die lateralwärts schmäler werden (LUSCHKA-PFAUNDLER*sche Lippenpolsterformation*). Sie gewährleistet einen festeren Schluß der Lippen um die Brustwarze. Das Lippenpolster verschwindet beim Flaschenkinde bald, während es beim Brustkinde monatelang erhalten bleiben kann. In den ersten Lebensjahren fehlen Talgdrüsen im Lippenrot. Sie entwickeln sich meistens erst in der Pubertät. Die Wangengegend verdankt ihre Rundung einer stärkeren Entwicklung des Fettpolsters und dem dort liegenden Fettpfropf (*Corpus adiposum malae* BICHAT), dessen Bedeutung für den Saugakt aber zweifelhaft ist. Er ist durch eine Kapsel gegen das umliegende Fettgewebe abgegrenzt und durch einen Stiel mit der Fettmasse der Unterschläfengrube verbunden. Nach LEHNDORFF enthält er im Gegensatz zum subcutanen Fett weniger Ölsäure und mehr Palmitin- und Stearinsäure. Gegen Einschmelzung bei Abmagerung ist er auffallend widerstandsfähig. Jenseits des Säuglingsalters wächst er nicht weiter. Das *Zahnfleisch*polster bildet für jeden Zahn des Milchgebisses eine Kappe, die von dem benachbarten durch quere Furchen getrennt ist. Auf dem Zahnfleischpolster erheben sich die Kauränder der Kappen der Schneide- und Eckzähne zu einer deutlich abgesetzten Falte (ROBIN-MAGITOT*sche Falte*). Am Oberkiefer ist dieses Gebilde niedriger als am Unterkiefer, wo es außerdem über die Mitte fortverläuft, während es am Unterkiefer durch das Lippenbändchen getrennt wird. Diese Falten sind erektil und schwellen beim Saugen an, wodurch der Abschluß des Mundes beim Trinken dichter wird. In oder neben der harten Gaumennaht und auch am Zahnfleisch des Neugeborenen und Säuglings finden sich oft mohnsamen- bis stecknadelkopfgroße weiße bis graue Knötchen (BOHNsche Knötchen), die aus geschichteten Epithelkugeln bestehen. Sie verdanken ihre Entstehung einer unvollständigen Vereinigung der Gaumenplatten. In Wirklichkeit handelt es sich nicht um Einzelgebilde, sondern um fortlaufende Epithelstränge, die bis zum weichen Gaumen an Dicke zunehmen. Nach der Geburt werden die Stränge durch Bindegewebswucherung in kleine Teilbezirke aufgelöst. Die in den Zahnleisten liegenden SERREsschen Perlen stimmen anatomisch mit den BOHNschen Knötchen überein.

Die *Zunge* des jungen Säuglings ist kurz und breit. Die Zungenwurzel nimmt einen verhältnismäßig größeren Teil des Mundbodens ein als später. Der vordere Teil ist durch das bis an die Spitze reichende Zungenbändchen nahezu fixiert. Die Papillae vallatae und foliatae erfahren in den ersten Monaten eine schärfere Begrenzung. Die Papillae fungiformes sind beim Neugeborenen besonders stark ausgebildet.

Die *Gaumenmandeln* nehmen bis zur Pubertät dauernd an Größe und Gewicht zu. Dann setzt eine allmähliche Involution ein. Die Follikelbildung beginnt etwa im 1. Monat. Die Buchten erfahren im 1. Jahr eine erhebliche Vertiefung. Näheres im Kapitel „Atmungsapparat“.

Über das relative Gewicht der *Speicheldrüsen* des Neugeborenen bestehen keine übereinstimmenden Ansichten. Die celluläre Zusammensetzung der Hauptstücke weicht von der des Erwachsenen ab und ähnelt mehr den Drüsen des Mundhöhlenbodens. Das Gewicht der Speicheldrüsen verdoppelt sich mit 3 Monaten, verdreifacht sich mit 6 Monaten und verfünffacht sich mit 2 Jahren. Beim Säugling sind die Drüsen verhältnismäßig reich an Bindegewebe und Blutgefäßen. Die terminalen Drüsenbläschen sind klein, die Zahl der Schleimzellen ist gering. Die Sekretion nimmt von der 6. Woche an zu.

Über „*Zahnentwicklung*“ siehe „Skeletsystem“.

b) Pharynx.

Der Nasopharynx des Neugeborenen ist durch seinen relativ großen sagittalen Durchmesser (Tiefe) und seinen niedrigen senkrechten Durchmesser (Höhe) ausgezeichnet. Bezüglich Breite und Höhe, weniger bezüglich Tiefe, erfolgt die stärkste Entwicklung innerhalb der ersten 5 Jahre. Aus einem kurzen, niedrigen wird ein langes, hohes und zugleich weniger breites Gebilde. Nach dem 5. Lebensjahre erfolgt auch die Tiefenzunahme.

Über die Rachenmandel vgl. das Kapitel „Atmungsapparat“.

c) Oesophagus.

Beim Neugeborenen beginnt die Speiseröhre in der Höhe zwischen 3. und 4. Halswirbel, also 1—3 Wirbel höher als beim Erwachsenen, während die Kardia wie beim Erwachsenen in Höhe des 10.—11. Brustwirbels liegt. Das Verhältnis von Rumpflänge zur Länge der Speiseröhre beträgt im Säuglingsalter 1:0,53, bei 2—4 jährigen 1:0,48, bei 14- bis 20 jährigen 1:0,27 und beim Erwachsenen 1:0,26. Die Speiseröhre *wächst* also bedeutend langsamer als die Wirbelsäule. Das Verhältnis des Wachstums des Oesophagus zum Längen*wachstum* beträgt 1:5. BISCHOFF stellte die Formel auf $y = 0,2\,x + 6,3$ (y = Speiseröhrenlänge, x = Körperlänge).

Tabelle 1. *Entfernung von Zahnreihe bis Kardia.* (Nach BISCHOFF).

Alter	cm
1 Monat	16,3
3 Monate	17,7
3¹/₂ ,,	17,5
15 ,,	23,6
21 ,,	23,2
2 Jahre	22,5
5 ,,	27,9
6 ,,	28,8
9 ,,	32,9
11 ,,	33,8
12 ,,	34,2

Die kindliche Speiseröhre weist in der Regel einen trichterförmigen Beginn mit Basis nach oben, eine Verengung in Höhe des Ringknorpels, dann wieder eine Erweiterung, nochmals eine Einschnürung beim Zwerchfelldurchtritt und zum Schluß einen trichterförmigen Übergang in den Magen auf. Auch kommen Einschnürungen unterhalb der Bifurkation und an der Hinterwand des linken Vorhofes vor. Bei Kontrastfüllung zeigt schon der Oesophagus des jungen Säuglings die physiologischen Engen an Ringknorpel, am Arcus aortae, linkem Stammbronchus und Zwerchfell, davon am deutlichsten die Aorten- und Zwerchfellenge. Im oberen Abschnitt liegt der Oesophagus vor dem linken Wirbelsäulenabschnitt, im unteren vor dem rechten. Beim Säugling liegt die Einmündungsstelle in den Magen weiter nach vorn als beim Kleinkind (GRÄVINGHOFF). Zur *Magensondierung von Kindern* unter 2 Monaten ist nach SCHKARIN eine Sonde von 7—8 mm Durchmesser erforderlich, bei 6—9 monatigen eine solche von 9 mm, bei 9 monatigen bis 2 jährigen Kindern eine solche von 10 mm und bei 6—12 jährigen eine solche von 12 mm. Da die Wanduug des Oesophagus weich, kontraktil und in ihrer Form von Nachbarorganen weitgehend beeinflußbar ist bedarf die Deutung von Röntgenbildern besonderer Vorsicht. Lymphoides Gewebe in kleinen Inseln erscheint erst gegen das 2. Lebensjahr. Follikel kommen erst ab dem 4. Jahr vor.

d) Magen.

Beim *Neugeborenen* erscheint der Magen in systolischem Zustande als ein kurzer, dicker, gebogener oder geknickter Schlauch, in diastolischem Zustande mehr gleichmäßig rund, mit unvermittelt ansetzendem

Pyloruskanal. Die Magenstraße und ihre Falten treten schon deutlich hervor. Der Pyloruskanal ist etwa 1 cm lang. Die Magenoberfläche wird als ein Achtzehntel der Darmoberfläche geschätzt. Der kindliche Magen setzt passiver Dehnung Widerstand entgegen. Der Fundus entwickelt sich beim Säugling schneller als das Corpus. Der anfangs rundliche Magen nimmt beim 1 jährigen eine längliche Gestalt an. Beim jungen Kinde ist der Pyloruskanal verhältnismäßig länger als beim Erwachsenen. In den ersten Wochen liegt der Magen in einer frontal-schrägen Ebene, geht allmählich in eine auch sagittal-schräge und endlich in eine vorwiegend quere Lage über. Die Pylorusweite ist im Säuglingsalter, auf Stammlänge bezogen, relativ groß. Ende des 1. Jahres nimmt sie rasch ab und ist bei älteren Kindern beträchtlich enger. Im Röntgenbilde fällt bei Kontrastfüllung eine, meistens gleichmäßige Entfaltung von links oben nach rechts unten auf, wobei Fundus und Antrum abgeteilt erscheinen können. Die Entfaltung erfolgt zunächst vorwiegend nach vorn. Wird durch Breikost das Luftschlucken eingeschränkt, so kommt es zu Beginn vorwiegend zur Füllung der linken Magenhälfte und zu einer Ovalform des Magens. Darmfüllung führt in erheblichem Grade zu einer mehr horizontalen Magenlage. Mit zunehmendem Alter entwickelt sich mehr die Angelhakenform des Magens (GRÄVINGHOFF).

Die durch Wägen von aufgenommener und ausgeheberter Nahrung festgestellte sog. „Physiologische Kapazität" stellt keinen genauen Maßstab für das eigentliche Fassungsvermögen des Magens dar, da Saftsekretion, Entleerung und Luftschlucken nicht in Rechnung gesetzt werden können. Die *physiologische Kapazität des Neugeborenenmagens* beträgt bei Messung ohne Druck am 1. Tage etwa 7 g. Sie verdoppelt sich am 2., vervierfacht sich am 3. und versiebenfacht sich am 4. Tage.

Tabelle 2. *Mittelwerte für das Fassungsvermögen des Magens der kindlichen Leiche, in Kubikzentimetern.* (Nach PFAUNDLER.)

Monate	1	2	3	4	6	8	10	12
Bei 20 cm³ Wasserdruck:								
a) systolischer Magen . .	—	—	140	165	215	275	335	370
b) diastolischer Magen .	120	140	170	200	260	325	395	460

Jahre	2	3	4	5	6	7	8	Erw.
Bei 20 cm³ Wasserdruck:								
a) systolischer Magen . .	490	575	640	700	750	800	840	—
b) diastolischer Magen .	585	680	760	830	890	940	980	3050

Topographisches. Der *Pylorus* liegt topographisch beim Neugeborenen in der Mittellinie vor der Wirbelsäule oder etwas nach rechts verschoben in Höhe des 1. Lendenwirbels, die *Kardia* in Höhe des 10. Brustwirbels. Die Vorderfläche des Magens liegt in ganzer Ausdehnung dem linken Leberlappen an, der Pylorus dicht vor der Leberpforte. Im weiteren Kindesalter drängt der Magen den linken Leberlappen zurück, so daß sich der Magen mehr der linken Zwerchfellkuppe anlegt. Dabei behalten Pylorus und Kardia ihre Lage zur Wirbelsäule.

Die Schleimhautoberfläche nimmt bis zum 3. Lebensmonat um mindestens das $3^1/_2$fache an Ausdehnung zu. Die Fundusdrüsen sind bei Kindern von 9 Monaten bis 2 Jahren etwa halb so lang und dick wie beim Erwachsenen. Die Zahl der Drüsen und Grübchen pro Quadratmillimeter steigt bis zu etwa 6 Jahren erheblich an, um dann etwas abzunehmen (SCOTT). Die Pylorusdrüsenregion breitet sich beim 3wöchigen Kinde relativ weiter aus als beim Erwachsenen. Die Pylorusdrüsen sind noch nicht völlig entfaltet und zeigen noch keine kolbigen Auftreibungen ihrer Enden. Die Drüsenlichtung ist relativ weit.

e) Darm.

Bei Neugeborenen beträgt die Länge des ganzen Darmes etwa 336 bis 360 cm. Im Verhältnis zur Körperlänge ist der Darm wegen der Kürze der Extremitäten viel länger als beim Erwachsenen (8,3:1 beim Neugeborenen, 5,4:1 bei Erwachsenen). *Bezogen auf die Stammlänge ist der Unterschied zum Erwachsenen gering.* Das Verhältnis der Länge von Dickdarm zu Dünndarm beträgt beim Neugeborenen 1:6, beim Säugling 1:5, beim Erwachsenen 1:4. *Entsprechend seiner stärkeren Digestionsarbeit (hoher Grundumsatz!) ist also der frühkindliche Dünndarm relativ lang.* Die Darmbreite beträgt im 1., 2. und 3. Lebensjahre 16, 23 und 23,2 cm für den Dünndarm, und 25, 32 und 35 cm für den Dickdarm (LUCCA). Das Längenwachstum des Darmes soll im 2. Monat besonders intensiv sein.

Tabelle 3. *Länge des Darmes und seiner Teile.* (Nach SCAMMON.) Aus Handbuch der Anatomie von PETER, WETZEL und HEIDERICH.

	Dünndarm cm	Dickdarm cm	Ganze Darmlänge cm
8. Fruchtmonat	249,1	46,4	278,5
9. „	283,7	62,5	340,8
10. „	301,5	64,5	366,0
Neugeborenes	338,5	66,0	402,6
1.— 3. Monat	337,4	67,9	405,3
3.— 6. „	380,9	70,7	451,6
6.—12. „	418,1	83,1	501,2
1.— 2. Jahr	460,4	88,9	549,3
2.— 4. „	468,6	88,1	556,8
4.— 6. „	469,9	99,9	569,8
6.— 8. „	500,6	108,5	609,1
8.—10. „	579,0	116,4	695,4
10.—15. „	588,9	140,8	729,7
Erwachsener	753,9	160,7	914,6

Röntgenologisch ist das Jejunum beim Neugeborenen niemals gleichmäßig gefüllt. Beim Säugling ist die Trennung der Jejunum- von den

Ileumschlingen nur durch die wahrscheinliche Lage möglich, insofern die Jejunumschlingen links oben und die Ileumschlingen mehr rechts unten im Bauchraum liegen. Ihr Füllungsbild zeigt vorwiegend abgeteilte Ballenschatten. Erst beim Kleinkind ermöglicht die gefiederte Innenzeichnung die Abgrenzung der Jejunumschlingen von den voller gefüllten Ileumschlingen (GRÄVINGHOFF). Die letzte Ileumschlinge reicht beim Neugeborenen nicht bis in das kleine Becken. Bis zum 4. Monat haben Ileum und Coecum an der Einmündungsstelle die gleiche Weite. Der untere Pol des Coecum erreicht beim Neugeborenen nur den oberen Darmbeinkamm. Er tritt erst später tiefer. Die Grenze zwischen Coecum und Colon ascendens ist durch eine stärkere Muskulaturstelle (coecocolischer Sphinctertrakt) auch oft im Röntgenbilde erkennbar. Anfang und Ende des Duodenum stehen beim Neugeborenen in gleicher Höhe. Beim Erwachsenen steht das Duodenalende tiefer. Der Anfang des Jejunum liegt infolgedessen beim Neugeborenen etwas höher als beim Erwachsenen, desgleichen die Einmündung in den Dickdarm, in Höhe des 4. Lendenwirbels. Das Coecum hat beim Neugeborenen eine kegelförmige Gestalt, dessen Spitze ohne Grenze in den Appendix übergeht. Das Colon ascendens ist sehr kurz, während *das Sigmoideum verhältnismäßig länger ist als beim Erwachsenen*. Mit 7 Monaten ist der Darm in seine endgültige Lage eingetreten. Das Coecum liegt dann in der rechten Darmbeingrube. Der Appendix erreicht im 1. Lebensjahre nahezu seine endgültige Lage. Ein Teil der Dünndarmschlingen und Teile des Flexura sigmoidea finden sich schon im kleinen Becken.

Mikroskopisch ist *beim Neugeborenen* die *Dünne der Muskelschicht aller Darmabschnitte* auffällig, besonders die der Längsmuskelschicht. Das submucöse Gewebe des Darmes zeichnet sich außer der Zartheit seiner Struktur durch die schwache Entwicklung seines elastischen Netzes aus. Im Duodenum des Neugeborenen sind die BRUNNER*schen Drüsen* kleiner und weniger verzweigt als beim Erwachsenen. Die relativ schwache Entwicklung der BRUNNERschen Drüsen ist noch bei Säuglingen unter 6 Monaten nachweisbar. Die LIEBERKÜHN*schen Drüsen* sind beim Neugeborenen nur etwa halb so dick wie beim Erwachsenen. PANETHsche Zellen sind im Drüsengrunde zahlreich vorhanden und finden sich noch im 7. Monat auf den Zotten. Beim 2 jährigen Kinde sind sie nicht mehr vorhanden. Im 8. Monat bilden sich im Anfangsabschnitt des Dünndarms die Querfalten. Sie setzen sich erst in den weiteren Jahren bis ins Ileum fort. Die Zahl der *Zotten* beim Neugeborenen wird auf 1 Mill. geschätzt, die beim Erwachsenen auf 4—6 Mill. Die PEYERschen Haufen gelangen schon in der Kindheit zur höchsten Entwicklung. Die Schleimhaut des Appendix zeigt beim Kinde stärkere Follikelbildung und erfährt bis zur Reife noch eine bedeutende Zunahme ihrer drüsigen und lymphatischen Bestandteile.

Im Colon ist schon beim Neugeborenen die Taenienentwicklung weit fortgeschritten.

f) Leber.

Das *Gewicht* der Leber des Neugeborenen beträgt im Durchschnitt 135 g, d. h. etwa 4% des Körpergewichtes. Das hohe Lebergewicht des Fetus hängt z. T. mit seiner besonderen hämatopoetischen Funktion zusammen. Die Alterskurve des Lebergewichtes entspricht etwa der Alterskurve des Grundumsatzes. Das Gewicht verdoppelt sich nach 8 bis 12 Monaten und verdreifacht sich zwischen dem 2. und 3. Jahr. Im 9. Jahr erreicht die Leber das 6fache und in der Reife nahezu das 10fache des Gewichtes bei der Geburt. Der linke Lappen ist beim Kinde verhältnismäßig größer als beim Erwachsenen. Beim Neugeborenen beträgt er etwa über ein Drittel des ganzen Lebergewichtes, beim älteren Kinde und in der Adolescenz ein Drittel bis ein Viertel.

Tabelle 4. *Gramm-Gewicht der Leber.* (Nach KOWALSKI.)

	Rechter Leberlappen	Linker Leberlappen	Gesamt-Gewicht	Körper-Gewicht
9 Mon. ⎰ weibl. Frucht	65	35	100	1,9
⎱ männl. Frucht	52	40	92	2,0
Neugeborenes	94,5	35,5	130	3,0
1— 7 Tage	97	36,5	133,5	3,15
2— 3 Monate	149,5	38	187,5	4,075
3— 4 „	188	71	259	4,350
4— 5 „	186	62	248	5,900
8—10 „	242	78	320	7,000
1 Jahr 3 Monate	240	85	325	10,000
2— 3 Jahre	335	122,5	457,5	12,000
3— 4 „	395	116,5	511,5	12,975
5— 6 „	514	151	655	15,200
6— 7 „	537	140	677	15,000
7— 8 „	498	175	673	16,000
8— 9 „	563	157	720	18,000
9—10 „	640	160	800	20,500
10—11 „	690	165	855	21,800
12 „	829	301	1120	27,825
16 „			1260	

Die angeführten Lebergewichte sind, ebenso wie die Angaben von VIERORDT und GUNDOBIN, nur anhaltsweise verwertbar, da sie fast durchweg abgemagerte Kinder betreffen.

Einwandfreier sind folgende Werte für das Lebergewicht:

Tabelle 5. *Lebergewicht in Prozenten des Körpergewichtes.*
(Nach BROCK.)

	%		%
Mens V	5,9	2 Jahre	4,3
„ VII—VIII	5,3	5 „	3,8
„ IX	5,0	10 „	3,6
Neugeborenes	4,4	Erwachsener	2,4

Topographisches. *Infolge Größe des linken Leberlappens beim Neugeborenen beherrscht die Leber weit mehr als beim Erwachsenen die Topographie der oberen Bauchgegend. Die Leber überschreitet beim Neugeborenen beträchtlich den Rippenbogen,* auch auf der linken Seite, wo sie die ganze linke Zwerchfellkuppel ausfüllt. Am rechten Lappen übertrifft die Anlagerungsfläche an die Nebenniere die der Niere. Die Dünndarmschlingen treten erst nach Entleerung des Colon an die Leber heran. In der weiteren Entwicklung wird der linke Leberlappen relativ kleiner. Mit 7 Monaten berührt er nur noch den Rand der Milz. Mit 18 Monaten entspricht der Situs dem des Erwachsenen.

Histologie. Die Leberläppchen sind beim Neugeborenen kleiner als später und die Läppchenstruktur ist noch unausgeprägt. Die Lebervenen liegen noch gruppenweise zusammen. Es fehlt das typische Alternieren von kleinen Pfortader- und Lebervenenverzweigungen. Die Größe der Leberzellen verdoppelt sich etwa von der Geburt bis zum Erwachsenenalter, während die durchschnittliche Kerngröße abnimmt. *Die endgültige Läppchenzeichnung tritt gegen Ende des 1. Jahres in Erscheinung.* Angeblich vermehren sich die Läppchen nach der Geburt nicht mehr, sondern nehmen nur an Größe zu. Während des Kindesalters nimmt die Zweikernigkeit der Leberzellen zu. Die weiten Capillaren weisen eine kreisförmige Richtung auf und bilden ein vielmaschiges Netz. Das Bindegewebe ist schwach entwickelt. Beim Neugeborenen ist reichlich Fett und Glykogen in der Leber enthalten. *Die anfangs noch vorhandenen Blutbildungsherde verschwinden Ende des 6. Monats.* Das Gitterfasersystem ist schon ausgebildet. Auch die Leber jüngerer Kinder weist meistens reichlichen Fettgehalt auf, vorwiegend in der Anwand der Läppchen.

Tabelle 6. *Rauminhalt der Gallenblase.*
(Nach GEPTNER.)

Alter	cm³
1—3 Monate	3,2
1—3 Jahre	8,5
6—9 „	33,6
Erwachsene	50—65
	(33—35
	nach VIERORDT)

Gallenblase. Die kleine und schmale Gallenblase erreicht erst mit 2 Monaten den Leberrand.

Die Breite der Gallenblase beträgt beim Neugeborenen etwa ein Drittel der Länge. Die Länge ist stets größer als die des Ductus hepaticus, umgekehrt wie beim Erwachsenen. Die anfangs längliche Gestalt wird später birnenförmig.

Ungeachtet der Größe der Leber wird wenig Galle gespeichert. Die Schleimhaut der Gallenblase ist beim Neugeborenen noch wenig entwickelt.

g) Pankreas.

Während der ersten 2 Monate nimmt das Pankreas wenig an Masse zu. Zwischen 3. und 6. Monat verdoppelt es sein Gewicht. Nach 3 Jahren verlangsamt sich die Größenzunahme.

Die zugehörigen Körpergewichte fehlen. Dem Anschein nach entspricht das Pankreasgewicht immer dem gleichen Prozentsatz des Körpergewichts.

Tabelle 7. *Gewicht und Maße des Pankreas.* (Nach HARTGE.)

Alter	Durchschnitts-gewicht g	Durchschnittslänge cm
Neugeborenes	2,63	5,8
1— 2 Monate	2,61	6,93
2— 3 ,,	2,64	7,54
3— 4 ,,	4,93	7,46
4— 5 ,,	5,40	7,5
5— 6 ,,	5,28	7,0
6— 9 ,,	7,37	8,2
9—12 ,,	8,67	9,5
1— 1¹/₂Jahre	9,68	9,63
1¹/₂— 2 ,,	12,5	9,62
2— 2¹/₂ ,,	16,8	11,56
2¹/₂— 3 ..	16,0	10,5
3— 4 ,,	17,4	12,6
4— 5 ,,	18,8	11,6
5— 6 ,,	23,4	11,8
6— 7 ,,	23,5	12,9
7— 8 ,,	31,44	14,0
8— 9 ,,	26,7	13,4
9—10 ,,	29,0	13,4
10—12 ,,	29,25	14,2

Histologie. Die feinere Gefäßversorgung ist in den ersten Monaten reichlicher als später. Das Bindegewebe ist stark entwickelt. Lappen und Läppchen sind um so kleiner, je jünger das Kind ist. Gegenüber der reichen Anzahl der beim Neugeborenen dichter als später liegenden LANGERHANSschen Inseln findet zwischen 2. Monat und 4. Jahr ein Rückgang auf vier Fünftel der Inselzahl je Quadratmillimeter statt. Die Inselzellen sind anfangs weniger deutlich und kleiner als später. Der Höhepunkt der Inselentwicklung wird mit 3—4 Monaten erreicht. Dann hört die Neubildung mit dem 4. Lebensjahr fast ganz auf. Das Verhalten der hohen Assimilationsgrenze für Kohlenhydrate entspricht dieser Entwicklung. Nach dem 4. Lebensjahr wächst das Drüsenparenchym stärker, wodurch die Inseln mehr in das Innere der Drüse verlegt werden.

B. Physiologie der Verdauung.

I. Motorische Funktionen.

a) Saugakt und Schluckakt.

Der Saugakt ist im Kapitel „Nervensystem" behandelt.

Eine Reihe von 4—10 Saugbewegungen löst eine peristaltische Welle in der *Speiseröhre* aus. Nach Röntgenuntersuchungen passiert die geschluckte Nahrung sehr schnell den Oesophagus. Die Bewegungen der

Speiseröhre wurden durch PEIPER und ISBERT mittels luftgefüllter
Gummiballsonden geprüft. In der Ruhe ist die Speiseröhre frei von Peristaltik. Ahmt man durch Luftfüllung eingeführter Gummiblasen die
Füllung der Speiseröhre beim Schlucken nach, so treten 6—10 peristaltische Wellen auf, welche sich mit einer Durchschnittsgeschwindigkeit
von 4 cm/sec fortbewegen. Unabhängig vom Ort der Reizauslösung
durcheilen die Wellen die Speiseröhre stets von oben nach unten. Ein
Übergreifen der Peristaltik auf den Magen findet dabei nicht statt.

b) Motorik des Magens.

Die *Bewegungsvorgänge* beim Magen haben eine Durchmischung,
Zerteilung, Retention und Austreibung, aber auch eine Sortierung und
Segmentierung des Inhaltes zur Aufgabe. Der Durchmischung dienen
nicht nur die Pendelbewegungen, sondern auch ringförmig gegen den
geschlossenen Pylorus fortschreitende peristaltische Wellen. Dadurch
kommt ein der Vermengung dienender Rückstrom des Inhaltes zustande.
Eine mehr mechanische Zerteilung dürfte durch ringförmige Einschnürungen der Muskulatur erfolgen. Die Retention ist in erster Linie durch
den Schluß des Pylorus bedingt, aber auch durch tiefe Einziehungen, die
an der großen Kurvatur, an der Grenze zwischen Sinus und unterem
Korpusteil, auftreten. Die Austreibung erfolgt durch ringförmig bis zum
Pylorus fortschreitende Einzelwellen (Entleerungsperistaltik). Öfters erfolgt aber die Entleerung auch dadurch, daß sich die Pförtnerhöhle, die
vom übrigen Magen durch eine einschnürende Muskelfurche abgetrennt
ist, ganz oder teilweise abgeschlossen, konzentrisch verkleinert. Dazu
kommen allseitige Kontraktionen des ganzen Hohlmuskels, die sog.
Systole, die zu einer 1—2 min dauernden systolischen Kontraktion des
ganzen Magens führt (s. CATEL). Peristaltische Wellen, die etwa 10- bis
30 sec anhalten, treten einige Stunden nach der Mahlzeit auch bei leerem
Säuglingsmagen im Sinne von Hungerkontraktionen auf (PEIPER
und ISBERT).

Zu den genannten Peristaltikwellen kommen besonders im distalen
Abschnitt des Magens kleine, an der großen Kurvatur röntgenologisch
wahrnehmbare Einziehungen, die auf Spontanbewegungen der Muscularis mucosae beruhen. Sie sind als feinschlägige kurze Wellen den großen
Peristaltikwellen aufgelagert (ALWENS und HUSLER). Durch sie werden
die letzten Reste des Inhaltes herausgekehrt, indem Schleimhautfalten
nach dem Ausgang wandern.

Beim Säugling tritt nach anfangs kaum merkbaren Kontraktionen
schon nach 3—4 min Kontrastbrei in das Duodenum über. Gleich nach der
Mahlzeit kommt es zu 3—4 brüsken Kontraktionen. Die weitere Entleerung erfolgt mittels wurmartiger Bewegungen (FROLLO).

Die Größe der *Magenausdehnung* hängt mehr von der großen Magenblase als von der Menge der Nahrung ab. Die *Magenblase* ist auch im Nüchternzustande vorhanden. Sie ist zu Beginn der Mahlzeit größer als der Speiseschatten und nimmt am Ende der Mahlzeit noch ein Viertel bis ein Drittel des Magenraumes ein. Am meisten Luft wird bei Flaschenfütterung geschluckt, weniger beim Trinken an der Brust und am wenigsten bei Breiernährung. Doch hängt der Grad der Luftansammlung auch vom Tonus des Magens ab. *Der Tonus ist bei flüssiger Nahrung schlaffer als bei Breinahrung*, insbesondere Kartoffelbrei und Gemüse, die nicht so schnell verflüssigt werden wie Mehlbreie. Im allgemeinen ist der Magentonus abhängig von der Innervation und vom Dehnungsreiz bei der Füllung des Magens, während die Peristaltikauslösung vom Tonus und von der Geschwindigkeit der Magendehnung abhängt. Beim Säugling kommt es zu peristaltischen Wellen von 10—15 sec Dauer und Tonusschwankungen von mehreren Minuten (PEIPER und ISBERT).

Im allgemeinen ist die Magenperistaltik im 1. Halbjahr noch wenig ausgebildet und entwickelt sich erst im 2. Halbjahr.

c) Magenverweildauer.

Es besteht eine Proportion zwischen Geschwindigkeit der Magenentleerung und Körperoberfläche des Säuglings (W. A. KELLER). 1 m² Körperoberfläche entspricht 214 cm³ Frauenmilch pro Stunde. Hunger beschleunigt die Entleerung. Langdauernde Hungerzustände führen zu Sturzentleerungen. Unter normalen Verhältnissen gehen die Entleerungen anfangs rasch vor sich und verlangsamen sich gegen Ende, so daß oft längere Zeit die gleichen geringen Reste zurückbleiben. *Durchschnittlich beträgt die Magenentleerung bei Frauenmilchernährung 2¹/₂ Std. bei Kuhvollmilch dagegen 3¹/₂ Std.* (THEILE, BEHRENDT, BESSAU, DITTRICH c. s.). Kontrastmittel erhöhen die Magenmotilität (MACY c. s.). Bei direktem Trinken an der Brust ist die Verweildauer kürzer als bei Verfüttern der Frauenmilch mit der Flasche, weil hierbei eine größere Magenblase entsteht (SEIDL). Auch bei ¹/₂-Kuhmilch fand THEILE eine gegenüber Frauenmilch verlängerte Verweildauer. *Im allgemeinen hängt die Verweildauer vom Eiweißgehalt der Nahrung ab* (BESSAU c. s.). Eiweißreduzierte Kuhmilch mit etwa gleichem Eiweißgehalt wie Frauenmilch, verläßt den Magen fast ebenso schnell wie diese (DEMUTH und EDELSTEIN). Kohlenhydrate, die den Saftfluß nicht steigern, beeinflussen die Verweildauer nicht. Das Fett, das als stärkster Verzögerer der Magenentleerung gilt, entfaltet beim jungen Säugling eine schwächer, beim älteren eine stärker hemmende Wirkung als das Eiweiß (DEMUTH). Kleine Mahlzeiten haben eine *relativ* längere Verweildauer als große, und nach BESSAU c. s. zeigen dabei die verschiedenen Nahrungsarten annähernd gleiche Entleerungszeiten. In den ersten Lebensmonaten nimmt die Magenverweildauer zu (FUMI und GORINI). Mit Mehl und Gummi arabicum versetzte Milch kürzt die Verweildauer ab, ebenso Trockenmilch. Bei Frühgeborenen treten keine Unterschiede in der Verweildauer bei Verfüttern erhitzter, angesäuerter oder gewöhnlicher Frauenmilch in Erscheinung (BIRMELE). Im Gegensatz zu peptischer Verdauung der Kuhmilch setzt tryptisch verdaute die Magenverweildauer nicht herab. Auch die Magensekretion wird durch tryptische Verdauung nicht verändert. *Zusatz von Aminosäuren in Menge von 2% zu Frauenmilch* (Gemisch von Tyrosin, Asparaginsäure und Leucin) *verlängert die Magenverweildauer, wie jedes andere Eiweiß* (HOFFMANN und ROSENBAUM). Andererseits verkürzen durchschnittlich nicht nur Eiweißreduktion und peptische Vorverdauung der Kuhmilch die Verweildauer, diese um 25%, jene um 21,9%, sondern auch Molkenreduktion (um 18,8%) (BESSAU c.s.).

Mechanismus der Magenentleerung.

Bei völlig leerem Magen ist der Pylorus meistens offen. Er verändert seinen Tonus auf chemische, mechanische und nervöse Reize. Füllung des Duodenum oder Einbringen von Fett in das Duodenum hemmen die Magenentleerung. Säure im Duodenum hemmt erst bei höherer Konzentration. Säure und Fett hemmen dabei auch die ganze Dünndarmperistaltik. *Wahrscheinlich veranlaßt der Säurereiz vom Duodenum aus eine Depression der Magenmuskulatur bei erhöhtem Pylorusschluß, während der Fettreiz ein Sistieren der Magenmotilität bei geöffnetem Pylorus herbeiführt* (s. CATEL). Die Magenentleerung ist ein komplizierter, von zahlreichen Faktoren beeinflußter und gesteuerter Vorgang.

Beim jungen Brustkinde mit seinem nahezu gleichen p_H des Magen- und Dünndarminhaltes ist der Pylorusreflex kein Säurereflex, sondern eine Füllungs- und Fettreflex (FREUDENBERG). Bezüglich der nervösen Regulation ist zu bemerken, daß den automatisch wirkenden Ganglienzellen innerhalb der Muskelwand von Magen und Pylorus, noch Fasern aus Sympathicus und Vagus übergeordnet sind. Überwiegen des Sympathicus bewirkt Pyloruskrampf mit Hemmung der Motorik, Überwiegen des Vagus bedingt Pyloruserschlaffung und gesteigerte Magenmotorik. *Der Sympathicus wirkt also als Hemmungsfaktor, der Vagus als Förderungsfaktor der Magenentleerung.*

Die unphysiologische Entleerung des Magens durch *Speien* oder *Erbrechen* wird durch Dehnung des bei flüssigem Inhalt schlafferen Magens gefördert, während Breimahlzeiten bzw. Breivorfüttern eher zu gutem Tonus mit kleiner Magenblase führen (EPSTEIN). Das Speien ist häufig nichts anderes als eine Art Aufstoßen. Das Speien *kann* nach PEIPER auch ohne Mitwirkung des Zwerchfells und der Bauchmuskulatur vor sich gehen. Das eigentliche Erbrechen erfolgt beim Säugling meistens scheinbar mühelos und ohne wesentliches Nauseastadium. Unter wiederholten Preßbewegungen von Zwerchfell und Bauchpresse kommt es mit kräftigem Ruck zu einer plötzlichen Kontraktion des Zwerchfells. Durch Pelottenmessung der Zwerchfellbewegung und Bauchpresse auf der vorderen Bauchwand lassen sich keine wesentlichen Unterschiede in der Tätigkeit des Zwerchfelles nachweisen (PEIPER). Das spricht dafür, daß beide Vorgänge vom gleichen Brechzentrum abhängig sind.

Die Verhältnisse bei der *Motorik des Magens beim Kleinkinde* lassen sich insofern nicht mit denen beim Säugling vergleichen, als es sich gewöhnlich um Breikost handelt, die an sich eine längere Verweildauer hat. Durchschnittlich besteht die gleiche Entleerungszeit wie beim Erwachsenen, nämlich 2 Std. (BUCHHEIM), wenn man dünne Mondaminbreie oder Wassergrießbreie mit Kontrastmitteln verwendet. Nach Verfüttern von Vollmilchgrießbrei hat LANGER fast immer eine Entleerung nach 4 Std. festgestellt, bei Kartoffelbrei durchschnittliche Verweildauer von 5 Std. Gemüse, wie Mohrrüben, Kohlrabi, grüne Erbsen und Schnittbohnen, ergeben bei Säugling und Kleinkind nahezu gleiche Entleerungszeiten wie Milchgrießbrei, nach 4 Std. ist der Magen leer (LANGER). Bei Spargel ist die Magenentleerung beschleunigt, bei Blumenkohl, Spinat und Blattsalat erheblich verzögert. Bei Verwendung von Büchsengemüse, bei Pürieren und Anmachen mit Mehlschwitze, verkürzt sich die Entleerungszeit. Wurzeln, Knollen und Früchte haben eine kürzere Verweildauer (REICHE), junge Gemüse eine kürzere als Sommer- und Herbstgemüse. Eingelagerte Mohrrüben werden schwer verarbeitet.

d) Motorik des Darmes.

Man unterscheidet Tonusschwankungen einerseits und peristaltische und Pendelbewegungen andererseits. An den Pendelbewegungen ist die Längsmuskulatur beteiligt, während die Ringmuskulatur in Abhängigkeit von der Art der dehnenden Ursache oder der Intensität der Dehnung nur Pendelbewegungen oder rhythmische Segmentation oder peristaltische Wellen oder Rollbewegungen ausführt. *Alle vier Reaktionsformen der Ringmuskulatur* sind nur graduell verschieden und *gehören zu* einer Gruppe, *der Peristaltik als Gesamterscheinung*, zusammen. Der Weitertransport flüssiger Massen kann wahrscheinlich schon durch Pendelbewegungen der Ringmuskulatur allein erfolgen. Andererseits werden eigentliche peristaltische Bewegungen um so öfter rhythmisch wiederkehren, je fester die Konsistenz des Darminhaltes ist und je schwerer er sich verschieben läßt (s. CATEL). Mit HUKUHARA ist CATEL der Meinung, daß der Begriff Pendelbewegung nur zur Bezeichnung der Bewegungen der Längsmuskulatur gebraucht werden soll, die „Pendelbewegungen" der Ringmuskulatur jedoch als „seichte peristaltische Wellen" zu bezeichnen seien.

Am leeren Darm werden keine peristaltischen Wellen wahrgenommen. Bei eintretendem Füllungsdruck erfolgt zuerst eine Verkürzung (= Tonussteigerung) der Längsmuskulatur. Mit fortschreitendem Füllungsdruck setzt bei einem kritischen Punkt die peristaltische Welle ein (Alles-oder-Nichts-Gesetz). Die Kontraktionshöhe zeigt keine eigentliche Abhängigkeit von der Höhe des Innendrucks. PEIPER und ISBERT fanden mittels Ballonsondenmethode beim Säugling bis zu 10 min anhaltende Tonusschwankungen und durch Erhöhen des Innendrucks ausgelöste Wellen von 7—8 min Frequenz, schließlich flachere Wellen, bald regelmäßig, bald unregelmäßig, etwa alle 3—4 min. In Analogie zu den Untersuchungen GANTERs mit gleicher Methode beim Erwachsenen führen sie die ersteren Bewegungen auf peristaltische Wellen, die letztgenannten auf sog. Pendelbewegungen zurück.

Zu den großen rhythmischen Bewegungen der Darmmuskulatur kommen rhythmische Bewegungen der Muscularis mucosae, die zur Verkürzung und Verlängerung der KERKRINGschen Falten führen, und außerdem Kontraktionen der Darmzotten.

Die Dickdarmabschnitte sind beim Menschen funktionell nicht so gut abzugrenzen wie bei verschiedenen Säugetieren. Im proximalen Abschnitt findet vorzugsweise Nachverdauung, bakterielle Zersetzung, Durchmischung und Eindickung der Ingesta statt. Hierzu dienen neben antero- und retrograden peristaltischen Bewegungen auch kleine Colonbewegungen (sog. physiologische Ascendensstagnation). Colon descendens und Sigmoideum dienen vorzugsweise als Transportorgan. Auch beim Dickdarm faßt CATEL die Bewegungen der Längsmuskulatur als Pendelbewegungen und die der Ringmuskulatur als peristaltische Bewegungen auf.

Über die *Dauer der Gesamtpassage* liegen u. a. folgende Zahlen von KAHN vor. Sie bedeuten die Zeiten in Stunden, nach welchen mitverfüttertes Karmin-Tierkohle-Pulver erstmalig im Stuhl erscheint.

Tabelle 8. *Durchschnittliche Gesamtpassage beim Säugling* (Stunden).

	Variationsbreite	Durchschnitt
Brustmilch	4—28	13
Zwiemilch	4—23	14,5
Künstliche Ernährung . . .	5—48	16
Gemüse		15

GIRAUD und VIDAL geben für die gesamte Verdauung bei Brustkindern $6^1/_2$—8 Std., bei Kuhmilchernährung $8^1/_2$—$9^1/_2$ Std. und bei saurer Trockenmilch $12^1/_2$ Std. an.

Die Zeiten zeigen einmal, daß bei Verfütterung von arteigener Milch die Darmpassage schneller verläuft als bei künstlicher Ernährung, ferner

daß *beim Säugling die Darmpassage rascher* vor sich geht *als beim Er-*
wachsenen. Hier dauert sie durchschnittlich 18—20 Std.

Über die *Passage in den einzelnen Darmabschnitten* liegen Angaben
von KAHN vor:

Tabelle 9.

1. *Erste* Entleerung des Dünn- darmes (d. h. erstes Auftreten von Kontrastbrei im Coecum) .	3— 5 Std. post coenam
2. Passage des Dünndarmes *be-* *endet*	7— 8 Std. „ „
3. Passage des Dickdarmes *be-* *endet* (Stuhlentleerung) . . .	8—16 Std. „ „

Als durchschnittliche *Dünndarmpassage* ergibt sich für den Säugling
eine Dauer von 3—4 Std., während die durchschnittliche Dickdarmpassage 5—6 Std. beträgt. Beim Erwachsenen gehen Magen- und Dünndarmpassage fast ebenso schnell vor sich. Die Dünndarmpassage ist nach
ASSMANN durchschnittlich 8—9 Std. post coenam beendet. Die Dickdarmpassage beim Erwachsenen beträgt dagegen durchschnittlich
11 Std., wenn der Stuhl etwa 20 Std. post coenam erscheint. *Die schnel-*
lere Gesamtpassage beim Säugling beruht also vorwiegend auf der Kürze der
Dickdarmpassage. Im Einzelfalle kann die Passagezeit aber erheblich
variieren, und auch bei ganz gesunden Säuglingen werden die durchschnittlichen Passagezeiten häufig unterschritten (BECKER).

Auch die *kürzere Gesamtpassagezeit beim Brustkinde gegenüber dem*
Flaschenkinde beruht wahrscheinlich in erster Linie auf der schnelleren
Dickdarmpassage. Zum Teil dürfte dies mit dem in der Regel stärkeren
Säuregrad des Frauenmilchstuhls zusammenhängen, da Säurebildung
die Dickdarmperistaltik anregt.

Während bei der Mehrzahl der *Gemüse*arten nach 3 Std. Ingesta im
Colon ascendens nachweisbar sind, kommt dem Spinat bei den meisten
Kindern (Säuglingen und Kleinkindern) nicht nur eine erhöhte Magenverweildauer, sondern auch eine verlängerte Dünndarm- und Dickdarm-
Passagezeit zu. Erbsen und Bohnen haben die schnellste Dünndarm-
passagezeit. Bei der Dickdarmpassage sind die Unterschiede geringer
(LANGER). Nach Einblasen von 200—300 cm³ Luft in den Säuglingsmagen entweicht die Luft in $^1/_2$ Std. aus dem Magen und passiert den
leeren Verdauungskanal in 2 Std. Bei gefülltem Magen werden Nahrungs-
inhalt und Luft gleichzeitig entleert (SOVERI).

Beim *Neugeborenen* beträgt die Magen-Darm-Passagezeit am 1. Lebenstage 32 Std., am 2. Tage 23 Std., am 3. Tage 10 Std. und am 4. Tage
nur noch 7 Std. (ROUFOGALIS).

e) Einfluß chemischer Reize auf die Motilität des Verdauungskanals.

Innerhalb physiologisch möglicher H-Ionenkonzentrationen von p_H 4,5—8,5 konnte ADAM weder mit Na-Acetat, noch Na-Lactat noch Na-Phosphat-Puffergemischen, die bei gesunden Säuglingen intraduodenal zugeführt wurden, röntgenologisch Unterschiede in der Dünndarmpassage gegenüber Kontrollen feststellen. Ebensowenig trat auf duodenale Instillation verschiedener 5%-Kohlenhydratlösungen (Dextrose, Saccharose, Lactose, lösliche Stärke) eine Verstärkung der Peristaltik oder unterschiedliche Wirkung der Zuckerlösungen gegenüber Kontrollen in Erscheinung. Erst bei stark hypertonischer Zuckerlösung (30%-Dextrose- bzw. Lactoselösung) erfolgte eine Beschleunigung der Peristaltik, die aber rasch einer Verzögerung der Peristaltik Platz machte. Bei Dyspeptikern dagegen erfolgte unabhängig von der H-Ionenkonzentration und Säureart jedes Mal eine heftige Peristaltiksteigerung. PEIPER fand, daß Einbringen von 1—5 cm³ einer 0,025—0,6%-Essigsäure in den Dünndarm des gesunden Säuglings keinen peristaltikerregenden Einfluß ausübte. Auch DUNHAM sah bei Verfütterung von Kuhmilch, die 0,3% Essigsäure enthielt und ein p_H von 4,8 aufwies, keine Motilitätsstörung des Darmes. Tierversuche an überlebenden oder in situ abgebundenen Tierdärmen lassen sich also nicht ohne weiteres auf die Verhältnisse beim menschlichen Säugling übertragen. Doch ist wahrscheinlich, daß unphysiologisch starke Säurekonzentrationen oder Salzkonzentrationen einen Reiz auf den Säuglings-Dünndarm auslösen, und sich auch Unterschiede bezüglich der Säurearten und ihrer Salze ergeben. CATEL sah auf perorale Verabfolgung von 0,36 g Essigsäure in 60 cm³ Wasser beim Säugling dyspeptische Stühle mit Verzögerung der Magenentleerung auftreten.

II. Sekretion.

1. Mundspeichel.

Infolge geringer Speichelsekretion ist die Mundhöhle des jungen Säuglings verhältnismäßig trocken. Die Absonderung des Speichels ist, ebenso wie die Magensaftsekretion, eine werdende Funktion im Sinne SALGEs. Man hat den Abwehr- oder Spülspeichel, der von dünnflüssiger Beschaffenheit ist, von dem Nahrungsspeichel zu unterscheiden, der dickflüssiger ist und sich in seiner Zusammensetzung weitgehend nach der Art der Nahrungsstoffe richtet. So veranlaßt Einführen von Säure die Bildung eines alkali- und eiweißreichen Speichels mit guter Pufferungskraft. Sekretionsfasern verlaufen sowohl in der Chorda tympani wie im Sympathicus. *Vagusreizung ergibt dünnflüssigen, Sympathicusreizung*

zähflüssigen Speichel. DAVIDSOHN und HYMANSON gewannen bei einer
Reizdauer von 15 min bei Säuglingen im Alter von $1^1/_2$—3 Monaten
1,3—2,2 cm³, bei solchen von 5—8 Monaten 2,5—8 cm³ Reizspeichel.
Milchgenuß führt zu einer 10%-Beimengung eines mucinreichen Speichels,
während sonst flüssige Nahrung keinen Speichelfluß anregt. *Die Mucin-
beimengung wirkt als Kolloidschutz bei der Milchgerinnung.* Vom 1. Lebens-
tage an besitzt der Speichel eine saccharifizierende Eigenschaft, durch
das Ferment Ptyalin. Bezüglich des Trockengehaltes besteht kein
Unterschied zwischen dem Speichel des Neugeborenen und dem des Erwachsenen. Das Zentrum der Speichelsekretion in der Medulla oblongata
entwickelt sich wahrscheinlich um den 4. Monat. Der Speichel des Säuglings hat alkalische bis neutrale Reaktion. Mit zunehmendem Alter
steigen Fermentproduktion und Speichelmenge (DAVIDSOHN und HYMAN-
SON, JACOBI und DEMUTH).

Chemische Zusammensetzung. Der Speichel enthält mehr K als Na,
verhält sich also umgekehrt wie das Blutplasma. Ca ist in Form des
Bicarbonats enthalten. Dem Blutplasma gegenüber ist der Speichel
hypotonisch. Außer Diastase enthält der Speichel noch Maltase. Der
Diastasegehalt ist beim Kleinkind $2^1/_2$ mal, beim Erwachsenen 5 mal höher
als bei Frühgeborenen und Neugeborenen (HENSEL). Rechnet man auf
100 cm³ Milch 10 cm³ Speichel, so würde dessen Bicarbonatgehalt nur
2,5 cm³ Magensalzsäure (n/10) neutralisieren, eine Menge, die bei Frauenmilch wenig, bei Kuhmilch kaum ins Gewicht fällt. Die organischen Bestandteile machen etwa 60% der Trockenmasse aus. Davon fällt ein Teil
auf den Schleimstoff Mucin, ein Glykoproteid, ein Teil auf Albumine und
das Ptyalin. Die Spurensubstanzen Rhodankalium und Rhodannatrium
fehlen nach IBRAHIM beim Säugling noch ganz und sollen auch bei älteren
Kindern nur spärlich vorkommen (s. REISSNER). Durch sehr geringe
Mengen Rhodan wird die bactericide Kraft des Magensaftes gesteigert.
Mit zunehmendem Alter erhöht sich der Rhodangehalt des Speichels und
erreicht mit 5—10 Jahren den Höchstwert (RIECKE). Der Harnstoffgehalt des Speichels steigt bei eiweißreicher Ernährung und sinkt bei
eiweißarmer (SIMONINI).

Reaktion. Die tatsächliche Reaktion ist wegen teilweiser Abdunstung
von CO_2 in der Mundhöhle schwer bestimmbar. Der Speichel ist um so
alkalischer, je länger er sich im Munde sammelt. DAVIDSOHN fand beim
Säugling p_H 7—7,8. Beim Erwachsenen beträgt der p_H-Wert 6—7,4.
FREUDENBERG, der Indikatorenblättchen unmittelbar in den Mund
legte, fand weniger alkalische Werte. Sie lagen beim Säugling des ersten
Trimenons mehr im sauren, bei älteren Kindern mit stärkerem Speichelfluß mehr im alkalischen Bereich. Am häufigsten fand er ein p_H von 6—7,
wie beim Erwachsenen.

2. Magensaft.

a) Allgemeines.

Spuren von Pepsin und Labferment sind bereits beim 6monatigen
Fetus nachweisbar, wenn sich die Belegzellen entwickeln. Dann beginnt
die Reaktion des Magensaftes schwach sauer zu werden. Freie Salzsäure
fehlt oft noch bei ganz jungen Säuglingen. Die Gesamtacidität schwankt
in den ersten Monaten zwischen 0,02% und 0,08%, 40 min bzw. 80 min
nach dem Saugen. Der Magensaft ist nahezu blutisotonisch. Neben dem
eigentlichen Magensaft wird *von besonderen Zellen der Schleimhaut,
besonders der Pylorusgegend, ein schwach alkalisches, mucinreiches Sekret
gebildet*, das durch sein Wasserbindungsvermögen die Schleimhaut des
leeren Magens feucht erhält. *Der Schleimgehalt des Magens ist beim gesunden Säugling weit höher als beim Erwachsenen,* beim Brustkinde kleiner
als beim Flaschenkind, bei älteren Kindern kleiner als beim Säugling
(MEDDA). Während *das Sekret der Pylorusdrüsen,* der sog. Pylorussaft,
ständig abgegeben wird, ist *die Sekretion der Fundusdrüsen, der Fundussaft,
von Sekretionsreizen abhängig.* In der Medulla oblongata findet sich ein
besonderes Fundusdrüsenzentrum.

Durch vergleichende p_H-Messungen ist der Nachweis erbracht worden,
daß im allgemeinen eine gegensätzliche Beziehung zwischen den *Aciditäts*-
kurven von Mundspeichel und Magensaft besteht (REINDEL). Bestimmungen der elektrischen Strömung ergaben, daß das Magenpotential
bei nüchternem Magen niedrig ist, daß es entsprechend dem Säure-
gehalt steigt, bei geringerem wieder sinkt und bei älteren Kindern
höher ist als bei jüngeren (TITAEV). Die Auslösung des Fundussaftes
erfolgt teils reflektorisch, teils durch bestimmte Nahrungsstoffe, wobei
sich Quantität und Qualität des Saftes den besonderen Anforderungen
anpassen. *Im Fundussaft sind Pepsin und Salzsäure enthalten.* Es wird
angenommen, daß *die Salzsäure von den Belegzellen* nicht fertig *sezerniert*
wird, sondern z. T. erst frei wird. Das angeblich *von den Hauptzellen* des
Fundus gebildete *Pepsin* wird als Proferment abgegeben und durch Salzsäure aktiviert. Nach PFAUNDLER wird am Anfang und gegen Ende der
Sekretion ziemlich viel gebundenes *Chlor (Chloride)* und auf der Höhe
der Absonderung hauptsächlich freie Salzsäure abgeschieden. Im Versuch
am scheingefütterten Hunde mit Oesophagus- und Magenfistel fand
ROSEMANN, daß zu Beginn der Sekretion ein Fünftel und gegen Ende
zwei Fünftel des *Gesamt*chlorids in gebundener Form ausgeschieden
werden. Beim Erwachsenen fand HEILMEYER mit Hilfe des 5%-Alkohol-
trunkes den Chloridanteil zu $^1/_{20}$—$^1/_3$, KATSCH zu $^1/_5$—$^2/_5$, wobei die höchsten Werte, wie im Tierversuch, am Schluß der Sekretion beobachtet
wurden. *Hyperacide haben relativ wenig gebundenes Chlorid, Hypacide
relativ viel, und Anacide haben überhaupt nur Chloride. Die Gesamt-*

chloridwerte können dabei überall gleich sein. ROSEMANN und KATSCH vertreten die Auffassung, daß der Magensaft je nach Konstitution, Sekretionsreiz und Verdauungsphase Unterschiede in dem Sinne zeigt, daß sein Gehalt an Salzsäure und Chloriden in entgegengesetzter Richtung variiert, wobei die Gesamt-Chlorwerte nicht allzu sehr schwanken. Wie die *Verhältnisse beim Säugling* sind, ist noch nicht sicher. *Der Magensaft des Säuglings* im 2. Vierteljahr *scheint bei* der *Verdauung von Vollmilch gegen Ende der Sekretion etwa die Hälfte des Gesamtchlors als Alkalichloride zu enthalten.* Das Mengenverhältnis Labferment zu Pepsin ist beim Säugling dasselbe wie beim Erwachsenen (MENGERT). Vielleicht sind beide Fermente identisch und haben nur verschiedenes H-Ionenoptimum.

Die Magentemperatur des Säuglings ist nach VAKAR am Tage im Durchschnitt um 1,2—1,3° höher als die Axillartemperatur und um 0,8° höher als die Rectaltemperatur. Aminosäurengemische üben beim Erwachsenen eine starke Magensaftsekretion aus. Dabei tritt infolge Säurebindung erst nach 90 min freie Salzsäure auf (ROSSIEN).

b) Die Sekretionsleistung unter verschiedenen Bedingungen.

Acididätsbestimmung. Entweder kann die „*aktuelle Acidität*" durch p_H-Messung bestimmt werden, oder die „*Titrationsacidität*" durch Titieren mit n/10 NaOH. Die Feststellung der H-Ionenkonzentration (p_H-Wert) erfolgt mit der Gaskettenmethode oder der Indikatorenmethode nach MICHAELIS oder mittels Indikatorenpapieren. Als Indikator zur *Bestimmung der Gesamtacidität* nimmt man Phenolphthalein, dessen Farbumschlag bei p_H 8,2 liegt, zur *Bestimmung der freien Salzsäure* dagegen Methylorange, dessen Farbumschlag bei p_H 3,0—4,4, oder Kongorot (-Papier), dessen Umschlag bei 3,0—5,2 erfolgt. Bei Untersuchungen auf Fermentwirkung ist die p_H-Bestimmung ausschlaggebend. Die Titrationsacidität gibt gegebenenfalls nicht nur die Salzsäureproduktion an, sondern auch evtl. Bildung von Fettsäuren bei Fettspaltung (s. unten).

Einfluß alimentärer und sonstiger Reize. Zur Gewinnung von Magen-Nüchternsaft eignet sich neben dem Coffeintrunk nach WÜNSCHE in gleicher Weise das „Nüchternkauen" auf Gummi. WOLOWIK empfiehlt die Verwendung von Kohlsaft. *Histamin löst beim Säugling eine doppelt so hohe Menge freier Salzsäure aus als Coffein* (STEIMANN). *Innerhalb des 1. Lebensjahres steigt auf Histaminreiz die Magensaftmenge und -Acidität vom 1. Lebenstage an steil an, um dann annähernd gleich zu bleiben* (CUTTER). Auf subcutane Injektion von 0,2 mg Histamin tritt die Säurebildung beim Säugling von 3 Wochen nach 50 min auf, vom 3. Monat an meistens nach 20 min. *Der Gipfel wird nach 50 min erreicht. Nach 60 bis 80 min hört die Säurebildung auf. Bei gesunden Säuglingen gehen die*

*Werte nicht über 0,29% freie Salzsäure. Die Gesamtacidität betrug 0,05
bis 0,12% mehr als freie Salzsäure* (LEHMANN). Hypertonische Dextrose-
lösung (20—80%) hemmt dagegen die Magensaftsekretion bei Klein-
und Schulkind (UFLACKER). Eine bei liegender Magensonde 5 Std.
nach einer Mahlzeit gezeigte Flasche mit Nahrung oder Geben des
Schnullers lösen beim Säugling lebhafte Magensaftsekretion aus. Beim
Zeigen der Flasche war die peptische Aktivität des Saftes höher als auf
den Saugreflex (DORDI).

So einfach es ist, die Magensaftsekretion nach Zufuhr eines nicht
puffernden Reiz-Probetrankes zu ermitteln, so schwierig ist es, nach
Zufuhr verschiedener *Milchmischungen* und *Milcharten* übersichtliche
Verhältnisse zu erhalten. Denn bei der Verdauung erfolgen fortlaufende
Veränderungen. Dazu kommen die besonderen Bedingungen des Lebensalters. Von förderndem Einfluß sind, von psychischen Reizen abgesehen,
in erster Linie die Eiweißkörper, insbesondere bestimmte Extraktiv-
stoffe des Fleisches. Fett dagegen wirkt sekretionshemmend.

Methodisches zur quantitativen Ermittlung der Sekretionsleistung.
Gewisse Rückschlüsse auf die Sekretionsleistung ergeben: 1. die Nah-
rungsverdünnung, gemessen an Nahrungsbestandteilen, die unverändert
bleiben, wie Milchzucker. Hierher gehört die „*Magenzuckerkurve*" nach
HOFFMANN und ROSENBAUM. 2. Der über den Chloridgehalt der Nahrung
erfolgende *Chloridanstieg* des Mageninhaltes. Allerdings setzt dieser
einen *konstanten* Chloridgehalt des Magensaftes voraus. 3. Die *Änderung
der Acidität*. Diese ist aber wesentlich von dem Pufferungsvermögen der
Nahrung und der Entstehung saurer Abbauprodukte abhängig. Die
drei Methoden sind insofern auch deswegen nicht eindeutig, weil ihre
Resultate durch die Beimengung verschluckten Speichels und die Ent-
leerungsgeschwindigkeit des Magens beeinflußt werden.

Magensaftmenge bei Frauenmilch- und Kuhmilch-Ernährung. HOFF-
MANN und ROSENBAUM fanden nach Frauenmilchmahlzeiten in fast allen
Fällen eine horizontale Magenzuckerkurve, also anscheinend das Fehlen
einer Magensekretion. In Fällen, in denen die Zuckerwerte in der Milch
ein wenig höher liegen, als die gleichbleibenden Mageninhaltswerte,
nach $^{1}/_{2}$, 1, $1^{1}/_{2}$ und 2 Std., nehmen sie das Vorhandensein eines Nüchtern-
sekretes an. Doch besteht die Möglichkeit des Abströmens teilverdauter
Milch zusammen mit Sekret. CORSDRESS sowie SCHEMANN fanden ein
etwas abweichendes Verhalten, nämlich durchschnittlich:

Tabelle 10.

Std. post coenam	Verdünnung %	
$^{1}/_{2}$	7	CORSDRESS
1	8	(27 Fälle)
$1^{1}/_{2}$	18	
2	18	SCHEMANN (9 Fälle)

Hiermit stimmt auch die Magenchloridkurve besser überein (HOFF-MANN und ROSENBAUM; DEMUTH). Diese ergibt *im Durchschnitt eine etwa 13%-Verdünnung der getrunkenen Frauenmilch*, wenn man eine 0,4%-Cloridkonzentration für den Magensaft in Rechnung stellt. *Nach Kuhvollmilch* kommt es zu einem erheblichen Abfall der Magenzuckerkurve (HOFFMANN und ROSENBAUM). Aus ihr ergibt sich *eine etwa 30%-Verdünnung nach $1^1/_2$ Std. und eine 40%ige nach 2 Std.* Dagegen verläuft die Magenchloridkurve entsprechend der Magensaftproduktion umgekehrt. Milchsäurevollmilch von p_H 4,7 soll nach CORSDRESS Magenzuckerkurven geben, die denen bei Frauenmilch entsprechen.

Unter Voraussetzung eines gleichen Fettgehaltes ist *in erster Linie der Eiweißgehalt für die Magensaftsekretion entscheidend.* Eine Steigerung tritt erst bei einem Eiweißgehalt ein, der den der Frauenmilch übersteigt. Peptische Vorverdauung steigert die Magensaftsekretion stärker als tryptische. Molkeneiweiß und pflanzliches Eiweiß sind bedeutend weniger wirksam als Casein. *Es ist anzunehmen, daß bei Fütterung von 500 cm³ Kuhmilch pro Tag und bei durchschnittlicher Magenverweildauer von $3^1/_4$ Std. vom Säugling etwa 250 cm³ Magensaft sezerniert werden* (ROSENBAUM). Mit Casein, aber nicht mit Lactalbumin, angereicherte Frauenmilch zeigt dieselbe Steigerung der Saftsekretion wie Kuhmilch (HOFFMANN und ROSENBAUM). *Kohlenhydrate und Fett beeinflussen im Rahmen der üblichen Milchmischungen die Magensekretion nicht.*

Es wird angenommen, daß sich in der ersten Phase der Magenverdauung Zustrom von Magensaft und Abfluß von Mageninhalt entsprechen. Auch scheint die Molke nach der Labung der Kuhmilch im Magen diesen *nicht* schneller zu verlassen als das Käsefettgerinnsel. Im Tierversuch und in der Erwachsenenpathologie hemmt Hyperacidität die Magenentleerung und Hypochlorhydrie fördert sie. Beim gesunden Säugling vermißte DEMUTH Beziehungen zwischen Mageninhalt-p_H und Verweildauer.

Pufferungsvermögen der Nahrung. Da zur Erreichung der für die Fermentleistung optimalen aktuellen Acidität die Säurekapazität (= Pufferungsvermögen) der Nahrung erst überwunden werden muß, hängt die Leistung der Magensaftproduktion wesentlich von diesem Säurebindungsvermögen der Nahrung ab. Kuhmilch ist von p_H 6—4,5 gut, dagegen von p_H 6,5—9,0 schlecht gepuffert. Labmolke ist in allen Lagen gleichmäßig gepuffert. Lactalbumin puffert schwach, Casein stark (FR. MÜLLER).

Die Träger der Säurebindung in der Milch sind die schwach dissoziierten Molkensalze, in erster Linie Phosphat und Citrat, und das Casein. Den Caseineffekt erhält man durch Abzug des Pufferungsvermögens der Labmolke von dem der Vollmilch (ARON, FR. MÜLLER). FR. MÜLLER sowie DEMUTH haben das Pufferungsvermögen von Frauenmilch und Kuhmilch bestimmt:

Tabelle 11.

p_H-Wertstufe	Zur Erreichung des p_H-Wertes müssen auf 100 cm³ Milch an n/10 HCl zugesetzt werden; bei:		Unter Ansatz der Pufferungskapazität der Frauenmilch = 1, beträgt die der Kuhmilch:
	Frauenmilch	*Kuhmilch*	
5	10	40	4
4	21	62	3
3	31	66	2

Das Pufferungsvermögen der Kuhmilch ist also durchschnittlich 3 mal größer als das der Frauenmilch. (Bei jungen Säuglingen wird die Acidität des Mageninhaltes bei Frauenmilch- und Zwiemilch-Ernährung vorwiegend durch die Lipolyse verursacht [SCHEMANN]).

Die *Säurekapazität der Kuhvollmilch* beträgt *unter Ansatz derjenigen der Labmolke = 1:*

Tabelle 12.

p_H-Stufe 5,5 = 4   5 = 3   4 = 2,5   3 = 1,75

Die caseinfreie Labmolke der Kuhmilch puffert also nicht mehr als die Frauenmilch, trotz ihres hohen Molkensalzgehaltes. *Das Casein spielt also für die Säurekapazität die Hauptrolle,* während das Lactalbumin der Molke viel weniger puffert (FR. MÜLLER). Im folgenden Diagramm von DEMUTH ist das Pufferungsvermögen verschiedener Milchnahrungen, auf 50 cm³ bezogen, angegeben. Auf der Ordinate stehen die p_H-Werte, auf der Abscisse die Menge n/10 HCl in Kubikzentimetern.

Bei den Sauermilchen, Buttermilch und Eiweißmilch mit niedrigem Ausgangs-p_H, *sind naturgemäß geringere HCl-Mengen erforderlich, um den gleichen p_H-Wert zu erreichen.* Im Gegensatz zur Angabe von DEMUTH hat nach FR. MÜLLER die Eiweißmilch eine höhere Säurekapazität als die Buttermilch, was auch ihrem höheren Eiweißgehalt entspricht. Stutenmilch nähert sich bezüglich Pufferungskapazität der Frauenmilch (FREUDENBERG).

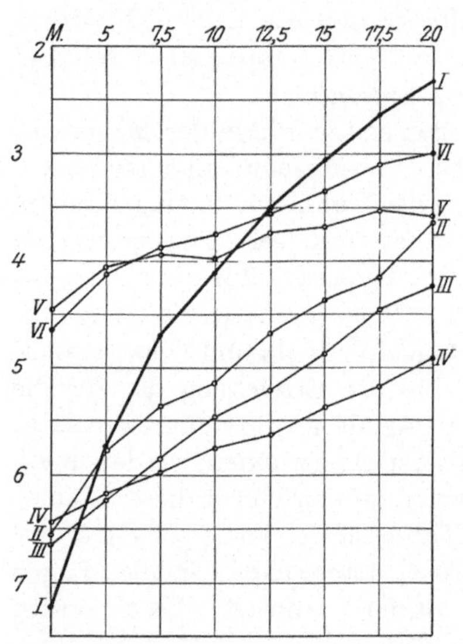

Abb. 1 (nach DEMUTH). Pufferungsvermögen von I. Frauenmilch; II. Viertelcaseinmilch; III. ²/₃-Milch + 5% Rohrzucker; IV. Vollmilch; V. Buttermilch + 3% Mehl + 3% S. Z.; VI. Eiweißmilch + 5% S. Z.

Gesamtacidität und freie Salzsäure. Die Magensaftsekretion hängt auch beim Säugling weitgehend von dem Grade der Milchverdünnung ab.

Nach Schiff und Mosse *steigt die Gesamtacidität von* $^1/_2$ *bis zu 2 Std. nach der Mahlzeit bei* $^1/_2$*-Milch von 15 auf 27 und bei* $^2/_3$*-Milch von 20 auf 40. Bei Vollmilch* fand Huldschinsky 2 *Std. nach der Mahlzeit Gesamtaciditäten von 46—90.* Die *Werte für "freie Salzsäure"* sind erheblich niedriger: Im 1. Trimenon — 8 bis + 10, im zweiten — 10 bis + 28, im dritten 0 bis + 35 (Steinmann). Bei Gemüsefütterung fand Langer bei Säuglingen und Kleinkindern:

Tabelle 13.

Bei Mohrrüben nach 2 Std. Gesamtacidität = 18
„ „ 3 „ „ =22,7
bei Spinat nach 2 Std. Gesamtacidität = 62,3
„ „ 3 „ „ = 63,1

Bei Spinat kommt ein stark saurer p_H-Wert von 2,8—4,1 zustande. Da Spinat die Magenentleerung verzögert, aber ein geringes Säurebindungsvermögen hat, geht daraus hervor, daß er ein besonders starker Saftlocker ist. Beim Säugling ist die Magensaftsekretion bei Gemüsefütterung geringer als in gemüsefreien Perioden. Beim Kleinkind fehlt diese Wirkung (Langer). Beim jungen Säugling wird die Acidität des Mageninhaltes bei Frauenmilch- und Zwiemilchernährung vorwiegend durch die Lipolyse verursacht (Schemann). Bei heißen Speisen ist Salzsäure- und Fermentproduktion vermehrt, bei kalten vermindert (Eiwin und Selditsch).

p_H-Werte des Mageninhaltes. Die p_H-*Werte* im Magen ausgetragener Kinder sind *unmittelbar nach der Geburt* neutral, nach wenigstens 5 Std. steigt die Acidität auf p_H 1,45, mindestens p_H 3,0 und bleibt so 24 Std. (Huhtinkangas).

Die folgende Tabelle zeigt die durchschnittlichen p_H-Werte, die bei Säuglingen 2 Std. nach Aufnahme der betreffenden Nahrung im ausgeheberten Mageninhalt gefunden werden.

Tabelle 14. p_H-*Werte im Mageninhalt 2 Std. nach der Mahlzeit.* (Nach Demuth.)

Nahrung	Alter				
	Neugeborene	1—3 Mon.	4—6 Mon.	7—9 Mon.	9—12 Mon.
Frauenmilch.	4,52	5,94	4,97	4,49	3,76
Halbmilch	4,86	4,44	4,98	—	—
$^2/_3$-Milch	—	5,33	4,67	4,49	3,32
Vollmilch	—	5,57	4,68	4,81	4,43
Eiweißmilch	—	3,80	3,54	3,53	3,40
Buttermilch	4,24	4,53	4,13	4,40	3,63
Buttermilchnahrung .	—	4,44	4,39	4,28	3,13
Malzsuppe	—	4,83	3,62	3,33	—

Hieraus geht hervor, daß *die HCl-Produktion des Säuglingsmagens eine werdende Funktion* (Salge) darstellt, da bei allen Nahrungen die

p_H-Werte im Mageninhalt um so saurer angetroffen werden, je älter die betreffenden Kinder sind. Nur das Neugeborene scheint eine Ausnahme zu machen. — Die Aciditätswerte ermittelte Fr. Müller 15 min nach Darreichung der Nahrung bei Vollmilch mit p_H 5,5, $^1/_2$-Milch p_H 5,0, bei Molke p_H 4,6. Der Duodenalsaft hatte um dieselbe Zeit bei Vollmilch p_H-Werte um 6,0, bei $^1/_2$-Milch 5,04—5,46.

Da die Pufferkurven der betreffenden Nahrungen bekannt sind, hat Demuth auf Grund der von ihm ermittelten p_H-Werte berechnet, um wieviel größer die Säuresekretion des Magens bei den verschiedenen Milchen sein muß als bei Frauenmilch. Für alle wurde der für sie charakteristische Mageninhalt-p_H-Wert in Rechnung gestellt, die danach berechneten HCl-Mengen in Prozenten des Frauenmilchwertes ausgedrückt.

Tabelle 15. *HCl-Sekretion bei den verschiedenen Säuglingsnahrungen (Frauenmilch = 100).* (Nach Demuth.)

Nahrung	Alter in Monaten			
	1-3	4-6	7—9	10—12
Frauenmilch.	100	100	100	100
$^2/_3$-Milch	275	220	200	—
Vollmilch	325	314	263	209
Eiweißmilch	200	171	163	136
Saure Magermilch . . (Buttermilch)	25	57	25	136

Bedeutung flüchtiger Fettsäuren. Die p_H-Werte des Mageninhaltes werden nicht nur durch die Magensalzsäure, sondern auch durch die bei der Lipolyse entstehenden niederen Fettsäuren beeinflußt. Aus Frauenmilchfett entstehen hauptsächlich hochmolekulare und schwach dissoziierte Fettsäuren (s. u.), aus Kuhmilchfett dagegen ziemlich viel niedere, stärker dissoziierte Fettsäuren.

Tabelle 16. (Nach Huldschinsky.)

Nahrung	Niedere flüchtige Fettsäuren in 100 cm³ Mageninhalt 2 Std. post coenam in cm³ n/10 Säure
Frauenmilch.	4,0
$^1/_2$-Milch	12,3
$^2/_3$-Milch	13,4
Vollmilch	22,0
Buttermilch	10,3
Eiweißmilch	19,2
Malzsuppe	8,6

Nimmt man an, daß 2 Std. nach einer Kuhmilchmahlzeit 100 cm³ Mageninhalt aus 70 cm³ Kuhmilch und 30 cm³ Magensaft bestehen, so müßten bei einer Acidität von p_H 4,68 darin 33 cm³ n/10 HCl enthalten sein, also etwa so viel wie an Magensaft. Nach Huldschinsky enthalten 100 cm³ Mageninhalt unter diesen Umständen nun 22 cm³ n/10 freier niederer Fettsäuren, d. h. zwei Drittel des berechneten Betrages. Die flüchtigen Fettsäuren können in ihrer Wirkung auf die aktuelle Acidität als schwächere Säuren nicht der Salzsäure gleichgestellt werden. Denn von Essigsäure z. B. werden bis p_H 5 = 30% und bis p_H 4,5 = 100% mehr verbraucht als von Salzsäure. Bei Mischungen beider Säuren verringert sich der Mehrbedarf von Essigsäure erheblich. *Danach ergibt sich, daß 2 Std. nach einer Kuhvollmilchmahlzeit die Acidität des Mageninhaltes (von p_H 4,68) etwa zur Hälfte auf Salzsäure und zur Hälfte auf flüchtige Fettsäuren zu beziehen sein dürfte. Daraus folgt weiter, daß in dieser Verdauungsphase der Magensaft das Chlorid* (als n/10 gerechnet) *etwa zu gleichen Teilen als Salzsäure und Alkalichlorid enthalten müßte* (BROCK).

Besonders im 1. Halbjahr kommt es im Gegensatz zu Frauenmilch bei Kuhmilchnahrung zu einer Mehrproduktion von Salzsäure. Da die Salzsäureproduktion bei Kuhmilchnahrung trotz deren großen Pufferungsvermögens zu höheren Aciditätsgraden als bei Frauenmilch führt, schließt DEMUTH, daß es sich um eine überschießende Reaktion auf einen unphysiologischen Reiz handelt. Mit steigendem Alter ändern sich diese Verhältnisse.

Einfluß des Lebensalters auf die HCl-Absonderung bei Frauenmilch. Es wurde an Hand der Tab. 14 auf den Anstieg der Magenacidität mit zunehmendem Alter hingewiesen. Betreffs der Verhältnisse bei Frauenmilchnahrung liegen Untersuchungen von FREUDENBERG und von SCHEMANN vor. FREUDENBERG nimmt auf Grund der in vitro durch die Eigenlipase entstehenden Säurewerte an, daß die Acidität des Mageninhaltes *bei* jungen *Brustkindern* nahezu ganz durch die bei der Lipolyse entstehenden (vorwiegend hochmolekularen) Fettsäuren bedingt ist. SCHEMANN fand, daß der Anteil lipolytisch entstandener Fettsäuren am Pufferungsvermögen des Mageninhalts nach Frauenmilchzufuhr im 2. Halbjahr sehr schnell auf $^1/_3$—$^1/_4$ *absinkt.* Man muß daher annehmen, daß im 2. Halbjahr der p_H-Wert des Mageninhaltes bei Frauenmilchzufuhr hauptsächlich durch Salzsäureproduktion bedingt ist. Im gleichen Sinne spricht die Tatsache, daß in diesem Alter nach Frauenmilchzufuhr auch die Magenzuckerkurve stärkere Verdünnungen, bis 30—45% nach 2 Std., aufweist als im 1. Halbjahr (SCHEMANN). Angesichts der hohen Magenaciditäten, die man dann bei Frauenmilchzufuhr findet, und die saurer sind als nach Kuhmilchzufuhr, erscheint die HCl-Sekretion als überschießend (DEMUTH). Da diese Untersuchungen an älteren Flaschenkindern gemacht wurden, ist eine Nachprüfung an älteren, ausschließlich an der Brust ernährten Säuglingen erwünscht, um den möglichen Faktor einer Anpassung an eine stärker sekretionserregende Nahrung auszuschalten.

Die besonderen Verhältnisse bei den Sauermilchen. Nach Eiweißmilch ist im Mageninhalt trotz ihres reduzierten Fettgehaltes fast dieselbe Menge niederer Fettsäuren vorhanden wie nach Vollmilch. Der Fettsäurewert muß jedoch auf zwei Drittel des Vollmilchwertes verringert werden, da der Rest präformiert aus der $^1/_2$-Buttermilch stammt. Man kommt dann für die HCl-Sekretion nach Vollmilch und Eiweißmilch etwa zu demselben Verhältnis wie es in Tab. 15 angegeben ist, d. h. etwa 100:60. Dies bedeutet eine Entlastung der Magensaftsekretion bei Eiweißmilchzufuhr, wobei trotzdem stärker saure p_H-Werte erreicht werden. Bei Buttermilch braucht kein Fettsäureabzug von den errechneten Salzsäuremengen zu erfolgen, weil sich nach dieser fettarmen Nahrung nur so viele flüchtige Fettsäuren im Mageninhalt finden, als in Buttermilch selbst enthalten sind (HULDSCHINSKY). Dadurch rückt der Sekretionswert nach Buttermilch näher an die tatsächlichen Salzsäurewerte bei Vollmilch und Eiweißmilch heran. *Die Salzsäureproduktion nach Vollmilch, Eiweißmilch und Buttermilch verhält sich etwa wie 100:60:38. Daraus geht hervor, daß bei gleichem Eiweißgehalt die Buttermilch dem Magen fast zwei Drittel der bei gewöhnlicher Vollmilch stattfindenden Salzsäureproduktion erspart* (BROCK). Die niedrigen Filtrat-N-Zahlen im Mageninhalt nach Buttermilchzufuhr (27% des Gesamt-N gegenüber 40—45% bei den übrigen Nahrungen nach ROSENBAUM und SPIEGEL) könnten im Sinne einer Senkung der Menge peptisch wirksamen Fermentes gedeutet werden. Wie sich die genannten Verhältnisse bei der heute üblichen Buttermilch mit höheren Fettmengen (1,5—2%) ändern, ist nicht bekannt.

Ablauf der Salzsäureproduktion. Die Veränderungen der Magenacidität während des Ablaufs der Verdauung zeigen folgende Diagramme nach DEMUTH:

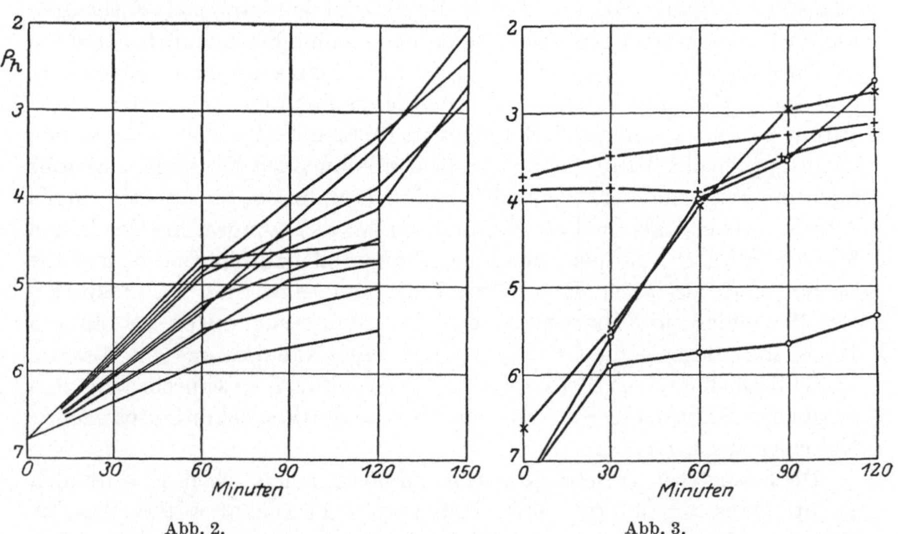

Abb. 2.Abb. 3.

Abb. 2 u. 3. ——— Zweidrittelmilch + 5% Rohrzucker, o———o Frauenmilch, ×———× Kuhvollmilch, +———+ saure Magermilch + 3% Mondamin + 3% Nährzucker.

Danach steigen die p_H-Kurven ziemlich gleichmäßig an. Es ist aber nicht zulässig, daraus auf eine gleichmäßig starke Magensekretion zu schließen. Aus diesen Abbildungen und Tab. 11 geht hervor, daß zur Aciditätsverschiebung von 100 cm³ Kuhmilch auf p_H 5,0 in der 1. Stunde 40 cm³ n/10 HCl verbraucht werden, zur Verschiebung bis p_H 3,3 in der 2. Stunde nur noch 25 cm³ n/10 HCl. Dieser Betrag erniedrigt sich aber dadurch, daß infolge der laufenden Magenentleerung nach 2 Std. der Mageninhalt nur noch etwa 60 cm³ Milch (+ 40 cm³ Magensaft) enthält, so daß der Zuwachs an HCl in der 2. Stunde statt 25 cm³ nur 10 cm³ zu betragen brauchte. Ein linearer p_H-Anstieg bedeutet demnach eine noch kleinere wirkliche Sekretionsleistung, als sie sich aus der Pufferkurve ergeben würde. *„Wir müssen also aus der linear ansteigenden aktuellen Acidität im Mageninhalt auf fortschreitend sinkende Saftabsonderung schließen"* (FREUDENBERG).

Abgesonderte Tagesmenge an Salzsäure bei Frauenmilch- und Kuhmilchzufuhr. FREUDENBERG (Monographie S. 76) hat weiterhin berechnet, wie hoch man sich die tatsächlich abgesonderten Saftmengen vorzustellen hat. Als Endresultat ergeben sich für das 1. Trimenon bei $^3/_4$ l Frauenmilch pro Tag = 75 cm³ Magensaft, bei $^2/_3$-Milch rund 325 cm³. Die Magensaftproduktion bei Frauenmilch- und Kuhmilchzufuhr ist also im 1. Quartal, unter Berücksichtigung der verschiedenen Magenverweildauer, noch unterschiedlicher, als aus den Magenzuckerkurven und Magenaciditäten hervorgehen würde. Sie verhält sich in dem gewählten Beispiel, das einen ziemlich sauren p_H-Wert von 3,3 in 2 Std. nach Zufuhr einer $^2/_3$-Milch betrifft, wie $1:4^1/_3$. Hierbei ist die Lipolyse nicht berücksichtigt und der Magensaft als n/10 HCl gerechnet.

Der Sekretionsreiz bei Milchnahrung. *Zusammenfassung.* Kohlenhydrate und Fett beeinflussen bei den üblichen Milchmischungen nicht die Magensekretion (HOFFMANN und ROSENBAUM). Mit Casein, nicht aber mit Lactalbumin, angereicherte Frauenmilch und konzentrierte Frauenmilch zeigen dieselbe Sekretionskurve wie Kuhvollmilch. Frauenmilch, die durch Citrat- oder Phosphatzusatz auf die Säurekapazität der Kuhvollmilch gebracht ist, zeigt nur eine Frauenmilch-Sekretionskurve. Also bestimmt in erster Linie der Caseingehalt der Nahrung den Grad der Magensaftsekretion. Zwar steigert bei *niedrigem* Caseingehalt auch eine Verdreifachung der Säurekapazität nicht die Magensaftabsonderung, aber bei höheren Caseingehalten kommen noch besondere Aciditätsverhältnisse zur Geltung. Bei Milchsäurevollmilch fand FR. MÜLLER eine annähernd der Frauenmilch entsprechende Magenzuckerkurve, andererseits ergab eine bis p_H 10,35 alkalisierte Natronlaugenmilch eine Verdoppelung der Sekretionswerte gegenüber Vollmilch. In der Acidität des Mageninhaltes muß also ein weiterer Regulator der Salzsäuresekretion gelegen sein, der bei zunehmender Acidität die Sekretion senkt und bei Alkalizusatz erhöht (Freudenberg). Doch werden nicht immer dieselben Endaciditäten erreicht. Obwohl die Sekretionsleistung durch Alkalizusatz stark gesteigert werden kann, kommt es bei Vollmilch nicht zu denselben höheren Aciditätsgraden wie bei Buttermilch. Anscheinend müssen bestimmte *Schwellen*werte überschritten werden, um die Saftproduktion zu beeinflussen.

3. Sekretion des Darmes und seiner Anhangsdrüsen.

p_H-Werte im Darm. Der saure Mageninhalt, der in Schüben in das Duodenum entleert wird, erfährt eine allmähliche Aciditätsabnahme. Im Nüchternzustand beträgt die *aktuelle Reaktion im Duodenum* p_H 6,7 bis 7,2. *bei Verdauung* p_H *4,5—6,3 (im Mittel* p_H *5—6)* (Fr. Müller. Davidsohn. Freudenberg und Wittich). Die im Jejunum noch schwach saure Reaktion steigt im oberen Ileum auf alkalische oder neutrale Werte an, um im Dickdarm wieder sauer zu werden (beim Säugling post mortem und im Hundeversuch — Heller). Bei Verfüttern von pflanzlichem Eiweiß aus Sonnenblumenmehl verschiebt sich die Reaktion des Duodenalsaftes nach der alkalischen Seite und führt zu verstärkter Trypsin- und Lipaseproduktion (Krikent).

Ursachen der Aciditätsabnahme im Duodenum. Entgegen den Verhältnissen beim Tier, wo in Pankreassaft bzw. Pankreassaft + Galle, Bicarbonatmolaritäten von etwa 0,1 nachgewiesen sind, fanden Brühl und Freudenberg im Duodenalsaft des nüchternen Säuglings höchstens 0,02 n/Bicarbonat. Zur Neutralisierung von n/10 HCl wäre also etwa die 5fache Menge an Duodenalsaft erforderlich. Für die Pufferung kommen aber noch die gallensauren Alkalien in Betracht. Während aus Bicarbonat freie Kohlensäure entsteht, die rasch verschwindet, entsteht aus taurocholsaurem Natrium die ziemlich starke Taurocholsäure. Der zur Neutralisation einer n/10 HCl erforderliche Äquivalenzüberschuß ist demnach viel größer als bei Natriumbicarbonat. Von einer äquivalenten (5% = n/10) Lösung von Taurocholat braucht man zur Neutralisierung von n/10 Salzsäure bis zur Erreichung von p_H 4,5 das 1,8fache, bis p_H 5 das 3,2fache, bis p_H 5,5 das 4fache, bis p_H 6 das 7,2fache und bis p_H 6,5 sogar das 20fache.

Wenn sich auch aus Zusammenwirken von Bicarbonat- und Cholatpuffer eine Ersparnis an Duodenalsaft ergeben würde, so ist dies beim Säugling mit seiner geringen Cholatbildung nur in beschränktem Umfange möglich. Die erhebliche Altersdifferenz hinsichtlich der Konzentration der Blasengalle an gallensauren Salzen zeigt die folgende Tabelle. (Aus ihr geht weiter hervor, daß die Glykocholsäure beim Säugling nicht so stark die Taurocholsäure überwiegt wie später.)

Tabelle 17. *Zusammensetzung der Blasengalle* (Leichenuntersuchungen). (Nach GEPTNER, zit. nach GUNDOBIN.)

Alter	Wasser %	Cholesterin, Lecithin, Fett %	Gallensaure Salze %	Davon entfielen auf	
				glykocholsaures Na %	Taurocholsaures Na %
Säuglinge	93,5	1,86	2,35	1,40	0,90
1—1$^1/_2$ Jahre . . .	91,9	2,26	3,32	2,21	1,06
Erwachsene . . .	87,6	1,99	6,38	3,49	1,57

Die Blasengalle ist viel konzentrierter als die Lebergalle, die in erster Linie im Duodenalsaft erscheint. Der Duodenalsaft des Säuglings puffert wenig. Zur „Neutralisierung" von n/10 HCl ist die 6,6fache Menge Duodenalsaft nötig, um ein p_H von 4,5 zu erreichen, und die 10fache Menge, um p_H 5,5 zu erhalten. Man erhält keine anderen Verhältniszahlen, wenn man berücksichtigt, daß *im Säuglingsalter* nicht Salzsäure mit einem Puffersystem zusammentrifft, sondern daß *ein Zusammentreffen von zwei Puffersystemen* stattfindet: *ein saurer Mageninhaltspuffer aus Casein, Citrat, Phosphat und Fettsäuren* (p_H etwa 3,8), *und ein neutraler Puffer aus Bicarbonat und Cholaten* (p_H etwa 7,2). Das zum Erreichen einer p_H-Stufe von 5,5 notwendige gegenseitige Mengenverhältnis muß den Mengen von n/10 NaOH und n/10 HCl entsprechen, die notwendig sind, um den p_H-Wert des $^2/_3$-Milchpuffers von p_H 3,8 —→ 5,5 in alkalischer Richtung, und den des Duodenalsaftes von p_H 7,2 —→ 5,5 in saurer Richtung zu verschieben. Diese Mengen verhalten sich wie 3,3:1. Es müßte 3,3mal soviel Duodenalsaft abgesondert werden, als Milch getrunken ist, d. h. auf die abgesonderte Magensalzsäure berechnet, die 10fache Menge. Nach BRÜHL und FREUDENBERG muß die Aciditätsabnahme im Duodenum noch auf andere Vorgänge zurückgeführt werden. Infolge der schon bei p_H 4 beginnenden Tryptasewirkung wird das Pufferungsvermögen des Chymus durch die Bildung von Peptiden erhöht. Noch wichtiger erscheint die Resorption saurer Produkte, wie freier hochmolekularer Fettsäuren, saurer Puffergemische, Phosphate, Citrate und flüchtige Fettsäuren. *Das Aufhören der „Verdauungsalkalose" im Blute dürfte nach* FREUDENBERG *ebenso mit der Resorption saurer Produkte wie mit der Produktion alkalischer Verdauungssäfte zusammenhängen, die beim Säugling nur niedrige Molaritäten haben.* Der Anteil beider Vorgänge am Neutralisierungseffekt im Darmchymus ist vorläufig quantitativ nicht abzuschätzen. Da die alkalischen „Valenzen" bei beiden Vorgängen — ob jene für die Verdauungssekrete zur Verfügung gestellt werden, oder ob sie der Neutralisierung resorbierter saurer Produkte dienen — intermediär aufgebracht werden müssen, ist der Unterschied für den Säure-Basen-Haushalt nicht erheblich, dagegen um so größer für den Wasserhaushalt, dessen Regulationsmechanismen während der Verdauungsphase bei künstlicher Ernährung um so angespannter sein müßten, je mehr Aciditätsabnahme im Dünndarm auf Neutralisation durch Sekrete zu beziehen ist (BROCK).

III. Verdauung und Resorption.

Allgemeines. Während im Magen nur Spuren von Wasser, im Dickdarm fast nur Wasser resorbiert wird, erfolgt die Stoffaufnahme hauptsächlich durch den Dünndarm. Die Zotten führen bei ihren Kontraktionen etwa 3—4mal pro Minute rhythmische Bewegungen aus. Als motorisch-nervöses Zentrum darf der Plexus mucosus gelten. Die Zottenbewegung übt wahrscheinlich eine Pumpwirkung auf das zentrale Chymusgefäß aus.

Die Resorption der *Fette* hat die Verdauung bis zu freien Fettsäuren zur Voraussetzung. Unlösliche Fettsäuren werden durch Gallensäuren in Form von Choleinsäureverbindungen wasserlöslich. Die Fettsäuren kommen dann mit Cholesterin verestert zur Resorption. Alkaliseifen können nicht resorbiert werden. Nach dem Eintritt in die Zellen treten sofort wieder freie Fettsäuren auf, die mit Glycerin zu Neutralfett verbunden werden. Die Bindung der Fettsäuren in Form von Phosphatiden in der Darmwand scheint ein weiterer wichtiger Teilakt der Fettresorption zu sein, entsprechend der Phosphorylierung der Kohlenhydrate. Die *Eiweißkörper* werden als Aminosäuren resorbiert, in der Leber zum größten Teil desaminiert oder zu Zucker umgebaut oder gespeichert bzw. in verschiedenen Organen zu Eiweißkörpern aufgebaut. Die Resorption der *Kohlenhydrate* erfolgt in Form der Monosaccharide. Glucose und Galaktose gelangen in das Blut und werden in der Leber zum Glykogenaufbau verwendet. Dieser Aufbau soll über die Bildung von Phosphorsäureestern (Phosphorylierung) aus den Hexosen erfolgen. Die Phosphorylierung wird durch das Cortin der Nebennierenrinde vermittelt (REIN).

1. Fettverdauung.

Zusammensetzung des Milchfettes siehe Kapitel „Ernährung“.

a) Fermente.

Lipase der Frauenmilch und ihre Aktivitoren. Die Frauenmilch enthält eine hochwirksame Lipase (MARFAN, DAVIDSOHN). In der Milch ist sie in inaktivem Zustande enthalten und wird durch Magensaft und Gallensäuren aktiviert (FREUDENBERG). Der Magensaft wirkt aber nur im Sinne einer Vorspaltung der Fette. Man kann also nicht von einer Lipokinase des Magensaftes sprechen (FREUDENBERG). Alkaliseifen hemmen die aktivierte Frauenmilchlipase. Kalkseifen sind indifferent. Das Reaktionsoptimum der Frauenmilchlipase liegt bei p_H 7, der Halbwert der Leistung bei p_H 6. Bei p_H 5 beträgt die Leistung nur noch ein Zehntel. Andererseits schädigen höhere Aciditäten von p_H 4—5 die Lipase als solche im Milieu der Frauenmilch nicht, so daß später bei geeigneter Reaktion im Dünndarm die Wirkung wieder einsetzen kann. Die im Duodenalsaft vorhandenen Gallensäuren können die Aktivierung der Prolipase zu Ende führen. Gleichzeitig vermögen sie das Reaktionsoptimum des Fermentes in das saure Gebiet zu verbreitern, so daß die Umsetzungen in Gegenwart von Galle bis p_H 6 etwa noch ebenso gut sind wie ohne Galle bis p_H 7 (FREUDENBERG).

Die Prolipase der Frauenmilch wird gleichmäßig aktiviert durch Gallensäuren der Dioxy- und Trioxycholanreihe. (Cholsäure, Taurocholsäure, Glykocholsäure, Desoxycholsäure, Anthropo-Desoxycholsäure). Verschieden wirken Choleinsäuren und Scymnol, spurenhaft nur Bufotalin, gar nicht Cholesterin. Erhitzter Duodenalsaft des Säuglings und menschliche Choledochusgalle aktivieren schwächer als menschliche Blasengalle. Von verschiedenen Wirbeltieren hat nur Hammelgalle eine kräftig wirkende Lipase (FREUDENBERG). Frauenmilchlipase aus zentrifugierter Frauenmilch, ihrer Globulinfraktion oder dem getrockneten Acetonniederschlag einer Säuremolke spaltet experimentell Kuhmilchfett besser als Frauenmilchfett. Das liegt an dem höheren Gehalt an niedrig molekularen Glyceriden im Kuhmilchfett. Duodenalsaft spaltet gleicherweise Tributyrin und Triolein. Magensaft spaltet nur Tributyrin, und zwar bei p_H 7 ebenso gut wie bei p_H 4. Frauenmilchlipase steht in ihrer Wirkung in der Mitte zwischen Magen- und Pankreaslipase.

Magenlipase. An der Spaltung von Tributyrin gemessen liegt das Reaktionsoptimum dieses schwächeren Fermentes bei p_H 4—5 (DAVIDSOHN). Nach FREUDENBERG ist hiermit nur der Wirkungsbereich für die Spaltung der Ester niederer Fettsäuren festgelegt. Unter den natürlichen Verdauungsbedingungen findet in diesem Aciditätsbereich eine Spaltung hochmolekularer Fettsäureester nicht statt. Eine solche erfolgt unter Mitwirkung des Magensaftes nur bei neutraler Reaktion. Frauenmilchlipase und Magenlipase weisen also hinsichtlich der Abspaltung hochmolekularer Fettsäuren etwa dasselbe Reaktionsoptimum auf. Nach LICHTENBERG zeigt Magenlipase nur dann die optimale Wirkung im sauren Bereich, wenn peptische Abbauprodukte vorhanden sind. Dabei wird besonders die Tributyrinspaltung gefördert. Bei neutraler Reaktion dagegen üben tryptische Abbauprodukte eine fördernde Wirkung auf die Magenlipase aus.

Pankreaslipase. Das Reaktionsoptimum liegt im alkalischen Bereich, bei p_H 6 liegt der Halbwert und bei p_H 5 ein Viertel der Maximalleistung.

Lipolyse des Duodenalsaftes. Bei Auswertung gegen Leinsamenöl (Methode von McCLURE, WETMORE und REYNOLD) stellten KLUMPP und NEALE folgendes Altersverhalten fest: Wenn man den Maximalwert beim Erwachsenen = 100 setzt, so beträgt die Leistung im 1. Trimenon 33%, vom 4.—12. Monat 40%, mit 1—2 Jahren 76% und vom 4. Jahre ab schon 87%.

b) Fettverdauung im Magen.

Fettverdauung bei Frauenmilchnahrung. Bei der schwachen Salzsäureproduktion im Magen des *jüngeren* Brustkindes kann die Lipolyse, die Abspaltung hochmolekularer Fettsäuren, in den ersten $1^1/_2$—2 Std. gut vor sich gehen. Aus Reagensglasversuchen (FREUDENBERG) mit roher und gekochter Frauenmilch geht hervor, daß unter den gewählten Bedingungen (konstanter p_H-Wert von 7,0, Aufrechterhalten durch Hinzufügen von n/10 NaOH) weniger als ein Drittel der Lipolyse auf die Magenlipase, der Hauptteil also auf das lipolytische Ferment der Frauenmilch entfällt. *Die Lipolyse findet ihr Ende an der im wesentlichen durch ihre eigenen Produkte bewirkten Acidität*, die jenseits p_H 5 die Abspaltung der *niederen* Fettsäuren erlaubt. Die Lipolyse wird dadurch befördert, daß der größere Teil der aktivierten Frauenmilchlipase in den Käsegerinnseln bleibt, die das ganze Milchfett binden. Dadurch werden Ferment und Substrat eng zusammengeschlossen. Außerdem bewirken die bei der peptischen Verdauung entstehenden Polypeptide eine Steigerung der Lipolyse. In diesen Vorgängen sieht FREUDENBERG die besondere Bedeutung der Labung. Der Gesamtumsatz durch Frauenmilch- und Magenlipase überschreitet bei der natürlichen Ernährung nicht 40—50% der theoretisch möglichen Spaltung.

Fettverdauung bei Kuhmilchnahrung. Hier steht für die Fettverdauung nur die Magenlipase zur Verfügung. Infolge der stärkeren Salzsäuresekretion wird die aktuelle Acidität bald in ein Gebiet verschoben, in dem eine Abspaltung hochmolekularer Fettsäuren nicht mehr stattfindet. Immerhin wird nach fraktionierter Ausheberung z. B. bei $^2/_3$-Milch in der ersten halben Stunde der Magenverdauung der p_H-Wert von 6 und damit der Halbwert der optimalen Fermentleistung kaum unterschritten (DEMUTH). In vitro spaltet die Magenlipase bei p_H 7 das Kuhmilchfett gut. Dabei werden drei Fünftel der Leistung von Magenlipase + Frauenmilchlipase bei Frauenmilchfett erreicht (FREUDENBERG). Für die Lipolyse durch Magenlipase im sauren p_H-Bereich sind peptische Abbauprodukte von Bedeutung (LICHTENBERG). Hinsichtlich der Spaltung der Ester der niederen flüchtigen Fettsäuren sprechen die Mageninhaltsbefunde HULDSCHINSKYs und die Reagensglasversuche FREUDENBERGs dafür, daß bei einem Ausgangs-p_H von 5 die Spaltung bei künstlicher Ernährung quantitativ erfolgt.

c) Fettverdauung und Fettresorption im Duodenum und Dünndarm.

Fettspaltung. Im Magen erreicht die Fettspaltung beim jüngeren Brustkinde 40—50%. Auch bei natürlicher Ernährung bleibt für die Fettverdauung im Duodenum und Dünndarm, unter Hinzutritt von Pankreas- und Darmlipase, die größere Aufgabe bestehen. Bei der künstlichen Ernährung wird die ungünstigere Sachlage durch den meist erheblich niedrigeren Fettgehalt der künstlichen Nahrungen bis zu gewissem Grade ausgeglichen. Bei den schwer übersichtlichen Verhältnissen in Duodenum und Dünndarm muß die Wirkung auf die Fettverdauung und die „Löslichkeit" und die Resorption der Spaltprodukte auseinandergehalten werden. Die Galle des Duodenalsaftes ermöglicht die Fettspaltung auch bei schwach saurer Reaktion.

Außerdem steigert Galle die tryptische Verdauung durch Veränderung des Dispersitätsgrades (HELLER), und die tryptischen Abbauprodukte fördern wiederum die Lipolyse in vitro (FREUDENBERG). *In Duodenum und Dünndarm besteht also eine Synergie von Eiweiß- und Fettverdauung.* Der Endeffekt der Fettspaltung ist bei natürlicher und künstlicher Ernährung trotz der Verschiedenheit der verdauungsphysiologischen Verhältnisse gleich und normaliter gut. Die Fett*spaltung* beträgt in beiden Fällen rund 99%, wie aus dem Vergleich der absoluten *Neutral*fettwerte des Stuhles mit dem Nahrungsfett hervorgeht.

Fettresorption. Bei der in großen Abschnitten des Dünndarmes unter normalen Verhältnissen herrschenden schwach sauren Reaktion kann einer Seifenbildung keine größere Bedeutung zukommen (FREUDENBERG). Bezüglich der Kalkseifen kann bei p_H 5 eine Neubildung nicht stattfinden, und von gebildeten Kalkseifen gehen bei p_H 5 nur 50% wieder in Lösung (BUDDE). Das wirkt sich bei Kuhmilchernährung günstig aus. Die ungünstigere Lage bei Frauenmilchverdauung wird wohl dadurch wett gemacht, daß den bei schwach saurer Reaktion im Magen abgespaltenen hochmolekularen Fettsäuren nur geringe Erdalkalimengen zur Verfügung stehen. Wie für die Fettspaltung ist auch für die Resorption der Fettsäuren ein fördernder Einfluß von Galle und Eiweißbestandteilen anzunehmen. *Cholsäure bildet mit wasserunlöslichen Fettsäuren und Erdalkaliseifen lösliche Komplexverbindungen.* Ferner üben die Molkeneiweißkörper einen stabilisierenden Einfluß auf emulgierte Fettsäure-Seifensysteme, auch bei saurer Reaktion, aus (FREUDENBERG). So sind die Voraussetzungen für eine Fettresorption im Dünndarm verständlich zu machen. Hierbei werden die Komplexverbindungen, an Cholesterin verestert, resorbiert, wobei eine Cholesterinase durch die Gallensäuren aktiviert wird. Als Reizstoffe für die Gallenabsonderung von der Darmschleimhaut aus, wirken Fette und Eiweißabbauprodukte, nicht dagegen Salzsäure, Wasser, Stärke, Zucker und unverdautes Eiweiß. Besonders anregend wirkt Eigelb. Dabei tritt nicht nur eine Ausschüttung der Blasengalle, sondern auch eine Sekretionssteigerung der Leber ein. Stark sekretionsfördernd auf die Leber wirkt das Secretin der Darmschleimhaut (siehe REIN).

Fettausnützung. Aus den Kotfettwerten geht hervor, daß die Fettresorption bei Frauenmilchnahrung etwa 95% und bei Kuhmilchnahrung etwa 90% beträgt. Von den höchstens 10% Nahrungsfett, die ausgeschieden werden, ist der weitaus größte Teil gespalten. Nach FRONTALI erfolgt die Fettausnützung beim Säugling für Olivenöl zu 93,39%, für Sojaöl zu 91,2%, für Mohnöl zu 90,8%, für Leinöl zu 82,77%, für Sesamöl zu 74,61%, für Kokosöl zu 72,39% und für Butter zu 50,06%. Reines

Triolein wird am besten vertragen und zu 97,77% verwertet. Auch Lecithin und Cholesterin werden vom Darm resorbiert. Das Lecithin wird wie das Neutralfett in seine Bestandteile zerlegt und später resynthetisiert. Cholesterin wird nur dann in nennenswerter Menge resorbiert, wenn andere Fette als Begleitstoffe vorhanden sind (WENDT). Über Besonderheiten bei der Fettausnützung junger Frühgeburten siehe in „Fettstoffwechsel" in Bd. 2.

Fettverteilung im Stuhl. Die abweichenden Angaben über die Fettverteilung im Stuhl dürften z. T. auf Schwierigkeiten der chemischen Analyse beruhen. Für Kuhmilchstuhl seien folgende Werte angegeben:

Tabelle 18. *Fettverteilung im Kuhmilchstuhl.*

Autoren	Neutralfett %	Fettsäuren %	Seifen %
HOLT, COURTNAY und FALES . . .	9,4	16,5	72,8
USUKI	6,9	26,9	64,6
WACKER und BECK.	7,0	58,0	34,0

Die Seifen bestehen im Kuhmilchstuhl nach USUKI zu drei Viertel, nach WACKER und BECK ganz aus Erdalkaliseifen. Entsprechend der meistens sauren Reaktion des Brustmilchstuhles ist die Seifenbildung hier erheblich niedriger. Wegen der schlechten Löslichkeit gebildeter Erdalkaliseifen ist es aber möglich, daß auch der Brustmilchstuhl solche teilweise enthält.

Tabelle 19. *Fettverteilung im Brustmilchstuhl.*

Autoren	Neutralfett %	Fettsäuren %	Seifen %
LINDBERG	30,5	66	3,5
WACKER und BECK.	18,0	76	6,0

GOETERS weist auf den mikrobiotischen Fettabbau im Darmkanal hin. B. coli spaltet im Stuhl kein Fett, dagegen spalten Mikrokokken, B. fluorescens, Proteus, aerobe Sporenbildner und Sarcine Fett. Das H-Ionenoptimum liegt bei p_H 8, die günstigste Temperatur bei *38°*.

2. Eiweißverdauung.

Über den Eiweißgehalt von Frauenmilch und Kuhmilch siehe Kapitel „Ernährung".

a) Fermente.

Proteasen. Die Biochemie der Fermentwirkungen hat auf dem Gebiete der Eiweißverdauung, besonders durch die Arbeiten der WILLSTÄTTERschen Schule, wesentliche Fortschritte erzielt. Nach der Darstellung von GRASSMANN sei eine kurze allgemeine Systematik nach dem, allerdings nicht unbestrittenen Standpunkte, der WILLSTÄTTER-Schule gegeben. Die vorübergehend gemachte Trennung von desaggregierenden Proteasen und hydrolysierenden Peptidasen läßt sich nicht aufrecht erhalten. Auch die Desaggregation wirkt durch Hydrolyse, indem CO-NH-Bindungen der peptidartig aufgebauten Eiweißkörper zerlegt und COOH- und NH_2-Gruppen in Freiheit gesetzt werden. *Ein Unterschied besteht nur in der Hinsicht, daß eine Gruppe von Fermenten (Proteinasen) zur Hydrolyse vollständiger Eiweißkörper befähigt ist, eine zweite nur zur Hydrolyse mehr oder weniger hoher Eiweißabbauprodukte (Peptidasen im engeren Sinne oder Ereptasen).*

I. Proteinasen. Spalten Eiweißkörper bis zu Polypeptiden und Dipeptiden.

1. *Pepsinasen.* H-Ionen*optimum* in stark saurem Bereich (p_H 1,4 bis 2,5), bedingt durch die Einstellung auf Proteinkationen (NORTHROP).

2. *Tryptasen.* H-Ionen*optimum* im neutralen bzw. alkalischen Bereich, wegen Einstellung auf Eiweißanionen. Von Tryptase werden, ähnlich wie von Pepsin, die meisten gewöhnlichen Eiweißstoffe gespalten. Sogar native Kollagenfaser wird allmählich angegriffen, denaturiertes Kollagen leicht. Die p_H-Kurve hat ein Optimum bei 7,8. Nur reine Tryptasen können in schwach saurer Lösung bis zum Sieden erhitzt werden. Alkalieinwirkung führt das Enzym in eine reversible denaturierte Form über. In saurer Lösung wird es durch Pepsin inaktiviert und gespalten. Beim Angriff auf die Polypeptide werden die Peptidbindungen in der Mitte der Kette angegriffen (Endopeptidasewirkung). Längere Ketten werden besser gespalten als kürzere, wie Tripeptide. Nach ABDER-HALDEN wird mit Verkürzung der Kette die Spaltung geringer. Für ihre Wirkung brauchen die Trypsine keine freie Amino- und Carboxylgruppe. Chymotrypsin spaltet vor allem Peptidbindungen. Peptide mit freier Aminogruppe werden von Tryptase weder an der Säureamid- noch an der Peptidgruppe gespalten. Auch Pepsin greift diese Verbindungen nicht an, dagegen Erepsin. Chymotrypsin koaguliert Milch und spaltet Casein weiter als Pankreastrypsin.

3. *Kathepsin. Chymase.* Ihr H-Ionenoptimum liegt im mittleren Bereich (p_H 2—5) und fällt annähernd mit dem isoelektrischen Punkt der Eiweißkörper zusammen. *Dem Papain der Pflanzen entspricht beim Tier das Kathepsin. Wahrscheinlich gehört in diese Gruppe auch die Chymase, das Labferment des Magensaftes.* Das Kathepsin (WILLSTÄTTER und BAMANN) hat ein höheres Temperaturoptimum als Pepsin. Es wird durch H_2S und HCN aktiviert. Die Duodenalschleimhaut sondert nur wenig Kathepsin ab. Sämtliche Proteine werden in Nähe ihres isoelektrischen Punktes durch Kathepsin abgebaut, und zwar zu denselben Spaltprodukten, wie sie auch durch peptische Proteolyse entstehen. Auch feste Eiweißkörper werden durch Kathepsin angegriffen.

II. Ereptasen. (Peptidasen im engeren Sinne). Sie spalten nur Polypeptide und Dipeptide in Aminosäuren. Unter den „Polypeptidasen" greift eine Gruppe nur Peptidbindungen an, denen eine freie NH_2-Gruppe benachbart ist (= Amino-Polypeptidasen). Eine andere setzt nur an einer der freien Carboxylgruppe benachbarten Peptidbindung an (= Carboxyl-Polypeptidasen).

b) Magensaft.

1. *Parachymosin.* Der Magensaft hat die Eigenschaft, Milch bei schwach saurer Reaktion von p_H 5—6 zu „laben". Bei der ersten Phase des Labungsvorganges handelt es sich um den Zerfall des Caseinogens in zwei halb so große Molate Paracasein. Bei der zweiten Phase der Labung fällt das Paracasein in Gegenwart genügender Menge von Ca-Ionen in Flocken aus. Dazu kommt ein im Durchschnitt etwa 10% des Caseinogenstickstoffes betreffender Abbau des Caseins unter Auftreten von filtrablem Stickstoff (sog. „Molkenalbumose").

Hammarsten hat daher statt der Bezeichnung Labferment den Begriff Chymosin (besser Chymase) eingeführt. Man faßt diese als eine schwache Proteinase auf. Beim erwachsenen Tier ist der Chymaseeffekt wahrscheinlich eine Nebenwirkung des Pepsins, wobei sich Ferment und Substrat bei der schwach sauren Reaktion im isoelektrischen, undissoziierten Zustande befinden. Daher spricht man hier von Parachymosin. Beim Saugkalb dagegen handelt es sich um ein selbständiges Ferment des Magens (Chymosin, Chymase), das im Laufe der Entwicklung in Parachymosin-Pepsin übergeht. Wie die Verhältnisse beim Säugling sind, steht noch nicht fest.

2. *Pepsin.* Schon der Magensaft des Neugeborenen enthält echtes Pepsin. Die Pepsinwerte des Magensaftes steigen nach Untersuchungen an gleichen gesunden Kindern nach Schleim-Probefrühstück von 7 Wochen bis Ende des 1. Lebensjahres auf das Doppelte bis Vierfache an (Masslow), wobei sich auch die Salzsäure-Produktion, gemessen an der Gesamtacidität, etwa verdoppelt. Das Pepsin soll von den Hauptzellen der Fundusdrüsen gebildet werden, und zwar in Form eines inaktiven „Profermentes". Es wird in der Ruhezeit in Sekretkörnchen der Zellen abgelagert und bei der Sekretion ausgeschüttet. Die Aktivierung erfolgt dann durch die Salzsäure des Magensaftes.

3. *Kathepsin.* Ein dritter Bestandteil der „Magenprotease" (Freudenberg) ist das Kathepsin, dessen H-Ionenoptimum bei p_H 3—4 gelegen ist. Das Kathepsin ist von Willstätter und Bamann entdeckt worden. Es *ist in allen Altersklassen des Menschen,* der Wirbeltiere und Fische *in größerer Menge als das Pepsin vorhanden* (Freudenberg).

c) Pankreassaft.

1. *Tryptase.*

2. *Pankreas-Erepsin,* d. h. eine Zahl von Dipeptidasen und Polypeptidasen.

3. *Prokinase.* Sie wird unter Einwirkung des Darmsaftes zu *Entero-kinase.* Sie aktiviert die Tryptase, die sonst gegenüber den meisten genuinen Eiweißkörpern unwirksam ist. Das Pankreas-Erepsin ist auch ohne Enterokinase wirksam, erhält aber durch diese nicht nur eine Verstärkung, sondern auch eine Erweiterung seines Spezifitätsbereiches.

Das Sekret des Pankreas ist klar und dünnflüssig und hat bei alkalischer Reaktion von p_H 8—9 eine Gefrierpunktserniedrigung von — 0,55 bis — 0,65° C. Der Eiweißgehalt ist beträchtlich und wechselt mit der Zusammensetzung der Nahrung. Die Sekretion kommt teils reflektorisch, teils durch chemische Steuerung auf dem Wege über die Blutbahn zustande. Die reflexogene Zone sind, wie für die Speichel- und Magensaftsekretion, die Chemorezeptoren der Mundschleimhaut. Schon bevor Speise in den Darm gelangt, beginnt das Sekret zu fließen. Als Sekretionsnerv kommt in erster Linie der Vagus in Betracht. Er bestimmt nicht nur Beginn und Stärke der Sekretion, sondern auch Zusammensetzung des Sekretes. Auch dem Splanchnicus entstammende sympathische Fasern der Pankreasnerven üben neben vasokonstriktorischen echte sekretorische Wirkung aus. Durch Einwirkung der Salzsäure auf die Epithelzellen des Darmes wird noch eine besondere Substanz gebildet, welche, mit dem Blut der Drüse zugeführt, diese zu gesteigerter Tätigkeit anregt *(= Secretin).* Das Secretin wird im allgemeinen durch Säuren, aber auch durch Wasser und Seifen, angeregt. Der aktivierte Pankreassaft vermag nicht nur Albumosen, Peptone und Polypeptide freizumachen, sondern in geringem Umfange auch Aminosäuren, was früher nur dem Erepsin zugeschrieben wurde. Er enthält also auch Peptidase, d. h. Peptide spaltendes Ferment, und wahrscheinlich auch Erepsin (WALD-SCHMIDT-LEITZ). Die Wirkung der Proteinasen ist Voraussetzung für die Funktion der Peptidasen. Manche Aminosäuren, wie Tyrosin, Leucin und Asparaginsäure, werden aus den Proteinen rasch frei gemacht, andere, wie Glutaminsäure, langsam (ADBERHALDEN) (siehe REIN).

KLUMPP und NEAL bestimmten bei Säuglingen und Kindern die *proteolytische Kraft des Duodenalsaftes.* Sie erhielten für das 1. Trimenon 65%, für den 4.—12. Monat 70% und für 1. Jahr schon etwa den Erwachsenenwert. MASSLOW gibt summarisch als Trypsinwert im Duodenalsaft des gesunden Säuglings 512—1024 an, bei älteren Kindern durchschnittlich 1194, was etwa zu den Werten der amerikanischen Autoren stimmen würde.

d) Darmsaft.

Die Darmschleimhaut selbst bildet nur „Erepsin". Beim Säugling weisen die Peptidasen noch im Colon zwei Drittel der Menge wie im Höchstbereich ihres Vorkommens, dem Jejunum, aus (FREUDENBERG).

Das stimmt zu den anatomischen Befunden von BLOCH. Die Alkalität des reinen Darmsaftes beträgt p_H 8,3 und ist durch den Gehalt an Na_2CO_3 (etwa 0,5%) bedingt. Bei der Aktivierung des Pankreastrypsins durch die Enterokinase des Darmsaftes handelt es sich vorzugsweise um eine Inaktivierung hemmender Begleitstoffe. Durch Säuren wird die Enterokinase unwirksam. Das Erepsin des Darmsaftes ist mit dem Erepsin des Pankreas identisch. Außerdem kommt im Darmsaft eine Nuclease vor. Die Darmlipase ist gegenüber der Pankreaslipase unbedeutend, ebenso eine Darmamylase. Wichtiger sind Invertin, Maltase und Lactase. Die Zusammensetzung wird von der Schleimhaut und wenig durch Fernwirkung beeinflußt. Die Enterokinase tritt bei Benetzung der Schleimhaut mit Pankreassaft und die Lipase bei Benetzung mit Galle auf (siehe REIN).

e) Galle.

Die Galle enthält keine Fermente. Ihr funktionell wichtigster Bestandteil sind die Gallensäuren (1—2%) (Glykocholsäuren und Taurocholsäure). Nach älteren Untersuchungen (SEPTNER, zit. nach GUNDOBIN) an Leichen hat die Galle folgende — altersmäßig verschiedene — Zusammensetzung:

Tabelle 20. Zusammensetzung der Blasengalle in Prozent.

Alter	Wasser	Lipoide u. Fett	Gallensaure Salze	Davon entfallen auf	
				Glykocholsaures Na	Taurocholsaures Na
Säugling	93,5	1,86	2,35	1,40	0,90
1—1½ Jahre . . .	91,9	2,26	3,32	2,21	1,06
Erwachsener . . .	87,6	1,99	6,38	3,49	1,57

Weiteres siehe unter Fettverdauung S. 584.

Der Dickdarm besitzt keine eigenen Verdauungsfermente. Die Fähigkeit, die Spaltprodukte der Kohlenhydrate, Fette und Eiweißkörper zu resorbieren, ist gering. Wesentlich ist nur die Resorption von Wasser. Dabei entstammt der größte Teil des Wassers nicht der Nahrung, sondern den Verdauungssäften.

f) Eiweißverdauung im Magen.

Labung und Säuregerinnung des Caseinogens. Aciditätsverhältnisse. Das H-Ionenoptimum der Labfällung in vitro für Kuhmilch liegt bei p_H- 6—6,4. Danach findet also schon in genuiner Milch bei nahezu neutraler Reaktion Labgerinnung statt, während sie unter diesenUmständen bei Frauenmilch vermißt wird. Hier liegt das Reaktionsoptimum nämlich bei p_H 5 (SCHEMANN). Wahrscheinlich muß in der kalkarmen Frauenmilch erst durch Ansäuerung der kolloidal gebundene Kalk in ionisierte Form übergeführt werden. Wenn allerdings die Aciditätszunahme durch

Fettsäuren bedingt wird, wie im Magen des jungen Brustkindes, dann wird eine Auslabung anfangs unterbleiben, da die frei gemachten Ca-Ionen zunächst der Bildung undissoziierter Kalk*seifen* dienen können. Sie dürfte erst eintreten, wenn mit fortschreitender Lipolyse der p_H-Wert so ansteigt, daß ein Teil der Kalkseifen sich wieder zersetzt. Eine gewisse Verzögerung der Labgerinnung beim Brustkinde wäre demnach verständlich. *Mit steigender Acidität geht die Labgerinnung des Caseinogens in die Säurefällung der Caseinsäure über*, die, entsprechend dem isoelektrischen Punkt, in beiden Milcharten etwa bei p_H 4,6 ihr Optimum hat. Für die Frauenmilch beleuchtet diese Verhältnisse folgende Tabelle nach SCHEMANN:

Tabelle 21. *Lab- und Säurefällung des Caseins der Frauenmilch.*

Frauenmilch cm³	n/10 HCl cm³	p_H	Lab cm³	Flockung nach 10 min.	
				mit Lab	ohne Lab
10	0,8	6,0	1	+	—
10	1,3	5,0	1	++++	+
10	1,4	4,8	1	+++	+++
10	1,5	4,7	1	+++	+++
10	1,65	4,5	—	—	++++

Übrigens kommt in Gemischen von gelabter und ungelabter Kuhmilch nach RONA-GABBE die vollständige Säurefällung des Caseins schon bei niedrigerem p_H zustande als in genuiner Milch, wie aus nebenstehender Tabelle hervorgeht:

Nach FREUDENBERG kommt diesen Verhältnissen gerade bei Ernährung mit Kuhmilch, wo die Reaktionsoptima beider Vorgänge so weit auseinander liegen, auch verdauungsphysiologische Bedeutung zu.

Tabelle 22.

% Labmilch in ungelabter Milch	Säuregerinnung bei p_H
0	4,51
25	4,73
50	4,88
75	5,41
100	6,38

Für die feinere und weichere Beschaffenheit der *Caseingerinnsel* der Frauenmilch kommen in Betracht: die niedrigere Caseinkonzentration, die Schutzkolloidwirkung des höheren Albumingehaltes, der höhere Citratgehalt und der Ca-Mangel. Durch Ca-Reduktion erzielte LEMKE eine feinere Gerinnung der Kuhmilch. Eine feinere und weichere Caseingerinnung ist auch durch Zusatz von Natriumcitrat zur Kuhmilch zu erreichen (ADAM). Von besonderer praktischer Bedeutung ist die Erzielung einer feinen und weichen Kuhmilchgerinnung durch *Homogenisieren.* Siehe: Kapitel „Ernährung".

Peptische Verdauung. (Lab-Pepsin-Kathepsin = „Magenprotease".) Die niedrige H-Ionenkonzentration im Säuglingsmagen von etwa p_H 5 erlaubt keine ausreichende Erklärung für eine Verdauung durch Pepsin.

Dessen H-Ionenoptimum liegt bei p_H 1,8—2,4. Bei p_H 3 macht die Pepsinwirkung nur noch ein Zehntel des Optimalwertes aus. Es stellte sich aber heraus, daß bei Einwirkung von Säuglingsmagensaft auf verdünnte Kuhmilch bei p_H 5 noch vier Zehntel des Umsatzes der Optimalzone, der 50% betrug, zustande kam (BUDDE). In Frauenmilch sogar annähernd die Hälfte. Auch ROSENBAUM und SPIEGEL fanden in dem nach $1^1/_2$ Std. ausgeheberten Magensaft bei Frauenmilch bei $^1/_3$—$^2/_3$-Milch und Vollmilch durchschnittliche Filtrat-N-Werte von 40—45% des Gesamtstickstoffs. FREUDENBERG c. s. hat nachgewiesen, daß das in nur schwach saurem Bereich wirksame *Kathepsin* (WILLSTÄTTER und BAMANN) ein regelmäßiger Bestandteil des Säuglings-Magensaftes ist. Zusammen mit Labferment und Pepsin bildet das Kathepsin drei verschiedene Manifestationen desselben Grundkörpers, der „*Magenprotease*" (FREUDENBERG und BUCHS). Dieser entfaltet zwischen p_H 1,8 bis 2,4 eine peptische Wirkung, zwischen p_H 2 und 5 eine katheptische und zwischen p_H 5—6 die Labwirkung. Das Wirkungsoptimum des Kathepsins liegt zwischen p_H 3—4. Pepsin und Kathepsin wirken im Magen, und Trypsin und Kathepsin im Dünndarm gemeinsam an der Proteolyse. Eine Depressionszone ohne Proteolyse gibt es auch beim Säugling nicht. Gegen Ende der Verdauungsphase im Darm, wenn kein flüssiger Inhalt mehr vorhanden ist, vollzieht sich bei alkalischer Reaktion im Belag der Darmwand die Tätigkeit der Peptidasen und vollendet die Eiweißspaltung.

Der Erwachsene bildet zwar eine etwa 40 mal so große Sekretmenge als der Säugling, aber pro Kubikzentimeter Magensaft ist die Fermentkonzentration nur etwa 5 mal so hoch. Die Formen der Fermentkurven und Salzsäurekurven sind von einander unabhängig.

Bei dem Ablauf der Milchverdauung im Magen wird zunächst rasch das Optimum des Labeffektes (p_H 6) erreicht. Die Labung der Frauenmilch erfolgt bei p_H 5,8—5, optimal bei p_H 5,4—5 (SCHEMANN). Der Einschluß des Fettes in die Käsegerinnsel schafft ein „komplexes Adsorbat", das sowohl der Wirkung der Magenlipase wie der Proteasen unterliegt. Die Labcoagula bleiben länger im Magen als die Molke. Infolge Pufferung wird die Acidität innerhalb 2 Std. nicht saurer als p_H 4—5. Hierbei beginnt die Kathepsinwirkung, welche die wesentliche Verdauungsarbeit zu leisten hat. Die letzten Magenresiduen mögen in der 3. Std. dem gemeinsamen Angriff von Kathepsin und Pepsin unterliegen. Die meisten festen Eiweißarten, wie in Fleisch, Ei, Brot und Cerealien, werden erst bei p_H 3 stärker angegriffen. Casein wird schon bei p_H 4—5 durch Kathepsin verdaut. Solange die Acidität des Dünndarmchymus p_H 6 nicht übersteigt, setzt sich die Magenverdauung im Dünndarm fort, bis das Reaktionsoptimum des Trypsins erreicht ist. Die Eiweißverdauung ist also ein ununterbrochener Vorgang.

g) Eiweißverdauung und -resorption im Dünndarm.

Tryptasewirkung. Für das Fermentgemisch „Trypsin" zeigt die Aktivitätskurve ein Optimum bei etwa p_H 8, dagegen bei p_H 7 nur drei Viertel, bei p_H 6 nur ein Drittel und bei p_H 5 nur noch Spuren der Wirksamkeit. Dies bezieht sich auf die Abspaltung von Aminosäuren, die vorzugsweise auf die Erepsinkomponente zu beziehen ist. Frühgeborene zeigen bei kurz nach dem Tode erfolgter Untersuchung einen geringeren Pepsingehalt der Magenschleimhaut und einen geringeren Trypsingehalt des Pankreas als Neugeborene (WERNER). An sich ist Trypsin und Lipase im Duodenalsaft von Frühgeborenen ausreichend vorhanden, dagegen mangelt es an Amylase (GALEOTTI FLORI). Ähnlich liegen die Verhältnisse auch beim Säugling. Erst mit zunehmendem Alter steigen alle Werte an (SAUERBREI und STARKE). Zwischen den Fermenten im Duodenum und denen im Blute besteht dabei kein Zusammenhang (MACCIOTTA). Bei fortschreitender Hemmung der Pankreassekretion leidet zuerst die Amylase, dann Trypsin oder Lipase. Am längsten bleibt die tryptische Wirkung erhalten (LEUBNER). KLUMPP und NEALE bestimmten bei Säuglingen und älteren Kindern die proteolytische Kraft des Duodenalsaftes. Sie erhielten für das 1. Trimenon 65%, für den 4.—12. Monat 70% und für 1. Jahr schon etwa den Erwachsenenwert. MASSLOW gibt summarisch als Trypsinwert im Duodenalsaft des gesunden Säuglings 512—1024 an, bei älteren Kindern durchschnittlich 1194, was zu den Werten der amerikanischen Autoren stimmen würde. Durch Injektion von 500—1000 E. Vitamin-B_1 steigt bei 2 Monate bis 3 Jahre alten Kindern die Wirksamkeit des tryptischen und amylolytischen Fermentes des Pankreassaftes auf das Doppelte, die des lypolytischen auf das 8fache (PIANA). Peroral zugeführte Aminosäuregemische haben beim Säugling eine starke Anregung der Pankreassekretion zur Folge, im Gegensatz zur Wirkung von Casein und Albumin (ENZMANN).

Die aktuelle Acidität des mit Duodenalsonde beim Säugling gewonnenen Jejunumchymus liegt zwischen p_H 4,5 und 6,5. Dabei sind 50—60% des Gesamtstickstoffs in Nichteiweiß-Stickstoff umgewandelt, während die Menge des Amino-Stickstoffs nicht mehr als in der genuinen Milch beträgt. Das Trypsin ist also in den ersten Stufen des Eiweißabbaus ziemlich weit im sauren Bereich wirksam. Schon in vitro wird das Optimum für Trypsin bei p_H 6 fast erreicht (FREUDENBERG c. s.).

Aber auch natives Eiweiß kann nach KELLER die Darmwand des gesunden Säuglings jeden Alters passieren, wie die perorale Fernauslösung der PRAUSNITZ-KÜSTNERschen Reaktion zeigt. Sogar nach rectaler Zufuhr von Rinderserum wies GYÖRGY das Auftreten von Präzipitinen im Blute nach.

h) Eiweißverdauung
bei natürlicher und künstlicher Ernährung.

Entsprechend der fermentchemischen Erfahrung, nach der Casein leichter angreifbar ist als Lactalbumin, fand BUDDE für die Pepsinverdauung von Frauenmilch niedrigere prozentuale Beträge als in verdünnter Kuhmilch. Tryptische Verdauungsversuche in vitro fielen noch mehr zuungunsten der Frauenmilch aus (BUDDE und FREUDENBERG). Unter physiologischen Verhältnissen dagegen zeigte sich bei Jejunalsondierung eine bessere Spaltung des Frauenmilcheiweißes (FREUDENBERG und WITTICH). Sie wird auf die günstigere Einstellung des Fermentes auf das Substrat zurückgeführt. Man kann aus Zahlen BUDDEs eine Bestätigung hierfür herauslesen. Es wurden Glycerinextrakte von Säuglingsstühlen bei verschiedener Ernährung auf ihre Tryptasewirkung untersucht. Als Tagesfermentproduktion galt die durch 1 cm³ Stuhlextrakt in 2 Std. bewirkte Filtrat-Stickstoff-Bildung aus 10 cm³ 0,5%-Caseinlösung, multipliziert mit der Stuhltagesmenge. Diese entsprach bei künstlicher Ernährung (vorwiegend ²/₃-Milch, Vollmilch und Eiweißmilch) einer Spaltung von 1,434 g N, bei Frauenmilch 0,732 g N. Gleiche Rückresorptionsbedingungen vorausgesetzt, würde also bei künstlicher Ernährung die Fermentabsonderung in den Darm nicht in dem Maße gesteigert sein, wie der zu fordernde Neutralisierungseffekt der Verdauungssekrete jenseits des Magens. Tryptase und Peptidase sind in Frauenmilchstuhl weniger vorhanden als in Kuhmilchstuhl, wahrscheinlich infolge Schädigung durch Gärungssäuren (BUDDE).

Auch das Eiweiß der Trockenmilch und der Buttermilch wird vom Säugling leichter und schneller abgebaut als das gewöhnlicher Milch (ŠVEJKAR). Zusatz von Lab fördert nur bei genuiner Kuhmilch die peptische Verdauung, dagegen nicht bei Buttermilch, Eiweißmilch, kondensierter Milch und Trockenmilch (FETTER). Bei Pepsinverdauung steigt die Sulfhydril-Aktivität am stärksten bei Frauenmilch, am schwächsten bei Kuhmilch. Durch Erhitzen werden die Eiweißkörper der Frauenmilch stärker denaturiert als die der Kuhmilch, z. T. wohl durch Verminderung der Sulfhydril-Aktivität. Auch die Entwicklung der Bifidumflora scheint von der Aktivität der Sulfhydrilgruppe abhängig zu sein (HAMMAMOTO). Fruaenmilchchymus im Dünndarm ist dickflüssiger und homogen, während Kuhmilchchymus dünnflüssiger und von Gerinnseln durchsetzt ist. Milchsäuremilch ist dem Frauenmilchchymus ähnlicher. Die Darmsekretion wird schon vor Übertritt der Nahrung in den Darm angeregt, am stärksten bei roher Kuhmilch und Milchsäuremilch (FREUDENBERG und WITTICH).

i) Ausnutzung des Nahrungseiweißes.

Das Resultat von Verdauung und Resorption läßt sich für die Eiweißbestandteile der Milch nicht so genau festlegen wie für das Milchfett.

Die Stickstoffwerte im Stuhl können sowohl einem Nahrungsrückstand, als auch Sekret- und Bakterieneiweiß entsprechen. Unverändertes Eiweiß scheint nach Anaphylaxieversuchen bei normaler Stuhlbeschaffenheit im Säuglingsstuhl zu fehlen (UFFENHEIMER und TAKANO). Für eine möglicherweise vollkommene Resorption des Milcheiweißes spricht die geringe Abhängigkeit des Stuhl-Stickstoffes vom Eiweißgehalt der Nahrung. Normalerweise beträgt dieser beim Säugling 0,18—0,25 g pro Tag und erfährt in manchen Fällen auch bei Übergang von Frauenmilch zu Kuhvollmilch keine Erhöhung. Bei anderen Kindern kann er dagegen bis auf 0,42 g steigen. Da dieser Anstieg aber nicht dem erhöhten Angebot entspricht, so werden bei Frauenmilch im allgemeinen schlechtere „Resorptionswerte" (etwa 75—85% nach LINDBERG) für Stickstoff gefunden, als bei Kuhmilchgemischen, wo diese 90—95% überschreiten können. Wahrscheinlich haben diese Zahlen mit der Resorption wenig zu tun, sondern entstehen nur durch Gegenüberstellung von Nahrungseiweiß und N-Substanz, die aus Sekreten und etwa zu einem Drittel aus Stuhlbakterien entstammt. Nach VAN SLYKE, COURTNEY und FALES entfallen von Gesamtstickstoff des Stuhles durchschnittlich 2—5% auf Aminosäuren und 3—5% (nach GAMBLE sogar 8%) auf NH_3. Betrachtet man nur diese Fraktionen als wirkliche Nahrungsreste, so käme man hypothetisch auf 98—99% wahrer Resorption.

3. Kohlenhydratverdauung.

Substrate. Siehe Kapitel „Ernährung".

a) Fermente (Carbohydrasen).

Diastase (Amylase). Maltase. Die Hauptverdauung der zusammengesetzten Kohlenhydrate vollzieht sich im Dünndarm. Hier wirken: Diastase (Amylase), Maltase, Lactase und Saccharase. Im wesentlichen entsteht Dextrose. Cellulose kann nur durch die Cellulase einiger Darmbakterien abgebaut werden.

Stärke wird im tierischen Organismus durch Amylase bei einem p_H-Optimum von 6,1—6,9 zu Maltose abgebaut. Die Amylase ist schon in der Parotis 6monatiger Feten vorhanden (IBRAHIM), findet sich beim jungen Säugling bereits im Speichel und nimmt während des Säuglingsalters zu. Im 1. Vierteljahr finden sich im Mittel 475 (300—600) Diastaseeinheiten, im 2. Halbjahr 1200 (600—1600) Einheiten (DAVIDSOHN und HYMANSON). Maltase fehlt nach ALLARIA im Säuglingsspeichel. Dagegen enthält das Pankreassekret, und damit Duodenal- und Dünndarmsaft, sowohl Amylase wie Maltase. *Während das Pankreassekret viel Amylase und weniger Maltase enthält, soll reiner Darmsaft nur schwach diastatisch wirken, aber mehr Maltase enthalten.* Das p_H-Optimum, das für beide Fermente etwa gleich ist, wird durch Anionen, insbesondere Chloride, dahin beeinflußt, daß noch bei p_H 5 mit Wirksamkeit zu rechnen ist (FREUDENBERG), was wegen der in Duodenum und oberem Jejunum herrschenden Acidität von p_H 5—6 von Bedeutung ist.

KLUMPP und NEAL bestimmten die diastatische Kraft des Duodenalsaftes und fanden im 1.—3. Monat 20%, im 4.—12. Monat 30% und im 2. Jahr 100% der endgültigen Wirksamkeit. Damit stimmen die Angaben von MASSLOW überein, der 570 Diastaseeinheiten beim Säugling und 2806 Einheiten beim älteren Kinde, also auch ein Verhältnis 1:5, angibt.

Saccharase und Lactase. *Saccharase und Lactase kommen nur im Darm selbst vor* (IBRAHIM; FREUDENBERG) *und wirken hier in der Hauptsache intracellulär.* Wahrscheinlich gelangen sie auf entsprechenden Reiz auch an die Schleimhautoberfläche und gelangen so in Chymus und Faeces.

Saccharase. Nach IBRAHIM ist Saccharase schon im 4. Fetalmonat, Lactase erst im 8. Fetalmonat in der Darmschleimhaut nachweisbar. Wenn bei Frühgeborenen dieses Entwicklungsstadiums Lactase, wenigstens nach Ablauf der ersten 10 Lebenstage, niemals im Stuhl vermißt wird (NOTHMANN), so ist anzunehmen, daß der Milchzucker der Milch die Fermentbildung angeregt hat. Für die Saccharase besteht ein breites p_H-Optimum zwischen 4,5 und 6,8. FREUDENBERG hat aus der Wirkungsstärke der Schleimhaut der verschiedenen Darmregionen und der Größe der betreffenden Darmabschnitte Wirkungsfelder der Saccharase konstruiert, aus denen hervorgeht, daß weitaus die größte Menge des Rohrzuckers im Jejunum gespalten wird.

Lactase. Das Reaktionsoptimum der Lactase liegt bei p_H 4—5. Bei p_H 6 hat sie noch vier Fünftel und bei p_H 7 noch die Hälfte der Wirksamkeit. Sie findet also im menschlichen Darm sehr günstige Spaltungs- und Resorptionsbedingungen für die Lactose. Ihre Wirkungsfelder im Darmkanal zeigen im Ileum einen etwas stärkeren Wirkungsgrad als im Jejunum, *und auch das Colon weist noch etwas Wirkung auf* (FREUDENBERG). Die Darmlactase des menschlichen Säuglings spaltet am besten im Medium der arteigenen Milch, während die Spaltung in Kuhmilchmolke nur 60—70% beträgt (FREUDENBERG und HOFFMANN). Nach DAVIDSOHN wird dieser Nachteil durch Verdünnen der Kuhmilchmolke auf ein Drittel wieder ausgeglichen. Bei Frauenmilchernährung tritt in den ersten Lebenstagen häufig ungespaltener Milchzucker im Harn auf. Die Lactosurie der Neugeborenen wird am 2. Lebenstage in ein Drittel und am 3. und 4. Tage in der Hälfte der Fälle beobachtet, während sie nach dem 10. Tage verschwindet (ROSENBAUM). Eine bei älteren Frühgeborenen nach plötzlicher Steigerung der Milchmenge auftretende Lactosurie (NOTHMANN) und eine Lactosurie bei Ammenkindern im Anschluß an eine 2—3tägige Teepause (RIETSCHEL) spricht für relativen Lactasemangel. Doch muß auch mit einer gesteigerten Darmpermeabilität gerechnet werden, da Rosenbaum bei positiven Fällen größere initiale Gewichtsverluste beobachtete.

b) Ausnutzung der Kohlenhydrate im Darm.

Die Ausnutzung der Kohlenhydrate im Darm scheint in folgender Reihenfolge abzunehmen: Dextrose, Saccharose, Maltose, Fructose, Lactose, Malzextrakt, Dextrine, Stärke, Cellulose.

c) Resorption der Zucker.

Bereits 4,5 g Dextrose pro Kilogramm Körpergewicht genügen, um beim Säugling die Hungerketose zu verhüten (Krainick und Richarz). Die Fructose hat gegenüber Dextrose nur eine 40%-Resorptionsgeschwindigkeit. Nach Hartje betrug bei 2 Kindern, die eine $^1/_3$-Sahnemilch mit 7% Zucker erhielten, der Stuhlzuckerwert in Prozenten der Einfuhr:

Tabelle 23.

	Kind I	Kind II
Saccharose	0,037	0,006
Lactose	0,089	0,040
Malzextrakt (Keller) .	1,140	0,080

Lactose und Malzextrakt sind also beide schwerer resorbierbar und wirken im Dickdarm durch Förderung der Gärung peristaltikbeschleunigend. Die Malzextraktwirkung ist in erster Linie auf die Karamelisierung der Maltose zurückzuführen (Bessau). Usuki gab Kindern mit Kalkseifenstühlen eine Malzsuppe, die das eine Mal Mehl + Malzextrakt und das andere Mal Mehl + Maltose in dextroseäquivalenten Mengen enthielt. Im 2. Fall blieb die Beeinflussung der Kalkseifenstuhlbildung aus, und die Tagesausscheidung von zuckerbildenden Substanzen im Stuhl betrug im Durchschnitt $^1/_3$—$^1/_4$ derjenigen bei Malzextraktgabe (in Prozenten der Einfuhr berechnet, z. B. 0,493% gegen 1,27%, 0,316% gegen 0,766%, 0,164% gegen 0,890%). Hedenius fand bei Kellerscher Malzsuppenernährung sogar Stuhlzuckerwerte, die 1,88—3,80% der Kohlenhydrateinfuhr betrugen. Auch die Karamelisierung von Saccharose verschlechtert die Resorption und steigert die Dickdarmgärung (Freudenberg und Heller). Außerdem wird den gefärbten Extraktstoffen (Melonidine) des Malzextraktes eine die Sekretion anregende Wirkung beigemessen (Aron).

d) Resorption der Polysaccharide.

Auf unveränderte Stärke im Stuhle bei mehlhaltiger Nahrung fahndete Simchen mittels qualitativer Jodprobe:

Tabelle 24.

	Lebensmonate				
	1.—2.	3.—4.	5.—6.	7.—8.	9.—12.
Positive Reaktionen . . .	70%	45%	35%	15%	0%

Die hohen Prozentsätze positiver Reaktionen erklären sich z. T. durch die hohen Mehlgaben von 5—10% der Verdünnungsflüssigkeit bei den jüngsten und der Gesamtnahrung bei den älteren Säuglingen. *Bei dem üblichen Mehlgehalt der Säuglingsnahrung in Form von Schleim oder Mehlabkochung fand* HEDENIUS *1,1% (0,6—1,98%) der Nahrungskohlenhydrate als zuckerbildende Substanz im Stuhl wieder.* Denselben Durchschnittswert fanden PFERSDORFF und STOLTE. Bei einem mit *Zwiebackbrei* ernährten Säugling wurden 3,95% des Nahrungskohlenhydrates als Zucker im Stuhle bestimmt (HEDENIUS), bei einem mit *Grießbrei* ernährten Säugling 3,3% (STOLTE). Mit STOLTE kann man annehmen, daß, je komplizierter ein Kohlenhydrat aufgebaut ist, und je mehr Zwischenstufen im Abbau durchlaufen werden, desto weniger gärfähiges Material in der Zeiteinheit im Darm vorhanden ist. An Hand von Blutketon- und Blutzuckerkurven wiesen KRAINICK und RICHARZ nach, daß sowohl Dextrine (Präparat Dexamyl-Töpferwerk) als auch Reisschleim in hoher Konzentration eine ausreichende Kohlenhydratresorption ermöglichen. Mit Rücksicht auf die Verwendung von Mohrrübensuppe bei akuten Ernährungsstörungen ist es wichtig, daß diese trotz ihres Zuckergehaltes keine die Hungerketose und Hypoglykämie verhütende Wirkung ausübt, falls sie nicht mit einem 2. Kohlenhydrat, z. B. Reisschleim, zubereitet wird. Dasselbe trifft für das Johannisbrotmehl zu. Die sog. Apfeldiät besitzt eine geringe antiketogene Wirkung (KRAINICK und RICHARZ). α-glykosidisch verknüpfte Polysaccharide der Schleime (s. Kapitel: „Ernährung") werden von Darmfermenten leicht gespalten, β-glykosidisch verbundene nur von Darmbakterien. Im großen Dickdarm und Blinddarm der Pflanzenfresser sind die Bedingungen hierzu gegeben, aber nicht im kurzen Dickdarm des Menschen (E. MÜLLER).

IV. Faeces (einschließlich Bakteriologie des Magen-Darm-Kanals).

1. Menge und Zusammensetzung von Meconium und Faeces.

a) Meconium.

Unter Meconium, „Kindspech", wird der Inhalt des ganzen Darmes zur Zeit der Geburt verstanden. Die Konsistenz des Dickdarminhaltes ist viel zäher als die des Dünndarminhaltes. Die hellere, gelbrote, dünnbreiige Masse im Dünndarm wird gegen Ende des Dickdarmes immer zäher und pechartiger. Das am 1. und meistens noch am 2. Tage entleerte

Meconium ist eine weiche, homogene, klebrige, zähe Masse, die in der Regel geruchlos ist, und deren Farbe braun, grün, meistens fast schwarz ist, oder eine Mischfarbe darstellt. *Am 3. oder 4. Tage nehmen die Darmentleerungen Aussehen und Zusammensetzung der gewöhnlichen Säuglingsstühle an.* Die Dauer der Meconiumentleerung hängt von der Art und Menge der zugeführten Nahrung ab. *Die Gesamtmenge beträgt 70—90 g* und wird in Einzelmengen von 2—20 g ausgeschieden (CAMERER). Der zuerst entleerten Meconiumsäule sitzt zuweilen ein grauweißlicher bis gelblicher Schleimpfropf auf (CRAMER), von meistens 2—3 cm Länge und 1—2 g Gewicht. Er besteht aus dem eingedickten Darmsekret nebst Epithelzellen des unteren Dickdarms und Rectum. Ein großer Teil der Kinder entleert ihn schon vor der Geburt.

Zusammensetzung des Meconium. Es besteht aus abgestoßenen, z. T. zerfallenen Darmepithelien, eingedickter Galle und Bestandteilen verschluckten Fruchtwassers (Vernix caseosa, Wollhaaren, gelblich gefärbten Epithelzellen der äußeren Haut, Kristallen von Bilirubin und Stearinsäure, Cholesterintafeln). Die sog. Meconiumkörper, intensiv färbbare Zellen, stammen wahrscheinlich von Haut- und Schleimhautepithel. Die Trockensubstanz beträgt $^1/_5$—$^1/_3$ der Gesamtmenge.

Tabelle 25. *Mineralgehalt der Meconiumasche.* (SCHMIDT-STRASBURGER.)

	Fr. MÜLLER %	ZWEIFEL % (Mittelwerte)
Unlöslich in HCl	0,67	
Fe	0,22	0,36
Ca	5,70	9,31
Mg	2,61	3,60
P	2,32	1,36
S	19,00	8,75
Na.	}24,42	20,06
K		6,54
Cl		4,72

10 bis 15% der Trockensubstanz sind ätherlöslich und enthalten hauptsächlich Farbstoffe und zum geringeren Teil Cholesterin, Fette und *bezüglich ihres Schmelzpunktes mit den Fettsäuren des Neugeborenen-Hautfettes übereinstimmende Fettsäuren.* Der Stickstoffgehalt des Meconium beträgt $2^1/_2$—5% des Trockenrückstandes. Wegen Fehlens bakterieller Reduktionsprozesse liegt der Gallenfarbstoff nicht als Hydrobilirubin, sondern als Bilirubin und Biliverdin vor. Er beträgt, nach HYMANS VAN DEN BERGH bestimmt, 0,77 mg-% (GIAUME und LANZA). Aus dem gleichen Grunde finden sich als Abbauprodukte von Darmzellennuclein nicht Alloxurbasen, sondern Harnsäure (0,3—1,0% der Trockensubstanz nach WEINTRAUD). Frisches Meconium enthält 80% Wasser. Der Aschegehalt beträgt 5—8% der Trockensubstanz, nach ZWEIFEL 4,5% der Trockensubstanz und 1,23% des frischen Meconium.

Etwas abweichende Werte geben HYMANSON und KAHN an. Die in Wasser löslichen Bestandteile sind besonders reichlich vorhanden. Sie weisen darauf hin, daß im Darm des Fetus nur eine geringe Resorption stattfindet. Es überwiegen die Alkalisulfate, während die Erdalkaliphosphate gegenüber dem Gehalt im Säuglingsstuhl zurücktreten. Meconium widersteht, im Gegensatz zu jedem anderen wasserhaltigen Bestandteil des menschlichen Körpers, monatelang bakterieller Zersetzung. Im Meconium sind sämtliche Blutgruppen in höherer Konzentration als im Nabelschnurblut enthalten (MASUDA). Es enthält artspezifische, gruppenspezifische und organspezifische Antigene, auch gegen menschlichen Samen (MASUDA; TANIGUTI). Die Verdauungsfermente sind sämtlich vorhanden.

b) Faeces.

Frauenmilchstuhl. Ein erheblicher Teil gut gedeihender Brustmilchkinder zeigt eine auffallende Gleichmäßigkeit der Stuhlentleerung, während bei anderen die Zahl der Stühle bei gleicher Nahrungsmenge schwankt. Teils hängen diese Schwankungen von der Zusammensetzung der Frauenmilch ab, teils von der individuellen Reaktionsfähigkeit gegenüber den Gärungsprodukten des Milchzuckers oder der Spaltprodukte des Fettes. Es kann zu dünnerer Konsistenz (sog. zerhackten Stühlen) und mehr oder weniger grüner Verfärbung der Stühle kommen. In der Regel ist der Brustmilchstuhl von goldgelber Farbe und salbiger Konsistenz. Auch graugrüne Stühle von fester Beschaffenheit kommen vor. Der Geruch ist in der Regel aromatisch-säuerlich, *die aktuelle Reaktion meistens* schwach sauer von p_H *5,6 bis neutral.* Grünfärbung der Brustmilchstühle ist auf stärker saure Reaktion unter p_H 5,4 und Freiwerden einer katalytisch wirksamen Substanz aus zerfallenden Wanderzellen zurückzuführen. Der aromatische Geruch beruht auf einem spezifischen Aroma der Bifidumvegetation. Er ist auch in Bifidumkulturen auf Frauenmilch-Nährboden vorhanden.

Kuhmilchstuhl. Bei Ernährung mit kohlenhydrathaltigen Kuhmilchmischungen ist die Farbe des Stuhles in der Regel gesättigt gelb. Die Färbung nimmt beim Stehen an der Luft etwas ab. Die Konsistenz ist wesentlich von dem Gehalt der Nahrung an Fett und Kalk abhängig (Bildung von Kalkseifen und Kalkphosphat). Werden der Frauenmilch reine Eiweißkörper zugesetzt (Caseinsäure, Lactalbumin), so tritt mit Änderung der Flora oft eine Verschlechterung der Konsistenz ein. Zusatz von feingepulverter Kreide dagegen führt zu Konsistenzvermehrung und alkalischer Reaktion. Die Stuhlkonsistenz ist auch von der Verweildauer der Nahrung im Darm abhängig. *Die aktuelle Reaktion des Kuhmilchstuhles beträgt etwa* p_H *7,24,* bei Zwiemilchernährung p_H 6,3, bei Malzsuppennahrung p_H 6,42, bei Kuhmilch mit Larosanzusatz p_H 7,60 (PACHIOLI). GETREUER gibt für Buttermilchstuhl p_H 6,5—7,0 an, für $^2/_3$-Citrettenmilch p_H 6,5—7,5. Bei ernährungsgestörten Brustkindern steigt der p_H-Wert durch stärkere Pufferung und schnellere Passage.

Beim Erwachsenen liegt die aktuelle Reaktion des Faeces meist oberhalb p_H 7 und ist von der Ernährung nicht wesentlich abhängig. Die Pufferung der Stühle ist vorzugsweise durch tertiäres Ca-Phosphat bedingt. Der p_H-Wert und die Pufferung stehen in keinem Zusammenhang miteinander (Baumann). Orale oder parenterale Zufuhr von Säure oder Alkali beeinflußt weder den p_H-Wert noch die Pufferungskapazität (Kartagener). Die geringste Pufferung haben, entsprechend ihrem Mangel an Calcium und Phosphorsäure, das Meconium und die Stühle bei Apfel- und Bananendiät. Die freien flüchtigen Fettsäuren sind von geringem Einfluß auf die Stuhlreaktion der Kinder, stark dagegen die freien, schwerer flüchtigen bzw. die nicht flüchtigen Fettsäuren.

Tagesmenge. Beziehungen zwischen Nahrungsmenge und Stuhlmenge lassen sich wohl bei ein und demselben Kinde aufstellen, aber ein Vergleich verschiedener, gleich ernährter Kinder zeigt individuelle Unterschiede. *Als Mittelwert ergeben sich beim Brustkinde Tagesmengen von 15—25 g, beim Kuhmilchkinde 30—40 g. Kleinkind und älteres Kind haben nach* Camerer *und E.* Müller *Tagesmengen von 70—80 g*, wobei eine Variationsbreite bis zum Doppelten dieser Menge in Betracht kommt.

Trockensubstanz. Die Faeces enthalten, neben nicht verdauten und nicht resorbierten Nahrungsbestandteilen, unverdauliche Stoffe, Sekretionsprodukte, Produkte der Verdauungs- und Zersetzungsvorgänge, Zellelemente der Schleimhaut und Bakterien. Verdauungsphysiologisch und für Stoffwechselbilanzen kommt es auf die Trockensubstanz der Stühle an.

Tabelle 26. *Stuhl-Trockensubstanz bei Kuhmilchnahrung.*

Beschaffenheit	in % Frischgewicht
Dünnbreiig. . . .	12
Normal	20
Geformt	28

Frauenmilchstühle enthalten zuweilen auch bei salbiger und dünnbreiiger Beschaffenheit weniger Wasser, was in erster Linie mit dem höheren Fettgehalt und dessen andersartiger Zusammensetzung zusammenhängt.

Tabelle 27. *Trockensubstanz des Brustmilchstuhles* (bei 800 cm³ Frauenmilch).

Nach	Stuhlmenge g	Stuhltrockensubstanz		% Trockensubstanz		
		%	absolut	N	Fett	Asche
Lindberg . .	40	13,6	5,44	4,78	36,0	10,0
Malmberg . .	25	21,0	5,06	3,80	20,0	10,0
Muhl	18,3	21,2	3,82	3,82	28,0	11,0
Durchschnitt .	28	18,5	4,75	4,10	28,0	10,3

Die *Ausnützung* der Kuhmilch ist beim Säugling, bezogen auf die Milchmenge, genau so gut wie beim Erwachsenen. Beim Erwachsenen

Tabelle 28. *Trockensubstanz des Kuhmilchstuhles.* (Nach CRONHEIM und E. MÜLLER.)

	Bei 900 cm³ ²/₃-Milch	Bei 950 cm³ Vollmilch
Stuhlmenge	**43 g**	**71 g**
Trockensubstanz		
a) in Prozent	**15%**	**15%**
b) absolut	**6,45 g**	**10,65 g**
Stickstoff in Prozent der	4,70%	5,00%
Fett Trockensubstanz	22,00%	15,00%
Asche	26,50%	29,00%

kommen nach RUBNER auf 100 g Milchtrockensubstanz 9 g Stuhltrockensubstanz. Dasselbe trifft für den Säugling zu. Berechnet man die Stuhltrockensubstanz bei Frauenmilch- und Kuhmilchnahrung auf gleiche Vollmilchmengen, so verhalten sich in den Versuchen von CRONHEIM und MÜLLER die Stuhltrockensubstanzen wie 1 : 1,8 (Frauen- : Kuhmilchstuhl).

Mikroskopisch. Frauenmilchstühle unterscheiden sich von Kuhmilchstühlen in Ausstrichpräparaten, die nach GRAM gefärbt sind, durch ihren geringen Gehalt an homogener, gegengefärbter Grundsubstanz. Diese besteht hauptsächlich aus Kalk- und Magnesiumseifen und Erdalkaliphosphat. Bei stärkereicher Nahrung sind oft mit Jod blau färbbare Stärkekörner nachweisbar, meistens aber nur in den ersten Tagen. Im allgemeinen passieren Stärkekörner beim gesunden Kinde kaum unverändert den Darmkanal. Das Fett erscheint in den Faeces als Neutralfett, Fettsäuren und Fettseifen. Wegen ihrer teilweisen Ähnlichkeit im mikroskopischen Bilde sind sie nur durch chemische Reaktionen zu unterscheiden. An Kristallen finden sich außer Cholesterin-, Bilirubin-, Fettsäure- und Seifenkristallen nur selten solche von phosphorsaurem oder kohlensaurem Kalk.

2. Bakteriologie des Magen-Darm-Kanals.

Die Bakterienmenge ist u. a. von der Art der Nahrung und dem Gesundheitszustande des Kindes abhängig. Sie *beträgt beim gesunden Kinde* ¹/₄—¹/₃ *der Trockensubstanz des Stuhles, beim darmkranken dagegen bis zwei Drittel.* Der Bakterien-*Stickstoff* kann bis zur Hälfte des Gesamtstickstoffs ausmachen. Vergleiche von Kot-N und Nahrungs-N erlauben also keinen klaren Rückschluß auf die N-Resorption. Beim gesunden Kinde ist die Ausstrichflora des Stuhles nur ein Abbild der bakteriellen Verhältnisse im untersten Ileum und im Dickdarm. Nur ein kleiner Teil der Stuhlbakterien ist lebend und entwicklungsfähig. Viele Bakterien sind abgestorben und verdaut. Aus dem Ausstrichbilde kann man sich keine Vorstellungen über die Verhältnisse in oberen und mittleren Dünndarmabschnitten machen, auch nicht unter pathologischen Bedingungen. Bis zu gewissem Grade ist das nur möglich, wenn durch die Art der Ernährung eine beim gesunden Kinde zu erzielende natürliche oder künstliche Bifidumflora angenommen werden kann. Unter pathologischen Verhältnissen ist in erster Linie die kulturelle Untersuchung maßgeblich. Bei künstlicher Ernährung kann beim gesunden Säugling durch Verfüttern von reichlichen, schwer resorbierbaren Kohlenhydraten (Milchzucker, Dextrine, Stärke, Vollkornmehl) eine ausgesprochen acidophile Dickdarmflora entstehen.

Die *bakterioskopische Untersuchung* von Stuhlausstrichen erfolgt am einfachsten mittels der GRAM-Färbung. Ihre Technik erfordert für praktische Zwecke eine gewisse Einheitlichkeit der Durchführung. Bewährt hat sich folgende Methode:

GRAM-Färbemethode.

1. Carbolgentianaviolett, 3 min färben. Man mischt 10 cm³ der Stammlösung (= 10 g Gentianaviolett ad 100 cm³ 96%-Alkohol) mit 1 cm³ Phenol und 89 cm³ Aqua dest.

2. Mit Fließpapier abtrocknen. Nicht spülen.

3. Beizen mit LUGOLscher Lösung, 1—2 min.

4. Mit Fließpapier abtrocknen. Nicht spülen.

5. Differenzieren in Brennspiritus oder Alkohol. absol. (nicht Prima-S-Spiritus), dem auf 100 cm³ 1 Tropfen Tinct. jodi zugesetzt ist. Entfärbung ist beendet, wenn keine Farbwolken mehr abgehen.

6. In Aqua dest. abspülen.

7. Kurz nachfärben mit Carbolfuchsin 1 : 10.

8. In Aqua dest. abspülen.

9. Objektträger zum Trocknen hochstellen.

WEIGERT-ESCHERICH-Färbemethode.

1. Anilingentianaviolett ist eine frisch bereitete Mischung von
    a) wäßriger 2,5%-Gentianaviolettlösung,
    b) Alkohol-Anilinöl 11 : 3
im Verhältnis 8,5 : 1,5.

2. Wäßrige Jod-Jodkali-Lösung (1 : 2 : 60).

3. Anilinöl-Xylol $\overline{aa}$

4. Xylol.

5. Wäßrige Lösung von Fuchsin oder Safranin.

Technik: Das auf Objektträger fixierte Ausstrichpräparat wird mit 1. übergossen, die Farbe nach etwa 10 sec abgeträufelt und das Glas zwischen Fließpapier getrocknet. Danach Aufträufeln von 2. Ebenfalls zwischen Fließpapier abtrocknen. Hierauf Entfärbung mit 3., durch Übergießen bis zum Schwund überschüssiger Farbwolken. Unmittelbar darauf Übergießen mit 4. Nach dem Trocknen über Flamme Kontrastfärbung mit 5.

Sowohl bei der GRAM- wie WEIGERT-ESCHERICH-Färbemethode kann man sich bei der Färbung, Beizung, Entfärbung usw. der *Färbecuvetten* bedienen. Doch müssen die Lösungen öfter gewechselt werden.

Da auch die grampositiven Bakterien und Kokken durch Absterben, Verdauung und im unentwickelten Zustande nicht immer gleichmäßig schwarzblau gefärbt, z. T. sogar gramnegativ erscheinen, ist selbst für den Geübten die Feststellung der Zugehörigkeit nicht selten sehr schwierig. Man kann sich also u. U. nur auf Vermutungen beschränken. Auch die Formbildung bekannter Bakterien und Bacillen kann im Ausstrichbilde derart schwanken, daß besondere Erfahrung zu ihrer Differenzierung gehört. Im großen Ganzen bietet aber die GRAM-Färbung einen guten

Überblick über das Verhältnis grampositiver und gramnegativer Bakterien und Kokken und erlaubt eine rasche Orientierung.

Zu der grampositiven Gruppe gehören in erster Linie die acidophilen Bakterien und Kokken, und zu der gramnegativen Bakterien der Coli-Lactis-aerogenes-Gruppe. Den gramnegativen Bakterien kommt eine besondere Rolle bei Erkrankungsfällen zu, bei denen aber die Besiedlung des Dünndarmes mit pathogenen Colirassen von ausschlaggebender Bedeutung ist.

a) Bakterielle Darmbesiedlung.

Meconium. Schon in der ersten $^1/_2$ Std. nach der Geburt kann das Meconium Keime enthalten (SNYDER). In der Regel ist aber das Meconium in den ersten Stunden noch keimfrei. Die ersten Keime werden auf dem Geburtswege aufgenommen. Vorherrschend sind zunächst Enterokokken und Coli, seltener Sporenbildner und Streptokokken (SITTLER; HALL und O'TOOLE). ROUFOGALIS hat überzeugend nachgewiesen, daß bei der Schnelligkeit, mit der die Erstinfektion des Meconium stattfindet, zunächst nur der Weg per anum in Frage kommt. Weder verschluckte Luft noch verschlucktes Fruchtwasser oder Vaginalsekret können schnell genug die Meconiumsäule erreichen. Die Mundinfektion erreicht erst Ende des 2. oder im Laufe des 3. Tages nach Ausstoßen der Hauptmasse des Meconium das Rectum. Es ist möglich, durch sterile Pflege die Infektion des Meconiums zu vermeiden. Das spielt praktisch bei der Verhütung der Infektion mit pathogenen Keimen eine Rolle, z. B. für die Infektion mit dem FRÄNKELschen Gasbacillus. Dieser findet sich häufig bei Melaena neonatorum. Seine pathogenetische Bedeutung hierfür ist noch unklar (KLEINSCHMIDT). Durchaus nicht jedes Meconium weist dieselbe Bakterienflora auf, doch treten im allgemeinen Anaerobier und besonders Sporenbildner in der Vordergrund. Offenbar bietet das Meconium für solche Keime einen günstigen Nährboden. Insofern kann man bis zu gewissem Grade von einer bodenständigen *Meconiumflora* sprechen. Bei dem schnellen Verschwinden des Meconium spielt diese aber keine besondere biologische Rolle. *Zu den typischen Meconiumkeimen gehören die von ESCHERICH und MORO als „Köpfchenbakterien" beschriebenen sporenbildenden Anaerobier.* Wenn diese auch nicht regelmäßig in ihrer charakteristischen grampositiven Fadenform mit endständiger Spore im Meconiumausstriche gefunden werden (ADAM fand sie in 48 Ausstrichen 8 mal, SCHÜSSLER in 38 Ausstrichen 4 mal), so bedeutet das nichts gegen ihre wirkliche Häufigkeit, da sie sich durch z. T. schwer erkennbare Polymorphie auszeichnen. ADAM, der die Köpfchenbakterien in Reinkultur züchtete, beschreibt sie als lebhaft bewegliche, grampositive, aber auf zuckerhaltigem Nährboden leicht gramnegativ werdende schlanke Stäbchen. Ihre Eigenwasserstoffzahl (H-Ionenoptimum) liegt im alkalischen Bereich bei p_H 7—8,2. Bei der Eigenwasserstoffzahl des B.

bifidum (p_H 5,5) gehen sie rasch zugrunde. Beiderseits der Eigenwasser-stoffzahl, also unter ungünstigen Bedingungen, entwickeln sie eine end-ständige Spore. Sie gedeihen besonders gut auf Pepton-Nährboden. Kulturell konnte KLEINSCHMIDT regelmäßig aus Meconium ein Köpfchen-bacterium züchten, das er *Bac. innutritus* nannte, und das die gleiche Variabilität aufweist. Reaktion des Meconium und Vorhandensein von Eiweißabbauprodukten ermöglichen offenbar gerade die Entwicklung dieser Anaerobier.

Frauenmilchstuhl. Nach dem Ausstoßen des Meconium, etwa am 3. Tage, verschwindet die Meconiumflora und wird fast schlagartig von der *Bifidumflora* des Frauenmilchstuhles ersetzt, vorausgesetzt, daß sich nicht eine dyspeptische Störung entwickelt. *Auch das Thermobacterium bifidum* (Bac. bifidus TISSIER) *ist ein Anaerobier. Vom 4.—6. Tage an ist diese Flora*, an der sich nur noch wenig andere Keimarten beteiligen, *typisch ausgebildet.* Auch B. bifidum gehört zur Gruppe der acidophilen Bakterien, deren Eigenwasserstoffzahl bei p_H 5—6 liegt. Zu dieser Gruppe gehört auch *Bact. acidophilum* (MORO; FINKELSTEIN). Es wächst aerob, nur fakultativ anaerob, und benötigt zur Vermehrung ebenfalls kristalline Zucker. *Kulturell ist nachweisbar, daß das Verhältnis B. bifidum : B. acido-philum im Frauenmilchstuhl 100000 : 1 beträgt* (ADAM und KISSOFF). *Neben diesen acidophilen Bakterien* sind *regelmäßig in geringer Anzahl* noch *Enterokokken vom Typ der Milchsäurestreptokokken, B. coli, B. lactis aerogenes und einzelne Sporenbildner* vorhanden. Auch für die Bifidum-flora gilt, daß Eigenwasserstoffzahl und bestimmte Bestandteile der Frauenmilch für die Entwicklung von ausschlaggebender Bedeutung sind. Insbesondere ist der Gehalt an Lactose, das Vorhandensein von Alkali-seifen und Casein, und das Fehlen von Kalkseifen für die Entwicklung des Bifidum von Bedeutung. Acidophilum dagegen bevorzugt Saccharose neben Casein und wird durch Kalkseifen nicht gehemmt (ADAM und KISSOFF). Diese Unterschiede weisen darauf hin, daß die acidophilen, grampositiven Bakterien, die gelegentlich bei Kuhmilchernährung, z. B. bei Verdauungsinsuffizienz, vorkommen, häufiger zu B. acidophilum als zu B. bifidum gehören dürften. *Die Bifidumflora entwickelt sich bereits im untersten Ileum*, und zwar neben wenigen B. coli, B. lactis aerogenes, B. acidophilum, Enterokokken und einzelnen anaeroben Sporenbildnern. Doch dominiert B. bifidum bereits im Colon transversum. Nach FREUDEN-BERG und HELLER weisen Brustmilchstühle mit p_H 5,8—7,0, statt norma-liter p_H 5,0—5,4, eine degenerierte Bifidumflora auf. Durch Zusatz von Caseinsäure oder Lactalbumin zur Frauenmilch sahen sie einen Um-schlag der Flora zur Mischflora mit dyspeptischen Stühlen auftreten. Ein Eiweiß-Kreide-Zusatz führte zu alkalischen Stühlen und Verschwin-den der Bifidumflora. Kreidezusatz allein erhöht den p_H-Wert nur auf 6, unter mäßiger Änderung der Bifidumflora.

Der Kuhmilchstuhl weist im Gegensatz zum Frauenmilchstuhl ein viel mannigfaltigeres Florabild auf, wobei die Art der Ernährung, insbesondere der Gehalt des Dickdarmchymus an kristallinen Zuckern, mehr oder weniger eine acidophile Flora (Bifidum, Acidophilum, Milchsäurestreptokokken) zur Entwicklung kommen kann. Bei zuckerarmer Nahrung dagegen tritt eine *Mischflora mit Überwiegen von B. coli und B. lactis aerogenes* in den Vordergrund. Bei der gemischten Kuhmilchnahrung kommt es zu einem sehr artenreichen Ausstrichbilde, wobei *außerdem auch anaerobe Sporenbildner, wie Buttersäurebacillen, Gasbacillen, Bac. putrificus, Bac. tertius (B. amylobacter), Bac. multifermentans, und aerobe Heubacillen (Bac. subtilis) und Bac. mesentericus* teilweise schon im Ausstrich erkennbar sind. Doch gelingt ihr Nachweis und ihre Differenzierung gewöhnlich nur durch Kulturverfahren mit Anreicherung. Bei vielen dieser Keime handelt es sich wohl nur um zufällige, für das biologische Geschehen im Dickdarm wenig ins Gewicht fallende Arten. *Grundsätzlich stehen die Keime der Coli-Lactis-aerogenes-Gruppe und die sog. Enterokokken im Vordergrunde.* Die Kenntnis ihrer Lebensbedingungen ist in erster Linie von biologischer Bedeutung, sowohl physiologischer wie pathologischer.

Näheres über die Darmflora, ihre Entstehungsbedingungen und ihre Bedeutung. Gegenüber der Dickdarmbesiedlung ist *die Flora der Mundhöhle, des Magens und des oberen und mittleren Dünndarmes physiologisch von untergeordneter Bedeutung, um so größerer in pathologischer Hinsicht.* Eine spezifische ortsansässige Flora dieser Schleimhäute gibt es infolge der Selbstreinigung nicht. Nur einzelne Keime der Coli-Aerogenes-Gruppe und Enterokokken können sich im Dünndarm, von oben nach unten an Zahl zunehmend, erhalten. Andauernd werden per os die mannigfaltigsten Bakterien, apathogene und pathogene, aufgenommen, ohne daß es unter normalen Verhältnissen zur Ansiedlung wie im Dickdarm kommt. Eine natürliche Schutzwirkung hindert das Haftenbleiben, obwohl aktuelle Reaktion von Chymus und Schleimhautoberfläche und geeignete Nährstoffe eine Vermehrung ermöglichen könnten. *Die Dauerbesiedlung des Dickdarmes mit bestimmten Keimen spricht dafür, daß diese für die Lebenserhaltung von grundsätzlicher Bedeutung sind, wenn wir auch über das Wesen dieser ,,Symbiose'' wenig wissen.* Das Phänomen der einheitlichen Bifidumflora des Brustkindes, die wie eine Monokultur die Entwicklung anderer Keime unterdrückt, spricht für einen wichtigen *Schutzmechanismus* gegen exogene und endogene Infektion mit pathogenen Darmbakterien. Er ist an Großartigkeit dem natürlichen Selbstreinigungsmechanismus unserer Flüsse und Seen vergleichbar. Wahrscheinlich stellt die Bifidumflora außerdem eine für den Säugling günstige ,,*Bodenflora*'' dar, derart, wie jede Pflanze, außer günstigen Nährstoffen eine bestimmte Keimflora des Bodens braucht, welche die

Ausnützung der Nährstoffe unterstützt oder biologisch wichtige Nährstoffe selbst produziert. Erfolgreiche Versuche (siehe Kapitel „Ernährung"), die Entwicklung einer Bifidumflora durch künstliche Nahrungsgemische zu fördern, sprechen für diese Annahme. Nicht die Frage, ob überhaupt die Darmbakterien für die Entwicklung des Makroorganismus notwendig sind oder nicht, ist wesentlich, sondern welche bestimmte Keimbesiedlung vorteilhaft, und welche es nicht ist.

Für Entstehung und Erhaltung einer Bifidumvegetation ist die Intaktheit der Dünndarmfunktion eine wichtige Voraussetzung. Sobald durch vegetative oder entzündliche Reizzustände eine abnorme Saftsekretion oder eiweißreiche Exsudation zu einer Änderung der Acidität durch Puffersubstanzen und vor allem zu einem veränderten „Nährsubstrat" geführt hat, ändern sich auch die Bedingungen für den Verwendungsstoffwechsel des Bifidum. Andere Keime, denen das neue Milieu mehr adäquat ist, treten in Erscheinung bzw. gewinnen die Oberhand, insbesondere B. coli und Enterokokken. Mit der Flora ändert sich auch die Art der Verwendung der Nährstoffe und ihrer Abbauprodukte. Während die acidophilen Arten Eiweiß nur schlecht anzugreifen vermögen und ausgesprochene Gärungserreger sind, treten eiweißabbauende Keime in den Vordergrund und beeinflussen ihrerseits die aktuelle Reaktion des Chymus. *Die Coli-Aerogenes-Gruppe* kann Eiweiß gut angreifen, besitzt aber außerdem Gärungseigenschaften. Sie *kann sowohl Gärung wie Fäulnis verursachen, je nach dem vorliegenden Nährsubstrat.* Viel adäquates Eiweiß, also starke Pufferungskapazität, braucht die acidophile Flora noch nicht zu verdrängen. Man kann auch mit einer $^2/_3$-Kuhmilch eine reine Bifidumflora erzielen, sofern z. B. die Bildung hemmender Kalkseifen- und Kalkphosphate eingeschränkt wird. In vitro fördert Casein sogar die Bifidumvermehrung, während Coli in vitro durch Pepton gefördert und durch Casein gehemmt wird. *Mit der Korrelation Gärsubstrat: Pufferungsvermögen läßt sich also nur etwas über das End-p_H des Stuhles aussagen, aber wenig über die Art der Darmflora,* auf die es letzten Endes ankommt. Die Versuche mit der Bildung einer künstlichen Bifidumflora haben gezeigt, daß sogar weit von der Zusammensetzung der Frauenmilch sich entfernende Nahrungsgemische in der Lage sind, diese Flora zur Entwicklung zu bringen, z. B. solche, die casein- und dextrinreich sind.

Was für die Entstehung einer Bifidumflora stimmt, muß ebenso für die Entstehung einer andersartigen *Monokultur* gelten, obwohl hierfür noch keine experimentellen Erfahrungen vorliegen. Theoretisch ist es möglich, daß durch geeignete Nährstoffzusammensetzung z. B. auch eine mehr oder weniger einheitliche Milchsäure-Streptokokken- oder Acidophilumflora möglich sein müßte. Aus zufälligen Beobachtungen läßt sich entnehmen, daß gelegentlich fast eine Reinkultur von Milchsäurestreptokokken im Stuhl auftritt, und zwar meistens im Vorstadium einer künstlichen Bifidumflora. Es erscheint also wahrscheinlich, daß bei genügender Kenntnis des Verwendungsstoffwechsels der Milchsäure-Streptokokken eine solche Flora künstlich erzeugt werden kann. Dasselbe gilt für eine künstliche Acidophilumflora, wie sie unter pathologischen Verhältnissen, etwa bei einer Verdauungsinsuffizienz, auftritt. Doch dürfte es fraglich sein, ob solche Floren für den Makroorganismus annähernd von gleichem Vorteil sind, wie die „physiologische" Bifidumflora.

Versuche, durch *Verfüttern bestimmter Bakterienkulturen* die Darmflora zu ändern, sind so lange erfolgreich, wie die betreffende Bakterienart gegeben wird. FYKOW und MAYER beimpften Kuhmilch mit auf Schafmilch gezüchteten Joghurtbakterien und verfütterten die Nahrung in ungekochtem Zustande. Nach 3—4 Tagen waren in dem alkalischen Stuhl mikroskopisch fast nur Joghurtbakterien nachweisbar. Nach Absetzen der Nahrung trat bei gleicher Zusammensetzung sofort wieder die übliche Mischflora auf. HENNEBERG versuchte durch Verfüttern von Acidophilum-Kulturen auf Maische, die aber nur in kleinen Mengen der Nahrung zugesetzt wurde, eine Ansiedlung zu erreichen. Bakteriologische Untersuchung der Stühle ergab aber die Erfolglosigkeit des Unternehmens. Bei der „Bifidummilch" von J. B. MAYER, bei der in der Milch Bifidum rein gezüchtet und roh verfüttert wird, bleibt, ebenso wie bei den Joghurt-Versuchen, die Bifidumflora im Stuhl so lange bestehen, wie die Nahrung verabfolgt wird. Durch den hohen Milchzuckerzusatz bleibt aber in diesem Falle die Bifidumvegetation wahrscheinlich länger funktionstüchtig und wird in ihrer Entwicklung noch gefördert. Physiologischer sind wohl die Versuche, in denen die Bifidumflora durch die Art der Zusammensetzung der Nahrung spontan und elektiv entwickelt und die Coliflora im Dickdarm zurückgedrängt wird (siehe Kapitel „Ernährung"). Jedenfalls zeigen die mannigfaltigen bakteriotherapeutischen Versuche, auch mit einer Acidophilum-Milch, die durch Züchtung von B. acidophilum in der Milch gewonnen wird, daß ein wesentlicher Einfluß auf die Coliflora zu erzielen ist. Dagegen ergaben die Versuche durch Verfüttern von Colistämmen mit starkem „antagonistischem Index" pathogenen Darmbakterien gegenüber („Mutaflor" von NISSLE) keine ermutigenden Erfolge, da die Stämme meistens zugrunde gehen.

Für die *Mischflora*, wie wir sie vorzugsweise bei gewöhnlichen Milchmischungen auftreten sehen, scheint ein *gewisses Gleichgewicht zwischen acidophilen Bakterien einerseits und neutrophilen Bakterien der Coli-Aerogenes-Gruppe andererseits* für den Säugling am vorteilhaftesten zu sein. Jedenfalls kann der Säugling dabei ausgezeichnet gedeihen. *Eine stärkere Verschiebung nach der Coli-Seite dagegen ist bei dieser Mischflora meistens das Anzeichen einer dyspeptischen Erkrankung des Dünndarmes. Das Stuhl-p_H ist dabei nach der neutralen Seite verschoben.*

Wenn ein gewisses Gleichgewicht zwischen gärungsfördernder und fäulnisfähiger Flora bei künstlicher Ernährung auch am wenigsten schädlich zu sein scheint, so stellt dieses doch offenbar ein sehr labiles Gleichgewicht dar, das leicht ins Pathologische umschlagen kann. Es kann also nicht als ebenso optimal gelten wie die Bifidumflora des Brustkindes. Auch die künstliche Bifidumflora kann nach den bisherigen Erfahrungen als vorteilhaft für den Säugling angesehen werden, sofern ihre Zusammensetzung auch den Bedürfnissen des Säuglings selbst entspricht.

Man hat viel Mühe auf die Klärung des Verhältnisses *Gärung:Fäulnis* im Dickdarm verwendet. Dabei hat man aber den biologischen Antagonismus und Synergismus der verschiedenen Bakterienarten nicht genügend berücksichtigt. Offenbar spielt das „Gleichgewicht der Kräfte" zwischen den verschiedenen Bakterienarten im Dickdarm für die Toleranz der Nahrung und das Gedeihen des Kindes eine erhebliche Rolle. Es besteht Berechtigung, von einer relativ *„optimalen Mischflora"* zu sprechen.

Auch bei der künstlichen Bifidumflora, die mit Milchzucker- und Fettreichen Kuhmilchgemischen erreicht wird, besteht ein labilerer Zustand als bei reiner Frauenmilchernährung, da sie nur für den darmgesunden Säugling brauchbar sind. Hier handelt es sich mehr um die Toleranz der Nahrung im Dünndarm als im Dickdarm, da eine Infektion mit pathogenen Colirassen im Dünndarm deren Vermehrung im Dünndarm erheblich zu steigern vermag. Bis zu gewissem Grade kennen wird diese schädliche Wirkung von Milchzucker und Fett auch bei der Frauenmilchernährung darmlabiler Dystrophiker, bei denen sich eine Dyspepsie leicht zu einer katastrophalen Intoxikation steigern kann. Hier eignet sich besser eine die Bifidumflora fördernde dextrinreiche Nahrung (Dexamyl, Töpferwerk), da Dextrine von Coli nur schwer verwertet werden können. Mit der Colivegetation hängt die *Indicanausscheidung im Harn* eng zusammen. Bei Frauenmilchernährung beträgt die maximale Indicanausscheidung nur 10 mg, bei Kuhmilchernährung dagegen 40 mg (ROLAND). WIESENER fand bei Neugeborenen und Brustkindern überhaupt kein Harnindican. Durch Streptomycingaben, bei denen die Coliflora unterdrückt wird, verschwindet auch die Indicanausscheidung (E. MÜLLER; ROLAND).

b) Bedeutung physikalisch-chemischer Vorgänge für die Bakterienentwicklung.

Gärsubstrat. Pufferungsvermögen. Neben dem spezifischen Verwendungsstoffwechsel ist eine bestimmte H-Ionenkonzentration für die Entwicklung der Bakterien von Wichtigkeit. Jede Bakterienart hat ihre *„Eigenwasserstoffzahl"* (ADAM), d. h. sie gedeiht in einem bestimmten p_H-Bereich am besten. So kann man säureliebende von alkaliliebenden

Bakterien unterscheiden, und solche, die im neutralen Milieu ihr Wachstumsoptimum haben. *Acidophile Bakterien können sich auf neutralem und sogar alkalischem Nährboden die erforderliche Acidität selbst bilden, sofern ihnen Gärmaterial zur Verfügung steht, und umgekehrt alkaliphile aus Eiweiß das ihnen zusagende H-Ionenoptimum.* Neutrophile können meistens sowohl durch Gärung wie durch Fäulnis ihr geeignetes p_H-Milieu bilden. Sämtliche Arten gedeihen bis zu gewissem Grade auch bei p_H-Werten zu beiden Seiten ihres Optimums, zeigen dann aber Degenerationserscheinungen, morphologisch und funktionell, und können im Wettbewerb mit anderen Arten dabei zugrunde gehen, falls sich für diese eine günstige aktuelle Reaktion bietet. Das H-Ionenoptimum ist sogar in vitro in der Lage, bei gleichzeitiger Beimpfung desselben Nährbodens mit einem acidophilen Bakterium (Bifidum) und einem alkaliphilen (Köpfchenbakterien) die eine Art durch die andere zu verdrängen (ADAM). Außerdem regelt maßgeblich das Angebot adäquater Nährstoffe die Entwicklung der einzelnen Bakterienarten im Darmkanal. Das trifft sogar für acidophile Bakterien, wie Bifidum und Acidophilum, zu, die sich je nach der Zusammensetzung der Nährstoffe gegenseitig zu verdrängen vermögen. Auf diese Weise ist verständlich, daß sich bei Frauenmilchernährung im untersten Ileum neben Bifidum noch Coli entwickeln kann, da hier die Darmsaftsekretion für neutrale oder nur schwach saure Reaktion sorgt.

Die in vitro entstehenden Endwerte der H-Ionenkonzentration haben keine nennenswerte biologische Bedeutung. Darmbakterien mit so verschiedener Eigenwasserstoffzahl wie Köpfchenbakterien, Bifidum, Acidophilum und Coli, säuern zuckerhaltige Nährböden bis zu Endwerten, die bei allen ziemlich gleich sind (p_H 4,2—4,7). Neutrophile und alkaliphile Arten bilden auf zuckerfreiem Nährboden p_H-Endwerte von 8—8,5. Wählt man so stark saure oder alkalische Reaktionen als Ausgangs-p_H-Werte, so sind die Bakterien weder vermehrungs- noch funktionsfähig. Die Entstehung der End-p_H-Werte ist wahrscheinlich frei gewordenen Fermenten zuzuschreiben. *Die Bildung bestimmter Säurewerte ist wesentlich von dem Pufferungsvermögen des Nährbodens abhängig.* Bei der Darmgärung wirken gebundene Fettsäuren, Phosphate, Carbonate, Eiweiß und Eiweißabbauprodukte puffernd. So hat der Kalkseifenstuhl bei Eiweißmilchernährung ein 3mal so starkes Pufferungsvermögen als Frauenmilchstuhl (FREUDENBERG und HELLER). Je mehr Puffersubstanzen vorhanden sind, desto langsamer kann sich die Eigenwasserstoffzahl entwickeln, desto mehr haben neutrophile Bakterien in Konkurrenz mit acidophilen die Möglichkeit sich zu vermehren. Voraussetzung ist aber das Vorhandensein eines für den Verwendungsstoffwechsel geeigneten Nährsubstrates. *Wenn nach Absättigung der Pufferung noch genügend Gärmaterial zur Verfügung steht, dann gelangen die acidophilen Bakterien in den Vordergrund, da die neutrophilen im sauer werdenden Milieu ihre Vermehrung einstellen müssen.* So sind bei Ernährung mit Frauenmilch am schnellsten die höchsten Aciditätswerte zu erwarten, während bei Kuhmilchgemischen mit ihrem hohen Eiweiß- und Mineralgehalt und ihrem niedrigen Zuckergehalt weniger Gärmaterial in den Dickdarm gelangt und die neutrophile Flora gefördert wird. Da die Mehrzahl der pathogenen Darmbakterien zu der neutrophilen Gruppe gehört, erhalten auch diese die Möglichkeit, sich leichter zu vermehren. *Andererseits kann bei viel Gärmaterial und wenig Puffersubstanz bei acidophiler Flora schließlich eine neutrale Reaktion entstehen, wenn der ganze Zucker verbraucht wird.* Dabei pflegt aber die Bifidumflora zu degenerieren. Auch die stärkere Saftlockung durch Eiweiß erhöht die Pufferkapazität. Die Bildung von Säuren kann dann bekanntlich erheblich sein, ohne daß sich die aktuelle Acidität verändert. Die „gärungsfördernde" Wirkung von Eiweiß bezieht sich lediglich auf seine Pufferwirkung: Solange die aktuelle Acidität niedrig gehalten wird, wird mehr Zucker vergoren (SCHEER). *Während* der Säurebildung durch Zuckervergärung findet eine Reaktionsbeeinflussung durch alkalibildenden Eiweißabbau *nicht* in nennenswerter Weise statt (FR. MÜLLER). Sobald der Zucker verbraucht ist, setzt eine Umkehr der Reaktion nach der alkalischen Seite durch Eiweißabbau ein, wobei eiweißspaltende Bakterien in den Vordergrund treten. So besteht eine Korrelation Gärsubstrat : Pufferungsvermögen (SCHEER und MÜLLER).

Die Art der Keimbesiedlung des Dickdarmes ist nicht nur eine Funktion der Nährstoffe, sondern auch der Verdauungsfunktion. Diese wird in individueller Weise durch fermentative Leistung, Resorptionsweise und Peristaltik beeinflußt. So kann man nicht allein aus der Nahrungszusammensetzung auf bestimmte Gärungs- und Fäulnisvorgänge schließen.

Unter „*Darmgärung*" wird der bakterielle säurebildende Kohlenhydratabbau und unter „*Darmfäulnis*" der alkalibildende Eiweißabbau, einschließlich putrider Abbaustufen der Aminosäuren, verstanden. Die letzte beruht auf der Wirkung von Anaerobiern, während B. coli solche nicht bildet. Bei der putriden Zersetzung der Aminosäuren entstehen neben Fettsäuren, Oxysäuren, Ketonsäuren und Aminen noch Indol, Phenol, Phenylessigsäure und Skatol. Außerdem kommt es zur Umwandlung des Bilirubins in Hydrobilirubin (Urobilin) und Hemibilirubin (Urobilinogen) und des Cholesterins in Koprosterin. Auch bei den Anaerobiern, außer B. bifidum, muß man ausgeprägte Gärungserreger, wie die eigentlichen Buttersäurebacillen, von den ambivalenten Gärungs-Fäulniserregern, wie Gasbacillen, Amylobacter und Bac. innutritus, und endlich den eigentlichen Fäulniserregern, wie den beiden Putrificusarten, unterscheiden. Je nach dem Vorhandensein von vergärbaren Kohlenhydraten und Eiweißbestandteilen, kann von der Mehrzahl der Anaerobier teils Gärung, teils Fäulnis bewirkt werden. Vorläufig fehlen Unterlagen über den Verwendungsstoffwechsel der Anaerobier, mit Ausnahme von B. bifidum und Köpfchenbakterien. Art der Gärungs- und Fäulnisprozesse ist also wesentlich von der Art des optimalen Nährbodens für bestimmte Bakterien abhängig.

Darmgärung. Nach BAHRDT und McLEAN enthielten 100 g frischer Stuhl bei Frauenmilch 147 bzw. 118 cm³ n/10 flüchtige Fettsäuren (breiiger bzw. dünner Stuhl) bei $^1/_2$-Milch 72 cm³, bei $^2/_3$-Milch und Vollmilch 97—99 cm³ und bei Eiweißmilch 147 cm³. Das Verhältnis von Essigsäure : Buttersäure betrug 8:1. In Wirklichkeit werden aber bei Frauenmilchernährung nicht mehr flüchtige Fettsäuren gebildet als bei Kuhmilchgemischen, da die Tagesstuhlmenge beim Brustkinde noch nicht zwei Drittel derjenigen beim Kuhmilchkinde beträgt. Die weitaus größte Menge an flüchtigen Fettsäuren findet sich nach BAHRDT im Stuhl bei Ernährung mit der „gärungswidrigen" Eiweißmilch. Hier ist die Pufferung im Dickdarm so stark, daß große Mengen von Gärungssäuren entstehen können, ohne daß ein saurer p_H-Wert zu entstehen braucht. Die Gegenüberstellung der anorganischen Kationen und Anionen des Stuhles ergibt ein Säuredefizit, das durch die flüchtigen Fettsäuren nur etwa zu einem Drittel gedeckt wird (BROCK). Mit der modifizierten Methode[1] von GOIFFON und NEPVEUX wurden die *gesamten* niederen organischen Säuren bestimmt. In 100 g frischem Stuhl betrugen diese bei Frauenmilch 265 cm³ n/10 Säure, bei $^1/_2$- und $^2/_3$-Milch 320 cm³ und bei Vollmilch 400 cm³. Bei Berechnung auf Trockensubstanz ergibt sich nach BROCK eine unverkennbare Beziehung zwischen Konsistenz und Säurengehalt des Stuhles. Auf die gleiche Menge von 5 g Trockensubstanz kommen bei Stühlen mit weniger als 15% Trockensubstanz 145 cm³ n/10 niedere organische Säuren, bei solchen mit 15—24% Trockensubstanz 106 cm³ und bei solchen mit mehr als 25% Trockensubstanz 73 cm³. Bei diesem Bezugswert kommen die Unterschiede zwischen pathologisch dünnen und normalen Stühlen erst eigentlich heraus, während sie bei Beziehung auf Frischgewicht völlig verwischt werden, wenn nicht die *absolute* Stuhl-Tagesmenge berücksichtigt wird. Es ist in dieser Beziehung übrigens wichtig, zu wissen, daß *bei dyspeptischen Stühlen die absolute Tagesmenge an Trockensubstanz trotz ihrer geringen Konsistenz abnorm hoch zu sein pflegt* (BROCK). Die Art der nicht-flüchtigen Säuren im Stuhl ist nicht bekannt. Milchsäure macht nach BROCK in den Frauenmilchstühlen 25% des Gesamtwertes aus, also annähernd die Hälfte der

---

[1] Verwendung von Thymolblau statt Tropacolin 00 als Indicator, weil dieses durch Substanzen des Stuhlfiltrates zuweilen entfärbt wird, Zusatz einiger Tropfen n/5 Kaliumsulfat und n/5 Bariumchlorid zur Erzeugung einer schwachen Trübung, die im Stuhlfiltrat fast nie zu vermeiden ist. (Sonst ist ein kolorimetrischer Vergleich unmöglich.)

nicht-flüchtigen Säuren. In den Kuhmilchstühlen dagegen betrug sie nur 3,3% des Gesamtwertes, also weniger als ein Zwanzigstel der nicht-flüchtigen Säuren. Die Werte Brocks für den Kuhmilchstuhl passen gut zu den experimentellen Feststellungen von Catel über die Vergärung von Kuhmagermilch in vitro durch B. coli. Nach einem Vergleich der Zahlen von Bahrdt-McLean und Brock würden im *Kuhmilch*stuhl 25% der niederen organischen Säuren flüchtige Säuren sein, bei Catels Coliversuchen waren es in vitro 28%. Milchsäure: Im Stuhl 3,3% (Brock) und in vitro 4,8% (Catel) der gesamten Gärungssäuren. Daraus ergibt sich ein Prozentsatz von 66—72% zunächst unbekannter, nicht-flüchtiger Fettsäuren. B. coli bildet aus Kohlenhydraten vorwiegend flüchtige Fettsäuren, insbesondere Essigsäue, und wenig Milchsäure.

Darmfäulnis. Bei kohlenhydratarmer und eiweißreicher Nahrung kommt es, unterstützt durch die verstärkte Darmsaftsekretion, zu Fäulnisvorgängen. Unter pathologischen Verhältnissen wird das entzündliche Exsudat des Dünndarmes durch pathogene Colibakterien abgebaut und ergibt den bekannten starken Fäulnisgeruch toxischer Darmentleerungen. Dieser Vorgang spielt sich aber vorzugsweise im Dünndarm ab. Bei einseitiger Milchnahrung kommt es zu den an Kalkphosphat reichen Kalkseifenstühlen mit Hervortreten von Anaerobiern neben der Coliflora (Kleinschmidt). Kulturell finden sich: der Fränkelsche Gasbacillus, Bac. amylobacter, Bac. putrificus verrucosus und putrificus tenuis. Kleinschmidt hat die Rolle dieser Anaerobier bei dem Abbau des Bilirubins im Kalkseifenstuhl untersucht. Es stellte sich heraus, daß die Reduktion des Bilirubins zu Urobilin am häufigsten durch den Fränkelschen Gasbacillus stattfindet, daß sonst nur Bac. amylobacter und B. putrificus tenuis in einzelnen Stämmen und immer in Verbindung mit B. coli zur Urobilinbildung befähigt sind, oder Anaerobier in Mischkultur. Ähnliches ergab sich bezüglich der Kotporphyrinbildung aus Bilirubin. Über die Bedeutung der putrifizierenden Anaerobier für die Darmbakteriologie des gesunden Kindes ist wenig bekannt. Es ist wahrscheinlich, daß durch Kenntnis des Verwendungsstoffwechsels ein weiterer Einblick möglich ist. Die goldgelbe Farbe des Frauenmilchstuhles findet ihre Erklärung darin, daß B. bifidum das Bilirubin nicht zu reduzieren vermag und Gallenfarbstoff auch nicht abbauen kann. Zeissler und Käckell fanden in Brustmilchstühlen an sonstigen Anaerobiern nur den Fränkelschen Gasbacillus.

Fäulnisprodukte. Als bakterielle Abbauprodukte von Eiweißbestandteilen kommen in Betracht: Ammoniak, niedere und höhere Amine; Indol und Skatol, Phenol, Methan, Methylmercaptan, Schwefelwasserstoffgas; flüchtige und nichtflüchtige Fettsäuren. Wenn auch Ammoniak bei der fermentativen Eiweißspaltung auftritt, so ist doch anzunehmen, daß das im Stuhl vorhandene Ammoniak bakterieller Herkunft ist (FREUDENBERG). Es geht dem Gesamtstickstoff des Stuhles etwa parallel.

Tabelle 29. (Nach GAMBLE.)

Nahrungseiweiß g pro kg Körpergewicht	Gesamt-N im Stuhl	NH$_3$ im Stuhl	
	g	g	%
1,9	0,341	0,023	6,7
3,9	0,362	0,033	9,1
5,5	0,432	0,042	9,7
8,6	0,673	0,050	7,4

Die Bildung niederer flüchtiger Amine müßte, soweit sie auf B. coli zurückzuführen ist, nach SCHIFF c. s. in erster Linie in festen Stühlen zu suchen sein, in denen die Gärung vollständig beendet ist. Die Bildung höherer Amine, wie *Histamin* und *Tyramin*, durch B. coli kann nach HANKE und KOESSLER sowie ROSKE nur in saurem Milieu erfolgen, ohne daß diesen „Fäulnisbasen" mengenmäßig ein nennenswerter Neutralisierungseffekt zukommen kann. Nach RÖTHLER beträgt der Gehalt der Säuglingsstühle an Substanzen mit Histaminwirkung nur 0,018 mg/g Stuhl-Trockensubstanz. Beim Brustkinde ist er übrigens nicht geringer als beim Kuhmilchkinde, nur die Tagesmenge ist kleiner. Beim Brustkinde dürfte die Entstehung der Amine auf das unterste Ileum und obere Colon beschränkt sein, wo B. coli noch vermehrungsfähig ist. Manche Acidophilum-Stämme vermögen ebenfalls Tyrosin zu Tryamin zu decarboxylieren (HANKE und KOESSLER). Durch Arginin wird die Histaminwirkung gehemmt (LINNEWEH). Das Blut darmgesunder Säuglinge enthält 10—40 γ Histamin pro 1000 cm³. Bei Dyspepsie ist der Gehalt nicht wesentlich, bei Intoxikation auf das 2—3fache erhöht (DIECKHOFF). Durch bakterielle Decarboxylierung entstehen nach WERLE und REPLOH Histamin, Putrescin und Cadaverin. Die Amine werden nur in Gegenwart von Zucker oder Glycerin in *saurem* Milieu gebildet. Die p$_H$-*Optima* für die Decarboxylase liegen zwischen p$_H$ 4 und 5. Die Bedingungen zu ihrer Bildung im menschlichen Darm sind also ungünstig. Ihre Entgiftung wird durch das saure Milieu nicht beeinträchtigt. Die Darmwand enthält ein Ferment, das die Diamine *abbaut*. Histamin wird vom Darmlumen nur sehr langsam resorbiert und, ebenso wie Putrescin und Cadaverin, durch die Histaminase der Darmwand zerstört. Auch Darmbakterien, wie Coli, Pyocyaneus und Fluorescenz, können Diamine zerstören, nicht dagegen pathogene Darmbakterien.

Phenolkörper sowie *Indol* und *Skatol* kann man auch im Stuhl nachweisen, es liegen aber beim Säugling nur Untersuchungen über die Harnausscheidung vor. Während der Erwachsene durchschnittlich etwa 0,033 (= 3,5 cm³ n/10) Phenol und Kresol, mit Schwefelsäure bzw.

Glucuronsäure gepaart, im Tagesharn ausscheidet, beträgt nach L. F. Meyer sowie Soldin die Tagesausscheidung beim Brustkinde 0,004, beim Kuhmilchkinde 0,012. Nach Moore, dessen mit anderer Methode ermittelte Werte durchweg höher liegen, ist die Ausscheidung beim Kuhmilchkinde durchschnittlich doppelt so hoch wie beim Brustkinde. Da Phenol hauptsächlich von B. coli gebildet wird, ist das Mehr beim Kuhmilchkinde ohne weiteres begreiflich. Nach den Feststellungen von Hanke und Koessler ist anzunehmen, daß es besonders bei neutraler und alkalischer Stuhlreaktion in vermehrter Menge gebildet und resorbiert wird. Es bleibt aber zu entscheiden, inwieweit das Harnphenol nicht dem intermediären Eiweißstoffwechsel entstammt, der beim Kuhmilchkinde auch erhöht ist. Phenol, Indol und Skatol sind wenig giftig. *Indol* erscheint im Harn als Indoxylschwefelsäure (Harnindican) wieder und wird hier als Indigo colorimetrisch nachgewiesen. Nach v. Reuss sowie Bonar ist Indicanurie in den ersten Lebenstagen bei 8% aller Neugeborenen zu finden. Sie fehlt bei Brustkindern stets (Freudenberg) und kommt bei gesunden Kuhmilchkindern nur vorübergehend und in schwachem Grade zur Beobachtung. Als Entstehungsort des Darmindols beim Säugling muß, entsprechend der Erfahrungen beim Erwachsenen und im Tierexperiment, der Dünndarm gelten. „Alle Beobachtungen . . . das Fehlen bei Colitis und einfacher Obstipation . . . sein regelmäßiges Vorkommen bei schweren Formen der Dyspepsie sowie bei der Heubner-Herterschen Krankheit sprechen in diesem Sinne" (Freudenberg). Hiernach wäre Indicanurie eine Begleiterscheinung einer pathologischen Coli-Infektion höherer Dünndarmabschnitte. Plonsker fand Indol andererseits häufig bei relativem Hunger. Nach Schiff c. s. geht Indolbildung am besten in zuckerfreiem Medium und aus tryptisch abgebautem Eiweiß vor sich. Nach A. Fischer beginnt die Hemmung der Indolbildung durch Coli oberhalb Zuckerkonzentrationen von 0,2%, wobei die Gegenwart von Gärungssäuren keine Rolle spielt.

Fäulnissäuren. Bei der bakteriellen Eiweißzersetzung kommt es zum Auftreten von flüchtigen und nichtflüchtigen Fettsäuren, aromatischen Säuren und Oxysäuren. Bei der Fäulnis durch Bac. putrificus müßte die Säurenbildung sehr erheblich sein, da trotz der starken Ammoniakzunahme die titrierbare Acidität in zuckerfreien Nährböden erheblich ansteigt (Kendall, Day und Walker). Dieser Bacillentypus tritt aber normalerweise und bei dyspeptischen Zuständen hinter B. coli zurück. Bei Einwirkung von B. coli auf peptisch abgebautes Casein werden flüchtige Fettsäuren kaum gebildet (Schiff und Caspari), im Gegensatz zu den bei der Zuckervergärung durch Coli gebildeten. Über die Bildung nicht flüchtiger Säuren bei der Eiweißzersetzung durch B. coli ist nichts bekannt. Brock untersuchte den Stuhl von 2 Säuglingen 3 Tage nach völlig kohlenhydratfreier Ernährung auf den Gehalt an den gesamten niederen organischen Säuren. Dieser überstieg nicht den bei üblichen Kuhmilchmischungen.

Die relative Geruchlosigkeit der Flatus gesunder, mit Milch ernährter Säuglinge spricht dafür, daß die penetrant riechenden *Fäulnisgase* Mercaptan und Schwefelwasserstoff nicht entstehen. Diese Gase bilden sich auch nur in kleinen Mengen bei der Eiweißfäulnis in vitro (ANDERSON). Bei Milchnahrung entstehen vorzugsweise Kohlensäure, Wasserstoff und Stickstoff. Die beiden ersten Gase können auch der Kohlenhydratgärung entstammen.

Veränderung des Gallenfarbstoffes. Nach SCHIKORA enthält der Stuhl bei gesunden Brustkindern unverändertes Bilirubin. B. bifidum kann Bilirubin nicht reduzieren und Gallenfarbstoff nicht abbauen. In manchen Fällen ist eine Grünfärbung durch Biliverdin schon von vornherein vorhanden oder tritt bald nach der Entleerung des Stuhles auf. Es handelt sich dabei um einen katalytischen Oxydationsvorgang, der an eine hohe Acidität von $p_H < 5{,}3$ gebunden ist (FREUDENBERG). Nach KOEPPE wirkt Leukocytenoxydase katalytisch. Im Kuhmilchstuhl weist die Rotfärbung bei der SCHMIDTschen Sublimatprobe auf enterogene Reduktion des Bilirubins zu Sterkobilin hin. Selbst in hellen Kalkseifenstühlen ist aber zuweilen noch unreduziertes Bilirubin vorhanden. Dieses liegt dann in Form einer weniger farbkräftigen Calciumverbindung vor oder wird durch Kalkseifen und Kalkphosphat überdeckt (SCHÖNFELD).

3. Autosterilisation von Magen und Dünndarm.

Der menschliche Speichel enthält keimschädigende Stoffe. Nach HEGEMANN wird die keimhemmende Wirkung durch Vernichtung der vergrünenden Streptokokken der Mundhöhle, die ein „Inhibin" bilden, aufgehoben. Spuren von Rhodan steigern die bactericide Kraft. Der Coligehalt des Magens hängt wesentlich von der aktuellen Acidität ab. Bei Frühgeborenen fand SEYFFARTH 1 Std. nach der Mahlzeit häufig viele Colibakterien im Magen, $1^1/_2$—2 Std. nach der Mahlzeit dagegen selten und spärlich. Von per os aufgenommenen Keimen abgesehen, ist und bleibt der *normale Magen und Dünndarm bis auf das untere Ileum keimfrei bzw. keimarm.* Die fehlende Keimbesiedlung des Magens ist wegen der hier herrschenden Acidität verständlich, die auch acidophilen Bakterien keine Möglichkeit der Vermehrung bietet. Selbst bei stärkster Colivermehrung im Duodenum bei Intoxikation kann der Magen steril sein (ADAM).

Bei der H-Ionenkonzentration im Magen kann es sich weniger um eine Abtötung der Keime, auch von B. coli, handeln, da die hierzu nötige Acidität von p_H 3,77 für 3 Std. (SCHEER) nur selten beim Säugling innerhalb 2 Std. nach der Mahlzeit erreicht wird. Es genügt aber auch eine Vermehrungs*hemmung* anzunehmen. Diese ist bereits bei p_H 4,75 gegeben und macht sich in vitro in Ausbildung von Degenerationsformen und Aufhören der Indolbildung und Beweglichkeit bemerkbar. Die Entleerung des Magens besorgt dann ein Übriges. Hinzu kommt ein bactericider Effekt (W. Keller), der allerdings vorzugsweise im neutralen Bereich wirksam ist. Auch Braun und Lehnert fanden im Magen eine starke Bactericidie gegen B. coli, im Duodenum nur eine geringe, die sie auf Magensaft zurückführen. Zum Teil beruht die Magenbactericidie aber auf der Säurewirkung. Bei Dyspeptikern fehlt die Bactericidie in Magen und Duodenum.

Auch im Dünndarm läßt die schwach saure Reaktion bei der schnellen Passage eine Keimvermehrung nicht zustande kommen. Dagegen würde die neutrale bis schwach alkalische Reaktion im Leerzustande eine Vermehrung verständlich machen. Doch macht sich hierbei wieder der Nährstoffmangel geltend. Da unter pathologischen Verhältnissen eine starke Vermehrung pathogener Colirassen auch im Leerzustande, meistens von unten nach oben an Stärke zunehmend, erfolgt, müssen *zusätzliche* Abwehrkräfte von Bedeutung sein. In Form bactericider Antikörper sind sie bei Kindern nicht nachgewiesen worden. Bessau hält die allgemeine Widerstandskraft gegen Infektionen, die sich bis in die letzte Dünndarmzelle erstrecken muß, für verantwortlich. Adam hat darauf hingewiesen, daß die Dünndarmoberfläche im Leerzustande, unmittelbar post mortem untersucht, alkalisch reagiert. Dadurch muß ebenfalls die Colivermehrung gehemmt werden. Auch im alkalischen Bereich degeneriert B. coli in Kulturen. Die Größe der einzelnen Keime schwankt stark, es kommt zu Kümmerformen, Ketten- und Fadenbildung, Aufhören der Beweglichkeit und der Indolbildung. Bei Sektionen sofort post mortem fand Adam bei darmgesunden Säuglingen den oberen und mittleren Dünndarm steril, bzw. es waren nur kulturell vereinzelte Enterokokken, Streptokokken, Staphylokokken, Coli, Acidophilum und B. lactis aerogenes nachweisbar. Erst im Ileum fanden sich vorzugsweise und reichlicher B. coli und B. acidophilum. Es ist anzunehmen, daß es sich bei der Mehrzahl der Keime in den oberen Dünndarmpartien um verschluckte Keime handelt. Als Nebenbefund ist zu erwähnen, daß sich bei bakteriologisch und anatomisch gesundem Darm gelegentlich im Dickdarm, selten im Ileum, zahlreiche *Spirochäten* finden, die angereichert tief in den Krypten gelegen sind (Adam). Diese Spirochäten sind kurz, haben 2—4 Windungen, sind argentophil und liegen ohne Begleitkeime dicht dem Epithel auf. Bei Durchfällen werden gelegentlich große Mengen solcher Spirochäten entleert. Es handelt sich offenbar um einen harmlosen Saprophytismus. Auch das an der Brust trinkende Kind nimmt zahlreiche Keime per os auf. Ohne Hautdesinfektion beträgt der Keimgehalt der Frauenmilch über 100 bis über 10000 Keime pro Kubikzentimeter (Kupelwieser). Frauenmilch besitzt an sich bactericide Wirkung, besonders gegen B. coli, während Kuhmilch diese Eigenschaft nicht besitzt. Die Bactericidie richtet sich gegen die obligaten Milchbakterien, wenig oder überhaupt nicht gegen fakultative. Sie wird durch Dauerpasteurisieren bei 63° wenig, dagegen stark durch Kochen geschädigt (GOETERS).

Beim Erwachsenen haben GANTER und VAN DER REIS eine im Duodenum beginnende, bis zur Mitte des Dünndarms ansteigende und dann wieder abnehmende, im Dickdarm dagegen fehlende „Bactericidie" nachgewiesen. Nach K. MEYER und LÖWENBERG sind diese im Duodenalsaft der Erwachsenen nachweisbaren Stoffe schwer dialysabel, ultrafiltrierbar und thermoresistent. Sie haben eine Teilchengröße wie hochdisperse Kolloide oder hochmolekulare Kristalloide. Es handelt sich nicht um Verdauungsfermente, Bakteriophagen oder Bakteriolysine. Der Gehalt des Duodenalsaftes ist auch beim Gesunden großen Schwankungen unterworfen. Eiweiß und Eiweißabbauprodukte wirken hemmend. RUSSEL untersuchte, ob sich mittels der Methylenblau-Reduktion eine Schädigung vom B. coli durch Duodenalsaft bei Säuglingen und älteren Kindern nachweisen ließ. Die Reduktionsprobe dient sonst zur Prüfung des Keimgehaltes der Kuhmilch. 58% der Säuglinge und 84% der Kinder von 1—14 Jahren besaßen hemmende Stoffe im Duodenalsaft. Der reine Darmschleim erwies sich als stärker wirksam als goldgelber Duodenalsaft, der Galle und Pankreassaft enthielt, das Ultrafiltrat wirkte stärker als Darmsaft. Das wirksame Prinzip geht in Alkohol über und ist weitgehend thermostabil. Im Gegensatz zu Tiergallen war aber Menschen*galle* wirksam. Es ist wahrscheinlich, daß es sich um die Wirkung von Gallensäuren, einer Gallensäureverbindung oder einem Gallensäurederivat handelt. Für den reinen Darmschleim kann das aber nicht zutreffen. Eine *Abtötung* der Colibakterien tritt übrigens nicht ein. W. KELLER untersuchte die „Bactericidie" des Duodenalsaftes von Säuglingen im Kulturversuch durch Beimpfen mit abgestuften Mengen Colikultur. Ursprünglich hoher Keimgehalt des Duodenalsaftes schließt das Vorhandensein eines bactericiden Effektes nicht aus. Andererseits kann ein steriler Saft beim gesunden Säugling keine Spur von Hemmungsstoffen enthalten. Das Ergebnis schwankt beim gleichen Kinde. Bemerkenswerterweise ist der bactericide Effekt im Neutralbereich am stärksten ausgeprägt. Ein Unterschied bei aeroben und anaeroben Bedingungen bestand im allgemeinen nicht. *Der bactericide Effekt* ist im Alkoholextrakt nachweisbar und erwies sich als *thermostabil bei 100°*. Auch neutralisierter Magensaft zeigt dieselbe Wirkung. Über die Natur dieses Hemmungsfaktors werden keine Angaben gemacht. Alkalisiert man wirksamen Duodenalsaft, so verliert er seine Wirkung. Durch Zusatz wachstumsfördernder Glucose verschwindet der Effekt. Die Thermostabilität spricht gegen den Charakter als Immunkörper. Auch werden vom Säugling nur selten Antikörper, wie Agglutinine, gegen B. coli gebildet. Bakteriophagen gegen Coli und Paracoli sind weder beim darmgesunden noch darmkranken Säugling im Stuhlfiltrat gefunden worden (DEÁK). BRAUN und LEHNERT haben darauf hingewiesen, daß Colibefunde in Magen und Duodenum bei darmgesunden Säuglingen auf exogener Zufuhr der Keime beruhen kann, während bleibende Colibefunde trotz hoher Acidität auf Versagen der Bactericidie hinweisen. Doch muß auch an Rückfluß keimreichen Duodenalsaftes gedacht werden (ADAM).

4. Darmfloraänderung im Tierversuch.

Die Darmbakterienflora der weißen Ratte setzt sich hauptsächlich aus acidophilen Bakterien und solchen der Coligruppe zusammen (CANNON). Bei Ernährung mit Milch, Brot und Lactose war das Verhältnis der beiden Bakteriengruppen 85:15, bei gemischter Kost 40:60 und bei Fleischdiät 1:99. Durch bloße Kohlenhydratzulage gelingt eine Verschiebung zugunsten der Acidophilen nur bei Verwendung von Lactose oder Stärke. Bei Fleisch- und Fischdiät treten auch sporenbildende Anaerobier auf, womit auch der Prozentsatz H_2S-bildender Kolonien etwa parallel ansteigt. Bei Fisch- und Fleischernährung betragen diese 7,5%, bei Eiereiweiß 3%, bei Käse 0,9%, bei Kartoffeln 0,4%, bei Milch und Lactose 0,06%, bei verschiedenen Vegetabilien nur 0,03%. Ein völliges Verdrängen der sporulierenden Anaerobier und Vorherrschen der Acidophilen wurde durch Verfüttern einer Bohnenart (Diabetic flour) erreicht, die, ähnlich der Sojabohne, etwa 43% vegetabiles Eiweiß und nur 23% Kohlenhydrat enthält. SCHIEBLICH wies im Stuhl der weißen Ratte hauptsächlich acidophile Bakterien, lange Milchsäurestäbchen und Enterokokken, neben Coli und sehr wenig Fäulnisanaerobiern nach, und zwar sowohl bei reiner Fleischdiät wie bei gemischter Kost. Bei Umstellung auf eine sehr eiweißarme Kost mit viel Lactose trat außerdem reichlich B. bifidum auf. Nur Lactose war als Zucker hierzu geeignet. ADAM konnte sowohl bei der weißen Ratte wie weißen Maus durch Verfüttern einer bifidogenen $^2/_3$-Milch mit Dextringemisch (Dexamyl, Töpferwerk) eine reine Bifidumflora erzielen, sofern die Tiere nicht dyspeptisch waren. STRANSKY und TRIAS untersuchten die Darmflora vom Magen bis Dickdarm bei 2 Gruppen von natürlich ernährten und mit Kuhmilch ernährten jungen Hunden desselben Wurfes. In Narkose entnahmen sie nach Laparatomie Proben aus dem gesamten Magendarmkanal (Magen, Duodenum, Jejunum, oberem und unterem Ileum und Dickdarm). Die Proben wurden aerob und anaerob untersucht. Bei den künstlich ernährten Tieren fanden sich wesentlich mehr Keime im ganzen Magen-Darmteil bis zum unteren Ileum. Es bestand aber im wesentlichen nur ein quantitativer, kein qualitativer Unterschied. Nur Proteus fand sich bei künstlich ernährten Tieren häufiger. Im oberen Teil des Verdauungstraktes fanden sich vorzugsweise Coli und Enterokokken, seltener Streptokokken, Staphylokokken und Perfringens. Der wesentlichste Unterschied bestand darin, daß bei natürlich ernährten Hunden schon vom unteren Ileum an B. bifidum in Erscheinung trat, während bei künstlich ernährten Tieren eine grampositive und gramnegative Mischflora bestand, mit Coli, Enterokokken, Staphylo- und Streptokokken, und in geringem Ausmaße auch Acidophilus, Putrificus, Proteus und Hefe. Die Verhältnisse entsprechen im wesentlichen denen, wie sie ADAM bei nicht darmkranken Säuglingen anläßlich Sektionen sofort post mortem feststellte.

ANHANG.
V. Die wichtigsten Darmbakterien des Säuglings.

Nach der jetzigen Nomenklatur (LEHMANN und NEUMANN) wird die Gruppe der Nicht-Sporenbildner „Bacterium" und die Gruppe der Sporenbildner als „Bacillus" bezeichnet.

1. Acidophile Bakterien.

Zu der Gruppe der acidophilen Bakterien gehören, außer den am häufigsten vorkommenden anaeroben B. bifidum und aeroben B. acidophilum, nach GOETERS die in Dünn- und Dickdarm seltener nachweisbaren: Streptobacterium plantarum (das am meisten vorkommt), Streptobacterium casei, Thermobacterium lactis und Betabacterium longum und breve.

a) Bacterium bifidum.
(Bacillus bifidus Tissier.)

Morphologie und kulturelles Wachstum. Diphtherie-ähnliche Stäbchen, die NEISSERsche Körnchenfärbung geben können. Es handelt sich um anaerobe Bakterien, die in alten Kulturen, wenn auch in degenerativer Form, ein zartes aerobes Wachstum zeigen können (ZEISSLER und KÄKKELL; J. B. MAYER). Ihre Normalform, wie sie in der Regel im Brustmilchstuhl erscheint, stellt ein grampositives, schlankes, leicht gebogenes Stäbchen dar. Unter ungünstigen Lebensbedingungen kommt es zu Involutionserscheinungen, d. h. zu endständiger einfacher Verzweigung bis zu hirschgeweihartigen Auswüchsen, die meistens mit Plasmolyse (Körnchenbildung) einhergeht. Einfache Verzweigungen sieht man zuweilen auch im Brustmilchstuhl-Ausstrich, z. B. wenn sich eine Mischflora entwickelt. Bifidum ist ein ausgesprochen acidophiles Bacterium, das erst bei einem bestimmten Säuregrad eine üppige Vermehrung zeigt. Das läßt sich besonders gut bei Beobachtung der „Stundengärung" erweisen. Erst wenn die Eigenwasserstoffzahl (ADAM) von p_H 5,5—5,9 erreicht ist, setzt die reichliche Vermehrung der Normalform ein. Auf Zuckernährböden, die stärker sauer sind als diesem H-Ionenoptimum entspricht, wie p_H 4,75, entstehen spärlich kurze, plumpe, fast kokkenartige Individuen. Auf neutralem oder schwach alkalischem Nährboden, mit einem Ausgangs-p_H von 6,4—8,75, erfolgt verzögertes Wachstum verzweigter, plasmolysierter Formen. Bei p_H 4,45—4,1 findet überhaupt kein Wachstum mehr statt. Auf zuckerhaltigem Nährboden, gleichgültig welches Eiweiß- und Zuckergehaltes, nimmt die Bifidumkultur regelmäßig einen Endsäurewert von p_H 4,2 an. Dabei hört die Zuckerspaltung auf. Unreife Formen, wie man sie reichlich in jungen Kulturen findet, sind noch nicht völlig grampositiv färbbar oder zeigen grampositive Körnchenbildung. Dies beruht auf Mangel an ionisierter Säure und zu starker Pufferwirkung des Nährbodens. Sobald genügend Säure gebildet ist, entsteht die typische grampositive und nicht verzweigte Form. Das ist praktisch für die Beurteilung von gramgefärbten Stuhlausstrichen wichtig, in denen sich nicht selten solche „gramnegativen Bifidumbakterien" finden. Bei Dauerpufferung des Nährbodens mittels Kreide- oder Marmorzusatz ist Bifidum imstande, sehr große Zuckermengen zu vergären (bis 9%). Dabei entsteht regelmäßig ein besonders üppiges Wachstum normaler Formen und eine automatische Einstellung des p_H-Wertes auf den der Eigenwasserstoffzahl. Bifidum wächst besonders gut auf hämatinhaltigem Nährboden mit $CaCO_3$-Zusatz (ADAM) oder bei Cystinzusatz (BLAUROCK) oder Leberextraktzusatz (BESSAU). Nach RÜHLE läßt sich Bifidum, ähnlich wie Diphtheriebacillen, anaerob auf der LÖFFLER-Serumplatte züchten.

Bei Untersuchung des *Verwendungsstoffwechsels* des Bifidum nach ADAM ist festzustellen, daß die Formbildung auch von der Art der Nährstoffe abhängt. Gemessen an Formbildung und Färbbarkeit läßt sich an diesem Bacterium in besonders glücklicher Weise der Nachweis erbringen, ob ein Nährstoff brauchbar oder unbrauchbar ist. Bifidum kann auf zuckerfreiem Nährboden fast gar nicht gedeihen. Am besten wird er durch Milchzucker gefördert, etwas weniger gut durch Maltose und schlecht durch Saccharose, wobei es zu Degenerationsformen trotz guter Vermehrung kommt. Unter günstigen Bedingungen auf Hämatinnährboden werden kleine Mengen Gas (CO_2?) gebildet. Bei Hexosen, Glucose, Galactose, Lävulose, kommt es zwar zur Vermehrung, aber es bilden sich Involutionsformen. Schon geringe Mengen von Lactose (bis 0,05%) ergeben ziemlich schnelle und reichliche Vermehrung normaler Formen. Das ist für die Beurteilung der Mindestmenge von Milchzucker wichtig, die noch in den Dickdarm gelangen müssen. Von Eiweißstoffen erwies sich menschliches Serum eher als hemmend, Lactalbumin in Form von Albulactin als nicht fördernd. Dagegen fördern Caseinsäure und Caseinate in ausgesprochenem Maße, insbesondere Calciumcaseinat. Das Albumin der

Frauenmilch dagegen soll gut verwertet werden. Fettsäuren wirken lediglich im Sinne der Erzeugung des optimalen sauren Milieus. Alkaliseifen haben eine außerordentlich starke Steigerung der Vermehrung der Normalform zur Folge. Dagegen üben Kalkseifen schon in geringer Konzentration von 0,05% einen stark wachstumshemmenden Einfluß aus. *Der hemmende Einfluß der Kuhmilchernährung* auf die Entwicklung des Bifidum *beruht* nicht auf dem Caseinreichtum im Sinne einer Förderung von Fäulniserregern, sondern *auf der Kalkseifenbildung.* Die Versuche mit der künstlichen Erzeugung der Bifidumvegetation haben diese Kulturergebnisse bestätigt. Bifidum bildet als Endprodukt der Zuckerspaltung hauptsächlich Milchsäure, daneben Essigsäure und Spuren von Propionsäure.

Tabelle 30. Verwendungsstoffwechsel des B. bifidum. (Nach ADAM.)

Wachstumsfördernd.

Kohlenhydrate: Lactose, Maltose, Galaktose, Glucose, Lävulose, Mannose.
Eiweiß: Caseinsäure, Natrium- und Calcium-Caseinat, Cystin (BLAUROCK).
Fett: Alkaliseifen.
Salze: Eisensalze.

Wenig wachstumsfördernd.

Kohlenhydrate: Saccharose.
Eiweiß: Caseinpepton, Lactalbumin.

Nicht wachstumsfördernd.

Kohlenhydrate (und Abbauprodukte): Stärke, Dextrin, Hexosediphosphorsäure, Brenztraubensäure, Acetaldehyd, Acetate, Alkohole (nach BOVENTER), Glykoside (nach BOVENTER).
Eiweiß: Humanserum, Leucin, Glykokoll, Alanin, Asparaginsäure, Tyrosin, Harnstoff.
Fett: Glycerin, Ölsäure, Buttersäure, Kalkseifen.
Salze: Calciumcarbonat, Ca-, Na-, K-Phosphat, Calciumchlorid.

PETUELY und KRISTEN nehmen an, daß es einen besonderen vitaminartigen „*Bifidus-Faktor*" gibt, der in Menge von 10 mg der Nahrung zugesetzt, eine Bifidumflora in 24—36 Std. erzeugt. In vitro zeigt der hypothetische Stoff, der in frischer, aber nicht in abgestandener Frauenmilch enthalten ist, nicht die Eigenschaft eines Wuchsstoffes für B. bifidum. Der Faktor soll den Darmchemismus im Sinne einer Förderung der Bifidumflora beeinflussen.

ADAM hat aus Kohlenhydraten einen noch nicht näher bestimmten „*Bifidum-Wuchsstoff*" gewonnen, der in kleinen Mengen künstlichen Nahrungsgemischen zugesetzt, bei darmgesunden Säuglingen eine reine Bifidumflora erzeugt (unveröffentlicht). Der Wuchsstoff ist den Dexamyl-haltigen Fertigpräparaten der Töpfer-Werke, Dietmannsried, zugesetzt.

Nach der Kolonieform lassen sich zwei Bifidumtypen unterscheiden (BLAUROCK; BOVENTER): eine S-Form, die glatte, halbkugelige, weißglänzende Kolonien bildet, und eine R-Form mit flachen, matten, unregelmäßig begrenzten Kolonien. Serologisch lassen sich vier Typen trennen (BLAUROCK). J. B. MAYER sah Übergang der einen in die andere Form und konnte mittels biologischer Reihe drei Haupttypen und eine Untergruppe unterscheiden. MALYOTH und BAUER unterscheiden neben der S-Form und R-Form eine kapselbildende M-Form (mucoid-Form). Sie tritt bei Zusatz von spezifischem Antiserum aus schleimig wachsendem Typus gut in Erscheinung. J. B. MAYER und BAUER hatten das schleimige Wachstum mancher Stämme auf die Feuchtigkeit des Nährbodens zurückgeführt. Eine pathogene Bedeutung ist für B. bifidum niemals erwiesen worden. Ein Unterschied zwischen den beim Säugling und beim Erwachsenen gezüchteten Typen läßt sich nicht feststellen.

B. bifidum ist sehr arsenempfindlich (BESSAU). AUST (s. ADAM) und FRISELL fanden, daß Bifidum in Kultur relativ resistent gegen Streptomycin ist, dagegen empfindlich gegen Aureomycin, Penicillin und Sulfonamide. In vivo fand PATZ keine schädigende Wirkung gegenüber Streptomycin, Penicillin, Chloromycetin und Sulfonamide in klinisch üblicher Dosierung, dagegen gegenüber Arsenpräparaten und Kalomel. JORNS beobachtete, daß an der Brust genährte Neugeborene, die noch keine Bifidumflora entwickelt hatten, diese schlecht entwickelten, wenn Streptomycin gleichzeitig gegeben wurde. Hierbei ist die Hemmung der Darmfloraentwicklung als solche zu berücksichtigen.

Vorkommen. B. bifidum findet sich häufig in der weiblichen Scheide (in 50% nach BOVENTER, in 95% nach BLAUROCK). Es besteht bezüglich Häufigkeit des Befundes kein Unterschied zwischen Schwangeren und Nichtschwangeren. Im Stuhl Erwachsener ist Bifidum besonders nach Milchgenuß oder überwiegender Kohlenhydratnahrung festzustellen. Er muß als obligater Darmbewohner bei Erwachsenen angesehen werden (BOVENTER). Er findet sich auch im Darm vieler Säugetiere. Weder in Frauenmilch noch an der Brustwarze der Stillenden oder in der Mundhöhle des Neugeborenen wurde Bifidum gefunden (STÖLTING), auch nicht an Wäsche und im Badewasser (ROUFOGALIS).

Vitaminbildung. B. bifidum bildet reichlich Vitamin B_1. Mit 2,5 g Sediment frischer Kultur ($= 0,4$—$0,5$ g Trockensubstanz), von Vitamin B_1-freiem Nährboden stammend, konnten Beri-Beri-Tauben geheilt werden. Bifidum bildet ein 3mal so starkes Vitamin B_1 als B. coli. Die Schutzdosis betrug für Bifidum 2,5 g feuchtes Sediment, für Trockenhefe 0,7 g pro Tier und Tag. Schutzversuche mit B. coli gelangen nicht (REICHELT). Nach BOVENTER enthält 1 g Bifidum-Kultursediment etwa 25 γ Vitamin B_2 ($= 150$ γ auf Trockensubstanz berechnet). Das ist etwa 5mal mehr als bei B. coli. Die physiologische Bedeutung des hohen

Lactoflavingehaltes liegt in der katalytischen Beeinflussung anaerober Redoxvorgänge. Vitamin C ist nicht nachweisbar (REICHELT), ebenso wenig Vitamin D und Provitamin A (BOVENTER) Vitamin K wird wesentlich schwächer von Bifidum gebildet als von Coli (ORLA JENSEN).

Antibiotische Versuche. In steriler Milch übt Bifidum eine verdrängende Wirkung auf Coli, Pneumokokken, Proteus und Mesentericus aus, aber nicht auf Strepto- und Staphylokokken (J. B. MAYER). Doch dürfte es sich nicht um eine antibiotische Wirkung handeln, da eine solche im kulturellen Lochtestversuch weder gegen Coli noch Typhus-, Paratyphus-, Dysenterie-, Proteus- und Pyocyaneus-Bacterien, noch gegen Strepto-, Staphylo-, Pneumo- und Enterokokken nachweisbar ist (BOVENTER). Auch BOEHM-AUST (Erlangen) konnte keine antibiotische Wirkung gegen Dyspepsiecoli feststellen (unveröffentlicht). Im Mäuseversuch erwiesen sich Einläufe mit Bifidumkulturen von antiparasitärer Wirkung gegen Helminthen (THURET und THIBAUT).

b) Bacterium acidophilum (MORO, FINKELSTEIN).

Morphologie und kulturelles Wachstum. Schlanke, Gram-positive Stäbchen, aerob und fakultativ anaerob wachsend, acidophil, mit Neigung zu Fadenbildung. Die Eigenwasserstoffzahl (H-Ionenoptimum) liegt nach ADAM und KISSOFF zwischen p_H 5 und 6. In diesem Bereich gedeiht er am besten bezüglich Menge, Form und Funktion. Im neutralen Bereich und darüber kommt es zu Verlust der Gram-Färbbarkeit. Im Stundengärungs-Versuch setzt erst bei Erreichen der Eigenwasserstoffzahl kräftige Vermehrung und normales Wachstum ein. Ist die Säuerung bis p_H 4,2 fortgeschritten, so tritt Degeneration und Absterben ein. ADAM und KISSOFF untersuchten außerdem den Verwendungsstoffwechsel. Von Zuckerabbauprodukten wurden Brenztraubensäure und hexosediphosphorsaure Salze, ebenso wie von B. bifidum, nicht angegriffen, im Gegensatz zu B. coli. Von Hexosen fördert Galactose besser

Tabelle 31. *Unterschiede im Verwendungsstoffwechsel von Acidophilum und Bifidum.*
(Nach ADAM und KISSOFF.)

B. acidophilum	B. bifidum
Bevorzugt Saccharose	bevorzugt Lactose
greift Stärke an	gedeiht nicht auf Stärke
keine Hemmung durch Kalkseifen	Hemmung durch Kalkseifen
gedeiht auf unverdauter Kuhmilch	gedeiht schlecht auf unverdauter Kuhmilch
aerob und fakultativ anaerob	anaerob
keine Verzweigungen bildend	neigt zu Verzweigungen
reduziert keine Nitrate	reduziert Nitrate
bildet keine Katalase	bildet Katalase
bildet vorwiegend Rechtsmilchsäure	bildet vorwiegend Linksmilchsäure
nicht agglutinabel mit Bifidumserum	

als Dextrose. Von Disacchariden ist Saccharose mehr adäquat als Lactose und Maltose, im Gegensatz zu Bifidum. Stärke wird, wenn auch langsam, angegriffen, im Gegensatz zu Bifidum. Acidophilum wächst im Gegensatz zu Bifidum auch auf zuckerfreiem Nährboden. Pepton hemmt, Caseinsäure und Caseinate fördern das Wachstum. Von Fettderivaten fördern nicht nur Alkaliseifen die Vermehrung, ähnlich wie bei Bifidum, sondern im Gegensatz zu Bifidum auch Kalkseifen. Auf Frauenmilch entwickelt sich Acidophilum schlecht, dagegen gut auf Kuhmilch. Bifidum ist auf beiden Milcharten schlecht zum Gedeihen zu bringen. Ein aromatischer Geruch wird auf Kulturen nicht entwickelt.

Der Verwendungsstoffwechsel läßt erkennen, daß Acidophilum auch bei Kuhmilchernährung leicht zur Entwicklung kommen kann. Es findet sich im Brustmilchstuhl, Kuhmilchstuhl, in der Vagina und in Milch. Es wurde wenige Tage nach der Geburt im Munde der Neugeborenen gefunden, verschwindet aber bei Einimpfen in den Mund bald. Sonst wird es durch Kuhmilch, aber nicht durch Frauenmilch übertragen (MAGARA c. s.). Das Mengenverhältnis von Bifidum : Acidophilum im Brustmilchstuhl beträgt nach ADAM und KISSOFF 100000:1. Nach HANKE und KOESSLER wird Tyrosin zu Tyramin decarboxyliert (22—45% Ausbeute in 14 Tagen). Bei Vergärung von Lactose verhalten sich die flüchtigen zu den nichtflüchtigen Gärungssäuren wie 1:9 (DRUCKREY). Letztere bestehen ausschließlich aus Milchsäure.

„Enterokokken" (Milchsäurestreptokokken und Darmstreptokokken). Vorzugsweise handelt es sich um den Streptococcus acidi lactici bzw. nahe verwandte Arten. Die im Dünndarm, wenn auch zahlenmäßig wenigen aber artreichen Milchsäurebakterien sind von GOETERS systematisch untersucht worden. Unter 86 Stämmen fand er:

Tabelle 32.

Streptokokken	Betakokken	Laktobacillen
Str. lactis 16 mal Str. cremoris 8 mal Str. faecium 7 mal Str. bovis 5 mal Str. inulaceus 3 mal Str. glycerinaceus 2 mal Str. thermophilus 1 mal	Betac. arabinaceus 5 mal Betac. bovis 4 mal *Tetrakokken* Tetrac. mycodermatus 4 mal Tetrac. casei 3 mal Tetrac. liquefaciens 5 mal	Streptobact. plantarum 7 mal Streptob. casei 2 mal Thermobact. lactis 3 mal Betabact. longum 4 mal Betabact. breve 5 mal

Diese Arten konnten aus Dünndarm 4 Std. post mortem meistens nur durch Anreicherung in flüssigen Nährböden gezüchtet werden. In den verschiedenen Darmabschnitten weist die Milchsäurebakterienflora keine wesentlichen Unterschiede auf. Zu den obligaten Darmbewohnern gehören: Streptococcus acidi lactici, Streptoc. cremoris, also die eigentlichen Milchstreptokokken, ferner Streptoc. faecium und Streptoc. bovis, als die eigentlichen nur schwach Säure bildenden Darmstreptokokken. *Bei weitem überwiegt der stark milchsäurebildende Streptoc. acidi lactici.* Die Milchstreptokokken sind schlechte Eiweißspalter. Die enteralen Kokken bilden in Milchzuckerbouillon einen End-p_H-Wert von 4,18 bis 4,32 (SCHEER). Die Abtötung erfolgt erst bei p_H 2,36, innerhalb 24 Std., und bezeugt eine starke Säureresistenz. Ein gewisser Eiweißabbau findet auch im zuckerhaltigen Nährboden statt (KENDALL und HANER). Die Verwertung von Zuckern und Alkoholen ist bei den Arten sehr verschieden und dient zur Typendifferenzierung (s. GOETERS).

2. Bacterium coli und Bact. lactis aerogenes.

a) Bacterium coli.

(Bact. coli commune ESCHERICH.) (Dyspepsiecoli ADAM.)

Morphologie und kulturelles Wachstum. Gram-negative Kurzstäbchen, beweglich, aerob und, namentlich auf zuckerhaltigem Nährboden, auch anaerob wachsend, Gelatine nicht verflüssigend, meistens indolbildend, Milch koagulierend. Die Differenzierung der zahlreichen Typen, wie sie stets im Darm vorkommen, kann mittels Prüfung der Vergärung verschiedener Zucker und Alkohole erfolgen. In manchen Fällen leidet diese Untersuchungsmethode an der scheinbaren „Variabilität“. Diese läßt sich aber häufig auf eine unterschiedliche Entwicklung der betreffenden Fermente zurückführen und erfordert besondere Kautelen. Bei schwacher Fermententwicklung und zu starker Pufferung des Nährbodens kann die Spaltung, gemessen an der Säurebildung, u. U. Tage bis Wochen dauern, auch gar nicht in Erscheinung treten. Der betreffende Nährboden darf daher nur eine schwache Pufferung aufweisen. Öfters kann die Fermentleistung noch durch Fortzüchten auf dem betreffenden Nährboden gesteigert werden. Eine weitere Schwierigkeit ist dadurch bedingt, daß gelegentlich 2—3 verschiedene Colitypen in einer einzigen, kreisrunden Kolonie zusammen wachsen können. Das läßt sich an der verschiedenen Färbung oder Durchsichtigkeit der Kolonieabschnitte im Plattenkulturmikroskop erkennen. In Zweifelsfällen muß man zur Isolierung die Einzell-Kultur benutzen. Außer der genannten Labilität besitzt Coli auch eine besondere Anpassungsfähigkeit, die sich in der Bildung heterogener Agglutinine bemerkbar machen kann. So kommt es vor, daß Coli hohe Agglutinabilität gegenüber Paratyphus- oder GÄRTNER-Serum aufweist.

Die Eigenwasserstoffzahl (H-Ionenoptimum) liegt im Neutralbereich bei p_H *6,4—7,1 (ADAM). Als Eiweißverdauer bildet Coli auf zuckerfreiem Nährboden ein End-p_H von 7,5—8,0, auf zuckerhaltigem Nährboden als Gärungserreger ein End-p_H von 4,7—5,1,* unabhängig von der initialen H-Ionenkonzentration des Nährbodens (ADAM). Bei diesen alkalischen und sauren Werten ist eine Vermehrung nicht mehr möglich. Nach SCHEER beträgt die Abtötungszeit in Std. wie in Tab. 33 angegeben.

Unter ungünstigen Bedingungen, wie Züchtung auf alkalischem oder saurem Nährboden, beiderseits der Eigenwasserstoffzahl, kann trotz guter Vermehrung die Beweglichkeit und die Indolbildung verloren gehen. Ferner treten Kümmerwuchsformen, Ketten- und Fadenbildung in Erscheinung, die als Degenerationserscheinungen aufzufassen sind. Nach THALHAMMER können Colistämme durch Vergiften mit Streptomycin oder Paraaminosalicylsäure bestimmte biologische Eigenschaften für einige Zeit verlieren. Daß Bakterien auch erkranken und Funktionsschädigungen erfahren können, kann aber nicht als Beweis für eine Mutation angesehen werden. HUPFER untersuchte zahlreiche Dyspepsiecolistämme, die biologisch und serologisch gut definiert waren, auf Variabilität durch Vergiften mit Antibioticis (Streptomycin und Chloromycetin). In keinem Falle wurde eine Änderung der biologischen Reihe oder der Agglutinabilität gefunden. KAUFFMANN und PERCH haben serologisch

Tabelle 33.

p_H	Stunden
3,77	3
4,00	6
4,36	9
4,50	12

gut definierte Colitypen nach 5—6 jährigem Fortzüchten auf ihre serologischen Eigenschaften nachgeprüft und in keinem Falle eine Änderung feststellen können. ADAM ist es niemals gelungen bei reinen Colistämmen durch Züchten auf Nährböden mit verschiedenen Zuckern und Alkoholen und durch Tierpassagen Variationen oder Mutationen zu erzielen. *Das sind grundsätzliche Feststellungen, die gegen die Umwandlung etwa harmloser Colirassen in pathogene sprechen.*

Differenzierung durch biologische Reihe. Die von C. O. JENSEN eingeführte Methode der Vergärung verschiedener Zucker und Alkohole diente zunächst zur Differenzierung der bei Kälberruhr gefundenen Colirassen, einer bei Jungkälbern der ersten Lebenstage vorkommenden infektiösen Coli-Enteritis. JENSEN unterscheidet Saccharose vergärende A-Typen und nicht Saccharose vergärende B-Typen. Die beiden bei Kälberruhr am häufigsten nachweisbaren Typen gehören zur A-Gruppe. ADAM benutzte eine erweiterte biologische Reihe zur Differenzierung der bei Säuglings-Dyspepsie und -Intoxikation unmittelbar post mortem aus

Tabelle 34.

Typ A	Saccharose	Sorbose	Rhamnose	Dulcit	Adonit	Sorbit
1	+	+	+	+	0	0
2	+	+	+	+	0	+
3	+	+	+	0	0	0
4	+	0	+	+	0	+
5	+	0	+	0	0	+
6	+	0	+	0	+	+

dem Dünndarm und Bauchorganen oft fast in Reinkultur züchtbaren Colitypen. Sie gehörten ebenfalls zum A-Typ. Im Stuhl von 185 darmgesunden und darmkranken Säuglingen fand er vorstehende A-Typen (s. Tab. 34).

Bei normaler Keimbesiedlung des Dünndarmes fanden sich anläßlich Sektionen sofort post mortem fast nur Saccharose nicht vergärende Typen im Chymus, seltener Bact. lactis aerogenes und selten Saccharosevergärer. Auch im Stuhl des darmgesunden Säuglings kommen vorherrschend Nicht-Saccharose-Vergärer vor. Diese sind bisher nicht genau biologisch differenziert worden. LORENZ und KUPELWIESER fanden bei großem Untersuchungsmaterial im Stuhl darmgesunder Säuglinge, besonders bei Brustkindern, vorherrschend den Saccharose nicht vergärenden B-Typ, der Glucose und Lactose vergärt und nicht auf Citratnährboden wächst. Sie bezeichnen diesen Typ als „*Bact. coli commune*" sensu strictiori. Auch bei künstlich ernährten darmgesunden Säuglingen wurden zwar öfters Saccharosevergärer festgestellt, doch überwog auch hier stets der B-Typ. Bei akuten Ernährungsstörungen dagegen kam es häufig zu völligem Verschwinden der Saccharose-Nichtvergärer und Hervortreten der Saccharose-Vergärer. In der Rekonvaleszenz traten die Saccharose-Nichtvergärer wieder in den Vordergrund. Bei Alkohol- bzw. Crotonöl-Injektion in die Paukenhöhle junger Hunde, dagegen nicht bei subcutaner Injektion, fanden STENGER und ADAMEK bei der mit großer Regelmäßigkeit einsetzenden Dyspepsie das Auftreten von Saccharose vergärenden Coli im Dünndarm, neben Paracoli, Befunde, die bei Kontrolltieren höchst vereinzelt beobachtet wurden. Beim gesunden Menschen kann die Coliflora des Stuhles wechseln, wie aus serologischen Typenbestimmungen von KAUFFMANN und PERCH hervorgeht. Unter 22 früher festgestellten Colitypen bei derselben Versuchsperson ließen sich nach 2 Jahren nur noch zwei der früheren Colitypen wiederfinden.

Serologische Coli-Differenzierung. Die mit einigen technischen Schwierigkeiten behaftete Differenzierung mittels biologischer Reihe, die immer wieder zu Diskussionen über die Variabilität der Colitypen Anlaß gegeben hat, ist durch die serologische Typendifferenzierung von KAUFFMANN und Mitarbeitern (KNIPSCHILDT, VAHLNE, DUPONT, PERCH u. a.) auf einen mehr sicheren Boden gestellt worden. Es lassen sich neben thermostabilen Körperantigenen (= O) und thermolabilen Geißelantigenen (= H), noch Körperoberflächenantigene (= K) mit thermolabilen Untergruppen B und L und der thermostabilen Untergruppe A unterscheiden. Im allgemeinen genügen die Bestimmungen der O- und der B-Agglutination, um einen Colistamm ausreichend zu identifizieren. Zum Nachweis der O-Antigene werden 1 Std. bei 100° erhitzte Aufschwemmungen von Schrägagarkulturen benutzt. Die fortlaufende Reihe der Reagensglasverdünnungen des Serum werden mit der zugesetzten erhitzten Coli-Aufschwemmung 20 Std. bei 50° im Wasserbad gehalten oder 2 Std. bei 37° und 20 Std. bei Stubentemperatur. Die Bestimmung der B-Agglutination erfolgt mit lebenden Kulturen auf dem Objektträger nach 2 Std. Stehen bei 37° und weiteren 20 Std. Zimmertemperatur- oder Kühlschrank-Aufbewahrung. Die Verdünnungen des Serum für die O-Agglutination werden ab 1:20 angelegt, die für die B-Agglutination mit Verdünnung 1:5 oder 1:10. O-Sera werden durch Vorbehandlung von Kaninchen mit gekochten Bakterien, O-B-Sera mit lebenden Kulturen gewonnen. Die O-Agglutination ist im Titer höher (meistens 1:5000) als die B-Agglutination. Nach Absättigen der O-B-Sera mit erhitzten Kulturen bleibt die B-Agglutination allein übrig. Sie übersteigt meistens nicht den Titer 1:320. Die H-Agglutination der Geißelantigene wird mit formalinabgetöteten Bouillonkulturen ausgeführt. Sie läßt noch Untergruppen eines Hauptstammes erkennen. So weist der Dyspepsiecolityp O 111 : B 4 noch die H-Gruppen 2 oder 12 oder kein H-Antigen auf.

Dyspepsiecoli-(ADAM). 1923 berichtete ADAM, daß die unmittelbar post mortem, oft nahezu in Reinkultur, im Dünndarm von toxischen Dyspepsien gefundenen Colikeime besondere biologische Eigenschaften besitzen, die sie von den bei darmgesunden Säuglingen im Stuhl vorkommenden Arten, den sog. „Normalcoli" unterscheiden. Diese Colitypen gehören größtenteils zu den Saccharosevergärern (Typ A). Sie wachsen auf Frauenmilch schneller und reichlicher als Normalcoli aus Brustmilchstuhl und bilden dabei größere Säuremengen, d. h. sie sind stärkere

Tabelle 35. *Unterschied von Dyspepsiecoli und Normalcoli (aus Brustmilchstuhl).* (Nach ADAM.)

Dyspepsiecoli	*Normalcoli*
Gasbildung schon von 0,1% Milchzucker an	Gasbildung erst bei 0,5% Milchzucker
Verzögertes Wachstum nach Verbrauch von 0,05% Milchzucker	Gesteigertes Wachstum nach Verbrauch von 0,05% Milchzucker
Stärkere Zuckervergärung bei 4% und 8% Milchzucker und hohem Eiweißgehalt des Nährbodens	Geringe Zuckervergärung
Stärkere Säureproduktion von 0,5% Milchzucker an	
Höhere Endsäurewerte bei 1% Milchzucker von p_H 4,6—4,9	Niedrigere Endsäurewerte bei 1% Milchzucker von p_H 5,0—5,9
Schwächere Indolbildung bei 0,05% Milchzucker	Stärkere Indolbildung bei 0,05% Milchzucker
Stärkere Beweglichkeit	Geringere Beweglichkeit
Keine Häufchenbildung	Neigung zu Häufchenbildung
Keine Fadenbildung	Fadenbildung
Wachstumshemmung nach 8 Tagen infolge schnelleren Erreichens des End-p_H-Wertes	Verstärktes Wachstum nach 8 Tagen auf Zuckernährboden infolge geringerer Säurebildung und besserer Eiweißverwertung.

Gärungserreger. Normalcoli sind stärkere Fäulniserreger. ADAM bezeichnete diese besonderen Colitypen als „*Dyspepsiecoli*".

Als „Normalcoli" bezeichnet er alle saprophytären, weder obligatorisch noch fakultativ pathogenen, Darmcoli, die sich dauernd oder vorübergehend im Dickdarm ansiedeln und bei Eindringen in den Dünndarm keine pathologisch-anatomischen Veränderungen herbeiführen. Es kann sich um Saccharosevergärer, wie Nicht-Saccharosevergärer handeln. Als „Dyspepsiecoli" bezeichnet er alle obligatorisch oder fakultativ pathogenen Colitypen, die eine besondere Avidität zum Dünndarmepithel besitzen. Bisher haben sich vorzugsweise Saccharosevergärer als solche feststellen lassen.

Zuckerabbauprodukte, wie die Alkalisalze der Brenztraubensäure und Hexosediphosphorsäure, werden als stärkere Gärungserreger von Dyspepsiecoli besser verwertet als von Normalcoli. Alkaliseifen fördern sie mehr und gegen Kalksalze sind sie weniger empfindlich. Dagegen stellen sie auf eiweißreichem Nährboden eher das Wachstum ein, während Normalcoli nur zu Fäden degeneriert. Bei der Säureagglutination nach MICHAELIS flocken Dyspepsiecoli bei p_H 4,7—4,4, Normalcoli bei p_H 4,1 bis 3,7. Colistämme aus Duodenum toxischer, dyspeptischer Säuglinge haben nach SCHEER ein starkes Überwucherungsvermögen gegen Typhusbacillen. Die WIDAL-Reaktion gegen diese Colitypen ist beim Säugling meistens negativ, während im ABDERHALDEN-Versuch Colieiweiß manchmal abgebaut wird (SCHEER).

Biologische Reihe. 1927 erweiterte ADAM die Grundlagen für eine Differenzierung der Dyspepsiecoli mittels der biologischen Reihe, der Vergärung verschiedener Zucker und Alkohole. Es ließen sich zwei Typen unterscheiden, die in der vorbezeichneten Reihe der aus Säuglingsstühlen gezüchteten Saccharosevergärer als A 1 und A 4 eingereiht erscheinen.

Tabelle 36.

Dyspepsiecoli	Saccharose	Sorbose	Rhamnose	Dulcit	Adonit	Sorbit
A 1	+	+	+	+	0	0
A 4	+	0	+	+	0	+

Typ A 1 fand sich zunächst unter 22 Toxikosen 18 mal, Typ A 4 nur 4 mal, bei Untersuchungen des Dünndarmes sofort post mortem. Diese beiden Typen waren im Dünndarm ganz vorherrschend vermehrt, während andere Colitypen, B. lactis aerogenes, B. bifidum, B. acidophilum und Enterokokken, spärlich und in wechselnder Menge vorhanden waren. Außerdem fanden sich die Dyspepsiecoli z. T. reichlich in Mesenterialdrüsen, Pankreas, Leber, Milz, Nieren, Nebennieren, während Lungen, Hirn und Herzblut seltener Dyspepsiecoli enthielten. Gleichzeitiges Vorkommen von Bifidum und Acidophilum im Dünndarm findet sich vorzugsweise bei Brustmilchernährung, fast gar nicht bei künstlicher Ernährung. Im Stuhl des gesunden Brustkindes fand ADAM trotz Gegenwart anderer Saccharosevergärer keine Dyspepsiecoli, dagegen in Stühlen von künstlich ernährten Säuglingen, die an parenteralen Erkrankungen litten, in 10—12%. Im Dünndarm darm*gesunder* Säuglinge, die an parenteralen Infekten zugrunde gegangen waren, fanden sie sich unmittelbar post mortem in keinem Falle. Mutationsversuche zur Umwandlung von Normalcoli in Dyspepsiecoli und umgekehrt sind bei exaktem Arbeiten bisher nie gelungen.

Serologische Differenzierung. GOLDSCHMIDT (1933) erweiterte die biologische Untersuchungstechnik durch serologische Prüfung mit spezifisch agglutinierendem Serum, das durch Vorbehandlung von Kaninchen mit auf 60° erhitzten Dyspepsiecoli Typ A 1 gewonnen war. Dieser Typ A 1 wurde in 43% im Stuhl durchfallkranker Säuglinge gefunden und in 15% bei nicht durchfallkranken künstlich ernährten Kindern. Beim Erwachsenen fand sich A 1 nur sehr selten. Ebensowenig wurde er in roher Marktmilch festgestellt. GOLDSCHMIDT beobachtete einwandfreie Hausendemien, die von gesunden Keimträgern ausgingen.

In Dänemark und England wurden nach dem Kriege zwei besondere Colitypen bei endemisch und epidemisch aufgetretenen schweren Säuglingsdyspepsien neu entdeckt. KAUFFMANN (Kopenhagen) hat diese als die Typen O 111 : B 4 und O 55 : B 5 bestimmt. ADAM und AUST konnten durch gleichzeitige Prüfung der biologischen Reihe und Vergleich der eigenen, bei Toxikosen aus Dünndarm und Bauchorganen sofort post mortem gezüchteten, Dyspepsiecoli mit dänischen und englischen Stämmen feststellen, daß Dyspepsiecoli Typ A1 identisch mit O 55 : B 5 ist und Dyspepsiecoli Typ A 4 identisch mit O 111 : B 4.

Tabelle 37. *Verschiedene Bezeichnung der Dyspepsiecoli.*

Gruppe O 111	ADAM	Dyspepsiecoli A IV
	BRAY	B C N (B. coli neapolitanum)
	SMITH	B. coli, Type alpha
	TAYLOR c. s. . . .	B. coli D 433
	ROGERS c. s. . . .	B. coli B. G. T. (BRAY-GILES-TAYLOR)
	KAUFFMANN . . .	O 111 : B 4
		O 111 : B 4 : H 2
		O 111 : B 4 : H 12
Gruppe O 55	ADAM	Dyspepsiecoli A I
	SMITH	B. coli, Type beta
	LAURELL	B. C. A. (B. coli Aberdeen)
	KAUFFMANN . . .	O 55 : B 5 : H 2
		O 55 : B 5 : H 6
		O 55 : B 5 : H 7

Serologisch lassen sich bei O 111 nach die Untergruppen H 2 und H 12, und bei O 55 die Untergruppen H 2, H 6 und H 7 nachweisen. Die B-Antigene sind beständig und nur die Geissel- oder H-Antigene variieren. Es bestehen Beziehungen der O 111-Stämme zu gewissen

Salmonellatypen, S. adelaide und S. monschaui, und der O 55-Stämme zu Paracolon arizona, das zwischen Salmonellen und B. coli steht (KAUFFMANN).

ADAM wies darauf hin, daß eine „functio laesa“ des Dünndarmes durch exogene Faktoren, wie Hitze, Kälte, Hunger, Fehlernährung und parenterale Infekte, eine auslösende Rolle spielen. Dazu kommen endogene Faktoren, wie vegetative Dystonie, exsudative Diathese, Alterseinfluß und klimatische Einflüsse durch Witterungsschwankungen. Diese Faktoren fördern eine dyspeptische Störung sensu strictiori, die den Boden für die Infektion begünstigen. Von einigen Autoren wird die Bezeichnung „Enteritiscoli“ verwendet. Da der Begriff „Dyspepsiecoli“ den Dispositionsfaktor berücksichtigt, ist er vom pathogenetischen Standpunkte richtiger.

ADAM und AUST schlagen vor, unter Berücksichtigung der grundlegenden deutschen Forschung und der neuen serologischen Methodik von KAUFFMANN, die beiden wichtigsten bisher bekannten Typen als *Dyspepsiecoli O 111 : B 4* und *Dyspepsiecoli O 55 : B 5* zu bezeichnen. Diese beiden Typen sind bisher in Australien, Dänemark, Deutschland, Finnland, Frankreich, Großbritannien, Holland, Israel, Italien, Norwegen, Schweden, Schweiz, Südafrika, Österreich, Ungarn und USA als Erreger schwerer Säuglingsdyspepsien gefunden worden. (ADAM, BEEUWKES c. s., BRAUN, BRAUN und HENCKEL, BRAY, DRIMMER-HERRNHEISER, FERGUSON, GILES, GOLDSCHMIDT, HEUSTIS, KAUFFMANN c. s., HOLZEL c. s., KIRBY c. s., KNIPSCHILDT, KREPLER und ZISCHKA, NETER c. s., OCKLITZ und SCHMIDT, OPITZ, ØRSKOV, PAYNE und COOK, ROGERS c. s., SCHIAVINI, J. SMITH, STEVENSON, TAYLOR c. s., WRIGHT c. s. u. a.). Ausführliche Literatur siehe BRAUN (1953).

Bei schweren Erkrankungen an Brechdurchfall fand KREPLER in Wien den Typ O 111 : B 4 in 96% der Fälle. Wegen Fehlens von Anreicherungsmethoden hängt der Prozentsatz positiver Befunde wesentlich von der Sorgfalt der Untersuchung ab. *Wenn alle Durchfallerkrankungen untersucht werden, findet man in der gemäßigten Zone in 30 bis 60% einen der beiden Haupttypen. Bei gesunden Kindern ohne Kontakt mit Kranken finden sie sich nur in 5%. Bei Gesunden, die in Kontakt mit Kranken stehen, erhöht sich der Prozentsatz auf 30%.* Die gleichen Verhältnisse finden sich bekanntlich bei Salmonellainfektionen. *In schweren Fällen werden die Keime fast in Reinkultur im Stuhl ausgeschieden.*

Man kann behaupten, daß die Dyspepsiecoli die wichtigsten Erreger der Durchfallerkrankungen des Säuglings in der gemäßigten Zone sind. Sie erfüllen alle Anforderungen an menschenpathogene Erreger: regelmäßiger Nachweis bei Erkrankten, Reinzüchtung auf festen Nährböden, Erzeugung des gleichen Krankheitsbildes bei freiwilligen Erwachsenen, typische pathologisch-anatomische Veränderungen im

Dünndarm, Wirksamkeit medikamentöser und diätetischer Behandlung und prophylaktischer hygienischer Maßnahmen.

BOEHM-AUST untersuchte 150 Rohmilchproben auf Vorkommen dieser beiden Dyspepsiecolitypen und zahlreicher Stämme von Kälberruhrcoli. Zwar fanden sich gelegentlich Saccharose vergärende Coli mit schwacher Mitagglutination, aber keine echten Dyspepsiecoli. In pasteurisierter oder gekochter Milchnahrung fand JASCHKE niemals Dyspepsiecoli Typ A 1. FEY fand bei boviner Mastitis einen Colistamm, der serologisch mit dem Dyspepsiecoli O 55 : B 5 nur identisch ist.

BOEHM-AUST konnte nur mit massiver peroraler Infektion beim Jungkalb mit Dyspepsiecoli O 111 : B 4 eine typische Kälberruhr erzeugen, die auch pathologisch-anatomisch (ILGNER) den Befunden beim toxischen Säugling entsprachen, wobei derselbe Colityp reichlich im Dünndarm nachweisbar war. Die Pathogenität bei Erwachsenen wiesen BRAUN und HENCKEL sowie FERGUSON und JUNE nach.

Die Pathogenität ist am größten für Säuglinge des ersten Halbjahres, insbesondere für Neugeborene, Frühgeborene und Dystrophiker. Seltener erkranken Kleinkinder und am seltensten Erwachsene. ADAM hat die Vermutung ausgesprochen, daß bei der teilweisen Verwandtschaft aller Colibakterien die normale Besiedlung des Dickdarmes mit apathogenen Coli und die symbiotische Anpassung an die Coliflora für eine Selbstimmunisierung von Bedeutung ist. Bekanntlich tritt die normale Colibesiedlung beim Säugling in der zweiten Hälfte des ersten Lebensjahres mit dem Übergang von der Brusternährung auf gemischte Kost in Erscheinung.

Dyspepsiecoli sind so gut wie nicht resistent gegen Chloromycetin, Aureomycin und Terramycin. Gegen Penicillin sind sie resistent. Es ist aber damit zu rechnen, daß sie mit der Zeit gegen die erstgenannten Antibiotica mehr oder weniger resistent werden. Für Aureomycin sind Anzeichen dafür bereits vorhanden. HUPFER erzielte experimentell erhebliche Resistenz gegen Chloromycetin.

Mit einem gegen beide Typen eingestellten Dyspepsiecoli-Pferdeserum der Behring-Werke-Marburg konnte ADAM und CHEN HUNG TA bei Meerschweinchen eine gute prophylaktische und bemerkenswerte therapeutische Wirkung erzielen. Noch 0,005 cm³ Dyspepsiecoliserum schützte Meerschweinchen gegen die doppelte tödliche Dosis, bei intraperitonealer Seruminjektion und Infektion. Bei subcutaner und intramuskulärer Seruminjektion werden größere Mengen benötigt. Bei i. p. Infektion mit einer Dosis letalis minima gelingt es noch nach 7 Std. durch i. p. Injektion von 1 cm³ Dyspepsiecoliserum die Tiere am Leben zu erhalten.

Außer den beiden Haupttypen sind weitere darmpathogene Dyspepsiecolitypen gefunden worden:

O 26: B 6

O 26: B 6: H 11 (ØRSKOV, BRAUN, ADAM)

O 86 (ØRSKOV, BRAUN, TAYLOR)

O 25 (OCKLITZ, und SCHMIDT. D'ALESSANDRO).

O 26 ist offenbar mit einem Typ identisch, der von ADAM bei Pyurie der Säuglinge als „Pyuriecoli“ beschrieben wurde. Er kommt auch als Erreger der Kälberruhr vor, besitzt aber nicht die gleiche epidemische Infektiosität wie die klassischen Typen. O 86 ist nahe verwandt mit O 55, hat epidemische Bedeutung und kommt, ebenso wie O 55, aber viel häufiger, bei Mastitis der Rinder vor (FEY). O 25 ist mit O 26 verwandt. Die Verbreitung und Infektiosität dieser Stämme scheint nicht so groß zu sein wie die der klassischen Typen. Das kann an der verschiedenen Resistenz gegen Austrocknung und Hitze liegen (FESSER). Am widerstandsfähigsten sind die ubiquitären Normalcoli. Dann folgt der am meisten verbreitete und ausgesprochen menschenpathogene Typ O 111, und mit Abstand folgen die weniger verbreiteten, auch tierpathogenen Typen. Es ist wahrscheinlich, daß der Mensch der Keimträger der am meisten verbreiteten und gefährlichsten Dyspepsiecolitypen ist, während die selteneren, auch tierpathogenen Keime direkt oder indirekt vorzugsweise vom Tier übertragen werden. Die Verhältnisse würden denen bei Paratyphus B (SCHOTTMÜLLER) und der Enteritis-GÄRTNER-Gruppe entsprechen. Die Verbesserung der Trinkwasserversorgung, Abfall- und Abwässerbeseitigung, Kanalisation und persönliche Hygiene sind die wichtigsten Mittel zur Verhütung epidemischer Ausbreitung, und nicht so sehr die Fortschritte in der künstlichen Ernährung des Säuglings. Das Verschwinden der Sommerbrechdurchfälle epidemischer Natur ist in erster Linie der modernen Städtehygiene und der Hygiene in der Milchwirtschaft zu verdanken. Heute treten die Dyspepsiecoliinfektionen endemisch hauptsächlich in der kühlen Jahreszeit auf, wenn die Kinder erhöhter Kontaktgefahr im Zimmer ausgesetzt sind (ADAM).

Die Vermutung, daß Dyspepsiecoli durch Mutation gewöhnlicher, apathogener Normalcoli im Darm disponierter Kinder entstehen könnten, muß abgelehnt werden. Sie entspricht auch nicht der Vererbungslehre. Experimentelle Umwandlungsversuche sind sowohl bezüglich biochemischer wie serologischer Eigenschaften negativ verlaufen oder haben kritischer Beurteilung nicht standgehalten (ADAM, BRAUN, HUPFER). Die normale symbiotische Coliflora müßte längst ausgestorben sein, oder das Menschengeschlecht.

Verwendungsstoffwechsel von B. coli (Dyspepsiecoli) (nach ADAM). Die Kenntnis des Verwendungsstoffwechsels des B. coli dient vor allem der Feststellung der Nahrungsbestandteile bzw. -Abbauprodukte, die zur Vermehrung oder Wachstumshemmung pathogener Colirassen im

Dünndarm dienen, in zweiter Linie der Kenntnis derjenigen Bestandteile, die zur Ansiedlung der normalen Coliflora im Dickdarm zweckdienlich sind.

Eiweiß. Niederste Bausteine (Harnstoff, Harnsäure, eine Reihe von Aminosäuren) werden schlecht verwertet oder verursachen in höheren Konzentrationen Degenerationsformen. *Pepton ist die beste Stickstoffquelle.* Lactalbumin, Casein und Caseinate hemmen die Entwicklung, auch in Zuckergegenwart.

Kohlenhydrate. Zuckervorstufen, wie brenztraubensaures und hexosediphosphorsaures Natrium, werden gut verwertet. Hexosen und Disaccharide fördern am stärksten die Vermehrung. Milchzucker allein ohne Eiweiß ergibt kein Wachstum. Dextrine werden allmählich angegriffen, Stärke nur sehr langsam.

Fett. Neutralfette, Ölsäure und Buttersäure sind ohne Bedeutung oder hemmen durch Säurewirkung. Glycerin ist ein günstiger Nährstoff. Alkaliseifen wirken stark vermehrungsfördernd in Zuckergegenwart. Kalkseifen sind ohne Einfluß auf Wachstum und Gärung.

Salze: Eisensalze wirken wachstumshemmend.

Säurebildung. Nach dem Gärversuch in Magermilch verhalten sich die aus Milchzucker gebildeten Säuren, Essigsäure und Milchsäure, wie 6:1. B. coli entwickelt also mehr Essigsäure und B. bifidum mehr Milchsäure. Neben Säuren wird bei der Zuckervergärung noch CO_2 und H_2 gebildet. Auch aus Ameisensäure, Bernsteinsäure, Weinsäure und Glycerin wird Gas gebildet, nicht dagegen aus Essigsäure, Buttersäure, Citronensäure, Milchsäure und Oxalsäure (WAGNER). Aus peptischen Eiweißabbauprodukten vermag Coli ohne Gegenwart von Zucker geringe Mengen Gas zu bilden, während aus tryptischen Abbauprodukten Basen (Amine) entstehen (SCHIFF und CASPARI). Dieselben Autoren zeigten, daß tryptische Abbauprodukte die Zuckergärung stärker fördern als peptische. Alkaliseifen fördern zwar nicht die Zuckervergärung als solche, aber die Colivermehrung.

Bildung von Tyramin und Histamin. Nach HANKE und KOESSLER gibt es Colistämme, die Tyrosin zu Tyramin, solche, die Histidin zu Histamin decarboxylieren, bzw. solche Fähigkeiten *nicht* besitzen, welche übrigens beim einzelnen Stamm nie gleichzeitig vorkommen. Die Abspaltung kann in 14 Tagen 80% des theoretischen Wertes erreichen. Sie findet nur statt, wenn durch Zusatz von Glycerin oder Zucker Gärung und saure Reaktion herbeigeführt wird. Wenn bei Glycerinzusatz die Säurebildung durch Pufferzusatz verhindert wird, bleibt die Histaminbildung aus (HANKE und KOESSLER). In zuckerfreier Bouillon konnte die sonst ausbleibende Histaminbildung aus zugesetztem Histidin durch Ansäuern erreicht werden (ROSKE). Bei einem Ausgangs-p_H von 6 wurden 8 mg-%, bei p_H 4,7—5,6 wurden 12 mg-% in 14 Tagen gebildet, letzteres nicht viel weniger als bei Dextrosezusatz. Die Tryamin- und Histaminbildung erscheint also als biologischer Neutralisationsvorgang. Die Decarboxylierung kann am 2. Tage mit 2,5 mg-% bereits eintreten. Die Endreaktion war nach 14 Tagen in angesäuerter Bouillon alkalisch (p_H 8,3), in Traubenzuckerbouillon sauer (p_H 4,5—4,7) trotz der Aminbildung. Dies besagt, daß Eiweißspaltung und Zuckervergärung gleichzeitig vor sich gehen.

Die Bildung niedriger, primärer Amine durch B. coli prüften Schiff und Kochmann sowie Caspari durch qualitative Prüfung mit Nessler- und Francois-Reagens sowie Titration des Destillates. Für die flüchtigen Amine gilt das Umgekehrte wie für die besprochenen aromatischen Amine, insofern Zusatz von Glycerin und Zucker zu Peptonbouillon die Bildung der ersteren u. U. unterdrückt, während sie sonst unter starker Alkalisierung reichlich gebildet werden, z. B. in 7 Tagen 34 cm^3 n/10 im Destillat aus 100 cm^3 Nährflüssigkeit. Die Verfolgung des zeitlichen Ablaufes von Gärung und Aminbildung in Bouillon mit Traubenzucker und Pepton ergab: Zuerst wird Zucker vergoren, wobei in 2 Tagen eine schwache Aminbildung eintritt. Nach Vergärung des Zuckers Ende der 1. Woche setzt eine starke Aminbildung mit Alkalisierung ein. In Gegenwart tryptischer Abbauprodukte kann die Aminbildung auch bei Zusatz von 0,5% Zucker erheblich sein (Schiff und Caspari). Verdauungsphysiologisch ist die Bildung niedriger flüchtiger Amine anscheinend an den Kohlenhydratmangel gebunden und daher besonders bei Obstipation zu erwarten.

Phenolbildung. Hanke und Koessler machten die Feststellung, daß nur solche Colistämme flüchtige Phenole bilden, die in saurem Milieu decarboxylieren, also Tyramin bilden können. Doch können sie dies nur in einem nicht sauren Milieu, also bei Fehlen von Zucker oder Verminderung der Aciditätsverschiebung durch Pufferung. Phenol- und Tyraminbildung aus Tyrosin verhalten sich demnach entgegengesetzt.

Indolbildung. Bei der Indolbildung aus Tryptophan durch B. coli liegen die Verhältnisse anders. Sie wird nach Albert Fischer durch Zucker, in einer Konzentration von 0,225% an, gehemmt, und zwar in ansteigender Reihenfolge von Maltose, Lactose, Galaktose und Dextrose, nur von letzter nach 43 Std. vollständig. Es bestehen dabei keine Beziehungen zur Säuerung der Nährlösung. Diese bleibt bei Dextrosezusatz am niedrigsten und kann durch Zusatz von $CaCO_3$ unterdrückt werden, ohne das Ergebnis zu ändern. Nach Loghie hemmt 1% Dextrosezusatz zu 3% Peptonwasser nicht nur die weitere Indolbildung, sondern läßt das gebildete Indol wieder verschwinden. Nach A. Fischer kommt es zu einer Inaktivierung des Indol abspaltenden Colienzyms durch Dextrose. Verdauungsphysiologisch erscheint bemerkenswert, daß diese Wirkung anderen Zuckern in viel geringerem Maße zukommt. Als Ausgangs-

material für Indolbildung kommt nach Schiff c. s. nur tryptisch abgebautes Eiweiß in Frage. Cannon hat unter Benutzung von kohlenhydratfreiem Bleiacetat-Peptonagar gezeigt, daß Vertreter der Coligruppe
schließlich auch H₂S abspalten können, wenn auch in geringerem Grade
als Proteus.

Pyuriecoli (Adam). Bei Prüfung der bei Pyurie aus Harn gezüchteten
Colistämme auf Zucker- und Alkohol-Vergärung fand Adam unter
44 Stämmen 34mal denselben biologischen Typus:

Tabelle 38.

	Lactose	Saccharose	Sorbose	Dulcit	Adonit	Sorbit
Pyuriecoli	+	+	+	+	0	+

Dieser Typ entspricht in der biologischen Reihe dem Typ A 2 der beim
Säugling vorkommenden Saccharosevergärer, der auch bei Kälberruhr
gefunden wurde (C. O. Jensen; Adam). Ørskov hat denselben Typus
auch bei darmkranken Säuglingen im Stuhl festgestellt und als Typ
O 26 : B 6 bestimmt. Er konnte ebenfalls die Übereinstimmung mit einem
Erreger der Kälberruhr serologisch einwandfrei nachweisen. *Es erscheint
bemerkenswert, daß die Colipyurien im letzten Jahrzehnt seltener auftreten
als früher. Wenn es sich tatsächlich um einen spezifischen pathogenen
Colityp handelt, dann könnte vielleicht die Verbesserung der Stall- und
Milchhygiene in Großstädten das Verschwinden fakultativ menschen-
pathogener Kälberruhrcoli verständlich machen.* Auch bei den Pyuriecoli
ist auf das Vorkommen von Mischkolonien zu achten. Joppich fand bei
Pyurie vorzugsweise Nicht-Saccharosevergärer. Auch bei dem Vorkom-
men von Coli im Harn dürfte die Unterscheidung von Colipyurie als
Krankheit mit pathologisch-anatomischem Nierenbefund und klinischen
Erscheinungen von der mehr oder weniger harmlosen Ausscheidung von
Coli ätiologisch von Bedeutung sein.

In übrigen Fällen fand Adam noch 8 andere Colitypen mit verschiedenen biochemischen Eigenschaften. Braun und Sievers fanden denselben Pyuriecoli ebenfalls am häufigsten, wenn auch in geringerem
Prozentsatz. Serologisch war die Differenzierung aber nicht so einheitlich
wie die biochemische. Im Gegensatz zu „Normalcoli" aus Stühlen darmgesunder Kinder erwies sich die Mehrzahl der Coli aus Urin ausgesprochen
pyuriekranker Kinder bei Instillation in die Meerschweinchenblase als
stark entzündungserregend. Doch dürfte eine Klassifizierung nach
der Tierpathogenität auf diesem Wege schwierig zu begründen sein,
da sich das Tier anders verhalten kann und die Mehrzahl der kindlichen
Pyurien auf Niereninfektion beruht.

Agglutinationsvorschrift zur Bestimmung pathogener Colitypen[1].

Die zur Bestimmung der Dyspepsiecolitypen dienenden agglutinierenden Sera sind sog. O-B-Sera, d. h. sie enthalten O- und B-Agglutinine. Zum Nachweis der B-Antigene müssen lebende Bakterien benutzt werden. Zum Nachweis der O-Antigene werden 1 Std. auf 100° erhitzte Kulturen verwendet. Zur Reagensglas-Agglutination werden Serumverdünnungen ab 1:20 fortlaufend angesetzt. Ablesung am besten nach 20 Std. Stehen im Wasserbad von 50°. Steht kein Wasserbad zur Verfügung, so kann die O-Agglutination mit gekochten Bacillen auch nach 2 Std. Stehen bei 37° und 20 Std. Zimmertemperatur abgelesen werden. Die Ablesung der B-Agglutination mit lebender Kultur soll ebenfalls nach 2 Std. Stehen bei 37° im Thermostaten und weiteren 20 Std. Zimmertemperatur oder Kühlschrank erfolgen. Diese Objektglas-Agglutination wird mit Serumverdünnung ab 1:5 oder 1:10 angesetzt, die O-Agglutination im Reagensglas ab Verdünnung 1:20. Zur Agglutination werden Kochsalzaufschwemmungen von Reinkulturen auf Schrägagar benutzt.

Kulturvorschrift zur Bestimmung Saccharcse vergärender Dyspepsiecolitypen.

Zu 1 l Agar: 5,0 g Saccharose, gelöst in etwas Aqua dest. (= 0,5%), 10 cm³ 1,4%-alkoholische Bromthymolblaulösung und 2,5—5 cm³ 1%-Trypaflavinlösung.

B. coli commune wächst in flachen, meist runden, grünen, in der Durchsicht körnigen Kolonien. Saccharose vergärende Coli wachsen in gelben, flachen und in der Durchsicht körnigen Kolonien und sind citratnegative Indolbildner. Die citratpositive Aerogenes-Gruppe zeigt schleimiges Wachstum.

RAPPAPORT und HENIG haben 2 Spezialnährböden zur Insoilierung und Differenzierung von Dyspepsiecoli aus Stuhlkulturen angegeben. Sie beruhen auf dem Fehlen der Sorbitvergärung und erlauben Proteus und Shigellen zu unterscheiden.

b) Bacterium lactis aerogenes (ESCHERICH) (Bact. acidi lactici).

Unbewegliches, gramnegatives Stäbchen, auf gewöhnlichen Nährböden üppiger als B. coli wachsend. Bildet aus Dextrose und Lactose unter kräftiger Gasbildung Milchsäure und Essigsäure. Aerob und anaerob wachsend, Schleimhülle bildend. In saurer Milch regelmäßig nachweisbar. Spaltet Eiweiß und Zucker, bildet aber kein Indol. Kommt fast regelmäßig in Brustmilch- und Kuhmilchstuhl vor. Findet sich unter normalen und pathologischen Verhältnissen in geringer Menge auch im Dünndarm. Eine darm-pathologische Bedeutung besitzt dieser Keim nicht. Stoffwechselprodukte sind: Essigsäure, Milchsäure, Alkohol, Bernsteinsäure, CO_2 und H_2. Bei p_H 4,6 geht er zugrunde (SCHEER).

3. Anaerobier.

a) FRAENKELscher Gasbacillus (Bac. Welchii).

Geißelloses, plumpes Stäbchen von 4—8 μ Länge und 1—1,5 μ Breite. In jungen Kulturen grampositiv, ältere Individuen werden gramnegativ, besonders bei Säurebildung auf zuckerhaltigen Nährböden. Im Körper und in serumhaltigen Nährböden Kapseln bildend. Auf kohlenhydratfreiem, alkalischem Nährboden Sporen bildend, selten im

---

[1] Agglutinierende Sera zur Bestimmung von Dyspepsiecoli O 111, O 55, O 86 und O 26 werden von den Behringwerken Marburg/Lahn hergestellt.

Körper. Üppiges Wachstum aus Leberbouillon. Stürmische Milchgerinnung. Gelatineverflüssigend. In geringen Grenzen aerob lebens-
fähig. Menschen- und tierpathogen. Schneller Verlust der Virulenz auf
kohlenhydrathaltigem Nährboden. Bildet ein thermolabiles Toxin.
Vergärt Glucose, Galaktose, Lävulose, Lactose, Saccharose und Maltose,
dagegen nicht Glycerin, Mannit, Dulcit und Inulin. Das Wachstum in
zuckerfreiem Nährboden ist mangelhaft. Der Stickstoffumsatz ist dabei
geringer als bei den Vertretern der Putrificusgruppe. Anwachsen des
Amino-N um 50—100%, des NH_3 um 300% in 7 Tagen. Die Reaktion
bleibt schwach alkalisch. Durch Kohlenhydratzugabe kann der N-Stoff-
wechsel stark herabgesetzt werden. Es geschieht dies in ansteigender
Reihenfolge durch Stärke, Saccharose, Lactose, Dextrose, wobei keine
Beziehungen zur Acidität bestehen. Bei Stärke, wo die Hemmung des
N-Umsatzes kaum nachweisbar ist, besteht ein größerer Aciditätszuwachs
als bei Zucker. Der Aciditätszuwachs ist am geringsten bei Dextrose,
die am meisten hemmt, und bei der der NH_3-Zuwachs nur 10—25%
beträgt (KENDALL, DAY und WALKER). In 100 cm³ zuckerfreier Bouillon
werden 8,7 cm³ Gas in 1 Woche gebildet. Das Gas besteht aus 12% N,
23,5% CO_2 und 63% H_2 (ANDERSON). Die Aciditätszunahme (n/10 cm³)
in 100 cm³ Nährlösung beträgt innerhalb 1 Woche bei Dextrose 30 cm³,
bei Lactose 32 cm³, bei Saccharose 35 cm³ und bei Stärke 36 cm³ (KEN-
DALL c. s.). Aus Lactose entsteht überwiegend Buttersäure, aus den anderen Zuckern mehr Milchsäure, neben kleinen Mengen Essigsäure,
Ameisensäure u. a. Die Zuckervergärung findet unter stürmischer Gasbildung statt. In Milch beträgt diese in 24 Std. 150—400 Vol.-%, wobei
zwei Drittel des Gases aus H_2, der Rest im wesentlichen aus CO_2 besteht
(WOLF und HAROIS). In $1^1/_2$ Tagen werden dabei 3 g Lactose pro Liter, also
7% verbraucht. Nach ANDERSON werden nach Zugabe von 1% Dextrose
in Peptonbouillon in 1 Woche 190 Vol.-% Gas erzeugt, das 10% N,
43,8% CO_2 und 45% H_2 enthält. Die Reaktion fällt dabei von p_H 7,4
auf p_H 4—5.

b) Bac. amylobacter (Bac. tertius. Bac. saccharobutyricus).

Peritrich begeißeltes, schlankes Stäbchen von 3—8 μ Länge und
0,4—0,6 μ Breite. In jungen Kulturen grampositiv, später gramnegativ
werdend. Keine Kapselbildung. Ovale endständige Sporen bildend.
Stürmische Milchgerinnung unter Entwicklung von Buttersäuregeruch.
Gelatine wird nicht verflüssigt. Hirnbrei wird nicht geschwärzt. Geringe
Empfindlichkeit gegen Sauerstoff. Ist weit verbreitet im Erdboden, in
Marktmilch und Stuhl, und ist apathogen. Die Eiweißspaltung, bei der
die Reaktion des Nährbodens kaum verändert wird, ist, gemessen am
NH_3-Zuwachs (bis 33%) und Amino-N-Zuwachs ($\pm$ 0), sehr gering.
Sie wird nur durch Dextrose, aber nicht durch Saccharose und Lactose

unterdrückt, und zwar entgegen den Acidítätsverhältnissen (KEN-
DALL c. s.). Das Wachstumsoptimum (Eigenwasserstoffzahl) liegt bei
p_H 6,3 (ADAM). Durch Verwertung atmosphärischen Stickstoffs reichert
er den Erdboden mit Stickstoff an. Er vergärt Glucose, Galaktose,
Lävulose, Lactose, Saccharose, Maltose, Mannit und Glykogen, dagegen
nicht Glycerin, Dulcit und Inulin.

c) Köpfchenbakterien (Escherich).

Ein typischer Vertreter der Meconiumflora. Als schlankes grampositives Stäbchen mit endständiger ovaler Spore hat es Ähnlichkeit
mit Spermatozoen. Es kommt auch als grampositives Stäbchen ohne
Spore und als gramnegatives Stäbchen vor. Sämtliche Formen sind
unter bestimmten Kulturbedingungen zu erhalten. Die Gramfärbung
der Sporenträger, die auch meistens länger sind als die sporenfreien
Formen, erscheint gewöhnlich in Form kürzerer oder längerer Striche
oder Punkte des Zelleibes. Die charakteristische, mikroskopisch leicht
erkennbare Sporenform fand ADAM unter 38 Meconiumausstrichen nur
8mal. Die sporenfreien Formen der Köpfchenbakterien sind lebhaft beweglich. Die Gramfärbbarkeit verschwindet, sobald der Nährboden
Zucker enthält. Die Eigenwasserstoffzahl (H-Ionenoptimum) liegt bei
p_H 6,9—8,2, also im alkalischen Bereich (ADAM). Bei der an sich kräftigen
Zuckervergärung entsteht ein End-p_H von 4,7 (ADAM). Die Eigenwasserstoffzahl ist auf zuckerfreiem und zuckerhaltigem Nährboden gleich.
Auf zuckerfreiem Nährboden erfolgt keine Veränderung des Ausgangs-p_H.
was für schwache Eiweißspaltung spricht. Unter günstigen Lebensbedingungen ist die Sporenbildung am schwächsten, am stärksten beiderseits der Eigenwasserstoffzahl. Sie tritt am besten auf zuckerfreiem
Nährboden ein, während auf zuckerhaltigem sich vorwiegend lebhaft
bewegliche, fast gramnegative schlanke und kürzere Stäbchen entwickeln.
Nach SCHÜSSLER verursachen die Köpfchenbakterien Milchgerinnung,
wird Gelatine nicht verflüssigt und Hirnbrei nicht geschwärzt. Die Bakterien sind peritrich begeißelt.

Verwendungsstoffwechsel (ADAM). Harnstoff, Glykokoll, Alanin,
Leucin und Tyrosin werden nicht zur Vermehrung verwertet. Asparagin-
säurezusatz führt zu schwacher Vermehrung langer Sporenstäbchen.
Am besten wird abiuretes Pepton verwendet. Es kommt zu reichlicher
Entwicklung sporenhaltiger, grampositiver, kurzer Stäbchen, unter
schwacher Gasbildung. Lactalbumin und Casein sind ohne Einfluß.
Neutralfette und Glycerin sind ohne Bedeutung oder wirken hemmend.
Alkaliseifen und Kalkseifen hemmen die Entwicklung, auch in Zuckergegenwart. Zuckerabbauprodukte, mit Ausnahme von brenztrauben-
saurem Natrium, werden nicht verwertet. Dagegen tritt reichliche Vermehrung gramnegativer, lebhaft beweglicher Stäbchen, unter Gasbildung.

bei Dextrose, Galaktose, Lävulose, Lactose, Saccharose und Maltose ein. Die Formbildung ist bei den verschiedenen Zuckerarten sehr unterschiedlich. Dextrine werden wenig, Stärke nicht angegriffen.

d) Bac. innutritus (Kleinschmidt).

Aus Meconium regelmäßig gezüchteter Anaerobier, zu den Köpfchenbakterien gehörend. Grampositiv bis gramlabil. Mittellanges, schlankes Stäbchen, manchmal Ketten bildend. Nach Art der Köpfchenbakterien schnell endständige Sporen bildend. Gelatine wird nicht verflüssigt, Hirnbrei nicht geschwärzt. Vergärt Dextrose, Galaktose, Lävulose, Lactose, Saccharose, Maltose und Salicin, dagegen nicht Glycerin, Mannit, Dulcit, Isodulcit und Inulin. Keine Angaben über Beweglichkeit.

e) Bac. putrificus verrucosus (Bac. sporogenes).

Peritrich begeißeltes Stäbchen. In Kulturen Ketten bildend. In jungen Kulturen grampositiv, in älteren gramnegativ werdend. Keine Kapselbildung. In eiweißreichen Nährböden reichlich Sporen bildend (sog. Uhrzeigerform). Milch wird unvollständig verdaut, Gelatine verflüssigt. Kohlenhydrate werden nicht gespalten. Apathogen. Ausgesprochener Fäulniserreger. Weit verbreitet. Bildet Schwefelwasserstoffgas. Die Eiweißspaltung ist in zuckerfreiem Nährboden erhöht, bei gleichbleibendem Amino-Stickstoff des NH_3-Gehaltes um 500% ohne Gelatine, um 1100% mit Gelatine. Das sind etwa 60 cm³ bzw. 120 cm³ n/10 Ammoniak. Dabei findet eine erhebliche Aciditätszunahme statt, im ersten Falle um 32 cm³, im zweiten um 43 cm³ n/10 Säure (KENDALL c. s.). Bei Dextrosezusatz als einzigem Zucker wird eine geringe zusätzliche Aciditätszunahme von 9 cm³ n/10 Säure verursacht. Die NH_3-Bildung wird dabei gehemmt bzw. auf 50—250% des Ausgangswertes beschränkt. Ob in diesem Falle die Eiweißspaltung überhaupt herabgesetzt wird und der absolute Aciditätszuwachs vorwiegend auf Kosten der Dextrose geht, oder ob die NH_3-Bildung nur durch Dextrose gehemmt wird, während die Säurebildung aus dem Eiweiß erfolgt, ist nicht bekannt. In Milch entspricht einer Vermehrung des NH_3 um 1900% ein geringer Säurezuwachs (18 cm³ n/10) gegenüber Gelatine-Pepton-Bouillon. Als saure Produkte der Eiweißspaltung treten in erster Linie Buttersäure, Valeriansäure und Capronsäure, neben Ameisen-, Bernstein- und Glutarsäure auf (KRUSE). Ob Indol und Skatol nur in Gegenwart von fakultativen Anaerobiern der Coli-Lactose aerogenes-Gruppe auftreten, ist nicht entschieden. Auch bei reiner Eiweißspaltung findet Gasbildung statt. Nach ANDERSON beträgt diese in 2% Peptonbouillon in 1 Woche 47 Vol.-%, bei einer Zusammensetzung von 3,2% H_2, 5% N und 90% CO_2. Daneben werden NH_3, CH_3SH und H_2S in geringer Menge gebildet. Dextrose soll in geringem Grade angegriffen werden.

f) Bac. putrificus tenuis (Bac. bifermentans).

Peritrich begeißeltes Stäbchen. In jungen Kulturen grampositiv, ovale Sporen bildend. Milch wird unvollständig verdaut, Hirnbrei intensiv geschwärzt, Gelatine verflüssigt. Apathogen. Vergärt Glucose, Lävulose, Maltose und Glycerin. In zuckerfreier Peptonbouillon, mit und ohne Gelatine, nimmt der Amino-Stickstoff etwas ab, der NH_3-Gehalt dagegen um etwa 600 % zu (etwa 70 cm³ n/10). Dabei tritt ein Aciditätszuwachs von 15—16 cm³ n/10 Säure ein. In Milch entspricht einer Zunahme des NH_3-Gehaltes um 2000 % eine Aciditätszunahme von 11 cm³ n/10 Säure (Kendall c. s.). Bei Dextrosezusatz nimmt der Amino-N wenig, bei Glycerinzusatz um 33 % zu. Dabei wird der NH_3-Gehalt um 50—80 % erhöht. Die Gasentwicklung bei Eiweißspaltung ist gering und beträgt nach Anderson in 7 Tagen nur 12 Vol.-%. Es werden 5,3 % N, 7,6 % H_2 und 87 % CO_2 gebildet. Glycerin bewirkt eine zusätzliche Aciditätszunahme von 20 cm³ n/10 Säure, Dextrose von 12 cm³ n/10 Säure (Kendall c. s.). Die Gasentwicklung bei Dextrosespaltung beträgt nach Anderson in 7 Tagen nur 50 Vol.-%, wobei 17,5 % N, 36 % H_2 und 46,5 % CO_2 gebildet werden.

4. Sonstige Darmbakterien.

a) Paracoli.

Zwischen der Coligruppe und den Dysenterie-, Typhus- und Salmonella-Bakterien liegt eine Gruppe coliähnlicher Bakterien, die Milchzucker nicht vergären. Sie werden als Paracoli bezeichnet und umfassen zahlreiche Typen. Sie lassen sich mittels biologischer Reihe auf Zuckern und Alkoholen, nach Kolonieform und serologischem Verhalten differenzieren. György unterscheidet 20 Arten. Serologisches Verhalten und Kolonieform gehen in der Regel parallel. Milchgerinnung wird beobachtet, wenn sich Lactose vergärende Tochterkolonien bilden. Meistens wird Indol gebildet, Dextrose wird unter Gasbildung vergoren. Hassmann und Herzmann fanden Paracoli in über 50 % bei Darmstörungen von Säuglingen und älteren Kindern. Auch bei Pyurien wurden Paracoli gefunden. *Nach* Hassmann *und auch* Deak *sollen Coli in Paracoli und umgekehrt variieren können.* Eine Klärung dieser Frage wird wohl erst bei Beachtung der Möglichkeit von Mischkolonien, serologischer Differenzierung und pathologisch-anatomischer Untersuchung des Darmkanals möglich sein. Adam beobachtete Paracolivermehrung bei ulceröser Ileitis ohne Coliinfektion der oberen Dünndarmabschnitte. Deak *fand in einzelnen Fällen von Dyspepsie nur Paracoli in Magen und Stuhl.* Kleinschmidt fand Paracoli schon am 1. Lebenstage des Neugeborenen.

b) Proteus.

Gramnegatives coliähnliches Stäbchen, fakultativ anaerob. Verflüssigt Gelatine. In Gelatinekultur nimmt der NH_3-Gehalt binnen 10 Tagen um 1500% zu, während die Acidität stark abnimmt. Bei 0,2% Dextrosezusatz sinkt der NH_3-Zuwachs auf ein Drittel, bei 0,4% Zusatz wird er nahezu unterdrückt, wobei die Verflüssigung der Gelatine ausbleibt. Anfangs kommt es noch zu einer Aciditätszunahme von 27,5 cm³ n/10 Säure, die sich dann langsam vermindert. Das bakterienfreie Enzym verflüssigt Gelatine ohne NH_3-Abspaltung. Diese tritt nur ein, wenn die enzymatischen Spaltprodukte der Gelatine im Stoffwechsel der Bakterien verwendet werden (KENDALL und WALKER). Das Enzym allein baut Eiweiß bis zur Polypeptidstufe ab, während Amino-N kaum gebildet wird (KENDALL, CHEETHAM und HAMILTON). In Gelatine-Pepton-Bouillon kann der Eiweißgehalt durch Proteolyse auf etwa ein Zwanzigstel sinken. Aus Tyrosin entstehen nur aromatische Oxysäuren (SASAKI). Aus Tryptophan wird in Gegenwart von Lactose, nicht von Dextrose, Indol gebildet. Im übrigen ist Proteus imstande, Fäulnisprodukte, wie Skatol, Phenole, Amine und flüchtige Fettsäuren, besonders Buttersäure, zu erzeugen (s. KRUSE). Nach CANNON ist er der stärkste Bildner von Schwefelwasserstoffgas. Er vergärt Dextrose, Galaktose, Saccharose und Maltose, dagegen nicht Lactose.

c) Schimmelpilze.

Im Stuhl gesunder Kinder von 4 Tagen bis zu 6 Jahren finden sich in 29%, im Stuhl kranker Kinder in 60% Myceten. Zum Teil sind es Conidienträger, wie Aspergillus, Penicillium und Fusarium, z. T. Arthrosporen, wie Geotrichum und Mycotorula-Gruppe (SAGESSE).

Literatur.

ADAM, A.: Z. Kinderheilk. **29**, 59, 65, 306 (1921).
— Z. Kinderheilk. **30**, 265 (1921); **31**, 331 (1922).
— Zbl. Bakter. **87**, 481 (1922).
— Z. Kinderheilk. **33**, 308 (1922).
— Jb. Kinderheilk. **99**, 86, 93 (1922).
— Jb. Kinderheilk. **101**, 225, 295 (1923).
— Z. Kinderheilk. **38**, 378, 386 (1924).
— Dtsch. med. Wschr. **1925**, 739.
— Jb. Kinderheilk. **110**, 186 (1925).
— Jb. Kinderheilk. **116**, 8 (1927).
— Mschr. Kinderheilk. **40**, 251 (1928).
— Acta paediatr. (Stockh.) **11**, 145 (1930).
— Mschr. Kinderheilk. **97**, 500 (1950).
— Ärztl. Forschung **1952**, I, 59.
— u. B. AUST: Mschr. Kinderheilk. **98**, 356 (1950).
— u. CHEN HUNG TA: Jb. Kinderheilk. **119**, 81 (1928).

Adam, A. u. Froboese: Z. Kinderheilk. **39**, 267 (1925).
— — Mschr. Kinderheilk. **29**, 562 (1925).
— u. Kissoff: Z. Kinderheilk. **34**, 207, 213 (1923).
Alwens u. Husler: Fortschr. Röntgenstr. **19**, 183 (1912).
Anderson: J. Inf. Dis. **35**, 213, 244 (1924).
Aron: Jb. Kinderheilk. **79**, 288 (1924).
— Jb. Kinderheilk. **92**, 83 (1920).
Bahrdt u. McLean: Z. Kinderheilk. **11**, 143 (1914).
Baliasnikowa u. Model: Z. Kinderforsch. **39**, 1 (1931).
Barth: Z. Kinderheilk. **10**, 129 (1914).
Baumann, Th.: Mschr. Kinderheilk. **60**, 81 (1934).
Baumgärtel, T.: Klin. Wschr. **1942** I, 265.
Beeuwker, Hodenpijl en ten Seldam: Mschr. Kindergeneesk. **17**, 195 (1949).
Behrendt: Jb. Kinderheilk. **102**, 291 (1923).
Bessau: Jb. Kinderheilk. **92**, 14 (1920).
— Mschr. Kinderheilk. **68**, 297 (1937).
— Mschr. Kinderheilk. **92**, 137 (1943).
— u. Bossert: Jb. Kinderheilk. **89**, 213, 269 (1919).
— Rosenbaum u. Leichtentritt: Jb. Kinderheilk. **95**, 123 (1921).
Birmele, H. K.: Mschr. Kinderheilk. **78**, 201 (1939).
Bischoff, H.: Verh. dtsch. Ges. Kinderheilk. **1931**, 269.
— Mschr. Kinderheilk. **52**, 431 (1932).
Blaurock: Mschr. Kinderheilk. **68**, 304 (1937).
Bloch: Jb. Kinderheilk. **58**, 121 (1903).
Boventer, K.: Zbl. Bakter. I. Orig. **142**, 419 (1938).
Braun, O.: Mschr. Kinderheilk. **98**, 166 (1950).
— Mschr. Kinderheilk. **99**, 86 (1951).
— Z. Kinderheilk. **69**, 1 (1951).
— Erg. inn. Med. **4**, 52 (1953).
— u. Boehm-Aust: Mschr. Kinderheilk. **101**, 75 (1953).
— u. Henckel: Z. Kinderheilk. **70**, 33 (1951); **71**, 273 (1952).
— u. Hessig: Z. Kinderheilk. **69**, 17 (1951).
— u. A. Lehnert: Z. Kinderheilk. **68**, 57 (1950).
— u. Resemann: Helv. paed. Acta, Ser. D **7**, 597 (1952).
Bray: J. of Path. **57**, 239 (1945).
— Brit. Med. J. Aug. 13, **1949**.
— and Beavan: J. of Path. **60**, 395 (1948).
Brock: Mschr. Kinderheilk. **44**, 107 (1929).
— Biologische Daten für den Kinderarzt. Bd. 1 (Kapitel Verdauung). Springer 1932.
Brühl u. Freudenberg: Klin. Wschr. **1929** II, 1608.
Buchheim: Arch. Kinderheilk. **46**, 202 (1923).
Buchs u. Freudenberg: Erg. inn. Med., N. F. **2**, 544 (1951).
Budde: Z. Kinderheilk. **46**, 202 (1928).
— Z. Kinderheilk. **47**, 486 (1929).
— Z. Kinderheilk. **50**, 482 (1929).
— u. Freudenberg: Z. Kinderheilk. **48**, 390 (1929).
Cannon: J. Inf. Dis. **29**, 369 (1921).
Carlson and Grünberg: Amer. J. Physiol. **38**, 29 (1915).
Catel: Jb. Kinderheilk. **106**, 145 (1924).
— Jb. Kinderheilk. **107**, 347 (1925).
— Jb. Kinderheilk. **116**, 177 (1927).

CATEL: Jb. Kinderheilk. **117**, 33 (1927).
— Jb. Kinderheilk. **118**, 361 (1928).
— Kinderärztl. Prax. **6**, 498 (1935).
— Normale und pathologische Physiologie der Bewegungsvorgänge im gesamten Verdauungskanal. Leipzig: G. Thieme 1936/1937.
— Mschr. Kinderheilk. **69**, 393 (1937).
— Klin. Wschr. **1937**, 296.
CLEMENT, R.: Presse méd. **1953**, 1.
CORSDRESS: Mschr. Kinderheilk. **36**, 150 (1927).
CRONHEIM u. E. MÜLLER: Biochem. Z. **9**, 76 (1908).
CUTTER: J. of Pediatr. **12**, 1 (1938).
CZERNY-KELLER: Des Kindes Ernährung. 2. Aufl. Leipzig-Wien: Fr. Deuticke 1923, 1925.
DAVIDSOHN: Z. Kinderheilk. **8**, 14 (1913).
— u. HYMANSON: Z. Kinderheilk. **35**, 10 (1923).
DEÁK: Mschr. Kinderheilk. **58**, 143 (1933).
— Z. Kinderheilk. **55**, 196 (1933).
DEMUTH: Erg. inn. Med. **29**, 90 (1926).
— Z. Kinderheilk. **35**, 176 (1923).
— Z. Kinderheilk. **40**, 46 (1926).
— u. EDELSTEIN: Z. Kinderheilk. **34**, 66 (1923).
DIECKHOFF: Mschr. Kinderheilk. **86**, 223 (1935).
DIETRICH and SHELBY: Amer. J. Dis. Childr. **41**, 1086 (1931).
DITTRICH: Dtsch. Z. Verdgs. usw. Krkh. **11**, 215 (1951).
DORDI: Riv. Clin. pediatr. **29**, 791 (1931).
DRIMMER, HERRNHEISER and OLITZKI: Acta med. oriental. **10**, 219 (1951).
DRUCKREY: Zbl. Bakter. II **74**, 373 (1928).
DUPONT: Acta paediatr. (Stockh.) **40**, 95 (1951).
EDELSTEIN u. CSONKA: Biochem. Z. **42**, 372 (1912).
EITEL: Z. Kinderheilk. **16**, 13 (1917).
EIWIN u. SELDITCH: Sovet. Pediatr. **4**, 25 (1935) (russ.).
EMDINA: Pediatr. **11**, 17 (1938).
ENZMANN: Arch. Kinderheilk. **138**, 189 (1950).
EPSTEIN: Jb. Kinderheilk. **93**, 360 (1920).
— u. JELINEK: Arch. Kinderheilk. **95**, 194 (1932).
FARIOLI: Riv. Clin. pediatr. **34**, 337 (1936).
FERGUSON and JUNE: Amer. J. Hyg. **55**, 155 (1952).
FETTER and SCHLUTZ: Amer. J. Dis. Childr. **50**, 1101, 1107 (1935).
FEY: Schweiz. Z. Path. **15**, 444 (1952).
— Helvet. paed. Acta **8**, 178 (1953).
FISCHER, A.: Biochem. Z. **70**, 105 (1915).
FREUDENBERG: Z. Kinderheilk. **43**, 437 (1927).
— Z. Kinderheilk. **46**, 164 (1928).
— Z. Kinderheilk. **46**, 170 (1928).
— Physiologie und Pathologie der Verdauung im Säuglingsalter. Berlin 1929.
— Klin. Wschr. **1932** I, 313.
— Z. Kinderheilk. **55**, 714 (1933).
— Ann. paediatr. (Basel) **171**, 49 (1948).
— u. HELLER: Jb. Kinderheilk. **94**, 250 (1921).
— — Jb. Kinderheilk. **95**, 314 (1921).
— HOFFMANN: Jb. Kinderheilk. **103**, 21 (1923).
— u. STERN: Jb. Kinderheilk. **106**, 109 (1924).

FREUDENBERG u. WITTICH: Z. Kinderheilk. **52**, 696 (1932).

FRISELL: Acta paediatr. (Stockh.) **40**, Suppl. 80 (1951).

FROLLO: Pediatr. Riv. **47**, 31 (1939).

FRONTALI: Boll. Soc. ital. Biol. sper. **13**, 1057 (1938).

FUMI e GORINI: Arch. ital. Pediatr. **1**, 105 (1932).

FYKOW u. MAYER: Z. Kinderheilk. **61**, 461 (1940).

GALEOTTI FLORI: Riv. Clin. pediatr. **38**, 193 (1940).

GAMBLE: Amer. J. Dis. Childr. **9**, 519 (1915).

GANTER u. VAN DER REIS: Dtsch. Arch. klin. Med. **137** (1921).

GERBER u. SCHWARTZER: Arch. Kinderheilk. **112**, 129 (1937).

GETREUER: Österr. Z. Kinderheilk. **5**, 99 (1950).

GIAUME e LANZA: Pediatr. Riv. **37**, 519 (1929).

GILES: Lancet, Octob. 30, 707 (1948).

— and SANGSTER: J. Hyg. Cambridge **46**, 1 (1948).

GIRAUD et VIDAL: Nourrisson **27**, 1 (1939).

GOETERS: Z. Kinderheilk. **61**, 184 (1940).

— Arch. Kinderheilk. **120**, 60, 139 (1940).

— Klin. Wschr. **1949**, 513.

— Z. Kinderheilk. **69**, 438 (1950).

— Mschr. Kinderheilk. **98**, 163 (1950).

GOIFFON et NEPVEUX: C. r. Soc. Biol. (Paris) **87** II, 1173 (1922).

GOLDSCHMIDT: Jb. Kinderheilk. **139**, 318 (1933).

GORINI: Lattante **3**, 311 (1932).

GRAB, W.: Mschr. Kinderheilk. **101**, 163 (1953).

GRÄVINGHOFF: Mschr. Kinderheilk. **24**, 784 (1923).

— Röntgenologie. Handbuch der Anatomie des Kindes von PETER, WETZEL und HEIDERICH. München: Bergmann 1938.

GRALKA: Röntgendiagnostik im Kindesalter. Leipzig 1927.

GRASSMANN: Proteasen. Handbuch der Biochemie. 2. Aufl. Erg. Bd. 1930, S. 175.

GRÖNROOS: Acta paediatr. (Stockh.) **40**, 96 (1951).

GUNDOBIN: Die Besonderheiten des Kindesalters. Berlin: Allg. Verlagsges. 1912.

GYÖRGY: Zbl. Bakter. I. Orig. **84**, 321 (1920).

— u. SURÁNYI: Arch. Kinderheilk. **98**, 151 (1933).

HALL and O'TOOLE: Amer. J. Dis. Childr. **47**, 1279 (1934).

HAMAMOTO: Mschr. Kinderheilk. **91**, 37 (1942).

HANKE and KOESSLER: J. of Biol. Chem. **50**, 131 (1922).

— — J. of Biol. Chem. **59**, 835, 867 (1924).

— — (Methodisches) J. of Biol. Chem. **39**, 497 (1919); **50**, 235, 271 (1922).

HARNAPP: Jb. Kinderheilk. **140**, 31 (1933).

HARTJE: Zit. nach GUNDOBIN, Die Besonderheiten des Kindesalters. Berlin 1912.

— Jb. Kinderheilk. **73**, 557 (1911).

HASSMANN: Erg. inn. Med. **55**, 66 (1938).

— u. HERZMANN: Z. Kinderheilk. **56**, 486 (1934).

HEDENIUS: Arch. Verdauungskrkh. **8**, 379 (1902).

HEGEMANN: Z. Hyg. **124**, 202 (1942).

HEILMEYER: Dtsch. Arch. klin. Med. **148**, 273 (1925).

HELLER: Jb. Kinderheilk. **98**, 129 (1922).

HENNEBERG: Arch. Kinderheilk. **119**, 85 (1940).

HENSEL: Z. Kinderheilk. **54**, 367 (1933).

HEUSTIS: Time Januar 23, 1950.

v. HIBLER: Untersuchungen über die pathogenen Anaerobier. Leipzig 1920.

HOFMANN u. PEIPER: Klin. Wschr. **1935** II, 1723.

Hofmann u. Peiper: Mschr. Kinderheilk. **70**, 54 (1937).
— u. Rosenbaum: Jb. Kinderheilk. **96, 97, 100, 103** (1921/23).
Holt, Courtney and Fales: Amer. J. Dis. Childr. **17, 38, 241, 423** (1919).
Holzel, Martin and Apter: Brit. Med. J. Aug. 27, 1949.
Huhtinkangas: Soc. Med. fenn. Duodecim **24**, 1 (1937).
Huldschinsky: Z. Kinderheilk. **3**, 366 (1912).
Hupfer: Diss. Erlangen 1953.
Hymanson and Kahn: Amer. J. Dis. Childr. **17**, 112 (1919).
Jacobi u. Demuth: Z. Kinderheilk. **34**, 293 (1923).
v. Jaschke: Physiologie, Pflege und Ernährung des Neugeborenen. 2. Aufl. 1927.
Jaschke, M.: Diss. Köln 1935.
Ibrahim: Verh. dtsch. Ges. Kinderheilk. Köln 1908.
— Hoppe-Seylers Z. **64**, 95 (1910).
— u. Kaumheimer: Z. Biol. **66**, 19 (1910).
Ilgner, G.: Mschr. Kinderheilk. **101**, 82 (1953).
Izumita: Jb. Kinderheilk. **128**, 108 (1930).
Jensen, O.: Zbl. Bakter. II. Orig. **104**, 202 (1939).
Joppich: Mschr. Kinderheilk. **65**, 25 (1936).
Jorns, J.: Z. Kinderheilk. **70**, 381 (1952).
Kahn: Z. Kinderheilk. **29**, 321 (1921).
Kaijser: Acta paediatr. (Stockh.) **33**, 5 (1946).
Kaplan: Pedjatr. polska **12**, 192 (1932).
Kartagener: Erg. inn. Med. **40**, 263 (1931).
Katsch: Normale und veränderte Tätigkeit des Magens. Handbuch der inneren
    Medizin. 3. Aufl. **3** I, 245 (1930).
Kauffmann, F.: Acta path. scand (Copenh.) **21**, 239 (1944).
— Acta path. scand. (Copenh.) **25**, 507 (1948), **31**, 355 (1952).
— J. of Immun. **57**, 71 (1947).
— Wien. med. Wschr. **1951**, 286.
— u. Dupont: Acta path. scand. (Copenh.) **27**, 552 (1950).
— u. Perch: Acta path. scand. (Copenh.) **20**, 201 (1943).
— — Acta path. scand. (Copenh.) **25**, 507 (1948).
Keller: Mschr. Kinderheilk. **53**, 18 (1932).
— Z. Kinderheilk. **52**, 210 (1932).
— Ann. paediatr. (Basel) **174**, 273 (1950).
Kendall and Bly: J. Inf. Dis. **30**, 239 (1922).
— Cheetham and Hamilton: J. Inf. Dis. **30**, 251 (1922).
— Day and Walker: J. Inf. Dis. **30**, 141 (1922).
— — — J. Inf. Dis. **38**, 200, 205 (1926).
— and Haner: J. Inf. Dis. **35**, 67, 77, 89 (1924).
— and Walker: J. Inf. Dis. **17**, 442 (1915).
Kirby, Hall and Coackley: Lancet **2**, 201 (1950).
Kleinschmidt: Jb. Kinderheilk. **110**, 129 (1925).
— Klin. Wschr. **1928** II, 1823.
— Mschr. Kinderheilk. **62**, 14 (1934).
— Dtsch. Ges. Kinderheilk. Braunschweig 1934.
— Klin. Wschr. **1935** I, 257.
Klotz: Jb. Kinderheilk. **73**, 391 (1911).
Klump and Neale: Amer. J. Dis. Childr. **40**, 1215 (1931).
— — Amer. J. Dis. Childr. **41**, 360 (1931).
Knipschildt: Undersogelser over Coligruppens Serologi. København: Nyt Nordisk
    Forlag, Arnold Busch 1945.

KNOBLOCH: Chemie und Technik der Vitamine. Stuttgart: F. Encke 1950.

KRAINICK u. RICHARZ: Z. Kinderheilk. **69**, 262 (1951).

— — Z. Kinderheilk. **70**, 253 (1952).

KREPLER: Verh. dtsch. Ges. Kinderheilk. Bayreuth 1952 (Mschr. Kinderheilk. 1953).

— Wien. klin. Wschr. **1953**, 89.

— u. ZISCHKA: Österr. Z. Kinderheilk. **7**, 89 (1952).

KRIKENT: Sovet. Pediatr. 4, 8 (1935); vgl. Zbl. Kinderheilk. **30**, 650 (1935).

KUPELWIESER: Öster. Z. Kinderheilk. **4**, 343 (1950).

LANGER: Z. Kinderheilk. **52**, 465 (1932).

LEHMANN: Diss. Basel 1934.

— u. NEUMANN: Bakteriologische Diagnostik. München: Lehmann 1927.

LEMKE: Mschr. Kinderheilk. **99**, 409 (1951).

LEUBNER: Arch. Verdauungskrkh. **63**, 14 (1938).

— Dtsch. Z. Verdgs.- usw. Krkh. **1**, 145 (1938).

LEVESQUE: Nourrisson **29**, 201 (1941).

LICHTENBERG: Z. Kinderheilk. **54**, 732 (1933).

LIEB: Zbl. Bakter. I. Orig. **147**, 446 (1941).

LINDBERG: Z. Kinderheilk. **16**, 90 (1917).

LINNEWEH: Mschr. Kinderheilk. **85**, 215 (1941).

LOGIE: J. of Path. **23**, 224 (1931).

LORENZ u. KUPELWIESER: Österr. Z. Kinderheilk. **1**, 44 (1949).

LUCCA: Lattante **2**, 368 (1913).

MAASEN u. ALBERTSEN: Arch. f. Hyg. **123**, 367 (1940).

MACCIOTTA: Atti 13. Cong. pediatr. ital. 433 (1930).

MACY, ICIE, REYNOLDS and SOUNDERS: Amer. J. Physiol. **126**, 75 (1939).

MAGARA, MIDUNO u. ADUHATA: Mitt. jap. Gynäk. **29**, H. 2 (1934).

MAGNUSSON, LAURELL, FRISELL: Brit. Med. J. **1**, 1398 (1950).

MAJOR: Z. Kinderheilk. **8**, 340 (1913).

MALMBERG: Acta paediatr. (Stockh.) **2**, 209 (1923).

MALYOTH u. BAUER: Z. Kinderheilk. **68**, 358 (1950).

— — Klin. Wschr. **1950**, 451.

MASSLOW: Z. Kinderheilk. **43**, 604 (1927).

MASUDA: J. Chosen Med. Assoc. **27**, Nr. 1 (1937).

MAYER, J. B.: Mschr. Kinderheilk. **97**, 420 (1949).

— u. MOSER: Z. Kinderheilk. **67**, 455 (1950).

MEDDA: Clin. Pediatr. **21**, 546 (1939).

— Nord. hyg. Tidskr. **21**, 185 (1940).

MENGERT: Z. Kinderheilk. **33**, 85 (1922).

MEYER, K., u. LÖWENBERG: Klin. Wschr. **1928** I, 984.

MEYER, L. F.: Mschr. Kinderheilk. **4**, 344 (1905).

MOORE: Amer. J. Dis. Childr. **13**, 15 (1917).

MÓRITZ, DÉNES u. SCHMIDT: Orvosképzés **22**, 111 (1932).

— — — Arch. Kinderheilk. **99**, 23 (1933).

MORO: Darmflora, Handbuch der Kinderheilkunde. PFAUNDLER-SCHLOSSMANN. 1. Aufl. Bd. II, S. 269, 1906.

— Jb. Kinderheilk. **61**, 687, 870 (1905).

MOSER: Z. Kinderheilk. **68**, 25 (1950).

MÜLLER, E.: Mschr. Kinderheilk. **98**, 185 (1950).

MÜLLER, FR.: Z. klin. Med. **12**, 101 (1887).

MÜLLER, FR.: Biochem. Z. **131**, 1922.

— Z. Kinderheilk. **34**, 158 (1923).

— Z. Kinderheilk. **35**, 284 (1923).

MÜLLER, F.: Z. Kinderheilk. **38**, 705 (1924).
— Z. Kinderheilk. **43**, 571 (1927).
MUHL: Acta paediatr. (Stockh.) **2** (1924) Suppl.
MUROMA: Acta Soc. Med. fenn. Duodecim B **20**, 1 (1935).
NETER: Amer. J. Publ. Health **41**, Nr. 12 (1951).
NICOLAI: Biochem. Z. **179**, 86 (1926).
NOTHMANN: Mschr. Kinderheilk. **8**, 377 (1910).
OCKLITZ u. SCHMIDT: Dtsch. Gesundheitswesen **7**, 1, 777, 809 (1952).
OGILVIE and PEDEN: Lancet **1934** II, 76.
OLSEN: Studies on the intestinal flora. Kopenhagen: Ejnar Munksgaard 1949.
OPITZ: Kinderärztl. Prax. H. 3, 126 (1951).
ØRSCOV: Acta path. scand. (Copenh.) **29**, 374 (1951).
PACHIOLI e MENGOLI: Pediatr. Riv. **43**, 617, 1025 (1935).
— — Pediatr. Riv. **44**, 189 (1936).
PAFFRATH c. s.: Z. Kinderheilk. **48**, (1929).
— Z. Kinderheilk. **49** (1930).
PATZ: Mschr. Kinderheilk. **99**, 352 (1951).
PAYNE and COOK: Brit. Med. J. **11**, 192 (1950).
PEIPER: Jb. Kinderheilk. **120**, 312 (1928).
— Jb. Kinderheilk. **122**, 263 (1928).
— Jb. Kinderheilk. **133**, 301 (1931).
— Mschr. Kinderheilk. **50**, (1931).
— Ergeb. inn. Med. **50**, 527 (1936).
— u. ISBERT: Jb. Kinderheilk. **119**, 291 (1928).
PERCH: Acta path. scand. (Copenh.) **21**, 239 (1944).
PETER, WETZEL u. HEIDERICH: Handbuch der Anatomie des Kindes. Bd. I.
    Liefg. 5. München: J. F. Bergmann 1938.
PETUELY u. KRISTEN: Ann. paediatr. (Basel) **172**, 183 (1949).
— — Österr. Z. Kinderheilk. **4**, 9 (1950).
— — Österr. Z. Kinderheilk. **6**, 173 (1951).
v. PFAUNDLER: Wien. klin. Wschr. **10**, 44 (1897).
— Bibliogr. inn. Med. H. 5, Stuttgart 1898.
— Physiologie, Ernährung und Pflege des Neugeborenen, 2. Aufl. 1924.
— Dtsch. Arch. klin. Med. **65**, 225 (1900).
PFERSDORFF u. STOLTE: Mschr. Kinderheilk. **11**, 476 (1913).
PIANA: Riv. Clin. Pediatr. **37**, 353 (1939).
PLONSKER: Mschr. Kinderheilk. **50**, 169 (1931).
— u. ROSENBAUM: Jb. Kinderheilk. **109**, 96 (1925).
PŘÍMNIG: Z. Kinderheilk. **61** (1940).
— u. TURKUS: Z. Kinderheilk. **63**, 595 (1943).
PÜSCHEL: Arch. Kinderheilk. **132**, 162 (1944).
QUADRI: Pediatr. Riv. **40**, 702 (1932).
RAPPAPORT, F. u. HENIG: J. klin. Path. **5**, 361 (1952).
REICHE: Dtsch. med. Wschr. **1931** II, 1620.
REICHELT: Mschr. Kinderheilk. **63**, 138 (1936).
— Mschr. Kinderheilk. **77**, 327 (1939).
REIN: Einführung in die Physiologie des Menschen. Berlin: Springer 1941.
REINDEL: Klin. Wschr. **1940** I, 390.
REISSNER: Erg. Zahnheilk. **6**, 297 (1922).
v. REUSS: Z. Kinderheilk. **3**, 12 (1912).
RIECKE: Z. Kinderheilk. **54**, 408 (1933).
RIETSCHEL: Z. Kinderheilk. **7**, 282 (1913).

ROBBIN: Amer. J. Dis. Childr. **19**, 370 (1920).
RÖTHLER: Jb. Kinderheilk. **120**, 162 (1928).
ROGATZ: Z. Kinderheilk. **38**, 1 (1924).
ROGERS, KOEGLER and GERRARD: Brit. Med. J. **11**, 1501 (1949).
ROLAND: Arch. Kinderheilk. **140**, 161 (1950).
ROMAGNOLI: Rass. Clin. **30**, 185 (1931).
RONA u. GABBE: Biochem. Z. **134**, 39 (1922).
— u. NICOLAI: Biochem. Z. **172**, 82 (1926).
ROSEMANN: Virchows Arch. **229**, 67 (1921).
ROSENBAUM: Beih. Jb. Kinderheilk. **1925**, H. 4.
— Mschr. Kinderheilk. **23**, 600 (1922).
— u. SPIEGEL: Jb. Kinderheilk. **108**, 87 (1928).
ROSKE: Jb. Kinderheilk. **120**, 186 (1928).
ROSSIEN: Amer. J. Digest. Dis. **14**, 205 (1947).
ROUFOGALIS: Klin. Wschr. **1940** I, 598.
— Arch. Gynäk. **171**, 459, (1941).
— Z. Hyg. **123**, 195 (1941).
— Dtsch. med. Wschr. **1943**, 489.
— Z. Kinderheilk. **63**, 771 (1943).
— Z. Kinderheilk. **64**, 180 (1943).
RÜHLE: Jb. Kinderheilk. **101**, 127 (1923).
— Jb. Kinderheilk. **104**, 39 (1924).
— Jb. Kinderheilk. **106**, 21 (1924).
RUSSEL: Z. Kinderheilk. **52**, 201 (1932).
SAGESSE: Giorn. Batter. **11**, 1197 (1933).
SASAKI: Biochem. Z. **59**, 429 (1914).
SAUERBREI u. STARKE: Mschr. Kinderheilk. **97**, 29 (1949).
SEIDL: Diss. Bonn. 1932.
SEYFFARTH: Jb. Kinderheilk. **140**, 164 (1933).
SIEVERS: Arch. Kinderheilk. **124**, 73 (1941).
SIMCHEN: Arch. Kinderheilk. **75**, 6 (1925).
SIMONINI: Clin. pediatr. **13**, 867 (1931).
SITTLER: Die wichtigsten Bakterientypen der Darmflora des Säuglings. Würzburg: Kabitsch 1909.
VAN SLYKE, COURTNEY and FALES: Amer. J. Dis. Childr. **9**, 533 (1915).
SMITH: J. of Hyg. **47**, 221 (1949).
SNYDER: J. of Pediatr. **9**, 624, 633 (1936).
SOLDIN: Jb. Kinderheilk. **65**, 292 (1907).
SOMMERFELD: Biochem. Z. **9**, 352 (1908).
SOVERI: Acta paediatr. (Stockh.) **23**, Suppl. H. 3 (1939).
SITUR: J. Dairy Sci. **31**, 1, 199 (1948).
— and WOLMANN: J. Dairy Sci. **25**, 409 (1942).
SUGIE: Mitt. japan. Ges. Gynäk. **32**, Nr. 6 (1937).
ŠVEJKAR: Acta paediatr. (Stockh.) **11**, 577 (1930).
SCHEER: Jb. Kinderheilk. **92**, (1920).
— Z. Kinderheilk. **29**, 253 (1921).
— Biochem. Z. **130**, 535 (1922).
— Z. Kinderheilk. **34**, 223 (1923).
— u. MÜLLER: Jb. Kinderheilk. **101**, 143 (1923).
— — Jb. Kinderheilk. **102**, 93 (1923).
SCHEMANN: Z. Kinderheilk. **46**, 210 (1928).
SCHIAVINI u. ANDREONI: Acta paediatr. **4**, 238 (1951).

SCHIEBLICH: Zbl. Bakter. I. Orig. **112**, (1929).
SCHIFF u. CASPARY: Jb. Kinderheilk. **102**, 53 1923).
— u. KOCHMANN: Jb. Kinderheilk. **99**, 181 (1922).
SCHIKORA: Diss. Breslau 1901.
SCHLUTZ and FETTER: Amer. J. Dis. Childr. **45**, 480 (1933).
SCHMIDT, A.: Wien. klin. Wschr. **1892**, 643.
SCHMIDT, E. F.: Arch. Kinerdheilk. **145**, 222 (1952).
— A. u. J. STRASBURGER: Die Faeces des Menschen. Berlin: Hirschwald 1905.
SCHÖNFELD: Jb. Kinderheilk. **113**, 19 (1926).
— Jb. Kinderheilk. **116**, 165 (1927).
SCHÜSSLER: Jb. Kinderheilk. **106**, 33 (1924).
SCHWARZ: Pfügers Arch. **168**, 135 (1917).
STEIMANN: Mschr. Kinderheilk. **65**, 264 (1936).
STEVENSON: Brit. Med. J. **11**, 195 (1950); No. 4776, 123 (1952).
STÖLTING: Mschr. Kinderheilk. **83**, 83 (1940).
STRANSKY u. TRIAS: Jb. Kinderheilk., Abh. H. 10 (1926).
TANIGUTI: Nagasaki Igakkwai Zassi **14**, 1549 (1936).
TAYLOR, POWELL and WRIGHT: Brit. Med. J. **11**, 117 (1949).
THALHAMMER: Österr. Z. Kinderheilk. **5**, 331 (1950).
THEILE: Z. Kinderheilk. **15**, 152 (1917).
THIELMANN: Diss. Gießen 1897.
THURET et THIBAULT: C. r. Soc. Biol. (Paris) **142**, 44 (1948).
TITAEV: Pediatr. **9/10**, 5 (1939) (russ.).
TROUT: J. Dairy Sci. **8**, 627 (1948).
UFFENHEIMER: Darmflor. Handbuch der Kinderheilkunde. PFAUNDLER-SCHLOSS-MANN, IV. Aufl., B. III, 1931.
— u. TAKENO: Z. Kinderheilk. **2**, 32 (1911).
UFLACKER: Mschr. Kinderheilk. **66**, 251 (1936).
USUKI: Jb. Kinderheilk. **72**, 18 (1910).
VAKAR: Pediatr. **7/8**, 17 (1940) (russ.).
WACKER u. BECK: Z. Kinderheilk. **29**, 331 (1921).
WENDT: Erg. inn. Med. **42**, 213 (1932).
WAGNER: Z. Kinderheilk. **90**, 37 (1920).
WERLE u. REPLOH: Klin. Wschr. **1942** II, 833.
— — Zbl. Kinderheilk. **41**, 339 (1943).
WERNER: Ann. paediatr. (Basel) **170**, 8 (1948).
WIESENER: Arch. Kinderheilk. **141**, 85 (1951).
WOLOWIK: Jb. Kinderheilk. **111**, 1 (1926).
WRIGHT and VILLANUEVA: J. of Hyg. 1953 (im Druck).
WÜNSCHE: Z. Stoffw. u. Verdauungskrkh. **2** (1939).
ZEISSLER: Anaerobenzüchtung. Handbuch KOLLE-KRAUS-UHLENHUTH 10, 1929.
— Z. Kinderheilk. **62**, (1940).
— u. KÄCKELL: Jb. Kinderheilk. **99**, 308 (1922).
ZWEIFEL: Arch. Gynäk. **7**, 474 (1875).